AF666449

ONKOLOGIE *AKTUELL*

Springer-Verlag Berlin Heidelberg GmbH

P. Drings · H. Dienemann
M. Wannenmacher (Hrsg.)

Management des LUNGENKARZINOMS

Mit 184 Abbildungen und 85 Tabellen

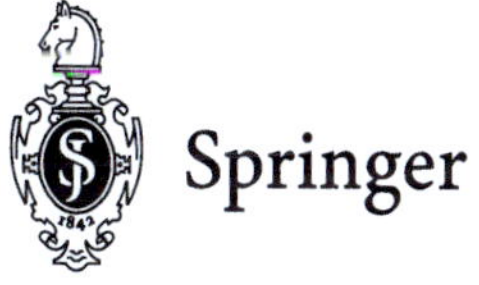

Springer

ISBN 978-3-642-62774-3 ISBN 978-3-642-55602-9 (eBook)
DOI 10.1007/978-3-642-55602-9

Bibliografische Information
Der Deutschen Bibliothek
Die Deutsche Bibliothek verzeichnet diese Publikation in der Deutschen Nationalbibliografie; detaillierte bibliografische Daten sind im Internet über <http://dnb.ddb.de> abrufbar

Prof. Dr. med. P. Drings
Thoraxklinik-Heidelberg gGmbH
Akademisches Lehrkrankenhaus
der Universität Heidelberg
Abteilung Innere Medizin – Onkologie
Amalienstraße 5
69126 Heidelberg

Prof. Dr. med. H. Dienemann
Thoraxklinik-Heidelberg gGmbH
Akademisches Lehrkrankenhaus
der Universität Heidelberg
Chirurgische Abteilung
Amalienstraße 5
69126 Heidelberg

Prof. Dr. med. M. Wannenmacher
Radiologische Klinik der
Ruprecht-Karls-Universität Heidelberg
Abteilung Klinische Radiologie
(Schwerpunkt Strahlentherapie) und Poliklinik
Im Neuenheimer Feld 400
69120 Heidelberg

http://www.springer.de/medizin

Herstellung: PRO EDIT GmbH, Heidelberg
Umschlaggestaltung: de'blik, Berlin
Satzarbeiten und Umbruch: AM-production, Wiesloch

22/3136/So – 5 4 3 2 1 0 Gedruckt auf säurefreiem Papier

Vorwort

Das Lungenkarzinom ist einer der häufigsten Tumoren in den Industrieländern und deshalb von großer klinischer und sozialer Bedeutung. Kein anderer Tumor hat im Verlauf der letzten 5 Jahrzehnte eine so große Zunahme erfahren wie das Lungenkarzinom. Es steht bei den Krebstodesursachen der Männer an erster, der Frauen an dritter Stelle. Im Jahre 2000 starben in der Bundesrepublik Deutschland insgesamt 38.955 Menschen an Lungenkrebs, davon waren 29.121 Männer und 9.834 Frauen.

In dem vorliegenden Buch werden die Ätiologie und Epidemiologie, die Diagnostik, Pathologie und Stadieneinteilung sowie die verschiedenen Therapieformen des Lungenkarzinoms ausführlich dargestellt. Die modernen bildgebenden Verfahren, die prätherapeutische Funktionsdiagnostik und die Untersuchungen zur Bestimmung sogenannter prognostischer Faktoren werden eingehend erläutert. Das derzeitige Behandlungskonzept wird aus der Sicht der Chirurgie, der Radiotherapie und der internistischen Onkologie diskutiert. Dabei wird auch die Bedeutung von Therapiestudien ausführlich gewürdigt.

Die Bedeutung der Nachsorge und Rehabilitation, der Lebensqualität für die Patienten unter der Tumortherapie, die Probleme der Therapiefolgen und Ansätze zur Chemoprävention finden ihre Würdigung in besonderen speziellen Beiträgen. Abschließend werden die Zukunftsperspektiven aus der Sicht der verschiedenen Fachdisziplinen diskutiert.

Die Begriffe Lungenkarzinom und Bronchialkarzinom werden gegenwärtig synonym verwendet. Dies findet auch in verschiedenen Beiträgen seinen Niederschlag.

Dieses Buch wurde von Spezialisten der Thoraxklinik Heidelberg, die als großes interdisziplinäres Zentrum für Thoraxerkrankungen gilt und dem Team der Universitäts-Strahlenklinik Heidelberg unter Einbeziehung von Autoren aus anderen Kliniken und dem benachbarten Ausland gestaltet. Es möchte dem Leser die Erkenntnis vermitteln, dass eine moderne und angemessene Therapie der Patienten mit einem Lungenkarzinom nur in einem interdisziplinären Konzept durch gleichberechtigte Partner erfolgen kann.

Frau Lindrun Weber und Frau Ulrike Conrad-Willmann vom Springer Verlag danken wir für Beratung, Hilfestellung und Geduld bei der Gestaltung des Manuskripts.

Heidelberg,
im Oktober 2002

P. Drings,
H. Dienemann,
M. Wannenmacher

Inhaltsverzeichnis

Autorenverzeichnis

Altmayer, Matthias, Dr. med.
Thorax- und Gefäßchirurgie
Städt. Krankenhaus Heidehaus
Am Leineufer 70
30419 Hannover

Becher, Heiko, Prof. Dr. med.
Abt. Tropenhygiene und Öffentliches
Gesundheitswesen am Hygieneinstitut
der Ruprecht-Karls-Universität Heidelberg
Im Neuenheimer Feld 324
69120 Heidelberg

Becker, Heinrich, Dr. med.
Interdisziplinäre Sektion Endoskopie
der Thoraxklinik-Heidelberg gGmbH
Amalienstraße 5
69126 Heidelberg

Bernd, Ludger, Priv.-Doz. Dr. med.
Sektion Orthopädische Onkologie und
septisch-orthopädische Chirurgie der Stiftung
Orthopädische Universitätsklinik Heidelberg
Schlierbacher Landstraße 200a
69118 Heidelberg

Bischoff, Helge, Dr. med.
Abt. Innere Medizin-Onkologie
der Thoraxklinik-Heidelberg gGmbH
Amalienstraße 5
69126 Heidelberg

Debus, Jürgen, Priv.-Doz. Dr. Dr.
Abt. Klinische Radiologie
(Schwerpunkt Strahlentherapie)
und Poliklinik der Radiologischen Klinik
der Ruprecht-Karls-Universität Heidelberg
Im Neuenheimer Feld 400
69120 Heidelberg

Dienemann, Hendrik, Prof. Dr. med.
Chirurgische Abteilung
der Thoraxklinik-Heidelberg gGmbH
Amalienstraße 5
69126 Heidelberg

Drings, Peter, Prof. Dr. med.
Abt. Innere Medizin-Onkologie
der Thoraxklinik-Heidelberg gGmbH
Amalienstraße 5
69126 Heidelberg

Ebert, Werner, Prof. Dr. med.
Abt. Klinische Chemie und Bakteriologie
der Thoraxklinik-Heidelberg gGmbH
Amalienstraße 5
69126 Heidelberg

Engenhart-Cabillic, Rita, Prof. Dr. med.
Radiologische Klinik der Philipps-Universität
Marburg-Lahn
Baldingerstraße
35043 Marburg

Ewerbeck, Volker, Prof. Dr. med.
Stiftung Orthopädische
Universitätsklinik Heidelberg
Schlierbacher Landstraße 200a
69118 Heidelberg

Faller, Herrmann, Prof. Dr. Dr.
Institut für Medizinische Psychologie und
Psychotherapie der Universität Würzburg,
Klinikstraße 3
97070 Würzburg

Fischer, Jürgen, Priv.-Doz. Dr. med.
Abt. Innere Medizin-Onkologie
der Thoraxklinik-Heidelberg gGmbH
Amalienstraße 5
69126 Heidelberg

Friedel, Godehard, Dr. med.
Abt. Thoraxchirurgie der Klinik Schillerhöhe
der LVA Baden-Württemberg, Zentrum
für Pneumologie und Thoraxchirurgie
Solitudestraße 18
70839 Gerlingen

Germann, Günter, Prof. Dr. med.
Plastische und Handchirurgie
Berufsgenossenschaftliche Unfallklinik
Ludwig-Guttmann-Straße 13
67071 Ludwigshafen

Golling, Markus, Dr. med.
Sektion Onkologische Chirurgie
Chirurgische Universitätsklinik
der Ruprecht-Karls-Universität Heidelberg
Im Neuenheimer Feld 110
69120 Heidelberg

Haberkorn, Uwe, Prof. Dr. med.
Abt. für Nuklearmedizin an der Radiologischen
Klinik der Ruprecht-Karls-Universität Heidelberg
Im Neuenheimer Feld 400
69120 Heidelberg

Harms, Wolfgang, Dr. med.
Abt. Klinische Radiologie
(Schwerpunkt Strahlentherapie)
und Poliklinik der Radiologischen Klinik
der Ruprecht-Karls-Universität Heidelberg
Im Neuenheimer Feld 400
69120 Heidelberg

Hecker, Erich, Dr. med.
Chirurgische Abteilung
der Thoraxklinik-Heidelberg gGmbH
Amalienstraße 5
69126 Heidelberg

Herfarth, Klaus, Dr. med.
Abt. Klinische Radiologie
(Schwerpunkt Strahlentherapie)
und Poliklinik der Radiologischen Klinik
der Ruprecht-Karls-Universität Heidelberg
Im Neuenheimer Feld 400
69120 Heidelberg

Herth, Felix, Priv.-Doz. Dr. med.
Abt. Innere Medizin-Onkologie
und Interdisziplinäre Sektion Endoskopie
der Thoraxklinik-Heidelberg gGmbH
Amalienstraße 5
69126 Heidelberg

Hoffmann, Hans, Priv.-Doz. Dr.med.
Chirurgische Abteilung
der Thoraxklinik-Heidelberg gGmbH
Amalienstraße 5
69126 Heidelberg

Hürtgen, Martin, Dr. med.
Abt. Thoraxchirurgie der Klinik Schillerhöhe
der LVA Baden-Württemberg
Zentrum für Pneumologie und Thoraxchirurgie
Solitudestraße 18
70839 Gerlingen

Izbicki, J.R., Prof. Dr. med.
Abt. für Allgemeinchirurgie
Chirurgische Klinik und Poliklinik
am Universitätskrankenhaus Eppendorf
Martinistraße 52
20246 Hamburg

Kunze, Stefan, Prof. Dr. med.
Neurochirurgische Klinik
der Ruprecht-Karls-Universität Heidelberg
Im Neuenheimer Feld 400
69120 Heidelberg

Kyriss, Thomas, Dr. med.
Abt. Thoraxchirurgie der Klinik Schillerhöhe
der LVA Baden-Württemberg
Zentrum für Pneumologie und Thoraxchirurgie
Solitudestraße 18
70839 Gerlingen

Lahm, Harald, Priv.-Doz. Dr. rer. nat.
Abt. Innere Medizin-Onkologie
der Thoraxklinik-Heidelberg gGmbH
Amalienstraße 5
69126 Heidelberg

Lardinois, Didier, Dr. med.
Thoraxchirurgie, Universitätsspital Zürich
Rämistrasse 1000
8091 Zürich, Schweiz

Lehnert, Thomas, Prof. Dr. med.
Chirurgische Klinik
der Ruprecht-Karls-Universität Heidelberg
Im Neuenheimer Feld 110
69120 Heidelberg

Linder, Albert, Dr. med.
Abt. für Thoraxchirurgie, Lungenklinik Hemer
Theo-Funccius-Straße 1
58675 Hemer

Lohr, Frank, Dr. med.
Abt. Klinische Radiologie
(Schwerpunkt Strahlentherapie)
und Poliklinik der Radiologischen Klinik
der Ruprecht-Karls-Universität Heidelberg
Im Neuenheimer Feld 400
69120 Heidelberg

Macchiarini, Paolo, Dr. med.
Thorax- und Gefäßchirurgie
Städt. Krankenhaus Heidehaus
Am Leineufer 70
30419 Hannover

Manegold, Christian, Prof. Dr. med.
Abt. Innere Medizin-Onkologie
der Thoraxklinik-Heidelberg gGmbH
Amalienstraße 5
69126 Heidelberg

Massard, Gilbert, Dr. med.
Chirurgie Thoracipue
Hôpital Civil
1 Place de l'Hopital
67091 Straßburg, Frankreich

Menke, Henrik, Prof. Dr. med.
Plastische und Handchirurgie
Berufsgenossenschaftliche Unfallklinik
Ludwig-Guttmann-Straße 13
67071 Ludwigshafen

Mieck, Ulf, Dr. med.
Abt. Anästhesiologie und Intensivmedizin
Thoraxklinik Heidelberg
Amalienstraße 5
69126 Heidelberg

Motsch, Johann, Prof. Dr. med.
Klinik für Anästhesiologie
der Ruprecht-Karls-Universität Heidelberg
Im Neuenheimer Feld 400
69120 Heidelberg

Müller, Klaus-Michael, Prof. Dr. med.
Institut für Pathologie der Berufsgenossenschaftlichen Klinik Bergmannsheil
Universitätsklinik Bochum
Bürkle-de-la-Champ-Platz 1
44789 Bochum

Muley, Thomas, Dr. med.
Chirurgische Abteilung
Thoraxklinik Heidelberg gGmbH
Amalienstraße 5
69126 Heidelberg

Passlick, Bernward, Dr. med.
Thoraxchirurgie, Zentralkrankenhaus Gauting
Robert-Koch-Allee 2
82131 Gauting

Pfannschmidt, Joachim, Dr. med.
Chirurgische Abteilung
der Thoraxklinik Heidelberg gGmbH
Amalienstraße 5
69126 Heidelberg

Porhanov, Vladimir, Prof. Dr. med.
Regional Thoracic Surgery Center
City Hospital 2
6/2 Krasnykh Partizan Street
350047 Krasnodar, Russia

Schneider, Paul, Dr. med.
Abt. Allgemein-, Gefäß- und Thoraxchirurgie
Fachbereich Humanmedizin der FU Berlin
Universitätsklinikum Benjamin-Franklin
Chir. Klinik und Poliklinik
Hindenburgdamm 30
12200 Berlin

Schönberg, Stefan, Dr. med.
Oberarzt, Magnetresonanztomographie
Institut für Klinische Radiologie
Klinikum Großhadern
Ludwig-Maximilians-Universität
Marchioninistraße 15
81377 München

Schulz, Volker, Prof. Dr. med.
Abt. Innere Medizin/Pneumologie
der Thoraxklinik Heidelberg gGmbH
Amalienstraße 5
69126 Heidelberg

Steiner, Hans Herbert, Dr. med.
Neurochirurgische Klinik
der Ruprecht-Karls-Universität Heidelberg
Im Neuenheimer Feld 400
69120 Heidelberg

Toomes, Heikii, Priv.-Doz. Dr. med.
Abt. Thoraxchirurgie der Klinik Schillerhöhe
der LVA Baden-Württemberg
Zentrum für Pneumologie und Thoraxchirurgie
Solitudestraße 18
70839 Gerlingen

Treiber, Martina, Dr. med.
Abt. Klinische Radiologie
(Schwerpunkt Strahlentherapie)
und Poliklinik der Radiologischen Klinik
der Ruprecht-Karls-Universität Heidelberg
Im Neuenheimer Feld 400
69120 Heidelberg

Tuengerthal, Siegfried, Priv.-Doz. Dr. med.
Röntgenabteilung der Thoraxklinik
Heidelberg gGmbH
Amalienstraße 5
69126 Heidelberg

Wahrendorf, Jürgen, Prof. Dr. med.
Abt. Epidemiologie am Deutschen
Krebsforschungszentrum Heidelberg
Im Neuenheimer Feld 280
69120 Heidelberg

Wannenmacher, Michael, Prof. Dr. med.
Abt. Klinische Radiologie
(Schwerpunkt Strahlentherapie)
und Poliklinik der Radiologischen Klinik
der Ruprecht-Karls-Universität Heidelberg
Im Neuenheimer Feld 400
69120 Heidelberg

Weder, Walter, Prof. Dr. med.
Thoraxchirurgie, Universitätsspital
Rämistrasse 100
8091 Zürich, Schweiz

Wiedemann, Klaus, Prof. Dr. med.
Abt. Anästhesiologie und Intensivmedizin
der Thoraxklinik Heidelberg gGmbH
Amalienstraße 5
69126 Heidelberg

Wojciechowski, Wlodzimierz, Dr. med.
Thorax- und Gefäßchirurgie
Klinikum Hannover, Heidehaus
Am Leineufer 70
30419 Hannover

Zandwijk, N. van, M. D.
Thoracic Oncology
The Netherlands Cancer Institute
Antoni van Leuwenhoek Ziekenhuis
Plesmanlaan 121
1066 CX Amsterdam, Niederlande

Zeidler, Dietmar, Prof. Dr. med.
Lungenklinik am Krankenhaus Merheim
Kliniken der Stadt Köln
Ostmerheimer Straße 200
51109 Köln

Zierhut, Dietmar, Priv.-Doz. Dr. med.
Radiologische Klinik
der Ruprecht-Karls-Universität Heidelberg
Im Neuenheimer Feld 400
69120 Heidelberg

Anatomie, Ätiologie, Epidemiologie und Molekularbiologie

PART

Anatomie und Physiologie der Lunge

V. Schulz

Inhaltsverzeichnis

1.1 Einleitung

Die Lunge hat die Aufgabe, im mehrstufigen Gastransportsystem zwischen Umgebungsluft und Organzelle die **äußere Atmung** – die Aufnahme von Sauerstoff und gegenläufig die Abgabe von Kohlendioxid – nach dem Bedarf des Stoffwechsels zu gewährleisten. Eng eingebunden ist sie zudem in die **Regulation des Säure-Basen-Gleichgewichts.** Voraussetzung, diesen Funktionen nachkommen zu können, ist eine angepasste Morphologie von Atemwegen, Alveolarraum und Lungenkreislauf, die wiederum von zahlreichen nichtrespiratorischen, biophysikalischen (Zilienfunktion u. a.) oder metabolen (Surfactant-Stoffwechsel u. a.) Funktionen erhalten wird. Ziel der folgenden Darstellung ist es daher, neben der üblichen anatomischen Deskription den Bezug zwischen Struktur und Funktion aufzuzeigen.

1.2 Gliederung des Lungenkörpers, Atemwege

Die **Form der Lunge** ist der Pleurahöhle angepasst:

- Der große, der Thoraxwand anliegende Anteil ist konvexbogig gestaltet.
- Die dem Zwerchfell anliegende Fläche passt sich konkavbogig dem diaphragmalen „Dom“ an.
- Die mediastinale Fläche tritt linksseitig buchtartig zurück, um das Herz aufzunehmen.

Über dem nicht dehnbaren, schmalen Flüssigkeitsfilm des Pleuraspalts, der sich zwischen der die Lunge bedeckenden Pleura visceralis und der Pleura parietalis ausbildet, ist die Lunge an Thoraxwand und Zwerchfell gleichsam angekoppelt und folgt daher deren Ventilationsbewegungen passiv, gefördert durch die hohe Dehnbarkeit ihres ausgedehnten elastischen Fasernetzes (Prinzip der federgebremsten Waage).

Inspiratorisch nimmt in dieser Weise das Lungenvolumen zu – besonders in den basalen Lungenbereichen, in denen die kostodiaphragmalen und mediastinalen Rezessus durch die eingleitende Lunge aufgebraucht werden. Die **Totalkapazität** kann – je nach anthropometrischen Daten – 6–8 l betragen. Exspiratorisch wird die Lunge durch den hiluswärts gerichteten Retraktionsdruck der inspiratorisch angespannten elastischen Fasernetze „zurückgezogen", die **funktionelle Residualkapazität** – das Lungenvolumen nach einer normalen Ausatmung – sinkt auf 3–4 l.

1.2.1 Lappen und Segmente der Lunge, zentrale Bronchialaufzweigungen

Die Gliederung des Lungenkörpers wird durch die Lungenaufzweigungen und die sie begleitenden Pulmonalarterien vorgegeben. Man unterscheidet **Lungenlappen** und **bronchopulmonale Segmente** (Abb. 1.1).

> **!** Die Kenntnis der Topographie von Lungenlappen und -segmenten ist für Diagnostik (bronchoskopisches Vorgehen) und Therapie (chirurgisches Vorgehen) von großer praktischer Bedeutung.

Die **Trachea** teilt sich in der so genannten Hauptbifurkation in den rechten und linken Hauptbronchus:

- Der **rechte Hauptbronchus**, nur gering nach lateral in seinem Verlauf von der Achse der Trachea abweichend, gibt nach kurzer Strecke nach late-

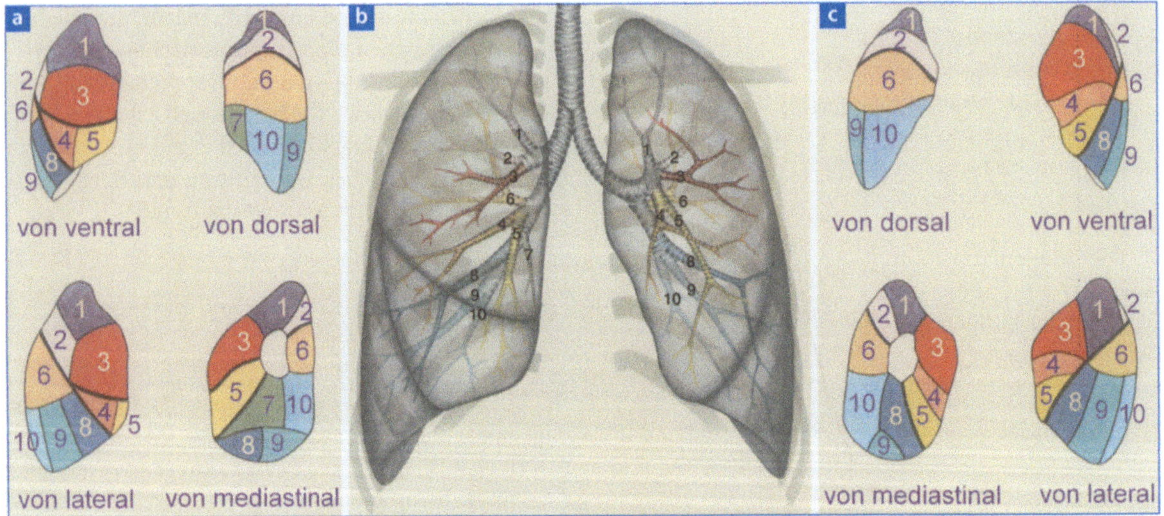

Abb. 1.1. a Segmentgrenzen der rechten Lunge, b zentrale Lungenaufzweigungen, c Segmentgrenzen der linken Lunge. Segmente der rechten Lunge, Oberlappen: *1* apikales Segment; *2* posteriores Segment; *3* anteriores Segment. Segmente der rechten Lunge, Mittellappen: *4* laterales Segment; *5* mediales Segment. Segmente der rechten Lunge, Unterlappen: *6* apikales Segment; *7* basales mediales (kardiales) Segment; *8* basales anteriores Segment; *9* basales laterales Segment; *10* basales posteriores Segment. Segmente der linken Lunge, Oberlappen: *1* apikales Segment; *2* posteriores Segment; *3* anteriores Segment; *4* superiores (Lingula-)Segment; *5* inferiores (Lingula-)Segment. Segmente der linken Lunge, Unterlappen: *6* apikales Segment; *8* basales anteriores Segment; *9* basales laterales Segment; *10* basales posteriores Segment (nach einer Tafel der Firma Boehringer, Ingelheim)

ral den rechten Oberlappenbronchus ab, der sich in die Ostien der 3 Oberlappensegmente aufzweigt. Nach distal geht der rechte Hauptbronchus in den Zwischenbronchus über, von dem nach ventral der 2 Segmente umfassende Mittellappen ausgeht. In Höhe des Mittellappenabgangs ist an der dorsalen Wand des Zwischenbronchus der Zugang zum apikalen Segmentbronchus des Unterlappens zu erkennen. Nach distal schließt sich an den Zwischenbronchus der kurze Unterlappenbronchus an, der an den kreisförmig angeordneten Ostien der 4 basalen Unterlappensegmente endet.

- Der **linke Hauptbronchus** verläuft von der Trachea stärker abgewinkelt und verzweigt sich nach relativ langem Verlauf, den Aortenbogen unterkreuzend, in einen jeweils Ober- und Unterlappen tragenden Stamm. Der Oberlappenbronchus gibt den Lingulabronchus ab, der die nach ventro-kaudal gelegenen 2 Lingulasegmente trägt, es folgt das Ostium des anterioren Segments und schließlich der häufig gemeinsame Stamm der beiden apiko-posterioren Segmente des linken Oberlappens. Der linke Unterlappenbronchus zieht nach basal und lateral. Zunächst gibt er den nach dorsal ziehenden Bronchus für das apikale Unterlappensegment ab, nach distal folgen die Ostien der 3 die basale Gruppe bildenden Unterlappensegmente, ein so genanntes kardiales Segment fehlt linksseitig.

Die Lungenlappen sind durch **Fissuren** voneinander getrennt, in die auch die Pleura visceralis einzieht. Von der Lungenoberfläche betrachtet und auch häufig im radiologischen Bild sichtbar, lassen diese Fissuren Lage und Ausdehnung der rechtsseitig 3 und linksseitig 2 Lungenlappen erkennen.

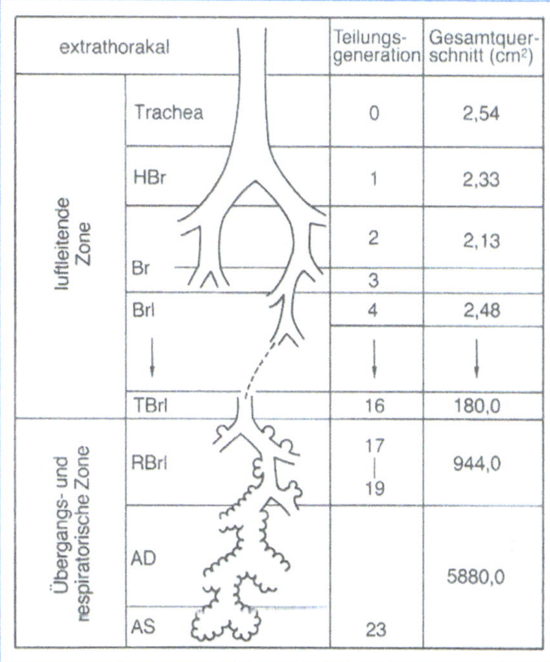

Abb. 1.2. Aufzweigungen der Atemwege von der Trachea bis in den Alveolarraum mit dem jeweiligen Gesamtquerschnitt, bezogen auf die jeweilige Teilungsgeneration. Die „engste Stelle des Lungensystems", der geringste Gesamtquerschnitt der Atemwege, findet sich auf Höhe der Segment- und Subsegmentabgänge. *HBr* Hauptbronchus; *Br* mittlere und kleine Bronchien; *Brl* Bronchiolen; *TBrl* Bronchioli terminales; *RBrl* Bronchioli respiratorii; *AD* Ductus alveolares; *AS* Alveolarsäckchen. (Nach Weibel 1963)

1.2.2 Bronchialbaum, Bronchioli, Azinus, Lobulus, Strömungswiderstände

Jenseits der Segmentbronchien setzt sich der **Aufzweigungsmodus** in Form einer unregelmäßigen Dichotomie fort (Abb. 1.2). Die Länge des luftleitenden Weges und die Anzahl der Teilungsgenerationen bis in den Alveolarbereich sind sehr unterschiedlich. Für hilusnahe Regionen des rechten Oberlappens wurde von der Haupt-Carina ein Weg von 7,7 cm bei 7 Teilungsgenerationen berechnet, während für eine subpleurale Unterlappenregion ein Weg von 22,4 cm bei bis zu 25 Teilungen anzusetzen ist.

Definition

Ab der 4. bis 5. Teilungsgeneration spricht man von Bronchiolen. Gebräuchlich ist auch die Einteilung, den großen – bis zur 10. Generation – die kleinen Atemwege gegenüberzustellen, wenn ab der 10. bis 12. Generation der Lumenquerschnitt unter 2 mm abfällt. In der Regel ist ab der 16. Teilungsgeneration die Zone der Bronchioli terminales erreicht, die die Grenze des alleinigen konvektiven Gastransports bezeichnet. Die in 3 bis 4 Teilungen anschließenden Bronchioli respiratorii sind teilweise schon mit Alveolen besetzt und vermitteln neben dem anhaltenden konvektiven schon einen diffusiven Gastransport, der in den folgenden Ductus alveolares und Alveolarsäckchen vorherrscht.

Der Bronchiolus terminalis und seine Aufzweigungen bis zu den Alveolarsäckchen werden – vergleichbar dem Nephron – als kleinste funktionelle Einheit der Lunge aufgefasst und als **Lungenazinus** bezeichnet. Dieser ist traubenartig gestaltet. Den „Stiel" bilden zentroazinär Bronchiolus terminalis und begleitend eine kleine muskuläre Pulmonalarterie. Sie verzweigen sich und enden in aneinandergelagerten „Beeren" – den Alveolen mit umspinnendem Kapillarnetz. Der **pulmonal-venöse Abfluss** erfolgt in Venen, die peripher zwischen den Acini gelegen sind.

Die Zahl der Acini in der erwachsenen Lunge schwankt zwischen 30.000 und 60.000. Mehrere Acini (8–16) schließen sich zu einem bindegewebig septal begrenzten **Lobulus** zusammen. Diese Septen machen, wenn sie anthrakotisches Pigment einlagern, die Lobulusstruktur an der Lungenoberfläche als feines netzartiges Muster sichtbar.

Die geschilderte Atemwegsgeometrie ist den **physiologisch-funktionellen Bedingungen** hervorragend angepasst.

! Das Volumen der luftleitenden Atemwege bis einschließlich der terminalen Bronchiolen beträgt als so genannter anatomischer Totraum lediglich 150 ml, so dass der überwiegende Anteil des Atemzugvolumens – in Ruhe 400–500 ml – als alveoläre Ventilation am Gasaustausch teilnimmt.

Auch sind **Flusswiderstand** und **Atemarbeit** niedrig anzusetzen. Der zentrale Flusswiderstand der großen Bronchien bestimmt vorwiegend den Gesamtwiderstand der Atemwege. Der alveoläre Druck, der während der In- und Exspiration als treibender Druck aufgebaut werden muss, bewegt sich bei Ruheatmung lediglich in einem Bereich von 1–3 cm Wassersäule. Die „engste Stelle" liegt im Bereich der Segment- und Subsegmentbronchien, die den geringsten Gesamtquerschnitt aufweisen.

Zur Lungenperipherie hin, ab der 5. Teilungsgeneration, weitet sich dann der Gesamtquerschnitt der Atemwege, nach distal exponenziell ansteigend. Dieses Verhalten, bildlich als so genannte **Bronchialtrompete** vorstellbar, erklärt sich aus dem Umstand, dass der Lumenquerschnitt beider aus einer Teilung hervorgehender kleiner Atemwege zusammengenommen denjenigen des Mutterbronchus weit übersteigt.

Der so genannte periphere Flusswiderstand, den die kleinen Atemwege bilden, bedingt daher unter physiologischen Bedingungen nur 5–10 % des Flusswiderstands des gesamten luftleitenden Systems.

1.3 Bronchialschleimhaut

Um die Atemwegsdynamik zu erhalten und Flussbehinderungen zu vermeiden, sind spezielle Funktionen der Lungenschleimhaut Voraussetzung, die wiederum an deren Morphologie gebunden sind. Das einer Basalmembran aufsitzende **Bronchialepithel** ist in den Bronchien mehrreihig. Die vorherrschende Zellart sind zilientragende Zellen, die so genannten Flimmerzellen, zwischen denen im Verhältnis 6–8:1 schleimbildende Becherzellen eingestreut sind. Die Basalzellen stellen die Regenerationsschicht des Epithels dar, vereinzelt finden sich neuroendokrine (Kultschitzky-)Zellen und so genannte Bürstenzellen.

Der Epithelschicht schließt sich die **Tunica propria**, die „Submukosa" an, die vorwiegend in der innersten Schicht elastische Lamellen enthält. Neben Gefäßen und Nerven finden sich weiterhin zahlreiche Schleimdrüsen eingelagert, deren mukoseröser Zellanteil i. d. R. 1:1 beträgt. Ausführungsgänge geben das Sekret an die Epitheloberfläche ab.

Die Tunica propria geht in die **Tunica fibrocartilaginea** über – eine dichte, äußere Bindegewebelamelle, in die die Lungenknorpel eingelagert sind.

Dieser für die Bronchien skizzierte Wandaufbau ändert sich „gleitend" beim **Übergang** in den **Bronchiolenbereich**, ab der 4. bis 5. Teilungsgeneration:

- Das bis in die Lappenbronchien spangenförmige Knorpelskelett löst sich „in Inseln" auf, die Bronchiolen sind knorpelfrei.
- In gleicher Weise nimmt unter Verschmälerung der Tunica propria die Zahl der Schleimdrüsen ab.
- In Bronchiolen, deren Lumendurchmesser unter 1 mm liegt, fehlen Schleimdrüsen.
- Das mehrreihige Epithel wird einschichtig.
- Die Bronchiolen tragen lediglich eine Lage Flimmerzellen, die – im Gegensatz zu ihrer zylindrischen Form in den Bronchien – kubisch gestaltet sind.
- Becherzellen verlieren sich mehr und mehr und werden von den so genannten Clara-Zellen ersetzt, die eine sekretorische wie auch regeneratorische Funktion besitzen.

1.4 Mukoziliäre Clearance, Bronchialmuskulatur

Flimmer- und schleimbildende Zellen stellen ein aufeinander abgestimmtes funktionelles System dar. Täglich werden – zu 90% von den submukösen Schleimdrüsen – 100 ml **Schleim** gebildet, der sich filmartig, in eine äußere Gel- und eine innere Solphase geschichtet, über das Lungenepithel ausbreitet. Die **Zilien** – bis zu 40 sind einer Zelle zuzuordnen – tauchen in diese Schleimdecke ein und führen im Mittel mit einer Rate von 20 Hz einen immer wiederkehrenden Bewegungsablauf aus, der mit dem „Peitschenschlag eines Kutschers" verglichen wird: Nach einer langsamen, in der Solphase verlaufenden Rückwärtsbewegung in gekrümmtem Zustand richtet sich die Zilie auf, greift mit ihrem hakenförmig gestalteten Ende in die Gelschicht und bewegt diese in gestrecktem Zustand nach proximal-oralwärts, um dann wieder in eine Rückwärtsbewegung überzugehen.

Der in dieser Weise bewegte **Schleimstrom** beträgt im Mittel 2,5 mm/min. Er entfernt impaktierte Staubpartikel, Fasern und Bakterien, die bronchiale Entzündungsvorgänge auslösen können, und trägt dazu bei, die Physiologie der Atemwegsdynamik zu erhalten. In dieser Abwehrfunktion wird die mukoziliäre Clearance durch Alveolarmakrophagen, Surfactant-Proteine und die zahlreichen Mechanismen der so genannten mukosaassoziierten humoralen und zellulären Abwehr unterstützt.

Die **Lungenmuskulatur** hat wesentlichen Einfluss auf die Atemwegsdynamik. Diese für die Atemwegserkrankungen, so für ein Asthma bronchiale, als Allgemeinplatz geltende Aussage trifft ebenso, wenn auch weniger bekannt, für den physiologischen Zustand zu. Die Atemmuskulatur unterliegt einem beständigen Bewegungsablauf, der unterschiedlichen Perioden folgt, welche wiederum von der Ventilationsgröße abhängig sind. Ziel ist es, die **Lungenweite** so einzustellen, dass bei wechselnden Ventilationsgrößen der bronchiale Strömungswiderstand konstant – niedrig – bleibt. Zudem bestimmt der vorwiegend vagusabhängige Tonus der Lungenmuskulatur die Wandbeweglichkeit der nicht mehr knorpeltragenden kleinen Atemwege – eine weitere Funktion, die im Zusammenspiel mit den anliegenden extramuralen Drücken die Lungenweite festlegt.

1.5 Alveole, Surfactant, Gasaustausch

Die **Alveole** ist der Ort des diffusiven Gasaustauschs zwischen (Alveolar)luft und (Kapillar)blut. Von korbartiger Form, beträgt der mittlere Durchmesser einer Alveole 70–100 µm. Ihre Wand bildet die alveolokapilläre Membran, die aus einer fusionierten Basalmembran besteht, der luftseitig die flachen, mit bis zu 50 µm weiten Zytoplasmaausläufern versehenen so genannten Pneumozyten I, blutseitig die ebenso dünnen Kapillarendothelien aufliegen. Die **Diffusionsstrecke** ist daher mit 0,5–0,6 µm sehr gering. Über 85% der Alveolaroberfläche ist in dieser Weise gestaltet – längere Diffusionsstrecken ergeben sich in Abschnitten, in denen unter Ausbildung einer epithelialen und endothelialen Basalmembran elastische Fasern verlaufen, die als feines Netz die Form der Alveole mitbilden.

Die gesamte Gasaustauschfläche wird auf 100–120 m² geschätzt.

Neben dem elastischen Fasernetz ist für die Form der Alveolen, v. a. während des Volumenwechsels zwischen In- und Exspiration, eine oberflächenaktive Substanz, der **Surfactant**, von herausragender Bedeutung. Der Surfactant – aus Phospholipiden, besonders Dipalmitoyllezithin, und Glykoproteinen zusammengesetzt – wird in den Pneumozyten II gebildet, die als kubische Zellen lediglich 5% der Alveolarfläche bedecken und vorwiegend an den Alveoleneingängen lokalisiert sind. Aus den Pneumozyten II ausgeschleust, breitet sich der Surfactant in der Art eines monomolekularen Films auf der Alveolaroberfläche aus: Die großen, bipolaren Moleküle tauchen in eine dünne, aus Myelin gebildete so genannte Hypophase ein und liegen in dieser, senkrecht zur Alveolaroberfläche ausgerichtet, parallel nebeneinander – der hydrophobe Pol weist zur Alveolenlichtung, der hydrophile Pol grenzt an das alveoläre Epithel.

Durch diese Lage und Anordnung des Surfactants wird erreicht, dass die sich an der Grenzfläche zwischen (Alveolar-)Luft und Flüssigkeit der alveolokapillären Membran entwickelnden Oberflächenspannungskräfte und folgend die Volumenschwankungen der Alveole im Atmungsablauf begrenzt werden: Während der Exspiration wird der Film durch engere Reihung der Surfactant-Moleküle verdichtet und daher die bei sich verkleinerndem Alveolenradius zunehmende Oberflächenspannung gemindert, im Extrem wird ein den Gasaustausch aufhebender Alveolenkollaps verhindert. Umgekehrt treten während der Inspiration die Surfactant-Moleküle weiter auseinander, die Oberflächenspannungskräfte steigen an, eine Überdehnung der Alveole wird verhindert, die beginnende Exspiration unterstützt. Diese durch den Surfactant gewährleistete Alveolenstabilität ist Voraussetzung für einen kontinuierlichen alveolären Gasaustausch, der ohne „zu große" atemzyklusabhängige Schwankungen der Atemgaspartialdrücke abläuft.

Am Übergang zwischen Bronchioli terminales und respiratorii geht der konvektive, „fließende" in einen **diffusiven Gastransport** über. In Folge des sich exponenziell vergrößernden Gesamtquerschnitts der Bronchiolen nimmt die Flussgeschwindigkeit des konvektiven Atemstroms nach distal ständig ab, um wie eine „verebbende Welle" auszulaufen und den Gastransport Diffusionsvorgängen zu überlassen. Diffusionsstrecken und -widerstände – Ductus alveolares, Alveolen, Schichten der alveolokapillären Membran, Blutplasma, Erythrozytenmembran – sind so ausgelegt, dass eine alveolokapilläre Luft-Blut-Kontaktzeit von im Mittel 0,2 s ausreicht, um einen Diffusionsausgleich der Atemgase Sauerstoff und Kohlendioxid zu erreichen. Die alveoloarterielle Sauerstoffpartialdruckdifferenz eines lungengesunden Jugendlichen beträgt lediglich 0,6–1,3 kPa (5–10 Torr) – bedingt durch physiologische Inhomogenitäten des Ventilations-Perfusions-Verhältnisses –, die arterioalveoläre Kohlendioxidpartialdruckdifferenz ist mit 0,0–0,26 kPa (0–2 Torr) anzusetzen.

1.6 Lungenkreislauf

In der Lunge sind **Pulmonalis-** und **Lungenarterienkreislauf** zu trennen:

- Der Pulmonaliskreislauf führt das Blut vom rechten Herz über Pulmonalarterien, alveoläres Kapillarbett und Pulmonalvenen zum linken Herz und ist in dieser Weise als Glied in der Transportkette der Atemgase eingebunden.
- Der Lungenarterienkreislauf hat dagegen eine ausschließlich nutritive Funktion. Er wird von Gefäßen gespeist, die – 2 bis 3 an der Zahl – meist vom absteigenden Arcus aortae ausgehen und bis hin zu den Bronchioli terminales ein dichtes Kapillarnetz um die Bronchien bilden.

Die **Pulmonalarterien** verlaufen mit dem jeweiligen Bronchusast zusammen ab der Lappenebene bis in den Bereich der Bronchioli respiratorii in einem gemeinsamen Bindegewebemantel. Die großen Pulmonalarterienäste entsprechen dem so genannten elastischen Bautyp: Die Wand ist dünn, die elastischen Fasern überwiegen gegenüber denen der glatten Muskulatur. Die kleinen Arterien wiederum besitzen einen starken zirkulären Muskelmantel, der sich dann in den schon azinär gelegenen Arteriolen mehr und mehr verliert.

In präkapillären Arteriolen, die einen Lumendurchmesser von 80 µm unterschreiten, finden sich lediglich noch so genannte intermediäre Zellen, die mit ihren Eigenschaften zwischen Perizyten und glatten Muskelzellen anzusiedeln sind. Aus diesen Gefäßen bilden sich 10–20 **Kapillaren**, die als dichtes Netz die Alveolen umgeben.

Postkapillaren schließen sich zu Venolen zusammen, nachfolgende kleine **Venen** liegen meist schon im interlobulären Septum, erst im Segmentbereich werden die großen Venen zusammen mit Bronchus und Pulmonalarterie geführt. Vier Pulmonalvenen, im letzten Abschnitt intraperikardial liegend, münden in den linken Vorhof.

1.6.1 Passive und aktive Durchblutungsregulation

Aus dieser Gefäßmorphologie – in Kontrast zum Systemkreislauf muskellose Arteriolen, überwiegend elastischer Bautyp der Arterien – wird der **geringe Flusswiderstand** des Pulmonaliskreislaufs verständlich. Rund 8-mal geringer als der Widerstand des Systemkreislaufs, bedingt er trotz eines hohen Blutdurchflusses – des Herzzeitvolumens –, einen niedrigen Druck. Der Mitteldruck in der Pulmonalarterie beträgt 12–16 mmHg, systolischer und diastolischer Druck werden durchschnittlich bei 25 bzw. 8 mmHg gemessen, so dass der intravasale hydrostatische Druck geringer als der kolloidosmotische ist und daher eine interstitielle und alveolenwärts gerichtete Transsudation, die den Gasaustausch einschränken würde, ausbleibt.

> ! Selbst unter einer Belastung, die mit Herzzeitvolumina von 20–30 l/min einhergeht, wird lediglich eine Zunahme des Mitteldrucks um 10 mmHg beobachtet, da sich die großen Arterien unter dem erhöhten Blutfluss aufdehnen und zusätzlich Reservegefäße eröffnet werden – der Lungengefäßwiderstand fällt ab.

Neben dieser druckpassiven Regulation von Gefäßwiderstand und Durchblutung der Lunge wird der pulmonale Vasotonus durch ein komplexes Zusammenspiel konstriktiv und dilativ wirksamer Mechanismen aktiv eingestellt. Seit langem ist der vasokonstriktorische Effekt einer alveolären Hypoxie bekannt (v. Euler-Liljestrand-Mechanismus), der regional die Durchblutung an eine verminderte Ventilation anpasst. Stickstoffmonoxid (NO), Prostazyklin I2 und atriales natriuretisches Peptid, die in den pulmonalen Gefäßendothelien gebildet werden, besitzen einen vasodilatierenden Effekt. Katecholamine wirken – je nach Ausgangszustand des Gefäßwiderstands – konstriktorisch oder dilatierend, der durch Endothelin ausgelöste Effekt ist abhängig von dessen Bildungsrate. Es bestehen Hinweise darauf, dass druckpassive und aktive Einstellung der pulmonalen Gefäßweite teilweise gekoppelt sind. So vermitteln endotheliale Mechanorezeptoren, die auf Scherkräfte einer ansteigenden Durchblutung ansprechen, eine Steigerung der NO-Synthese – die druckpassive Gefäßdehnung wird in dieser Weise von einer aktiven Vasodilatation unterstützt.

1.6.2 Anpassung von Ventilation und Perfusion

> ! Durchblutung und Belüftung der Lunge müssen aneinander angepasst sein, um einen effizienten Gasaustausch sicherzustellen. Diese Aussage gilt sowohl für die Globalgrößen als auch für deren Verteilung über die Lunge.

In aufrechter Körperposition nimmt die Durchblutung der Lunge von der Spitze zur Basis kontinuierlich zu. Dieser Gradient beruht auf der **hydrostatischen Druckdifferenz** entlang des pulmonalen Gefäßbetts, die entsprechend dem Spitzen-Basis-Abstand rund 25 cm Wassersäule beträgt.

Ebenso weist die Ventilation einen **apikokaudalen Gradienten** auf. Infolge der gravitationsabhängigen größeren alveolären Vordehnung und geringeren respiratorischen Thoraxwandbewegungen ist die Ventilation im oberen Lungenbereich geringer als an der Lungenbasis, deren Alveolen – exspiratorisch kleiner – unter der ausgedehnten Zwerchfellbewegung inspiratorisch eine relativ große Volumenzunahme aufweisen.

! Obwohl der Ventilationsgradient flacher verläuft als die apikokaudale Perfusionsdifferenz, sind beide Größen regional so aneinander angepasst, dass Lungenabschnitte, in denen ein Totraum- oder Kurzschlusseffekt eintritt, nur 10% des Lungenvolumens ausmachen.

1.7 Lymphgefäßsystem

Das Lymphgefäßsystem der Lunge übernimmt **zwei wichtige Funktionen:** Zum einen trägt es dazu bei, das pulmonale Flüssigkeitsgleichgewicht zu erhalten und nimmt daher mittelbar Einfluss auf den pulmonalen Gaswechsel, zum anderen kommt es einer Reinigungsfunktion nach, indem es in Ergänzung zu den bronchoalveolären Mechanismen in das Interstitium gelangte partikuläre wie auch lösliche Substanzen über den hiluswärts gerichteten Lymphstrom aus der Lunge entfernt.

Lymphgefäßsysteme. Man unterscheidet zwischen einem oberflächlichen subpleuralen und einem so genannten tiefen Lymphgefäßsystem, das sich in den interlobulären Septen ausbreitet, Pulmonalarterien und -venen begleitet und sich in den Lungenwänden nachweisen lässt. In den Alveolenwänden finden sich dagegen keine Lymphgefäße.

Die subpleuralen, in der untersten Pleuralage ausgebreiteten Lymphkapillaren bilden ein dichtes, die Lunge umspinnendes Netz. In den Interlobulärsepten schließt dieses an das interlobuläre, in die Tiefe führende Kapillarnetz an, das wiederum mit den Lymphkapillaren der kleinen, interlobulär verlaufenden Pulmonalvenen in Verbindung steht. Es bilden sich schließlich klappentragende und mit einer dünnen Muskellage versehene lymphatische Sammelgefäße aus, die hiluswärts den Pulmonalvenen angelegt verlaufen. Es entsteht in dieser Weise ein von der Lungenoberfläche zum Hilus gerichteter Lymphfluss, der nach seinen Wegabschnitten als **interstitiell-venöses Kompartiment** bezeichnet wird.

Ein zweites, so genanntes **parenchymales** oder **bronchoarterielles Kompartiment,** das mit dem interstitiellen Lymphabflussgebiet nur in geringem Umfang anastomosiert, entwickelt sich aus kapillären Plexus, die ab den Bronchioli terminales Bronchien und Pulmonalarterien umgeben. Die nach proximal entstehenden lymphatischen Sammelgefäße sind in dem bronchovaskulären Bindegewebemantel gelegen und leiten den Lymphfluss hiluswärts.

Die erste zu passierende **Lymphknotenstation** für den Lymphfluss beider Kompartimente bilden intrapulmonal, um die Segmentbronchien gelegene Lymphknoten, denen sich hiläre und mediastinale Lymphknoten anschließen. Am so genannten **Venenwinkel** – rechts- und linksseitig – mündet der Lymphfluss dann in den venösen Schenkel des Systemkreislaufs.

! In der Regel ist der Lymphfluss beider Lungen getrennt, allerdings kann auch zur Gegenseite, bevorzugt über die subcarinalen Lymphbahnen, drainiert werden – ein Weg, den die Lymphe des linken Unterlappens häufig einhält und rechtsseitig abfließt.

Literatur

Hartung W (1994) Anatomie, allgemeine Pathologie und Pathomorphologie. In: Ferlinz R (Hrsg) Pneumologie in Praxis und Klinik. Thieme, Stuttgart

Smidt U, Schulz V, Ferlinz R (1994) Physiologie und Pathophysiologie. In: Ferlinz R (Hrsg) Pneumologie in Praxis und Klinik. Thieme, Stuttgart

Weibel ER (1963) Morphometry of the human lung. Springer, Berlin

Kapitel 2

Ätiologie und Epidemiologie

H. Becher, J. Wahrendorf

Inhaltsverzeichnis

2.1 Einleitung

Die mit Abstand **häufigste Krebstodesursache** in Deutschland ist das Lungenkarzinom (ICD-9 162; ICD-10 C34). Im Jahre 1999 starben in Deutschland 37.615 Personen an Lungenkrebs, die meisten davon aufgrund des Rauchens.

> ! Bei keiner anderen Tumorform könnten durch wirksame Prävention so viele Todesfälle vermieden werden wie beim Lungenkarzinom.

Das Lungenkarzinom zog früh das Interesse der Epidemiologen auf sich. Bereits in den 30er-Jahren wurden in Deutschland Arbeiten veröffentlicht, die auf einen **Zusammenhang** zwischen **Rauchen** und **Lungenkrebs** hindeuteten, allerdings führten erst große Studien in den 50er-Jahren zu einer größeren Akzeptanz dieser Erkenntnis (Wynder u. Graham 1950; Doll u. Hill 1950).

Radioaktive Strahlung als Risikofaktor wurde ebenfalls bereits früh entdeckt. Mittlerweile sind eine Reihe von Substanzen bekannt, nach deren Exposition das Lungenkrebsrisiko erhöht ist. Nach gegenwärtiger Kenntnis können über 90% aller Lungenkrebsfälle durch **bekannte Risikofaktoren** erklärt werden.

Von den vorliegenden Übersichtsarbeiten zur Epidemiologie des Lungenkarzinoms sei das Lehrbuch von Schottenfeld u. Fraumeni (1996) genannt, das einen exzellenten Überblick liefert. Zahlreiche Reviews sind auch zu spezifischen Expositionen verfügbar. Die Monographiereihe der International

Agency for Research on Cancer liefert hierbei umfassende Darstellungen zu einzelnen Substanzen (z. B. IARC 1990 zu Chrom und Nickel). Unter den deutschsprachigen Übersichtsarbeiten seien noch Brüske-Hohlfeld et al. (1995) erwähnt.

2.2 Deskriptive Epidemiologie

2.2.1 Histologische Typen des Lungenkarzinoms und ihre Verteilung

Man unterscheidet folgende histologische **Hauptformen** des Lungenkarzinoms:
- kleinzelliges Karzinom („small cell carcinoma"),
- Adenokarzinom,
- Plattenepithelkarzinom („squamous cell carcinoma") und
- großzelliges Karzinom („large cell carcinoma").

Kleinzelliges und Plattenepithelkarzinom werden bisweilen zu „Kreyberg Typ I" zusammengefasst. Häufig sind auch **Mischtypen** zu beobachten, bei denen eine Klassifizierung i. d. R. nach dem vorherrschenden Typ erfolgt. Die Verteilung histologischer Typen scheint sich in verschiedenen Ländern relativ stark voneinander zu unterscheiden.

In einer Übersichtsarbeit (Becher 1992) wurde die **Verteilung histologischer Typen** des Lungenkrebses, die sich aus verschiedenen Studien ergab, dargestellt.

> ! Bei Männern ist das Plattenepithelkarzinom der häufigste histologische Typ. Bei Frauen sind Adeno-, kleinzelliges und Plattenepithelkarzinom etwa gleich häufig.

In einer deutschen Fallkontrollstudie zum Lungenkarzinom (Jöckel et al. 1995) mit 1004 Fällen ergab sich bei **Männern** das Plattenepithelkarzinom mit 42,2 % als der häufigste Typ, gefolgt vom Adeno- (25,3 %) und dem kleinzelligen Karzinom (19,9 %). Bei **Frauen** war das Adenokarzinom mit 36,4 % der häufigste Typ, gefolgt vom kleinzelligen (27,3 %) und dem Plattenepithelkarzinom (19,4 %).

In einer Untersuchung über den **zeitlichen Trend** haben El-Torky et al. (1990) in den USA einen zunehmenden Anteil von kleinzelligem und Adenokarzinom sowie einen Rückgang von Plattenepithel- und großzelligem Karzinom beobachtet. Identische Ergebnisse berichteten Perng et al. (1996) für Taiwan über den Zeitraum von 1970 bis 1993.

2.2.2 Regionale, zeitliche und Altersverteilung der Lungenkrebshäufigkeit

Die altersstandardisierte **Sterberate** in Deutschland lag bei Männern im Jahr 1997 bei 43,97 und bei Frauen bei 9,82. Im Jahr 1999 starben 28.192 Männer und 9423 Frauen an Lungenkrebs.

> ! Diese Tumorart ist damit die häufigste Krebstodesursache bei Männern mit einem Anteil von etwa 25 % und die dritthäufigste bei Frauen (nach Brust- und Dickdarmkrebs).

Zeitliche Trends. Von 1950 bis 1980 stieg die Mortalität bei Männern steil an, bewegte sich in den 80er-Jahren relativ konstant auf diesem Niveau und fällt seitdem leicht ab. In den letzten Jahren gibt es einen Abfall auch für die absolute Anzahl der Fälle zu verzeichnen, obgleich dieser aufgrund der insgesamt steigenden Lebenserwartung weniger deutlich ist. Bei den Frauen in Deutschland war im Jahr 1997 die Sterblichkeit um etwa den Faktor 4,5 geringer als bei Männern, ein bis heute steigender Trend der Sterberate bei Frauen ist jedoch zu erkennen. Im Jahr 1997 war nach einem Wert von 5,5 für die Jahre 1976 bis 1980 fast eine Verdoppelung der Rate zu beobachten. Dieser Anstieg ist im Wesentlichen auf eine zunehmende Prävalenz des Rauchens bei Frauen zurückzuführen (Tabelle 2.1, Abb. 2.1).

Es besteht eine auffällige **regionale Verteilung** der Lungenkrebsmortalität innerhalb der Bundesrepublik Deutschland.

CAVE

Nach dem Krebsatlas von 1984, in dem die Mortalität der Jahre 1976 bis 1980 beschrieben wird, liegen in den alten Bundesländern die Mortalitätsraten in Industriegebieten, z. B. im Ruhrgebiet etwa um den Faktor 1,5 über dem Bundesdurchschnitt.

Bei Frauen ist dieser Unterschied auch vorhanden, aber weniger stark ausgeprägt. Niedrige Mortalitätsraten findet man vorwiegend im süddeutschen Raum, sowohl bei Männern als auch bei Frauen. Die regionale Verteilung hat sich bis heute nur wenig geändert, wie der neue Krebsatlas zeigt (Becker u. Wahrendorf 1997). Die Raten in den neuen Bundesländern sind bei Männern etwas höher, bei Frauen etwas niedriger als in den alten Ländern.

Lungenkrebs tritt in den meisten Fällen im mittleren bis hohen Lebensalter auf, also etwa ab dem 50. Lebensjahr. Die **altersspezifische Mortalitätsrate** erreicht heute etwa um das 80. Lebensjahr ihr Maximum und fällt im höheren Alter wieder ab. Im Alter unter 35 Jahren ist Lungenkrebs ausgesprochen selten. Diese Angaben gelten gleichermaßen für Männer und Frauen.

Für die **Inzidenz** von Lungenkrebs liegen vollständige Daten aus dem Krebsregister des Saarlandes vor. Für 1997 ergibt sich hier eine altersstandardisierte Rate (pro 100.000) von 61,83 bei Männern und von 14,75 bei Frauen. Abbildung 2.1 zeigt die Entwicklung der altersstandardisierten Lungenkrebsinzidenzrate. Aufgrund der insgesamt hohen Letalität liegt die Zahl

Tabelle 2.1. Altersspezifische Mortalitätsraten pro 100.000 für Lungenkrebs, 1997, Bundesrepublik Deutschland

Geschlecht Altersgruppe [Jahre]	Männer	Frauen
0– 4	0,10	0,05
5– 9	0,00	0,00
10–14	0,00	0,00
15–19	0,09	0,18
20–24	0,09	0,14
25–29	0,22	0,17
30–34	0,72	0,48
35–39	3,33	2,18
40–44	12,04	6,50
45–49	28,56	14,56
50–54	66,33	22,26
55–59	113,90	25,18
60–64	194,08	37,70
65–69	307,90	55,86
70–74	385,89	69,01
75–79	436,78	83,58
80–84	447,94	88,65
85 und älter	409,76	77,28

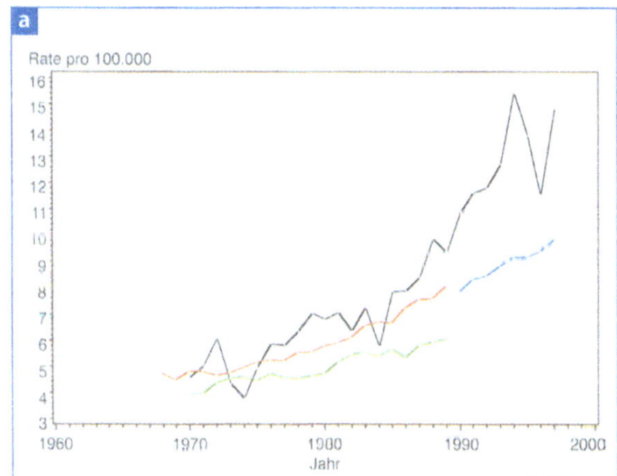

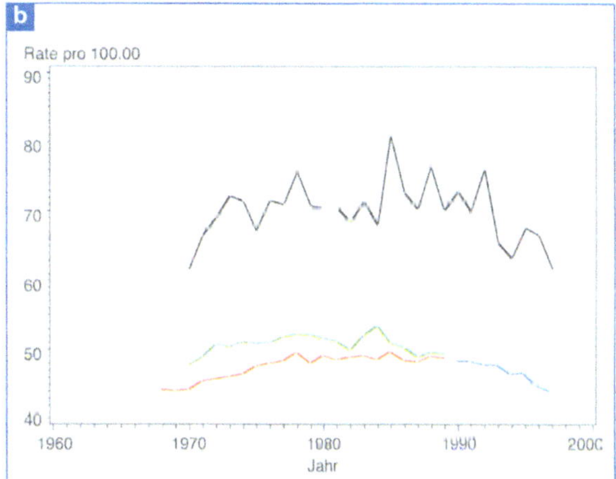

Abb. 2.1a,b. Standardisierte Raten für Lungenkrebs, 1968–1997, a Männer und b Frauen. *Rot* BRD (alte Bundesländer), standardisierte Mortalitätsrate; *grün* DDR (neue Bundesländer), standardisierte Mortalitätsrate; *blau* Deutschland (gesamt), standardisierte Mortalitätsrate; *schwarz* Saarland, standardisierte Inzidenzrate

der Neuerkrankungen nicht wesentlich über der Zahl der Todesfälle.

Überlebensraten. Insgesamt betrug für Lungenkrebs in Deutschland im Zeitraum 1983 bis 1985 die Einjahresüberlebensrate 27% und die Fünfjahresüberlebensrate 7%. Im Verlauf der letzten 15 Jahre sind diese Raten nur geringfügig gestiegen, und sie unterscheiden sich nur unwesentlich in den verschiedenen europäischen Ländern. Es gibt allerdings Unterschiede nach dem histologischen Typ, wobei die Überlebenszeit beim Adenokarzinom länger ist als z. B. beim kleinzelligen Karzinom.

Im **europäischen Vergleich** hat bei Männern Ungarn (81,0), gefolgt von Belgien, der Tschechischen Republik, Russland und Polen, die höchste Sterberate (Negri u. LaVecchia 1995).

> ! Interessant ist die Tatsache, dass die Mortalität in den südeuropäischen Ländern, z. B. Spanien oder Griechenland, deutlich geringer ist, obwohl die Prävalenz des Rauchens dort ebenfalls hoch ist. Dies deutet auf einen möglichen Einfluss von Ernährungsgewohnheiten hin (s. unten).

In den USA steht das Lungenkarzinom insgesamt an zweiter Stelle der Todesursachenhäufigkeit. Sowohl bei Männern mit einer Sterberate von 58,2 als auch seit einigen Jahren bei Frauen mit einer Sterberate von 25,3 ist es die **häufigste Krebstodesursache.** Weltweit muss gegenwärtig von ca. 1 Mio. Erkrankter pro Jahr ausgegangen werden.

2.3 Risikofaktoren für das Lungenkarzinom

2.3.1 Rauchen

Mit dem Beginn der modernen Epidemiologie in den 50er-Jahren wurde ein Zusammenhang zwischen Lungenkrebs und Rauchen zum ersten Mal in groß angelegten Studien nachgewiesen (Doll u. Hill 1950; Wynder u. Graham 1950). Dieser Zusammenhang wurde in den darauf folgenden Jahrzehnten weiter im Detail untersucht, so dass bis heute auch genaue Kenntnisse zu den Risiken vorliegen, die mit speziellen Rauchgewohnheiten einhergehen (IARC 1986).

Folgende **Resultate** können heute als gesichert gelten:

- Das Lungenkrebsrisiko steigt mit zunehmender Dosis, wobei dies sowohl bei Betrachtung der täglichen Rauchmenge als auch bei der kumulierten Anzahl gerauchter Zigaretten oder anderer Tabakprodukte gilt.
- Während generell für Raucher im Vergleich zu Nichtrauchern von einem um das 10-Fache erhöhten Risiko gesprochen werden kann, ist es bei Personen, die täglich mehr als 20 Zigaretten rauchen, um etwa das 20-Fache erhöht.

> **CAVE**
> Auch eine geringe tägliche Rauchmenge ist mit einem signifikant erhöhten Lungenkrebsrisiko verbunden.

Das **Alter** bei Beginn des Rauchens ist ein weiterer relevanter Faktor – je früher, desto schädlicher. Falls vor dem 17. Lebensjahr mit Rauchen begonnen wird, steigt das Risiko noch einmal um 50% an.

> ! Durch Aufhören mit dem Rauchen kann das Lungenkrebsrisiko entscheidend reduziert werden. Bereits nach 5 Jahren ist es nur noch halb so groß, als wenn weiter geraucht worden wäre. Nach 10 Jahren ohne aktives Rauchen ist das Risiko auf ein Viertel des vorherigen Wertes zurückgegangen. Das Risiko wird allerdings nie wieder so gering wie das eines Nichtrauchers.

Für Pfeifen- und Zigarrenrauchen ist eine damit verbundene Erhöhung des Lungenkrebsrisikos ebenfalls nachgewiesen (Lubin u. Blot 1984), allerdings ist der Effekt weniger stark als bei Zigarettenrauchen, was mit einer unterschiedlichen Inhalationstiefe erklärt wird.

Rauchen ist ein **Risikofaktor für alle histologischen Typen** des Lungenkrebses, wobei allerdings eine unterschiedliche Höhe des Effekts zu beobachten ist. Während das Risiko beim kleinzelligen Karzinom und beim Plattenepithelkarzinom besonders groß eingeschätzt wird, ist der Effekt für das Adeno- und das großzellige Karzinom weniger stark ausgeprägt (Jedrychowski et al. 1992). Dies gilt für alle vorher beschriebenen mit dem Rauchen zusammenhängenden Faktoren.

2.3.2 Berufsbedingte Faktoren

Es gibt eine Reihe von **Schadstoffen**, die im Arbeitsumfeld anzutreffen sind oder waren und die mit einem erhöhten Lungenkrebsrisiko einhergehen. Ein bekanntes Beispiel stammt aus dem Erzgebirge mit der so genannten **Schneeberger-Krankheit**, wo bereits im letzten Jahrhundert eine Häufung von Lungenkrebsfällen bei Arbeitern im Kobaltbergbau beobachtet wurde, eine Folge der Radonexposition in den Gruben. Zu den weiteren Schadstoffen gehören

- Arsen,
- Asbest,
- Kadmium,
- Chrom,
- Nickel und
- polyzyklische aromatische Kohlenwasserstoffe (LAI 1992; Schottenfeld u. Fraumeni 1996; Jöckel et al. 1995).

Einige Hinweise auf eine kanzerogene Wirkung bestehen ebenfalls für **Dieselmotorabgase** und für **Dioxin (TCDD)**. Bisweilen werden für bestimmte Berufsgruppen erhöhte Lungenkrebsraten gefunden, bei denen von einer **Mischexposition** auszugehen ist. Beispiele hierfür sind Beschäftigte in Eisen- und Stahlhütten oder Straßenbauarbeiter (Jöckel et al. 1992). Es ist hierbei nicht möglich, das Risiko einer einzelnen Substanz zuzuschreiben.

> ! Besonders auffällige Risikoraten wurden bei Kupferhüttenarbeitern mit hoher Arsenexposition (Enterline et al. 1987) und bei Uranminenarbeitern mit hoher radioaktiver Belastung (Lubin u. Blot 1984) beobachtet.

Die Frage, ob berufliche Expositionen für bestimmte **histologische Typen** spezifisch sind, konnte noch nicht schlüssig beantwortet werden. Becher et al. (1993) fanden in einer Fallkontrollstudie, dass Langzeitexposition gegenüber Mineralfasern, Zementstaub und Metallstäuben zu einem etwa 2-fach erhöhten Risiko für alle betrachteten histologischen Typen führt (kleinzelliges, Plattenepithel- und Adenokarzinom). Hoar-Zahm et al. (1989) und Pershagen et al. (1994) kamen zu ähnlichen Ergebnissen. In einer umfangreichen deutschen Fallkontrollstudie haben Jöckel et al. (1995), Brüske-Hohlfeld et al. (1999, 2000) und Pohlabeln et al. (2000) die Wirkung beruflicher Faktoren auf das Lungenkrebsrisiko untersucht und dabei neben einer Bestätigung der bereits bestehenden Erkenntnisse auch deutliche Hinweise auf eine lungenkanzerogene Wirkung der Exposition gegenüber **Dieselruß** und **Schweißrauchen** gefunden sowie auch Hinweise auf eine solche Wirkung bei Exposition gegenüber **Kühlschmiermitteln** und **künstlichen Mineralfasern**. Die Arbeit von Jöckel et al. (1995) enthält auch ein ausführliches Review aller beruflichen Risikofaktoren für das Lungenkarzinom.

Für den gesamten Anteil der beruflich bedingten Lungenkrebsfälle werden unterschiedliche Zahlen angegeben. Doll u. Peto (1991) gehen für die USA von 15 % bei Männern und 5 % bei Frauen aus. Simonato et al. (1988) kamen zu ähnlichen Ergebnissen, wobei auf die große Spannweite hingewiesen wird, die sich durch unterschiedliche Belastungsszenarien ergibt. Steenland et al. (1996) schätzen, dass die Hälfte der beruflich bedingten Lungenkarzinome auf Asbest zurückgeführt werden kann. Da diese Angaben für spezifische Expositionsszenarien gelten, sind sie nicht direkt auf andere Populationen übertragbar. Aus der Studie von Jöckel et al. (1995) lässt sich für Asbest bei Männern ein Anteil von etwa 10 % errechnen.

2.3.3 Umweltfaktoren

Luftverschmutzung. Die im vorherigen Abschnitt genannten Substanzen kommen in geringerer Konzentration auch in der allgemeinen Atemluft vor. Es ist allerdings schwierig, einen relevanten Einfluss der Luftverschmutzung auf das Lungenkrebsrisiko nachzuweisen. Der augenfällige Unterschied der Lungenkrebsmortalität in Industriegebieten und ländlichen Regionen in der Bundesrepublik Deutschland lässt sich nicht unmittelbar auf die Luftverschmutzung zurückführen, da in den Großstädten mehr geraucht wird und auch die berufliche Exposition gegenüber Kanzerogenen häufiger ist. Jedrychowski et al. (1990) haben in einer großen Fallkontrollstudie in Krakau, Polen, zeigen können, dass für Personen, die in den am stärksten belasteten Gebiet leben, das Lungenkrebsrisiko um etwa 40 % erhöht ist. Die dort anzutreffende Luftverschmutzung ist allerdings deutlich höher als in Deutschland. Xu et al. (1989) konnten ebenfalls in einer Fallkontrollstudie in Shenyang, China, ein erhöhtes Lungenkrebsrisiko bei Luftverschmutzung nachweisen. Hierbei war Metallverhüttung die Belastungsquelle. Benzo(a)pyrenkonzentrationen betrugen durchschnittlich 60 ng/m^3 im Winter. Im Vergleich dazu beträgt in Deutschland der Jahresmittelwert der B(a)P-Immissionsbelastung in Ballungsgebieten 1–3 ng/m^3 (Lai 1992).

Eine tendenziell ähnliche Aussage trifft Vena (1982) in einer Untersuchung in Erie County, USA. Es deutet sich in dieser Untersuchung an, dass ein synergistischer, d. h. ein sich **verstärkender Effekt** zwischen Rauchen und Luftverschmutzung besteht.

! Jedrychowski et al. (1992) konnten zeigen, dass die 3 untersuchten Faktoren „Rauchen", „berufliche Belastung" und „Luftverschmutzung" multiplikativ auf das Lungenkrebsrisiko wirken.

Pershagen u. Simonato (1990) kamen in einer zusammenfassenden Würdigung der Literatur zu Luftverschmutzung und Lungenkrebs zu dem Schluss, dass in mit Luftverschmutzung hoch belasteten Gebieten etwa 5–10 Lungenkrebsfälle pro 100.000 Personen pro Jahr auftreten. Hemminki u. Pershagen (1992) kamen in einem Vergleich von Risikoschätzungen, die sich aus Berechnungen für Benzo(a)pyren und Arsen ergeben, zu der Aussage, dass ein Wert von 1,5 für das relative Risiko für Luftverschmutzung in stark belasteten Regionen realistisch ist.

2.3.4 Strahlenbelastung (Radon)

Durch Berufskrebsstudien ist mit hinreichender Sicherheit bekannt, dass radioaktive Strahlung Lungenkrebs verursachen kann. Radioaktive Strahlung in Form des Edelgases Radon tritt auch in der Umwelt auf. Hierbei sind je nach geologischer Beschaffenheit starke **regionale Unterschiede** zu erkennen. Gebiete mit erhöhtem Vorkommen von Radon sind etwa die Eifel, der Bayrische Wald oder das Erzgebirge. In England ist insbesondere Cornwall als ein Gebiet mit hoher Radonstrahlung bekannt.

In einem nationalen Messprogramm wurde in Deutschland (alte Bundesländer) bei etwa 1% aller untersuchten Häuser eine Strahlung von über 200 Bq gemessen. Eine **Risikoabschätzung** von Steindorf et al. (1995) ergab, dass pro Jahr in Deutschland (alte Bundesländer) etwa 2000 Lungenkrebstodesfälle auf eine Innenraumbelastung mit Radon zurückzuführen sind. Vorliegende Fallkontrollstudien zur Untersuchung der Wirkung einer Innenraumradonbelastung sind z. T. widersprüchlich. Während z. B. Pershagen et al. (1994) einen solchen Zusammenhang in einer schwedischen Fallkontrollstudie nachweisen konnten, kamen Auvinen et al. (1996) in einer großen Fallkontrollstudie aus Finnland mit 1973 Fällen und 2885 Kontrollen allerdings zu dem Ergebnis, dass nicht von einem erhöhten Risiko durch eine Innenraumbelastung mit Radon auszugehen ist.

Die Frage, in welchem Umfang eine **umweltbedingte Radonbelastung** für die Mortalität von Lungenkrebs verantwortlich ist, muss damit zum gegenwärtigen Zeitpunkt noch offen bleiben. Eine große deutsche Studie mit 1449 Fällen und 2297 Kontrollen Kreienbrock et al., 2001 ergab für Gebiete mit höherer Radonbelastung ein um den Faktor 1,93 (95 %-Konfidenzintervall: 0,99–3,77) **erhöhtes Risiko** für eine Belastung von >140 Bq/m^3. Lubin et al. (1994) haben in zahlreichen Arbeiten Extrapolationen von radonexponierten Minenarbeitern auf Expositionen im Umweltbereich vorgenommen und sind zu dem Schluss gekommen, dass die Resultate von Studien im Bereich der Radonumweltbelastung damit kompatibel sind.

2.3.5 Ernährung

Die weltweiten Unterschiede in der Lungenkrebsmortalität können nicht allein durch verschiedene Rauchgewohnheiten erklärt werden. So ist beispielsweise die Lungenkrebsmortalität bei Männern in Japan sehr viel niedriger als in den westlichen Industrieländern, obwohl die Prävalenz des Rauchens ähnlich ist. Die nahe liegende Vermutung, dass **Ernährungsgewohnheiten** für einen Teil dieser Unterschiede verantwortlich sind, ist in zahlreichen Studien untersucht worden. Ziegler et al. (1996) haben dies in einer Übersichtsarbeit dargestellt. Steinmetz u. Potter (1991) haben in einer Übersichtsarbeit den **Effekt von Obst- und Gemüseverzehr** auf das Krebsrisiko untersucht.

! Für das Lungenkarzinom ergab sich dabei aus Kohorten- und Fallkontrollstudien ein überwiegend inverser Zusammenhang, insbesondere für den Verzehr von Karotten und grünem Blattgemüse, die beide als Quellen für ß-Karotin gelten. Ein häufiger Verzehr dieser Gemüse führt zu einer Reduktion des Risikos um etwa den Faktor 0,5, wobei eine unterschiedliche Wahl der Kategorien (sehr häufiger, häufiger, regelmäßiger Verzehr etc.) einen Vergleich zwischen verschiedenen Studien erschwert.

Einige Studien zeigen, dass der **protektive Effekt des Gemüseverzehrs** bei Rauchern stärker ausgeprägt ist (z.B. Le Marchand et al. 1989). Weniger deutlich ist der Effekt des Obstverzehrs.

Die Rolle der **Fettaufnahme** untersuchten Wynder et al. (1987) in einer Korrelationsstudie in 43 Ländern. Die geschlechtsspezifischen, altersadjustierten Mortalitätsraten wurden mit Ernährungsvariablen in Beziehung gesetzt. Dabei zeigte sich eine **starke Korrelation** (r=0,81) zwischen der durchschnittlichen täglichen Fettaufnahme und der Lungenkrebsmortalität.

Als Folge der augenscheinlich protektiven Wirkung von ß-karotinhaltigen Lebensmitteln wurde die Rolle von ß-Karotin auf das Lungenkrebsrisiko auch in kontrollierten epidemiologischen Interventionsstudien untersucht. Es war damit eine der ersten getesteten Substanzen für eine Chemoprävention. Diese Versuche schlugen fehl: Entgegen den Erwartungen beobachtete man bei den Probanden mit einer **β-Karotinsupplementierung** sogar eine signifikant erhöhte Lungenkrebsinzidenz (Albanes et al. 1996; Omenn et al. 1996).

2.3.6 Genetische Ursachen

In einzelnen Untersuchungen wurde versucht, die Rolle genetischer Faktoren bei der Lungenkrebsentstehung zu klären. Eine **familiäre Häufung** konnte dabei in einigen Studien nachgewiesen werden. Bei den meisten dieser Studien beschränkte sich diese Aussage auf einen Häufigkeitsvergleich von Krebsfällen in den Familien von Lungenkrebspatienten und in den Familien von Kontrollpersonen (z. B. Shaw et al. 1991).

Von Nakachi et al. (1991) wurde eine **genetische Suszeptibilität** für das Plattenepithelkarzinom untersucht. Es konnte gezeigt werden, dass eine Mutation im Cytochrom-P450IA1-Gen zu einer Erhöhung des Lungenkrebsrisikos führt, die bei starken Rauchern weniger ausgeprägt ist als bei schwachen Rauchern oder Nichtrauchern. Das Cytochrom P450IA1 ist für die Metabolisierung von Benzo(a)pyren verantwortlich, die bei dem mutierten Genotyp vermutlich verändert ist. In der untersuchten Population in Japan tritt dieser Genotyp zu etwa 10 % auf.

Eine genetische Zwillingsstudie von Brown et al. (1994) ergab allerdings keinen Hinweis auf einen genetischen Einfluss bei der Entstehung des Lungenkarzinoms. Eine Familienstudie von Schwartz et al. (1996) ergab bei Nichtrauchern unter 60 Jahren ein signifikant erhöhtes Lungenkrebsrisiko bei Vorliegen der Erkrankung bei **Verwandten** ersten Grades. Wu et al. (1996) fanden ebenfalls bei Nichtrauchern ein leicht erhöhtes Risiko bei Fällen unter Verwandten ersten Grades. Bromen et al. (2000) beobachteten in einer großen deutschen Fallkontrollstudie eine **signifikante familiäre Aggregation** von Lungenkrebs, die nicht durch eine familiäre Korrelation der Rauchgewohnheiten erklärt werden konnte.

Nach dem gegenwärtigen Stand der Forschung ist ein genetischer Effekt möglich, der im Vergleich zu exogenen Expositionen aber schwach ist.

2.3.7 Passivrauchen

Bedingt durch den sehr starken Effekt von aktivem Rauchen auf das Lungenkrebsrisiko scheint ein ähnlicher, wenn auch deutlich schwächerer Effekt des Passivrauchens plausibel. Epidemiologen haben sich seit Beginn der 80er-Jahre mit dieser Frage beschäftigt. Relevante Fallkontroll- und Kohortenstudien wurden in einigen Übersichtsarbeiten zusammenfassend bewertet. Hackshaw et al. (1997) schätzen daraus ein gemeinsames **relatives Risiko für Passivrauchen von 1,24** (95%-Konfidenzintervall: 1,13–1,36).

Eine weitere, in Deutschland durchgeführte Studie ergänzt dieses Bild (Jöckel et al. 1995). In dieser Studie, die primär zur Untersuchung beruflicher Risiken am Arbeitsplatz konzipiert war, wurden 71 Fälle (18 Männer, 58 Frauen) und 236 Kontrollen (138 Männer, 58 Frauen) die als Nie- oder Gelegenheitsraucher klassifiziert waren, bezüglich ihrer Passivrauchbelastung näher untersucht. In Übereinstimmung zu früheren Studien zeigte sich auch hier bei Passivrauchbelastung durch einen rauchenden Partner ein **erhöhtes relatives Risiko**, das allerdings aufgrund der relativ geringen Fallzahl nicht signifikant ist (relatives Risiko: 1,58; 95%-Konfidenzintervall: 0,83–2,98).

Für die Bundesrepublik Deutschland haben Becher u. Wahrendorf (1994) eine **Risikoabschätzung** vorgenommen. Auf der Basis verfügbarer Angaben zur Passivrauchexposition in der Population der Bundesrepublik Deutschland kommen sie zu dem Ergebnis, dass 400 Todesfälle pro Jahr auf diese Exposition zurückzuführen seien.

Die amerikanische Umweltbehörde EPA hat im Jahr 1992 eine zusammenfassende Bewertung durchgeführt und den Effekt des Passivrauchens auf die Lungenkrebsmortalität in den Vereinigten Staaten abgeschätzt. Sie kommt zu dem Ergebnis, dass Passivrauchen als ein **kausaler Faktor** für die Entstehung des Lungenkarzinoms angesehen werden muss und dass pro Jahr 3000 Lungenkrebstodesfälle in den USA auf Passivrauchexposition zurückzuführen seien.

2.4 Diskussion

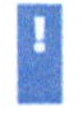
Im Gegensatz zu vielen anderen Tumorformen können beim Lungenkarzinom die weitaus meisten Fälle durch bekannte Risikofaktoren erklärt werden.

Ein Erkenntnisgewinn in den letzten 15 Jahren ist für die Faktoren zu verzeichnen, deren Effekt, relativ gesehen, gering ist. Dazu gehört z. B. das **Passivrauchen.** Während Anfang der 80er-Jahre erste positive Studien von vielen noch als Zufallsbefund abgetan wurden, haben sich nunmehr die Hinweise verdichtet, dass Passivrauchen zwar einen schwachen, aber klar erkennbaren Risikofaktor für das Lungenkarzinom darstellt.

Der Lungenkrebs ist in Deutschland, wie in fast allen westlichen Industrieländern, die mit Abstand **häufigste Krebstodesursache** bei Männern. In den USA ist dies heute bei Frauen bereits auch der Fall, und sollte sich der steigende Trend bei der Lungenkrebsmortalität in Deutschland fortsetzen, so wird dies auch hier in absehbarer Zeit so sein.

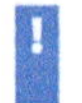
In Anbetracht der Tatsache, dass etwa 85% der Todesfälle durch ein Lungenkarzinom auf das aktive Rauchen zurückzuführen sind, sollten präventive Maßnahmen primär auf eine Vermeidung bzw. Minderung des Zigarettenkonsums ausgerichtet sein.

Da generelle Übereinstimmung darüber besteht, dass der **Rauchbeginn** in der **Jugend** das höchste Risiko einer Nikotinabhängigkeit birgt, sollten präventive Maßnahmen v. a. unter diesem Gesichtspunkt ergriffen werden. In der so genannten „Heidelberger Erklärung" vom Februar 1997, die von maßgeblichen Ärzten und Wissenschaftlern unterzeichnet wurde, wird dazu aufgefordert, zum Schutz der Kinder und

Jugendlichen in Deutschland ein nationales **Programm zur Tabakprävention** umzusetzen:

- Verbot des Verkaufs von Tabakprodukten an Minderjährige;
- Abschaffung der frei zugänglichen Zigarettenautomaten und Verkauf von Tabakwaren nur in ausgewiesenen Verkaufsläden, jedoch nicht über die Auslage zur Selbstbedienung;
- Verbot der öffentlichen direkten und indirekten Werbung für Tabak (außer in nichtöffentlichen, definierten Bereichen, z. B. Tabakläden);
- nachdrückliche Durchsetzung der Rauchfreiheit in Schulen, Ausbildungsstätten und Jugendeinrichtungen;
- Einrichtung eines bundesweiten Tabakinformationsdienstes, bei dem sich der Bürger über Rauchen, die gesundheitlichen Folgen und die Vermeidung des Rauchens bzw. die Abgewöhnung informieren kann;
- Finanzierung von Maßnahmen für ein Tabakpräventionsprogramm in Deutschland in angemessenem Verhältnis zum Tabaksteueraufkommen.

Präventive Maßnahmen zur **Reduktion anderer Risikofaktoren** (Radon, berufliche Schadstoffe) sind ebenfalls möglich und werden z.T. durchgeführt (Optimierung arbeitsmedizinischer Vorsorgeuntersuchungen, Vermeidung ubiquitär vorhandener potenzieller Umweltkrebsrisiken). Diese Maßnahmen sind eine sinnvolle Ergänzung, sollen aber nicht von der primären Aufgabe ablenken, durch Erreichen der Reduktion des Zigarettenkonsums eine massive Reduktion der Lungenkrebsinzidenz zu erreichen.

Literatur

Albanes D, Heinonen OP, Taylor PR et al. (1996) Alpha-Tocopherol and beta-caro- tene supplements and lung cancer incidence in the alpha-tocopherol, beta-carotene cancer prevention study: effects of base-line characteristics and study compliance. J Natl Cancer Inst 88: 1560–1570

Auvinen A, Mäkeläinen I, Hakama M et al. (1996) Indoor radon exposure and risk of lung cancer: a nested case-control study in Finland. J Natl Cancer Inst 88: 966–972

Becher H (1992) Epidemiologie des Lungenkarzinoms. MMW 134: 569–574

Becher H, Jedrychowski W, Wahrendorf J, Basa-Cierpialek Z, Flak E, Gomola K (1993) Effect of occupational air pollutants on various histologic types of lung cancer. A population-based case-control study. Br J Indust Med 50: 136–142

Becher H, Wahrendorf J (1994) Passivrauchen und Lungenkrebsrisiko. Gegenwärtiger epidemiologischer Erkenntnisstand und Abschätzung des Effektes in der Bundesrepublik Deutschland. Dtsch Ärztebl 48, A: 3352–3357

Becker N, Wahrendorf J (1997) Krebsatlas der Bundesrepublik Deutschland. 2. Auflage Springer, Berlin Heidelberg New York Tokio

Bromen K, Pohlabeln H, Jahn I, Ahrens W, Jöckel KH (2000) Aggregation of lung cancer in families: results from a population-based case-control study in Germany. Am J Epidemiol 15(6): 497–505

Brown MM, Caporaso NE, Page WF, Hoover RN (1994) Genetic component of lung cancer: cohort study of twins. Lancet 344: 440–443

Brüske-Hohlfeld I, Mohner M, Ahrens W, Pohlabeln H, Heinrich J, Kreuzer M, Jöckel KH, Wichmann HE (1999) Lung cancer risk in male workers occupationally exposed to diesel motor emissions in Germany. Am J Ind Med 36(4): 405–414

Brüske-Hohlfeld I, Mohner M, Pohlabeln H, Ahrens W, Bolm-Audorff U, Kreienbrock L, Kreuzer M, Jahn I, Wichmann HE, Jöckel KH (2000) Occupational lung cancer risk for men in Germany: results from a pooled case-control study. Am J Epidemiol 15(4): 384–395

Brüske-Hohlfeld I, Wichmann HE, Konietzko N (1995) Lungenkrebs. In: Wichmann H-E, Schlipköter HW, Füllgraff G (Hrsg) Handbuch der Umweltmedizin, 6. erg Aufl. Ecomed, Landsberg

Doll R, Hill AB (1950) Smoking and carcinoma of the lung. Preliminary report. Br Med J II: 739–748

Doll R, Peto R (1991) The causes of cancer: Quantitative estimates of avoidable risks of cancer in the United States today. J Natl Cancer Inst 66: 1191–1308

El-Torky M, El-Zeky F, Hall JC (1990) Significant changes in the distribution of histologic types of lung cancer. Cancer 65: 2361–2367

Enterline PE, Henderson VL, Marsh GM (1987) Exposure to arsenic and respiratory cancer. A reanalysis. Am J Epidemiol 125: 929–38

Hackshaw AK, Law MR, Wald NJ (1997) The accumulated evidence on lung cancer and environmental tobacco smoke. BMJ 315: 980–988

Hemminki K, Pershagen G (1992) Cancer risk of air pollution: epidemiological evidence. In: Proceedings-Risk assessment of Urban Air. Stockholm

Hoar-Zahm S, Browson RC, Chang JC, Davis IR (1989) Study of lung cancer histologic types, occupation, and smoking in Missouri. Am J Indust Med 15: 565–578

IARC Monographs on the Evaluation of Carcinogenic Risks of Chemicals to Humans (1990) Chromium, nickel and welding, vol 49. International Agency for Research on Cancer, Lyon, France

IARC Monographs on the Evaluation of the Carcinogenic Risk of Chemicals to Humans (1986) Tobacco smoking, vol 38. International Agency for Research on Cancer, Lyon, France

Jedrychowski W, Becher H, Wahrendorf I, Basa-Cierpialek Z, Gomola G (1992) Effect of tobacco smoking on various histologic types of lung cancer. J Cancer Res Clin Oncol 18: 276–282

Jedrychowski W, Becher H, Wahrendorf J, Basa-Cierpialek Z (1990) A case-control study of lung cancer with special reference to the effect of air pollution in Poland. I Epid Comm Health 44: 114–120

Jöckel KH, Ahrens W, Jahn I, Pohlabeln H, Bolm-Audorff U (1995) Untersuchungen zu Lungenkrebs und Risiken am Arbeitsplatz. Schriftenreihe der Bundesanstalt für Arbeitsmedizin. Wirtschaftsverlag, Bremerhaven

Jöckel K-H, Ahrens W, Wichmann H-E, Becher H, Bolm-Audorff U, Jahn I, Molik B, Greiser E, Timm J (1992) Occupational and environmental hazards associated with lung cancer. Int I Epidemiol 21: 202–213

Kreienbrock L, Kreuzer M, Gerken M, Dingerkus G, Wellmann J, Keller G, Wichmann HE. (2001) Casecontrol study on lung cancer and residential radon in western Germany. Am J Epidemiol 153: 42–52

LAI, Länderausschuss für Imissionsschutz (1992) Beurteilungsmaßstäbe zur Begrenzung des Krebsrisikos durch Luftverunreinigungen. Ministerium für Umwelt, Raumordnung und Landwirtschaft des Landes NW (Hrsg), S 1–158

Le Marchand L, Yoshizawa CN, Kolonel LN, Hankin JH, Goodman MT (1989) Vegetable consumption and lung cancer risk: a population-based case-control study in Hawaii. JNCI 81: 1158–64

Lubin IH, Blot WI (1984) Assessment of lung cancer risk factors by histologic category. JNCI 73: 383–389

Lubin JH, Zhonghua L, Hrubec Z et al. (1994) Radon exposure in residences and lung cancer among women: combined analysis of three studies. Cancer Causes Control 5: 114–128

Nakachi K et al. (1991) Genetic susceptibility to squamous cell carcinoma of the lung in relation to cigarette smoking dose. Cancer Res 51: 5177–5180

Negri E, La Vecchia C (1995) Epidemiology of lung cancer: recent trends in mortality with emphasis on Europe. Lung Cancer 12: 53–11

Omenn GS, Goodman GE, Thornquist MD et al. (1996) Risk factors for lung cancer and for intervention effects in CARET, the beta-carotene and retinol efficacy trial. J Natl Cancer Inst 88: 1550–1559

Perng DW, Perng RP, Kuo BI, Chiang SC (1996) The variation of cell type distribution in lung cancer: a study of 10,910 cases at a medical center in Taiwan between 1970 and 1993. Jpn J Clin Oncol 26: 229–33

Pershagen G, Akerblom G, Axelson O et al. (1994) Residential radon exposure and lung cancer in Sweden. N Engl J Med 330: 159–164

Pershagen G, Simonato L (1990) Epidemiological evidence on air pollution and cancer. In: Tomatis L (ed) Air pollution and human cancer. Springer, Berlin Heidelberg New York Tokyo

Pohlabeln H, Jöckel KH, Bruske-Hohlfeld I et al. (2000) Lung cancer and exposure to man-made vitreous fibers: results from a pooled case-control study in Germany. Am J Ind Med 37(5): 469–477

Saracci R, Riboli E (1989) Passive smoking and lung cancer: current evidence and ongoing studies at the International Agency for Research on Cancer. Mutat Res 222: 117–127

Schottenfeld D, Fraumeni JF Jr (eds) (1996) Cancer epidemiology and prevention, 2nd edn. Oxford University Press, New York Oxford

Schwartz AG, Yang P, Swanson GM (1996) Familial risk of lung cancer among non-smokers and their relatives. Am J Epidemiol 144: 554–562

Shaw GL et al. (1991) Lung cancer risk associated with cancer in relatives. J Clin Epidemiol 44: 429–437

Simonato L, Vineis P, Fletcher AC (1988) Estimates of the proportion of lung cancer attributable to occupational exposure. Carcinogenesis 9: 1159–1165

Statistisches Landesamt Saarland (Hrsg) (1996) Morbidität und Mortalität an bösartigen Neubildungen im Saarland 1993. Eigenverlag, Saarbrücken

Steenland K, Loomis D, Shy C, Sirnonsen N (1996) Review of occupational lung carcinogens. Am J Ind Med 29: 474–490

Steindorf K, Lubin, J, Wichmann H-E, Becher H (1995) Lung cancer deaths attributable to indoor radon exposure in West Germany. Int J Epidemiol 24: 485–492

Steinmetz KA, Potter J D (1991) Vegetables, fruit, and cancer. I. Epidemiology. Cancer Causes Control 2: 325–357

Vena JE (1982) Air pollution as a risk factor in lung cancer. Am J Epidemiol 116: 42–56

Wu AH, Fontharn ET, Reynolds P, Greenberg RS, Buffler P, Liff J, Boyd P, Correa P (1996) Family history of cancer and risk of lung cancer among lifetime nonsmoking women in the United States. Am J Epidemiol 143: 535–542

Wynder EL, Graham EA (1950) Tobacco smoking as a possible etiologic factor in bronchiogenic carcinoma. A study of six hundred and eighty-four proved cases. J Am Med Assoc 143: 239–336

Wynder EL, Hebert JR, Kabat G C (1987) Association of dietary fat and lung cancer. JNCI 79: 631–637

Xu Z-Y, Blot WJ, Xiao H-P et al. (1989) Smoking, air pollution, and the high rates of lung cancer in Shengyang, China. J Natl Cancer Inst 81: 1800–1806

Ziegler RG, Mayne ST, Swanson CA (1996) Nutrition and lung cancer. Cancer Causes Control 17: 157–177

Kapitel 3

Molekulargenetische Aspekte, Tumorbiologie und Mechanismen der Metastasierung

H. Lahm, J.R. Fischer

Inhaltsverzeichnis

3.1 Einleitung

Die Entstehung maligner Krebszellen aus normalem Epithelgewebe stellt einen **vielstufigen Prozess** dar, im Laufe dessen eine Reihe von Änderungen am Erbmaterial stattfinden, die letztendlich eine volle maligne Transformation bewirken. Einige dieser Läsionen sind bereits seit längerem bekannt, bei anderen wurde die Bedeutung erst in neuerer Zeit entdeckt.

Einige dieser Veränderungen können vererbt werden und sind deshalb bereits von Anfang an im Erbmaterial vorhanden. Ihr Vorhandensein allein führt jedoch noch nicht zum Auftreten von Krebs, stellt aber einen Risikofaktor dar, der im Zusammenspiel mit weiteren genetischen Veränderungen die Karzinogenese beschleunigen kann.

! Vor allem 2 Gruppen klassischer „Krebsgene" spielen beim Lungenkarzinom eine wichtige Rolle: Tumorsuppressorgene (TSG) und zelluläre Protoonkogene.

Tumorsuppressorgene stellen wichtige negative Wachstumsregulatoren dar. Ihre Inaktivierung durch Mutation oder Deletion beeinflusst zumeist zentrale zelluläre Kontrollmechanismen, wodurch die betroffenen Zellen einen Wachstumsvorteil gegenüber normalen Zellen gewinnen oder trotz Akkumulation von genetischen Aberrationen weiter überleben und nicht dem Prozess des programmierten Zelltods (Apoptose) unterworfen werden. Darüber hinaus stellen **epigenetische Veränderungen** des Erbmaterials einen essenziellen Mechanismus dar, TSG zu inaktivieren. Dabei wird die DNA modifiziert, ohne dass die Basensequenz verändert wird, und diese Veränderung wird weitervererbt.

Im Gegensatz zu TSG erfolgt bei **Protoonkogenen** eine Aktivierung, d. h. durch Mutation oder gesteigerte Transkription wird deutlich mehr biologisch aktives Protein in der Zelle akkumuliert, was ebenfalls mit einem Wachstumsvorteil verbunden ist.

Die Gesamtheit der genetischen Aberrationen führt zu einem komplexen, tumorspezifischen Netzwerk verschiedener Faktoren. Die einzelnen Komponenten haben eine bestimmte Wirkung auf Tumorwachstum und Karzinogenese, allerdings beeinflussen sie sich in ihrer Aktivität auch untereinander. In der Summe ergibt sich ein **individuelles Muster** einzelner Tumorzellen, das letztendlich die Biologie dieser Zellen und damit auch den Erfolg oder Misserfolg einer bestimmten Therapie beeinflusst. Das Verständnis für diese komplexen Zusammenhänge ist gegenwärtig noch sehr rudimentär, weshalb Anstrengungen unternommen werden, molekulare Marker bzw. Muster von Markern zu identifizieren, aus denen sich Vorschläge für erfolgversprechende Therapien ableiten lassen.

3.2 Genetische und vererbbare Risikofaktoren

Der Gedanke, dass sich Tumoren aus präneoplastischen Vorläuferzellen durch eine Vielzahl genetischer Veränderungen entwickeln, wurde bereits vor einiger Zeit geäußert und mittlerweile auch durch die Tatsache belegt, dass sich **Vorläuferzellen** mit genetischen Veränderungen in der Tat klonal zu Tumoren entwickeln können. Für das Kolonkarzinom gibt es bereits eine recht genaue Vorstellung, in welcher zeitlichen Abfolge diese genetischen Änderungen erfolgen.

Bei **Lungentumoren** ist hierüber noch sehr viel weniger bekannt. Untersuchungen präneoplastischer Läsionen haben verschiedene Veränderungen (Verlust von Allelen verschiedener Loci, Überexpression von Onkogenen, DNA-Aneuploidie, p53-Immunreaktivität) nachgewiesen. Erste konkretere Hinweise ergaben sich mit Hilfe der Mikrodissektionstechnik, mit der einzelne Zellen untersucht werden können. Dabei zeigte sich, dass die früheste Veränderung ein **Verlust der chromosomalen Region 3p** ist, gefolgt von weiteren **Deletionen**, während **RAS-Mutationen** eher später auftreten. Allerdings scheint diese Sequenz nicht immer so abzulaufen, da das Auftreten von RAS-Mutationen bereits in sehr frühen Stadien nachgewiesen wird. Jedenfalls ist klar, dass wie auch immer die genaue Abfolge sein mag, das Vorhandensein einer dieser genetischen Aberrationen zu einem erhöhten Risiko beiträgt, dass sich aus einer präneoplastischen Vorläuferzelle eine maligne Tumorzelle entwickelt.

Familiäre Krebserkrankung. Das gehäufte Auftreten von Krebs in bestimmten Familien belegt, dass zumindest in manchen Fällen die Veranlagung bzw. ein erhöhtes Risiko, Krebs zu bekommen, teilweise genetisch bedingt ist. Mittlerweile wurden mehrere Tumorsuppressorgene identifiziert, bei denen Mutationen dieses erhöhte Risiko bedingen. In einer Studie wurden über 1000 Familien auf solche genetischen Prädispositionen hin untersucht. Allerdings wurden dabei keine Verbindungen zu p53, dem Retinoblastomgen und p16 bei Lungenkrebs gefunden.

Die Suche nach potenziellen **Suszeptibilitätsgenen** für Lungenkrebs könnte durch Studien mit Mausstämmen, die die Anfälligkeit gegenüber einer chemisch induzierten Lungenkarzinogenese vererben, Auftrieb bekommen. In diesen Stämmen wurden Loci für **Pas** („pulmonary adenoma susceptibility") und **Par** („pulmonary adenoma resistance") identifiziert. Studien ergaben, dass die entsprechenden menschlichen Sequenzen in chromosomalen Bereichen zu suchen sind, die oft bei Lungentumoren deletiert sind. Allerdings konnten bisher noch keine menschlichen Kandidatengene dieser Loci identifiziert werden.

Cytochrom P4501A1 (CYP1A1) aktiviert im Tabakrauch enthaltene Karzinogene, wie etwa das Benzo(a)pyren. Dieser Effekt wird bei einer genetischen Variante, bei der im Exon 7 Isoleucin durch Valin ersetzt wird, noch verstärkt. Umgekehrt besitzt das **GSTM1-Gen** (Glutathion-S-Transferase-M1-Gen) eine die Karzinogentoxizität mindernde Wirkung. Dieses Gen liegt bei etwa der Hälfte der Bevölkerung als funktionslose Nullvariante vor. Das Auftreten der CYP1A-Variante ist mit verkürztem Überleben korreliert. Interessanterweise findet sich eine signifikant gesteigerte Enzymexpression bei Frauen mit Lungenkarzinom, während bei Männern dieser Zusammenhang nicht gegeben ist. Das Risiko für das Auftreten eines Lungenkarzinoms erhöht sich bei Frauen noch einmal deutlich, wenn zugleich die funktionslose Nullmutante des GSTM1-Gens vorhanden ist.

3.3 Genetische Instabilität

Neuere Studien, v. a. über Kolorektalkarzinome, haben zwei prinzipiell verschiedene **Mechanismen** aufgezeigt, die für genetische Instabilität verantwortlich sind:

- Chromosomale Instabilität beruht v. a. auf Veränderungen in Genen, die Kontrollfunktionen bei der Regulation des Zellzyklus ausüben, wie etwa p53. Diese Tumoren sind im Allgemeinen aneuploid. Ein Großteil der Lungentumoren zeigt Aneuploidie mit multiplen chromosomalen Veränderungen und dürfte deshalb diesem genetischen Phänotyp zuzuordnen sein.
- Die zweite genetische Abnormalität, der so genannte Replikationsfehlerreparatur(RER)-Phänotyp, beruht auf der Mutation von Mismatch-Reparaturenzymen und hat eine Mikrosatelliteninstabilität zur Folge. Diese Tumoren sind im Allgemeinen diploid und zeigen geringe chromosomale Aberrationen.

Im Gegensatz zu Kolorektal- und Endometriumtumoren zeigen Lungentumoren nur in wenigen Loci Veränderungen. Man hat deshalb für diesen genetischen Phänotyp den Begriff der **Mikrosatellitenalteration (MA)** vorgeschlagen. Ein Grund dafür könnte sein, dass Mutationen in Mismatch-Reparaturenzymen bei Lungentumoren sehr selten sind. Gelegentlich wurden **Mutationen** im 8-Oxoguanin-DNA-Glykosylasegen (OGG1) nachgewiesen, während das O6-Methylguanin-DNA-Methyltransferasegen (MGMT) durch epigenetische Veränderungen im Promotorbereich inaktiviert wird.

Nach Analyse der bisherigen Untersuchungen zeigen etwa 35% der **SCLC** (kleinzellige Lungenkarzinome) und 22% der **NSCLC** (nicht-kleinzellige Lungenkarzinome), hier besonders die fortgeschrittenen Stadien, MA an individuellen Loci. Im Gegensatz dazu kommen MA an verschiedenen Genen innerhalb derselben Probe nur relativ selten vor. Der Mechanismus, welcher zu den Veränderungen in den Mikrosatelliten führt, ist zurzeit noch völlig unklar. Verschiedene Gruppen untersuchen jedoch, ob der Nachweis von Mikrosatellitenalterationen ein geeigneter Marker zur Frühdiagnose von Lungenkrebs ist.

3.4 Tumorsuppressorgene

Die **Inaktivierung** von Tumorsuppressorgenen (TSG) ist prinzipiell auf 2 Arten möglich:

- durch genetische Veränderungen, wie chromosomale Deletionen oder Loss-of-function-Mutationen und
- durch epigenetische Mechanismen, wie Hypermethylierung (s. unten), wodurch die Transkription unterdrückt und damit die Funktion des TSG ausgeschaltet wird.

Karyotypische Untersuchungen zeigen, dass Lungenkrebszellen oft aneuploid sind und vielfältige Chromosomenaberrationen aufweisen. Allerdings belegen molekularbiologische Untersuchungen, dass zytogenetische Studien das tatsächliche Ausmaß der Deletionen unterschätzen und dass **„loss of heterozygosity“** (LOH) sowie **homozygote Deletionen** (HD) mit einer sehr viel höheren Frequenz auftreten. Dies wurde durch eine genomweite Untersuchung auf LOH mit Hilfe von 399 Mikrosatellitenmarkern in 36 Zelllinien eindrucksvoll unterstrichen. Dabei wurden über 50 Regionen identifiziert, die mit hoher Frequenz Deletionen aufweisen.

Die Loci mit der höchsten Deletionsrate liegen auf Chromosom 3p (verschiedene Loci), 9p (p16), 13q (Rb) und 17p (p53). Die genomweite Analyse brachte aber noch weitere interessante Aspekte ans Licht:

- Es wurden neue Loci gefunden, die potenzielle TSG beherbergen, welche eine Rolle bei der Tumorigenese von Lungenkrebs spielen könnten.
- Es gibt Regionen, die bevorzugt in SCLC (1q23, 9q22.33–32, 10p15.3, 13q34) oder NSCLC (13q11, Xq22.1) deletiert werden.
- Durch Cluster-Analysen konnte gezeigt werden, dass zwischen verschiedenen Markern eine Korrelation besteht (z. B. 3p14–25 und 13q12–14 bei SCLC). Deshalb liegt der Schluss nahe, dass synergistische Interaktionen zwischen diesen Loci beim Verlust der TSG eine Rolle spielen.
- An 9 Positionen wurden HD nachgewiesen. Von diesen ist besonders die Region 18q11 interessant, die ausschließlich in NSCLC-Linien (mit einer Häufigkeit von 59 %) gefunden wurde, aber in keiner der untersuchten SCLC-Linien. Bisher ist kein TSG auf diesem Locus bekannt. Gegenwärtig laufende Untersuchungen könnten aber ein solches zu Tage fördern, das sich als relevant für NSCLC herausstellen könnte.

3.4.1 p53

p53 spielt eine Schlüsselrolle bei der **Aufrechterhaltung der Integrität** des Genoms, wenn die DNA durch Gamma-, UV-Strahlung oder Karzinogene geschädigt wird. Läsionen der DNA induzieren einen raschen Anstieg der p53-Proteinkonzentration. Als Transkriptionsfaktor reguliert p53 die Expression von Genen, welche Zellzyklus (p21), Apoptose (BAX) oder DNA-Reparatur (GADD45) kontrollieren.

Der **Verlust der Funktion** von p53 hat deshalb eine allgemeine Erhöhung der Mutationsrate, chromosomale Rearrangements sowie eine abnormale Segregation der Chromosomen zur Folge. Aufgrund der auftretenden Schäden am Genom überleben vermehrt genetisch veränderte Zellen, die sich zu Tumorzellen entwickeln können.

! p53 ist das am häufigsten mutierte TSG bei menschlichen Tumoren, wobei die Mutationen v. a. den konservierten Bereich zwischen Exon 5 und 8 betreffen.

Bei **SCLC** ist das p53-Gen fast stets mutiert, bei NSCLC werden Mutationen in etwa 50 % der Fälle nachgewiesen. Die p53-Mutationen sind bereits in frühen präneoplastischen Stadien nachweisbar. Die Läsionen führen zu Missense- und Nonsense-Mutationen, abnormalen Splice-Vorgängen oder zu größeren Deletionen.

Durch **Rauchen** werden v. a. G-zu-T-Transversionen und durch das im Rauch enthaltene Benzo(a)pyren Addukte in den mutationellen „hot spots“ von p53 induziert.

Die am häufigsten auftretenden Missense-Mutationen verlängern oft die Halbwertszeit des p53-Proteins auf mehrere Stunden. Dadurch lässt sich das Protein leicht **immunhistochemisch nachweisen.** Allerdings können nicht alle Mutationen mit Hilfe der Immunhistochemie erkannt werden.

Es ist noch unklar, ob p53-Mutationen einen **Einfluss** auf das **Überleben** der Patienten haben. Sowohl bei Mutationsanalysen als auch bei immunhistochemischen Untersuchungen ergaben sich für die Prognose unterschiedliche Vorhersagen. Trotz dieser für die Prognose widersprüchlichen Aussagen scheinen aber p53-Mutationen bei NSCLC einen Einfluss auf das Ansprechen auf Chemotherapie mit Cisplatin und Radiotherapie zu haben.

Ein Grund für die widersprüchlichen Aussagen bezüglich der Relevanz von p53-Mutationen für die Prognose könnte darin begründet sein, dass in allen bisher geschilderten Ansätzen darauf verzichtet wurde, die biologische Aktivität von p53 zu untersuchen. Es wurde nur indirekt auf die Funktionalität geschlossen. Diesen Missstand umgeht ein **funktionelles Hefe-Assay.** Bei ihm werden mittels Lasermikrodissektion genau definierte Bereiche aus histologischen Schnitten ausgeschnitten, das p53 mittels PCR amplifiziert und die gewonnenen Fragmente in einen Hefeexpressionsvektor kloniert. Je nach Vorhandensein von funktionellem, teilweise funktionellem oder inaktivem p53 ergeben sich weiße, rosafarbene oder rote Kolonien. Erste Ergebnisse mit dieser Methode zeigen bei Patienten mit Wildtyp-p53 ein besseres krankheitsfreies Überleben. Ein solcher funktioneller Ansatz könnte deshalb eine erfolgsversprechendere Methode darstellen, den prognostischen Wert von p53 zu bestimmen.

3.4.2 β-Tubulin

Definition

Mikrotubuli sind Polymere des Zytoskeletts, die durch Selbstassoziation von α/β-Tubulindimeren entstehen. Taxane (dazu gehören Paclitaxel und Docetaxel) fungieren als mitotische Inhibitoren, die die Depolymerisation der Mikrotubuli verzögern und dadurch die Zellen in der G2/M-Phase des Zellzyklus arretieren.

Erste klinische Ergebnisse deuten darauf hin, dass Mutationen im β-Tubulingen für die **Taxan-Resistenz** verantwortlich sind. Wahrscheinlich wird dadurch die Stabilität der Mikrotubuli gestört, wodurch sich eine veränderte Affinität zu Taxanen einstellt.

β-Tubulin stellt zwar kein TSG im klassischen Sinne dar, allerdings gibt es mittlerweile Hinweise, dass **Mutationen im β-Tubulingen** die Funktion von TSG, v. a. p53, nachhaltig beeinflussen können. Neue Untersuchungen zeigen eine Verbindung zwischen β-Tubulin und p53. Zellen mit erniedrigter p53-Expression sind anfällig für Mutationen. Das Vorhandensein von β-Tubulinmutationen macht diesen Prozess irreversibel. Zusammen mit der Tatsache, dass p53 mit Mikrotubuli kolokalisiert vorkommt, lassen diese Ergebnisse die kontroversen Resultate bezüglich des prognostischen Wertes von p53 in einem neuen Licht erscheinen.

3.4.3 RB-Gen (Retinoblastomgen)

Das auf Chromosom 13q14 liegende RB-Gen kodiert für ein nukleäres Phosphoprotein (p105), das essenziell für die **Kontrolle des G1-S-Übergangs** des Zellzyklus ist. Aktives (hypophosphoryliertes) RB bindet andere zelluläre Proteine, wie Transkriptionsfaktoren der E2F-Familie, wodurch die Progression in die S-Phase verhindert wird.

Die **Inaktivierung** beider RB-Allele kommt bei Lungenkrebs häufig vor, wobei abnormales Protein in über 90 % der SCLC und in 15–30 % der NSCLC gefunden wird. Inwieweit der Verlust der RB-Expression mit einer schlechteren Prognose bei NSCLC assoziiert ist, ist noch unklar. Allerdings ist bei NSCLC sehr häufig $p16^{INK4a}$ inaktiviert, wodurch der RB-Signalweg ebenfalls inaktiviert wird (s. unten).

Entstehung des RB-Verlustes. Der Verlust von RB kann aufgrund verschiedener Mechanismen zustande kommen: Deletionen, Nonsense-Mutationen oder aberrantes Splicing, wodurch ein trunkiertes Protein entsteht. Aufgrund der Größe des RB-Gens gibt es relativ wenige Studien, die Punktmutationen untersucht haben. In den wenigen vorliegenden Fällen führen diese meist zu einem verkürzten Protein. Die Sensitivität des Nachweises von RB-Abnormalitäten hängt stark von der gewählten experimentellen Methode ab.

Die **Überexpression von Zyklin D1** stellt einen alternativen Mechanismus dar, RB zu inaktivieren. Dadurch wird die Phosphorylierung von RB stimuliert, wodurch die Interaktion mit E2F gestört wird. In der Tat wird eine Zyklin-D1-Überexpression bei einem Teil primärer NSCLC beobachtet. Daneben gibt es noch eine weitere Verbindung zwischen RB und Lungenkrebs: Verwandte von Retinoblastompatienten, die in der Keimbahn RB-Mutationen tragen, haben ein 15-fach höheres Risiko, an Lungenkrebs zu sterben, als die Normalbevölkerung.

Mit **p107** und **pRB2/p130** wurden 2 weitere Mitglieder der RB-Familie identifiziert. Für p107 gibt es bisher nur einen Bericht über Inaktivierung, und zwar bei einer B-Zelllymphomlinie. Mutationen von RB2/p130 sind dagegen bei SCLC und NSCLC beschrieben, und die Expression bei SCLC ist reduziert.

> ! Immunhistochemische Untersuchungen legen den Schluss nahe, dass der Verlust der RB2/p130-Expression einen unabhängigen Faktor für die Bildung und Progression von Lungenkarzinomen darstellt.

In-vivo-Versuche, in denen das Tumorwachstum einer Lungenkarzinomzelllinie nach Gentransfer des RB2/p130-Gens durch ein retrovirales Vektorsystem gehemmt wurde, zeigen eine potenzielle zukünftige Therapiemöglichkeit auf.

3.4.4 $p16^{INK4a}/p14^{ARF}$

Die chromosomale Region 9p ist in vielen menschlichen Tumoren deletiert, so auch in Lungentumoren. Erste Hinweise auf ein potenzielles **TSG auf 9p21** stammten aus genetischen Untersuchungen bei familiärem Melanom. Dieser Locus enthält das INK4a-Gen, welches für $p16^{INK4a}$ (auch als MTS1 oder CDKN2 bezeichnet) kodiert. Anfängliche Zweifel, dass es sich bei $p16^{INK4a}$ um ein TSG handelt, wurden durch Studien mit Knockout-Mäusen eindeutig widerlegt. Die **physiologische Funktion** von $p16^{INK4a}$ besteht darin, RB im aktiven Zustand zu erhalten. $p16^{INK4a}$ hemmt die Interaktion von Zyklin D und CDK4, wodurch RB im hypophosphorylierten Zustand gehalten und der Zellzyklus in der G_1-Phase arretiert wird.

Im $p16^{INK4a}$-Gen sind mehr als **120 Punktmutationen** und über **50 weitere Läsionen** – wie Deletionen, Insertionen und Splice-Mutationen – bekannt. Unter mehreren „hot spots" finden sich auch konservierte Aminosäuren innerhalb der Ankyrindomänen, die bei Interaktionen zwischen Proteinen eine Rolle spielen.

! Interessanterweise finden sich Deletionen und Punktmutationen von $p16^{INK4a}$ v. a. bei NSCLC (in einer Häufigkeit von 10–40%). Diese Mutationen könnten eine Rolle bei der Tumorprogression spielen, da genetische Veränderungen in höherem Maße in Zelllinien und Metastasen auftreten als in Primärtumoren.

Die **rein genetischen Studien** ergeben allerdings zu geringe Werte für die Inaktivierung von $p16^{INK4a}$, da sie zu einem Zeitpunkt durchgeführt wurden, als die Bedeutung der Hypermethylierung für die transkriptionelle Repression noch ziemlich unklar war. In Studien, in welchen auch die Expression von $p16^{INK4a}$ untersucht wurde, lag deshalb die Frequenz der Inaktivierung mit 30–70 % deutlich höher.

Bei **SCLC** ist dagegen $p16^{INK4a}$ sehr selten mutiert, während RB in bis zu 90 % der Fälle inaktiviert ist. Umgekehrt besitzen **NSCLC** meistens ein normales RB. Dadurch wird in den beiden histologischen Hauptgruppen der Lungentumoren der RB-Signalweg effektiv inaktiviert, wenn auch auf unterschiedliche Weise. Da jedoch 10–30 % der NSCLC normales RB und $p16^{INK4a}$ haben, erscheint es wahrscheinlich, dass Mutationen bei weiteren Komponenten dieses Signalwegs (z. B. Zyklin D1, CDK4) vorhanden sind.

Der **INK4a-Locus** ist insofern äußerst ungewöhnlich, als er für 2 unterschiedliche Gene kodiert. Oberhalb des Exons 1a, welches Bestandteil von $p16^{INK4a}$ ist, befindet sich ein weiteres Exon 1b. Dieses wird an die gleiche Akzeptorstelle des Exons 2 gesplicet, wodurch sich ein alternativer Leserahmen ergibt. Diese mRNA kodiert für $\mathbf{p14^{ARF}}$ („alternative reading frame"). $p14^{ARF}$ interagiert spezifisch mit MDM 2 („murine double minute 2"), wodurch p53 stabilisiert und eine Wachstumshemmung induziert wird.

In **SCLC** ist häufig keine Expression von $p14^{ARF}$ festzustellen, bei **NSCLC** ist bei einem geringen Prozentsatz der Promotor hypermethyliert. Aufgrund der ungewöhnlichen Struktur des INK4a-Gens ist es deshalb möglich, dass als Folge genetischer Veränderungen 2 zentrale TSG-Signalwege gleichzeitig nachhaltig negativ beeinflusst werden: derjenige von RB durch $p16^{INK4a}$ und derjenige von p53 durch $p14^{ARF}$.

3.4.5 RAR-β (Retinolsäurerezeptor β)

! Retinoide spielen eine bedeutende Rolle in der Lungenembryologie und -organogenese. Der RAR-β-Locus auf Chromosom 3p24 ist häufig deletiert.

Mutationen wurden bisher nicht gefunden, allerdings ist bei etwa der Hälfte der NSCLC die RAR-β-Expression **supprimiert**, wahrscheinlich aufgrund einer Hypermethylierung im Promotorbereich. Da Retinoide in verschiedenen Chemopräventionsstudien zum Einsatz kommen, ist der Zeitpunkt, zu dem der Verlust der RAR-β-Expression auftritt, eine sehr wichtige, zurzeit allerdings noch ungelöste Frage. Die Tatsache, dass antisense-RAR-β–transgene Mäuse mit hoher Frequenz Lungentumoren entwickeln und eine Überexpression von RAR-β das Tumorwachstum in vivo hemmt, unterstreicht, dass es sich bei

RAR-β um ein Gen mit Tumorsuppressorfunktion handelt.

3.4.6 FHIT (Fragile histidine triad)

Definition

Bisher wurden 89 so genannte „common fragile sites" auf menschlichen Chromosomen identifiziert. Diese Bereiche zeigen verschiedene Charakteristika instabiler, hoch rekombinanter DNA, und sie sind bevorzugte Ziele von Deletionen und Rearrangements.

FHIT, eine Dinukleotidhydrolase auf Chromosom 3p14, stellt das erste tumorassoziierte Gen dar, bei dem Veränderungen aufgrund einer **Chromosomeninstabilität** auftreten. Der FHIT-Locus in Lungentumoren zeigt häufig LOH, vereinzelt auch HD, Mutationen treten dagegen recht selten auf. Dagegen findet man bei 40–80 % der malignen Zellen aberrante Transkripte, wobei allerdings die Wildtyp-mRNA fast immer ebenfalls exprimiert wird. Obwohl die aberranten Transkripte auch im normalen Lungengewebe gefunden werden, exprimiert dieses FHIT-Protein, während es in primären Tumoren fehlt, v. a. in solchen mit LOH. Die hier zugrunde liegenden Mechanismen sind noch unklar. In-vivo-Versuche mit Nacktmäusen belegen eine TSG-Funktion von FHIT.

3.5 Hypermethylierung

Definition

Die DNA-Methylierung stellt einen epigenetischen Mechanismus dar, d. h. ohne Veränderung der DNA-Sequenz können Unterschiede in der Genexpression vererbt werden.

Die DNA-Methylierung ist bereits von Bakterien bekannt, die dadurch Erkennungssequenzen von Restriktionsenzymen modifizieren und ihre DNA vor Abbau schützen. Beim Menschen stellt Methylierung die **einzige bekannte natürliche Modifikation** der DNA dar. Sie betrifft stets Cytosin, wobei der Kohlenstoff an Position 5 durch das Hinzufügen einer Methylgruppe modifiziert wird. Im Zuge der DNA-Replikation werden unmethylierte Basen eingebaut, an die die DNA-Methylase eine Methylgruppe anhängt. Dies passiert nicht zufällig, sondern es werden spezifisch 5'-CG-3'-Dinukleotide modifiziert.

CpG-Dinukleotide finden sich nur mit einer sehr viel geringeren Häufigkeit im Genom als man es aufgrund der statistischen Verteilung erwarten würde, ein Phänomen, das als **CG-Suppression** bezeichnet wird. Es gibt jedoch so genannte **CpG-Inseln**, in denen die CpG-Frequenz erheblich über dem theoretischen Wert liegt. Diese Bereiche, beim Menschen schätzt man ihre Zahl auf etwa 45.000, sind typischerweise 300–3000 Basenpaare lang und machen etwa 1 % des Genoms aus. Sie finden sich besonders am 5'-Ende eines Gens, und mehr als 60 % der menschlichen Promotoren beinhalten CpG-Inseln.

Normalerweise sind CpG-Inseln nicht methyliert. Dies könnte der Grund sein, dass sie nicht der CG-Suppression unterliegen, da methylierte Cytosinbasen für Mutationen besonders **suszeptibel** sind.

! Eine Reihe von Hinweisen deuten darauf hin, dass der Methylierungszustand der CpG-Inseln im Promotorbereich einer der Parameter ist, der die Transkription kontrolliert. Ein unmethylierter Zustand scheint für die Transkription essenziell, allerdings nicht ausreichend zu sein, während die Methylierung einer CpG-Insel in einem Promotor üblicherweise die Transkription hemmt. Die CpG-Methylierung stellt also einen physiologischen Prozess dar, mit dem die Genexpression reguliert werden kann.

In neoplastischen Zellen sind viele physiologische Prozesse gestört, so auch die Methylierung. Deshalb war es nur eine Frage der Zeit, bis mit Kalzitonin erstmals **aberrante Methylierungsmuster** im Promotorbereich bei neoplastischen Lungenkarzinomzellen gefunden wurden. Diese ersten Befunde führten zu der Hypothese, dass die aberrante Promotorregulierung einen wichtigen Mechanismus darstellt, wodurch die Expression von Tumorsuppressorgenen (TSG) unterdrückt wird.

In der Tat wurde für verschiedene Gene gezeigt, dass eine Hypermethylierung des Promotors mit dem **Verlust der Genexpression** einhergeht. Darüber hinaus hatte eine Methylierung im Exon 1 des CDKN2-Gens den Verlust der p16-Expression zur Folge. In jedem Fall konnte nach Demethylierung mit 5-Aza-2'-Deoxycytidin die Expression des Gens wiederhergestellt werden. Die Suppression der Expression kann **verschiedene Ursachen** haben:

- Inhibition der Interaktion methylierungssensitiver Transkriptionsfaktoren (MYC, E2F, NFκB) mit der DNA;
- Bindung von Repressorproteinen (MeCP1, MeCP2) an methylierte Sequenzen;
- Änderung der Chromatinstruktur in eine inaktive Form.

Mittlerweile kennt man eine Reihe von TSG, deren **Expression in Lungentumoren** aufgrund einer Promotormethylierung inaktiviert ist (Tabelle 3.1). Darüber hinaus wurden mit CDH13 (H-Cadherin) und FHIT („fragile histidine triad") weitere Gene identifiziert, deren Promotor hypermethyliert ist und die potenzielle TSG darstellen.

Es gibt auch Hinweise dafür, dass eine Hypermethylierung mit **weiteren genetischen Veränderungen** korreliert ist. Dadurch kann ein TSG durch eine Kombination von Hypermethylierung und Deletion biallelisch inaktiviert werden, ein Mechanismus, der auch für FHIT vorgeschlagen wurde.

Die **Hypermethylierung des Promotorbereichs** erfolgt oft bereits sehr früh während der Entstehung des Tumors. So können aberrante Methylierungsmuster von $p16^{INK4a}$ bereits in sehr frühen Stadien nachgewiesen werden. Nachdem sich eine Hypermethylierung mittels PCR aus relativ problemlos zu beschaffendem Material, wie Serum und Sputum, nachweisen lässt, stellt sie einen **Bio-Marker** dar, der sich zur frühen Diagnose heranziehen lässt. Die Analyse von Sputum erbrachte Ergebnisse, die mit denjenigen aus einer invasiven Bronchoskopie gewonnenen Proben vergleichbar waren, und die Hypermethylierung konnte bis zu 3 Jahre vor der klinischen Diagnose nachgewiesen werden.

Zwar wurde in jedem bisher untersuchten Tumor mindestens ein hypermethyliertes Gen gefunden, allerdings variiert das Muster von Tumor zu Tumor. Über so genannte **tumorspezifische „Methylotypen"**

Tabelle 3.1. Hypermethylierungszustand verschiedener Gene bei Lungentumoren

Gen	Locus	Häufigkeit [%]	Histologie
APC	5q21	0	Lungentumoren
BRCA-1	17q21	4	Lungentumoren
CDH-13	16q24.2–3	43/50	NSCLC (P/L)
		50	SCLC (L)
		8	NL
DAP-K	9q34.1	25	NSCLC (P)
		19/6	NSCLC (P/NL)
		16	Lungentumoren
		44	NSCLC (P)
		23	NSCLC (P)
ECAD	16q22.1	18/0	NSCLC (P/NL)
FHIT	3p14.2	37/64/0	NSCLC (P/L/NL)
		64	SCLC (L)
		100	Mesotheliome (L)*
GSTP1	11q13	7/0	NSCLC (P/NL)
		9	Lungentumoren
		9	NSCLC (P)

Tabelle 3.1. Fortsetzung

Gen	Locus	Häufigkeit [%]	Histologie
hMLH1	3p21.3	0	Lungentumoren
MGMT	10q26	21/0	NSCLC (P/NL)
		21	Lungentumoren
		27	NSCLC (P)
$p14^{ARF}$	9p21	8/5	NSCLC (P/NL)
		6	Lungentumoren
$p15^{INK4b}$ (CDKN2B)	9p21	0	Lungentumoren
$p16^{INK4a}$ (CDKN2 A)	9p21	28	NSCLC (P)
		25/0	NSCLC (P/NL)
		31	Lungentumoren
		7/37	Lungentumoren (P/Met)
		58	NSCLC (P)
		40	SCLC (P)
		41	NSCLC (P)
		26/77	NSCLC (P/L)
		0/10	SCLC (P/L)
		100	SCLC (L)
p73	1p36.33	0	Lungentumoren
RARβ	3p24	40/14	NSCLC (P/NL)
		62/72	SCLC (P/L)
		43/40	NSCLC (P/L)
		0	NL
RASSF A	3p21.3	72/72	SCLC (P/L)
		34/36	NSCLC (P/L)
		30/63	NSCLC (P/L)
		100	SCLC (L)
		0	NL
TIMP-3	22q12.1–13.2	26/8	NSCLC (P/NL)
		19	Lungentumoren

SCLC kleinzellige Lungetumoren; *NSCLC* nichtkleinzellige Lungentumoren; *P* primäre Tumoren; *L* Zelllinien; *Met* Metastasen; *NL* normales Lungengewebe; * nur 2 Linien getestet.
Unter www3.mdanderson.org/leukemia/methylation/cgi.html findet sich eine ausführliche Liste über Promotormethylierung bei verschiedenen Krebsarten.

lassen sich gewisse Aussagen über das biologische Verhalten der Krebszellen treffen. So spiegelt der epigenetische Status von Genen wie TIMP3 („tissue inhibitor of metalloproteinase 3") oder DAPK („death-associated protein kinase") das metastatische Potenzial wider.

Auch für **potenzielle Therapien** können Methylierungsmuster wichtige Hinweise geben. So wurde für methyliertes MGMT (O^6-Methylguanin-DNA-Methyltransferase) in Gliomen eine erhöhte Sensitivität gegenüber alkylierenden Substanzen festgestellt. Ähnliche Zusammenhänge gibt es auch für hMLH1 (ein Mismatch-Reparaturgen) und GSTP1 (Glutathione-S-Transferase P1).

Über die Aussagekraft der **Hypermethylierung als prognostischer Faktor** für das Überleben liegen noch relativ wenige und z. T. auch widersprüchliche Daten vor. Zöchbauer-Müller et al. (2001) verneinen eine Korrelation der Methylierung verschiedener Gene mit dem Überleben. Nur für Patienten mit methyliertem ECAD (E-Cadherin)-Gen wurde eine signifikant verlängerte Überlebenszeit festgestellt. Ähnliches wird für die Methylierung von RARβ berichtet. Im Gegensatz dazu ist die Prognose bei Hypermethylierung von $p16^{INK4a}$, RASSF1A und DAPK deutlich schlechter. Allerdings sind die Aussagen widersprüchlich, ob Hypermethylierung einen unabhängigen prognostischen Faktor für das Überleben darstellt. Auch die Korrelation mit klinisch-pathologischen Parametern ist noch unklar. Es gibt jedoch erste Hinweise darauf, dass eine Hypermethylierung verstärkt beim Auftreten von **Metastasen** nachgewiesen werden kann. Da die bisher vorliegenden Ergebnisse noch relativ geringe Patientenzahlen einschließen, sind hier größer angelegte Studien dringend geboten, um verlässliche Aussagen treffen zu können.

3.6 Wachstumsstimulation und Protoonkogene

3.6.1 HGF (Hepatocyte growth factor)/ c-MET

Definition

Biologisch aktiver HGF stellt ein Heterodimer dar, das aus einer 69 kDa-α- und einer 34 kDa-β-Kette besteht. Ein biologisches Signal wird nach Interaktion mit dem zellulären Rezeptor, dem c-MET-Protoonkogen, ausgelöst.

HGF spielt eine wichtige Rolle bei der embryonalen Lungenentwicklung und stimuliert das Wachstum von normalem Epithel. **c-MET** wird generell von normalen und malignen Lungenzellen exprimiert. Die erhöhte Expression von c-MET in so genannten Myofibroblasten (Fibroblasten mit aktiver Proliferation) geht mit verkürztem Überleben einher und stellt einen unabhängigen Prognosefaktor dar.

HGF wird nur selten von **SCLC** produziert, während eine HGF-Expression bei **NSCLC** weit verbreitet ist. Dabei zeigen etwa 70% der Primärtumoren eine stärkere immunhistochemische Färbung als normales Lungengewebe. Eine hohe HGF-Expression geht mit schlechteren Überlebenschancen einher. Diese Ergebnisse legen die Existenz eines **autokrinen Loops** bei NSCLC nahe, während dieser Mechanismus im Normalgewebe, in dem nur das biologisch inaktive HGF-Vorläufermolekül nachgewiesen wurde, nicht ablaufen kann. Nach chirurgischem Eingriff wurde in der Pleuralflüssigkeit eine erhöhte HGF-Konzentration nachgewiesen, die für die Stimulation der Invasion dieser Flüssigkeit verantwortlich ist.

3.6.2 SCF (Stem cell factor)/c-KIT

Definition

SCF reguliert über den c-KIT-Rezeptor, ein Protoonkogen, das Wachstum hämatopoetischer Vorläuferzellen.

Bei **SCLC** werden in etwa 70% der Fälle SCF und c-KIT koexprimiert, wodurch eine autokrine Stimulation ermöglicht wird. Normales Lungengewebe exprimiert dagegen kein c-KIT. Interessanterweise besteht eine negative Korrelation zwischen der Expression von c-KIT und c-MYC, während SCLC-Linien mit c-KIT L- und N-MYC exprimieren. Vereinzelt werden beide Gene auch bei **NSCLC** exprimiert.

In jüngster Zeit wurden mehrere Studien publiziert, in denen die **Tyrosinkinase von c-KIT** als Ziel für potenzielle Therapien bei SCLC untersucht wurde. STI571, ursprünglich als Inhibitor der Abl-Tyrosinkinase entwickelt, zeigt eine starke zytostatische Wirkung auf das Wachstum von SCLC-Linien. Weiterhin wurde die Wirksamkeit verschiedener Indolinontyrosinkinaseinhibitoren getestet. Besonders 2 Substanzen, SU5416 und SU6597, hemmten das Wachstum von SCLC-Linien und induzierten vermehrt den Zelltod, wobei normale Fibroblasten nicht beeinträchtigt wurden. Die Wirksamkeit dieser Substanzen muss jedoch noch in klinischen Studien überprüft und verifiziert werden.

3.6.3 EGF(Epidermal-growth-factor)-Rezeptorfamilie

Die Interaktion eines Liganden mit ERBB1 (EGF-Rezeptor) induziert bei vielen epithelialen Zellen eine Proliferation. In Lungentumoren wurde eine **Koexpression** von **ERBB1** und **TGF-α** (Transforming growth factor α) gezeigt, was auf das Vorhandensein eines autokrinen Loops hinweist.

! Vor allem bei NSCLC korreliert die Überexpression von ERBB1 mit einer schlechteren Prognose. Aus diesem Grund wird zurzeit die Wirksamkeit eines gegen die Tyrosinkinaseaktivität von ERBB1 gerichteten Präparats (ZD1839) in klinischen Studien bei NSCLC getestet.

ERBB2 (HER-2 oder neu) stellt ein weiteres Mitglied der EGF-Rezeptorfamilie dar. Auch hier betrifft die Dysregulation v. a. NSCLC. In seltenen Fällen handelt es sich dabei um Amplifikationen. Bei etwa ein Drittel der NSCLC wird ERBB2 überexprimiert, v. a. bei Adenokarzinomen.

! Interessanterweise zeigt sich eine Verbindung mit dem Auftreten der Multidrug-Resistenz und dem metastatischen Potenzial von NSCLC, wodurch sich die Korrelation zwischen der ERBB2-Überexpression und dem verkürzten Überleben erklären könnte. Gegenwärtig laufende Studien untersuchen ERBB2 als potenzielles Ziel für neue Therapien.

3.6.4 RAS

Definition

Das RAS-Protoonkogen bindet GTP und löst dadurch ein Signal zum Nukleus aus. Nach Hydrolyse des GTP kehrt RAS in seine inaktive Konformation zurück, wodurch die Signalübertragung abgeschaltet wird.

Wenn das **RAS-Gen mutiert** ist, verliert es seine Fähigkeit, GTP zu hydrolysieren und in die inaktive Konformation zurückzukehren. Als Folge davon wird permanent ein Signal an den Kern gesendet. Farnesyltransferaseinhibitoren, die in verschiedenen Zelllinien diese Signalkette unterdrücken, werden gegenwärtig in klinischen Studien getestet.

! RAS-Mutationen treten bei SCLC äußerst selten auf (<1 %), während bei NSCLC etwa 30 % betroffen sind, und zwar v. a. Adenokarzinome.

Die **RAS-Familie** umfasst K-RAS, N-RAS und H-RAS, wobei 90 % der Mutationen das K-RAS-Gen betreffen. Dabei ist hauptsächlich das Kodon 12 mutiert, seltener findet man Veränderungen in den Kodons 13 und 63. Bei den Mutationen handelt es sich in der Mehrzahl um G-zu-T-Transversionen, von denen man weiß, dass sie durch verschiedene **Substanzen im Tabakrauch** verursacht werden können.

Interessanterweise gibt es Hinweise aus klinischen Studien, dass RAS-Mutationen die **Empfindlichkeit gegenüber** einer **Chemotherapie** erhöhen und bevorzugt RAS-mutierte Tumoren nach Cisplatin-Chemotherapie verschwinden. Der **prognostische Wert** von K-RAS-Mutationen bei NSCLC ist zurzeit noch umstritten. Verschiedene Gruppen verneinen jeglichen prognostischen Wert der K-RAS-Mutationen, während andere Arbeiten eine negative Korrelation mit dem Überleben aufzeigen, wobei sich die Signifikanz allerdings oft auf einzelne Subgruppen beschränkt. Eine Metaanalyse kommt zu dem Schluss, dass K-RAS-Mutationen offensichtlich mit einem verkürzten Überleben assoziiert sind. Allerdings wird darauf hingewiesen, dass die ausgewerteten Studien sehr heterogen sind und die Aussage noch in gut geplanten multivariaten Analysen bestätigt werden muss.

3.6.5 MYC

Die durch RAS ausgelöste Signalkette führt letztendlich zur **Aktivierung nukleärer Protoonkogene**, wie etwa MYC. MYC gehört zur Klasse der Helix-Loop-Helix-Leucin-Zipper-Transkriptionsfaktoren. Seine Funktion übt es in einem heterodimeren Komplex mit MAX aus. MYC-MAX-Heterodimere erkennen mit hoher Affinität eine Konsensussequenz (CACGTG), wodurch die dahinter liegenden Gene transkribiert werden. Der MAD-MAX-Heterokomplex fungiert als Antagonist zu MYC-MAX.

Von den gut charakterisierten Genen ist v. a. MYC **in SCLC und NSCLC aktiviert**, meistens durch Genamplifizierung (20–115 Kopien pro Zelle) oder Dysregulation der Transkription. Durch Zusammenfassung von 17 Studien wurde gezeigt, dass eine Genamplifizierung von MYC etwa 18 % der SCLC und 8 % der NSCLC betrifft.

! Die Genamplifizierung findet offensichtlich häufiger bei Patienten statt, die zuvor eine Chemotherapie bekommen haben, und sie tritt besonders in einem „varianten" SCLC-Subtyp auf.

Von einer limitierten Patientenzahl wurden Zelllinien etabliert, in denen die Amplifizierung von MYC untersucht wurde. Aufgrund dieser Ergebnisse könnte eine MYC-Amplifizierung mit **schlechterem Überleben** korreliert sein. In Lymphomen wurden sowohl Translokationen als auch Mutationen von MYC gefunden. Bei Lungentumoren gibt es dafür bisher keine Hinweise.

Weitere Gene der MYC-Familie sind **MYCN** und **MYCL**, wobei Letzteres aus einer SCLC-Zelllinie erstmalig isoliert wurde. Abnormalitäten in MYCN und MYCL kommen im Allgemeinen nur in SCLC vor. Interessanterweise werden bei SCLC Translokationen des MYCN-Gens beschrieben, wobei durch Fusion des MYC- mit dem RLF-Gen ein chimäres Protein entsteht. Hohe MYCL-Level findet man v. a. bei erhöhter endokriner Differenzierung von SCLC. Interessanterweise konnte dieser Befund in vitro durch Behandlung einer SCLC-Zelllinie mit All-trans-Retinolsäure bestätigt werden. Die Zellen zeigten eine erhöhte MYCL- und erniedrigte MYC-Expression bei gleichzeitig erhöhter neuroendokriner Differenzierung.

Daneben gibt es **weitere nukleäre Protoonkogene** – wie MYB, JUN und FOS. Allerdings ist ihre biologische Aktivität und Funktion bei Lungenkrebs nicht genau bekannt und zurzeit Gegenstand verschiedener Untersuchungen.

3.6.6 Apoptose

Tumorzellen können die Fähigkeit erwerben, gegen Apoptose, den programmierten Zelltod, resistent zu werden. In diesem Zusammenhang spielt v. a. das **BCL-2-Protoonkogen** eine wichtige Rolle, das vor Apoptose schützt. Diese Funktion wurde durch Experimente mit Zelllinien eindrücklich gezeigt: Nach Transfektion mit BCL-2 zeigten die Zellen eine deutlich höhere Resistenz gegen Antitumorsubstanzen, umgekehrt reduzierten Antisense-Oligodesoxynukleotide die Lebensfähigkeit und lösten eine Apoptose aus.

In **SCLC** ist BCL-2 sehr häufig überexprimiert. Bei **NSCLC** ist dies weit weniger häufig der Fall und kommt hier v. a. bei Plattenepithelkarzinomen vor, weniger dagegen bei Adenokarzinomen. Eine erhöhte BCL-2-Expression hat bei SCLC keinen oder einen nur marginalen **Effekt auf das Überleben**, während bei NSCLC in mehreren Studien eine signifikante Korrelation festgestellt wurde. Umgekehrt hatten Patienten mit wenig BCL-2, die zusätzlich Träger von p53-Mutationen waren, die schlechteste Prognose.

BAX ist ein apoptoseförderndes Protein und bildet mit BCL-2 Heterodimere. Durch das Verhältnis dieser beiden Faktoren kann deshalb die Suszeptibilität der Zellen für die Apoptose moduliert werden. Dies wurde in der Tat auch bei Lungentumoren gezeigt.

Fas (Apo-1/CD95) und **Fas-Ligand** (FasL) spielen eine zentrale Rolle bei der Auslösung einer der apoptotischen Signalketten. Die meisten Zelllinien exprimieren beide Proteine. Auch in Primärtumoren konnte in der Mehrzahl der Fälle das Vorhandensein von FasL und Fas nachgewiesen werden. Erste Studien deuten darauf hin, dass die Expression von Fas ein prognostischer **Faktor für besseres Überleben** ist, zumindest für manche Stadien. Allerdings wurden in einem geringen Prozentsatz von NSCLC inaktivierende Mutationen in der „death domain" von Fas nachgewiesen. Außerdem ist ein Decoy-Rezeptor bekannt, der ebenfalls FasL bindet. Interessanterweise ist dieser Rezeptor in etwa der Hälfte der untersuchten Lungentumoren (NSCLC und SCLC) amplifiziert.

In beiden Fällen können die Tumorzellen damit die durch FasL induzierte Apoptose verhindern.

3.6.7 Telomerase

Definition

Alle menschlichen Chromosomen haben am Ende spezielle DNA-Proteinstrukturen, so genannte Telomere, die essenziell für die Stabilität der Chromosomen sind. Sie sind 10–15 kb lang und bestehen aus sich wiederholenden Hexanukleotidsequenzen (TTAGGG).

Bei der Teilung und DNA-Replikation normaler somatischer Zellen verkürzen sich die Telomere jeweils um 50–200 Basenpaare. Dieser Prozess stellt eine **biologische Uhr der Zelle** dar, wodurch Seneszenz und Zelltod gesteuert werden. Im Gegensatz dazu exprimieren Keimzellen, manche Stammzellen und viele Tumorzellen das Enzym Telomerase, wodurch die Verkürzung der Telomere verhindert wird und die Zellen Immortalität erwerben.

Bei der Telomerase handelt es sich um einen **Ribonukleoproteinkomplex**. hTERC stellt die RNA Komponente dar, die als Template für die Verlängerung der Telomere dient. hTERT ist die katalytische Untereinheit der Telomerase, die Reverse-Transkriptase-Aktivität besitzt. Außerdem wurde noch ein weiteres telomeraseassoziiertes Protein (TEP1) molekular charakterisiert. HTERC und TEP1 werden im Prinzip von allen Zellen exprimiert, normalen und neoplastischen.

Entscheidend für die **Telomeraseaktivität** ist die Expression von hTERT. Telomeraseaktivität kann bereits sehr früh in der Tumorentstehung nachgewiesen werden. So gut wie alle bisher untersuchten **SCLC** zeigen eine hohe Aktivität. Auch bei **NSCLC** kann sie in der überwiegenden Mehrzahl der Proben (>80 %) nachgewiesen werden. Im Gegensatz dazu fehlt sie bis auf ganz vereinzelte Fälle im normalen Lungengewebe.

Im histologischen **Vergleich der Tumortypen** zeigten SCLC die höchsten, Adenokarzinome die niedrigsten Telomerasewerte. Vor allem bei NSCLC korreliert eine hohe Telomeraseaktivität mit verschiedenen klinisch relevanten Parametern – wie Tumorgröße, Stadium, Proliferation und Lymphknotenbefall. Außerdem scheint sich zumindest für NSCLC anzudeuten, dass die Telomeraseaktivität mit einem schlechteren Überleben der Patienten korreliert ist.

Mit Hilfe des auf der PCR-Technologie basierenden **TRAP-Assays** („telomerase repeat amplification assay“) ist es möglich, eine ziemlich verlässliche Diagnose für Lungenkrebs ohne invasive Entnahme von Tumorbiopsien zu stellen. So wurde in der Lavage von Lungenkrebspatienten in der überwiegenden Mehrzahl Telomeraseaktivität nachgewiesen. Lungentumoren metastasieren außerdem sehr häufig in die Pleura. Mit Hilfe des TRAP-Assays lassen sich die metastasierenden Zellen verlässlich nachweisen, wobei die Nachweisrate besser ist als bei zytologischen Untersuchungen. Bei nichtmalignen Proben (19 Lavages, 52 Pleuraleffusionen) wurde in nur 4 Fällen eine Telomeraseaktivität festgestellt. Dabei handelte es sich um 3 Tuberkulosepatienten, beim vierten Fall war ein Bronchitispatient betroffen, bei dem die Probe aktivierte Lymphozyten enthielt. Beide Parameter müssen deshalb bei der Diagnose mit berücksichtigt werden, um Fehleinschätzungen zu vermeiden.

3.7 Tumorprogression, Angiogenese und Metastasierung

Eine ganze Reihe von genetischen Veränderungen wurden identifiziert, die sequenziell beim **Fortschreiten des Tumors** zu einem höher malignen Stadium von Bedeutung sind. Allerdings vernachlässigen diese molekularen Studien sehr oft das **Tumor-Microenvironment**, welches nicht unerheblich zum malignen Phänotyp beiträgt. Die so genannte **„Seed-and-soil-Hypothese“** wurde bereits vor über 100 Jahren formuliert, allerdings sind die molekularen Veränderungen der „seed“ sehr viel besser herausgearbeitet als die Charakteristika der „soil“, und zwar sowohl für primäre als auch für metastatische Läsionen.

3.7.1 Neoangiogenese im Tumor

Ein Prozess, welcher der Metastasierung vorangeht, ist die Neoangiogenese, d. h. die **Neubildung von Blutgefäßen**. Dies ist auch für Lungentumoren eindeutig gezeigt.

> ! Deren Entwicklung ist für die Progression eines Tumors unabdingbar, hängt doch das Überleben der Krebszellen von einer permanenten Verfügbarkeit von Nährstoffen und einem direkten Zugang zum Blutstrom ab.

Die Neuformation der Blutgefäße wird durch das Betätigen eines so genannten **„angiogenen Schalters"** während der prämalignen Entwicklung ermöglicht. Außerdem wurde die Blutgefäßdichte als prognostischer Marker bei NSCLC nachgewiesen. Die Angiogenese wird durch **lösliche Zytokine** gesteuert, die sowohl von den Tumorzellen als auch von den umgebenden Stromazellen produziert werden. Die beiden wichtigsten sind **VEGF** („vascular endothelial growth factor") und **bFGF** („basic fibroblast growth factor"), die beide von malignen Lungenzellen sezerniert werden. Weiterhin exprimieren NSCLC beide VEGF-Rezeptoren (Flt-1 und Flk-1), so dass hier die Möglichkeit einer autokrinen Neoangiogenese durch die Tumorzellen besteht. Schließlich besitzt auch IL-8 angiogene Aktivitäten, und auch dieses Zytokin wird in Lungentumoren exprimiert.

3.7.2 MMP (Matrixmetallproteinasen)

In letzter Zeit hat sich die Aufmerksamkeit verstärkt auf die Mitglieder der Familie der MMP gerichtet. Diese Familie umfasst über 20 Moleküle, die durch eine **zinkabhängige Degradation der** extrazellulären Matrix (**ECM**) gekennzeichnet sind.

In der Vergangenheit wurden sie ausschließlich als Proteasen von ECM-Komponenten angesehen, wodurch dem Tumor Invasion und Metastasierung ermöglicht wird. Mittlerweile ist klar, dass ihre Aktivitäten erheblich vielfältiger sind und sie eine Rolle bei der **Zellproliferation**, der **Angiogenese** und dem **Überleben** spielen. Durch In-vivo-Versuche mit MMP-9 Knockout-Mäusen konnte nachgewiesen werden, dass das Fehlen von MMP-9 eine reduzierte Bindung von VEGF an seinen Rezeptor zur Folge hat, und in vitro wurde gezeigt, dass die Sekretion von VEGF in den Überstand durch MMP-9 beeinflusst wird.

Eine Überexpression von MMP-9 wird für **NSCLC** berichtet, allerdings ist der prognostische Wert noch unklar und bedarf weiterer Evaluierung. Auch die Funktion von MMP, die durch Stromazellen produziert werden, sind Gegenstand von Untersuchungen zur Metastasierung. Allerdings kann aus den gegenwärtigen klinischen Studien kein Effekt der MMP-Inhibitoren abgeleitet werden.

3.7.3 Weitere potenzielle Metastasierungsgene

Eine Reihe verschiedener Moleküle wurde auf ihren Einfluss bezüglich der Metastasierung untersucht. So ging eine **reduzierte E-Cadherin-Expression**, hervorgerufen durch Promotorhypermethylierung, mit einer Dedifferenzierung des Tumors, schlechterem Überleben sowie einer erhöhten Bildung von Metastasen in den Lymphknoten einher. Auch die **reduzierte α3-Integrin-Expression**, eines weiteren Zelladhäsionsmoleküls, hatte ein schlechteres Überleben zur Folge. Die Expression verschiedener **CD44-Isoformen** wird ebenfalls mit der Metastasenbildung bei Lungenkrebs in Verbindung gebracht. Schließlich gibt es Hinweise, dass es weitere, noch nicht identifizierte Gene gibt, die an der Metastasierung von Lungentumoren beteiligt sind. So wurden in Gehirnmetastasen von NSCLC im Vergleich zum Primärtumor zusätzliche chromosomale Deletionen identifiziert, die solche neuen Metastasengene beherbergen könnten.

Literatur

Cox G, Jones JL, Walker RA, Steward WP, O'Byrne KJ (2000) Angiogenesis and non-small cell lung cancer. Lung Cancer 27: 81–100

Girard L, Zöchbauer-Müller S, Virmani AK, Gazdar AF, Minna JD (2000) Genome-wide allelotyping of lung cancers identifies new regions of allelic loss, differences between small cell lung cancer and non-small cell lung cancer, and loci clustering. Cancer Res 60: 4894–4906

Sekido N, Fong KW, Minna JD (1998) Progress in understanding the molecular pathogenesis of human lung cancer. Biochem Biophys Acta 1378: F21–F59

Wiethege T, Junker K, Johnen G, Krismann M, Müller K-M (2000) Pathologie und Molekularbiologie bösartiger pulmonaler Tumoren. Pathologe 21: 404–423

Zöchbauer-Müller S, Fong KM, Virmani AK, Geradts J, Gazdar AF, Minna JD (2001) Aberrant promoter methylation of multiple genes in non-small lung cancers. Cancer Res 61: 249–255

Vorsorge und Früherkennung

PART II

Kapitel 4

Neue Aspekte der Früherkennung und des lokalen Stagings

F. Herth, H.D. Becker

Inhaltsverzeichnis

4.1 Voraussetzungen

Die **Prognose** beim Lungenkrebs hat sich trotz aller Bemühungen zur Verbesserung konventioneller Diagnose- und Behandlungsmethoden während der vergangenen Jahrzehnte nicht entscheidend verbessert. Dies ist vornehmlich darauf zurückzuführen, dass die Diagnose in aller Regel erst in bereits fortgeschrittenem Krankheitsstadium gestellt wird, wenn die therapeutischen Optionen selbst in einem interdisziplinären Behandlungskonzept sehr beschränkt sind.

! Dagegen ist seit langem bekannt, dass die Chancen einer Heilung sehr groß sind, wenn die Krankheit in einem frühen Stadium entdeckt wird. Dies ist heute mit endoskopischen Mitteln ohne chirurgischen Eingriff möglich – etwa mittels Laserabtragung, photodynamischer Therapie (PDT) oder endoluminaler Hochdosisradiotherapie (HDR oder Brachytherapie).

Da in den 80er-Jahren in 3 großen amerikanischen Studien nicht belegt werden konnte, dass eine Früherkennung mit den herkömmlichen Methoden konventioneller Sputumzytologie und Thoraxübersichtsaufnahmen möglich ist, wurde ein Screenig von Risikogruppen nicht empfohlen. Seit kurzem wurden jedoch **neue Techniken** zum Screening, zur Lokalisation und zum lokalen Staging entwickelt, mit denen jetzt dieses Ziel erreicht werden könnte und die sich derzeit in der klinischen Erprobung befinden.

4.2 Neue Methoden für das Screening

Da neuerdings die Zahl peripherer primärer Lungentumoren signifikant zugenommen hat, wird derzeit das **niedrig dosierte Spiral-CT** in prospektiven multizentrischen Studien zur Früherkennung dieser Läsionen erprobt und scheint sich zu bewähren (Henschke et al. 1999). Derzeit befinden sich solche kleinen Läsionen noch außerhalb der Erreichbarkeit für gezielte bronchoskopische diagnostische oder therapeutische Maßnahmen. Neue Navigationssysteme und intelligente Instrumente stehen allerdings an der Schwelle zur klinischen Erprobung und dürften in absehbarer Zeit auch für die Behandlung solch kleiner Herde verfügbar sein.

Frühkarzinome in den zentralen Atemwegen sind derzeit mit radiologischen Methoden nicht zu erkennen. Da andererseits eine invasive Untersuchungsmethode wie die Bronchoskopie für das Screening nicht geeignet ist, wurden **neue Methoden der Sputumzytologie** entwickelt. Derzeit wird z. B. die automatisierte Analyse von Alterationen im DNA-Gehalt von Zellkernen an provozierten Sputumproben erprobt, die von starken Rauchern gewonnen werden (Marek et al. 1999). Da durch die Erkennung von frühen Tumorstadien und ihrer Vorläufer neue Erkenntnisse über die molekularbiologischen Veränderungen im Verlauf der Krebsentstehung zu erwarten sind, werden in naher Zukunft auch weitere neue Marker zur Verfügung stehen, die beim Screening zur Anwendung kommen können.

4.3 Neue Methoden zur Lokalisierung von Frühkarzinomen

Im Falle einer positiven Sputumzytologie kann die **Lokalisation** eines mit bloßem Auge nicht sichtbaren kleinen Tumors unmöglich sein, da im Vergleich z. B. zur Lokalisation an der Cervix uteri, dem Paradigma für die Früherkennung, der Lungenbaum ein komplexes System, reich an Biegungen und Verzweigungen, ist. So konnte es in der Vergangenheit Monate, ja bis zu Jahren dauern, bis eine Läsion sichtbar wurde.

Heute ist die **Fluoreszenzendoskopie** eine viel versprechende Untersuchungsmethode, um diese Frühkarzinome und ihre Vorstufen sichtbar zu machen. Insbesondere nach Einführung der Autofluoreszenzbronchoskopie (AF) ohne vorherige Sensibilisierung mit Sensitizern wurde sie eine einfache, breit anwendbare Methode. Zu diesem Zweck wird die Bronchuswand mittels eines blauen Laser- oder Xenonlichts angestrahlt, das so genannte Chromophoren in den tieferen Wandschichten, insbesondere des Bindegewebes und der Knorpelhaut, zu einem schwachen grünlichen Leuchten anregt, das die normale Schleimhaut zu durchdringen vermag und mit leistungsfähigen Videokameras beobachtet werden kann. Veränderungen durch kleine Läsionen, wie **Frühkarzinome und ihre Vorläuferstadien**, verursachen eine Abschwächung der Fluoreszenz und demaskieren auf diese Weise solche normalerweise nicht sichtbare Läsionen (Abb. 4.1).

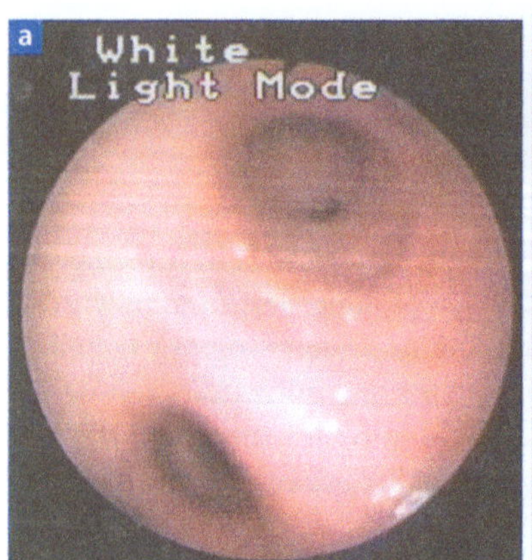

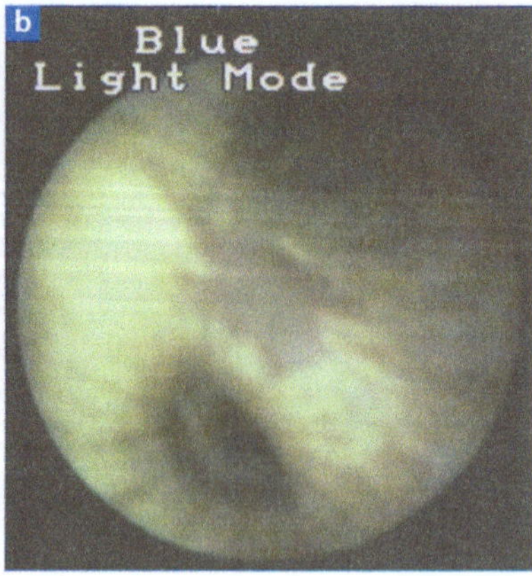

Abb. 4.1. **a** Unauffällige Oberlappenkarina links beim einem Raucher mit unauffälliger Thoraxübersichtsaufnahme und Thorax-CT; **b** pathologische Abschattung in der Autofluoreszenzbronchoskopie

> **!** Damit kann heute die Früherkennungsrate erheblich gesteigert und solche im Weißlicht kaum sichtbaren Läsionen gezielt bioptisch verifiziert werden (Lam et al. 1998).

4.4 Neue Methoden zum lokalen Staging

Da weder die Endoskopie noch die Radiologie oder die histologische Untersuchung der Biopsie in der Lage sind, einen sicheren Aufschluss über die Tiefe der Wandinfiltration sehr kleiner Karzinome zu erbringen, müssen hierfür neue Methoden der Bildgebung zur Anwendung kommen. Eine dieser Methoden ist der **endobronchiale Ultraschall (EBUS)**, der seit kurzer Zeit kommerziell zur Verfügung steht (Becker u. Herth 2000). Durch miniaturisierte mechanische Ultraschallkatheter, die durch den Biopsiekanal herkömmlicher flexibler Bronchoskope in die Atemwege eingeführt werden, können mit hohen Schallfrequenzen von 20 MHz die unterschiedlichen Wandschichten der Bronchien mit einer räumlichen Auflösung von unter einem Millimeter dargestellt werden (Abb. 4.2). Außerdem lassen sich zusätzlich die parabronchialen mediastinalen Strukturen, insbesondere auch kleine Lymphknoten, lokalisieren und ggf. gezielt transbronchial mit Nadeln punktieren (TBNA). Hiermit gelingt eine sehr **detaillierte und zuverlässige Aussage** über die Ausdehnung kleinster Tumoren, ihrer Ausbreitung in die Umgebung und der Beteiligung lokaler Lymphknoten. In prospektiven Studien ist inzwischen die Zuverlässigkeit dieser Untersuchungsmethode belegt, und in einigen Institutionen wird der endobronchiale Ultraschall bereits routinemäßig als Methode zum Staging eingesetzt und dient als Kriterium zur Entscheidung für eine endoskopische lokale oder thoraxchirurgische Therapie (Herth u. Becker 2001).

4.5 Schlussfolgerungen und Ausblick

In den letzten 2 Jahrzehnten wurden Methoden zur lokalen endoluminalen Behandlung mittels der interventionellen Bronchoskopie entwickelt, mit denen in frühen Tumorstadien dieselben Heilungsraten auf endoskopischem Wege erzielt werden konnten wie mit thoraxchirurgischen Maßnahmen. Jetzt, am Beginn des neuen Jahrhunderts, stehen endlich **neue Methoden** zum Screening und zur frühen Erkennung dieser Läsionen zur Verfügung, die sich kurz vor der Einführung in den klinischen Alltag befinden.

Da sich diese Untersuchungsmethoden als so vielversprechend erwiesen haben, sind in naher Zukunft **weitere Entwicklungen** – wie sensitivere molekulare Marker, optische Kohärenztomographie (OCT), endoskopische Mikroskopie, Dopplersono-

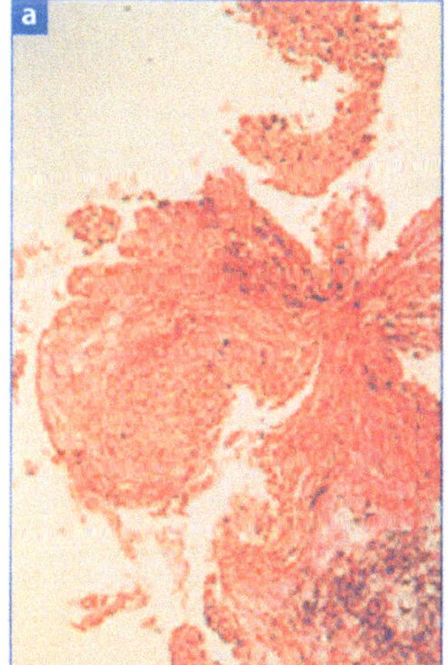

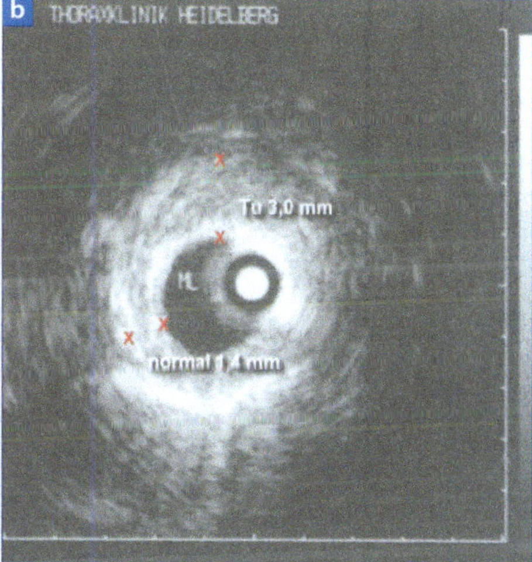

Abb. 4.2. a Endosonographische Verdickung der Lungenwand und Zerstörung der Wandarchitektur (Tu) im Vergleich zur normalen Wand als Hinweis für ein lokal begrenztes Karzinomwachstum; b histologischer Nachweis eines Plattenepithelkarzinoms

graphie und andere – zu erwarten. Darüber hinaus werden wir durch die zunehmende Erkennung früherer Tumorstadien und ihrer Vorstufen weitere Einblicke in die **Tumorentstehung** beim Menschen gewinnen und dadurch möglicherweise neue Instrumente zur Chemoprävention und für die Genreparatur entwickeln können.

! Damit ist das Bronchoskop nicht nur ein wichtiges Instrument für die Diagnose und Therapie des Lungenkarzinoms, sondern auch ein Forschungsmittel, da die Bronchoskopie derzeit immer noch die einzige minimal invasive Untersuchungsmethode zum Studium des Lungenkarzinoms in vivo ist.

Literatur

Becker HD, Herth F (2000) Endobronchial ultrasound of the airways and the mediastinum. In: Bolliger CT Mathur PN (Hrsg) Interventional Bronchoscopy Prog Respire Res, vol 30. Karger, Basel, pp 80–93

Henschke CI, McCauley DI Yankelevitz DF et al. (1999) Early lung cancer project: overall design and findings from baseline screening. Lancet 354: 99–105

Herth F, Becker HD (2001) New aspects in early detection and local staging of early lung cancer. Cancer 34 (S3): 7–11

Lam S, Kennedy T, Unger M et al. (1998) Localisation of bronchial intraepithelial neoplastic lesions by fluorescence bronchoscopy. Chest 113: 696–702

Marek W, Krampe S, Dickgreber NJ et al. (1999) Automatisierte quantitative Image-Zytometrie bronchialer Spülflüssigkeiten bei Verdacht auf bronchopulmonale Tumoren: Vergleich mit Zytologie, Histologie und klinischer Diagnose. Pneumologie 53: 12

Diagnostik, Pathologie und Stadieneinteilung

PART

Kapitel 5

Diagnosesicherung und prätherapeutische Diagnostik

P. Drings

Inhaltsverzeichnis

5.1 Einleitung: allgemeine Grundlagen

Die Prognose des Patienten und das therapeutische Konzept (Operation, Radio- oder Chemotherapie) werden beim Lungenkarzinom wesentlich von **histologischem Typ und Ausdehnung** bestimmt. Die Masse des Tumors dokumentiert sich hauptsächlich in seiner anatomischen Ausbreitung. Zusätzlich liefern die Aktivitäten verschiedener Enzyme (z. B. Laktatdehydrogenase, neuronenspezifische Enolase), Hormone (z. B. ACTH, Parathormon, Kalzitonin) oder der Nachweis tumorspezifischer Antigene (z. B. CEA) Hinweise auf die Tumorausdehnung.

Mit diesen Parametern ist es möglich, aus prognostischer Sicht **Subgruppen kleinzelliger Lungenkarzinome** zu charakterisieren. Dies mag für klinische Studien hinsichtlich einer Stratifikation von Bedeutung sein, jedoch ersetzen diese Daten nicht die Parameter eines anatomischen Stagings. Von **prognostischer Bedeutung** sind außerdem die

- Tumorverdopplungszeit,
- der Nachweis eines Gefäßeinbruchs,
- die Anzahl von Fernmetastasen,
- das Vorhandensein klinischer Symptome,
- ein Gewichtsverlust von 10 % und mehr sowie
- der Leistungsindex, das Alter, das Geschlecht und die psychischen Reserven des Patienten.

Allgemeinzustand und Leistungsindex des Patienten werden seit über 50 Jahren nach der Leistungsskala beurteilt, die von Karnofsky et al. (1948, zitiert bei Zelen 1973) für das Lungenkarzinom vorgeschla-

Tabelle 5.1. Beurteilung der Leistungsfähigkeit eines Patienten nach der Skala von Karnofsky et al. (1948; zitiert bei Zelen 1973)

	Karnofsky-Index [%]	
Der Patient entfaltet normale Aktivität, eine spezielle Betreuung ist nicht erforderlich.	100	Der Patient ist beschwerdefrei.
	90	Der Patient ist fähig zu normaler Aktivität, es bestehen nur geringe Krankheitszeichen.
	80	Mit Anstrengung ist normale Aktivität möglich, es bestehen mäßige Krankheitszeichen.
Der Patient ist arbeitsunfähig, er kann zu Hause leben und sich, bis auf geringe Unterstützung, selbst versorgen.	70	Die Selbstversorgung ist möglich, der Patient ist jedoch zur Entfaltung einer normalen Aktivität oder aktiven Tätigkeit unfähig.
	60	Der Patient benötigt gelegentlich fremde Hilfe.
	50	Der Patient benötigt erhebliche Hilfeleistungen und häufig medizinische Pflege.
Der Patient ist erheblich behindert und kann sich nicht mehr selbst versorgen. Er benötigt ständige Pflege. Die Tumorerkrankung schreitet rasch voran.	40	Der Patient ist behindert und pflegebedürftig.
	30	Der Patient ist stark behindert, die Krankenhausaufnahme ist indiziert.
	20	Der Patient ist schwer krank, die Krankenhausaufnahme ist zur aktiven, unterstützenden Therapie notwendig.
	10	Der Patient ist moribund, es besteht ein rasches Fortschreiten der lebensbedrohlichen Erkrankung.

gen wurde (Tabelle 5.1). Eine etwas einfachere Einteilung in nur 5 Leistungsstufen bietet die in den letzten Jahren häufiger verwendete **Leistungsskala** der Weltgesundheitsorganisation, der Eastern Cooperative Group und des American Joint Committee (Tabelle 5.2).

Das anatomische Ausbreitungsstadium des Tumors wird nach dem **TNM-System** der UICC (Union Internationale contre le Cancer) prätherapeutisch bestimmt (Wittekind u. Wagner 1997). Postoperativ wird diese Klassifikation unter Berücksichtigung der histopathologischen Untersuchung des Resektionspräparats ergänzt (pTNM).

! Das TNM-System ist unverzichtbar, wenn eine operative Therapie geplant ist.

Dies gilt hauptsächlich für die nichtkleinzelligen Lungenkarzinome. Für die Therapieentscheidung beim kleinzelligen Lungenkarzinom bewährte sich in der Vergangenheit die von der Veterans Administration Lung Cancer Study Group (VALG) vorge-

Tabelle 5.2. Beurteilung der Leistungsfähigkeit eines Patienten nach Empfehlung der WHO, der ECOG und des AJC

Grad der Leistungsfähigkeit	Merkmale
0	Patient entfaltet volle Aktivität
1	Geringe Einschränkung der physischen Leistungsfähigkeit, geringgradige Tumorsymptome, Patient lebt zu Hause und kann leichte Arbeiten verrichten
2	Patient lebt mit behindernden Tumorsymptomen und ist weniger als die Hälfte der Tageszeit bettlägerig, es besteht Arbeitsunfähigkeit
3	Patient ist stark behindert und mehr als die Hälfte der Tageszeit bettlägerig, jedoch noch fähig aufzustehen
4	Patient ist schwer krank, vollständig bettlägerig und kann sich nicht mehr selbst versorgen

Tabelle 5.3. Stadieneinteilung des kleinzelligen Lungenkarzinoms nach der VALG (Zelen 1973)

Krankheitsstadium	Merkmale
„limited disease"	Tumor auf einen Hemithorax begrenzt, obwohl eine lokale Ausdehnung möglich ist; keine extrathorakalen Metastasen, mit Ausnahme möglicher ipsilateraler und supraklavikulärer Lymphknoten, wenn sie in das gleiche Strahlenfeld wie der Primärtumor eingeschlossen werden können
„extensive disease"	jede Ausbreitung über das Stadium „limited disease" hinaus

Tabelle 5.4. Stadieneinteilung des kleinzelligen Lungenkarzinoms nach der IASLC (Stahel et al. 1989)

Krankheitsstadium	Merkmale
„limited disease"	Tumor auf einen Hemithorax begrenzt, mit oder ohne ipsilaterale oder kontralaterale mediastinale oder supraklavikuläre Lymphknotenmetastasen, mit oder ohne ipsilateralen Pleuraerguss, unabhängig vom zytologischen Befund
„extensive disease"	jede Ausbreitung über das Stadium „limited disease" hinaus

Tabelle 5.5. Stadieneinteilung des kleinzelligen Lungenkarzinoms nach der Marbuger Klassifikation (Wolf u. Havemann 1995)

Krankheitsstadium	Merkmale
„very limited disease"	Primärtumor von Lungengewebe oder viszeraler Pleura umgeben, mit max. partieller Atelektase, kleiner Winkelerguss ohne maligne Zellen, Lymphknotenbefall hilär ipsilateral
„limited disease"	Primärtumor mit Thoraxwand-, mediastinaler Pleura- oder Diaphragmainfiltration, Totalatelektase einer Lunge, Lymphknotenbefall mediastinal ipsi- oder kontralateral sowie kontralateral hilär
„extensive disease" I	Primärtumor mit Herz-, Ösophagus- oder Wirbelsäuleninfiltration, maligner Perikarderguss, maligner Pleuraerguss, Rekurrensparese, Phrenikusparese, V.-cava-superior-Syndrom, Lymphknotenbefall supraklavikulär ipsi- oder kontralateral
„extensive disease" IIa	Hämatogene Fernmetastasen in einem Organ, einschließlich kontralateralem Lungenbefall
„extensive disease" IIb	Hämatogene Fernmetastasen in mehr als einem Organ

schlagene Einteilung in die beiden **Stadien „limited disease" und „extensive disease"** (Zelen 1973; Tabelle 5.3 Später wurden von der IASLC (Stahel et al. 1989; Tabelle 5.4) und einer deutschen Studiengruppe (Wolf u. Havemann 1995; Tabelle 5.5) Modifikationen dieser Stadieneinteilung vorgeschlagen, die ebenfalls eine weite Verbreitung fanden. In Zukunft werden diese Einteilungen zugunsten der TNM-Klassifikation verlassen werden. Da sie jedoch gegenwärtig noch eine sehr häufige Verwendung finden, werden sie an dieser Stelle aufgeführt und in Bezug zu den verschiedenen Stadien nach dem TNM-System dargestellt (Tabelle 5.6; Deutsche Krebsgesellschaft 2002b).

In Therapiestudien bewährte sich in den vergangenen Jahren der so genannte **Manchester-Score** (Czerny et al. 1987), der beim kleinzelligen Lungenkarzinom sowohl das Tumorstadium als auch einzelne Laborbefunde und den Leistungsindex des Patienten einbezieht (Tabelle 5.7). Die Addition der verschiedenen Score-Werte ergibt den Manchester-Score mit 3 unterschiedlichen prognostischen Gruppen (Tabelle 5.8).

> ! Diagnostik und Staging des Lungenkarzinoms erfordern ein außerordentlich umfangreiches Untersuchungsprogramm, welches sich an der

Tabelle 5.6. Vergleich verschiedener Stadieneinteilungen des kleinzelligen Lungenkarzinoms (Deutsche Krebsgesellschaft 2002b)

UICC	VALG	IASLC	Marburger Klassifikation (Wolf u. Havemann 1995)
I	Immer LD	Immer LD	Immer VLD
IIa	Immer LD	Immer LD	Immer VLD
IIb	Teils LD, teils ED	Immer LD	Teils VLD, teils LD
IIIa	Teils LD, teils ED	Immer LD	Meist LD, selten ED I
IIIb	Meist ED, z.T. auch LD	Überwiegend LD, selten ED	Teils LD, teils ED I
IV	Immer ED	Immer ED	ED II

LD „limited disease"; *FD* „extensive disease"; *VDL* „very limited disease"; *ED I* „extensive disease" I; *ED II* „extensive disease" II

Tabelle 5.7. Manchester-Score (Czerny et al. 1987)

Variable	Score
	0
LDH oberhalb des oberen Normwerts	+1
Nachweis des Stadiums „extensive disease"	+1
Natrium unterhalb des unteren Normwerts	+1
Prätherapeutischer Karnofsky-Index <60	+1
Alkalische Phosphatase über dem 1,5fachen des Normwerts	+1

Tabelle 5.8. Die 3 unterschiedlichen prognostischen Gruppen, die sich durch Addition der Werte aus dem Manchester-Score ergeben (Czerny et al. 1987)

Score	Prognostische Gruppe
0–1	Gut
2–3	Zwischenstadium
4–5	Schlecht

individuellen subjektiven und objektiven Belastbarkeit des Patienten orientieren muss. Es dient nicht nur der Sicherung der Diagnose und der Beurteilung der Tumorausdehnung, sondern ermöglicht zusätzlich eine Abschätzung der Belastbarkeit des Patienten für das zu wählende Therapieverfahren.

Es ist selbstverständlich, dass sich der **Umfang des diagnostischen Programms** immer an seinen therapeutischen Konsequenzen orientieren muss. Man wird deshalb bei Patienten mit einer potenziell kurativen Therapie, wie einer Operation in den frühen Stadien des nichtkleinzelligen Lungenkarzinoms oder einer Chemo-Radio-Therapie im Stadium „limited disease" des kleinzelligen Lungenkarzinoms, zu einem ausgedehnten Untersuchungsprogramm verpflichtet sein, andererseits aber die Diagnostik auf ein Minimum beschränken, wenn nur noch eine palliative oder rein symptomatische Behandlung möglich ist. Die Behandlung von Patienten innerhalb klinischer Therapiestudien erfordert gelegentlich ein weitergehendes Untersuchungsprogramm, welches prognostische Subgruppen prätherapeutisch definiert. Das Vorgehen ist in den entsprechenden Studienprotokollen definiert und wird von Fall zu Fall mit dem Patienten besprochen.

Aus der Sicht des Therapeuten hat sich eine Unterteilung der diagnostischen Verfahren in eine **standardisierte Basisdiagnostik** (Tabelle 5.9) und eine **weiterführende Diagnostik** (Tabelle 5.10) bewährt (Deutsche Krebsgesellschaft 2002a u. b). Mit der Basisdiagnostik wird lediglich die Tumordiagnose gestellt. Das Programm der weiterführenden Diagnostik liefert zusätzliche Informationen zum Tumorstadium und zur funktionellen Kapazität des Patienten. Für diese genannten Untersuchungen besteht internationaler Konsens auf verschiedenen Ebenen der

Tabelle 5.9. Basisdiagnostik des Lungenkarzinoms (Deutsche Krebsgesellschaft 2002a, b)

Notwendig
Anamnese
Klinische Untersuchung und physikalischer Befund
Basislaboruntersuchungen
Röntgenaufnahme des Thorax in 2 Ebenen
Bronchoskopie mit morphologischer Diagnosesicherung (mit Biopsie und Lungenlavage, evtl. ergänzt durch transbronchiale Lungenbiopsie)
Im Einzelfall nützlich
In Ergänzung zur Röntgenaufnahme ggf. Durchleuchtung und Tomographie
Transthorakale Punktion

Evidenz mit den Graden der Empfehlung auf den Stufen A–C (American Society of Clinical Oncology 1997; European Society of Medical Oncology 2001a; European Society of Medical Oncology 2001b; Schiller 2001)

5.2 Diagnostik und Staging des Primärtumors (T) und der Lymphknoten (N)

Die **Anamnese** liefert erste Hinweise auf die Ausdehnung des Primärtumors:

- Reizhusten, Fieber und Hämoptoe weisen auf einen Befall des zentralen Lungensystems hin.
- Eine Dyspnoe kann Ausdruck eines lokal weit fortgeschrittenen Tumorwachstums (Atelektase eines Lungenflügels, Bifurkationssyndrom, ausgedehnter Pleuraerguss) sein.
- Eine kardiale Symptomatik mit Herzrhythmusstörungen und Herzinsuffizienz kann auf eine Infiltration des Perikards hinweisen.
- Bei intrathorakalen Schmerzen muss immer an die Infiltration der Thoraxwand oder eines Wirbelkörpers gedacht werden.

Tabelle 5.10. Weiterführende Diagnostik des Lungenkarzinoms (Deutsche Krebsgesellschaft 2002a, b)

Notwendig
Computertomographie (Spiralcomputertomographie mit Kontrastmittel) des Thorax unter Einschluss der Oberbauchregion (einschließlich Nebennieren) vor einer kurativ intendierten Behandlung
Diagnostik und Ausschluss von Fernmetastasen vor einer Operation, Chemo- oder Radiotherapie
Kardiorespiratorische Funktionsdiagnostik vor geplanter Operation, Chemo- oder Radiotherapie
Im Einzelfall nützlich
Mediastinoskopie, wenn im Computertomogramm mediastinale Lymphknoten mit einem Transversaldurchmesser von mindestens 1,0 cm nachgewiesen wurden
Magnetresonanztomographie (z. B. bei Pancoast-Tumoren und Verdacht auf Infiltration der Wirbelsäule)
Thorakoskopie, wenn die Ätiologie eines Pleuraergusses durch Punktion oder Pleurabiopsie allein nicht zu klären ist
Diagnostische Thorakotomie, wenn die Tumordiagnose durch weniger invasive Verfahren nicht zu stellen ist
Sonographie regionärer Lymphknotenstationen zur Klärung des N-Stadiums vor Operation (externe Sonographie supraklavikulärer und zervikaler Lymphknotenstationen, Endosonographie der mediastinalen Lymphknotenstationen)

- Eine Dysphagie weist auf eine Beteiligung des Ösophagus durch den Primärtumor oder eine ausgedehnte mediastinale Lymphknotenmetastasierung hin.

Die in 2 Ebenen anzufertigende **Röntgenübersichtsaufnahme des Thorax** (Hartstrahlentechnik) gilt als radiologische Basisuntersuchung.

CAVE

Man muss berücksichtigen, dass das Lungenkarzinom nicht nur in seiner klinischen Symptomatik, sondern auch im Röntgenbild jede andere Lungenerkrankung imitieren kann. Selbst ein normaler

Thoraxröntgenbefund schließt einen Lungentumor nicht aus.

Eine **paradoxe Zwerchfellbeweglichkeit**, erkennbar bei der ergänzenden Thoraxdurchleuchtung, kann auf die Beteiligung des N. phrenicus durch den Tumor (T3) oder seine Metastasen (N2) hinweisen.

Die **Bronchoskopie** stellt die zentrale diagnostische Maßnahme dar, denn sie liefert nicht nur bei den meisten Patienten auf der Grundlage der gültigen WHO-Klassifikation die histologische Diagnose, sondern gibt dem Operateur zusätzlich Hinweise auf die T-Kategorie und damit die Operabilität des Tumors. Deshalb muss die Bronchoskopie immer vor einer Operation durchgeführt werden und der Operateur den endobronchialen Befund persönlich kennen.

In den vergangenen Jahren entwickelte sich die **Computertomographie des Thorax** zu einem unverzichtbaren Untersuchungsverfahren sowohl für das primäre Staging des Lungenkarzinoms als auch für die Entscheidung zur Therapie, besonders zur Operation oder Radiotherapie. Für die Beurteilung eines möglichen Befalls des Mediastinums und zum Nachweis kleinerer intrapulmonaler oder pleuraler Tumoren hat sich die Computertomographie als die nichtinvasive Untersuchungsmethode mit höchster Sensitivität bewährt. In den letzten Jahren hat sie die konventionelle Tomographie ersetzt. Die **Spiralcomputertomographie mit Kontrastmittelinjektion** gilt als Standarduntersuchung beim Staging des Lungenkarzinoms. Diese Methode erlaubt nicht nur Aussagen zur Ausdehnung des Primärtumors, zu mediastinalen Lymphknotenvergrößerungen und zur Metastasierung im Thoraxraum, sondern – wenn die Untersuchung bis zum Oberbauch in Höhe des mittleren Nierendrittels ausgedehnt wird – auch eine Beurteilung häufig befallener Oberbauchorgane, wie der Leber und der Nebennieren.

In den letzten Jahren kamen die **Magnetresonanztomographie** und die **Positronenemissionstomographie** als weitere bildgebende Verfahren hinzu. Sie ergänzen die Röntgendiagnostik und die Computertomographie. Vorteile bietet die Magnetresonanztomographie bei Tumorbefall von Perikard, Herzhöhlen, Wirbelkörpern, Spinalkanal und Gefäßen. Bei der Beurteilung von Pancoast-Tumoren wird sie besonders benötigt.

Die Bedeutung der Positronenemissionstomographie ist gegenwärtig noch nicht abzuschätzen. Im Rahmen von Studien scheint eine Überprüfung dieser Methode nach Empfehlungen der Deutschen Gesellschaft für Pneumologie bei folgenden **Indikationen** sinnvoll zu sein:

- Dignitätsbeurteilung eines peripheren Lungenrundherds bei Risikopatienten,
- mediastinales Lymphknoten-Staging sowie
- Beurteilung eines möglichen Lokalrezidivs.

Wenn sich Hinweise auf einen Pleuraerguss ergeben, wird man mittels **Pleurapunktion**, bei weiter unklarem Befund zusätzlich durch **Pleurastanzbiopsie** oder **Thorakoskopie** die Genese dieses Ergusses abklären. Ein Pleuraerguss kann auch bei Befall zentraler hilärer oder mediastinaler Strukturen als Folge des daraus resultierenden Lymphstaus oder bei pneumonischer Infiltration und Atelektasen entstehen. In diesen Fällen ist die Ergussflüssigkeit selbstverständlich immer tumorzellfrei.

Die **Mediastinoskopie** kann für die prognostische Beurteilung eines Lungenkarzinoms von entscheidender Bedeutung sein, da sie die höchste Sensitivität bezüglich des Befalls mediastinaler Lymphknoten aufweist. Ihre Stellung als präoperative Untersuchungsmethode wurde in der Vergangenheit von verschiedenen Thoraxchirurgen ausführlich diskutiert. Nachdem in den letzten Jahren in der Behandlung des lokoregionär ausgedehnten nichtkleinzelligen Lungenkarzinoms multimodale Therapieverfahren, die eine exakte Evaluation des mediastinalen Lymphknotenstatus voraussetzen, eine zunehmende Verbreitung gefunden haben, gewann die Mediastinoskopie an Bedeutung. Sie wird von der American Society of Clinical Oncology und von der European Society of Medical Oncology präoperativ bei Patienten mit mediastinalen Lymphknoten im Computertomogramm von mehr als 1 cm im kürzesten Durchmesser empfohlen.

Die transösophageale und die endobronchiale **Sonographie** ermöglichen die Beurteilung von Lymphknoten, die bronchoskopisch oder mediastinoskopisch nicht erreichbar sind. Außerdem ergeben diese

Untersuchungen Informationen zur Tumorinvasion in die Herzvorhöfe, die großen Gefäße oder den Ösophagus.

5.3 Staging der Fernmetastasen (M)

! Zum Zeitpunkt der primären Diagnose hat das Lungenkarzinom häufig bereits Fernmetastasen entwickelt (Tabelle 5.11, 5.12). Aus diesem Grund muss die Suche nach möglichen Fernmetastasen unbedingt in das primäre diagnostische Programm einbezogen werden, wenn sich aus einem positiven Befund therapeutische Konsequenzen ergeben.

Die Untersuchungen orientieren sich an den **Prädilektionsstellen** der Fernmetastasierung – dem Skelett, der Leber, dem Gehirn und den Nebennieren (Tabelle 5.12). Das Ausmaß der Fernmetastasierung variiert je nach dem histologischen Typ des Tumors. Wegen der besonders hohen Malignität und Tendenz zur frühzeitigen hämatogenen Dissemination werden Fernmetastasen am häufigsten beim kleinzelligen Lungenkarzinom bereits zum Zeitpunkt der Diagnose beobachtet. Es folgen das Adeno-, das großzellige und das Plattenepithelkarzinom.

Tabelle 5.11. Häufigkeit von Fernmetastasen beim primären Staging (Analyse der Autoren)

	Patientenanzahl gesamt	Stadium M0		Stadium M1	
		Patientenanzahl	%	Patientenanzahl	%
Kleinzelliges Karzinom	365	180	49	185	51
Plattenepithelkarzinom	620	474	77	146	23
Adenokarzinom	436	267	61	169	39
Großzelliges Karzinom	142	87	61	55	39
Mischtumoren	77	58	75	19	25
Nicht exakt klassifizierbare Karzinome	118	68	58	50	42
Gesamt	1758	1134	65	624	35

Tabelle 5.12. Verteilung der Fernmetastasen beim primären Staging (M1-Patienten der Tabelle 5.11), die Prozentwerte beziehen sich auf die Gesamtzahl der M1-Fälle des entsprechenden histologischen Karzinomtyps; bei einigen Patienten waren mehrere Organe befallen

	Kleinzellige Karzinome (n=185)		Nichtkleinzellige Karzinome (n=389)		Karzinome ohne nähere Klassifikation (n=50)	
	Patientenanzahl	%	Patientenanzahl	%	Patientenanzahl	%
Lunge	32	17	156	40	18	36
Pleura	7	4	44	11	4	8
Leber	78	42	65	17	20	20
Nebenniere	20	11	42	11	11	2
Skelett	64	35	129	33	18	36
Gehirn	11	6	26	7	3	6
Lymphknoten	41	22	28	30	10	20
Sonstige	14	8	20	5	1	2

5.3.1 Lebermetastasen

Häufig weisen bereits der **klinische Untersuchungsbefund** und die **laborchemischen Ergebnisse** auf einen Befall der Leber hin. Die typischen Laborparameter (GOT, β-GT, alkalische Phosphatase und LDH) können selbstverständlich auch durch Begleiterkrankungen pathologisch verändert werden. Ihre Erhöhung sollte deshalb immer nur im Sinne einer Richtungsweisung interpretiert werden.

Als nichtinvasive Untersuchungsmethode wird die **Computertomographie mit Kontrastmittelgabe** routinemäßig verwendet. Sonographie und gelegentlich auch Kernspintomographie werden bei Bedarf ergänzend durchgeführt. Wenn durch diese Verfahren die Frage nach einer Metastasierung des Lungenkarzinoms in die Leber nicht zweifelsfrei beantwortet werden kann und das Ergebnis therapeutische Konsequenzen hat, ist eine **bioptische Klärung** des Befunds mittels gezielter Feinnadelpunktion – durch Sonographie oder Computertomographie gesteuert – indiziert.

5.3.2 Extrahepatische abdominelle Metastasen

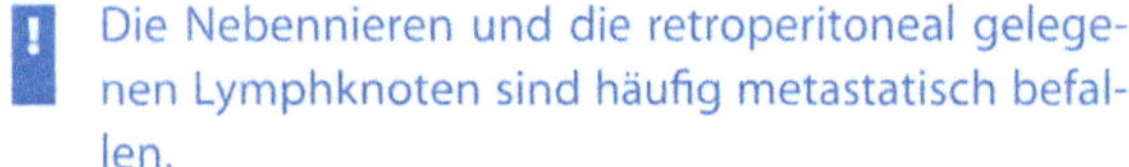

! Die Nebennieren und die retroperitoneal gelegenen Lymphknoten sind häufig metastatisch befallen.

Die Nebennieren werden echographisch i. d. R. nicht abgebildet. Auf der rechten Seite sind raumfordernde Prozesse mit einem Durchmesser von 2–3 cm mittels **Sonographie** darstellbar, auf der linken Seite muss man jedoch mit einer Nachweisgrenze erst bei einem Durchmesser von 3–4 cm rechnen. Somit ist diese Methode eher als Screening-Verfahren anwendbar. Zum Nachweis kleinerer raumfordernder Prozesse wird die **Computertomographie** gewählt. Die Spezifität dieses Verfahrens ist wesentlich höher als diejenige der Sonographie. Ihr Nachteil liegt allerdings darin, dass auch bereits geringe Vergrößerungen der Nebennieren erfasst werden, die keineswegs einen pathologischen Befund darstellen müssen. Falls eine Differenzierung von möglichen Nebennierenmetastasen und gutartigen Adenomen auch mittels **Magnetresonanztomographie** nicht möglich sein sollte, wird man bei entsprechender therapeutischer Relevanz eine bioptische Klärung des Befunds mittels computertomographisch oder sonographisch gestützter **Punktion** oder videolaparoskopischer Exstirpation empfehlen.

5.3.3 Skelettmetastasen

Als erstes Untersuchungsverfahren wird die **Skelettszintigraphie** eingesetzt. Sie ist jedoch nach allgemeiner Übereinkunft (American Society of Clinical Oncology 1997; European Society of Medical Oncology 2001a, b) nur indiziert, wenn Knochenschmerzen bestehen oder die Aktivität der alkalischen Phosphatase und/oder die Konzentration des Kalziums im Serum erhöht sind. Die Skelettszintigraphie weist eine hohe Sensitivität von mindestens 90 %, jedoch nur eine geringe Spezifität von etwa 50 % auf. **Röntgenuntersuchungen** werden nur ergänzend und gezielt bei pathologischem Szintigraphiebefund oder bei umschriebenen Schmerzen vorgenommen. Pathologische Frakturen und Osteolysen lassen sich i. d. R. gut abgrenzen.

! Eine Knochenmarkaspiration oder -biopsie ist nur beim kleinzelligen Lungenkarzinom sinnvoll. Bei den nichtkleinzelligen Karzinomen ist sie unnötig.

Neue Techniken zum Nachweis einzelner Tumorzellen mögen diese Aussage in der Zukunft relativieren. In den letzten Jahren ergänzte die **Magnetresonanztomographie** die bildgebenden Verfahren zum Nachweis einer Skelettmetastasierung. Sie lässt beim kleinzelligen Lungenkarzinom Metastasen erkennen, die sonst nicht nachweisbar sind.

5.3.4 ZNS-Metastasen

Metastasen in das zentrale Nervensystem sind besonders beim kleinzelligen Lungenkarzinom von klinischer Bedeutung. Sie erreichen im weiteren Krankheitsverlauf eine **Prävalenz** von 20–30 %. Beim asymptomatischen Patienten mit einem nichtkleinzelligen Lungenkarzinom liegt die Prävalenz zerebraler Metastasen jedoch bei nur 2–4 %.

Die Metastasen werden mittels **Computertomographie** und zusätzlicher Kontrastmittelgabe nachgewiesen. Wenn das Ergebnis dieser Untersuchung beim symptomatischen Patienten negativ ausfällt, ist eine **Magnetresonanztomographie** indiziert. Während diese Untersuchungen routinemäßig beim Patienten mit einem kleinzelligen Lungenkarzinom des Stadiums „limited disease" erfolgen, werden sie bei Patienten mit nichtkleinzelligem Lungenkarzinom nur vorgenommen, wenn ihr Ergebnis von therapeutischer Relevanz ist, z. B. vor einer geplanten Operation, wenn zerebrale Symptome oder unspezifische Befunde, die auf eine ausgedehnte Tumorausbreitung hinweisen, vorliegen.

Tipp

Aus der Erfahrung, dass primär asymptomatische Patienten kurzfristig nach der Operation des Primärtumors Symptome einer Hirnmetastasierung entwickeln können, die selbstverständlich schon präoperativ bestand, empfehlen einige Autoren, besonders bei Patienten mit einem Adenokarzinom ab Stadium III, präoperativ eine Computertomographie, evtl. auch eine Magnetresonanztomographie des Hirns durchzuführen.

5.4 Diagnostik und Staging während der Therapie (Restaging)

Zur Beurteilung der Therapie sind unabhängig davon, ob der Patient im Rahmen einer klinischen Therapiestudie behandelt wird oder nicht, wiederholte Untersuchungen erforderlich. Sie sind besonders bedeutsam, wenn von ihrem Ergebnis **therapeutische Konsequenzen** abhängen. Dies gilt beispielsweise für die prophylaktische Hirnbestrahlung beim kleinzelligen Lungenkarzinom, die ausschließlich bei kompletter Remission durchgeführt wird. Die diagnostischen Verfahren im Rahmen des Restagings sollten die weiter oben genannten Basisuntersuchungen beinhalten.

Eine **Rebronchoskopie** wird beim kleinzelligen Lungenkarzinom gefordert, wenn alle sonstigen Untersuchungen eine komplette Remission wahrscheinlich machen und im primären Staging der Tumor bronchoskopisch nachweisbar war. Ohne Rebronchoskopie dürfte man in diesem Fall nicht von einer kompletten Remission sprechen. Außerhalb klinischer Therapiestudien wird man beim Restaging mindestens alle primär pathologischen Befunde kontrollieren.

5.5 Funktionsdiagnostik

Die prätherapeutische Funktionsdiagnostik liefert einen Anhalt, welches Ausmaß eine Lungenresektion oder Lungenbestrahlung für die Erhaltung einer hinreichenden Lebensqualität nicht überschreiten darf. Die prognostisch bedeutsamste Größe ist das **Einsekundenvolumen** bei forcierter Exspiration. Mit einem individuell variablen Untersuchungsprogramm, welches ggf. die Gesamtkörperplethysmographie, die arterielle Blutgasanalyse, die Bestimmung der Diffusionskapazität für Kohlenmonoxid, die Ergometrie und Spiroergometrie, die Lungenperfusionsszintigraphie und die Elektrokardiographie sowie Echokardiographie einschließt, werden **Kriterien für die funktionelle Operabilität** aufgestellt.

Literatur

American Society of Clinical Oncology (1997) Clinical practice guidelines for the treatment of unresectable non-small-cell lung cancer. J Clin Oncol 15: 2996–3018

Czerny T, Blair V, Anderson H et al. (1987) Pretreatment prognostic factors and scoring system in 407 small-cell lung cancer patients. Int J Cancer 39: 146–149

Deutsche Krebsgesellschaft (2002a) Kurzgefasste Interdisziplinäre Leitlinien 2002: Therapie des nicht-kleinzelligen Lungenkarzinoms 121–141

Deutsche Krebsgesellschaft (2002b) Kurzgefasste Interdisziplinäre Leitlinien 2002: Therapie des kleinzelligen Lungenkarzinoms 107–120

European Society of Medical Oncology (2001a) ESMO minimum clinical recommendations for diagnosis, treatment and follow-up of small-cell lung cancer (SCLC). Ann Oncol 12: 1051–1952

European Society of Medical Oncology (2001b) ESMO Minimum clinical recommendations for diagnosis, treatment and follow-up of non-small-cell lung cancer (NSCLC). Ann Oncol 12: 1049–1050

Schiller JH (2001) Current standards of care in small-cell and non-small cell lung cancer. Oncology 61 (Suppl 1): 3–13

Stahel RA, Ginsberg R, Havemann K et al. (1989) Staging and prognostic factors in small cell lung cancer: a consensus report. Lung Cancer 5: 119–126

Wittekind CH, Wagner G (Hrsg) (1997) UICC TNM-Klassifikation maligner Tumoren. Springer, Berlin Heidelberg, New York, Tokyo

Wolf M, Havemann K (1995) Kleinzellige Lungenkarzinome. In: Seeber S, Schütte J (Hrsg) Therapiekonzepte Onkologie. 2. Aufl. Springer, Berlin, Heidelberg, New York, Tokyo: S 420–445

Zelen M (1973) Keynote address on biostatics and data retrieval. Cancer Chemother Rep 4: 31–42

Endoskopische Diagnostik

Inhaltsverzeichnis

6.1 Bronchoskopie

F. Herth, H.D. Becker

6.1.1 Einleitung

Entwicklung der Bronchoskopie. Die Bronchoskopie, die Spiegelung der Atemwege, wurde vor über 100 Jahren erstmals von Gustav Killian in Freiburg zur Entfernung von Fremdkörpern angewandt, nachdem geeignete Instrumente und elektrische Beleuchtungsverfahren entwickelt waren und insbesondere das Kokain zur örtlichen Betäubung zur Verfügung stand (Killian 1898). Bereits in den Anfangszeiten wurde die Bronchoskopie auch schon zur **Diagnostik** und gelegentlich zur **lokalen Therapie** von damals allerdings noch sehr seltenen Tumoren der Atemwege eingesetzt. So findet sich bereits um 1915 auch ein Bericht über die erfolgreiche endoluminale Bestrahlung eines Tracheatumors und die Implantation von Stents.

Der schwierige Umgang mit starren Bronchoskoprohren und optischen Instrumenten beschränkte die Anwendung allerdings auf spezialisierte Zentren. Erst die **Weiterentwicklung von Glasfaseroptiken** für die Anwendung in den Atemwegen verschaffte der Bronchoskopie ab Ende der 60er-Jahre weitere Verbreitung (Becker 2000). Heute nimmt sie insbesondere auch im Rahmen der Diagnostik und des Stagings von Tumoren der Lunge und der Atemwege eine zentrale Stellung ein. Sie ist eine vergleichsweise wenig invasive Untersuchungsmethode zur Gewebegewinnung und zur Beurteilung der Ausdehnung des

Primärtumors und der Lymphknoten. Durch eine Fülle neuer Technologien wurde die Anwendungsbreite in den vergangenen Jahren erheblich erweitert, und weitere Entwicklungen werden in immer kürzeren Abständen folgen. So ist die Bronchoskopie bereits jetzt auch schon ein wesentliches Instrument für die **Früherkennung** und für die Erforschung der Entstehung des Bronchialkarzinoms.

6.1.2 Instrumentarium

Zurzeit stehen im Wesentlichen **2 Gerätetypen** für die Bronchoskopie zur Verfügung:

- die ursprünglichen starren Instrumente, die meist unter Allgemeinnarkose eingesetzt werden, und
- flexible Instrumente, die üblicherweise in Lokalanästhesie angewandt werden und wegen ihrer einfacheren Handhabung inzwischen weite Verbreitung gefunden haben.

Starres Bronchoskop

Zusammensetzung. Das starre Instrumentarium besteht aus Metallrohren unterschiedlicher Durchmesser und Längen für alle Altersgruppen – vom Frühgeborenen bis zum Erwachsenen –, über die Lupenoptiken mit bioptischen und therapeutischen Zusatzinstrumenten in die Atemwege eingeführt werden können (Abb. 6.1). Für die interventionelle Bronchoskopie – z. B. zur mechanischen Tumorausräumung, Laseranwendung und Stentimplantation – stehen starre Instrumente heute in vielen Variationen zur Verfügung.

Ein wesentlicher **Vorteil des starren Endoskops** liegt neben den noch immer unübertroffenen optischen Qualitäten in der Sicherung der Atemwege. Dies ist besonders im Rahmen von therapeutischen Eingriffen, bei mechanischer Verlegung und Blutungen von Bedeutung. Mit der Zunahme interventioneller Verfahren hat deshalb die starre Bronchoskopie in den letzten Jahren eine Renaissance erlebt und wird in Kursen für Fortgeschrittene wieder zunehmend gelehrt.

Aber auch diagnostische Maßnahmen, wie tiefe Biopsien, sind damit risikoarm durchzuführen. Ein **Nachteil** starrer Instrumente ist der größere technische und personelle Aufwand, da die starre Bronchoskopie üblicherweise in Allgemeinnarkose durchgeführt wird, wobei sich zur Beatmung die Hochfrequenzjetventilation bewährt hat.

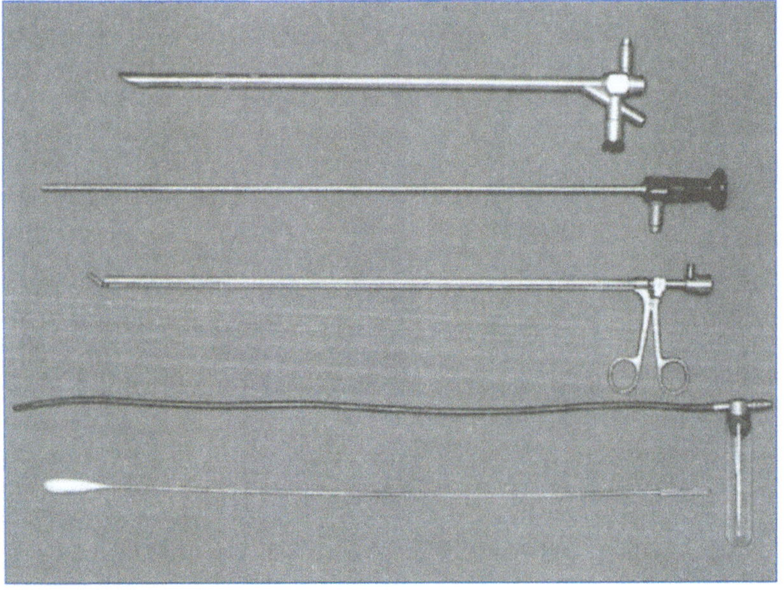

Abb. 6.1. Starres Instrumentarium: Bronchoskoprohr, Lupenoptik, optische Zange, Absaugkatheter mit Sekretfalle, Watteträger (von oben)

Flexibles Bronchoskop

Die Entwicklung der Fiberbronchoskopie (Abb. 6.2) durch Ikeda (1970) hat wesentlich zur Verbreitung der Untersuchungsmethode beigetragen, und sie kommt heute in über 90% der Untersuchungen zur Anwendung. Die **Vorteile der flexiblen Bronchoskopie** sind der geringere apparative und personelle Aufwand, die verhältnismäßig einfache Anwendung und der leichte Zugang in die peripheren Atemwege und zur Lunge. Der ehemalige **Nachteil** der schlechteren Bildqualität durch das Raster der Glasfasern im Vergleich zu den starren Optiken ist seit Entwicklung der digitalen 3-Farbenchiptechnologie weitgehend behoben. Der größte Nachteil des flexiblen Instruments ist der relativ kleine Arbeitskanal. Deswegen sind Biopsien mit diesen Instrumenten weniger erfolgreich und insbesondere auch therapeutische Eingriffe wesentlich schwieriger.

Kombinierte Instrumentenanwendung

Die Vorzüge beider Instrumente lassen sich durch die gleichzeitige Anwendung kombinieren. In Risikofällen kann die Ventilation unter flexibler Bronchoskopie problematisch werden, auch wenn man das Instrument über einen Tubus einführt. In diesen Fällen ist es von Vorteil, die Atemwege zunächst mit dem starren Bronchoskop zu sichern und über dieses das flexible Bronchoskop einzuführen. Die **Vorteile** sind zum einen die sichere Freihaltung der Atemwege mit der Möglichkeit der endotrachealen Sauerstoffinsufflation und der Jetventilation mit dem starren Bronchoskop als auch die leichte Steuerung und der Zugang in die Peripherie mit dem flexible Endoskop (Becker et al. 1991).

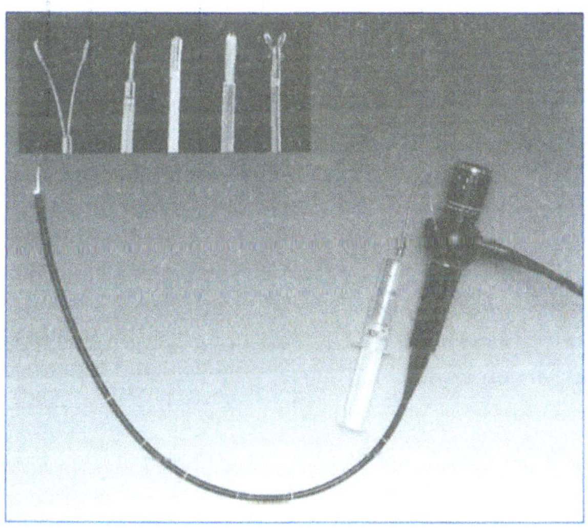

Abb. 6.2. Flexibles Bronchoskop mit eingeführtem Spülkatheter und Zusatzinstrumenten: Fremdkörperzange, Zytologienadel, Lasersonde, Bürste, Biopsiezange (von links)

6.1.3 Indikationen

Die Indikationen zur diagnostischen Bronchoskopie beim Lungenkarzinom richten sich nach klinischen, radiologischen und funktionellen Symptomen. Der **radiologische Verdacht** auf das Vorliegen eines Lungenkarzinoms kann sich aus

- einer Hilusverdichtung,
- Atelektasen,
- einer Mediastinalverbreiterung,
- rezidivierenden Infiltraten an gleicher Stelle sowie
- einer einseitig hellen Lunge

ergeben. **Klinische Symptome** können z. B.

- Reizhusten,
- Hämoptoe,
- Stridor,
- Rekurrensparese oder
- eine obere Einflussstauung

sein.

> ! Alle genannten Zeichen sind i. d. R. keine Frühsymptome. Insbesondere bei Patienten über 40 Jahren mit Raucheranamnese sind die Veränderungen so lange als tumorverdächtig anzusehen, bis durch eine eingehende Diagnostik das Gegenteil bewiesen ist.

Durch Einführung neuer Verfahren wird die Bronchoskopie in Zukunft auch zur **Früherkennung** im Rahmen von Screening-Programmen eingesetzt werden. Da die Bronchoskopie unter den heutigen Vorkehrungen sehr risikoarm ist, besteht die **einzige absolute Kontraindikation** nur darin, dass keine therapeutische Konsequenz resultiert, egal welcher Befund erhoben wird.

6.1.4 Voruntersuchungen

! Im Vergleich zu anderen endoskopischen Untersuchungsverfahren ist die Bronchoskopie allerdings insofern risikoreicher, als man sich in einem für vitale Funktionen essenziellen Raum bewegt und die Atmung durch die mechanische Verlegung mit dem Instrument, Absaugung von Sekreten, durch Instrumentation oder Blutung rasch bedroht sein kann.

Da besonders Patienten mit Lungentumoren durch das Rauchen an Lunge und Herz-Kreislauf-System häufig vorgeschädigt sind, müssen vor einer Bronchoskopie **Voruntersuchungen zur Einschätzung des Risikos und zur Planung** der bronchoskopischen Maßnahmen erfolgen. Dazu gehören eine Lungenfunktionsprüfung sowie eine Blutgasanalyse zur Einschätzung der ventilatorischen Reserven und des Gasaustauschs. Zur kardialen Risikoabschätzung sollte ein EKG vorliegen. Eine pathologische Blutungsneigung und Verschiebungen der Elektrolyte sollten ausgeschlossen bzw. ggf. vor der Untersuchung behoben sein. Grundlage für die Planung diagnostischer und therapeutischer Eingriffe sind radiologische Untersuchungen, i. d. R. zumindest eine aktuelle Thoraxaufnahme in 2 Ebenen. Häufig ist eine eindeutige Lokalisation von pathologischen Veränderungen erst mit Hilfe der Computertomographie möglich.

Basisuntersuchungen vor einer Bronchoskopie

- Anamnese und allgemeine Untersuchung
- Röntgenübersichtsaufnahme in 2 Ebenen (ggf. CT)
- EKG
- Spirometrie
- Blutgasanalyse
- Laborwerte (Elektrolyte, Blutbild, PTT, Quick)

6.1.5 Anästhesie

Lokalanästhesie

Für die **flexible Bronchoskopie** ist im Allgemeinen eine tiefere Sedierung nicht notwendig. Bei sehr unruhigen Patienten kann man einen kurz wirkenden Tranquilizer, wie z. B. Midazolam, verabreichen. Allerdings ist dann ein besonderes Augenmerk auf die Aufrechterhaltung der Atmung zu richten. Zur Lokalanästhesie ist wegen der geringeren Toxizität Lidocain bzw. Oxybuprocain (Novesine) vorzuziehen, das mittels eines Handverneblers eingebracht wird.

Durch diese Art der Applikation kann man sich vom **stufenweisen Eintritt der Anästhesie** – Betäubung des Mund-Rachen-Raumes, Ausschaltung des Würge- und des Hustenreflexes – überzeugen und erreicht auch eine vorwiegende Deposition der im Vergleich zur Ultraschallverneblung größeren Tröpfchen auf der Schleimhaut der zentralen Atemwege. Insbesondere bei längeren diagnostischen und therapeutischen Eingriffen wird etwa eine halbe Stunde zuvor 0,5 mg Atropin s. c. zur Reduktion der Sekretproduktion sowie Hydrocodon zur Dämpfung des Hustenreizes verabreicht.

Allgemeinnarkose

Die **starre Bronchoskopie** wird i. d. R. in total intravenöser Allgemeinnarkose (TIVA) durchgeführt, da bei Anästhesie mit volatilen Narkotika bei offenem Bronchoskoprohr eine übermäßige Kontamination des Untersuchungsraums mit Narkosegasen einträte. Zur Narkoseführung haben sich Propofol als Hypnotikum und Succinylcholin als kurz wirksames Muskelrelaxans bewährt. Die Beatmung lässt sich mittels O_2-angereicherter Luft über Hochfrequenzjetventilation mit Drücken von 1–2 bar am offenen System besonders sicher durchführen. Bei Bedarf kann über den Seitenarm des Bronchoskoprohrs zusätzlich Sauerstoff insuffliert werden.

Überwachung

Als Standard für das Monitoring unter beiden Anästhesieverfahren gelten heute die **Überwachung der Ventilation** durch kontinuierliche transkutane Messung der Sauerstoffsättigung sowie **des EKG und des Blutdrucks.** Damit lassen sich Störungen der Oxygenation erkennen und beheben, bevor sie zur Beeinträchtigung der Herz-Kreislauf-Funktionen und des Bewusstseins führen und das Leben des Patienten bedrohen.

Tipp

Ein zu Beginn der Untersuchung gelegter intravenöser Zugang sichert bei Bedarf jederzeit die weitere Gabe von Sedativa und von Medikamenten zur Behandlung von Zwischenfällen.

6.1.6 Diagnostische Bildgebung

Basis für die Bildgebung waren lange Zeit die starren Linsenoptiken mit unerreichter Qualität für Photo- und Videodokumentation, während die gerasterten Aufnahmen mit Glasfaseroptiken in der Auflösung weit zurücklagen. Mit der **Schwarz-weiß-CCD-Technologie** begann sich dies zu ändern, und heute gibt es **Farbchipendoskope**, mit denen die Qualität starrer Optiken nahezu erreicht wird. Hinzu kommen neuerdings weitere bildgebende Verfahren, mit deren Hilfe zunehmend Einblick bis in den mikroskopischen Bereich (Makrooptiken, „endoscopic optical coherence tomography" – EOCT – und „micro confocal scanning microscopy" – μCOSM), in die tieferen Wandschichten und in die Umgebung der Bronchien gewonnen wird (endobronchialer Ultraschall –EBUS; Herth u. Becker 2001).

6.1.7 Maßnahmen zur Materialgewinnung

Zur bronchoskopischen Materialgewinnung stehen eine **Vielzahl von Verfahren** zur Verfügung, mit denen sowohl alle Abschnitte des Lungensystems und der Lunge als auch große Teile des Mediastinums erreicht werden können. Die Erfolgsquote der verschiedenen Methoden hängt im Wesentlichen von der Lokalisation der Läsion ab. Die Methode der Wahl richtet sich nach der Art des zu gewinnenden Materials. Zytologische Präparate können durch Katheter, Bürsten, Küretten oder Nadelaspiration gewonnen werden, während Gewebeproben mit unterschiedlichen Zangen und Nadeln entnommen werden.

Möglichkeiten der Materialgewinnung

- Lungensekret
- Spülzytologie
- Bronchoalveoläre Lavage (BAL)
- Bürstenzytologie und Kürettage
- Endobronchiale Biopsie
- Transbronchiale Biopsie (TBB)
- Transbronchiale Nadelaspiration (TBNA)

Materialgewinnung zur zytologischen Untersuchung

Spontane Sekretansammlungen können durch direkte Absaugung über den Biopsiekanal des flexiblen Endoskops gewonnen oder über Katheter abgesaugt und in Sekretfallen aufgefangen werden. Geringere Sekretmengen werden durch Instillation von Flüssigkeiten als **Spülzytologie** mobilisiert. Die so genannte **bronchoalveoläre Lavage (BAL)**, das Ausspülen von größeren Lungenarealen mit Flüssigkeitsmengen von bis zu 300 ml, hat für die Diagnostik des Lungenkarzinoms derzeit nur geringe Bedeutung. Wenn die spontane Exfoliation von Zellen ungenügend ist, kann Material durch **Abkratzen mit Bürsten oder Küretten** sowohl aus dem zentralen Lungensystem als auch aus Tumoren in der Lunge gewonnen werden. Aus submukös wachsenden sowie peripheren Lungentumoren, die den zuführenden Bronchus durch expandierendes Wachstum verlegen, können durch **transbronchiale Punktion mit Nadeln (TBNA)** zytologische Proben gewonnen werden.

Bronchoskopische Biopsie

Tumoren im einsehbaren Teil des Lungensystems lassen sich durch **endobronchiale Biopsie** in mehr als 90 % sichern und histologisch typisieren. Allerdings sind Biopsien mit flexiblen Zangen relativ klein, und submukös wachsende Tumoren können damit nur schwer gesichert werden. Dies gelingt nur nach vorangehender bioptischer Abtragung der bedeckenden Schleimhaut im Sinne einer **„Knopflochbiopsie“** oder durch **intramurale Nadelbiopsie** (Abb. 6.3). Hier erweisen sich die großen starren optischen Zangen als weitaus überlegen, die auch immer zur mechanischen Abtragung obstruierender Tumoren zum Einsatz kommen. Peripher im Lungengewebe gelegene Tumoren hingegen werden unter Röntgendurchleuchtung oder neuerdings auch unter **Ultraschallsteuerung** in bis zu 75 % mit flexiblen Zangen erreicht und histologisch durch transbronchiale Lungenbiopsie (TBB) gesichert (Abb. 6.4). **Komplikationen** durch Blutungen oder Pneumothorax bei Einreißen der viszeralen Pleura sind selten (0,5–2 %). Falls der direkte Zugang durch Verlegung des zuführenden Bronchus behindert ist, können Gewebeproben ebenfalls durch bioptische Nadeln erlangt werden.

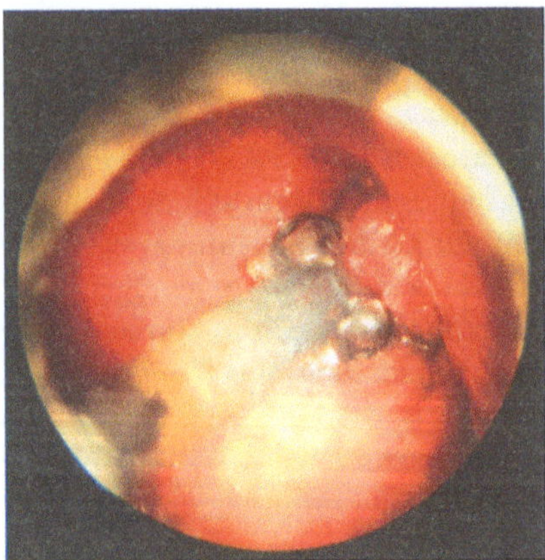

Abb. 6.3. Endobronchiale Biopsie mit der starren optischen Zange aus einem Tumor, der den rechten Hauptbronchus komplett verschließt

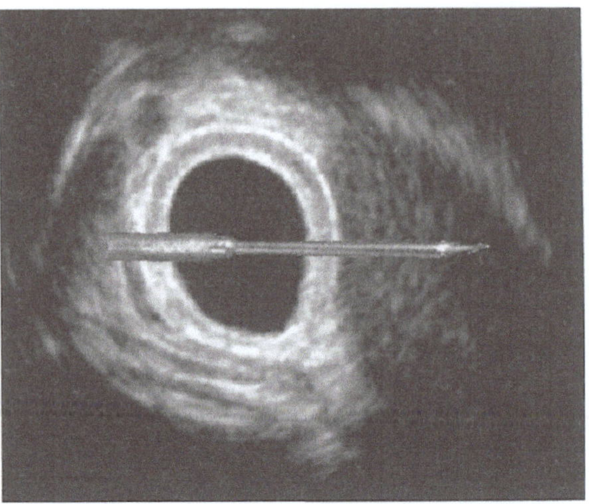

Abb. 6.4. Transbronchiale Lungenbiopsie einer Raumforderung aus der Lingula unter Durchleuchtungskontrolle

Bronchoskopische Gewebegewinnung aus dem Mediastinum

Obwohl bereits in den 50er-Jahren von Schiepatti in Argentinien mittels transtrachealer und transbronchialer Nadelbiopsie zytologisches und histologisches Material aus Lymphknoten und Mediastinaltumoren entnommen wurde, dauerte es bis zur Entwicklung flexibler Nadeln durch Wang in den 70er-Jahren, bis diese Methode sich allmählich durchzusetzen begann. Insbesondere unter **endobronchialer Ultraschallkontrolle** lassen sich heute auch kleine Lymphknoten zum Staging lokalisieren, und es kann durch transbronchiale Nadelaspiration (TBNA) mit Zytologie- und Histologienadeln eine Diagnose aus Lymphknoten im Mediastinum und den Lungenhili in über 80 % gesichert werden (Abb. 6.5). Dadurch kann die komplikationsträchtigere Mediastinoskopie großenteils umgangen werden.

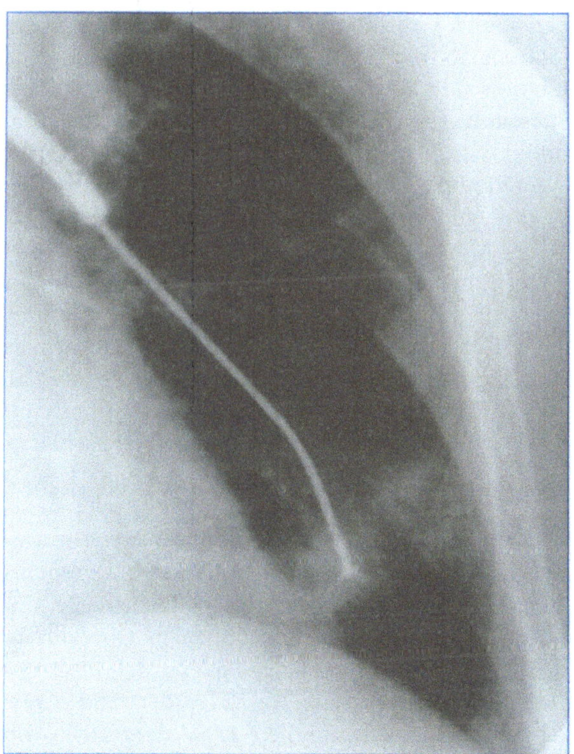

Abb. 6.5. Schema der Nadelpunktion eines endosonographisch dargestellten Lymphknotens

6.2 Invasives Lymphknotenstaging

H. Hoffmann, H. Dienemann

6.2.1 Einleitung

! Die Relevanz der definierten N-Kategorien für die Prognose bei nichtkleinzelligem Lungenkarzinom (NSCLC) ist gut belegt und Grundlage einer stadienabhängigen Therapie (Naruke et al. 1988; Mountain 1997).

Bei allen **Therapieentscheidungen** auf der Basis des klinischen Tumorstadiums (cTNM) muss jedoch bedacht werden, dass jedes cTNM mit einer großen Ungenauigkeit belastet ist. Die Sensitivität der Computertomographie für das Erkennen eines mediastinalen Lymphknotenbefalls liegt bei etwa 80 %, die Spezifität jedoch unter 50 % (s. unten).

Untersuchungen des Heidelberger Patientenguts in über 2000 operierten Fällen zeigen eine **Übereinstimmung** des prätherapeutisch anhand der bildgebenden Diagnostik erhobenen klinischen N-Status (cN) mit dem postoperativ bestimmten pathologischen N-Status (pN) in nur 46 % (Hoffmann et al. 2002). Bei 23 % der Patienten wurde der N-Status radiologisch unterschätzt, bei 31 % jedoch als zu hoch angenommen. Ein klinisch angenommener N2-Status wurde dabei nur in 28 % der Fälle intraoperativ durch ein pN2 bestätigt, in der Mehrzahl fand sich während des Eingriffs lediglich eine pN1-Situation oder konnte sogar ein nodalnegativer Befund erhoben werden (Tabelle 6.1).

Tipp: Die Indikation zur weiteren invasiven Abklärung eines fraglichen Lymphknotenbefalls sollte daher großzügig gestellt werden. Sowohl einzelne signifikant vergrößerte Noduli (>1 cm) als auch eine ungewöhnlich große Zahl an grenzwertig großen mediastinalen Lymphknoten sollten Anlass für eine invasive Abklärung sein.

Tabelle 6.1. Vergleich des präoperativen klinischen N-Status (*cN*) und des postoperativen pathologischen N-Status (*pN*) bei 2077 operierten Patienten mit NSCLC aus dem Heidelberger Patientengut der Jahre 1988–1997. Eine korrekte Einschätzung des N-Status anhand der bildgebenden Diagnostik fand sich in nur 46 % (Übereinstimmung von cN und pN). Bei 23 % der Patienten wurde der N-Status radiologisch unterschätzt, bei 31 % jedoch als zu hoch angenommen

pN cN	0	1	2	3	Total
0	513	126	76	28	743
1	183	206	90	32	511
2	180	214	198	116	708
3	22	19	31	43	115
Total	898	656	395	219	2077[a]

[a] Nicht enthalten sind 60 Patienten ohne eindeutigen pN-Status (Nx)

6.2.2 Prozeduren

(Offene) Lymphknotenbiopsie

Palpatorisch auffällige zervikale oder supraklavikuläre Lymphknoten werden grundsätzlich exstirpiert oder biopsiert, bevor invasivere Schritte unternommen werden. Bei **Malignitätsnachweis** ist dies die am geringsten belastende invasive Methode zur histologischen Diagnosesicherung.

Die Infiltration supraklavikulärer Lymphknoten entspricht beim Lungenkarzinom immer einem N3-Status und schließt eine kurative Resektion aus.

Transösophageale Feinnadelaspiration (FNA) oder transbronchiale Nadelaspiration (TBNA) aus mediastinalen Lymphknoten

Ein vergleichsweise gering invasives Verfahren zum zytologischen Malignitätsnachweis ist die endoskopisch gesteuerte transösophageale oder transbronchiale Nadelaspiration aus vergrößerten paratrachealen und parabronchialen Lymphknoten. Die **Treffsicherheit** von FNA und TBNA kann durch die gleichzeitige Anwendung des endoluminalen/endobronchialen Ultraschalls gesteigert werden (Herth et al. 2002). Für ein systematisches mediastinales Lymphknoten-Staging sind diese Verfahren jedoch nicht geeignet.

(Zervikale) Mediastinoskopie

Die zervikale Mediastinoskopie wurde erstmals 1954 von Harken beschrieben und von Carlens (1959) sowie Pearson (1965) durch den Einsatz eines speziellen Mediastinoskops weiterentwickelt und in die klinische Routine eingeführt. Die Mediastinoskopie ist seither das etablierte Verfahren und nach wie vor **Goldstandard zum mediastinalen Staging** bei NSCLC.

Erreichbare Lymphknoten. Durch die Mediastinoskopie erreichbar sind die paratrachealen (Stationen 2 und 4 rechts und links), tracheobronchialen (Station 10 rechts) und Bifurkationslymphknoten (Station 7) im Mediastinum. Nicht erreichbar mittels Standardverfahren sind die aortopulmonalen (Station 5) und ventral des Aortenbogens gelegenen Lymphknoten links (Station 6) sowie die ventral der V. cava superior gelegenen Stationen rechts (Station 3; Abb. 6.6, Tabelle 6.2). Die Rate der falsch-negativen mediastinoskopischen Biopsien wird in der Literatur mit etwa 10 % angegeben, wobei die Rate der falsch-negativen Resultate für die subkarinale Lymphknotenstation etwas höher ist (Geedo et al. 1997). Falsch-positive Resultate mediastinoskopischer Lymphknotenbiopsien sind zu vernachlässigen.

Durchführung der Mediastinoskopie. Die Untersuchung wird in Allgemeinnarkose vorgenommen. Der Patient befindet sich in Rückenlage, mit rekliniertem Kopf und angehobenem Oberkörper. Über einen etwa 3–4 cm langen queren Schnitt in der Fossa jugularis wird die Tracheavorderwand – vergleichbar zur Tracheotomie – exakt dargestellt. Von hier aus wird der Zeigefinger an der Trachea entlang allmählich in die Tiefe geführt. Der Finger passiert zunächst die V. brachiocephalica sinistra, anschließend den Truncus brachiocephalicus und schließlich den Aortenbogen. Das Mediastinoskop wird nun im vorgebildeten Kanal vorsichtig in die Tiefe geführt und unter stumpfer Präparation mit dem Saugrohr bis zur Trachealbifurkation (erkennbar am Verschwinden der Trachealringe) vorgeschoben. Biopsien erfolgen erst nach eindeutiger Identifikation sämtlicher Lymphknotenkompartimente.

Beim Lungenkarzinom ist unter dem Aspekt der Kurabilität die kontralaterale Seite von primärem Interesse.

Komplikationen sind bei der Mediastinoskopie selten, aber u. U. fatal. Mögliche Komplikationen sind Verletzungen der großen Gefäße, des linken N. laryngeus recurrens, der Pleura mediastinalis und des Ösophagus. Daher darf eine Mediastinoskopie nur in Notfallthorakotomiebereitschaft durchgeführt werden. In erfahrenen Händen ist die Komplikationsrate dennoch gering (<1%). In der größten berichteten Serie von über 11.000 Mediastinoskopien betrug die Letalität 0,15% (Specht 1971).

Erweiterte (zervikale) Mediastinoskopie

Dieses Verfahren zur **Exploration des aortopulmonalen Fensters** wurde 1987 von Ginsberg et al. beschrieben. Über einen kollaren Zugang, wie zur Standardmediastinoskopie, wird nach stumpfer Dissektion zwischen Truncus brachiocephalicus und linksseitiger A. carotis das Mediastinoskop über den Aortenbogen geführt und erreicht dadurch das aortopulmonale Fenster und mit Einschränkungen auch die präaortalen Lymphknoten.

Vorteil dieses Verfahrens ist die Vermeidung eines zweiten Zugangs (anteriore Mediastinotomie oder Videothorakoskopie) zur Exploration aortopulmonaler Lymphknoten. **Nachteil** ist die deutlich schlechtere Übersicht und die nur eingeschränkt mögliche Exploration der Kompartimente 5 und 6 im Vergleich zu den genannten konkurrierenden Verfahren. Nach Einführung der Videothorakoskopie wurde die erweiterte zervikale Mediastinoskopie, wie sie von Ginsberg beschrieben wurde, weitgehend verlassen.

Anteriore Mediastinotomie

Indikation. Dieses Verfahren dient der Abklärung im vorderen Mediastinum gelegener, durch die Mediastinoskopie nicht erreichbarer Tumoren und der Biopsie präaortal gelegener Lymphknoten beim Lungenkarzinom. Diese Technik wurde ursprünglich von McNeil und Chamberlain 1966 beschrieben.

Durchführung der anterioren Mediastinotomie. In Allgemeinanästhesie wird in Höhe der Raumforderung (i. d. R. im zweiten oder dritten Interkostalraum) eine etwa 4 cm lange quere Inzision im Verlauf des Interkostalraums angelegt und die Zwischenrippenmuskulatur am Oberrand der Rippe mit dem elektrischen Messer durchtrennt. Gegebenfalls kann die Rippe in ihrem knorpeligen Anteil reseziert werden. Die Vasa thoracicae internae sollten geschont werden. Die mediastinale Pleura wird stumpf nach lateral abgeschoben und nach Einführen eines Langenbeck-Hakens der Retrosternalraum exploriert. Nach erfolgter Biopsie des Tumors und sorgfältiger Blutstillung wird die Inzision i. d. R. ohne Drainage verschlossen.

Videothorakoskopisches Lymphknoten-Staging

Die Videothorakoskopie (VATS) ist eine neue, elegante Methode zum prätherapeutischen Staging bei NSCLC. Sie erfolgt in Allgemeinnarkose mit Doppellumenintubation, um eine Atelektase der ipsilateralen Lunge zu gewährleisten. Es werden **2–3 Trokarinzisionen** im dritten und vierten Interkostalraum angelegt und die Optik über eine Inzision im fünften Interkostalraum eingeführt.

Die Videothorakoskopie erlaubt neben der Biopsie mediastinaler Lymphknoten eine **direkte Visualisierung** des Tumors mit Abklärung einer fraglichen hilären oder mediastinalen Kompression bzw. Infiltration, Nachweis und Resektion von intrapulmonalen Satellitenherden oder den Nachweis einer Pleurakarzinose und somit die Diagnostik der Inoperabilität.

Sämtliche Lymphknotenstationen, mit Ausnahme der hohen mediastinalen (links und rechts) und paratrachealen Stationen links, sind der videothorakoskopischen Biopsie zugänglich. **Vorteilhaft** gegenüber der Mediastinoskopie ist der Zugang auch zu den Lymphknotenstationen aortopulmonal und präaortal links sowie paraösophageal und hilär. **Nachteilig** gegenüber der Mediastinoskopie ist die Möglichkeit der ausschließlich einseitigen (ipsilateralen) Exploration.

6.2.3 Verfahrenswahl

Mediastinale Lymphknoten, die in der bildgebenden Diagnostik (Computertomographie, Positronenemissionstomographie) verdächtig auf einen Tumorbefall sind, sollten Anlass für eine invasive Abklärung sein. Dabei ergänzen sich die oben genannten Verfahren und sollten zielgerichtet, dem

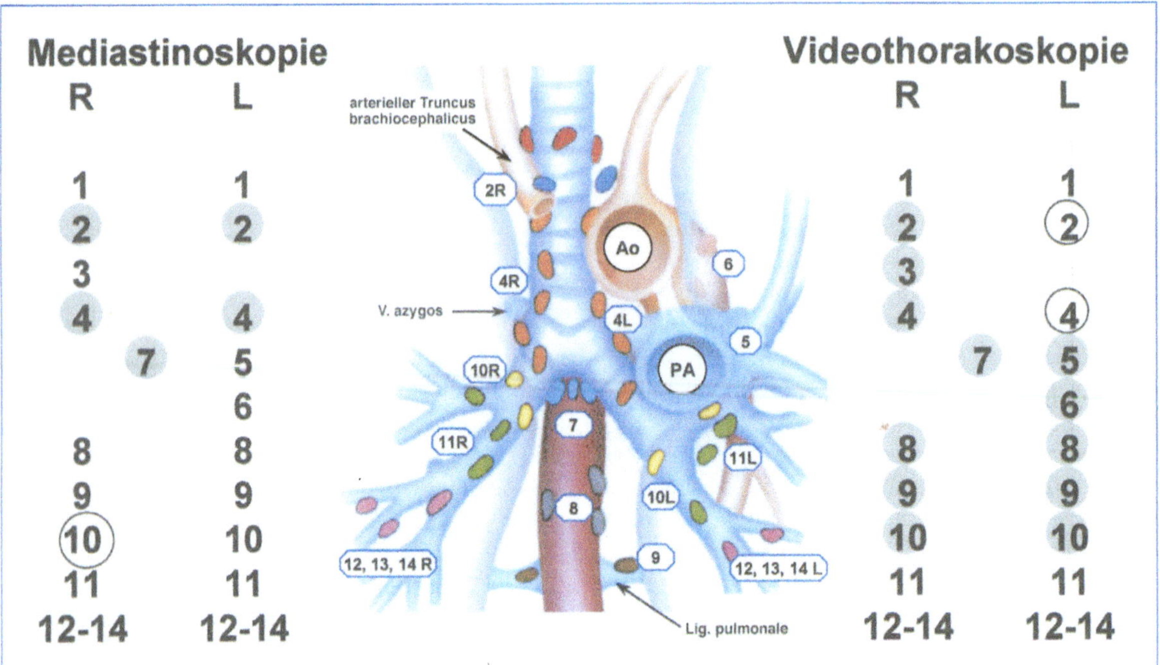

Abb. 6.6. Erreichbare Lymphknotenstationen über (zervikale) Mediastinoskopie und Videothorakoskopie. *Ao* Aorta; *Pu* Pulmonalarterie

Tabelle 6.2. Vergleich invasiver Prozeduren zum mediastinalen Lymphknoten-Staging bei Lungenkarzinom. Die angegeben Zahlen beziehen sich auf die Lymphknotenstationen gemäß Abb. 6.1

	FNA/TBNA	MESK	VATS
Invasivität	Gering	Mittel	Höher
Biopsie	(NA) Zytologie	Histologie	Histologie
Mediastinale Lymphknoten			
Gut erreichbar	2, 4, 7, 8 (FNA)	1, 2, 4, 7	3, 4R, 5, 6, 7, 8, 9
Eingeschränkt erreichbar	5, 9 (FNA)	3, 5	2, 4L
Nicht erreichbar	1, 3, 6	6, 8, 9	1
Hiläre Lymphknoten	10 beiderseits gut erreichbar	10R eingeschränkt erreichbar, 10L nicht erreichbar	10 beiderseits gut erreichbar
Intrapulmonale Lymphknoten	11, 12 gut erreichbar, >12 eingeschränkt erreichbar	Nicht erreichbar	11 eingeschränkt erreichbar, >11 nicht erreichbar
Beiderseitige Exploration	Möglich	Möglich	Nicht möglich
Eignung zum systematischen Lymphknoten-Staging	Weniger geeignet	Sehr gut geeignet	Gut geeignet (ipsilateral)

FNA Feinnadelaspiration; *TBNA* transbronchiale Nadelaspiration; *MESK* Mediastinoskopie; *VATS* videoassistierte Thorakoskopie; *NA* Nadelaspiration

im folgenden aufgezeigten **Algorithmus** folgend, eingesetzt werden.

Tipp

Ist ein einzelner Lymphknoten oder eine einzelne Lymphknotenstation verdächtig auf einen Tumorbefall (Sentinel-Lymphknoten) und ist dies therapieentscheidend, so sollte diese Station mit dem am geringsten invasiven Verfahren gezielt abgeklärt werden. In der Regel wird sich hier die transösophageale oder transbronchiale Nadelaspiration anbieten. Erbringt diese keinen wegweisenden zytologischen Befund, ist die Mediastinoskopie oder die Videothorakoskopie der nächste Schritt. Ist ein systematisches mediastinales Lymphknoten-Staging gefordert, ist i. d. R. primär die Mediastinoskopie Methode der Wahl.

6.3 Sonstige videogestützte Verfahren

6.3.1 Einleitung

Das Staging maligner Tumoren hat im Hinblick auf differenzierte und eingreifende Therapieformen elementare Bedeutung. Wo bisher lediglich zwischen operablen und inoperablen Tumoren unterschieden wurde, werden jetzt **exakte Tumorformeln** erwartet, um die Indikation zur primären Operation oder neoadjuvanten Therapie stellen zu können. Ebenso ist das **Restaging** nach erfolgter neoadjuvanter Therapie von Bedeutung, um ein Ansprechen der Therapie feststellen und die technischen und onkologischen Gegebenheiten für eine Resektion beurteilen zu können (Friedel et al. 2000).

Obwohl die bildgebenden Verfahren, wie CT und MRT, in den letzten Jahren deutlich verbessert worden sind, ist eine **Tumorinfiltration zentraler Strukturen** und somit die zweifelsfreie Zuordnung zu einem T4-Stadium weiterhin in den meisten Fällen nicht sicher möglich. Auch die endoskopische Ultraschalluntersuchung und die PET sind im Hinblick auf das Lymphknoten-Staging weiterentwickelt worden, die Spezifität ist jedoch noch unbefriedigend. Zusätzlich müssen daher weiterhin invasive Methoden eingesetzt werden.

Die **Entwicklung videoendoskopischer Methoden** hat in diesem Bereich neue Möglichkeiten des Stagings von thorakalen Tumoren eröffnet. Die Mediastinoskopie wird in der Lymphknotendiagnostik bereits seit langem in unterschiedlicher Intensität eingesetzt, durch die **Videomediastinoskopie** kann die Sensitivität in Zukunft voraussichtlich noch deutlich erhöht werden. Die **Videothorakoskopie** kann zusätzliche Informationen zum T-Status und zum Lymphknoten-Staging der Stationen 5–11 geben. Die Beurteilung mediastinaler und pleuraler Raumforderungen wird durch die Videothorakoskopie wesentlich verbessert.

Mit Videomediastinoskopie und Videothorakoskopie und zusätzlichem Einsatz der intraoperativen Ultraschalluntersuchung stehen somit 2 Methoden zur Verfügung, die das TNM-Stadium in vielen Fällen präziser festlegen lassen.

6.3.2 Narkose und Beatmung

Der Eingriff erfolgt in **Allgemeinnarkose.** Die Videomediastinokopie wird mit einem konventionellen Tubus durchgeführt. Die Videothorakoskopie erfolgt unter seitengetrennter Beatmung nach Doppellumenintubation. Bei Eingriffen am Mediastinum hat sich die **Hochfrequenzjetbeatmung** bewährt. Durch diese Beatmungsform kann der atemabhängige mediastinale Shift verhindert werden. Bei Patienten mit verminderter respiratorischer Reserve kann eine minimale CPAP-Beatmung der ipsilateralen Lunge hilfreich sein (Linder et al. 1993a).

6.3.3 Lagerung

Die Videomediastinoskopie wird in **Rückenlage** mit rekliniertem Kopf durchgeführt. Hautdesinfektion und Abdeckung müssen bei Blutungskomplikationen eine Sternotomie zulassen. Bei der Videothorakoskopie wird der Patient in **Seitenlagerung** gebracht, Hautdesinfektion und Abdeckung erfolgen derart, dass jederzeit eine laterale Thorakotomie möglich ist.

6.3.4 Instrumentarium

Für die Videomediastinoskopie existiert ein Basisinstrumentarium, das noch weiterer Entwicklungen bedarf. Das **Mediastinoskop** wird in eine Halterung eingespannt, so dass beide Hände für Manipulationen mit zusätzlichen Instrumenten frei sind.

Der **Vorteil gebogener oder gewinkelter Instrumente** für thorakoskopische Operationen ist hinlänglich beschrieben (Linder et al. 1993b). Speziell sind eine lichtstarke videooptische Einheit sowie ein leistungsstarkes Saug-Spül-System, v. a. bei der Pleurektomie, erforderlich. Es werden starre Endoskope mit Winkeloptiken von 30 oder 50° verwendet.

Zur großflächigen **Hämostase** nach Pleurektomie hat sich der Argon-Beamer bewährt (Friedel et al. 1994b). Bei der mediastinalen Lymphadenektomie hilft die bipolare Diathermie, Nervenschäden zu vermeiden.

Die extra- und intrathorakale sowie mediastinale **Ultraschalluntersuchung** hat sich bei der Beurteilung von Pleuraergüssen, mediastinalen Lymphomen, Perikardergüssen sowie zur Lokalisation intrapulmonaler Tumoren bewährt. Sie verbessert zudem die Beurteilung einer im CT vermuteten Infiltration zentraler Strukturen. Für den throrakoskopischen und mediastinoskopischen Einsatz der Ultraschallsonde wurden spezielle Halterungs- und Manipulationsinstrumente entwickelt (Friedel et al. 1998).

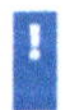
Das Instrumentarium für eine Thorakotomie muss für Notsituationen oder einen indikationsbedingten bzw. technisch erforderlichen Methodenwechsel ebenfalls vorbereitet sein.

6.3.5 Diagnostische Eingriffe

Die Möglichkeiten einer sicheren Diagnostik von Pleura-, Lungen- und Mediastinalerkrankungen sind durch die videoendoskopische Technik wesentlich verbessert worden. Dies beruht zum einen auf einer besseren Visualisation des gesamten Thorax, zum anderen auf der Möglichkeit einer kontrollierten Entnahme von ausreichend großen, repräsentativen Proben oder mitunter der Exzision in toto.

Staging des ausgedehnten Lungenkarzinoms

Die videoassistierte Thorakoskopie wird in zunehmendem Maße zum **Staging** fraglich operabler Lungenkarzinome eingesetzt und wird die explorative Thorakotomie als Staging-Operation möglicherweise in der Mehrzahl der Fälle ersetzen. Der Vorteil besteht in einer geringeren Traumatisierung bei nahezu gleicher Sensitivität und Spezifität (Van Schil u. Van den Brande 1997). Unter Einschluss der intraoperativen Ultraschalluntersuchung kann eine **Tumorinvasion** in **benachbarte Strukturen** festgestellt werden (Friedel et al. 1998). Vor allem im Hinblick auf eine neoadjuvante Therapie ist eine exakte prätherapeutische T- und N-Zuordnung wünschenswert.

Für eine **T-Zuordnung** wird i. d. R. zunächst die **Computertomographie** eingesetzt. Eine Infiltration zentraler Strukturen (Abb. 6.7, 6.8) ist jedoch nur bei sehr ausgedehnten Tumoren sicher zu diagnostizieren. Normalerweise kann lediglich der Verdacht einer Infiltration geäußert werden. Die **PET** kann ebenfalls nur Hinweise auf eine Infiltration geben, es zeichnet sich jedoch ab, dass in Zukunft durch die Fusion von PET und CT zuverlässigere Aussagen möglich sind.

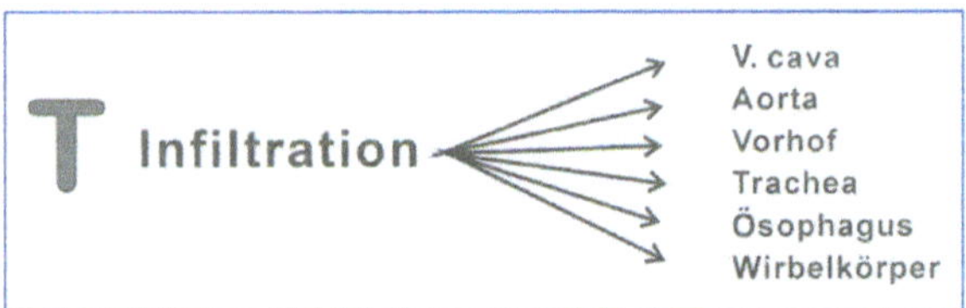

Abb. 6.7. Direkte Infiltration zentraler umgebender Strukturen durch den Tumor

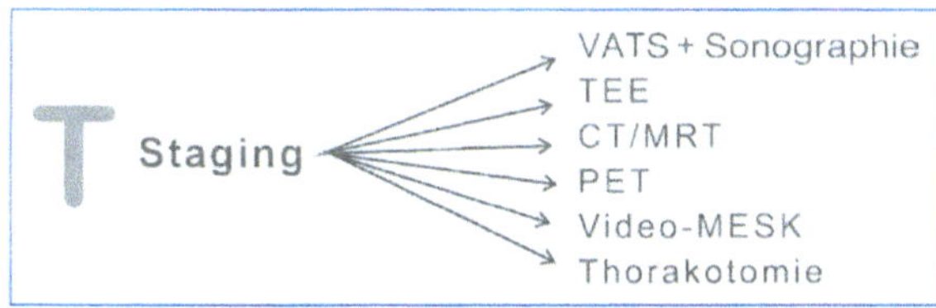

Abb. 6.8. Diagnostische Möglichkeiten zum Tumor-Staging. *VATS* videoassistierte Thorakoskopie; *TEE* transösophagealer Ultraschall; *CT* Computertomographie; *MRT* Magnetresonanztomographie; *PET* Positronenemissionstomographie; *Video-MESK* Videomediastinoskopie

Mittels **transösophagealem Ultraschall (TEE)** kann ein Hinweis auf eine Infiltration der Vorhöfe gegeben werden. Durch **Videomediastinoskopie, Videothorakoskopie** und **explorative Thorakotomie** kann die Infiltration gesichert und histologisch verifiziert werden. Die Videothorakoskopie ermöglicht prinzipiell die Inspektion aller zentralen Strukturen, während die Videomediastinoskopie lediglich eine Infiltration der Trachea und der V. cava superior (T4) aufzeigen kann.

Das **Lymphknoten-Staging** beinhaltet die bioptische Sicherung aller Lymphknotenstationen, wie sie im Schema der ATS festgelegt sind (Abb. 6.6). Dabei sind die Stationen 1, 2, 3, 4 und 7 eine Domäne der Videomediastinoskopie. Die Stationen 5 und 6 der linken Seite sind mittels erweiterter Mediastinoskopie nach Ginsberg zugänglich. Einfacher ist deren Exploration jedoch mittels Videothorakoskopie. Ausschließlich durch Videothorakoskopie erreichbar sind die Lymphknotenstationen des unteren Mediastinums, 8 und 9.

Das **M-Staging** beinhaltet im thorakalen Bereich die Beurteilung von Rundherden der Gegenseite oder nicht befallener Lungenlappen. Mittels Laparoskopie können Nebennierenveränderungen biopsiert bzw. exstirpiert werden.

Operatives Vorgehen

Lagerung und **Abdeckung** erfolgen stets in der Weise, dass eine laterale Thorakotomie angeschlossen werden kann. Die **Inzisionen** werden so gewählt, dass sie entweder in eine eventuelle Thorakotomie einbezogen oder als Drainagekanäle genutzt werden können. Es werden 3 Zugänge bevorzugt – im 5. Interkostalraum dorsal, im 6. Interkostalraum ventral und im 3. Interkostalraum in der vorderen oder mittleren Axillarlinie.

Wenn nötig, wird zuerst eine **Adhäsiolyse** vorgenommen. Dann erfolgt die **Inspektion** des Thoraxraums. Zum **N-Staging** werden bei rechtsseitigen Tumoren paratracheale und subkarinale, bei linksseitigen subaortale und subkarinale Lymphknoten entnommen.

CAVE

Bei Patienten mit eingeschränkter pulmonaler Reserve kann das Übergreifen des Tumors auf benachbarte Lappen eine funktionelle Inoperabilität bedeuten.

Eine **Tumorinfiltration großer Gefäße**, wie Aorta (Abb. 6.9) und V. cava superior (Abb. 6.10), kann songraphisch dargestellt werden. Bei hilär gelegenen Tumoren ist die Ultraschalluntersuchung ebenfalls hilfreich, um eine **Tumorinvasion der Pulmonalarterie** ausschließen (Abb. 6.11). Die Beurteilung einer Gefäßinvasion erfordert jedoch große Erfahrung in der Technik und Beurteilung intraoperativer Ultraschalluntersuchungen.

Metastasenverdächtige **intrapulmonale Rundherde** können mittels Keilresektion verifiziert werden. Eine **pleurale Tumoraussaat** ist meist unter direkter Sicht zu erkennen und lässt sich einfach bioptisch sichern. Je nach Befund wird dann eine Thorakotomie angeschlossen oder eine Drainage eingelegt und der Eingriff beendet.

Videomediastinoskopie

Stellenwert und Technik der herkömmlichen Mediastinoskopie werden an anderer Stelle abgehandelt. Die Videomediastinoskopie erreicht alle Regionen, die auch der herkömmlichen Mediastinoskopie zugänglich sind. In der durch Ginsberg neu aufgegriffenen und von Specht erstmals beschriebenen Technik der **erweiterten Mediastinoskopie** (Specht 1967, 1977; Ginsberg et al. 1987) umfasst dies auch die linksseitigen paraaortalen Lymphknotenstationen.

Ähnlich wie die Videotechnik die Möglichkeiten der Thorakoskopie erweitert hat, gilt dies auch für die Mediastinoskopie. Es wird nicht nur die Ausbildung in der Mediastinoskopie erleichtert. In Kombination mit einem speziellen aufspreizbaren Mediastinoskoptubus ermöglicht sie die **bimanuelle Präparation.** So lassen sich wesentlich komplexere Präparationen bis zu einer systematischen Lymphadenektomie durchführen. Letztere steht in ihrer Radikalität der Dissektion über eine Thorakotomie nicht nach, kann aber in einem Eingriff schonend die Lymphknotenstationen beider Seiten mit hoher Sensitivität abklären.

Die Kombination mit der intraoperativen Sonographie über den Mediastinoskoptubus erlaubt zusätzlich die Überprüfung einer im CT vermuteten Tumorinfiltration zentraler Gefäße (T4-Status), insbesonders der Pulmonalarterie und der Vv. cava et azygos. Dies gilt auch für Bereiche, die aufgrund der Luftüberlagerung durch den Tracheobronchialbaum einer transösophagealen Sonographie nicht zugänglich sind.

! In der für Studien und die Therapieentscheidung so wichtigen Frage eines T4- oder N2-Status ist die Videomediastinoskopie somit eine ideale Ergänzung zur Videothorakoskopie.

Abb. 6.9. Intraoperative Ultraschalldarstellung einer Tumorinfiltration der Aorta

Operative Technik

Hautinzision und **Präparation** des prätrachealen Raumes erfolgen wie bei der konventionellen Mediastinoskopie. Die weitere **Dissektion der Lymphknoten** erfolgt aber nicht mehr mit dem Saugrohr, evtl.

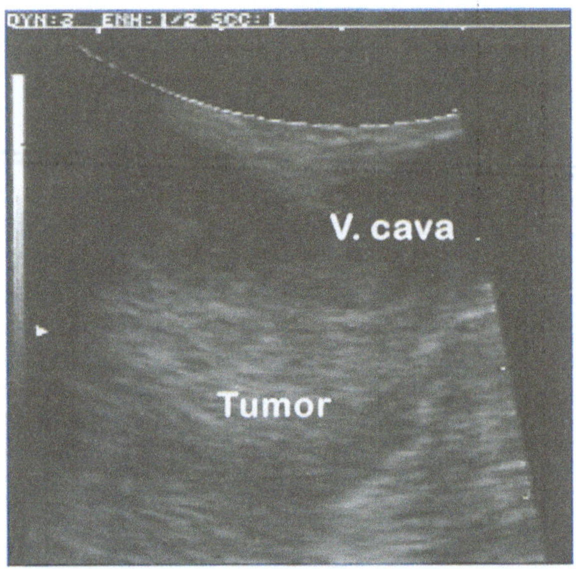

Abb. 6.10. Intraoperative Ultraschalldarstellung einer Tumorinfiltration der V. cava

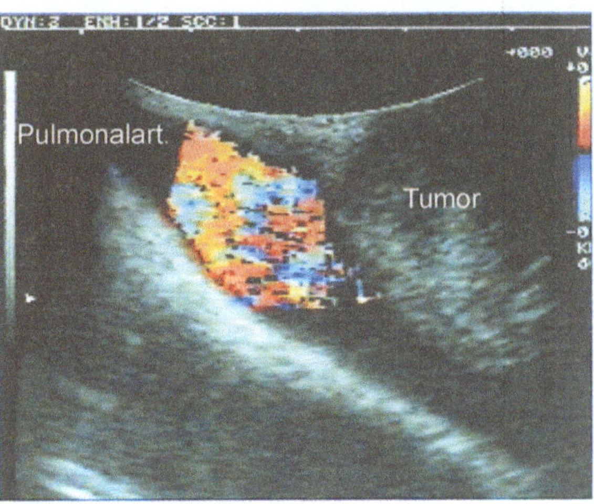

Abb. 6.11. Intraoperative Dopplersonographie einer Tumorinfiltration der zentralen Pulmonalarterie

unterstützt durch den Mediastinoskoptubus. Stattdessen wird nach Einführen des Videomediastinoskops dessen Position mit einem Haltearm fixiert und nur bei Wechsel des Operationsgebiets verändert. Nach Aufspreizen der beiden Halbrohre entsteht eine Operationsfeld im Blick der am distalen Ende im oberen Halbschaft integrierten Optik. Diese kann bei Verschmutzung durch eine integrierte Spülung gereinigt werden. Spülflüssigkeit und kleinere Blutmengen sowie Rauch nimmt eine ebenfalls im oberen Schaft gelegene Dauersaugung auf (Abb. 6.12).

Lymphknotendissektion. Mit einer Fasszange wird das Lymphknotenpaket en bloc gefasst und mit Saugrohr, Clips und Schere von den umgebenden mediastinalen Strukturen disseziert. Meist werden die para- bzw. prätrachealen und tracheobronchialen Lymphknoten als zusammenhängendes Präparat gewonnen. Abschließend liegen paratracheal V. cava, V. azygos und mediastinale Pleura frei. In der Bifurkation muss meist die kreuzende Lungenarterie abgesetzt werden. Anschließend lassen sich die subkarinalen Lymphknoten von den beiden Hauptbronchien, dem Ösophagus und dem Perikard abpräparieren.

CAVE

Besondere Vorsicht erfordert der rechte Tracheobronchialwinkel. Hier liegen V. azygos, V. cava superior und rechte Pulmonalarterie sehr eng beieinander und können durch tumoröse oder silikotische Lymphknoten infiltriert sein. Hier werden dann sicherheitshalber Lymphknotenreste an den Gefäßen belassen.

Links wird regelhaft der **N. laryngeus recurrens** dargestellt und geschont. Aus Rücksicht auf den Nerv werden hier unter Verzicht auf eine radikale Dissektion üblicherweise nur mehrere Lymphknoten in toto gewonnen. Wenn auch auf eine radikale paraaortale Dissektion verzichtet wird, erlaubt die Videomediastinoskopie auch hier meist die Entfernung mehrerer Lymphknoten in toto.

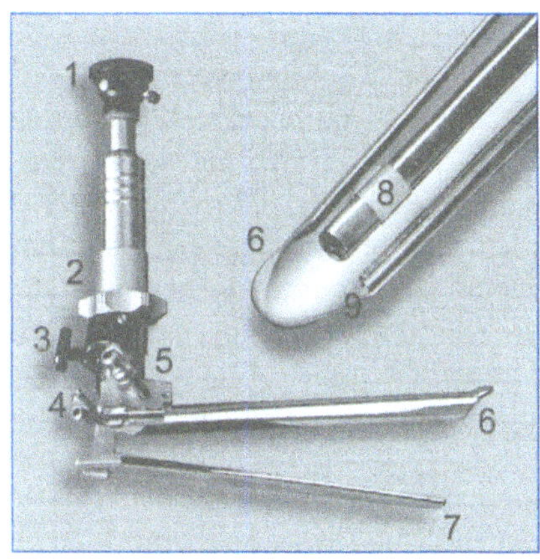

Abb. 6.12. Videomediastinoskop (Fa. Wolf, Knittlingen) mit aufgespreiztem Schaft. *1* Okulartrichter; *2* Stellrad für transversales Parallel-Shift der Halbtubi; *3* Stellrad für Aufspreizung; *4* Anschlüsse für Dauersaugung und Optikspülung; *5* Lichtleiteranschluss; *6* oberer Halbtubus; *7* unterer Halbtubus; *8* Optik; *9* distales Ende der Dauersaugung und Optikspülung

Mediastinale Raumforderungen

In der Diagnostik mediastinaler Raumforderungen konkurriert die Thorakoskopie in einigen Fällen mit der Mediastinoskopie. Der **Vorteil** der thorakoskopischen Diagnostik besteht darin, dass das gesamte Mediastinum einer Thoraxhälfte überblickt werden kann und die Ausdehnung der Tumoren oder Lymphome sowie die Infiltration benachbarter Strukturen exakter festgelegt werden können (Landreneau et al. 1993). Eine Differenzierung zwischen benignen und invasiven malignen Tumoren ist häufig nur klinisch und nicht nur durch die alleinige Biopsie möglich. Dies kann für eine eventuelle neoadjuvante Therapie von Bedeutung sein. Als **Nachteil** gegenüber der Mediastinoskopie ist zu bezeichnen, dass nur Proben von der ipsilateralen mediastinalen Thoraxseite entnommen werden können.

Operatives Vorgehen

Der Eingriff erfolgt in **Seitenlage** unter seitengetrennter Beatmung. Es wird zunächst eine Inzision für die Videooptik in der mittleren Axillarlinie im 5.–6. Interkostalraum angelegt. Nach **Einbringen der Optik** wird der Tisch so weit wie möglich nach dorsal gekippt, so dass die atelektatische Lunge nach hinten fällt und das vordere Mediastinum sichtbar wird. Bei Tumoren im hinteren Mediastinum wird umgekehrt vorgegangen. Bei Tumoren im oberen Mediastinum kann der Tisch zusätzlich fußwärts geneigt werden, so dass die Lunge nach kaudal fällt. Die weiteren **Inzisionen** werden dann je nach Lage der Raumforderung mehr ventral oder dorsal angebracht. Wenn lediglich Proben aus dem Tumor entnommen werden und die Thoraxhöhle inspiziert wird, genügen in den meisten Fällen 2 Zugänge. Wird jedoch eine mediastinale Dissektion vorgenommen, sind 3 Zugänge erforderlich. Durch den Einsatz der intraoperativen thorakoskopisch geführten **Ultraschallsonde** können Lokalisation und Ausdehnung von Tumoren oder Lymphomen festgelegt werden.

Aus **mediastinalen Tumoren** werden großzügige Proben entnommen und die Resektionsfläche koaguliert. Bei Entnahme von **mediastinalen Lymphknoten** wird die mediastinale Pleura inzidiert und die Lymphknoten teils scharf, teils stumpf disseziert (Abb. 6.13). Die zuführenden Gefäße werden geklippt oder koaguliert. Auf diese Weise können Lymphknoten aus dem paratrachealen Bereich, aus der Bifurkation und paraösophageal entnommen werden (Abb. 6.14). Zum Abschluss wird eine großlumige Thoraxdrainage eingelegt.

Intrapulmonale Raumforderungen

Die **diagnostische Resektion** peripherer intrapulmonaler Rundherde mittels videoassistierter thorakoskopischer Technik ist heute schon als bevorzugtes Verfahren anzusehen. Die **präoperative Bronchoskopie** zum Ausschluss pathologischer Veränderungen des zentralen Lungensystems und eventueller Herdsondierung zur Histologiegewinnung ist vorzuschalten. Wird hierdurch keine Diagnosesicherung erreicht, ist die thorakoskopische Resektion der nächste Schritt.

CAVE

Die CT-gesteuerte perkutane Punktion von intrapulmonalen Tumoren wird bei ansonsten gegebener Operabilität abgelehnt. Es kann hierdurch zu einer intrapleuralen Tumorzellverschleppung, zu Tumorimplantation in der Brustwand sowie Blutungen, Pneumothorax oder Luftembolie kommen.

Ein wesentliches Problem besteht in der Lokalisation von Tumoren, die nicht direkt subpleural liegen. Diesbezüglich wurden sehr gute Erfahrungen mit der **intraoperativen sonographischen Lokalisation** gemacht. Wenn es möglich ist, die Lunge komplett zu entlüften, d. h. wenn keine emphysematösen Veränderungen bestehen, können nahezu alle Raumforderungen sonographisch dargestellt werden (Friedel et al. 1994a). Punktionstechniken wie die Hookwire-Insertion oder die Anfärbung mit Methylenbau werden wegen der oben genannten Probleme abgelehnt (Mack et al. 1993).

Bezüglich der **Resektionsmöglichkeit** intrapulmonal gelegener Tumoren besteht die Auffassung, dass Tumoren, die tiefer als dem eigenen Durchmesser entsprechend im Parenchym liegen oder deren Durchmesser mehr als 3 cm beträgt, einer thorakoskopischen Resektion nicht zugänglich sind und offen reseziert werden sollten.

Operatives Vorgehen

Das Prinzip der **thorakoskopischen Keilresektion** besteht in dem Ausklemmen des zu resezierenden Lungenareals mit einer atraumatischen Parenchymklemme sowie dem zentralen Parenchymverschluss und

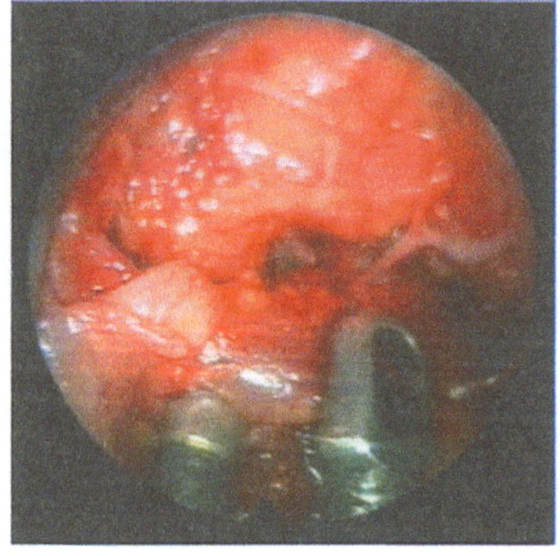

Abb. 6.13. Bimanuelle Präparation eines Lymphknotens am linken N. recurrens

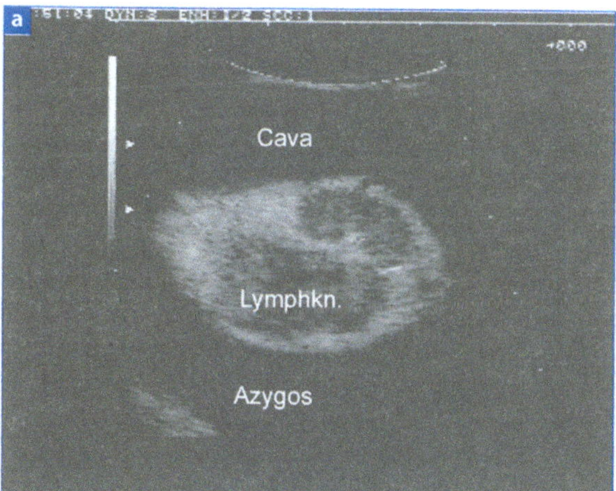

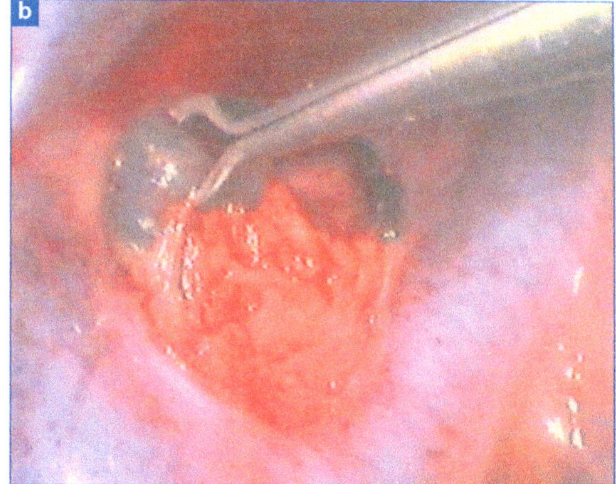

Abb. 6.14. Intraoperative Sonographie (**a**) und Dissektion (**b**) paratrachealer Lymphknoten

-durchtrennung mit dem Klammernahtgerät. Eine Parenchymresektion mittels Laser ist ebenfalls möglich. Zur Lokalisation des Tumors werden zunächst 2 Zugänge gelegt. Die Videooptik wird je nach Lage des Tumors von kranial oder kaudal eingebracht. Über den zweiten Zugang wird ein Tastinstrument oder die Ultraschallsonde zur Lokalisation eingebracht. So sind auch tiefer intrapulmonal gelegene Tumoren zu lokalisieren. Ein dritter Zugang für das Klammernahtgerät wird dann so angelegt, dass die Resektion in zentrifugaler Richtung erfolgen kann. Eventuelle Verwachsungen werden vorher gelöst. Das resezierte Lungenareal wird dann in einen Bergebeutel verbracht und geborgen. Ergibt die Schnellschnittuntersuchung ein Lungenkarzinom, wird eine laterale Thorakotomie vorgenommen.

Pleurale Raumforderungen

Die Abklärung pleuraler Raumforderungen ist eine Domäne der **Videothorakoskopie**, alternativ der klassischen Thorakoskopie in Lokalanästhesie und in Einlochtechnik.

Literatur

Becker HD (2000) History of the rigid bronchoscope. In: Bolliger CT, Mathur PN (Hrsg) Interventional Bronchoscopy Prog Respire Res, vol 30. Karger, Basel, S 16–32

Becker HD, Kayser K, Schulz V, Tuengerthal S, Vollhaber H-H (1991) Atlas of bronchoscopy. Technique, diagnosis, differential diagnosis, therapy. Decker, Philadelphia Hamilton

Carlens E (1959) Mediastinoscopy: a method for inspection and tissue biopsy of the superior mediastinum. Chest 36: 343

Friedel G, Linder A, Selig M, Ullrich R, Toomes H (1994a) Use of intrathoracic ultrasonography in the thoracoscopic localisation and resection of pulmonary tumors. Minim Invas Ther 3(6): 311–315

Friedel G, Linder A, Toomes H (1994b) Video-assisted thoracoscopic pleurectomy as therapy for recurring malignant pleural effusion. Minim Invas Ther 3(3): 169–172

Friedel G, Huertgen M, Toomes H (1998) Intraoperative thoracic sonography. Thorac Cardiovasc Surg 46(3): 147–151

Friedel G, Hruska D, Budach W, Wolf M, Kyriss T, Huertgen M et al. (2000) Neoadjuvant chemoradiotherapy of stage III non-small-cell lung cancer. Lung Cancer 30(3): 175–185

Geedo A et al. (1997) Prospective evaluation of computed tomography and mediastinoscopy in mediastinal lymph node staging. Eur Respir J 10: 1547

Ginsberg RJ, Rice TW, Goldberg et al. (1987) Extended cervical mediastinoscopy: a single staging procedure for bronchogenic carcinoma of the left upper lobe. J Thorac Cardiovasc Surg 94: 673

Herth F, Becker HD (2001) Endobronchial Ultrasound (EBUS) – assessment of a new diagnostic tool in bronchoscopy.

Onkologie 24: 151–154@ref.reference:Herth F, Becker HD, Ernst A (2002) Ultrasound Guided Transbronchial Needle Aspiration (TBNA) – An experience in 242 Patients. Chest: in press

Hoffmann H, Bülzebruck H, Dienemann H (2002) Chirurgische Therapie des NSCLC. Onkologe: im Druck

Ikeda S (1970) Flexible bronchofiberscope. Ann Otol 79: 916

Killian G (1898) Über directe Bronchoskopie. Münchner Med Wschr 27: 844–847

Landreneau RJ, Hazelrigg SR, Mack MJ, Fitzgibbon LD, Dowling RD, Acuff TE, et al. (1993) Thoracoscopic mediastinal lymph node sampling: useful for mediastinal lymph node stations inaccessible by cervical mediastinoscopy. J Thorac Cardiovasc Surg 106(3): 554–558

Linder A, Friedel G, Toomes H (1993a) Prerequisites, indications, and techniques of video-assisted thoracoscopic surgery. Thorac Cardiovasc Surg 41(3): 140-146

Linder A, Friedel G, Toomes H (1993b) A new basic instrumentation for operative thoracoscopy. General Thoracic Surgery 1(1): 42–48

Mack MJ, Shennib H, Landreneau RJ, Hazelrigg SR (1993) Techniques for localization of pulmonary nodules for thoracoscopic resection. J Thorac Cardiovasc Surg 106(3): 550–553

McNeil TM, Chamberlain JM (1966) Diagnostic anterior mediastinoscopy. Ann Thorac Surg 22: 260

Mountain CF (1997) Revisions in the international system for staging lung cancer. Chest 111: 1710

Naruke T et al. (1988) Prognosis and survival in resected lung carcinoma based on the new international staging system. J Thorac Cardiovasc Surg 96: 440

Pearson FG (1965) Mediastinoscopy: a method of biopsy in the superior mediastinum. J Thorac Cardiovasc Surg 49: 11

Specht G (1967) On the extended mediastinoscopy. Dtsch Med Wochenschr 92(51): 2358–2361

Specht G (1971) Discussion by Carlens. In: Jepsen O, Sorenson HR (eds) Mediastinoscopy. Denmark: Odense University Press: 130

Specht G (1977) Risks and complications on mediastinoscopy (author's transl). Thoraxchir Vask Chir 25(5): 336–338

Van Schil P, Van den Brande F (1997) The current role of invasive staging in lung cancer. Monaldi Arch Chest Dis 52(3): 237–241

Radiologische Diagnostik des Lungenkarzinoms – Projektionsradiographie und Computertomographie

S. Tuengerthal

Inhaltsverzeichnis

7.1 Problemfeld „Bildgebung in der Diagnostik des Lungenkarzinoms"

Die **Prognose** des Lungenkarzinoms ist bis heute unbefriedigend. Fünf Jahre nach Diagnosestellung leben trotz interdisziplinärer und häufig multimodaler Therapiekonzepte nur noch 7–10% der Patienten (Wolf u. Havemann 1998). Nur Patienten mit einem nicht kleinzelligen Lungenkarzinom, das zufällig in einem frühen Stadium entdeckt wird, haben nach vollständiger Tumorresektion eine Fünfjahresüberlebenschance von 60–70% (Hermanek u. Bülzebruck 1998).

In den Frühstadien fehlt typischerweise eine klinische Symptomatik. Bei etwa 20% der Patienten wird daher die **„Zufallsdiagnose"** Lungenkarzinom gestellt, wenn zur Abklärung sonstiger Beschwerden eine Thoraxübersichtaufnahme angefertigt wird. Treten die in Tabelle 7.1 aufgelisteten klinischen Symptome auf, handelt es sich meist um ein fortgeschrittenes Krankheitsgeschehen mit eingeschränkter Prognose.

Den **radiologischen Verfahren** kommt daher bei der Abklärung pulmonaler Symptome eine wichtige Bedeutung zu. Sie sind unentbehrlich für

- Diagnose,
- Optimierung der Therapieentscheidung,

Tabelle 7.1. Risikokonstellationen und häufige klinische Befunde beim Lungenkarzinom

Anamnese	Zigarettenrauchen Arbeitsumfeld mit Exposition kanzerogener Stoffe – wie Asbest, Quarz, Chromat, Radon, Teerprodukte etc.
Typische klinische Symptome, verursacht durch thorakale Tumorausbreitung	Husten, Auswurf, Hämoptysen Heiserkeit Dyspnoe Pneumonisches Bild mit Fieber Thorakaler Schmerz Horner-Syndrom Einflussstauung
Klinische Befunde durch Organmetastasierung	Dysfunktion der betroffenen Organe Krankheitsgefühl (Müdigkeit, Mattigkeit, Gewichtsabnahme) Anämie durch Knochenmarkbeteiligung Schmerzen, pathologische Frakturen bei Knochenbeteiligung Krampfanfall, Hirndrucksymptomatik bei ZNS-Beteiligung Ikterus, Leberkoma bei Leberbeteiligung
Klinische Symptome durch paraneoplastische Wirkungen des Tumors	Beinödeme Venenthrombosen und Lungenembolien Nebennierendysfunktionen: M. Addison, Hyperkortizismus, Adynamie Hyperparathyreoidismus
Laborbefunde	Zeichen der Leberfunktionseinschränkung durch Lebermetastasierung Knochenstoffwechselstörungen mit Zeichen des erhöhten Knochenumbaus (Hyperkalzämie, Hyperphosphatämie) Pathologisch erhöhte Tumor-Marker (CEA, Cyfra, NSE)
Lungenfunktion	Einschränkung spirometrischer Lungenfunktionsparameter (FEV_1, Vitalkapazität) Erniedrigung des PO_2

- Überwachung unerwünschter therapeutischer Nebeneffekte,
- Follow-up und
- Erkennung des Tumorrezidivs.

Vielfältige Aufgaben der bildgebenden Verfahren im Umfeld des Lungenkarzinoms

- Abklärung der durch ein Lungenkarzinom verursachten Symptome und Eingrenzung der klinischen Differenzialdiagnose
- Frühdiagnose des symptomlosen okkulten Lungenkarzinoms
- Prätherapeutisches morphologisches und funktionelles Tumor-Staging des histologisch gesicherten Lungenkarzinoms
- Grundlage der Therapieentscheidung
- Peritherapeutisches Monitoring und Follow-up
- Nachsorge zur Rezidivdiagnostik oder Diagnose komplizierender Erkrankungen

7.2 Radiologische Verfahren zur Diagnostik des Lungenkarzinoms

Die wichtigsten radiologischen Verfahren sind in Tabelle 7.2 aufgelistet.

7.2.1 Projektionsradiographie: Thoraxaufnahme

Bis heute wird als **Basis** zur **Diagnostik** die Thoraxübersichtsaufnahme in 2 Ebenen durchgeführt.

Logistische Vorteile. Die Thoraxübersichtsaufnahme bietet folgende Vorteile in der Diagnostik des Lungenkarzinoms:

- einfache und rasche Anfertigung und Befundung,

Tabelle 7.2. Bildgebende radiologische Verfahren zur Diagnostik des Lungenkarzinoms

Projektionsradiographie	Thoraxaufnahme Durchleuchtung mit Zielaufnahmen Ösophagusuntersuchung
Fakultative sonstige Untersuchungen zur Eingrenzung und zum Staging	Angiographie Cavographie Pulmonalisarteriographie
Interventionelle Maßnahmen unter Durchleuchtungskontrolle	Transthorakale Punktionen Embolisierung
Schnittbildverfahren	Computertomographie Magnetresonanztomographie Ultraschall
Nuklearmedizin	Planar- und Schnittbildtechnik Perfusionsszintigraphie Ventilationsszintigraphie Skelettszintigraphie Tumor-Imaging PET(Positronenemissionstomographie) mit Fluor-18-F-Desoxyglukose

- sensitives bildgebendes Verfahren zur Diskriminierung des Normalbefunds gegenüber zahlreichen pathologischen Befunden,
- Verfügbarkeit und
- Preisgünstigkeit.

7.2.2 Röntgenmorphologie des Lungenkarzinoms auf der Thoraxübersichtsaufnahme

Die in Tabelle 7.3 aufgeführten **radiomorphologischen Zeichen** sind in Abb. 7.1 schematisch skizziert. Die typischen, bereits auf der Thoraxübersichtsaufnahme erkennbaren Veränderungen betreffen meistens das fortgeschrittene Lungenkarzinom.

Rundherd. Bei Vorliegen eines singulären peripheren Rundherds besteht die Chance, ein Lungenkarzinom in einem prognostisch günstigen Frühstadium zu diagnostizieren. Die Differenzialdiagnose des symptomlosen Rundherds umfasst aber zahlreiche Ätiologien, die stets histologisch abgeklärt werden sollten. Toomes et al. (1983) konnten im Krankengut der Thoraxklinik nachweisen, dass etwa 50 % aller resezierten solitären Rundherde maligne sind. Mit Hilfe radiologischer Methoden sind diese nicht ausreichend sicher zu differenzieren.

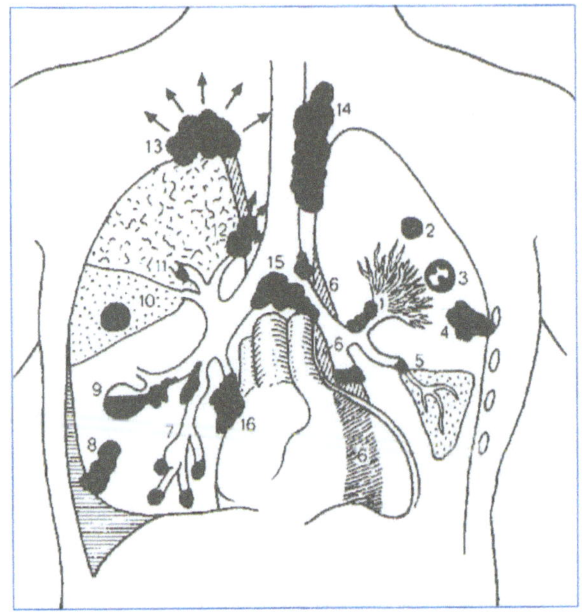

Abb. 7.1. Radiomorphologie des Lungenkarzinoms auf der Thoraxübersichtsaufnahme. *1* plumper Hilus; *2* peripherer Rundherd; *3* kavernöser Rundherd; *4* Brustwandinfiltration; *5* Segmentatelektase; *6* Lappenateletktase; *7* Bronchiektasen; *8* Pleuraerguss bei pleuraler Raumforderung; *9* Kaverne mit Bronchusanschluss; *10* netzförmige oder fleckige Lungenzeichnung; *11* vikariierendes Lungenemphysem bei Bronchusverschluss; *12* Tumor im Azygoswinkel; *13* Rippendestruktion bei Pancoast-Tumor; *14* polygonale Aufweitung des Mediastinums; *15* Bifurkationssyndrom; *16* endobronchialer Tumor

Tabelle 7.3. Röntgenmorphologie des Lungenkarzinoms auf der Thoraxübersichtsaufnahme

Thorakale Verschattungen	Peripherer solitärer Rundherd oder Raumforderung >3 cm Einseitig verplumpter oder aufgeweiteter Hilus mit Auslöschung zentraler Lungengefäße Alveoläre, anatomisch geordnete, volumenvermehrende Verschattungen Dystelektatische Infiltrate, bonchopneumonieartige Verschattungen Segmentale, lobäre oder Totalatelektase eines Lungenflügels Netzförmige oder fleckige Lungenzeichung Pleuraerguss, pleurale Raumforderungen Einseitiger Zwerchfellhochstand Häufig polygonale Aufweitung des Mediastinums
Pulmonale Aufhellungen	Vikariierendes Emphysem des eine Atelektase umgebenden Lungenparenchyms Vermehrte Transparenz eines umschriebenen Lungenareals durch Oligämie (Abnahme der Lungengefäßkaliber)
Sonstiges	Deformierung eines Hemithorax, Destruktionen von Rippen oder Wirbelkörpern etc.

Es sei betont, dass es trotz zahlreicher anderer Publikationen heute unbestritten ist, dass allein aufgrund radiomorphologischer Kriterien keine Therapieentscheidung getroffen werden darf, da es keine pathognomonischen Röntgenzeichen der Malignität eines Rundherds gibt (Abb. 7.2).

Radiologische Befunde wie

- Atelektase,
- pneumonische Infiltrate, ggf. mit Tumorkavernen,
- Lymphknotenvergrößerungen am Hilus oder im Mediastinum sowie
- komplizierende Befunde, wie Knochendestruktionen oder Pleuraerguss,

sind überwiegend Zeichen des lokal fortgeschrittenen und zentralen Tumorwachstums mit **eingeschränkter Prognose.**

Radiologische **Befundkonstellationen** sind allerdings vielfach so typisch, dass die Diagnose „fortgeschrittenes Lungenkarzinom" bereits anhand der

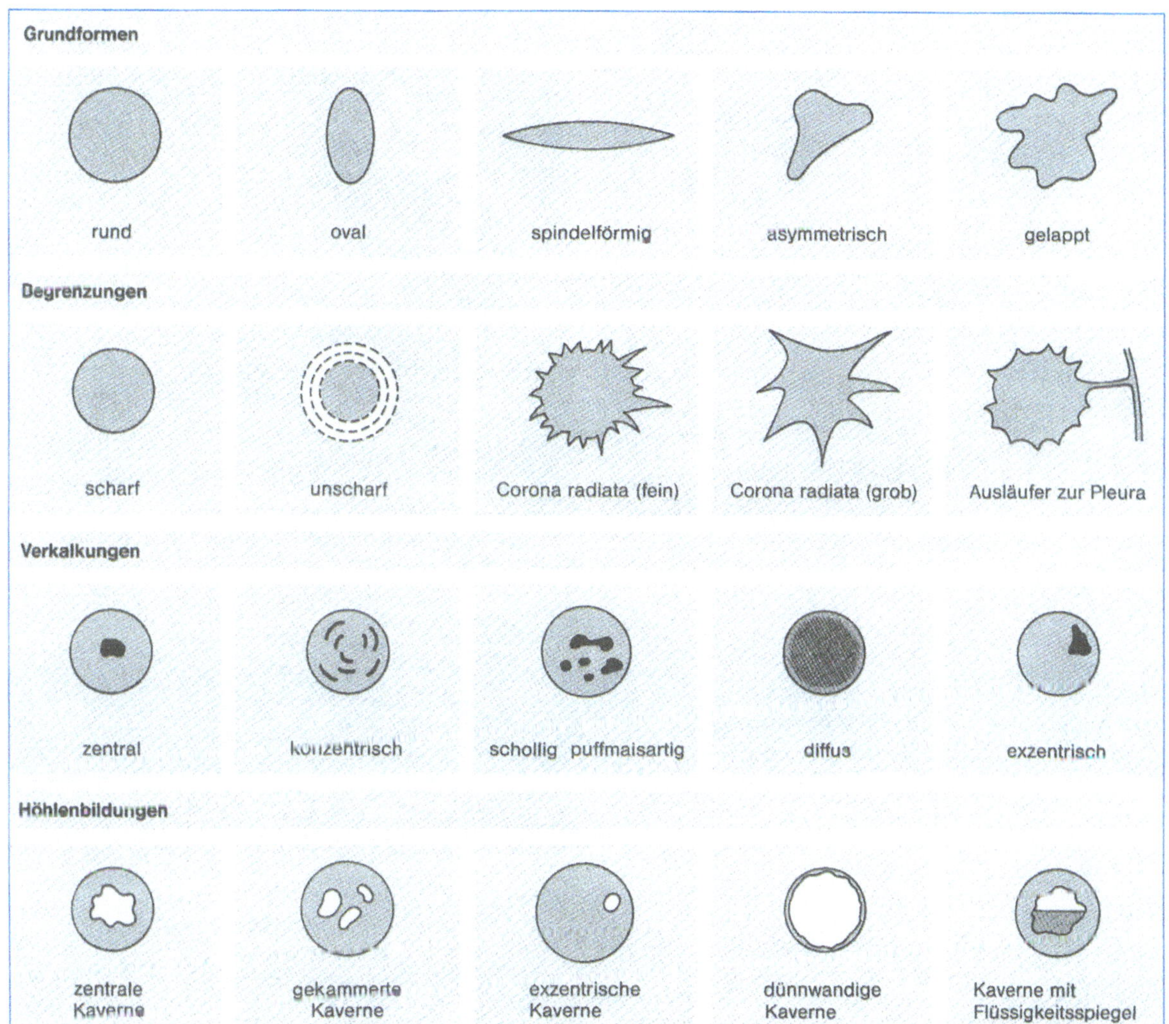

Abb. 7.2. Morphologie des peripheren Rundherds auf der Thoraxübersichtsaufnahme (nach van Kaick u. Tuengerthal 1991)

Thoraxübersichtaufnahme mit hoher Wahrscheinlichkeit gestellt werden kann (Abb. 7.3–7.6). Aus der Röntgenmorphologie kann mit großen Einschränkungen bereits auf den **Tumortyp** rückgeschlossen werden. Verschiedene radiologische Befundkonstellationen, geordnet nach der Histologie des primären Tumors, sind in Tabelle 7.4 aufgelistet.

! Es sei aber darauf hingewiesen, dass grobmorphologische Veränderungen zwar häufiger bei bestimmten Tumortypen vorkommen, aber keinesfalls eine histologische Abklärung ersetzen. Zudem muss die gesamte Differenzialdiagnose thorakaler Verschattungen und Aufhellungen berücksichtigt werden.

Diagnostische Probleme des kleinen zentralen Tumors. Der kleine zentrale Tumor kann zu großen diagnostischen Problemen führen, da er auf der Thoraxaufnahme kein „Tumorsubstrat" verursacht. Obwohl typische klinische Befundkonstellationen – wie hartnäckiger Husten, blutiger Auswurf oder neu auftretende Belastungsdyspnoe – auf die Diagnose

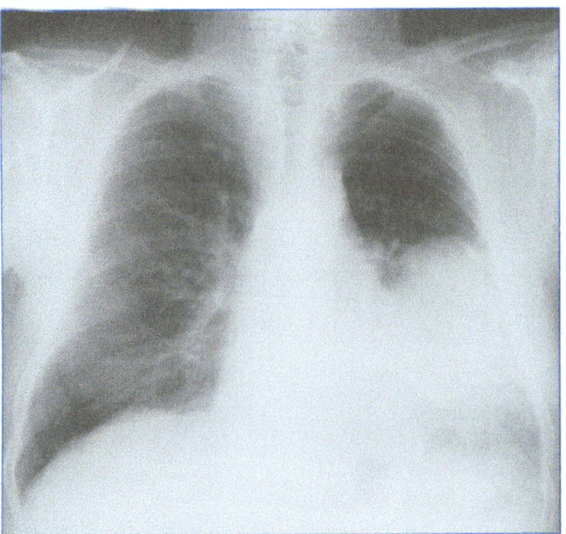

Abb. 7.3. Thoraxübersichtaufnahme p. a.: 6 x 8 cm großer Tumor im linken Unterlappen

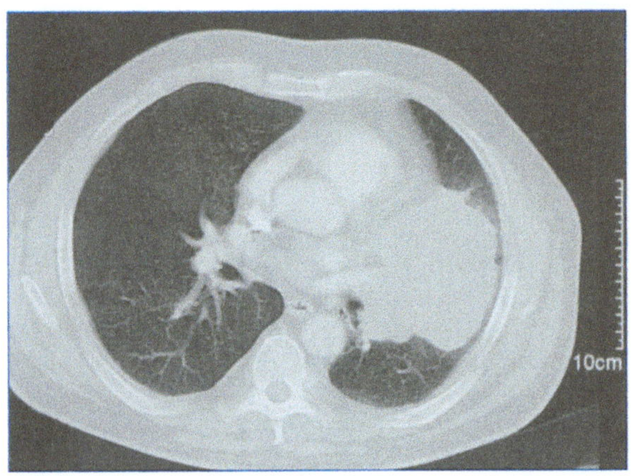

Abb. 7.4. Computertomographie mit Lungenfenster: keine sichere Abgrenzbarkeit des Tumors vom Mediastinum

Tabelle 7.4. Häufige Befunde bei Lungenkarzinom (untersucht wurden 167 Patienten)

Röntgenmorphologie	Histologischer Typ			
	Plattenepithelkarzinom	Kleinzelliges Karzinom	Adenokarzinom	Großzelliges Karzinom
Anzahl der Patienten mit hilärer/perihilärer Raumforderung	40	78	17	32
Periphere Rundherde <4 cm [%]	9	21	45	18
Periphere Rundherde >4 cm [%]	19	8	26	41
Bronchusobstruktion (obstruktive Pneumonie, Atelektase, Schrumpfung) [%]	53	38	25	33
Peripleurale Tumormanifestation [%]	31	32	74	65
Mediastinale Raumforderung [%]	2	13	3	10

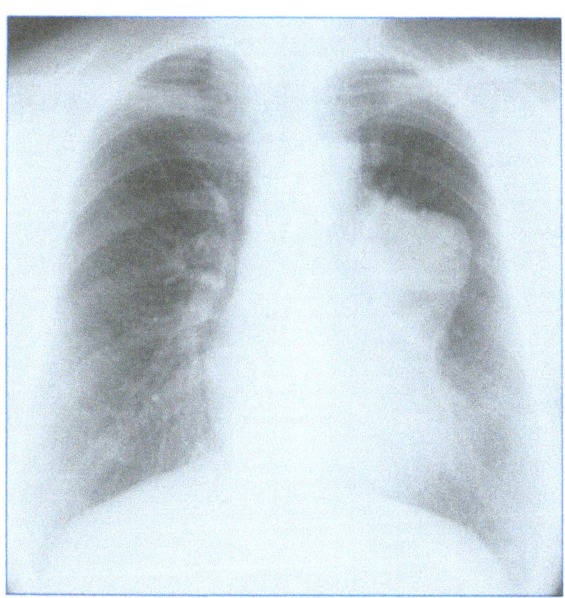

Abb. 7.5. Thoraxübersichtsaufnahme p. a.: 6 x 8 cm großer Tumor im linken Unterlappen

„Lungenkarzinom" hinweisen, wird die Thoraxaufnahme häufig als unauffällig befundet. Bei genauer Analyse finden sich allerdings retrospektiv die typischen, aber sehr diskreten Röntgenbefunde (Abb. 7.7–7.10):

- einseitige Transparenzerhöhung der betroffenen Lunge durch Oligämie sowie
- kleiner Hilus durch versteckte Lappen- oder Segmentatelektase bei zentralem Tumor.

Probleme der Erkennbarkeit des Lungenkarzinoms. Nicht selten entgehen auch dem aufmerksamen Radiologen kleinere Rundherde in den Ober- und Mittelfeldern durch die Superposition des Tumors mit den unregelmäßigen Knorpelverkalkungen der ventralen Rippenenden und der Sternoklavikularregion (Abb. 7.11–7.13). Im Verlauf der Erkrankung lassen sich in retrospekter Analyse die kleinen, potenziell resektablen Rundherde nachweisen. Auch bei der **Abklärung hartnäckiger therapieresistenter thorakaler Schmerzen**, die typisch sind für den kleinen Ausbrechertumor, wird die Diagnose meist mit mehrmonatiger Verzögerung gestellt, da das in der Lungenspitze wachsende Lungenkarzinom mit Infiltration in den Plexus brachialis, die Wirbelsäule oder die Brustwand als degeneratives Leiden fehlgedeutet wird. Der Tumor wird auf der Übersichtsaufnahme leicht übersehen (Abb. 7.14, 7.15).

7.2.3 Grenzen der Sensitivität und Spezifität der Thoraxübersichtsaufnahme in der Diagnostik des Lungenkarzinoms

Zwar lassen sich auf einer optimal belichteten Thoraxübersichtaufnahme in analoger Technik bereits 5 mm große Rundherde im Lungenmantel und septale Strukturen von 3 mm erkennen, aber bei **retrokardialer, paramediastinaler** oder **mediastinaler Lage** sind auch vielfach größere Befunde leicht zu übersehen (Abb. 7.16, 7.17).

Trotz optimierter Technik werden auf den üblichen projektionsradiographischen Aufnahmen 20–30 % aller positiven Befunde als negativ und 2–5 % (der durch Computertomographie nachgewiesenen negativen Befunde) als falsch-positiv gewertet. Gleichwertig erfahrene Filmbeurteiler stimmen in 10–20 % der Beurteilung pathologischer Prozesse nicht überein. **Inter-Observer-Beurteilungsdifferenzen** von 5–10 % sind üblich (Gray et al. 1978). Im Vergleich zur Computertomographie werden 30–40 % der Rundherde nicht erkannt (Primack et al. 1995; Pougatch 1995). Die **Sensitivität der Thoraxaufnahme** in der Erkennung des kleinen Herdes ist daher neben technischen Faktoren auch abhängig von der Ausbildung, Erfahrung und dem Können des Filmlesers. Auf eine ausreichende Schulung und Fortbildung ist daher großer Wert zu legen (Stender 1982).

> ! Da die negative Thoraxübersichtsaufnahme ein Lungenkarzinom nicht ausschließt, ist auch bei vagem klinischen Verdacht eine weitere Abklärung erforderlich. Da die Prognose von der recht frühen Diagnose bestimmt wird, sollten Verzögerungen bei der Diagnostik vermieden werden. Man sollte nicht zögern, ergänzende bildgebende Verfahren einzusetzen und auch eine invasive Diagnostik, z. B. in Form der Bronchoskopie, durchzuführen.

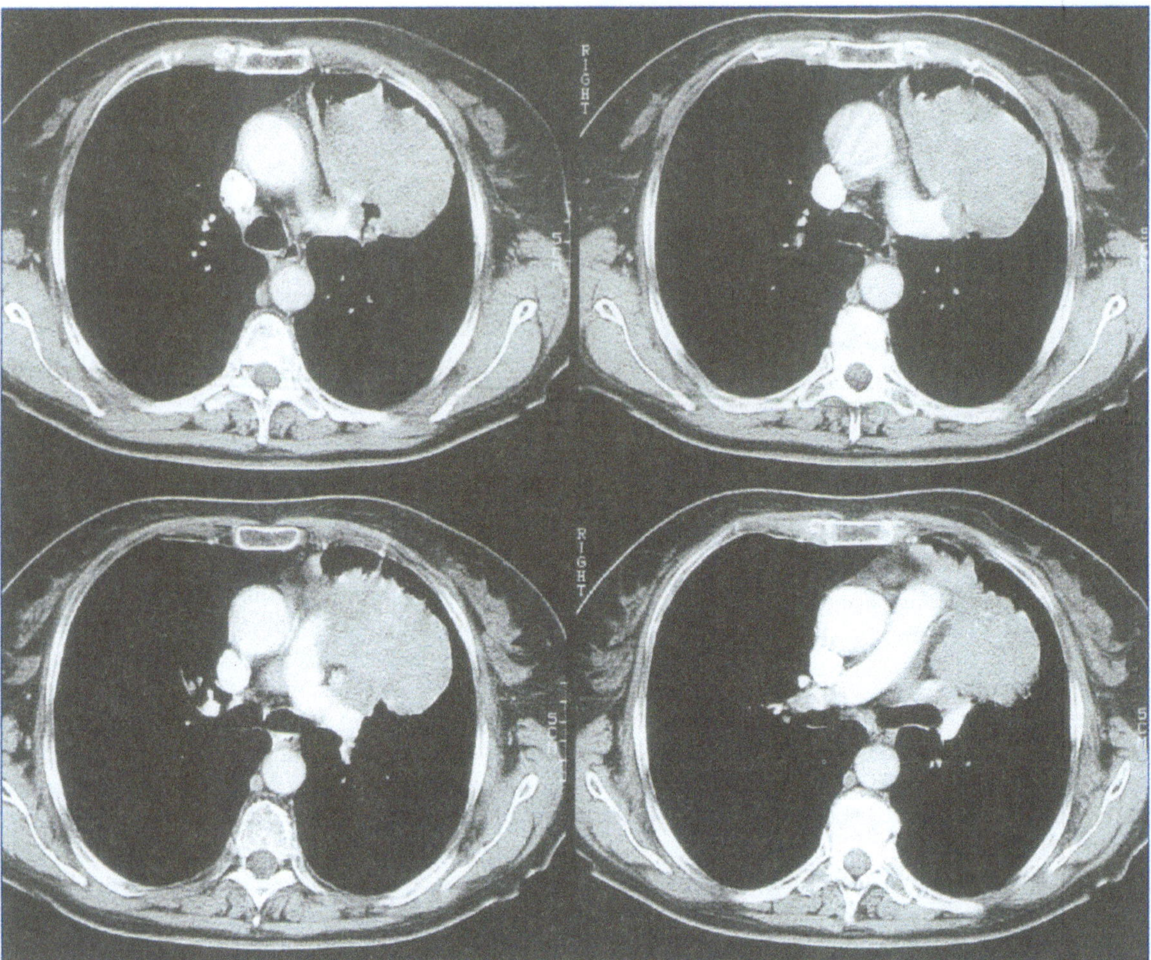

Abb. 7.6. Computertomographie mit Weichteilfenster: keine sichere Abgrenzbarkeit des Tumors vom Mediastinum

Zusammenfassung

- Auf der Thoraxaufnahme lassen sich in mehr als zwei Drittel der Fälle ein oder mehrere der in Tabelle 7.3 aufgeführten röntgenologischen Befunde nachweisen
- Daher kann vielfach eine korrekte Anhiebsdiagnose gestellt und eine weiterführende Diagnostik vorgenommen werden
- Die Diagnose wird unzuverlässig bei bestimmten Befundkonstellationen, insbesondere beim kleineren zentralen Lungenkarzinom mit Atelektasen, aber auch fortgeschrittene Lungenkarzinome können der Diagnose entgehen

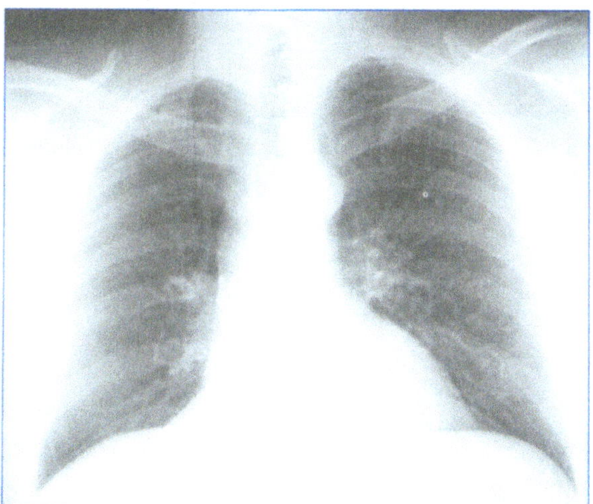

Abb. 7.7. Thoraxübersichtsaufnahme p. a.: kleiner, tiefstehender rechter Hilus, Transparenzerhöhung des rechten Oberlappens durch Oligämie

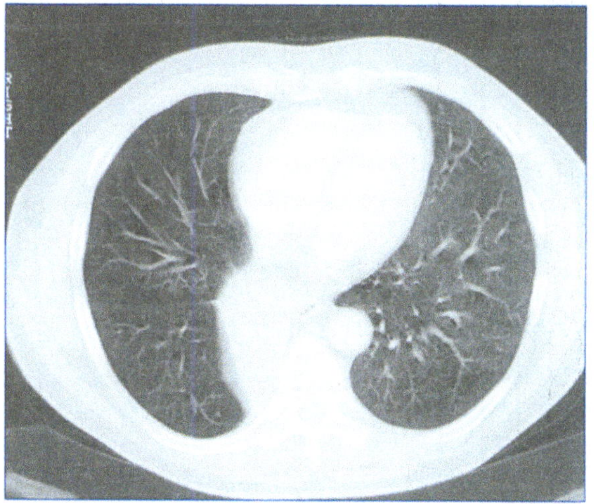

Abb. 7.8. Computertomographie mit Lungenfenster: Unterlappenatelektase

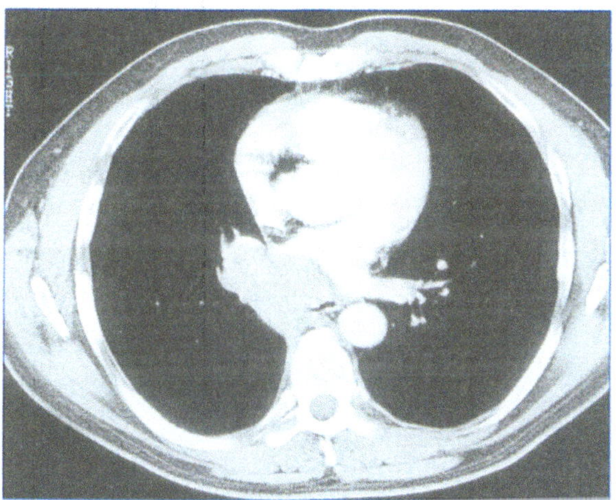

Abb. 7.9. Computertomographie mit Weichteilfenster: rechts-zentraler Tumor

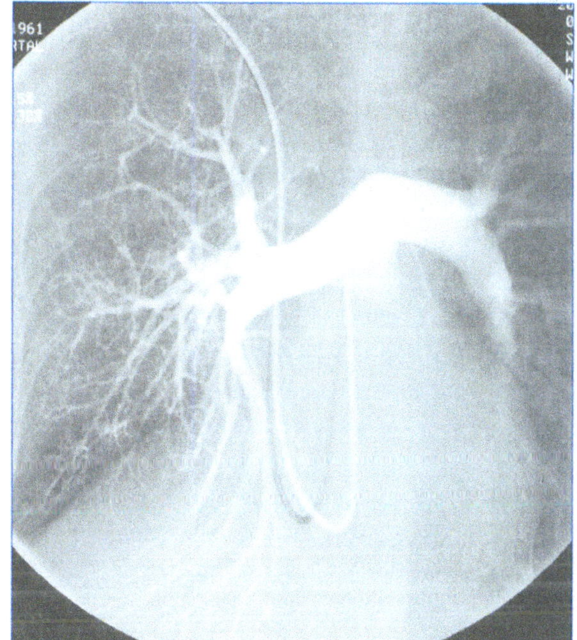

Abb. 7.10. Pulmonalisangiographie: Gefäßdarstellung bei rechtsseitiger Unterlappenatelektase, Bündelung der Gefäße

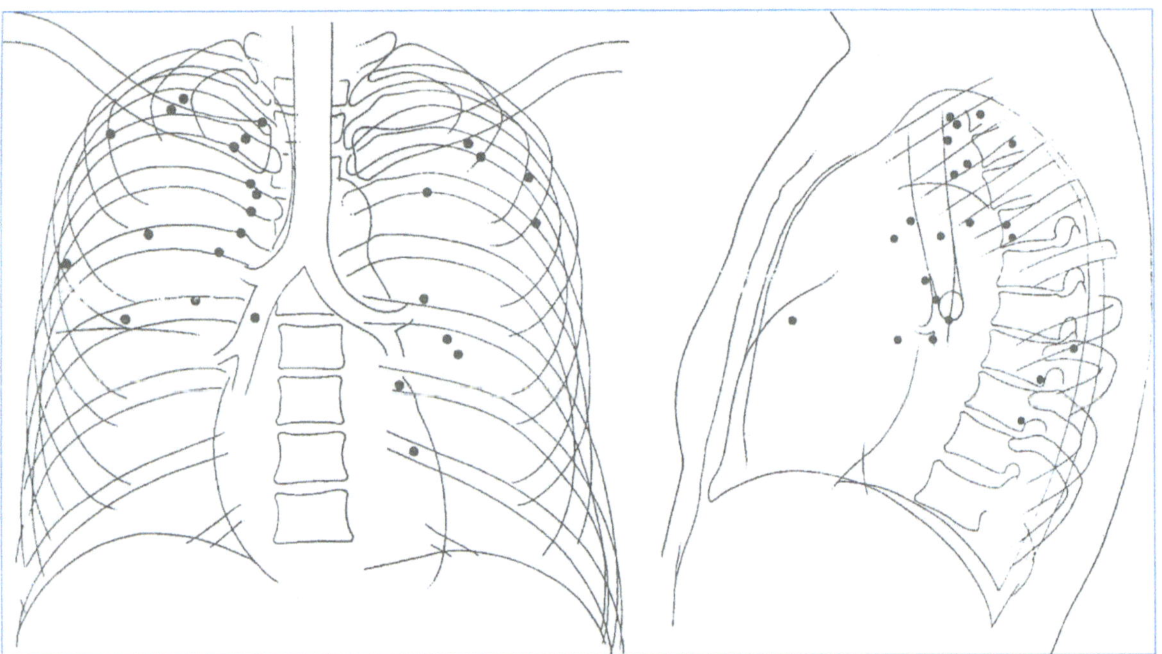

Abb. 7.11. Durch das knöcherne Thoraxskelett können Rundherde überlagert werden, dadurch ist die Sensitivität der Thoraxaufnahme eingeschränkt. Als Punkte dargestellt sind früher nicht diagnostizierte Lungenkarzinome

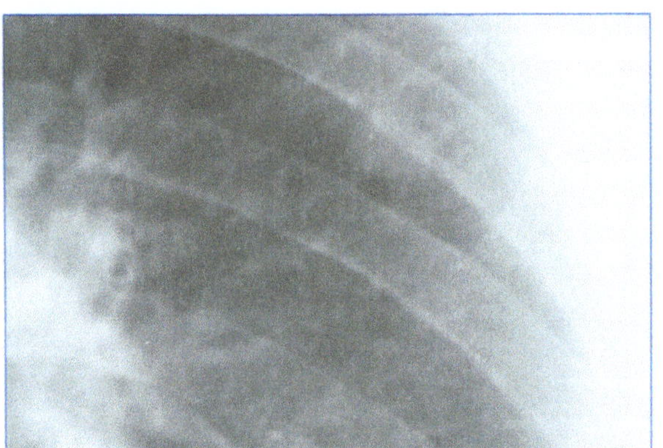

Abb. 7.12. Thoraxübersichtsaufnahme p.a.: versteckter, 5 mm großer Rundherd (T1 N0) im linken Mittelfeld

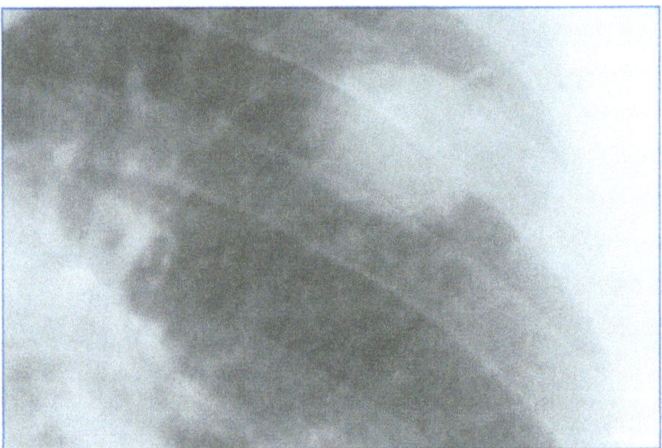

Abb. 7.13. Rundherd aus Abb. 7.12 6 Monate später

Bei der komplexen Radiomorphologie des fortgeschrittenen Lungenkarzinoms sind differenzialdiagnostisch Pneumonien, interstitielle Lungenerkrankungen, maligne pulmonale Lymphome oder auch Metastasen zu berücksichtigen (Abb. 7.18). Die **histologische Sicherung** ist stets vor der Therapieentscheidung zu fordern.

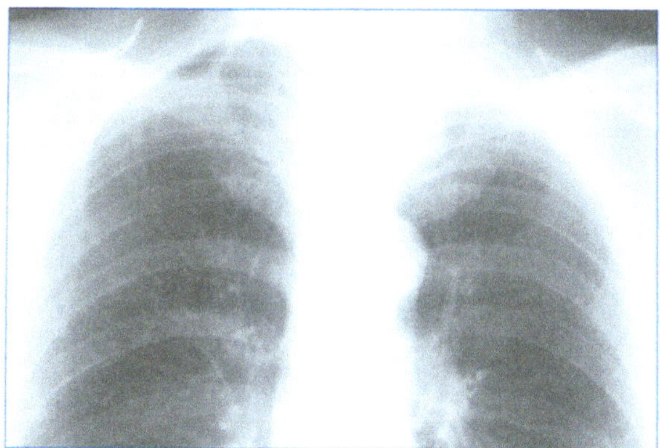

Abb. 7.14. Pancoast-Tumor links: Verbreiterung des Weichteilschattens links apikal

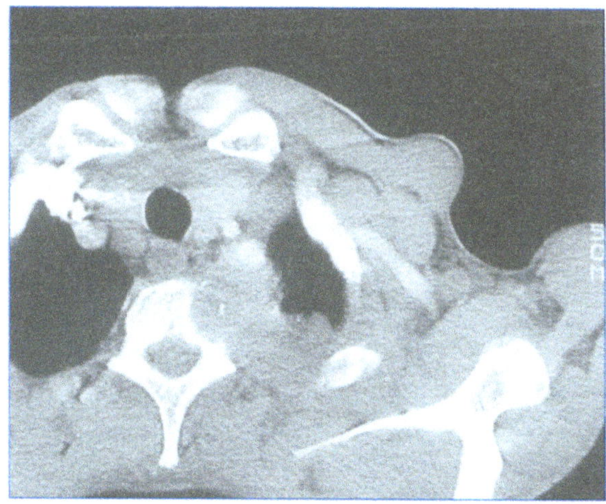

Abb. 7.15. Computertomographie mit Weichteilfenster: Pancoast-Tumor links apikal mit Infiltration des Wirbelkörpers

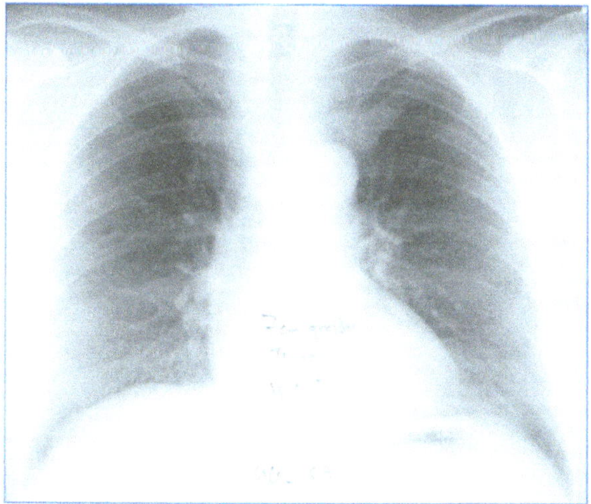

Abb. 7.16. Tumor retrokardial; eingeschränkte Wertigkeit der Thoraxaufnahme p. a.

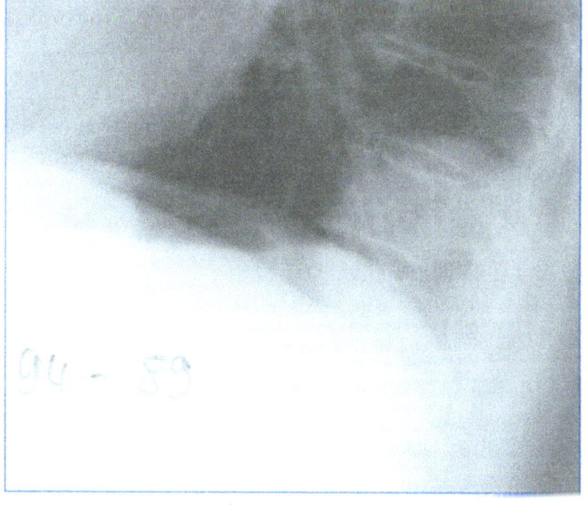

Abb. 7.17. Links-frontale Aufnahme: Tumor linker Unterlappen

7.2.4 Problemfeld „Optimierung der Thoraxaufnahme"

Es wurden in der Vergangenheit immer wieder Versuche unternommen, die **Sensitivität** der Thoraxaufnahme zu verbessern.

Analoge Thoraxaufnahme mit Film-Folien-Kombinationen

Bisher wurde die Mehrzahl der Röntgenaufnahmen des Thorax mit **Film-Folien-Kombinationen** angefertigt und am Leuchtschirm befundet. Die Thoraxaufnahme erlaubt eine einfache Standardisierung und Qualitätskontrolle des Aufnahmeverfahrens.

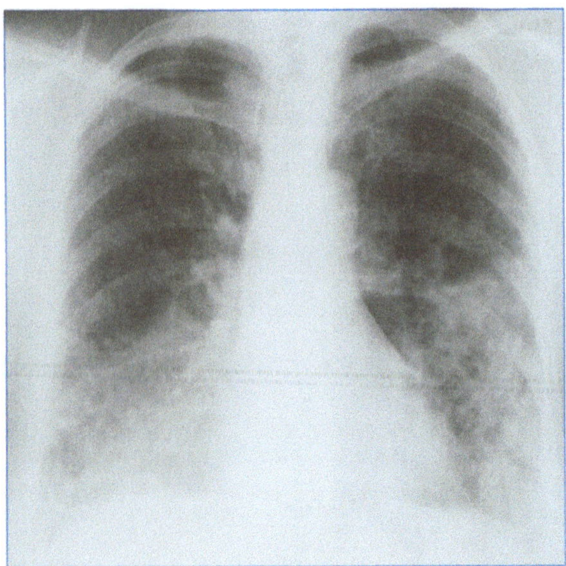

Abb. 7.18. Thoraxübersichtsaufnahme p. a.: pneumonisch wachsendes Lungenkarzinom

Nachteilig sind unzureichende Dichteauflösungen bei Personen mit zu großen Dichtedifferenzen, wie z. B. bei Emphysem, oder vermindertem Kontrast, z. B. bei Adipositas.

Digitale Projektionsradiographie

Seit einigen Jahren werden zunehmend verschiedene, qualitativ unterschiedliche digitale Verfahren in die Thoraxdiagnostik eingeführt. Wesentliche funktionale **Merkmale** der Digitaltechnik sind:

- die Monitorbefundung,
- die Bildspeicherung auf fotooptischen Medien,
- die elektronische Versendbarkeit der Bildinformation (Teleradiologie) sowie
- die nachträgliche Bildbearbeitung, welche die Optimierung der Dichteauflösung erlaubt.

Die digital gespeicherten Röntgenaufnahmen können mit Laserdruckern in analoger Form auf Film oder Papier ausgedruckt werden. Die analogen Dokumente werden dann wie üblich befundet. Die Digitaltechnik bietet die Möglichkeit der direkten Monitorbefundung.

Diagnostische Vorteile:

- Durch die Digitalisierung der Bildinformation lässt sich rechnerunterstützt eine nachträgliche Bildbearbeitung durchführen, die Anpassung der Bildinformation erlaubt variable, objektangepasste Einstellungen von Helligkeit und Kontrast – Änderungen der Bildbearbeitungsalgorithmen mit Hervorhebung der Konturen erleichtern das Auffinden nodulärer Strukturen in den paramediastinalen, retrokardialen und retrodiaphragmalen Lungenabschnitten.

Organisatorische und logistische Vorteile:

- Die nachträgliche Bildbearbeitung verringert die Anzahl von Fehlaufnahmen, z. B. durch Fehlbelichtung mit der Konsequenz der Wiederholung der Aufnahme.
- Bei der kurzzeitigen Speicherung der Bildinformation auf elektronischen Medien mit raschem Zugriff, wie Festplatten, und anschließender Dauerspeicherung, heute meist gebräuchlich auf optischen Medien (z. B. CD-ROM oder DVD-R) oder Bandlaufwerken, können Kosten der Filmanfertigung und Archivierung eingespart werden.
- Die Verknüpfung von elektronischer Bildübermittlung („picture archiving computing system" PACS), Radiologieinformationssystemen (RIS) und Krankenhausnetz („hospital information system" HIS im Intranet) oder entfernter Praxen über Internet-Technologien erlaubt eine kostensparende, rasche Bild- und Informationsübertragung an andere „Nutzer" in Form einer Teleradiologie.

Diagnostische Nachteile:

- Eingeschränkte räumliche Auflösung bei Verwendung unzureichender Bildmatrix (weniger als 2000 × 2000 Bildpunkte) und bildgebender Systeme mit unzureichender Dichteauflösung.
- Häufige Anfertigung zu kleiner analoger oder qualitativ unzureichender Ausdrucke auf Papier.
- Hohe Anschaffungskosten bei hochwertigen Systemkomponenten.

- Keine Standardisierung der Technik und der Qualitätskontrolle.

Erst vor wenigen Jahren wurden **Matrixbildsensoren mit 2000 × 2000 Bildpunkten** und 12 Bit Auflösung geprüft, die der konventionellen Film-Folien-Kombination in der Erkennbarkeit der meisten radiologischen Befundkonstellationen zumindest gleichwertig oder in der Detektion kleiner Rundherde eindeutig überlegen sind. Leider ist die primäre Anschaffung dieser Systeme kostenintensiv, und die Vorteile der höheren räumlich-optischen Auflösung dieses digitalen Röntgenverfahrens lassen sich nur durch die Befundung der Thoraxaufnahme mit hoch auflösenden Monitoren optimal nutzen.

Vor allem sind es aber die sonstigen **logistischen Vorteile**, die für Digitaltechnik mit Monitorbefundung sprechen, und es wird nur noch eine Frage der Zeit sein, bis sie sich mit ausschließlicher Monitorbefundung in der Thoraxdiagnostik durchsetzen wird (Konsensuskonferenz Halle).

7.2.5 Probleme der Akzeptanz der niedrigen Spezifität der Röntgenthoraxaufnahme in der Erkennung von „kleinen" Rundherden

Gleichgültig, ob mit analoger oder digitaler Technik, der Radiologe steht immer wieder vor der Frage, wann es ein **Kunstfehler** ist, ein Lungenkarzinom auf einer Thoraxaufnahme zu übersehen. Gelegentlich ist es erschreckend, welche Befunde übersehen werden konnen. In über 80% (50 von 60 Fällen) kann retrospektiv das periphere Lungenkarzinom bereits auf Voraufnahmen erkannt werden (Abb. 7.19–7.21). Ähnlich verhält es sich mit dem zentralen Lungenkarzinom: 12 von 16 Tumoren konnten auf Voraufnahmen (12 Monate oder weniger) bereits erkannt werden, 3 von diesen Tumoren bereits mehr als ein Jahr vor der eigentlichen Diagnosestellung (Potchen u. Bisesi 1990). Das Übersehen der häufig diskreten Befunde führt zunehmend zu einem Rechtstreit zwischen Radiologen und Patient.

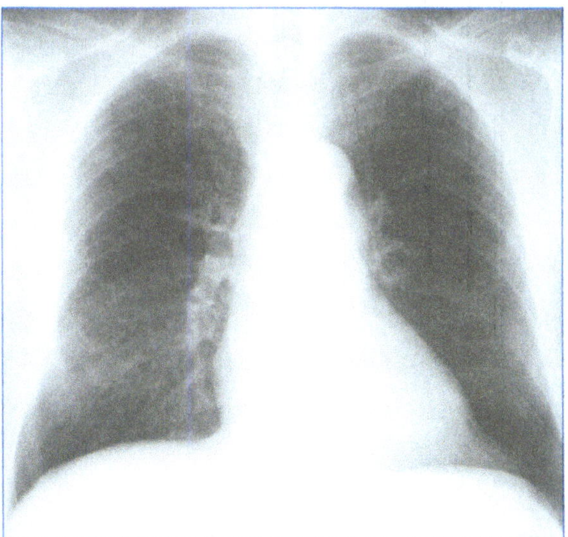

Abb. 7.19. Thoraxübersichtsaufnahme p.a.: kleiner Rundherd rechts

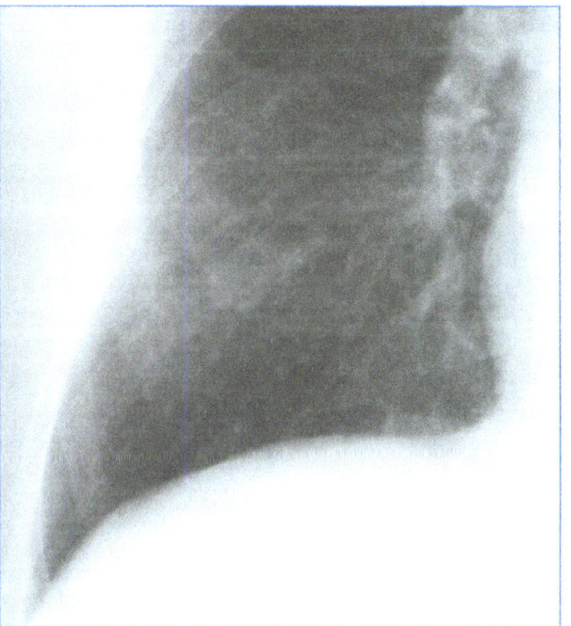

Abb. 7.20. Detailaufnahme: kleiner Rundherd rechts

! Die Verschleppung der Diagnose eines Lungenkarzinoms nur um wenige Monate kann für die Prognose der Erkrankung und die ggf. kurative Therapie entscheidend sein.

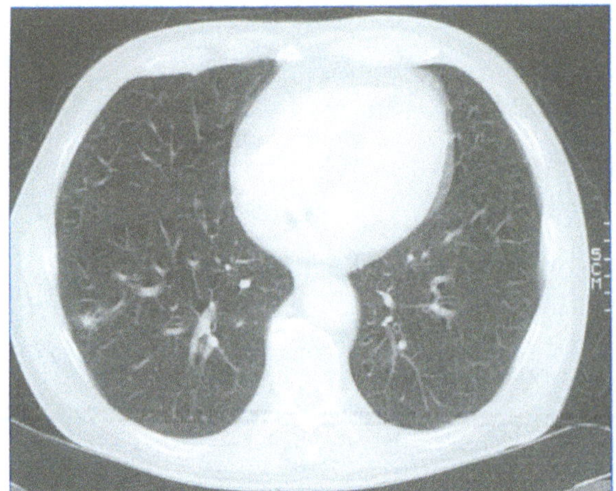

Abb. 7.21. Computertomographie mit Lungenfenster: kleiner Rundherd rechts

Gleichgültig, ob die Thoraxübersichtaufnahmen mit analoger Film-Folien- oder Digitaltechnik angefertigt wurde, liegt die **Verantwortung der Befundung** der Thoraxaufnahme beim Radiologen.

7.2.6 Ergänzende projektionsradiographische Verfahren

Thoraxdurchleuchtung. Bei fraglichen oder unsicheren radiomorphologischen Befunden kann gelegentlich eine Durchleuchtung zur Abklärung überlagernder Rippen indiziert sein. Heute werden fragliche Befunde auf der Thoraxaufnahme meist mit Schnittbildverfahren abgeklärt.

7.3 Schnittbildverfahren

Das Standardverfahren ist die **Computertomographie** (CT). Weitere Schnittbildverfahren sind:

- Magnetresonanztomographie (MRT; Abb. 7.22),
- dreidimensionale nuklearmedizinische Untersu-
- chungsverfahren, wie SPECT (Single-Photon-Emissionstomographie),
- PET (Positronenemissionstomographie mit 18-F-Desoxyglukose; Abb. 7.23) und

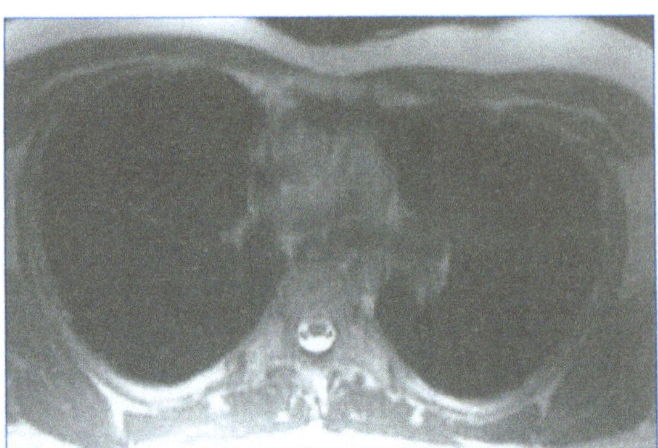

Abb. 7.22. Magnetresonanztomographie: schnelle Aufnahmesequenzen

- thorakale Ultraschalluntersuchung (transkutan, transösophageal und transbronchial; Abb. 7.24)

7.3.1 Computertomographie

Vorteile der Computertomographie sind:

- die überlagerungsfreie Darstellung der thorakalen Anatomie und Pathologie mit hoher Auflösung sowie
- die Dokumentation der Röntgenkontrastmittelkinetik nach i. v. Injektion jodhaltiger Röntgenkontrastmittel.

Indikationen zur Computertomographie. Bei der Abklärung des Lungenkarzinoms oder allgemein thorakaler Pathologie wird die Computertomographie eingesetzt

- zur primären Diagnostik,
- zum Tumor-Staging,
- zur Diagnostik unerwarteter peritherapeutischer Komplikationen sowie
- als Ergänzung der Befunde der Thoraxübersichtsaufnahme zur Verlaufskontrolle im Follow-up.

7.3.1.1 Technik

Standards der CT-Untersuchung. Die Einhaltung bestimmter Standards ist Voraussetzung für eine erfolgreiche CT-Diagnostik. Durch die rasche Entwick-

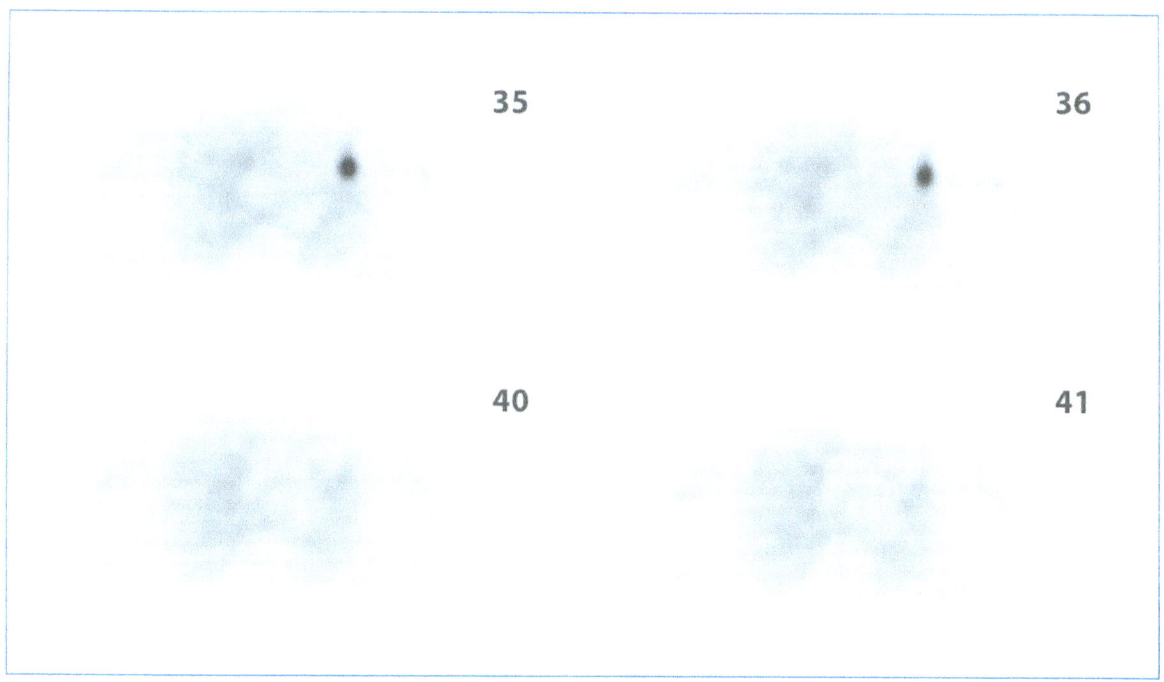

Abb. 7.23. Positronenemissionstomographie: Tumorrezidiv links

lung der CT-Technologie werden ständige Modifikationen der Untersuchungsprotokolle erforderlich. Folgende technische Modifikationen werden heute eingesetzt:

- Einzeilen-Incremental-CT,
- Einzeilenspiral-CT und
- Multizeilenspiral-CT.

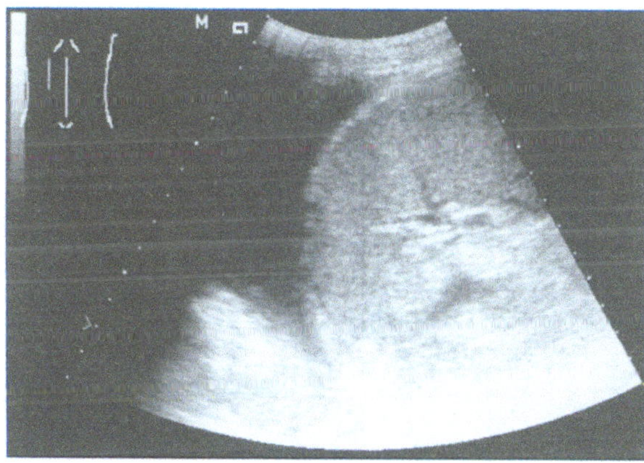

Abb. 7.24. Ultraschall: Pleuraerguss

Die **Incremental-CT** gilt heute als veraltet, da die Untersuchung des Thorax 5–6 min dauert. Bei diesen Geräten wird jeder Scan einzeln geschaltet und ausgelesen. Entscheidende **Nachteile** der Technik sind:

- die Abgrenzbarkeit von rundlichen Fleckschatten <5 mm oder interstitieller Strukturen ist kaum möglich,
- niedrige Kontrastmittelkonzentrationen sowie
- fehlende kontinuierliche bzw. vollständige Erfassung der Pathologie der Lungen durch unterschiedliche Einatemtiefe

Einzeilenspiral-CT. Die Einführung der Spiral-CT verbesserte die diagnostischen Möglichkeiten entscheidend. Mit Spiral-CT-Technik war es möglich, kontinuierlich den gesamten Thorax in 24–30 sek zu scannen. Die Untersuchung kann (mit Ausnahme dyspnoischer Patienten) in Atemanhaltetechnik mit halbierter Scan-Dicke durchgeführt werden. So ist es möglich, mit geringerer Kontrastmittelmenge diagnostisch ausreichende Kontrastmittelblutspiegel im gesamten Thorax zu erreichen.

Mehrzeilenspiral-CT. Ein weiterer wichtiger technischer Fortschritt war die Einführung von Mehrzeilen-Scannern. Seit etwa 3 Jahren gibt es CT-Geräte mit gleichzeitiger Akquisition von 4 CT-Datensätzen Im Jahre 2002 wurden bereits Scanner mit 8 Detektorbahnen installiert. Folgende **technische Neuerungen** wurden eingeführt:

- Steigerung der Detektoreffektivität um etwa 30%,
- simultane Bildakquisition auf 4 oder neuerdings 8 Detektorbahnen,
- verdoppelte Drehgeschwindigkeit des Detektorsystems (bisher: 1 s, moderne Scanner: <1/2 s), dies erlaubt einen 4- oder 8fach rascheren Tischvorschub.

Vorteile der Mehrzeilen-CT

- Bei Einstellung einer Scan-Kollimierung von 2,5 mm bei dem Gerät Volume-Zoom (Fa. Siemens) kann ein Tischvorschub von 20 cm/s gewählt werden, so dass der Scan-Vorgang über den gesamten Thorax in weniger als 10 sek abgeschlossen ist
- Im hochauflösenden Modus mit 1 mm Scan-Kollimierung lässt sich noch ein Tischvorschub von 5–7 cm/s einstellen
- Es lassen sich auch beim orthopnoischen Patienten aufgrund der hohen Aufnahmegeschwindigkeiten weitgehend artefaktfreie Aufnahmen anfertigen
- Von den leistungsfähigen Rechnern werden Bildrekonstruktionen in wenigen Sekunden durchgeführt, es können bei HR („high resolution" hohe Auflösung)-CT-Technik multiplanare Rekonstruktionen angefertigt werden, bei denen die räumliche Auflösung in allen beliebigen Achsen gleich groß ist (isotrope Voxel; Abb. 7.25)

Bei Anwendung dieser neuen Techniken muss das **Untersuchungsprotokoll** jeweils modifiziert und den klinischen Fragestellungen angepasst werden. Unabhängig von den CT-Geräten sind einige physikalische Fakten bei allen Untersuchungsprotokollen zu beachten. Die diagnostische Qualität der CT-Untersuchung ist von folgenden **Parametern** abhängig:

- Scan-Dicke,
- Röntgenstrahlendosis,
- Algorithmen der Bildbearbeitung,
- den physiologischen Gegebenheiten angepasste i. v. Bolusinjektion von nicht ionischen, jodhaltigen Röntgenkontrastmitteln sowie

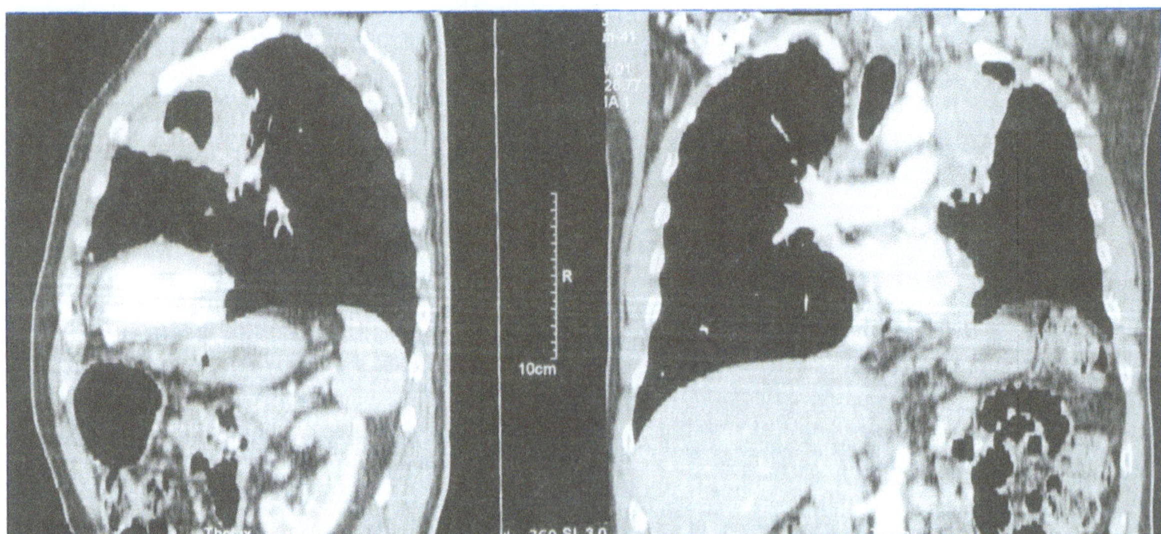

Abb. 7.25. Sagittale (links) und koronate (rechts) computertomographische Rekonstruktion

- Körpergröße, Gewicht und Mitarbeitsfähigkeit des Untersuchten.

Verbesserung der Bildqualität durch Mehrzeilen-CT-Geräte

Die neue Mehrzeilen-CT erlaubt routinemäßige („Standard"-) Einstellungen mit einer Scan-Kollimierung von 2,5 mm. In der Routinediagnostik werden aus den 2,5 mm dicken Scans 3 mm und 5 mm dicke **Schichten errechnet**, die 5-mm-Scans werden mit Laserdruckern auf Film ausgedruckt. Die Befundung der CT-Aufnahmen erfolgt am Leuchtkasten.

Es hat sich aber gezeigt, dass mit zusätzlichen **Schichtrekonstruktionen von 3 mm** die Abgrenzung von kritischen Bildelementen beim Tumor-Staging oder dem Nachweis von Lungenrundherden entscheidend verbessert wird. Da bei einer derartig feinen Kollimierung bei einem Untersuchungsfeld von 40 cm etwa 200 Einzel-Scans entstehen, ist es unwirtschaftlich, diese Aufnahmen auf Film auszudrucken. Die Befundung erfolgt daher routinemäßig sofort am hochauflösenden Monitor, einer zusätzlichen Auswerteeinheit. Der Untersucher kann nach Monitorbefundung entscheiden, ob es diagnostisch geboten erscheint, zusätzliche hochauflösende Scans mit 1 mm Scan-Kollimierung durchzuführen, um ggf. „isotrope" multiplanare Rekonstruktionen durchzuführen.

Multiplanare Rekonstruktionen, bei denen die Bildinformation in X-, Y- und Z-Ebene aufgelöst ist, dürften die Abgrenzung zentraler Tumorstrukturen erleichtern (Abb. 7.26). Dies wird gegenwärtig mittels Studien untersucht, vorläufige Erfahrungen zeigen, dass durch die Multizeilenspiral-CT die Diagnose und das Staging des Lungenkarzinoms sicherer werden dürften.

Die **i. v.-Boluskontrastmittelinjektion** erhöht die diagnostische Aussage. Das Kontrastmittelvolumen kann auf 100 ml beschränkt werden. Bei einer Injektionsgeschwindigkeit von 3–5 ml/sek wird während der gesamten Untersuchungszeit eine optimale Röntgenkontrastmittelkonzentration erreicht.

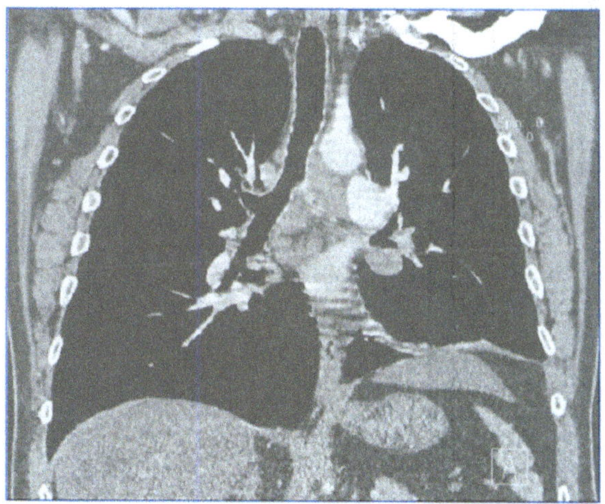

Abb. 7.26. Koronale Reformatierung: zentrales mediastinales Tumorwachstum

Zusätzliche diagnostische Möglichkeiten der Multizeilen-CT

Diagnostisches Ziel ist es, mittels instruktiver Dokumentation der thorakalen Anatomie und Pathologie die **Planung operativer Maßnahmen** zu erleichtern. Mit dreidimensionaler Bildrekonstruktion ist die Visualisierung der Innenflächen von Hohlräumen oder Oberflächen von dichteren Strukturen möglich, wenn Minimum- oder Maximumprojektionstechniken verwendet werden.

Zwar wird die Bedeutung der **virtuellen Bronchoskopie** zur Diagnostik einer endobronchialen Raumforderung noch kritisch gesehen, aber bereits heute wird sie als eine nützliche, zusätzliche diagnostische Information vor der geplanten Bronchoskopie bezeichnet (Abb. 7.27). Trotz Artefaktanfälligkeit ist sie die einzige Möglichkeit, nichtinvasiv die endobronchiale Anatomie zu visualisieren und distal einer Stenose zu dokumentieren (Rogalla et al. 2001).

Optimierung der Auswerteparameter der Computertomographie (Bildfenster und Scan-Dicke)

Zur Beurteilung der lufthaltigen Lungenabschnitte, der Pleura und der Bronchien ist eine **Fensterbreite** von 2000 HE (Hounsfield-Einheiten) optimal. Zur

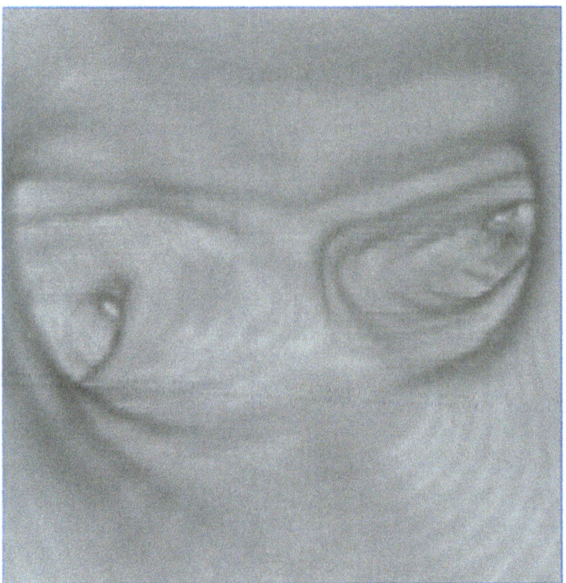

Abb. 7.27. Virtuelle Bronchoskopie

adäquaten Beurteilung pleuranaher oder endobronchialer Stukturen ist es wichtig, dass die Fensterlage nicht zu tief im negativen Bereich liegt. Die Zentrierung der Bildes sollte zwischen -300 und -500 HE liegen (Abb. 7.28). Engere Fenster, insbesondere bei zusätzlich niedriger Fensterlage (z. B. -500 bis -700 HE), wie sie von vielen Untersuchern eingestellt werden, sind abzulehnen, da wichtige tumortypische Befundkonstellationen nicht diagnostiziert werden können.

Die Beurteilung des Mediastinums, der Thoraxwand und der Oberbauchorgane sollte im engeren **„Weichteilfenster"** erfolgen. Es ist nicht strittig, dass eine Fensterbreite von 300–400 HE und eine Fensterzentrierung auf 30–40 HE eine ausreichende Beurteilung der intramediastinalen Strukturen, einschließlich der intrathorakalen Gefäße, erlaubt. Eine zusätzliche Bildrekonstruktion mit „normalem" Rekonstruktionsalgorithmus verbessert die räumliche Auflösung durch Minimierung des Bildrauschens bei Einstellung eines relativ niedrigen Röhrenstroms.

Die Dokumentation im **„Knochenfenster"** (Fensterbreite 2500–3000 HE, Fensterlage 300–500 HE) sollte bei Monitorbefundung zusätzlich erfolgen, da ossäre Destruktionen im Thoraxskelett besser und eindeutiger erkannt werden können. Bisher erfolgte die Bilddokumentation meist auf Film. Eine Dokumentation mit Laserdruckern auf Papier oder auf digitalen Bildmedien, wie CD-ROM, sollte den Qualitätsansprüchen der Fachgesellschaften entsprechen.

Bildrekonstruktionen des gesamten Thorax in einer Schichtdicke von 1 oder auch 2,5 mm sowie zusätzliche multiplanare Rekonstruktionen führen zu sehr großen Bildmengen, die nur noch mit einer elektronischen Bildarchivierung zu bewältigen sind. Die Speicherung der Bilddaten auf preiswerten optischen

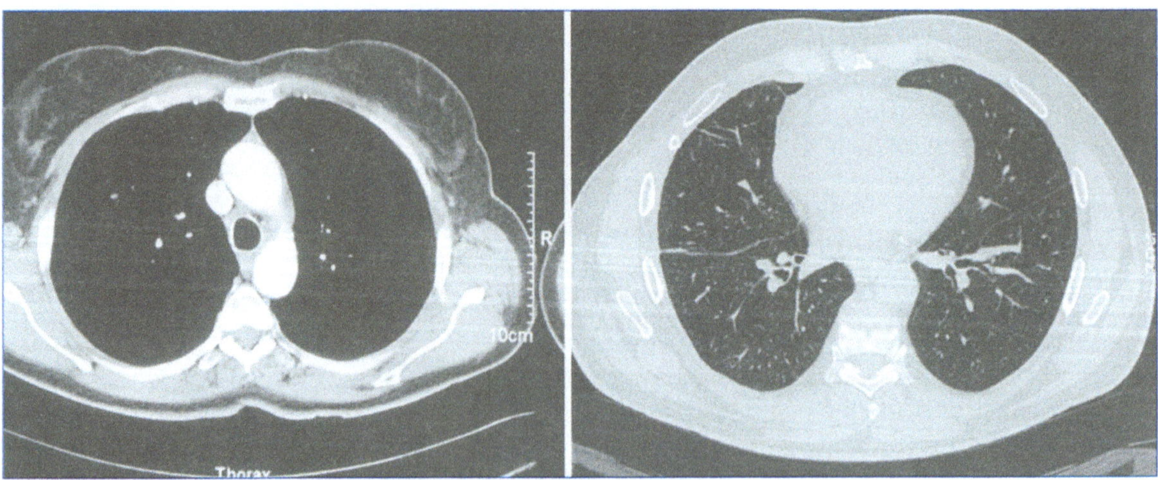

Abb. 7.28. Computertomographie mit Weichteil- (links) und Lungenfenster (rechts)

Medien, wie CD-ROM, PACS („picture archiving computing system“)-Anbindungen und Archivierung der gesamten Bilddaten werden in Zukunft erforderlich sein. Leider sind für die Einführung derartiger Technologien zahlreiche **medikolegale und administrative Fragen** bis heute ungeklärt:

- Darf ein Radiologe beispielsweise die Bilddokumentation auf exemplarische Aufnahmen beschränken, auf einen analogen oder digitalen Bildträger speichern und dem Patienten mitgeben?
- Darf bei unvollständiger Dokumentation zur Beantwortung therapierelevanter Fragestellungen die Untersuchung wiederholt werden?
- Wie kann man sicherstellen, dass bei der raschen Entwicklung von diagnostischer Bildgebung grundlegende Forderungen der Röntgenverordnung eingehalten werden?
- Wie kann man bei digitaler Bildspeicherung auf heutigen Speichermedien sicherstellen, dass die Dokumente nach Ablauf von 10 Jahren wieder beurteilt werden können?

7.3.2 Differenzialdiagnose des Lungenkarzinoms mit der Computertomographie

Computertomographische Radiomorphologie des peripheren Tumors.

nom ist nur in der lufthaltigen Lunge mit ausreichender Sicherheit zu diagnostizieren, da es sich um eine weichteiläquivalente Raumforderung mit einer Dichtedifferenz von fast 1000 HE handelt. Es kann als Mikronodulus von wenigen Millimetern Durchmesser diagnostiziert werden (Abb. 7.29). Derartige Befunde sind auch auf der technisch optimierten Thoraxaufnahme nicht zu erkennen. Die röntgenmorphologischen Veränderungen umfassen eine Vielzahl an Differenzialdiagnosen. Die Spezifität der Diagnose „Lungenkrebs“ ist gering und wird sehr unterschiedlich beurteilt. Mit der HR-CT sind morphologische Details exakter zu erkennen. So kann aufgrund der typischen Röntgenmorphologie mit hoher Wahrscheinlichkeit die Diagnose „bronchioloalveoläres Karzinom“ gestellt werden (Abb. 7.30; Webb et al. 2000). **Differenzialdiagnostisch bedeutsam** sind:

- Größe,
- Außenkontur (glatt, scharf, Corona radiata),

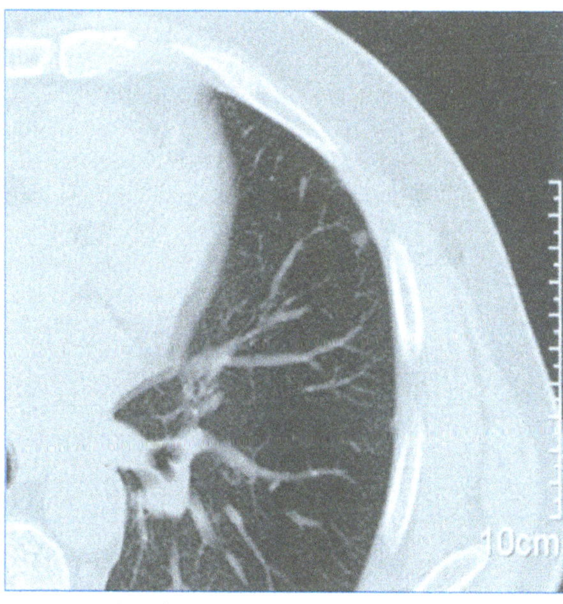

Abb. 7.29. Peripherer Rundherd der Lingula

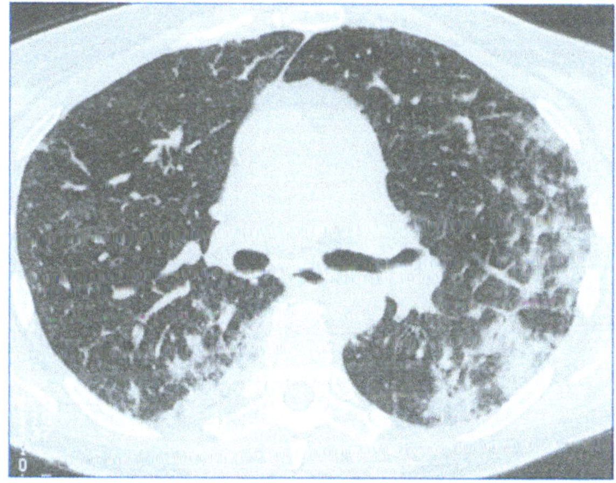

Abb. 7.30. HR-Computertomographie bei bronchioloalveolärem Karzinom: kleinfleckige, bronchopneumonieartige, konfluierende alveoläre Infiltrate multilokulär, teils milchglasartige Verschattung mit verdickten interlobulären Septen

- Binnenstruktur (weichteiläquaivalent, fettäquivalent, Verkalkung),
- Lagebeziehung zu pulmonalen und mediastinalen Strukturen,
- Vergrößerung der regionalen Lymphknoten hilär oder mediastinal sowie
- zusätzliche pulmonale oder thorakale Befunde.

Außenkontur. Das Lungenkarzinom, insbesondere das Plattenepithel- und das Adenokarzinom, weist häufig eine Corona radiata als Zeichen der lokalen Lymphangiosis auf (Abb. 7.31). Etwa 20 % der Karzinome, insbesondere keinzellige oder anaplastische Lungenkarzinome, haben eine glatte Oberfläche (Abb. 7.32).

> ! Die aufgeführten differenzialdiagnostisch wichtigen Details des „Rundherds" sind allerdings nicht pathognomonisch. Zahlreiche benigne Herde haben ebenfalls strahlige Ausläufer, die als verdickte, fibrotische Streifenstränge bis an die Pleura ziehen. Glatt konturierte Herde finden sich bei zahlreichen benignen und malignen Erkrankungen (Hamartom, Chondrom, Lipom, Lungenmetastasen zahlreicher Tumoren etc.).

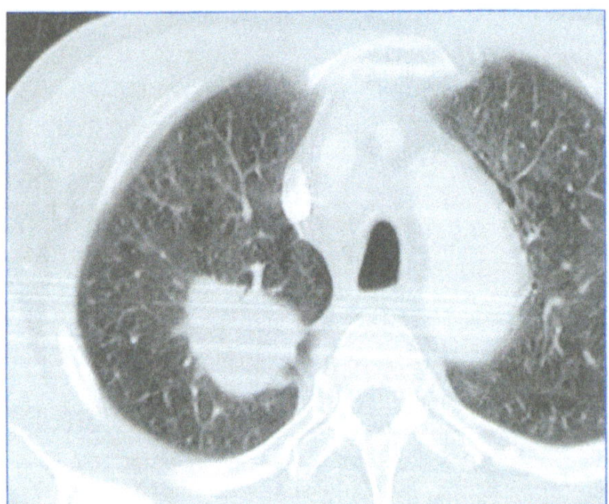

Abb. 7.31. Computertomographie mit Lungenfenster: Tumor im rechten Oberlappen mit Corona radiata als Ausdruck der lokalen Lymphangiosis

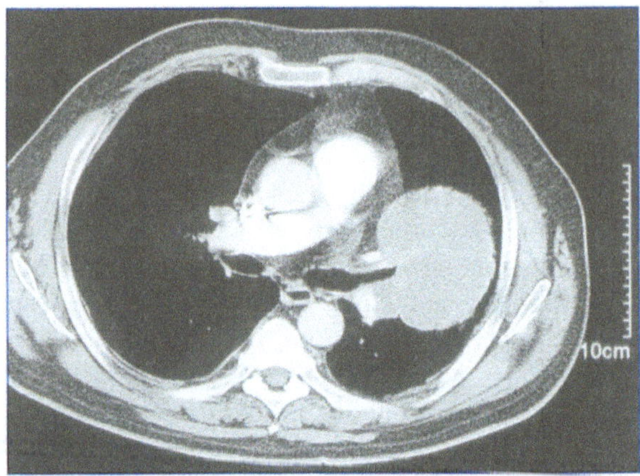

Abb. 7.32. Computertomographie mit Weichteilfenster: zentrales Lungenkarzinom mit glatten Außenkonturen

Binnenstruktur. Das Lungenkarzinom entspricht einer soliden, weichteiläquivalenten Raumforderung mit nativen Dichtewerten um 40–80 HE. Typisch ist in der Kontrastmittel-CT ein deutliches Enhancement auf 60–100 HE.

> ! Zentral gelegene, grobe, insbesondere schollige oder geschichtete Verkalkungen werden allgemein als Zeichen der Benignität gewertet, allerdings gibt es auch verkalkte pulmonale Herde bei Malignomen, z. B.
> - ein Narbenkarzinom in der Umgebung eines verkalkten Tuberkuloms oder silikotischen Granuloms (Abb. 7.33),

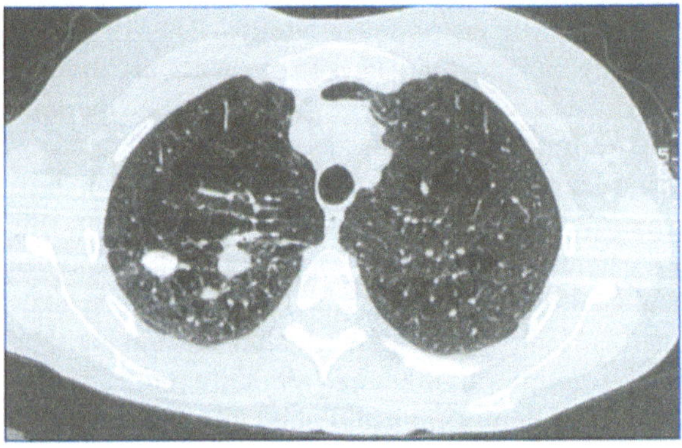

Abb. 7.33. Narbenkarzinom, einem verkalkten Tuberkulom benachbart

- regressive Verkalkungen bei therapierten pulmonalen Adenokarzinomen oder kleinzelligen Karzinomen sowie
- Metastasen des Osteosarkoms oder Kolonkarzinoms.

Bei einer Tumorgröße >3 cm sind **hypodense Areale** (als Ausdruck einer Nekrotisierung) häufig (Dichtewerte von 10–20 HE), mit lediglich ringförmigem Kontrastmittel-Enhancement (Abb. 7.34). Bei Bronchusanschluss der Nekrose finden sich mehrkammerige, lufthaltige **Höhlen** im Tumor. Der Hohlraum hat meist eine unregelmäßige, dicke Wand, nur selten haben Tumorkavernen eine dünne oder zarte, glatte Wand (Abb. 7.35).

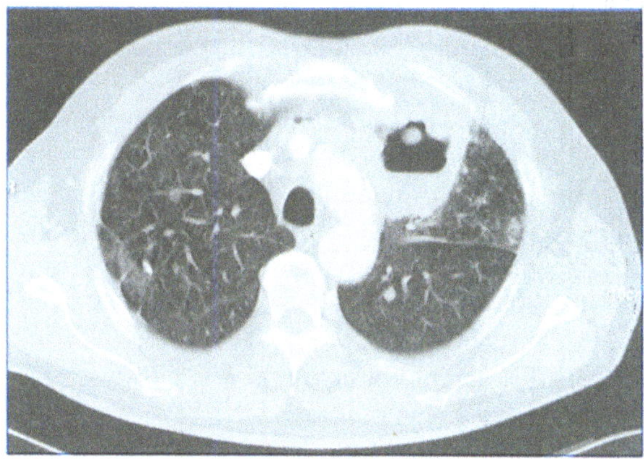

Abb. 7.35. Dickwandiger kavernöser Tumor mit Bronchusanschluss

Nachbarschaftsbeziehungen. Benigne Tumore sind i. d. R. auf die Lunge oder die Pleura begrenzt und führen zur Verdrängung benachbarter Strukturen, bei nachweislicher Infiltration handelt es sich meist um ein Malignom. Die Abgrenzung des Tumors von den umgebenden Strukturen kann schwierig sein. Multiplanare Rekonstruktionen und Bildbetrachtung am Monitor im Cine-Mode oder Step-by-step-Betrachtung in verschiedenen Ebenen sind bei der Analyse zentraler mediastinaler Strukturen hilfreich (Abb. 7.36).

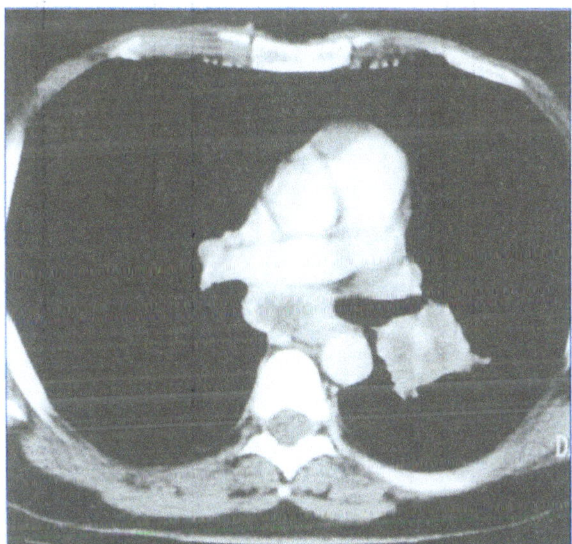

Abb. 7.34. Hypodense Areale als Ausdruck einer beginnenden Nekrotisierung

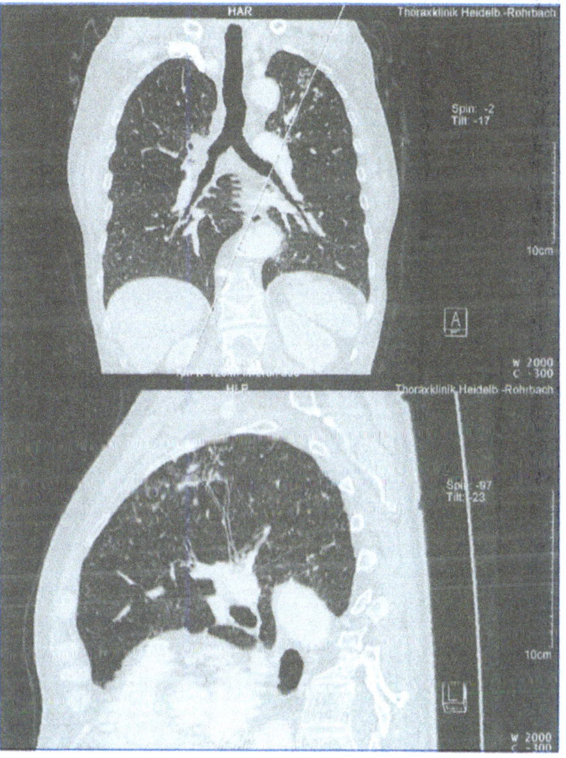

Abb. 7.36. Reformatierung Mediastinum: koronale und sagittale Raumforderung bei Infiltrat im linken Lungenoberlappen

7.3.3 Computertomographische Diagnose des Lungenkarzinoms bei komplizierenden Befunden

Häufige **komplizierende Befunde** des Lungenkarzinoms sind

- die poststenotische Pneumonie,
- der Pleuraerguss,
- der Perikarderguss,
- das Pleuraempyem sowie
- selten der Pneumothorax.

Diese Befunde sind zwar auf der Thoraxaufnahme meist einfach zu erkennen, aber nicht zu differenzieren. Schnittbildverfahren, wie CT oder MRT, bringen wichtige **zusätzliche Informationen**, die nicht selten die definitive Diagnose erlauben (Abb. 7.37, 7.38). Endobronchial wachsende Tumoren sind häufig schwierig zu diagnostizieren (Abb. 7.39, 7.40). Die pulmonale Raumforderung kann fehlen, es zeigt sich lediglich ein umschriebener Perfusionsausfall im Szintigramm (Abb. 7.41).

CAVE

Die radiologischen Kriterien erlauben keine definitive Diagnose. In jedem Fall ist eine histologische Sicherung anzustreben. Ist dies nicht möglich und bestehen sonstige typische Tumorkonstellationen, wie z. B. ein hoher NSE-Wert, wird im interdisziplinären onkologischen Konzept im Einzelfall die Radiomorphologie mit zu Rate gezogen und als unterstützende Konstellation gewertet (Drings 2001, persönliche Mitteilung).

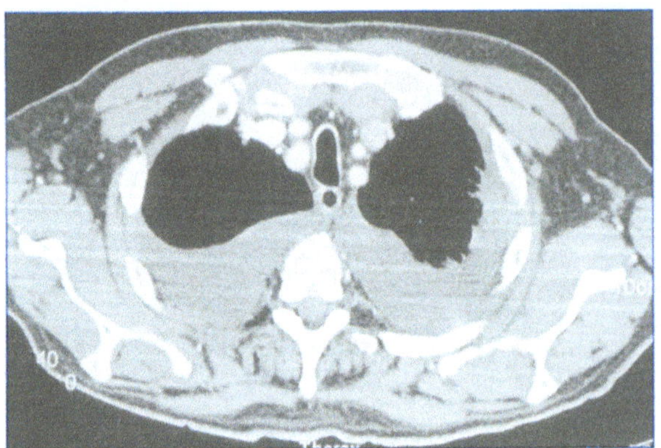

Abb. 7.37. Computertomographie mit Weichteilfenster: Pleuraerguss

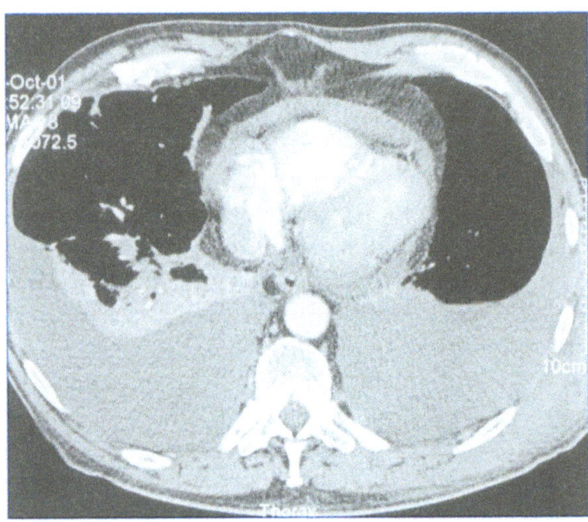

Abb. 7.38. Pleuraerguss beiderseits und Perikardergusslamelle

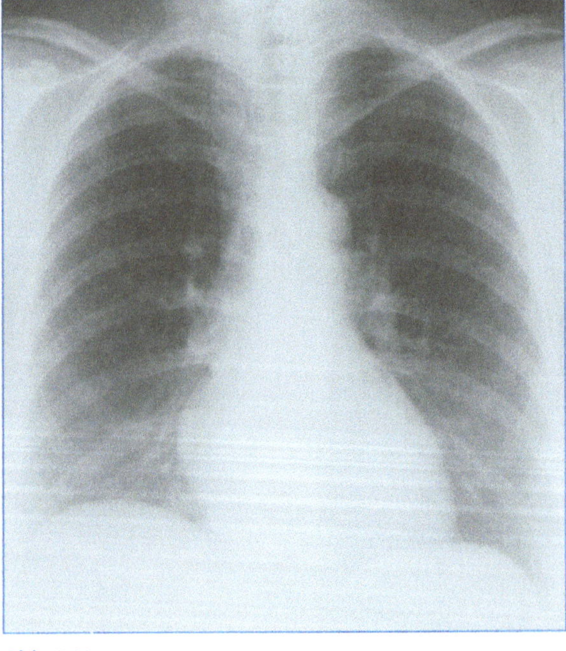

Abb. 7.39. Thoraxübersichtsaufnahme p. a.: endobronchialer Tumor rechts

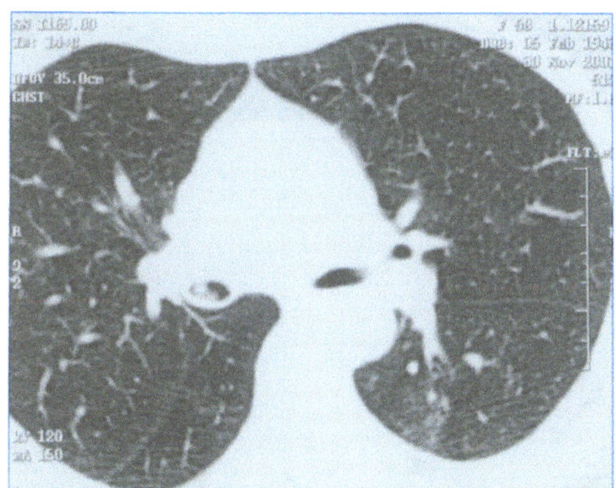

Abb. 7.40. Computertomographische Darstellung eines endolungenen Karzinoids im rechten Hauptbronchus

7.3.4 Computertomographisches Screening des Lungenkarzinoms

Die **Fünfjahresüberlebensrate** aller neu entdeckten Lungenkarzinome ist unbefriedigend. In den letzten 30 Jahren konnte die Prognose – gemessen an der Fünfjahresüberlebensrate – durch kombinierte Therapiemodalitäten von 7% auf lediglich 13% gesteigert werden. Hingegen konnte in verschiedenen Studien gezeigt werden, dass im Frühstadium (Stadium I nach UICC – Union Internationale Contre le Cancer) nur nach radikaler Tumorresektion mit Lymphknotendissektion die Prognose (beim nichtkleinzelligen Lungenkarzinom) entscheidend verbessert werden konnte. Operierte Patienten im Stadium I profitieren von dieser Therapie mit einer Fünf jahresüberlebensrate von 60–70%.

Bisher galt, dass das **Screening des Lungenkarzinoms** mit radiologischen Verfahren nicht effektiv ist. Grundlage für diese Stellungnahme waren die Ergebnisse einer Studie aus den USA zur Früherkennung des Lungenkarzinoms mit Hilfe von regelmäßigen Sputumanalysen und jährlichen Thoraxaufnahmen in den 60er Jahren. Die von der Mayo-Klinik publizierten Ergebnisse zeigten, dass durch beide Maßnahmen keine signifikante Verbesserung der Überlebensrate der Probanden zu erzielen war und dass daher der Thoraxaufnahme kein Stellenwert zukommt. Es hat sich gezeigt, dass das Lungenkarzinom bei jährlich durchgeführten Röntgenaufnahmen nicht in einem so frühen Stadium diagnostiziert werden konnte, dass dies zu einer signifikanten Verbesserung des Überlebens führte. In der gleichen Studie wurde auch gezeigt, dass die Thoraxaufnahme zur Früherkennung als Basisdiagnostik für die Abklärung pulmonaler Symptome zwar unersetzlich ist, dass diese aber einen nur begrenzten Wert in der Früherkennung des okkulten Lungenkarzinoms hat.

> **!** Zwar können digitale Bildtechniken mit verbesserter Kontrastauflösung bei eine räumlichen Auflösung von <3 Linienpaaren/mm gegenüber herkömmlichen Film-Folien-Systemen die Erkennbarkeit nodulärer Strukturen verbessern, insgesamt ist die Thoraxaufnahme jedoch nicht ausreichend sensitiv, um das Lungenkarzinom im Fühstadium (Stadium I) zu diagnostizieren.

Der Einsatz von Schnittbildverfahren hat die **Detektierbarkeit nodulärer Läsionen** entscheidend verbessert. Mit kontinuierlicher Darstellung des gesamten Lungenparenchyms in Einzeilen- oder Multizeilenspiraltechnik ist es möglich, Noduli < 3 mm sicher zu detektieren. Eine in den Jahren 1996–2000 durchgeführte Multizenterstudie, die zur Früherkennung des Lungenkarzinoms die Spiral-CT einsetzte, ergab, dass dieses Vorgehen kosteneffizient sein kann (Hentschke et al. 2000).

> **CAVE**
> Die Anwendung der CT im Screening ist aber hinsichtlich der Anwendung ionisierender Strahlung noch kritischer als die Thoraxaufnahme zu hinterfragen. Mit bisherigen CT-Techniken betrug die Patientendosis das 60- bis 80Fache der Thoraxaufnahme p. a..

Aus strahlenhygienischer Sicht wäre die im Rahmen des Screenings erforderliche jährliche CT-Untersuchung mit einer Exposition in der Größenordnung von mehreren mSv nicht zu tolerieren. Um die Vorteile der diagnostisch überlegenen Spiral-CT für

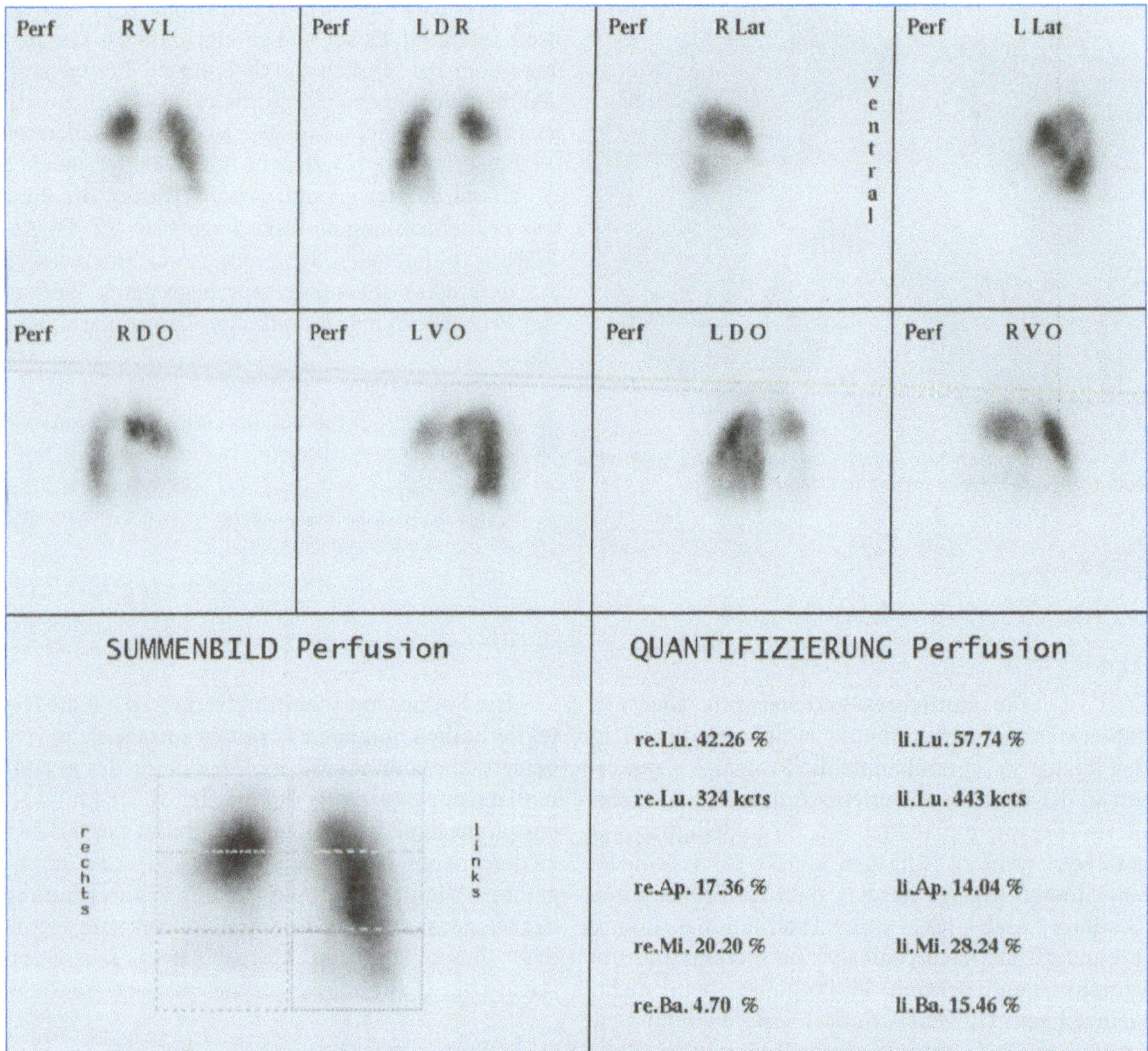

Abb. 7.41. Perfusionsausfall im rechten Mittel- und Unterlappen bei rechts endobronchialem Karzinoid

das Screening des Lungenkarzinoms zu nutzen, mussten daher **„Low-dose-Techniken“** entwickelt werden. Die Entwicklung der neuen Generation von Multislice-Spiral-CT-Geräten mit verbesserter effektiver Detektortechnologie erlaubte die Einführung der „Low-dose-Technik“.

In Deutschland konnten Diederich et al. (2000) zeigen, dass ein **effektives Screening** peripherer Rundherde in der Lunge mit weniger als einem Zehntel der empfohlenen mAs(Milli-Ampère-Sekunde)-Werte möglich ist. In der Thoraxklinik Heidelberg gGmbH wird in der begleitenden Diagnostik eines Risikokollektivs rauchender Asbestarbeiter nach Anerkennung der Berufskrankheit Asbestose (BK 4103) ein entsprechendes Untersuchungsprotokoll verwendet. Die Qualität der Aufnahmen reicht aber vollständig aus, um periphere Rundherde eindeutig zu dokumentieren (Abb. 7.42).

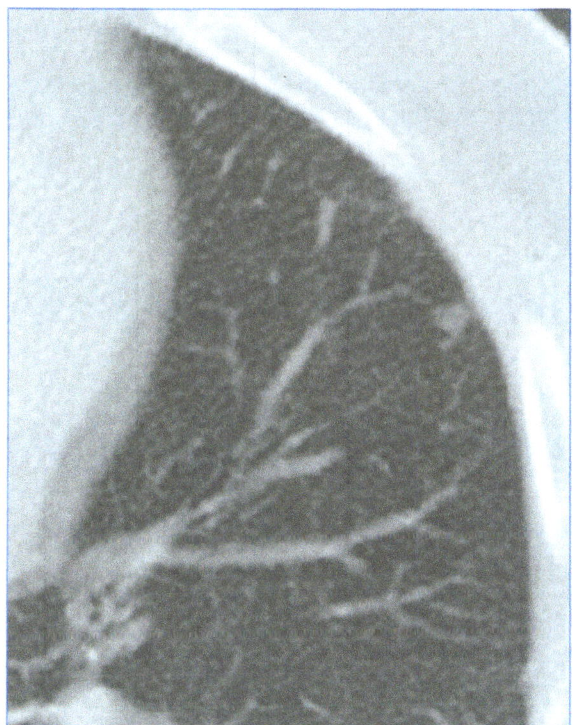

Abb. 7.42. Niedrigdosis-Computertomographie mit guter Erkennbarkeit eines kleinen subpleuralen Rundherds

Die **Rolle** der **bildgebenden Verfahren** im Screening des okkulten Lungenkarzinoms ist in Deutschland bis heute noch nicht definiert. Das radiologische Screening mit ionisierenden Strahlen von Personen mit erhöhtem Risiko, also alle langjährigen und Vielraucher, ist aufgrund der Röntgenverordnung (noch) nicht gestattet, da die Anwendung ionisierender Strahlung an Menschen nur nach individueller ärztlicher Indikation erlaubt ist (Loose, persönliche Mitteilung).

! In Deutschland dürfen im Screening des Lungenkarzinoms ionisierende Strahlen nur unter Studienbedingungen angewendet werden.

Das konkurrierende Schnittbildverfahren, das diagnostische Informationen aus dem Köperinnern ohne ionisierende Strahlung sichtbar macht, ist die **Magnetresonanztomographie** (MRT). Sie hat sich jedoch weder im Screening des okkulten Lungenkarzinoms noch in der thorakalen Primärdiagnostik durchsetzen können.

7.3.5 Computertomographisches Staging des histologisch gesicherten Lungenkarzinoms

Die CT ist neben der Primärdiagnose des Tumors auch die grundlegende Untersuchung zum **prätherapeutischen Staging** des Lungenkarzinoms. Die definitive Diagnose „Lungenkarzinom" wird allerdings durch die zytologische oder histologische Untersuchung gestellt. Geeignete **bioptische Verfahren** sind:

- bronchiale oder transbronchiale Biposie,
- Mediastinoskopie,
- computertomographisch oder ultraschallgesteuerte Biopsie,
- videoassistierte Thorakoskopie und
- diagnostische Thorakotomie.

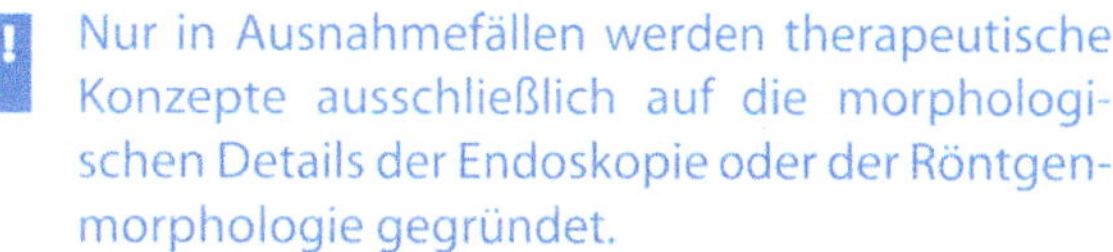

! Nur in Ausnahmefällen werden therapeutische Konzepte ausschließlich auf die morphologischen Details der Endoskopie oder der Röntgenmorphologie gegründet.

Der Begriff **„Staging"** umfasst die differenzierte, normierte Beschreibung des gesamten Tumorstadiums. Beim TNM-Regelwerk werden Lokalisation, Ausdehnung und Größe des Tumors (T), der Lymphknotenmetastasen (N) und der Organmetastasen (M1) definiert (Tabelle 7.5, 7.6).

Probleme des T-Stagings mit der Computertomograpie

Das T-Stadium beschreibt Größe und Lage des Primärtumors sowie seine Beziehung zu den umliegenden Strukturen der Brustwand, der Pleura und des Mediastinums. Die oben aufgeführten, im CT erkennbaren morphologischen Details sind beim Staging die Grundlage zur Bestimmung der **Größe** sowie der **Ausdehnung des Tumorgeschehens** im Thorax und in die angrenzenden Organe, die bei ordnungs-

Tabelle 7.5. TNM-Klassifikation

Tumor	
Tx	Tumor nicht nachweisbar
Tis	Tumor in situ
Definitiver Tumor: T1, T2, T3, T4	Einteilungskriterien: Tumorgröße, Lokalisation, Nachbarschaftsbeziehungen, Absiedlungen im gleichen Lungenlappen
Lymphknoten	
N0	Kein Befall
N1, N2, N3	N1: hilär, N2: mediastinal, N3: kontralateral in Bezug auf T
Metastasen	
Mx	Nicht bekannt/untersucht
M0	Keine Metastasen
M1	Periphere Organmetastasen
Madr.	Nebenniere
Mbrain	Gehirn
Mhepar	Leber
Mlymph	Sonstige Lymphknoten, außer N1–N3
Moss	Knochen
Mpul	Ipsilateral in anderen Lungenlappen bzw. kontralaterale Lunge
Moth	Sonstige Organmetastasen

Tabelle 7.6. TNM-Klassifikation nach der UICC (Union Internationale Contre le Cancer): Beschreibung der anatomischen Ausdehnung getrennt für den Primärtumor, die regionären Lymphknoten und Fernmetastasen

Stadium Okkult	T	N	M
0	Tis	N0	M0
Ia	T1	N0	M0
Ib	T2	No	Mo
IIa	T1	N1	M0
IIb	T2	N1	M0
	T3	N0	M0
IIIa	T1	N2	M0
	T2	N2	M0
	T3	N1, N2	M0
IIIb	T4	Jedes N	M0
	Jedes T	N3	M0
IV	Jedes T	Jedes N	M1

gemäßer CT-Untersuchungstechnik immer mit erfasst werden sollten. Die Kriterien für das T-Staging sind aber mit bildgebenden Verfahren nur teilweise darstellbar. Bei Nichtdarstellbarkeit des Tumors wird die Bezeichnung **Tx** gewählt. Auch das **Tis-Stadium** (Tumor in situ), eine bronchoskopisch nachgewiesene Tumorzellansammlung in der Schleimhaut ohne Invasion, ist mit radiologischen Methoden nicht erkennbar.

Zu den **Kriterien**, die mit Thoraxübersichtsaufnahmen nur gelegentlich, mit CT und MRT bzw. sonstigen bildgebenden Verfahren exakter dargestellt werden, gehören:

- Größe des Tumors (T1: <3 cm; T2: >3 cm);
- Erreichen der viszeralen Pleura (T2; Abb. 7.43);
- Tumorlokalisation im Lungensystem:
  - T2 (Lappen + Hauptbronchus, 2 cm distal der Carina; Abb. 7.44) oder
  - T3 (Hauptbronus bis Carina; Abb. 7.45);

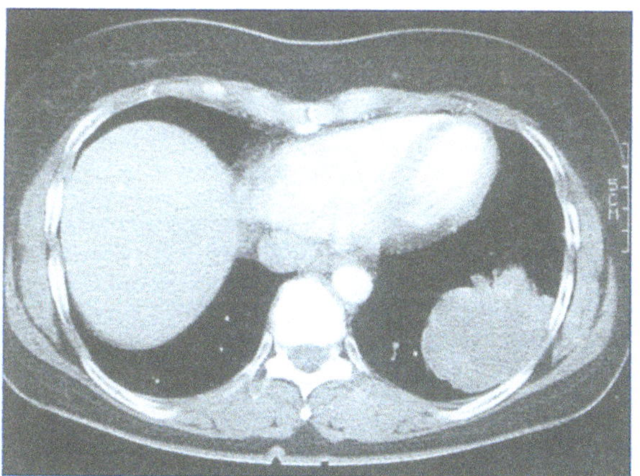

Abb. 7.43. T2-Stadium: Tumor >3 cm, Erreichen der viszeralenn Pleura.

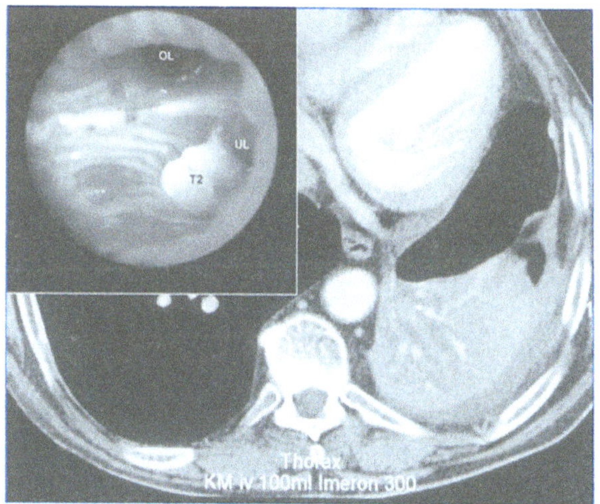

Abb. 7.44. T2-Stadium endobronchial: endoskopischer Tumornachweis im linken Hauptbronchus mehr als 2 cm von der Carina entfernt

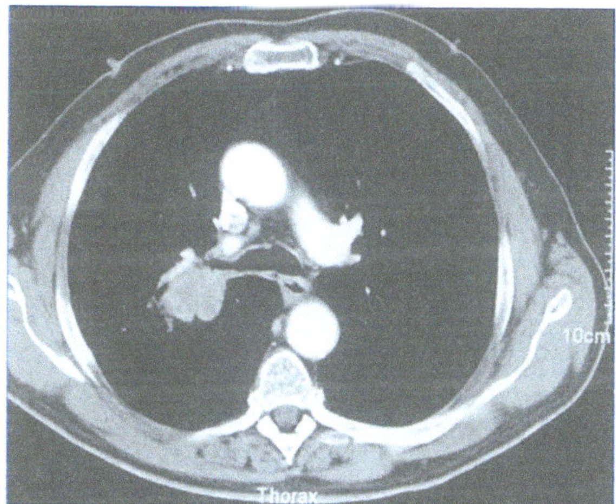

Abb. 7.45. T3-Stadium endobronchial: endoskopischer Tumornachweis im rechten Hauptbronchus weniger als 2 cm von der Carina entfernt

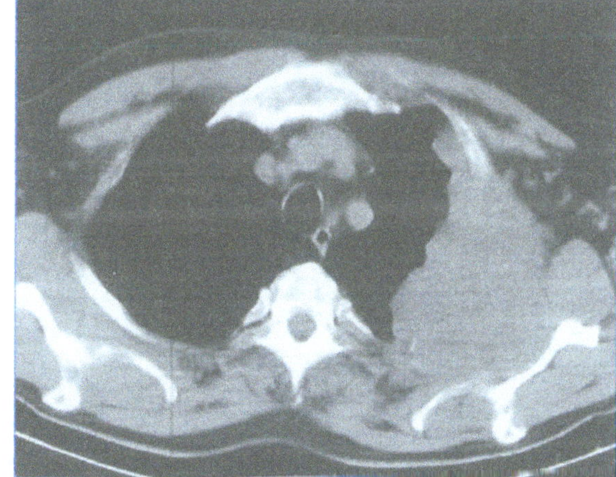

Abb. 7.46. T3-Stadium mit sicherer Brustwandinfiltration mit ossärer Destruktion der dorsalen Rippe

- Tumorinfiltration von Anteilen der Thoraxwand, des Perikards oder des Mediastinums sowie des N. Phrenicus (T3; Abb. 7.46);
- T4 (Carina und Trachea; Abb. 7.47);
- Atelektase eines Lungenlappens (T2);
- Tumorbefall von Herz, großen mediastinalen Gefäße, des Ösophagus oder der Brustwirbelsäule (T4; Abb. 7.48);
- Tumorabsiedlungen im gleichen Lungenlappen (T4).

Ein weiteres Staging-Kriterium ist ein Pleuraerguss mit Nachweis von malignen Zellen (T4; Tabelle 7.7).

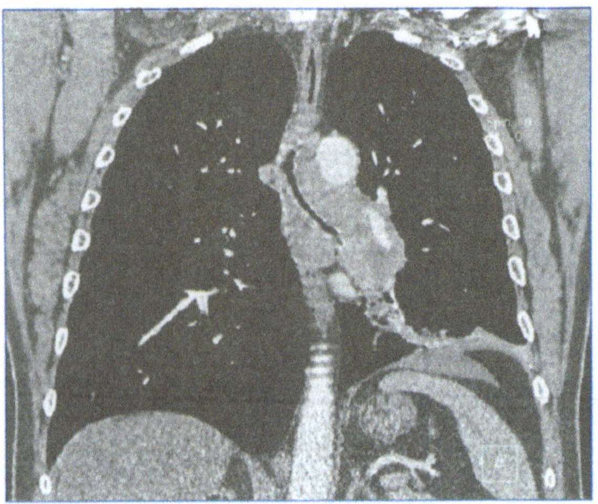

Abb. 7.47. SCLC mit Befall von Trachea und Carina

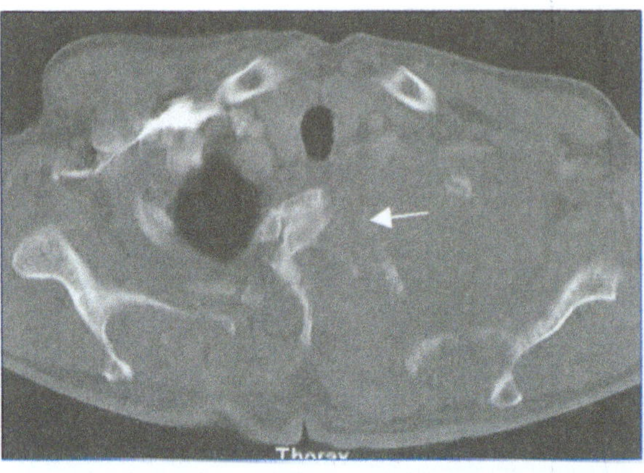

Abb. 7.48. T4-Stadium: NSCLC mit Infiltration der Brustwirbelsäule

Tabelle 7.7. T-Klassifikation anhand der intrapulmonalen Lage, der extrapulmonalen Ausdehnung, Atelektasenbildung und Pleurabefall

T	Größe	Intrapulmonale Lage	Extrapulmonale Ausdehnung	Atelektase, obstruktive Pneumonie	Pleurabefall, Pleuraerguss
1	≤3 cm	Keine Infiltration proximal eines Lappenbronchus	–	–	Kein Befall der Pleura visceralis
2	>3 cm	≥2 cm Abstand zur Carina	–	Kleiner als ein ganzer Lungenflügel	Infiltration der Pleura visceralis
3		<2 cm Abstand zur Carina, aber kein Befall der Carina	Brustwand, Zwerchfell, mediastinale Pleura, parietales Perikard	Ein ganzer Lungenflügel	Infiltration der Pleura parietalis
4		Befall der Carina	Mediastinum, Herz, große Gefäße, Trachea, Ösophagus, Wirbelsäule		Pleuraerguss mit malignen Zellen

Computertomographisches N-Staging

Zu den regionären Lymphknoten, die beim Lungenkarzinom infiltriert werden können, gehören die intrathorakalen sowie diejenigen des M. Scalenus und die supraklavikulär gelegenen. Die intrathorakalen Lymphknoten lassen sich in hiläre und mediastinale Gruppen unterteilen, entsprechend N1 und N2. Diese gliedern sich in rechts oder links gelegene Lymphknotengruppen, bei der Beschreibung eines pathologischen Befunds wird dann der Buchstabe R (rechts) bzw. L (links) hinzugefügt (Abb. 7.49, 7.50).

Einteilung der Lokalisation der tumorbefallenen Lymphknoten (Abb. 7.51)

- N1 pulmonal oder hilär (ipsilateral);
- N2 Lymphknotengruppen 7 und ipsilateral 1–6 sowie 8 und 9;
- N3 kontralateral Lymphknoten 1–6 sowie 8 und 9, außerdem supraklavikulär ipsi- und kontralateral.

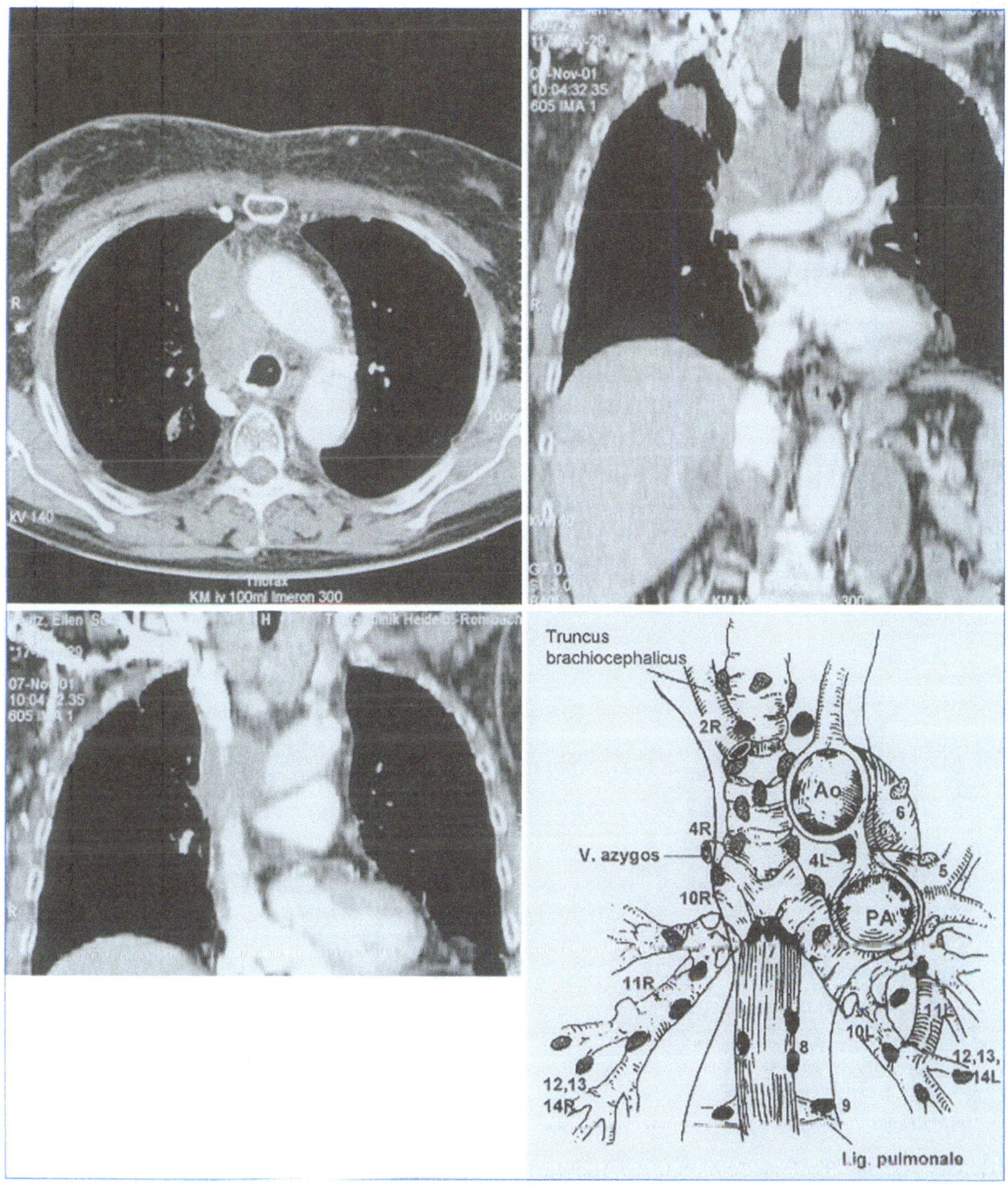

Abb. 7.49. N2-Stadium: Hoch- und tiefparatracheal gelegene Lymphknoten 2R und 4L sowie ein retrotrachealer Lymphknoten

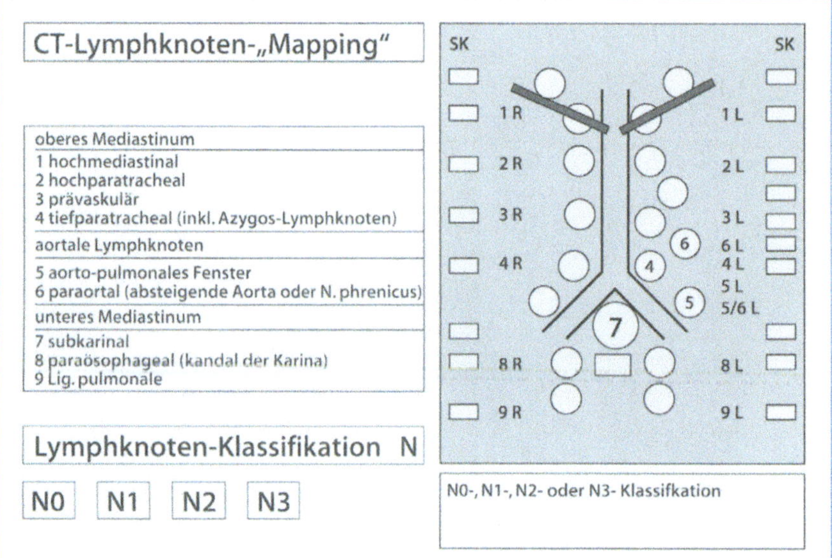

Abb. 7.50. Lymphknotenschema: TNM-Befundbogen nach Tuengerthal; der Befall der Skalenuslymphknoten gilt als M-Stadium; *SK* supraklavikulär (N3); *R* rechts; *L* links

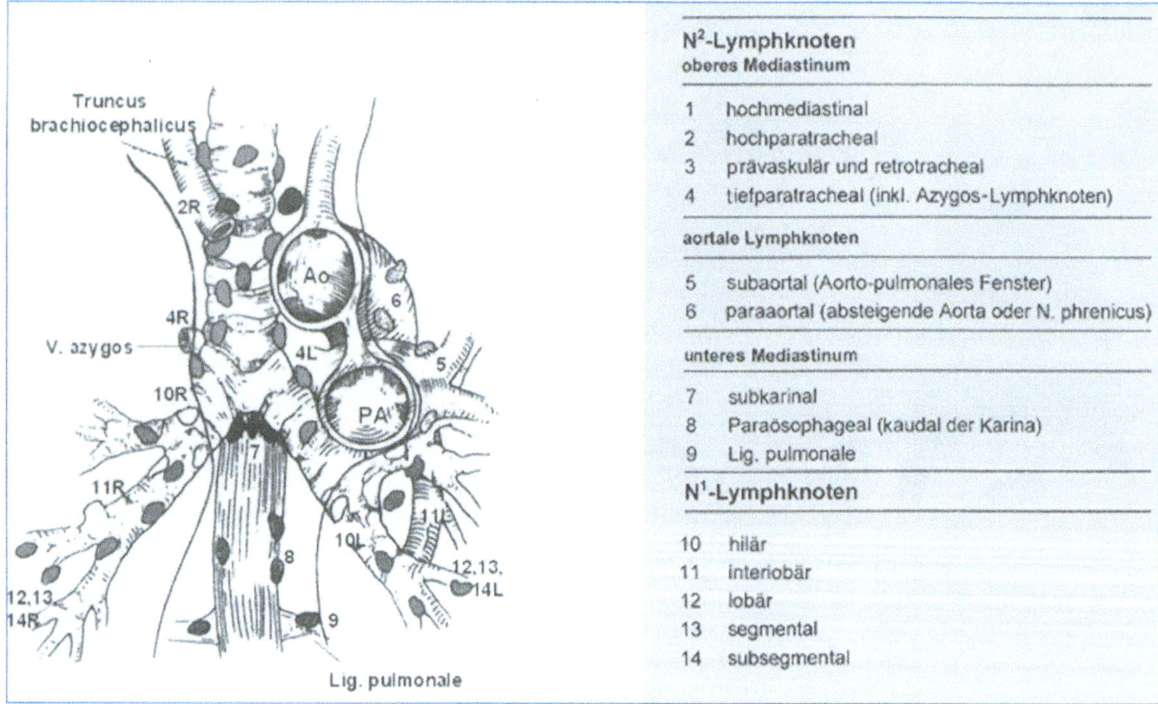

Abb. 7.51. Stellenwert der Computertomographie (CT) beim Lymphknoten-Staging; berücksichtigt werden Lymphknoten mit einem Durchmesser der kurzen Achse >1 cm

Die **Grenzlinie** zwischen N1 und N2 ist die pleuromediastinale Umschlagfalte, entschiedend für die therapeutisch wichtige N3-Metastasierung ist die kontralaterale Lokalisation.

Kriterien des N-Stagings. Das einzige Kriterium des bildgebenden N-Stagings ist die Größe. Man hat sich international darauf geeinigt, einen pulmonalen, mediastinalen oder extrathorakalen Lymphknoten – gleichgültig welcher Lokalisation – als pathologisch vergrößert zu werten, wenn dessen Durchmesser in der kurzen Achse im CT über 1 cm liegt (Abb. 7.52). Die radiologische Diagnose „Lymphknotenmetastase" wird also lediglich aufgrund des Durchmessers im transversalen Schnittbild gestellt. Abschätzungen der Tumorgröße in longitudinaler Richtung sind im Mehrzeilen-CT zwar jetzt möglich, aber es ist noch nicht überprüft, ob dieses Kriterium bei der Erkennung von Lymphknotenmetastasen tatsächlich einen Vorteil darstellt.

Probleme des radiologischen N-Stagings. Glazer et al. (1985) beschreiben erhebliche Größendifferenzen der normalen, d. h. nicht tumorbefallenen Lymphknoten und geben für jede Lymphknotenstation entsprechende Mittelwerte an (Dienemann et al. 1985; McLoud et al. 1992), andere konnten nachweisen, dass das Kriterium „Durchmesser" bei Patienten mit Lungenkarzinom keine exakte Differenzierung zwischen „Nichtbefall" (N0) oder „Tumorbefall" (N1–N3) erlaubt. Nach radikaler Lymphadenektomie konnten Tumorzellen in 10–20 % der Lymphknoten nachgewiesen werden, deren Durchmesser <1 cm war, 20–40 % der Lymphknoten mit einem Durchmesser >2 cm wiesen keine Tumorzellen auf. Es ist somit bewiesen, dass das morphologische Lymphknoten-Staging mit CT oder MRT eine hohe Fehlerquote haben muss. Im CT sind normale wie metastatisch befallene Lymphknoten meist weichteiläquivalent mit Dichtewerten von 30–40 HE. Beim großzelligen NSCLC oder SCLC werden aber im Lymphknoten gelegentlich Dichtewerte um 20 HE gemessen, wobei eine Differenzierung gegenüber entzündlichen oder nekrotisierenden Lympknoten nicht möglich ist. Verkalkungen sind kein eindeutiges Kriterium der Benignität.

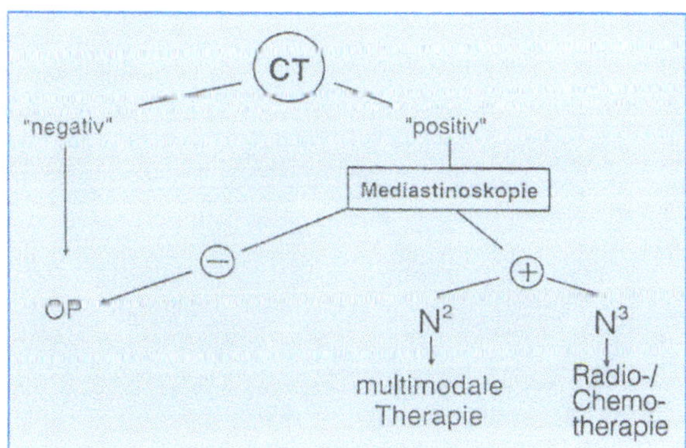

Abb. 7.52. N2-Schema: Größe der Lymphknoten

Kriterien des M-Stagings

Der Metastasennachweis in anderen Organen erfolgt durch entsprechende bildgebende Verfahren, wie

- Projektionsradiographie,
- CT,
- MRT,
- Ultraschall,
- Skelettszintigraphie oder
- Positronenemissionstomographie (PET) mit F-18-Fluor-Desoxyglukose.

Definition

Als MLymph werden alle tumorbefallenen Lymphknoten bezeichnet, die nicht durch N1 bzw. N3 definierten wurden. Dies umfasst die regionalen Lymphknoten entlang des M. scalenus, der V. jugularis und in der Axilla sowie einen entfernten Lymphknotenbefall an der Leberpforte oder paraaortal.

! Da der Nachweis von Metastasen und damit des Tumorstadiums 4 eine grundlegende Inoperabilität begründet, sind die Ansprüche an die diagnostische Sicherheit bildgebender Verfahren sehr hoch. Selbst bei geringer diagnostischer Unsicherheit müssen bei positiver Radiomorphologie bei ansonsten lokal therapierbarem Tumorstadium bioptische Methoden zur Sicherung des Stadiums 4 eingesetzt werden.

Als diagnostisch ausreichend wird die Bildgebung zur definitiven Diagnose von **Hirnmetastasen** (Mbrain) bei Nachweis in der MRT, in Grenzen auch in der CT (Abb. 7.53, 7.54), angesehen.

Zum Ausschluss von **Lebermetastasen** (Mhepar) sind komplementär Ultraschall und CT einzusetzen (Abb. 7.55, 7.56). Bei positivem Befund nur eines Verfahrens sollte versucht werden, über spezielle zusätzliche diagnostische Methoden - wie z. B. serielle CT, Ultraschall mit i. v. Injektion von speziellem Kontrastmittel mit Mikroluftblasen oder PET - eine definitive Diagnose zu stellen oder wenigstens das differenzialdiagnostische Spektrum einzuengen. Es ist erforderlich, zusätzliche diagnostische Sicherheit zu erlangen, da die transkutane Leberbiopsie einerseits häufig falsch-negative Ergebnisse erbringt und andererseits die gezielte Metastasenpunktion technisch schwierig und häufig nicht möglich ist.

Es wird heute kontrovers diskutiert, ob die Skelettszintigraphie zur Diagnostik von **Skelettmetastasen** (Mos) routinemäßig bei Beschwerdefreiheit durchgeführt werden soll. Aufgrund der Szintigraphie müssen Speicherherde durch projektionsradiographische Aufnahmen, CT/HR-CT oder alternativ MRT zum Nachweis von Knochendestruktionen oder osteoplastischen Veränderungen nachuntersucht werden. Die konventionelle Tomographie wird heute nur noch selten zur Abklärung szintigraphisch auffälliger Herde verwendet (Abb. 7.57–59).

Abb. 7.53. Natives kraniales Computertomogramm: bei dem 66-jährigen Patienten mit SCLC und neu aufgetretener Schwindelsymptomatik sowie Sehstörungen zeigt sich eine Ödemzone links okzipital

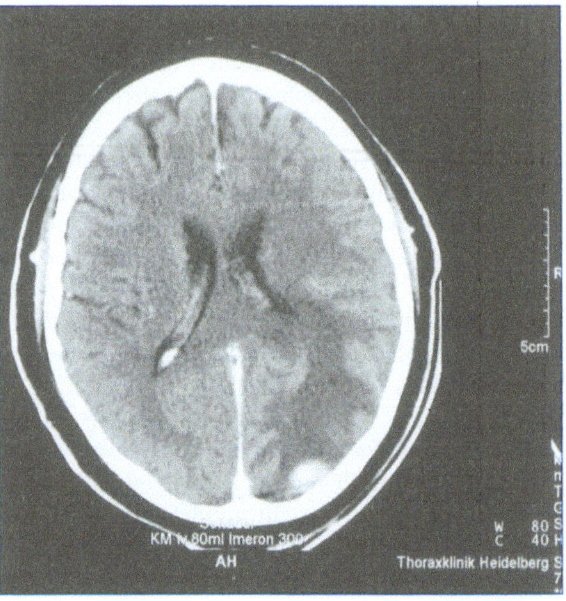

Abb. 7.54. Kraniale Computertomographie mit Kontrastmittel: Demarkierung der links okzipital gelegenen Metastase

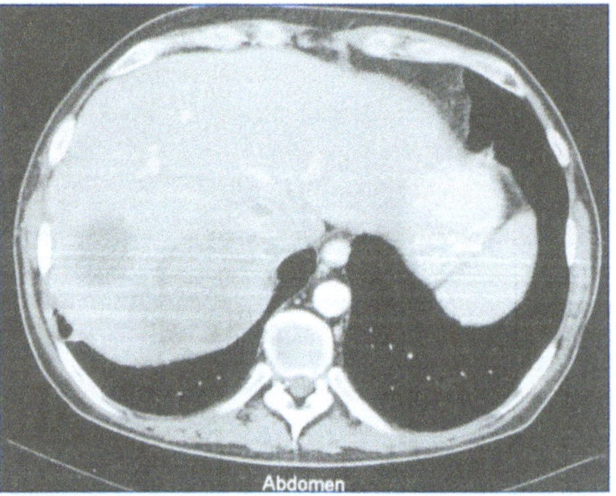

Abb. 7.55. Lebermetastasierung: 2 hypodense Läsionen im rechten Leberlappen bei SCLC

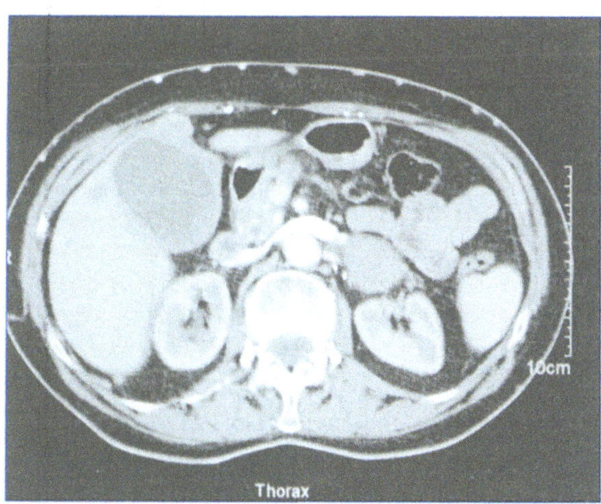

Abb. 7.56. Kleine Lebermetastase der Gallenblase benachbart, nebenbefundlich vergrößerte Nebenniere links

Zum Nachweis von **Nebennierenmetastasen** ist der Ultraschall zu unsicher, die MRT oder CT des Oberbauchs sind die Verfahren der Wahl. Bei Vergrößerung der Nebennieren kann die perkutane, computertomographisch gesteuerte Biopsie zur Gewinnung von Material für die histologische Untersuchung indiziert sein.

Zusammenfassung

- Das prätherapeutische Staging stützt sich heute in erster Linie auf die Schnittbildverfahren CT und MRT, Ultraschall und ergänzende nuklearmedizinische Untersuchungen
- Die Untersuchungsqualität der primären Diagnostik sollte so angelegt sein, dass das spätere „Staging" und das präoperative morphologische und funktionelle „Roadmapping" des gesicherten Karzinoms keine Wiederholungsuntersuchungen erfordern
- In der präoperativen Diagnostik sind hohe Ansprüche an die Untersuchungsqualität zu stellen – die Therapie richtet sich bei der Festlegung technischer und funktioneller Operabilität auch nach den Ergebnissen der bildgebenden Verfahren, daher sollte ihr Wert im Einzelnen diskutiert werden

Computertomographie in der präoperativen morphologischen und funktionellen Risikoabklärung

Indikation und Grenzen der chirurgischen Therapie gründen sich auf die präoperative **Zusammenschau aller Verfahren**, bei denen morphologische und funktionelle Aspekte berücksichtigt werden. Es sind die im Staging zusammengetragenen Befunde der Endoskopie – wie Bronchoskopie, Mediastinoskopie und videoassistierte Thorakoskopie – mit den zytologischen und histologischen Ergebnissen zu berücksichtigen.

Präoperative Fragestellungen sind:

- Ist der Tumor unter kurativer Indikation vollständig (R0) resektabel?
- Gibt es komplizierende Befunde, die die Operationstaktik beeinflussen?
- Wie groß ist das zu erwartende Ausmaß der Resektion?
- Kann der Patient die Einbuße an Lungenfunktion durch die geplante Resektion tolerieren? Wie groß ist die zu erwartende Lungenfunktionseinbuße (mit der Perfusionsszintigraphie kann die postoperative FEV_1 – Einsekundenvolumen – berechnet werden; Abb. 7.60)?
- Sind tumorfreie Grenzzonen bei palliativer Indikation zu erreichen?

Die Computertomographie in der Differenzierung der UICC-Stadien II und III

Die Stadien nach der UICC (Union Internationale Contre le Cancer) sind in Tabelle 7.6 wiedergegeben. Besondere Bedeutung hat die CT, aber auch zusätzliche ergänzende bildgebende Verfahren – wie Bronchoskopie, transbronchialer oder transösophagealer Ultraschall – für die Differenzierung der UICC-Stadien II und III.

Im **UICC-Stadium II** wird, wenn die funktionellen Parameter eine Resektion unter kurativer Zielsetzung erlauben, eine radikale chirurgische Tumorentfernung angestrebt. Das **UICC-Stadium III** wird hingegen aus allgemein onkologischen Prinzipien einer multimodalen Therapie zugeführt. Bei diesen Patienten wird – mit Ausnahme des Tumorbefalls der Tra-

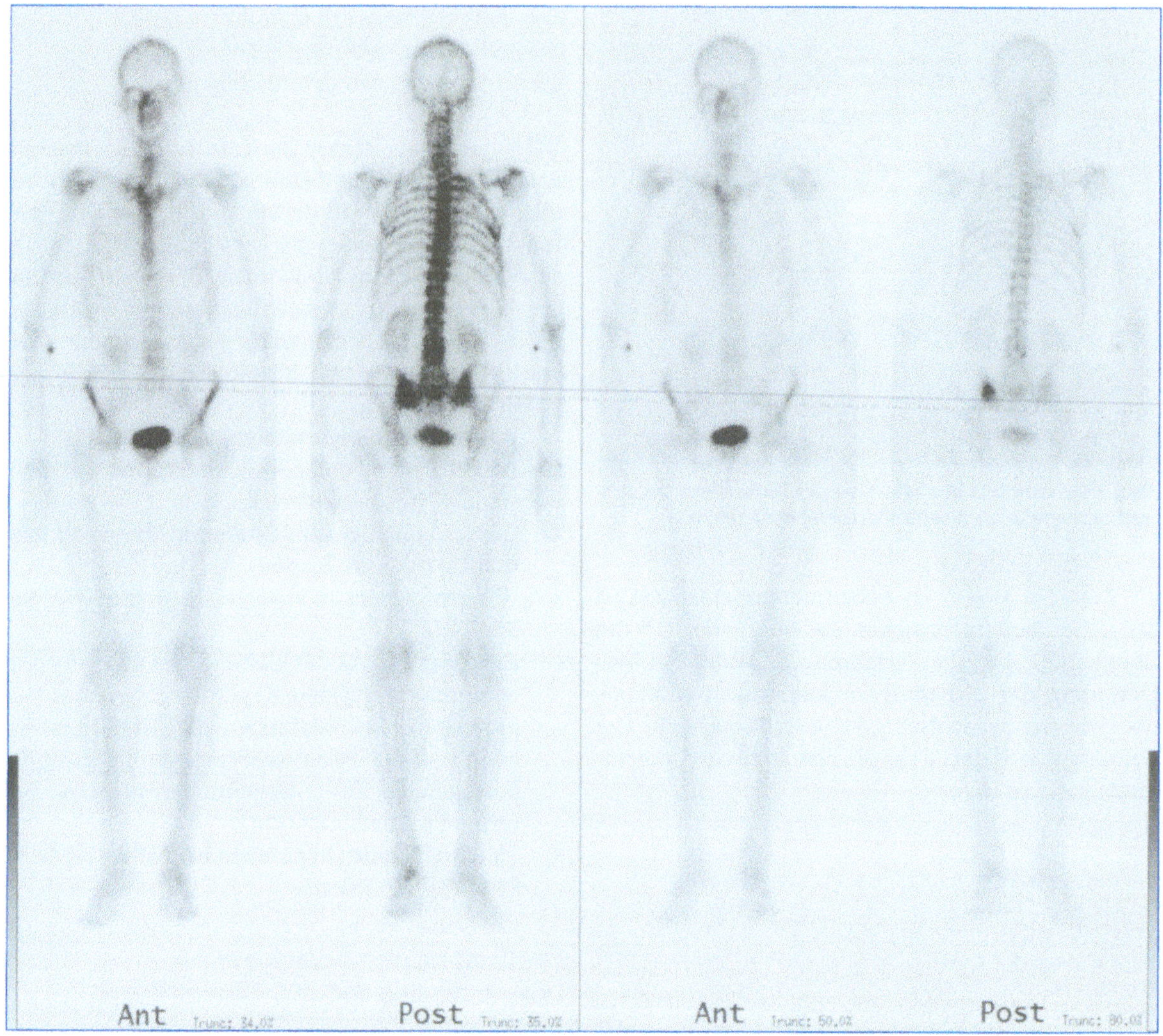

Abb. 7.57. Knochenszintigramm: Mehrspeicherung der IS-Fuge links

chea oder der Carina (T4) – nicht primär unter kurativer Zielsetzung operiert, sondern es wird versucht, mit anderen Behandlungsmethoden – wie Radiatio oder Chemotherapie – multimodal das Tumorleiden erfolgreich zu behandeln.

Die **Differenzierungskriterien** des UICC-Tumorstadiums IIIb –

- zentrale Tumorausdehnung (T4) und
- kontralateraler Lymphknotenbefall (N3) –

lassen sich mit den bildgebenden Verfahren – wie Bronchoskopie, Mediastinoskopie, CT, MRT, transbronchialer oder transösophagealer Ultraschall – in sehr unterschiedlicher Exaktheit angeben.

Es hat sich gezeigt, dass mit radiologischen Verfahren, einschließlich der Computertomographie, keine exakten Angaben über Tumorausdehnung und T3- (Kontakt mit Respektierung der Grenzzonen) bzw. T4- Situation (Tumorinfiltration) möglich sind. Die von White et al. (1994) überprüften morphologi-

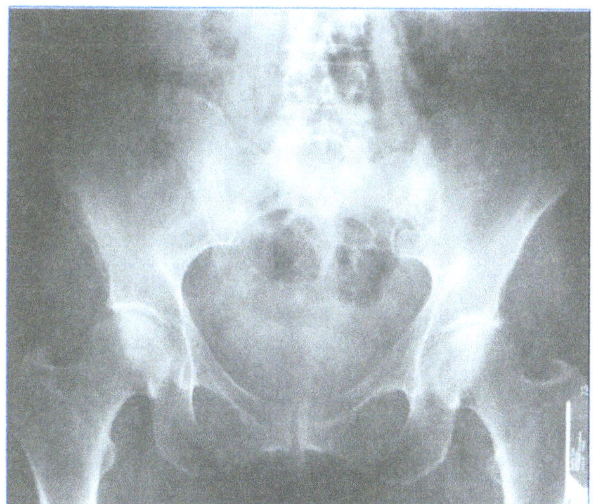

Abb. 7.58. Konventionelle Beckenübersichtsaufnahme: aufgrund der Luftüberlagerung sind die IS-Fugen nicht sicher zu beurteilen, fragliche Osteolyse

schen Differenzierungsmöglichkeiten trafen nur in den wenigsten Fällen zu. Es ist auch verständlich, dass mit bildgebenden Verfahren die **Differenzierung zwischen T3 und T4** – z. B. die Abgrenzung von Strukturen des Peri- und Epikards, Gefäßinfiltration und Gefäßkompression – nicht möglich ist (Abb. 7.61).

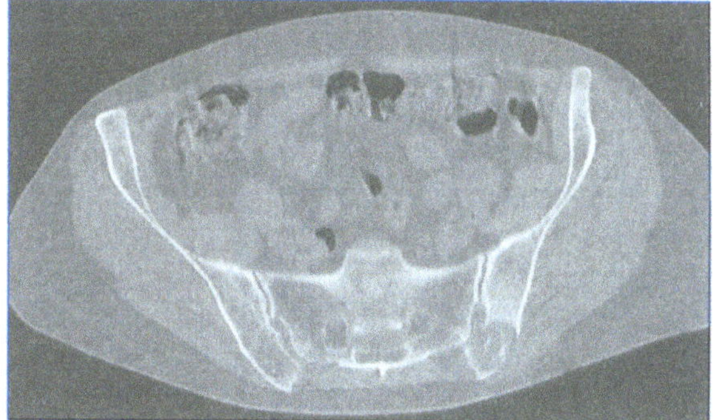

Abb. 7.59. Computertomographie des Beckens mit Knochenfenster: sichere Osteolyse li OS ileum

Die CT-radiologischen Kriterien bei der Differenzierung T2/T3 –

- Auslösung einer Fettlamelle,
- lange Kontaktfläche des Tumors mit einer Nachbarstruktur (Abb. 7.62) sowie
- stumpfer Pleurawinkel –

erlauben nicht die Diagnose „Tumorinfiltration", da entzündliche peritumoröse Veränderungen gleiche Effekte wie eine Tumorinfiltration verursachen. Aufgrund der hohen Sensitivität der CT bei relativ geringer Spezifität besteht die Gefahr der Höhergraduierung des Stadiums.

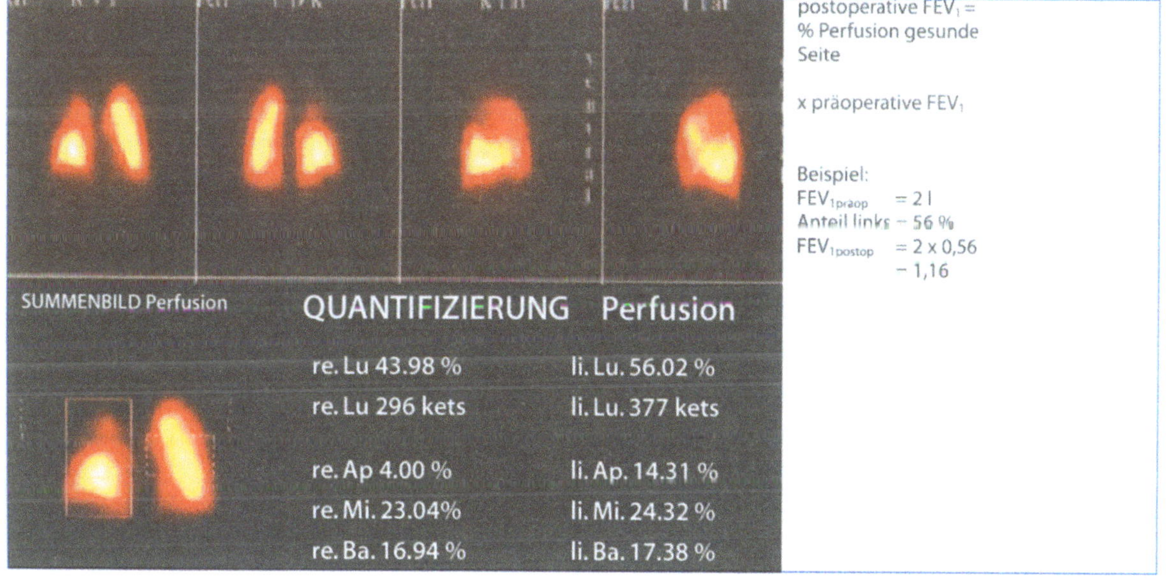

Abb. 7.60. Postoperative FEV_1: die präoperativ berechnete FEV_1 sollte mehr als 1 l betragen. Beispiel bei geplanter Pneumonektomie rechts

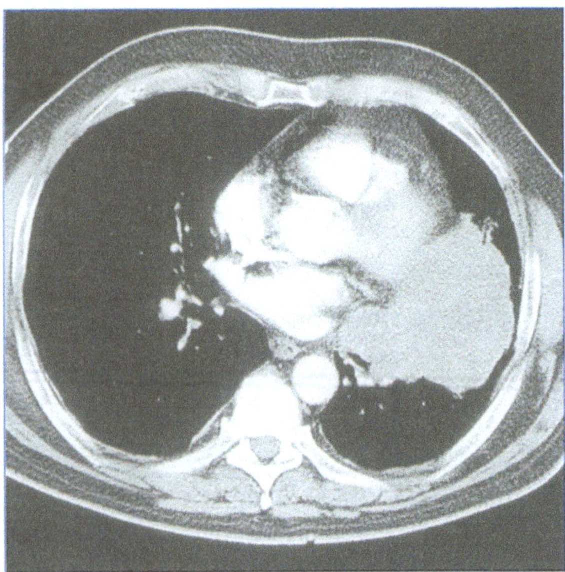

Abb. 7.61. Fragliches T4-Stadium: 59-jähriger Patient mit links zentralem Tumor

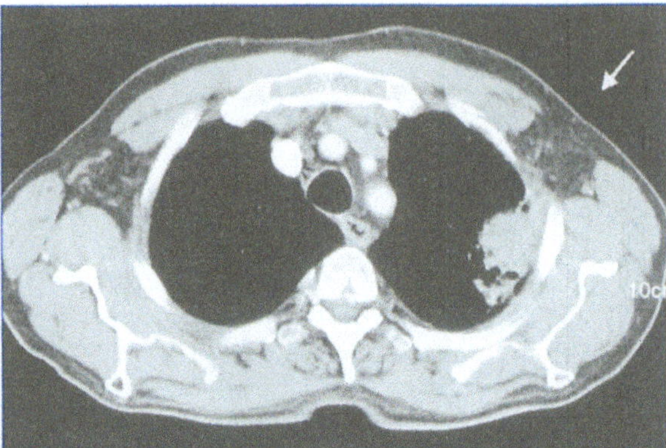

Abb. 7.62. Fragliches T3-Stadium: 49-jährige Patientin mit links thorakalen Schmerzen, radiologisch Nachweis eines linksseitigen Tumors mit Brustwandkontakt

Zusammenfassende Wertung der prätherapeutischen Bildgebung

- Der Kliniker besteht heute auf Schnittbildverfahren als Grundlage seiner therapeutischen Entscheidungen – es hat sich aber gezeigt, dass sich auch mit CT und MRT viele wichtige Fragen nicht ausreichend exakt beantworten lassen
- Frühere Angaben über die hohe diagnostische Sicherheit der Schnittbildverfahren in der Differenzierung der T-Stadien konnten trotz technischen Fortschritts nicht bestätigt werden
- Auch die Einführung der Spiral-CT hat keine Verbesserung erbracht
- Ob die neuen Multizeilenspiral-CT-Techniken mit räumlich hochauflösenden Rekonstruktionen durch isotrope Voxel eine Verbesserung erbringen, ist noch nicht geklärt

7.4 Perioperative Bildgebung

Die **Liegendaufnahme** ist die häufigste perioperative Untersuchung. Durch die Möglichkeit der elektronischen Nachbearbeitung haben Aufnahmen in digitaler Technik wesentliche Vorteile gegenüber den Film-Folien-Aufnahmen. Bettaufahmen werden meist ohne Belichtungsautomaten durchgeführt, daher sind diagnostisch bedeutsame Fehlbelichtungen relativ häufig. Durch die **Nachbearbeitung** kann der Schwächungseffekt unerwartet sich ändernder Lungendichte weitgehend ausgeglichen werden. Wichtig ist auch die bessere Erkennbarkeit des Beatmungstubus, der Saugdrainagen im Thoraxraum, der zentralen Venenkatheter, der Magensonde etc.

Komplizierende postoperative Befunde, wie neu aufgetretene pulmonale Verschattungen, sollten frühzeitig mit der CT abgeklärt werden. Die Belüftungssituation sowie Ergüsse oder Durchblutungsstörungen der Lunge lassen sich mit kontrastmittelunterstützter CT exakt differenzieren. Eine Indikation zu zusätzlichen Untersuchungen, wie der Cavographie oder der Pulmonalisarteriographie, ergeben sich in Notfallsituationen, wie akuter Einflussstauung oder Hämoptysen (Abb. 7.63, 7.64).

7.4.1 OnkologischeTherapiekontrolle im interdisziplinären Konzept

Nach potenziell kurativer Therapie werden 2 wichtige **Indikationen** für die weitere Bildgebung gestellt:

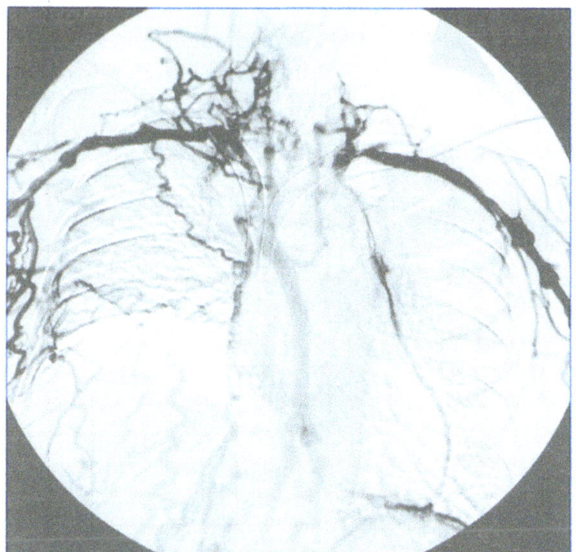

Abb. 7.63. Obere Cavographie: 52-jährige Patientin mit oberer Einflussstauung

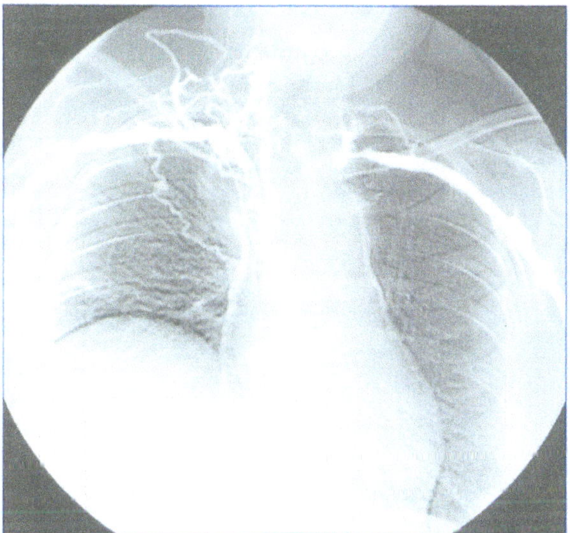

Abb. 7.64. Obere Cavographie: tumorbedingte Thrombose der V. cava mit bereits ausgebildetem thorakalen Kollateralkreislauf, beiderseitig V.-cava-Stent

1. Kontrolle des postoperativen Situs und der Folgezustände – wie Zwerchfellhochstand, Schrumpfung des Hemithorax und Bronchusverziehung – sowie
2. Rezidivdiagnostik.

Das preiswerteste und am häufigsten eingesetzte Verfahren nach chirurgischer R0-Resektion ist die **Thoraxnativaufnahme**. Ergeben sich klinisch oder durch den radiologischen Befund Hinweise auf ein **Tumorrezidiv**, sind je nach Lokalisation zusätzliche bildgebende Verfahren indiziert.

Tipp

In der Thoraxklinik Heidelberg GmbH werden beim klinisch unauffälligen Patienten routinemäßig CT-Untersuchungen des Thorax nach 6 und 12 Monaten durchgeführt, um ein frühes, klinisch noch nicht auffälliges Rezidiv „rechtzeitig" zu erkennen. Im weiteren interdisziplinären onkologischen Follow-up werden regelmäßige Oberbauchsonographien durchgeführt. Ein postoperatives Thorax-CT erfolgt nach 3 Monaten. Bei der Thorax-CT wird darauf geachtet, dass Nebennierenregion und Leber vollständig mit erfasst sind.

7.4.2 Strahlentherapie

Als zweite lokale Tumortherapie hat die Strahlentherapie, insbesondere im interdiszipliären onkologischen Konzept, in der Behandlung des zentralen Lungenkarzinoms im Stadium IIIb zunehmend an Bedeutung gewonnen. Auch hier ist die **Thoraxnativaufnahme** die Basis der Diagnostik. CT-Untersuchungen werden im Anschluss an die Strahlentherapie sowie nach 6 und 12 Monaten durchgeführt. Treten komplizierende Befunde, wie z. B. eine Strahlenpneumonitis, auf, ist eine symptomorientierte **CT-Thoraxuntersuchung** indiziert (Abb. 7.65, 7.66).

7.4.3 Chemotherapie

Die zytostatische Behandlung des Lungenkarzinoms im interdiszipliären onkologischen Konzept wird als **kurative Therapie** bei lokaler Tumorausbreitung oder als **palliative Maßnahme** meist bei inoperablen und fortgeschrittenen Tumoren durchgeführt. Hierdurch ergeben sich unterschiedliche Ansätze der peritherapeutischen Bildgebung.

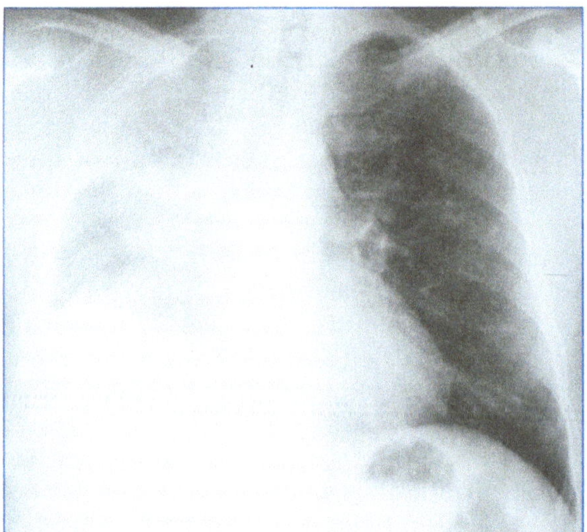

Abb. 7.65. Thoraxübersichtsaufnahme p. a.: sekundäre Pneumonie mit Fieber, produktivem Husten und Dyspnoe bei einem 70-jährigen Patienten 8 Wochen nach Radiotherapie

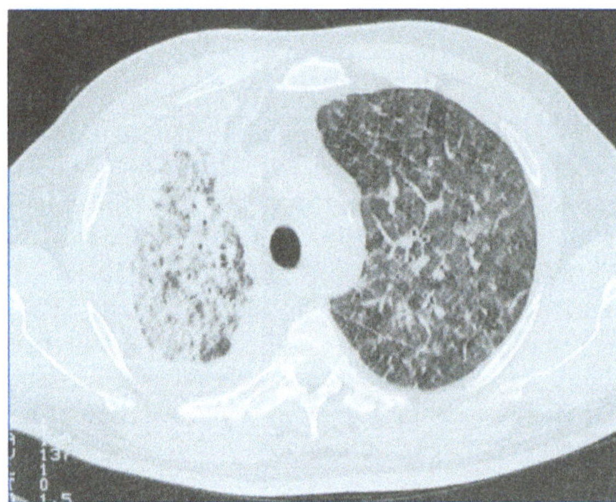

Abb. 7.66. Computertomographie mit Lungenfenster: sekundäre Pneumonie

Beim fortgeschrittenen Tumor mit palliativ orientierter Therapie ist die Indikation zur Bildgebung symptomorientiert.

Bei der **primär kurativen Therapie** wird ein exaktes Monitoring mit häufiger CT-Kontrolle erforderlich sein, bei palliativer Therapie die orientierende Thoraxaufnahme die Basisdiagnostik bleiben

Bei komplikationslosem Verlauf wird vor jedem **Zytostatikazyklus** eine Thoraxaufnahme in 2 Ebenen angefertigt. Ergeben sich auffällige Befunde, wird zur weiteren Abklärung eine CT durchgeführt (Abb. 7.67, 7.68). Nach 3 Zyklen Chemotherapie wird eine erneu-

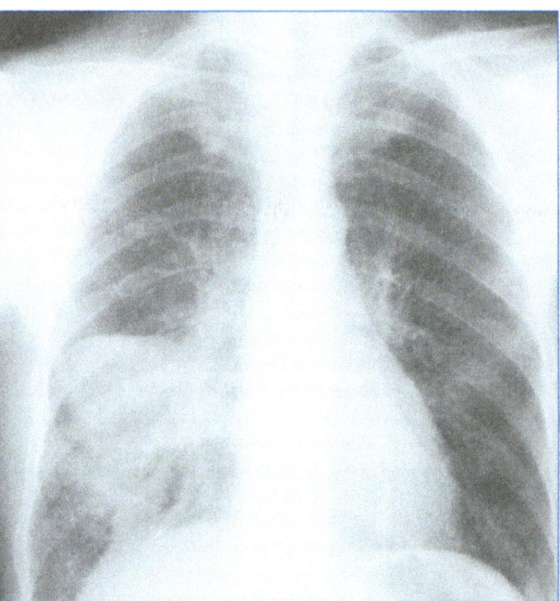

Abb. 7.67. Thoraxübersichtsaufnahme p. a.: 70-jähriger Patient 8 Monate nach Chemotherapie mit Verschlechterung des Allgemeinzustands, Gewichtsabnahme, Husten und Dyspnoe; Diagnose eines SCLC-Tumorrezidivs

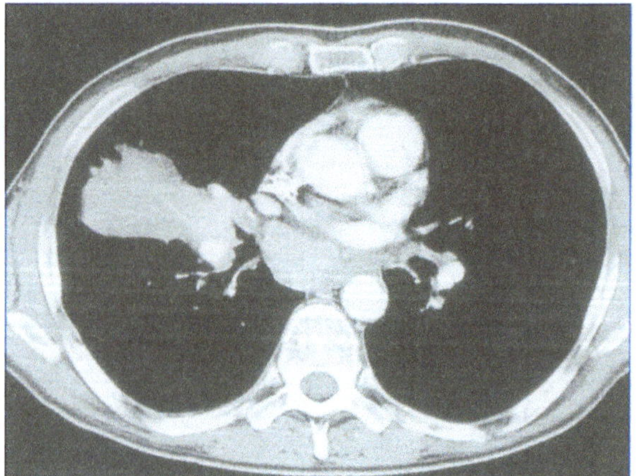

Abb. 7.68. Computertomographie mit Weichteilfenster bei dem Patienten aus Abb. 7.67: Nachweis eines SCLC-Tumorrezidivs rechts mit infrakarinärem Lymphknotenbefall

te Evaluation der Tumorsituation mittels Thorax-CT durchgeführt, eine weitere nach Abschluss der Chemotherapie (Abb. 7.69, 7.70).

Komplizierende Befunde – z. B. eine medikamenteninduzierte Pneumopathie oder sekundäre Pneumonien aufgrund der Leukopenie – sind auf Thoraxaufnahmen häufig nicht ausreichend sicher zu diagnostizieren. Bei entsprechender Symptomatik – wie Dyspnoe und Fieber – sind zusätzlich CT- bzw. HR-CT-Untersuchungen indiziert, die ohne Zeitverlust durchgeführt werden sollten (Abb. 7.71, 7.72).

Bei **Mixed-modality-Therapie** gelten die gleichen Anforderungen an die Bildgebung wie bei alleiniger Chemotherapie.

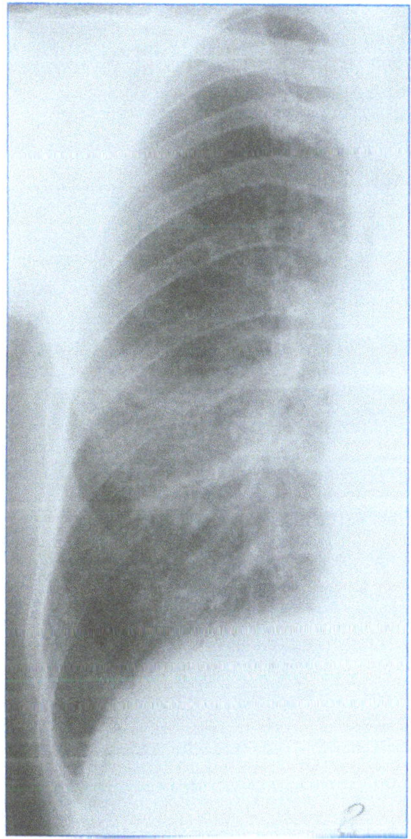

Abb. 7.69. Thoraxdetailaufnahme bei dem Patienten aus Abb. 7.67: deutliche Rückbildung der rechtsseitigen Verschattung

7.5 Interventionelle Radiologie

Im interdisziplиären Therapiekonzept ergeben sich zahlreiche **Indikationen** zu interventionellen radiologischen Methoden. Am wichtigsten ist die **Diagnosesicherung durch transkutane Biopsie.** Mit den verschiedenen Feinnadeltechniken lassen sich zytologische Ergebnisse erzielen, mit der „True-cut-Nadelbiopsie" die histologische Diagnose sichern. Die Angaben über korrekte Biopsieergebnisse schwanken zwischen 80% und 100%. Die „True-cut-Nadelbiopsie" hat eine höhere positive Tumortrefferquote, aber entsprechend des größeren Nadelkalibers auch eine höhere Komplikationsrate. Die Raten für einen therapiepflichtigen Pneumothorax oder eine ausgeprägtere Hämoptyse variieren zwischen 2% und 20%, sie dürften auch die diagnostische Aggressivität und Erfahrung des Radiologen widerspiegeln. Viele Radiologen biopsieren nur thoraxwandnahe Herde, einzelne hingegen auch zentrale Tumoren oder gar mediastinale Lymphknoten.

7.5.1 Interventionelle Therapie thorakaler Komplikationen des Lungenkarzinoms: Erguss, Hämatothorax, Empyem, Pneumothorax

In der Thoraxklinik Heidelberg wurden im Jahr 2001 in der Röntgenabteilung etwa 200 **CT-gesteuerte interventionelle Maßnahmen** durchgeführt. Es handelte sich um transthorakale Schneidbiopsien oder um Drainageeinlagen bei komplizierten Empyemen oder Ergüssen bei meist schwer kranken, häufig inoperablen Patienten. Mehr als 200 Pleurapunktionen, meist mit Minikatheterableitungen, wurden **ultraschallgesteuert** durchgeführt.

Die computertomographisch gesteuerte **transthorakale Biopsie** ist heute ein Standardverfahren mit hoher klinischer Relevanz. Der korrekte prädiktive Wert in der Rundherddiagnostik ist bei erfahrenen Untersuchern sehr hoch. Er beträgt 95–98% (Klose u. Günther 1994).

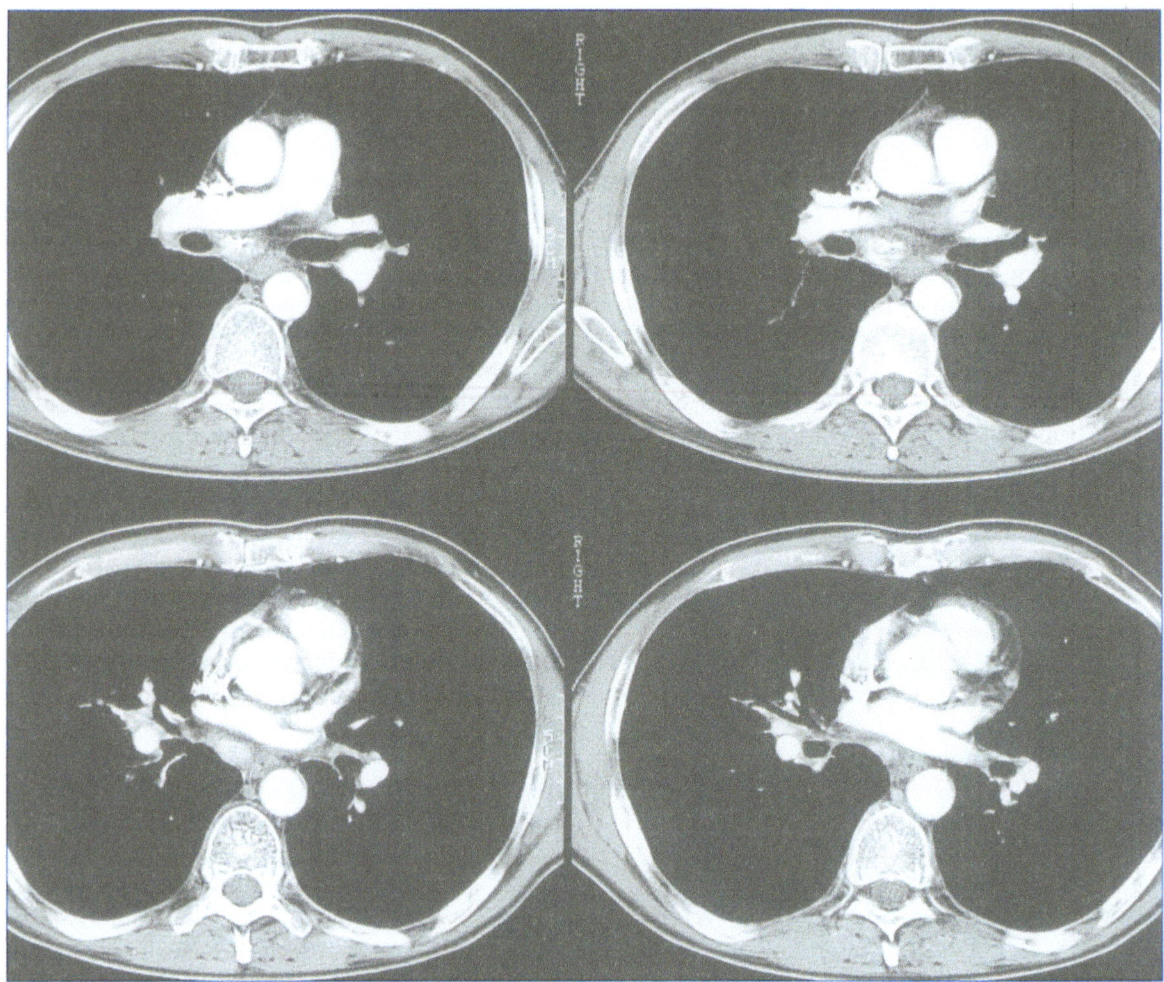

Abb. 7.70. Tumorremission rechts bei dem Patienten aus Abb. 7.67, Rückgang des infrakarinären Lymphknotenbefalls in Position 7

7.5.2 Bronchialarteriographie und Embolisierung bei tumorbedingten Hämoptysen

Die Bronchialarteriographie mit anschließender Embolisierung der blutenden Gefäße mit Coils ist eine palliative, ultimative und risikoreiche Methode. Dieser invasive Eingriff ist nur bei **lebensbedrohlicher Hämotpyse** beim inoperablen Patienten indiziert.

7.5.3 V.-cava-Stent

Bei akut einsetzender, ausgeprägter Einflussstauung bietet eine Stent-Implantation eine **Soforthilfe** für den Patienten. Die erfolgreiche Stent-Einlage befreit unmittelbar von den häufig dramatischen klinischen Symptomen (Abb. 7.73). Die palliative Maßnahme ist indiziert bei kurzstreckigem Verschluss der V. cava superior.

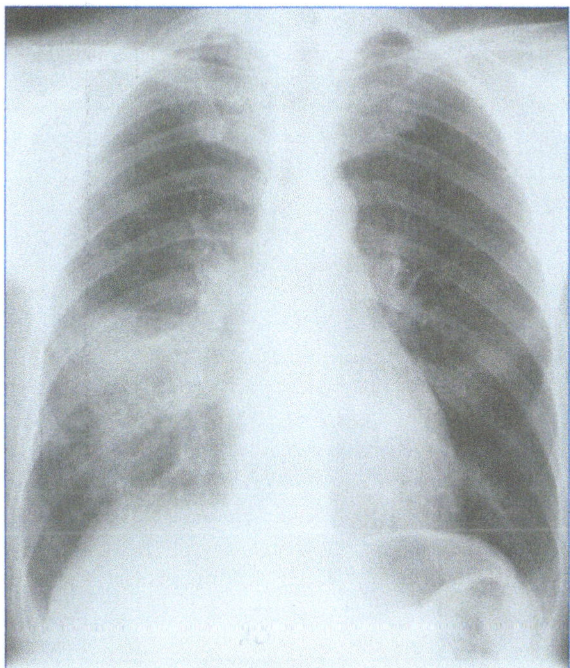

Abb. 7.71. Thoraxübersichtsaufnahme p.a.: Mittellappenpneumonie mit Fieber und Atemnot bei einem 56-jährigen Patienten 2 Wochen nach Chemotherapie

CAVE

Die Indikation zu dieser Maßnahme sollte aber restriktiv gestellt werden. Bei progressivem Tumor droht der thrombotische Stent-Verschluss. Bei Ansprechen des mediastinalen Tumors auf eine Chemotherapie wurde nach Implantation starrer Stents (Strecker-Stents) die Stent-Verschleppung in die Pulmonalarterie mit schwerwiegenden und lebensbedrohlichen Komplikationen beschrieben.

7.6 Zusammenfassung

Das Lungenkarzinom gehört zu den **besonders bösartigen Tumoren** mit lokal expansivem Wachstum, Infiltration in das Nachbargewebe sowie lymphogener und hämatogener Metastasierung.

Ziele der **radiologischen Diagnostik** sind, das Karzinom zu erkennen, das im Anfangsstadium häufig vieldeutig ist, sowie das Stadium der Tumorausbreitung zu beschreiben, um folgende **Patientengruppen** zu definieren:

- Patienten im Stadium I und II nach UICC mit dem Ziel der primären Resektion,
- Patienten im Stadium IIIa nach UICC mit dem Ziel der multimodalen Therapie sowie
- Patienten im Stadium IIIb und IV nach UICC mit dem Ziel der Palliation.

Die **Radiomorphologie** des fortgeschrittenen Lungenkarzinoms ist zum einen anhand der Lokalisation, zum anderen anhand der Wachstumsform zu erklären.

Die **Thoraxaufnahme** gilt als Basisverfahren in der Tumordiagnostik der Lunge. Die digitale Thoraxaufnahme ist aufgrund technischer und logistischer Vorteile das Verfahren der Zukunft. Die Befundung am Leuchtkasten wird durch die Monitorbefundung abgelost werden.

Die Spiral-CT in der Form der Multizeilen-CT ist das bestmögliche Verfahren zur Abbildung topographischer Zusammenhänge. Die Computertomographie ist bis heute für Diagnose, Differenzialdiagnose und Staging sowie während des Follow-ups der Patienten mit Lungenkarzinom unentbehrlich. Sie ist das Verfahren der Wahl bei der Diagnostik peri- und posttherapeutischer Komplikationen.

Ultraschall und CT erlauben die exakte Durchführung **interventioneller Maßnahmen**. Computertomographisch gesteuert lassen sich transthorakale Biopsien durchführen und Abszessdrainagen platzieren.

Aufgrund der hohen Sensitivität der CT bei relativ geringer Spezifität besteht die **Gefahr einer Höhergraduierung** sowohl des T- als auch des N-Stadiums, so dass gezielte bioptische Verfahren zum Einsatz kommen müssen.

Weitere Verfahren in der Tumordiagnostik sowie im morphologischen und funktionellen Staging sind PET und MRT des Thorax und des Abdomens sowie die Szintigraphie. Der Einsatz des jeweiligen diagnostischen Verfahrens zur Beantwortung therapierelevanter Fragestellungen ist abhängig von der Verfügbarkeit, dem Kostenaufwand und der Belastung des Patienten.

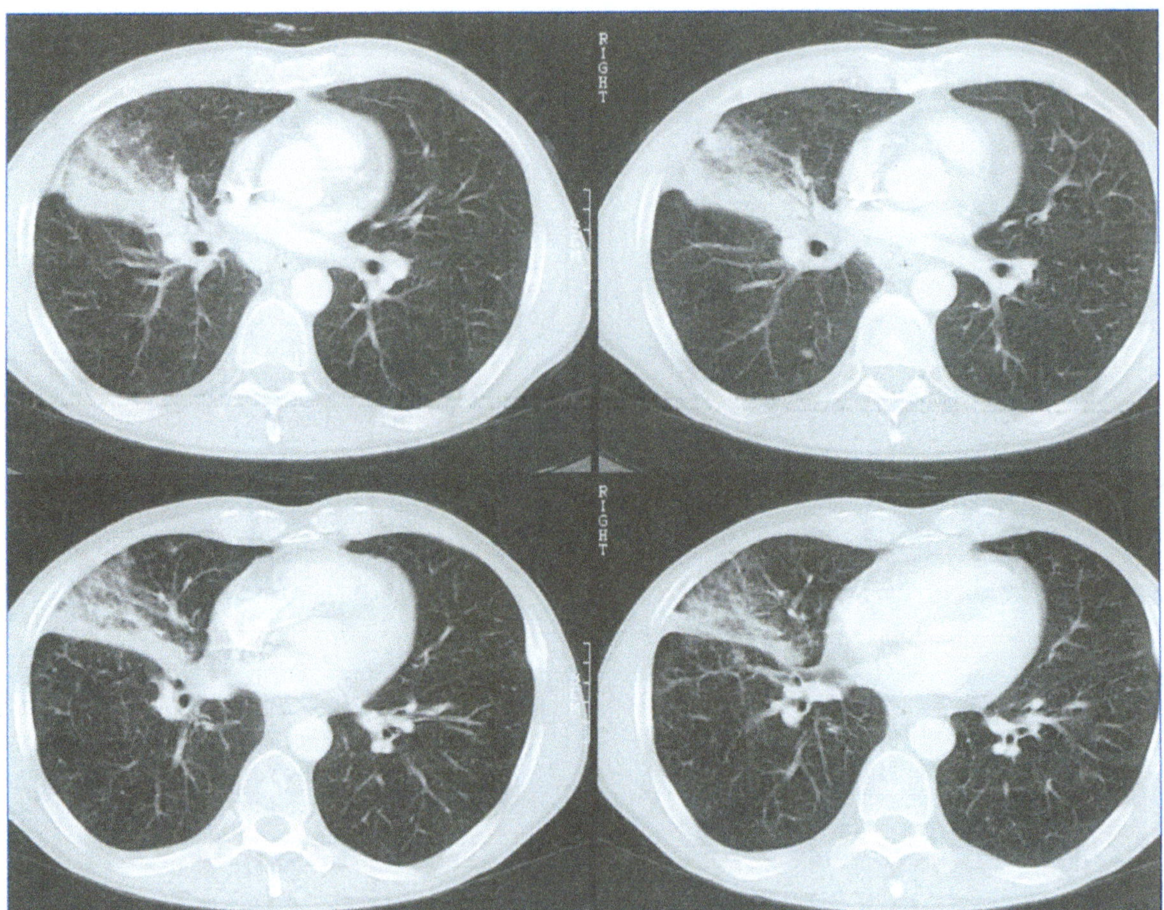

Abb. 7.72. Computertomographie mit Lungenfenster: Nachweis einer Mittellappenpneumonie

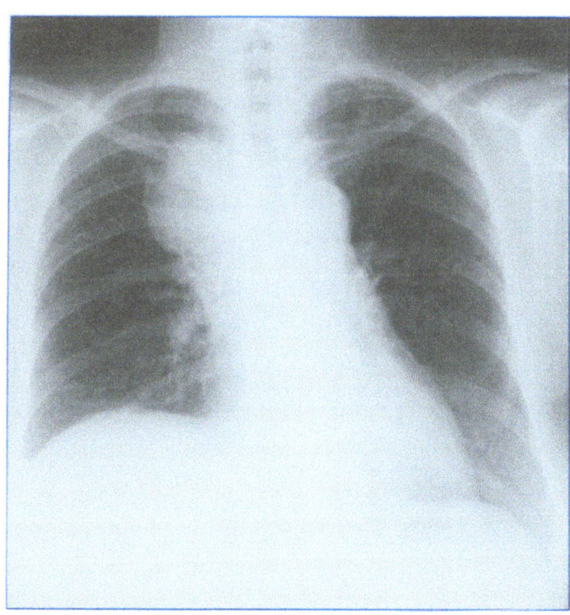

Abb. 7.73. Anlage eines doppelseitigen V.-cava-Stents bei einem 56-jährigen Patienten mit tumorbedingter oberer Einflussstauung

Literatur

Austin JHM, Romny BM, Goldsmith L (1992) Missed bronchogenic carcinonoma: Radiographic findings in 27 patients with a potentially resectable lesion evident in retrospect. Radiology 182: 115–122

Diederich S, Wormanns D, Lenzen H et al. (2000) Screening for early lung cancer with low dose computed tomography of the chest: results of baseline examinations in 919 asyptomatic patients. Euro Radiol 10: 253

Dienemann H et al. (1985) Lymphknoten bei Lungenkarzinom. Beziehung zwischen Durchmesser und Infiltrationstiefe. J Thorac Cardiovasc Surg 1: 5–123

Glazer GM et al. (1985) Normal mediastinal lymphnodes: number and size according to the American Thoracic Society. AJR 147: 261–265

Gray et al. (1978) Detection accuracy in chest radiography. Am J Radiol 131: 247–253

Hentschke CI, McCauley DI, Yankelewitz DF et al. (2000) Early lung cancer action project: overall design and findings from a baseline screening. Lancet 354: 99–105

Hermanek P, Bülzebruck H (1998) Staging des Lungenkarzinoms. In: Drings P, Vogt-Moykopf I (Hrsg) Thoraxtumoren, 2. Aufl. Springer, Berlin Heidelberg New York Tokyo

Klose KC, Günther RW (1994) CT gesteuerte Punktionen. In: Günther RW, Thelen M (Hrsg) Interventionelle Radiologie, 2. Aufl. Thieme, Stuttgart

McLoud z et al. (1992) Bronchogenic carcinoma: Analysis of staging in the mediastinum with CT by correlative lymphnode mapping and sampling. Radiology 182: 319–321

Potchen E, Bisesi J (1990) When is it malpractice to miss lung cancer in chest radiographs. Radiology 175: 29–32

Pougatch RD (1995) Radiologic evaluation in chest malignancy. Chest 107: 294–297

Primack SL et al. (1995) Bronchogenic carcinoma, utility of CT in evaluation of patients with suspected lesions. Radiology 193: 795–800

Prokop M (2001) Dosisoptimierung in der thorakalen Computertomographie. Radiologe 41: 269–278

Rogalla z et al. (2001) Virtuelle Bronchoskopie. Radiologe 41: 261–268

Stender HS (1982) Vorgehen und Effizienz bei der Röntgenuntersuchung des Thorax. Radiologe 22: 291–299

Toomes H, Delphendahl A, Manke H et al. (1983) The coin lesion of the lung, a review of 955 resected coin lesions. Cancer 51: 534–537

Tuengerthal S (1994) Röntgendiagnostik des Lungenkarzinoms. In: Drings P, Vogt-Moykopf I (Hrsg) Thoraxtumoren. Springer, Berlin Heidelberg New York Tokyo

Van Kaick G, Tuengerthal S (1991) Rundherde der Lunge. In: Teschendorf (Hrsg) Radiologische Differentialdiagnostik. Thieme, Stuttgart, S 249

Webb WR, Müller NL, Naidich D (2000) High resolution CT of the lung, 4th edn. Lippincott Williams & Williams, Philadelphia

White PG et al. (1994) Preoperative staging of carcinoma of the bronchus: Can computed tomography reliably identify stage III tumors? Thorax 94: 951–957

Wolf M, Havemann K (1998) Prognostische Faktoren und Therapiestrategien beim kleinzelligen und nichtkleinzelligen Lungenkarzinom. In: Drings P, Vogt-Moykopf I (Hrsg) Thoraxtumoren, 2. Aufl. Springer, Berlin Heidelberg New York Tokio

Kapitel 8

Magnetresonanztomographie

S.O. Schönberg

Inhaltsverzeichnis

8.1 Einleitung

Die **Anforderungen** an die radiologische Diagnostik des Lungenkarzinoms haben sich in den letzten Jahren gewandelt. Immer mehr Patienten mit radiologischen Grenzbefunden, d. h. Befunden, die eine Operation potenziell ausschließen, werden primär oder sekundär einer Operation zugeführt. Die Operationstechniken sind aufwendiger und schwieriger, so dass technische Probleme, wie Bronchus- und Gefäßinfiltration, im Vorfeld analysiert werden müssen. Das präoperative Staging der Patienten, d. h. die Beurteilung von Lymphknotenbefall und Fernmetastasen, sollte möglichst genau, zeitsparend und kosteneffektiv durchgeführt werden.

8.2 Technische Aspekte der Magnetresonanztomographie

Die Magnetresonanztomographie (MRT) zeichnet sich durch ihre **fehlende Strahlenexposition** und ihren **exzellenten Weichteilkontrast** aus. War diese Methode vor 5 Jahren noch durch lange Messzeiten und daraus resultierende Atem- und Herzpulsationartefakte limitiert, so gelingt es jetzt durch neue Techniken, fast bewegungsfreie Bilder aufzunehmen. Dazu zählen zum einen **schnelle Gradientenecho- oder Turbospinechosequenzen** (TSE-Sequenzen) in Atemanhaltetechnik, wie z. B. die HASTE-Sequenz (HASTE, „half-fourier turbo-spinecho"; Abb. 8.1, 8.2) zum anderen **hochauflösende Turbospinechosequenzen** mit Atem- und EKG-Trig-

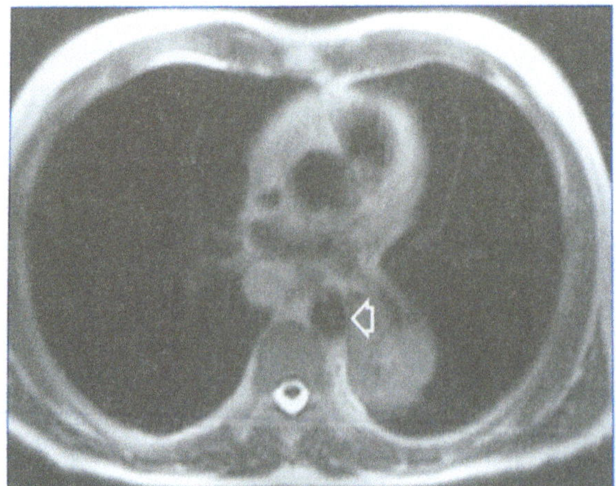

Abb. 8.1. Nichtkleinzelliges Lungenkarzinom eines 60-jährigen Patienten, Tumorstadium T3 N2. Die axiale HASTE-Sequenz (HASTE, „half-fourier turbo-spinecho") zeigt den in S6 links gelegenen Tumor, der bis zur Aorta descendens reicht. Allerdings ist eine erhaltene, dünne Fettlamelle zwischen Tumor und Aorta zu erkennen, somit besteht kein Hinweis für eine Mediastinalinfiltration.

gerung. Alternativ können auch so genannte **Navigatorverfahren** angewandt werden, die auf einer Echtzeitregistrierung der Zwerchfellbewegung beruhen. Dadurch kann die Akquisition der Bilddaten in gleicher Zwerchfellposition erfolgen, und Atemartefakte können auch bei unregelmäßiger Atmung unterdrückt werden.

! Im Gegensatz zu den schnellen Messungen in Atemanhaltetechnik erfordern Sequenzen mit Triggerung oder Navigatorverfahren deutlich längere Messzeiten von mehreren Minuten.

Während früher die **räumliche Auflösung** gegenüber der Computertomographie (CT) um bis zu einem Faktor von 10 geringer war, kann heute eine Auflösung von bis zu einem Millimeter in der Schichtebene bei einer minimalen Schichtdicke von etwa 5 mm erreicht werden. Die MRT gewinnt daher sehr schnell einen zunehmenden Stellenwert.

Im Vergleich zur CT hat das Verfahren den Vorteil, dass sich **Gefäße** bereits nativ gegenüber den umliegenden Mediastinalstrukturen differenzieren lassen. Dieser Effekt entsteht dadurch, dass bei Spinechoaufnahmen die angeregten Protonen im Blut erst dann zur Signalgebung beitragen, wenn dieses bereits aus der Messschicht herausgeflossen ist. Das Blut erscheint gegenüber dem umliegenden, hellen

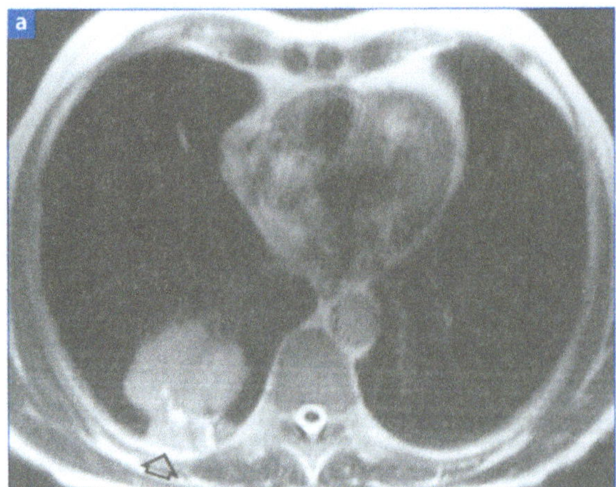

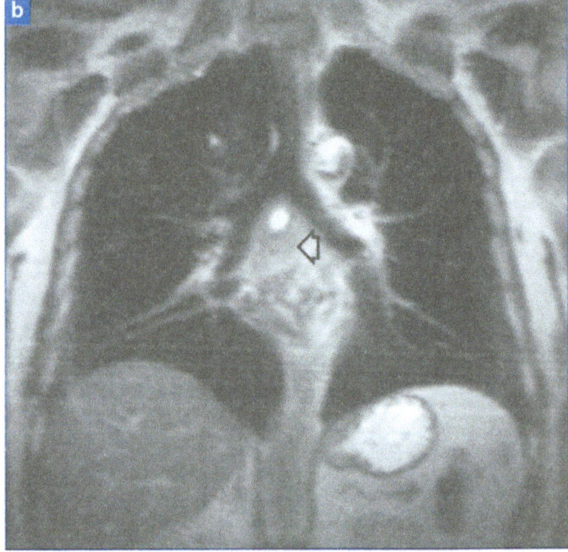

Abb. 8.2a,b. Nichtkleinzelliges Lungenkarzinom eines 67-jährigen Patienten, Tumorstadium T2 N2. a Die axiale HASTE-Sequenz (HASTE „half-fourier turbo-spinecho") zeigt den wandständig in S6 gelegenen Tumor bei gut sichtbarer, erhaltener epipleuraler Fettlamelle; b in der koronaren HASTE-Messung gute Darstellung des großen, infrakarinären Lymphknotens

mediastinalen Fett schwarz, ein Effekt, der auch als **Black-blood-Effekt** bezeichnet wird (**Abb. 8.3**). Allerdings kann sehr langsam fließendes Blut auch noch in der angeregten Messschicht signalgebend sein, so dass ein Gefäß u. U. als thrombosiert oder als solide Struktur, z. B. Lymphknoten, fehlgedeutet wird.

Fetthaltige Strukturen werden in T1-gewichteten Bildern hell dargestellt (hyperintens), während Flüssigkeit in T2-gewichteten Bildern eine vermehrte Signalintensität aufweist. Zusammengefasst ergibt sich hieraus ein **exzellenter Weichteilkontrast**.

Weitere **Vorteile der MRT** sind die Möglichkeiten der multiplanaren Schnittführung sowie die fehlende Exposition mit nephrotoxischen Kontrastmitteln. Die als Kontrastmittel standardmäßig verwendeten Gadoliniumchelate zeichnen sich außerdem durch eine sehr geringe Inzidenz allergischer Nebenwirkungen aus. Mit leistungsfähigen Gradientensystemen können die Messzeiten für eine einzige 3-dimensionale Aufnahme des Thorax auf nur eine Atemanhaltephase reduziert werden, bei gleichzeitig deutlich besserer räumlicher Auflösung. Während bolusförmiger Kontrastmittelgabe lassen sich damit die Pulmonalarterien und -venen, die parenchymale Perfusion sowie die systemische Gefäßversorgung der Lunge beurteilen (Abb. 8.3). Diese Technik wird als **multiphasische, 3-dimensionale Gadolinium-MR-Angiographie** bezeichnet (Schönberg et al. 1998).

Die Rolle der MRT im **Staging** von nichtkleinzelligen Lungenkarzinomen liegt daher insbesondere in der Beurteilung des Mediastinums, der Brustwand und der pulmonalen Zirkulation.

8.3 Einstufung des Primärtumors

Kritische Befunde bei der genauen Einstufung des Primärtumors ergeben sich bei der Beurteilung der Infiltration von Brustwand und Mediastinum, da diese direkt Einfluss auf das Tumorstadium haben.

Heute können **Tumoren mit begrenzter Invasion** des Perikards, der mediastinalen Pleura und des mediastinalen Fettgewebes mit Infiltration von N. vagus und N. phrenicus einer **Operation** routinemäßig zugeführt werden. Auch bei einigen T4-Tumoren sind Operationen selektiv möglich, z. B. bei begrenzter Invasion des Vorhofs oder im Einzelfall bei Invasion der Karina.

CAVE

Potenzielle Fehler bei der korrekten Abgrenzung des Tumors gegenüber umliegenden anatomischen Strukturen kommen durch die so genannte desmoplastische Reaktion zustande, d. h. einer durch den Tumor induzierten Bindegewebsproliferation, die vom Primärtumor nicht zu unterscheiden ist und eine Infiltration vortäuschen kann. Die MRT bietet hier Vorteile, da sich die Signalverhältnisse im kollagenreichen Bindegewebe deutlich vom Primärtumor unterscheiden können. Es gelingt eine bessere Abgrenzung des Tumors von Mediastinalstrukturen durch den Nachweis einer erhaltenen Fettlamelle (Abb. 8.1, 8.3).

Eine **Perikardinfiltration** lässt sich auf kontrastmittelverstärkten, T1-gewichteten Sequenzen sensitiv nachweisen. In der dreidimensionalen Gadolinium-MR-Angiographie lassen sich die **zentralen Lungenarterien und -venen** hinsichtlich einer möglichen Infiltration beurteilen (Schönberg et al. 1998).

Mehrere Studien hatten bereits die Gleichwertigkeit zum CT beim **Staging** von Lungenkarzinomen demonstriert (Manfredi et al. 1996; Webb et al. 1985). Nachteilig wirkten sich in diesen älteren Studien noch Bewegungsartefakte aus, die typischerweise als bandförmige Überlagerungen der Mediastinalorgane in einer definierten Orientierung, der Richtung der so genannten Phasenkodierung, erscheinen.

Durch hochauflösende, T2-gewichtete TSE-Sequenzen mit kardialer und respiratorischer Triggerung lassen sich heute auch **intrapulmonale Herde** >5 mm mit einer Sensitivität von über 95 % detektieren (Lutterbey et al. 1998).

Insbesondere nach Gabe von Kontrastmittel kann in wiederholten, T1-gewichteten Messungen eine **Atelektase** vom eigentlichen Primärtumor anhand der unterschiedlichen Signalintensität und zeitlichen Kontrastmittelanreicherung unterschieden werden (Abb. 8.4; Low et al. 1996). Die Verwendung T2-gewichteter Sequenzen führt bei dieser Fragestellung zu schlechteren Ergebnissen, allerdings gelingt

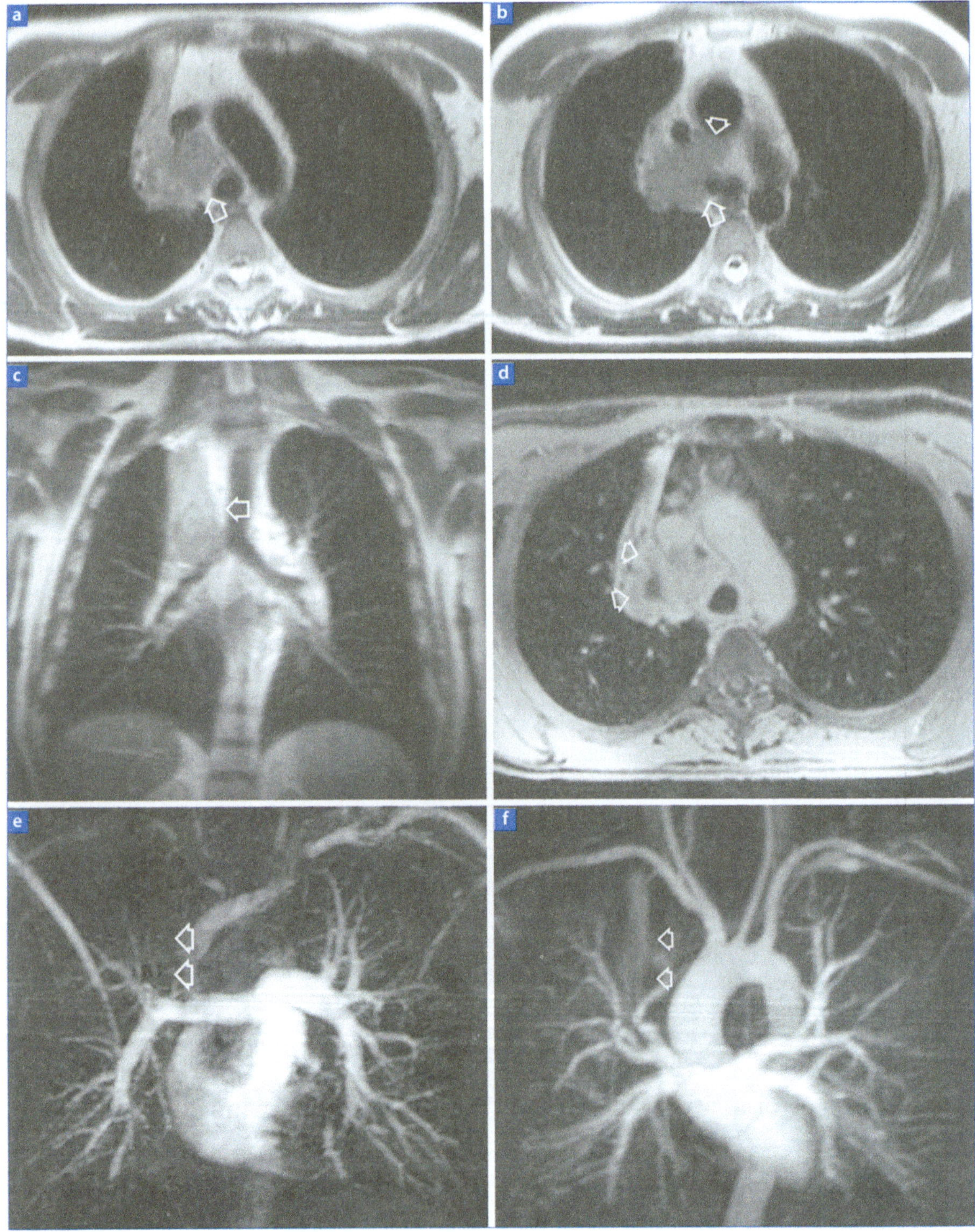
a
b
c
d
e
f

Abb. 8.3a–f. MRT-Bildgebung bei einem 47-jährigen Patienten mit zentralem, nichtkleinzelligem Lungenkarzinom. Die axiale und koronare T2-gewichtete Turbospinechobildgebung (HASTE, „half-fourier turbo-spinecho") in Atemanhaltetechnik (Schichtdicke: 6 mm, Messzeit: 25 s) zeigt einen zentral wachsenden Tumor mit nachgeschalteter Oberlappenatelektase (a–c); erhaltene Fettlamelle zur Trachea (a, c) bei Infiltration des rechten Hauptbronchus bis unmittelbar an die Karina (b, *offener Pfeil*); an einer Stelle kurzstreckiger Kontakt zur Aorta ascendens, operativ hier keine Infiltration (b, *Pfeilspitze*). Aufgrund des Black-blood-Effekts lässt sich die Aorta ascendens gut gegenüber dem Tumorgewebe differenzieren. In der T1-gewichteten, fettunterdrückten Gradientenechobildgebung (FLASH, „fast low angle shot") in Atemanhaltetechnik (Schichtdicke: 6 mm, Messzeit: 25 s) grenzt sich der hypointense Tumor von der Atelektase leicht ab (d). In der multiphasischen 3D-Gadolinium-MR-Angiographie in Atemanhaltetechnik (Gesamtmesszeit: 30 s, Zeitauflösung: 6 s, räumliche Auflösung: 1,5:2:2 mm) findet sich im Arteriogramm ein Abbruch der rechten Oberlappenarterie, im Venogramm eine verlängerte Kontrastmittelanreicherung der Atelektase mit Verschluss einzelner Segmentvenen (e, f). Operation: Manschettenpneumektomie *rechts*; postoperative Tumorformel: T3 N2

damit eine Differenzierung obstruktiver von nichtobstruktiven Atelektasen (Herold et al. 1991). Bei der Beurteilung endobronchialer Tumoren ist die MRT aufgrund des Signalverlusts in lufthaltigen Strukturen schlechter geeignet als die CT.

8.4 Brustwandinfiltration

Mehrere Studien belegen die **Überlegenheit der MRT** gegenüber der CT bei der Beurteilung der extrapleuralen Fettlamelle (Abb. 8.2) und der Tumorausdehung nach extrathorakal, insbesondere auf den koronaren und sagittalen Aufnahmen, mit Sensitivitäten und Spezifitäten um 90% (Padovani et al. 1993).

> ! Die MRT ist daher bei Tumoren des Sulcus superior absolut indiziert.

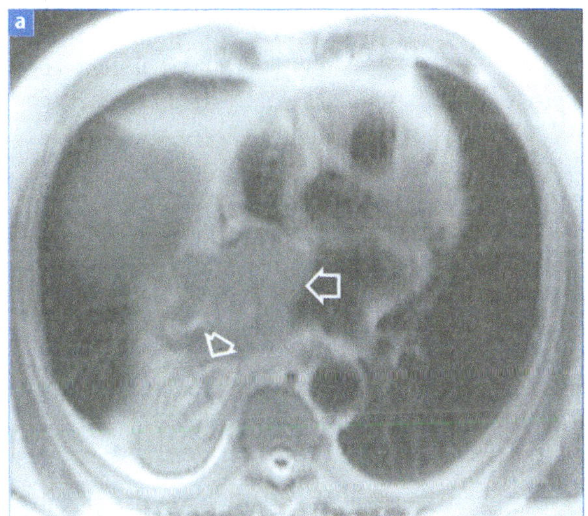

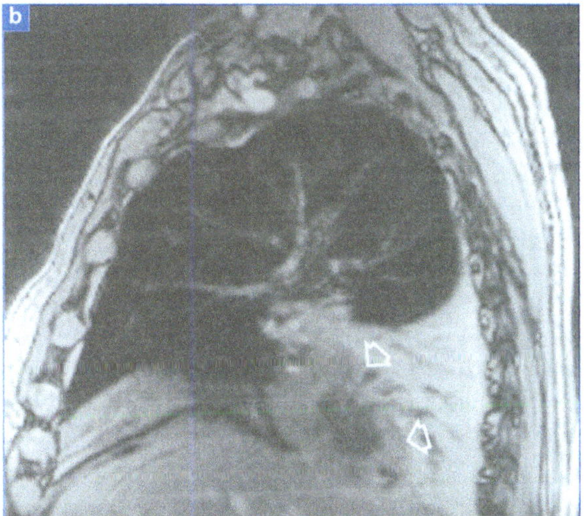

Abb. 8.4a,b. Nichtkleinzelliges Lungenkarzinom eines 73-jährigen Patienten, Tumorstadium T4. In der axialen HASTE-Sequenz (HASTE, „half-fourier turbo-spinecho") große, rechts zentral gelegene Raumforderung mit ausgedehnter Infiltration des linken Vorhofs (a, *offener Pfeil*). Gegenüber dem höheren Signal der nachgeschalteten Unterlappenatelektase grenzt sich der hypointense Tumor deutlich ab (a, *Pfeilspitze*). Die Differenzierung zwischen den nur gering anreichernden Tumoranteilen und der deutlich kontrastierten Atelektase gelingt in der sagittalen T1-FLASH-Sequenz (FLASH, „fast low angle shot") noch besser (b)

8.5 Staging der Lymphknoten

Nur 10–15 % aller diagnostizierten Patienten befinden sich im Stadium N0, d. h. sie weisen keine befallen Lymphknoten auf.

! Die vollständige Resektion von befallenen Lymphknoten in N2-Position zusätzlich zum Primärtumor verbessert die Prognose.

In der CT ist die **Größe des Lymphknotens** immer noch das einzige etablierte Kriterium zur Unterscheidung zwischen befallenen und nichtbefallenen Lymphknoten. Das Kriterium einer Mindestgröße von 1 cm für befallene Lymphknoten hat daher nur eine Genauigkeit von ungefähr 70–80 %.

In älteren Studien galt die MRT als gleichwertig zur CT. Versucht wurde eine Differenzierung von benignen und malignen Lymphknoten aufgrund unterschiedlicher T1-Zeiten oder Kontrastierung durch Gadoliniumchelate, allerdings nur mit mäßigem Erfolg (Laissy et al. 1994). Neue, für die MRT taugliche, superparamagnetische **Eisenoxidkontrastmittel** (USPIO, „ultrasmall superparamagnetic iron oxide") werden von Histiozyten in normalen Lymphknoten aufgenommen und führen zum Signalabfall, während metastatisch befallene Lymphknoten deutlich weniger Aufnahme zeigen. Erste Ansätze zeigen vielversprechende Ergebnisse mit einer Genauigkeit von 85 % in einer Studie (Nguyen et al. 1999). Allerdings sank die Sensitivität bei Lymphknoten unter 15 mm auf unter 70 % in dieser Studie, bedingt durch die geringe räumliche Auflösung der MRT. Andere Autoren fanden deutlich geringere Spezifitäten aufgrund der Überlappung des Signalverhaltens von benignen und malignen Lymphknoten (Pannu et al. 2000).

CAVE

Derzeit bietet die MRT noch keine signifikanten Vorteile gegenüber der CT und ist daher aufgrund der höheren Kosten und des zeitlichen Mehraufwands noch nicht als Routineverfahren zum Lymphknoten-Staging beim nichtkleinzelligen Lungenkarzinom geeignet. Insbesondere können auch Kalzifikationen nicht erkannt werden, die häufig wertvolle Hinweise auf ein eher entzündliches Geschehen als Ursache für die Lymphknotenvergrößerung geben. Allerdings bietet die multiplanare Bildgebung der MRT den Vorteil der leichteren räumlichen Zuordnung (Abb. 8.2).

8.6 Pulmonale Zirkulation

Die **3D-Gadolinium-MR-Angiographie** ermöglicht eine artefaktfreie Beurteilung von Lungenarterien und -venen mit einer räumliche Auflösung von bis zu einem Millimeter. Mehrere Studien haben die Wertigkeit dieser Technik bei der Detektion pulmonaler Embolien bestätigt. Auch Gefäßkompression und Wandinfiltration lassen sich darstellen (Schönberg et al. 1998).

Die Analyse der zeitlich aufgelösten Datensätze ermöglich die Beurteilung von **Perfusionsausfällen** (Abb. 8.3). Gleichzeitig kann in der systemischen Phase der Kontrastmittelpassage die Blutversorgung des Tumors aus Lungenarterien nachgewiesen werden.

An wenigen Zentren kann die MRT-Untersuchung durch eine **Bestimmung der pulmonalen Ventilation** mittels hyperpolarisiertem Helium-3 komplettiert werden (Bock 1997). Diese Technik ist derzeit allerdings an die technisch aufwendige Hyperpolarisation des Helium-3 gebunden und daher wenig verfügbar. In Kombination mit MR-Bildgebung, MR-Angiographie und MR-Perfusionsbestimmung ergibt sich ein umfassendes, nichtinvasives, morphologisches und funktionelles Untersuchungskonzept (Kauczor u. Kreitner 2000).

8.7 Staging von Metastasen

Bei 40 % aller Patienten mit neu diagnostiziertem Lungenkarzinom finden sich bereits Metastasen, 25 % davon **extrathorakal**, v. a. in

- der Leber,
- den Nebennieren,
- ZNS und
- Knochen.

Tipp

Eine Fernmetastasensuche ist gerechtfertigt bei T3-Tumoren, da diese ein höheres Risiko der Metastasierung aufweisen, selbst bei negativen mediastinalen Lymphknoten. Eine weitere Indikation zum extrathorakalen Staging besteht bei grenzgradiger Operabilität der Patienten, da hier das Vorliegen von Fernmetastasen ein unnötiges Operationsrisiko vermeidet.

Auch beim **Staging extrathorakaler Manifestationen** wird die MRT wegen der Komplexität noch nicht routinemäßig verwendet. In den einzelnen Organregionen ist die MRT der CT aber mindestens gleichwertig. Durch optimierte Untersuchungsprotokolle mit sehr sensitiven Messsequenzen – z. B. fettunterdrückten, T2-gewichteten **Inversion-recovery-Sequenzen** – lässt sich ein Ganzkörper-Staging in einer klinisch vertretbaren Untersuchungszeit mit hoher Genauigkeit im Vergleich zu herkömmlichen Staging-Untersuchungen durchführen (Walker et al. 2000).

Hinzu kommt bei der Untersuchung mehrerer Organregionen ein erheblicher **technischer Aufwand** bei der Umlagerung der Patienten und Anlegen spezieller Körperspulen zur Aufnahme des Signals. Integrierte Körperspulen ermöglichen in Kombination mit automatischer Tischbewegung eine schnelle Untersuchung mehrerer Organregionen. Durch spezielle Fettunterdrückungstechniken – der so genannten **In-phase-out-of-phase-Bildgebung**, die eine Subtraktion von Fettanteilen innerhalb eines Gewebes erlauben – können benigne Nebennierenadenome von Karzinomen differenziert werden (Reinig et al. 1994). Allerdings findet sich eine Überlappung von bis zu 30 %, so dass sich gegenüber der Beurteilung auf Nativ-CT- und dynamischen Kontrastmittel-CT-Schnitten kein signifikanter Vorteil ergibt.

Zum **Ausschluss** von **Hirnmetastasen** ist die MRT das Verfahren der Wahl. Entscheidend ist dies insbesondere bei asymptomatischen Stadium-IIIa-Befunden, bei denen kleinste Hirnmetastasen ausgeschlossen werden müssen, bevor sich der Patient dem Risiko einer Operation unterzieht.

Bei der Diagnose einer **metastatischen Knochenmarkinfiltration** zeigt die MRT ebenfalls eine sehr hohe Sensitivität und gewinnt daher einen zunehmenden Stellenwert gegenüber invasiven Verfahren, wie der Aspirationszytologie (Imamura et al. 2000). Außerdem können osteolystische Metastasen früher als in der Szintigraphie detektiert werden, mit nachgewiesenem Einfluss auf das therapeutische Vorgehen (Imamura et al. 2000).

8.8 Zusammenfassung

Zusammenfassend ist die MRT derzeit für **morphologische Detailfragen** – wie Thoraxwandinfiltration, ZNS-Befall oder Nebennierenmetastasen – die Untersuchung der Wahl. Beim **lokalen Staging** ergeben sich, abgesehen von der fehlenden Exposition durch nephrotoxische Kontrastmittel, keine signifikanten Vorteile gegenüber der modernen Mehrschichtspiral-CT – bei höheren Kosten, längerer Messzeit und geringerer Verfügbarkeit der MRT. Neuere Ansätze zeigen vielversprechende Aussichten beim **Ganzkörper-Staging**, die aber noch keinen Einzug in die klinische Routine gehalten haben. Kombinierte morphologische und funktionelle Untersuchungen unter Berücksichtigung von Ventilation und Perfusion könnten allerdings gegenüber herkömmlicher klinischer Bildgebung zeit- und kosteneffektiver sein, bei gleichzeitig fehlender Strahlenexposition.

Literatur

Bock M (1997) Simultaneous T2* and diffusion measurements with 3He. Magn Reson Med 38: 890–895

Herold CJ, Kuhlman JE, Zerhouni EA (1991) Pulmonary atelectasis: signal patterns with MR imaging. Radiology 178: 715–720

Imamura F, Kuriyama K, Seto T, Hasegawa Y, Nakayama T, Nakamura SI, Horai T (2000) Detection of bone marrow metastases of small cell lung cancer with magnetic resonance imaging: early diagnosis before destruction of osseous structure and implications for staging. Lung Cancer 27: 189–197

Kauczor HU, Kreitner KF (2000) Contrast-enhanced MRI of the lung. Eur J Radiol 34: 196–207

Laissy JP, Gay-Depassier P, Soyer P et al. (1994) Enlarged mediastinal lymph nodes in bronchogenic carcinoma: assessment with dynamic contrast-enhanced MR imaging. Work in progress. Radiology 191: 263–267

Low RN, Sigeti JS, Song SY, Shimakawa A, Pelc NJ (1996) Dynamic contrast-enhanced breath-hold MR imaging of thoracic malignancy using cardiac compensation. J Magn Reson Imaging 6: 625–631

Lutterbey G, Leutner C, Gieseke J, Rodenburg J, Elevelt A, Sommer T, Schild H (1998) Fortschr Röntgenstr 1998; 169: 365–369

Manfredi R, Pirronti T, Bonomo L, Marano P (1996) Accuracy of computed tomography and magnetic resonance imaging in staging bronchogenic carcinoma. MAGMA 4: 257–262

Nguyen BC, Stanford W, Thompson BH et al. (1999) Multicenter clinical trial of ultrasmall superparamagnetic iron oxide in the evaluation of mediastinal lymph nodes in patients with primary lung carcinoma. J Magn Reson Imaging 10: 468–473

Padovani B, Mouroux J, Seksik L et al. (1993) Chest wall invasion by bronchogenic carcinoma: evaluation with MR imaging. Radiology 187: 33–38

Pannu HK, Wang KP, Borman TL, Bluemke DA (2000) MR imaging of mediastinal lymph nodes: evaluation using a superparamagnetic contrast agent. J Magn Reson Imaging 12: 899–904

Reinig JW, Stutley JE, Leonhardt CM, Spicer KM, Margolis M, Caldwell CB (1994) Differentiation of adrenal masses with MR imaging: comparison of techniques. Radiology 192: 41–46

Schönberg SO, Knopp MV, Grau A et al. (1998) Ultraschnelle MR-Venographie der Lungen. Radiologe 38: 597–605

Walker R, Kessar P, Blanchard R et al. (2000) Turbo STIR magnetic resonance imaging as a whole-body screening tool for metastases in patients with breast carcinoma: preliminary clinical experience. J Magn Reson Imaging 11: 343–350

Webb WR, Jensen BG, Sollitto R, de Geer G, McCowin M, Gamsu G, Moore E (1985) Bronchogenic carcinoma: staging with MR compared with staging with CT and surgery. Radiology 156: 117–124

Kapitel 9

Positronenemissionstomographie (PET)

U. Haberkorn

Inhaltsverzeichnis

9.1 Einleitung

Diagnostik und **Verlaufsbeobachtung** von Lungenkarzinomen erfolgen in einem interdisziplinären Ansatz, der alle klinischen, radiologischen und histologischen Ergebnisse berücksichtigt. Obwohl morphologische bildgebende Verfahren, wie Thoraxröntgenuntersuchung und CT, auch weiterhin die Methoden der Wahl bei der Diagnostik darstellen, weisen sie **Limitationen** bei

- der Beurteilung biologischer Eigenschaften verdächtiger Läsionen,
- dem Erfassen mediastinaler Lymphknotenbeteiligung,
- der Einschätzung der Tumorviabilität während oder nach Therapie und
- auch bei der Diagnostik von Rezidiven

auf.

Wichtige **onkologische Anforderungen** an die Diagnostik des Lungenkarzinoms sind daher:

- die Früherkennung maligner Läsionen,
- die Einschätzung der biologischen Eigenschaften einer Läsion wie Proliferation, Aggressivität, Differenzierung,
- das frühzeitige Erkennen eines Ansprechens auf die Therapie sowie
- die Früherkennung von Rezidiven bzw. einer Fernmetastasierung.

In dieser Hinsicht haben sich **funktionelle Methoden**, wie die Positronenemissionstomographie mit Tracern des Tumorstoffwechsels (z. B. Fluordesoxyglukose: FDG), als äußerst hilfreich erwiesen.

9.2 Biologische Grundlagen der Fluordesoxyglukose-Positronenemissions-Tomographie (FDG-PET)

Maligne Tumoren stellen Gewebe dar, die Glukose in hohem Prozentsatz zu Laktat verarbeiten. Die gesteigerte glykolytische Aktivität korreliert mit einem hohen Anteil an mitochondrial gebundener Hexokinase in den Tumorzellen. Beispielsweise ist in schnell wachsenden Tumorzellen die Hexokinaseaktivität stark erhöht und in bis zu 80% an die äußere mitochondriale Membran gebunden.

Änderungen der **Expression glykolyseassoziierter Gene** im Rahmen der malignen Transformation wurden bereits von mehreren Arbeitsgruppen berichtet. Besonders das für den Glukosetransporter Typ 1 (GLUT1) kodierende Gen wird sehr früh nach Transformation von Zellen mit Onkogenen – wie src, ras oder fps – aktiviert. Ein Anstieg der Boten-RNA für den Glukosetransporter Typ 1 kann bereits 4–6 h nach Induktion des p21-c-H-ras-Onkoproteins nachgewiesen werden, während morphologische Änderungen erst nach 72–76 h auftreten.

Weiterhin war der Anstieg der GLUT1-mRNA nach ras-Transfektion unabhängig vom Wachstum. So konnte in einer Reihe von humanen und experimentellen Tumoren eine Überexpression der Glukosetransporterisoformen 1 und 3 gefunden werden. PET-Studien mit verschiedenen Tiertumoren zeigten eine **Korrelation** von **FDG-Uptake** und der **GLUT1- bzw. Hexokinaseexpression**. Unterschiede im FDG-Uptake bei verschiedenen Lungenkarzinomen, mit niedrigeren Werten bei Adenokarzinomen als in Plattenepithelkarzinomen, entsprachen der histologisch bestimmten Expression von GLUT1, die in Plattenepithelkarzinomen höher war als in Adenokarzinomen. Somit führt das genetische Programm in malignen Tumoren auch zu unterschiedlichen, mit PET gemessenen FDG-Uptake-Werten. Ähnliche Ergebnisse wurden bei bronchioalveolären Adenokarzinomen berichtet, mit signifikant niedrigeren Werten bezüglich der Anzahl GLUT1-positiver Zellen und dem FDG-Uptake, sowie eine Korrelation von Differenzierungsgrad und dem Anteil GLUT1-positiver Zellen bzw. dem FDG-Uptake.

9.3 Evaluation des singulären pulmonalen Rundherds

Verschiedene Autoren beschreiben eine Sensitivität zwischen 83 und 100%, eine Spezifität zwischen 77 und 100 % sowie eine Genauigkeit zwischen 82 und 94 % der FDG-PET bei der **Differenzierung** zwischen **benignen** und **malignen pulmonalen Läsionen** (Abb. 9.1; Tabelle 9.1). Dies änderte sich auch dann nicht, wenn Läsionen mit einem Durchmesser > 1,5 cm mit solchen eines Durchmessers zwischen 0,7 und 1,5 cm verglichen wurden. Kleinere Tumoren (< 0,7 cm) können dagegen aufgrund von Partialvolumeneffekten zu Schwierigkeiten führen. Falsch-positive Ergebnisse sind zumeist auf **entzündliche Läsionen** zurückzuführen:

- Tuberkulose,
- Kryptokokkose,
- Histoplasmose,
- postoperative entzündliche Veränderungen,
- Sarkoidose,
- Granulome oder
- Entzündungen nach Strahlentherapie.

Falsch-negative Ergebnisse wurden bei Karzinoiden und bei bronchoalveolären Tumoren beobachtet.

9.4 Staging

Wie bei der Beurteilung des singulären Herdes, zeigt die FDG-PET auch sehr gute Ergebnisse bei der **Detektion mediastinaler Lymphknotenmetastasen** mit einer Sensitivität zwischen 73 und 96 %, einer Spezifität zwischen 81 und 100 % sowie einer Genauigkeit zwischen 80 und 100 % im Vergleich zur CT mit einer Sensitivität zwischen 55 und 73% und einer Spezifität zwischen 44 und 94% (Abb. 9.2; Tabelle 9.2, 9.3).

Eine Studie mit 84 Patienten ergab, dass die FDG-PET ein genaues Erfassen des **regionalen Lymphknotenstatus** auch bei Patienten im Stadium I ermöglicht. Ein negativer PET-Scan lässt in diesen Fällen eine Mediastinoskopie unnötig erscheinen. Die PET

Tabelle 9.1. Singulärer pulmonaler Rundherd – Detektion des Primärtumors mit der PET. (Nach Haberkorn 2001)

Patientenanzahl	Sensitivität	Spezifität	Studie: Autor/Jahr
51	89	100	Patz 1993
87	97	82	Duhaylongsod 1995
61	93	88	Gupta 1996
197	96	77	Lowe 1997
22	100	100	Wahl 1994
62	94	80	Scott 1994
33	100	88	Bury 1997
22	83	90	Kubota 1990
33	100	78	Dewan 1995
21	83	80	Hubner 1995
96	97	89	Graeber 1999
80	97	–	Liewald 2000

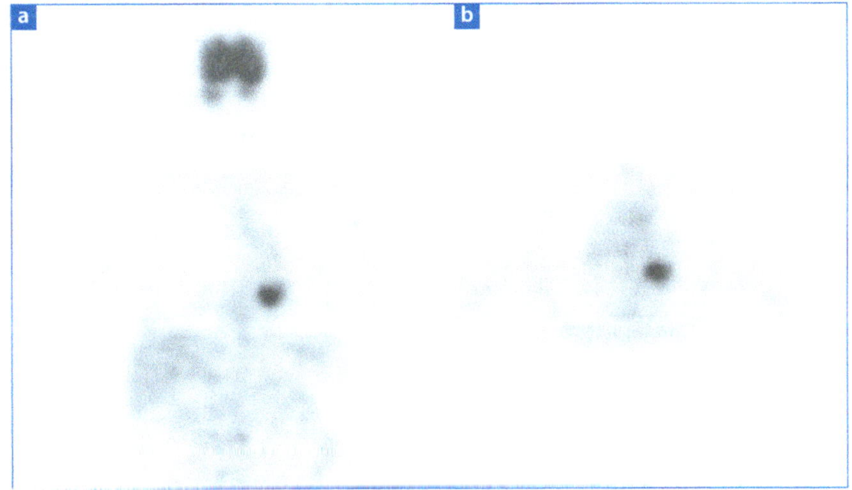

Abb. 9.1. a Koronarer und b transversaler Schnitt (Transmissions-/Emissions-Scan im 3D-Modus) eine Stunde nach i. v.-Gabe von ^{18}FDG bei einem Patienten mit singulärem pulmonalen Rundherd

mit FDG führte in einer anderen Studie mit 102 Patienten bei der Identifizierung des **Krankheitsstadiums**, verglichen mit Standardmethoden, bei 62 Patienten zu einer unterschiedlichen: ein niedrigeres Stadium in 20 und ein höheres Stadium in 42 Fällen.

Die **Unterschiede** zwischen **PET** und **CT** zeigen sich insbesondere bei kleinen (< 1 cm) und intermediären (1–3 cm) mediastinalen Läsionen. Sensitivität, Spezifität, und Genauigkeit der FDG-PET bei der Detektion von Lymphknotenmetastasen < 1 cm betrugen 97, 82 und 95 %. Ein metaanalytischer Vergleich von PET (14 Studien, 514 Patienten) und CT (29 Studien, 2226 Patienten) zur Erfassung mediastinaler Lymphknotenmetastasen bei nicht kleinzelli-

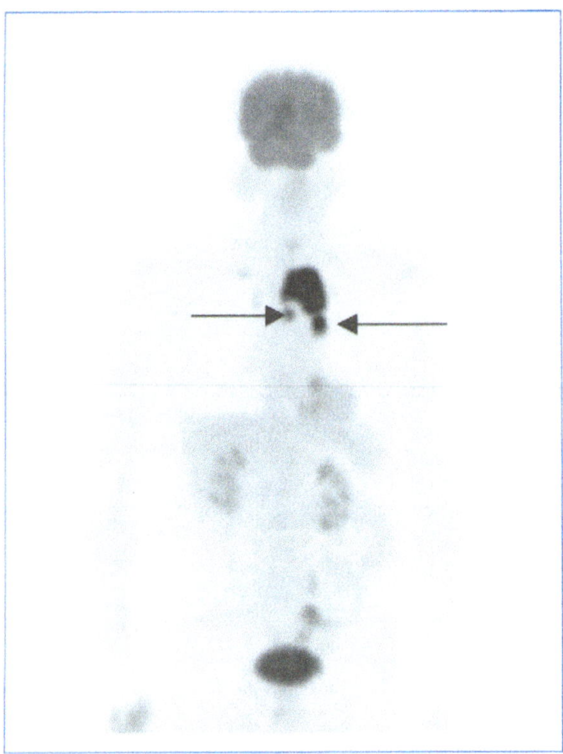

Abb. 9.2. Koronarer Schnitt (Transmissions-/Emissions-Scan im 3D-Modus) eine Stunde nach i. v.-Gabe von ^{18}FDG. In unmittelbarer Nähe des Primärtumors sind Metastasen (*Pfeile*) lokalisiert

gen Lungenkarzinomen ergab eine mittlere Sensitivität und Spezifität (± 95 %-Konfidenzinterval) von 79 ± 3 % und 91 ± 2 % für die PET sowie von 60 % ± 2 % und 77 % ± 2 % für die CT.

Verschiedene **andere Tracer** wurden ebenfalls im Rahmen des Stagings von Lungenkarzinomen eingesetzt. **^{11}C-Methionin** (Sensitivität, Spezifität und Genauigkeit von 86,1 %, 91,1 % und 89,7 %; n = 41) und **^{11}C-Cholin** (Sensitivität: 100 %; n = 29) stellten sich dabei als vielversprechend für das Staging mediastinaler Lymphknoten heraus. Die **L-3-[^{123}I]Iodo-alpha-methyl-tyrosine- (IMT-) SPECT** wurde bei 17 Patienten mit Stadium-III-Erkrankung vor und nach Strahlentherapie mit 60 Gy evaluiert. Dabei konnten der Primärtumor mit einer Sensitivität von 94 % und mediastinale Metastasen mit einer Sensitivität von 65 % erfasst werden. Für Läsionen mit einem Durchmesser < 2 cm lag die Sensitivität jedoch nur bei 42 %. Eine Strahlentherapie führte zu unspezifischer IMT-Anreicherung in bestrahltem, normalem Lungengewebe, was die Anwendung der Methode bei posttherapeutischen Untersuchungen deutlich limitiert. Weiterhin zeigte ein Vergleich von ^{99m}Tc-Tetrofosmin- oder ^{201}Tl-SPECT mit der ^{18}FDG-PET eine niedrigeres Verhältnis des Tumors zum Untergrund und demzufolge eine schlechtere Sensitivität

Tabelle 9.2. Staging von Lymphknoten mit der CT. (Nach Haberkorn 2001)

Patientenanzahl	Sensitivität	Spezifität	Studie: Autor/Jahr
23	64	44	Wahl 1994
30	56	86	Chin 1995
29	65	87	Sasaki 1996
46	50	75	Guhlmann 1997
50	67	59	Vansteenkiste 1998
99	63	73	Valk 1995
102	75	66	Pieterman 2000
54	68	65	Gupta 2000
50	73	77	Wenig 2000
50	55	90	Berlangieri 1999
64	65	79	Kernstine 1999

Tabelle 9.3. Staging von Lymphknoten mit der PET. (Nach: Haberkorn 2001)

Patientenanzahl	Sensitivität	Spezifität	Studie: Autor/Jahr
23	82	81	Wahl 1994
30	78	81	Chin 1995
29	76	98	Sasaki 1996
46	80	100	Guhlmann 1997
50	93	97	Vansteenkiste 1998
99	83	94	Valk 1995
102	91	86	Pieterman 2000
84	82	86	Farrell 2000
54	96	93	Gupta 2000
50	73	94	Weng 2000
50	80	97	Berlangieri 1999
64	70	86	Kernstine 1999
111	98	94	Graeber 1999
25	92	–	Liewald 2000

bei der Detektion mediastinaler Lymphknotenmetastasen für die ^{99m}Tc-Tetrofosmin-SPECT.

In einer prospektiven Studie mit 109 Patienten wurden für FDG-PET-Ganzkörperaufnahmen zur **Detektion** von **Fernmetastasen** (Abb. 9.3) Werte für Sensitivität, Spezifität und Genauigkeit von 100 %, 94 % und 96 % ermittelt. Weiterhin konnten unerwartete Metastasen bei 11 von 99 Patienten gefunden werden. Die Anzahl mit der PET festgestellter Metastasen nahm mit ansteigendem Stadium von I (7,5 %) über II (18 %) bis zu III (24 %) zu. Ein Vergleich von FDG-PET und Knochenszintigraphie zur Diagnose von Knochenmetastasen ergab eine Genauigkeiten von 96 % bzw. 66 %.

Der **Wert der PET** im Rahmen des Restagings wurde retrospektiv bei 156 Patienten evaluiert. Verglichen mit dem initialen Staging durch die Computertomographie führten die Ergebnisse der FDG-PET zu einem Down-staging bei 45 Patienten (29 %) und einem Up-staging bei 52 Patienten (33 %). Weiterhin wurden 37 Fälle (23 %) umklassifiziert, und zwar von resektabel auf nicht resektabel, und 22 Fälle (14 %) von nicht resektabel auf resektabel.

! Die Ergebnisse der PET und dem pathologischen Stadium korrelierten hoch signifikant mit dem Überleben (p = 0,002), während das CT keine genaue Voraussage liefern konnte.

Derartige Ergebnisse können zu **Konsequenzen** bei der Therapie dieser Patienten führen. In der Tat kam es zu Änderungen der Behandlung in ca. 41 % der Fälle auf der Basis von prätherapeutischen FDG-PET-Ganzkörperstudien.

Tipp

Eine Kosten-Effektivitäts-Analyse ergab einen Vorteil für die FDG-PET beim Staging von Lungenkarzinomen. Daraus könnte folgender diagnostische Algorithmus zum diagnostischen Vorgehen abgeleitet werden:

1. konventionelle Thoraxröntgenuntersuchung,
2. FDG-PET,
3. bei positivem FDG-PET erfolgt eine CT.

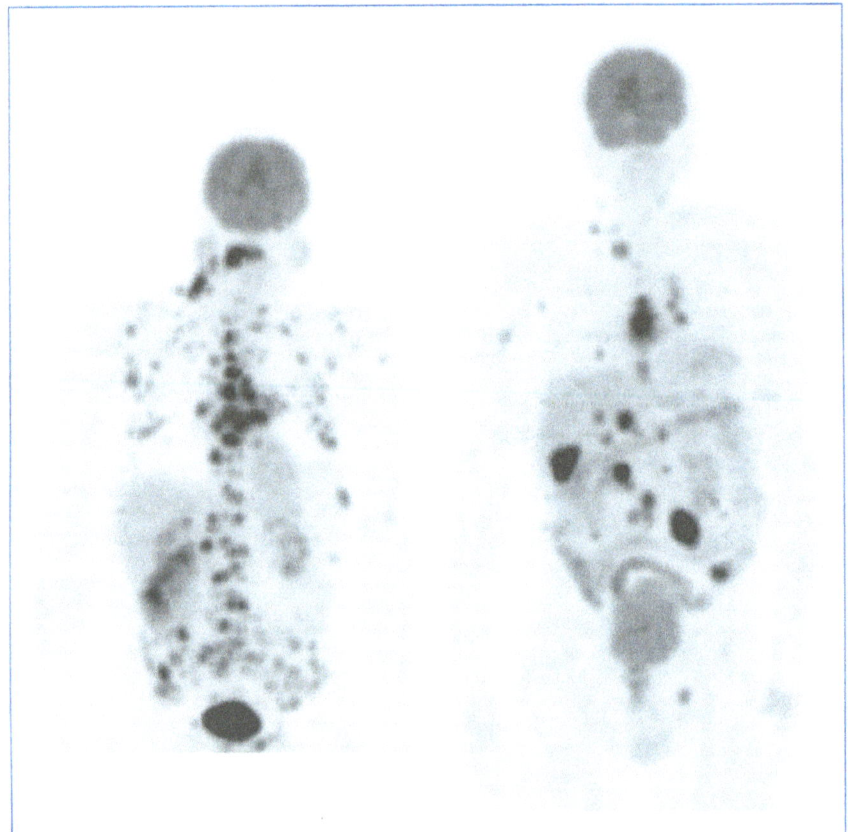

Abb. 9.3. Koronare Schnitte (Transmissions-/Emissions-Scan im 3D-Modus) eine Stunde nach i. v.-Gabe von ^{18}FDG bei 2 Patienten mit multiplen Metastasen

9.5 Therapieplanung

Ebenso können PET-Messungen vor Strahlentherapie durch die Identifizierung von aktivem Tumorgewebe einen Einfluss auf die **Bestrahlungsplanung** haben (Abb. 9.4). Dies konnte in einer retrospektiven Analyse gezeigt werden, in der 4 von 15 Patienten (26,7 %) eine Änderung des Bestrahlungsvolumens erfahren hätten, wären die Ergebnisse des PET-Scans mit in die Planung einbezogen worden. Eine andere Studie untersuchte den **Einfluss von Atelektasen** auf das Behandlungsvolumen und fand eine Änderung bei 12 von 34 Fällen. Dabei kam es vor-

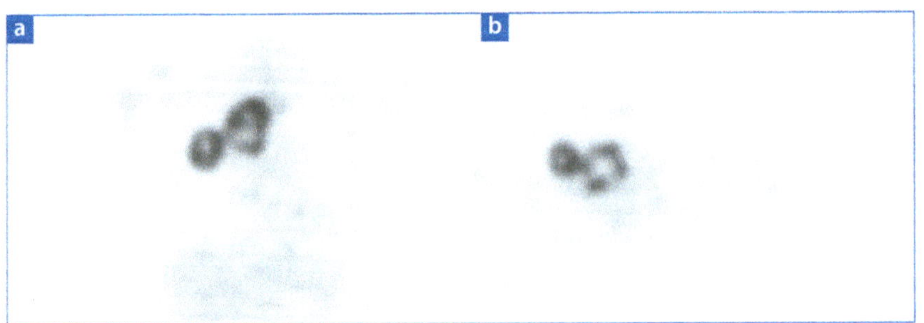

Abb. 9.4. **a** Koronarer und **b** transversaler Schnitt (Transmissions-/Emissions-Scan im 3D-Modus) eine Stunde nach i. v.-Gabe von ^{18}FDG. Beide Tumoranteile weisen zentral ein hypometabolisches Areal auf

wiegend (n = 10) zu einer Verringerung der Größe des Bestrahlungsfeldes.

Vorläufige Ergebnisse liegen bezüglich der Evaluation von **^{62}Cu-markiertem Diacetyl-bis(N4-methylthiosemicarbazone) (^{62}Cu-ATSM)** als möglichem Hypoxie-Tracer vor. ^{62}Cu-ATSM zeigte bei allen Patienten eine rasche Clearance aus dem Blut mit niedrigerem Uptake im Lungengewebe und intensivem Uptake im Tumorgewebe. Ferner bestand eine negative Korrelation zwischen Blutfluss und dem auf den Fluss normalisierten ^{62}Cu-ATSM-Uptake bei 3 von 4 Patienten. Dies wurde als Evidenz für eine gesteigerte ^{62}Cu-ATSM Anreicherung bei niedrigem Blutfluss interpretiert.

9.6 Therapie-Monitoring

Die vielversprechende Rolle der FDG-PET bei der **Beurteilung** des Ansprechens auf Chemo- oder Strahlentherapie konnte bereits bei verschiedenen Tumoren gezeigt werden. Änderungen des Stoffwechsels traten in diesen Studien im Unterschied zu morphologischen Änderungen bereits sehr früh nach Therapiebeginn auf.

> ! Ein frühzeitiges Erfassen des Therapieeffekts auf den Tumor erlaubt auch entsprechende Änderungen der Behandlung und damit eine Optimierung für den einzelnen Patienten.

Für **Lungenkarzinome** liegen nur wenige Studien vor, dies vorwiegend bei Patienten nach Strahlentherapie. PET-Messungen von 20 Patienten vor und nach Strahlentherapie ergaben, dass ein prätherapeutisch hoher FDG-Uptake als Indiz für ein besseres Ansprechen auf die Therapie zu werten ist. Ferner war der Abfall der FDG-Anreicherung mit einer partiellen Response assoziiert. Dennoch war die Rezidivrate bei Läsionen mit höherem FDG-Uptake – unabhängig davon, ob dieser prä- oder posttherapeutisch bestimmt wurde – höher.

Die Verbindung von hohem prätherapeutischen FDG-Uptake mit schlechterer Prognose konnte in mehreren unabhängigen Studien beobachtet werden. So wurde bei 155 Patienten die FDG-Anreicherung in der Primärläsion mit dem klinischen Verlauf verglichen: Patienten mit einer hohen Anreicherung in der Primärläsion von nicht kleinzelligen Lungenkarzinomen hatten, unabhängig von anderen klinischen Parametern, eine kürzere mediane Überlebenszeit als Patienten mit niedrigerer FDG-Anreicherung. Diesbezüglich wurde eine **Korrelation** von **Tumorwachstum** und **FDG-Uptake** beschrieben.

Bei 39 Patienten konnte auch eine signifikante Korrelation von Ergebnissen der **Ki-67-Immunohistochemie** und dem FDG-Uptake sowie zwischen **Differenzierung** und FDG-Uptake beobachtet werden. Dennoch werden in tierexperimentellen Studien widersprüchliche Daten bezüglich einer möglichen Assoziation von FDG-Anreicherung und Tumorzellproliferation präsentiert. Weiterhin war bei 77 Patienten keine signifikante Korrelation zwischen Tumorhistologie und dem „standardized uptake value" ersichtlich.

Eine Evaluation des **prognostischen Wertes der FDG-PET** nach First-line-Therapie bei 113 Patienten zeigte, dass in Fällen mit positivem FDG-PET (n = 100) nur ein medianes Überleben von 12 Monaten zu beobachten war, während 85 % der Patienten mit negativem FDG-PET (n = 13) bei einem medianen Nachbeobachtungsintervall von 34 Monaten noch am Leben waren. Dieser Unterschied im Überleben für Patienten mit positivem und negativem FDG-PET war statistisch signifikant.

> ! Ein posttherapeutisch positiver FDG-PET-Scan bedeutet demnach eine deutlich schlechtere Prognose als ein negativer Scan.

Die Effekte einer Induktionschemotherapie auf das mediastinale Down-Staging bei 15 Patienten zeigten eine Überlegenheit der FDG-PET gegenüber der CT. In diesen Fällen erschien bisher eine erneute computertomographische Bewertung der mediastinalen Lymphknoten nach Chemotherapie ausreichend genau, da eine Remediastinoskopie oft technisch schwierig ist.

> ! Ein Vergleich mit der pathologischen Auswertung bei 9 Resektaten zeigte eine Genauigkeit der PET für die Voraussage des mediastinalen

Lymphknotenstatus von 100 %, während die CT nur einen Wert von 67 % erreichte.

Weiterhin waren die Ergebnisse der PET nach Chemotherapie mit dem **klinischen Verlauf** nach Abschluss der Kombinationstherapie korreliert. Patienten ohne posttherapeutische Anreicherung im Mediastinum oder mit einem Abfall der FDG-Anreicherung über 50 % im Primärtumor zeigten ein signifikant besseres Überleben.

9.7 Rezidivdiagnostik

In einer Untersuchung an 126 Patienten mit nicht kleinzelligen Lungenkarzinomen vor und nach Therapie (kurativer Ansatz: 58 Patienten, palliativer Ansatz: 68 Patienten) zeigte die FDG-PET in allen Fällen mit fortbestehendem Tumor oder mit Tumorrezidiv einen erhöhten FDG-Uptake (n = 60), während die CT in 17 Fällen unspezifische Ergebnisse lieferte. Bei der Diagnose residualer oder rezidivierender nichtkleinzelliger Lungenkarzinome wies die PET eine Sensitivität von 100 % und eine Spezifität von 92 % auf (CT: 71 % und 95 %).

! Die FDG-PET identifizierte demnach ein Ansprechen in 96 % (121 von 126) der Fälle. Bei 20 strahlentherapierten Patienten mit subklinischem Rezidiv wies die FDG-PET eine Sensitivität von 100 %, eine Spezifität von 89,3 % und eine Genauigkeit von 92,5 % auf. Dagegen lagen die Werte für die Computertomographie mit 67 %, 85 % und 82 % deutlich darunter.

9.8 Zukünftige Aspekte

Mögliche **neue PET-Tracer** könnten das Proliferationsverhalten bzw. die Expression von Rezeptoren ausnutzen. So wurde **3'-deoxy-3'-fluorothymidine (^{18}FLT)**, eine ursprünglich für die Therapie von HIV-Infektionen entwickelte Substanz, bereits als Proliferations-Marker eingesetzt. Der Tracer reichert sich in Abhängigkeit von der Aktivität der Thymidinkinase 1 an. Die Aktivität dieses Enzyms zeigt ein komplexes S-Phasen-reguliertes Muster, das sowohl durch transkriptionale als auch durch posttranskriptionale Mechanismen realisiert wird. Nach Phosphorylierung durch die Thymidinkinase 1 verbleibt der negativ geladene Metabolit (FLT-Monophosphat) zunächst in der Zelle. Die Ladung führt zu einem intrazellulären Trapping mit Anreicherung des Tracers.

Ein anderer Ansatz könnte die **Expression von Somatostatinrezeptoren** in Lungenkarzinomen ausnutzen. SPECT-Studien mit Somatostatinrezeptorliganden ergaben Spezifitäten bis zu 88 % und Sensitivitäten bis zu 96 %. Als PET-Tracer steht in einigen Zentren **^{68}Ga-DOTATOC** zur Verfügung, das bereits erfolgreich zur Darstellung von Meningeomen bzw. neuroendokrinen Tumoren eingesetzt wurde.

9.9 Zusammenfassung

Die **Computertomographie** (CT) stellt nach wie vor die wichtigste Methode in der Basisdiagnostik des Lungenkarzinoms dar. Der exzellenten Auflösung stehen jedoch die Nachteile des schlechten Weichteilkontrasts gegenüber. Probleme ergeben sich v. a. bei zentral wachsenden Tumoren mit möglichem Einbruch in das Mediastinum und Organinfiltration. Der negative prädiktive Wert der CT für den Ausschluss befallener Lymphknoten ist gut, die Genauigkeit beim Nachweis befallener Lymphknoten liegt deutlich unter derjenigen der PET.

Die **Positronenemissionstomographie** (PET) ist beim Staging des Lymphknotenbefalls die genaueste bildgebende Methode und sollte aufgrund des hohen negativen prädiktiven Wertes beim fehlenden Nachweis von befallenen Lymphknoten die Mediastinoskopie ersetzen. Auch bei Nachweis eines Lymphknotenbefalls in N2-Position wird derzeit aufgrund der Genauigkeit eine Ablösung der Mediastinoskopie durch die PET diskutiert, wobei neue Tracer vielversprechend sind. Für die Diagnostik von Fernmetastasen ist die Methode kosteneffektiv, da die Ergebnisse in einem hohen Prozentsatz direkt die Therapie modifizieren. Wenn verfügbar, sollte die PET aufgrund der hohen Aussagekraft zum frühzeitigen Therapie-Monitoring und zur Rezidivdiagnostik eingesetzt werden.

Literatur

Coleman RE (1999) PET in lung cancer. J Nucl Med 40: 814–820
Dwamena BA, Sonnad SS, Angobaldo JO, Wahl RL (1999) Metastases from non-small cell lung cancer: mediastinal staging in the 1990s – meta-analytic comparison of PET and CT. Radiology 213: 530–536
Haberkorn U, Ziegler SI, Oberdorfer F, Trojan H, Haag D, Peschke P, Berger MR, Altmann A, Kaick G van (1994) FDG uptake, tumor proliferation and expression of glycolysis associated genes in animal tumor models. Nucl Med Biol 21: 827–834
Haberkorn U (2001) Positron emission tomography of non small cell lung cancer. Lung Cancer 34(1002): S115–S121
Mac Manus MP, Hicks RJ, Matthews JP (2001) High rate of detection of unsuspected distant metastases by PET in apparent Stage III non-small-cell lung cancer: implications for radical radiation therapy. Int J Radiat Oncol Biol Phys 50: 287–293
Nestle U, Walter K, Schmidt S et al. (1999) ^{18}F-deoxyglucose positron emission tomography (FDG-PET) for the planning of radiotherapy in lung cancer: high impact in patients with atelectasis. Int J Radiat Oncol Biol Phys 44: 593–597

Kapitel 10

Tumor-Marker – Bedeutung für Diagnostik und Verlaufskontrolle

W. Ebert, T. Muley

Inhaltsverzeichnis

10.1 Einleitung

Definition

Tumor-Marker sind Substanzen, deren Auftreten bzw. erhöhte Konzentration in Körperflüssigkeiten (humorale Tumormarker) oder verstärkte zelluläre Expression (zelluläre Tumormarker) Rückschlüsse auf das Vorliegen, den Verlauf oder die Prognose einer bestehenden Tumorerkrankung erlauben. Diese Substanzen werden neuerdings als „klassische" Tumor-Marker bezeichnet, um sie von den so genannten „biologischen oder Surrogat-Markern" abzugrenzen, von denen erhofft wird, dass sie in Zukunft zur Patientenstratifizierung für neue Therapiekonzepte herangezogen werden können.

Für das Lungenkarzinom wurden in den letzten Jahren eine Vielzahl biochemisch heterogener Serum-Marker beschrieben. In der klinischen Routine haben sich im Wesentlichen

- **CEA** (Ebert et al. 1994),
- **CYFRA 21-1** (Pujol et al. 1993; Ebert et al. 1994) und
- **NSE** (Ebert et al. 1994)

durchgesetzt. Daneben erlangten **SCC** sowie **TPA** und **TPS** eine gewisse Bedeutung. In jüngster Zeit wird **ProGRP** (Yamaguchi et al. 1995; Stieber et al. 1997; Lamy et al. 2000) als vielversprechender Marker für SCLC diskutiert. Die biochemischen Charakteristika dieser Substanzen sind in Tabelle 10.1 zusammengefasst.

Auch **ektop gebildete Hormone** sind aufgrund der hohen Inzidenz paraneoplastischer Syndrome als

Tabelle 10.1. Biochemische Charakteristika von Tumor-Markern beim Lungenkarzinom

	Tumormarker	Biochemie	Molekulargewicht [kD]
CEA	Karzinoembryonales Antigen	Glykoprotein, Kohlenhydratanteil: 45–60 %	80
CYFRA 21-1	Zytokeratinfragment	Zytokeratin-19-Fragment	30
NSE	Neuronspezifische Enolase	Isoenzym der Enolase-γγ- und -αγ-Dimere	87
TPA	Tissue-Polypeptid-Antigen	Fragmente der Zytokeratine 8, 18 und 19	20–40
TPS	Tissue-polypeptidspezifisches Antigen	Zytokeratin-18-Fragment	14
SCC	Squamous-Cell-Carcinoma-Antigen	Fraktion des TA4-Antigens	42
Pro-GRP	Pro-Gastrin-Releasing-Peptid	Bombesin-like-Peptid	1–3

Marker für das Lungenkarzinom von Interesse. So zeichnen sich SCLC durch die ektope Synthese von ADH, ACTH bzw. Pro-ACTH und Kalzitonin aus, während bei NSCLC eine parathormonähnliche Substanz (Parathormon-related peptide), verbunden mit einer Hyperkalzämie, auftreten kann.

CAVE

Keiner der bisher bekannten Marker ist jedoch für das Lungenkarzinom spezifisch. Zahlreiche andere Malignome exprimieren ebenfalls diese Substanzen. Eine weitere Einschränkung erfahren die Marker durch ihre mangelnde Tumorspezifität. Sie können in erhöhter Konzentration bei benignen Erkrankungen und gelegentlich auch bei Gesunden gefunden werden.

Bei der **klinischen Gewichtung** der Tumor-Marker muss ferner berücksichtigt werden, dass die Höhe ihrer **Serumkonzentrationen** von

- der Syntheserate,
- der Freisetzung aus den Tumorzellen (durch Sekretion, Apoptose oder Zellnekrose),
- der Gefäßversorgung des Tumors und
- der Elimination aus der Zirkulation

abhängt. Der Einfluss dieser Faktoren führt zwangsläufig zu einer beachtlichen **interindividuellen Variabilität** der Marker-Serumkonzentrationen.

Ausschlaggebend für die **diagnostische Effizienz** der Marker-Tests sind

- Sensitivität (Prozentsatz richtig-positiver Resultate bei Tumorpatienten) und
- Spezifität (Prozentsatz richtig-negativer Resultate bei Nicht-Tumorpatienten).

Beide Größen hängen von der Lage des **Schwellenwerts** zur Diskriminierung zwischen malignen und benignen Erkrankungen ab. Üblicherweise basiert dieser Trennwert auf der 95%igen Spezifität gegenüber benignen Erkrankungen des gleichen Organs.

10.2 Einflussgrößen und Störfaktoren

! Die Möglichkeit, dass bei benignen Begleiterkrankungen erhöhte Werte für Tumor-Marker auftreten können, muss in die differenzialdiagnostischen Überlegungen einbezogen werden.

Es ist bekannt, dass der **CEA-Spiegel** bei

- entzündlichen Lungenerkrankungen,
- chronischen Lebererkrankungen,
- Cholestase,
- Pankreatitis oder
- entzündlichen Erkrankungen des Gastrointestinaltrakts

erhöht sein kann.

Erhöhte **CYFRA 21-1-Werte** wurden bei benignen Erkrankungen

- des Gastrointestinaltrakts,
- der Niere (besonders bei akuter und chronischer Niereninsuffizienz) sowie
- gynäkologischen Erkrankungen

beschrieben.

NSE-Spiegel über dem Schwellenwert findet man auch bei benignen Lungenerkrankungen, insbesondere bei Patienten mit Tuberkulose. Als Ursache werden eine direkte Schädigung von neuralen oder neuroendokrinen Zellen der Lunge bzw. Zustände mit Hypoxie angenommen. In diesem Zusammenhang ist auch der hohe Prozentsatz (bis 60%) erhöhter NSE-Werte bei beatmungspflichtigen Patienten zu sehen. Nach erfolgreicher Beatmung sinken die NSE-Werte in den Normbereich ab. Aufgrund ihres Vorkommens im Gehirn beobachtet man bei zerebralen Schäden unterschiedlicher Ätiologie ebenfalls erhöhte NSE-Spiegel.

Falsch-positive **SCC-Konzentrationen** können bei Patienten mit Leber- und Nierenfunktionsstörungen sowie Hauterkrankungen (Psoriasis, Pemphigus, atopische Dermatitis) beobachtet werden.

! Einen störenden Einfluss auf das Analyseergebnis kann das Rauchverhalten der Patienten haben. Während die Höhe der SCC-, CYFRA 21-1- und NSE-Spiegel unabhängig von den Rauchgewohnheiten ist, können bei starken Rauchern CEA-Konzentrationen bis 20 ng/ml auftreten.

Als **weitere Störfaktoren** spielen bei NSE die Hämolyse bzw. ein langes Zeitintervall zwischen Probennahme und Zentrifugation infolge Freisetzung von NSE aus Blutzellen eine Rolle. Die SCC-Bestimmung kann durch Hautkontakt mit den Probengefäßen und Speichelkontamination gestört sein. Zusätzlich sind heterophile Antikörper (humane Antikörper gegen Mausimmunglobulin: HAMA) als Störfaktoren bekannt. Solche HAMA können im Rahmen einer Immunszintigraphie oder Immuntherapie mit Mausimmunglobulinen bei Patienten induziert werden.

10.3 Screening asymptomatischer Individuen

Sämtliche bisher bekannten Tumor-Marker sind für das Screening und damit zur **Vorsorge asymptomatischer Individuen** mangels Organspezifität und infolge unzureichender diagnostischer Effizienz (Sensitivität, Spezifität) sowie niedriger Prävalenz des Lungenkarzinoms in der Gesamtbevölkerung (etwa 0,05%) ungeeignet. Beispielsweise würde der positive prädiktive Wert für das Vorliegen eines Lungenkarzinoms bei einer 95%igen Spezifität und einer 50%igen Sensitivität eines Marker-Tests nach dem Bayes-Theorem nur 0,5% betragen.

10.4 Diagnostik von Tumorpatienten nach Symptommanifestation (Primärdiagnostik)

In Verbindung mit bildgebenden Verfahren haben Tumor-Marker einen **begrenzten Stellenwert** in der Primärdiagnostik. Tabelle 10.2 fasst die prätherapeutisch ermittelten Positivitätsraten (Tumorsensitivität) repräsentativer Studien der Thoraxklinik Heidelberg für die wichtigsten Marker des Lungenkarzinoms in Abhängigkeit von den histologischen Subtypen zusammen. Gemäß dieser Übersicht sind CYFRA 21-1 für das Plattenepithelkarzinom, CEA für das Adenokarzinom und NSE – vorzugsweise in Kombination mit ProGRP – für SCLC die Marker der ersten Wahl, wobei der ProGRP-Test SCLC mit einer Sensitivität von 47–80% (Yamaguchi et al. 1995; Stieber et al. 1997; Lamy et al. 2000) erkennt.

Die diagnostische Bedeutung der Tumor-Marker ist in Zusammenhang mit dem routinemäßig durchgeführten prätherapeutischen Diagnostikprogramm zu sehen. Dieses Programm beinhaltet die Anwendung bildgebender Verfahren und zytopathologischer Untersuchungen, mit dem Ziel, nicht nur das maligne Leiden zu beweisen, sondern auch Tumorausdehnung und Histologie einschließlich des Zelldifferenzierungsgrades festlegen zu können. Die Trefferquoten der zytopathologischen Techniken

Tabelle 10.2. In repräsentativen Studien ermittelte Positivitätsraten (Tumorsensitivität) der wichtigsten Marker des Lungenkarzinoms

	Schwellenwert [ng/ml]	Lungenkarzinom, allgemein	NSCLC	Plattenepithelkarzinom	Adenokarzinom	Großzelliges Karzinom	SCLC
CEA							
Ebert et al. 1993	5,0	53	–	44	56	67	64
Ebert et al. 1994	7,8	32	33	23	44	36	28
CYFRA 21-1							
Ebert et al. 1994	3,3	46	50	58	42	45	36
Pujol et al. 1993	3,6	52	56	63	–	–	46
NSE							
Ebert et al. 1994	13,7	28	12	14	9	14	77
Multicenter-Studie in Heidelberg, München und Gauting (2001)	21,0	–	–	–	–	–	72

sind, mit partieller Ausnahme der neuronenspezifischen Enolase (NSE), den Tumorsensitivitäten der Marker-Tests deutlich überlegen, so dass die Tumor-Marker nur als **additive Parameter in der Primärdiagnostik** verwendet werden können.

Ihr Einsatz ist jedoch gerechtfertigt **bei fortgeschrittenem Tumorleiden.** Solche Patienten sind invasiven Maßnahmen nicht zugänglich. Der Einsatz von Tumor-Markern ist auch bei jenen Patienten sinnvoll, bei denen die Diagnosesicherung längere Zeit andauert. Hier weisen erhöhte Werte der Tumor-Marker mit steigender Tendenz bei Mehrfachbestimmung auf die maligne Ätiologie hin.

10.5 Differenzierung zwischen SCLC und NSCLC

Zum potenziellen Einsatzbereich der Bestimmung von Tumor-Markern gehört die therapeutisch und prognostisch bedeutsame Unterscheidung zwischen SCLC und NSCLC. Da **NSE** sich durch eine hohe Tumorsensitivität bei SCLC ausgezeichnet und **CYFRA 21-1** im Gegensatz zu NSE häufig bei NSCLC erhöht ist, lag es nahe, diese beiden Marker zur Differenzierung heranzuziehen.

In einer Studie mit einer limitierten Anzahl von NSCLC- (n=50) und SCLC-Patienten (n=17) konnte nach logarithmischer Transformation der Marker-Spiegel mit Hilfe einer computerunterstützten Diskriminationsanalyse eine **97%ige korrekte Klassifikation** erreicht werden (Paone et al. 1995).

CAVE

Das Ergebnis dieser Untersuchung ist aber mit Vorsicht zu werten, da erhöhte NSE-Spiegel bei etwa 15–25% der NSCLC-Patienten und erhöhte CYFRA 21-1-Werte bei etwa 36–68% der Patienten mit SCLC in umfangreicheren Studien nachgewiesen werden konnten.

In der kritischen Betrachtung der mangelnden Diskriminationsleistung der Marker ist außerdem zu beachten, dass etwa 30–50% der Lungenkarzinome aus **Mischpopulationen** bestehen, aber gemäß den Regeln der WHO nach dem dominanten Zelltyp klassifiziert werden. Somit ist es nicht außergewöhnlich, dass bei NSCLC erhöhte NSE-Werte als Indikatoren kleinzelliger Anteile auftreten können.

10.6 Differenzierung zwischen Lungenkarzinom und anderen malignen Tumoren im Thoraxraum

Die **Verbreiterung von Hilus und Mediastinum** in der Röntgenthoraxaufnahme ist ein charakteristischer Befund sowohl bei SCLC als auch bei Tumoren des Mediastinums – wie Hodgkin- und Non-Hodgkin-Lymphomen, Thymomen und Teratomen.

Zur Differenzierung dieser Entitäten wurde in einer Untersuchung NSE als Marker für SCLC eingesetzt (Ebert et al. 1996). Die Studie ergab jedoch, dass NSE nicht nur bei SCLC (73,1%) sondern auch bei 13,2% der Patienten mit mediastinalen Tumoren (Hodgkin-Lymphom: 6,5%; Non-Hodgkin-Lymphom: 17,2%; Thymom: 11,1%; Teratom: 31,6%) im pathologischen Bereich lag. Erst durch deutliche **Erhöhung des Schwellenwerts** von 13,8 auf 25,4 ng/ml konnte mit einer Spezifität von 95% gegenüber der Gruppe mit mediastinalen Tumoren das SCLC mit einer Sensitivität von allerdings nur noch 49,2% abgegrenzt werden – wobei erwähnt werden muss, dass für die Differenzierung die gleichzeitige Bestimmung von AFP und ß-HCG eine gewisse Hilfestellung zur Sicherung der Keimzelltumoren bietet.

Insgesamt jedoch schränkt der Befund den **Stellenwert von NSE** als diagnostischer Marker für SCLC deutlich ein. Er legt allenfalls nahe, bei einem zentralen Tumor mit erhöhtem NSE-Spiegel als erste invasive diagnostische Maßnahme eine Bronchoskopie und nicht die Mediastinoskopie durchzuführen.

10.7 Stadieneinteilung des Lungenkarzinoms

Die Beurteilung der **Tumorausdehnung** stellt ein weiteres potenziell wichtiges Einsatzgebiet der Tumor-Marker dar, da vom Staging sowohl die Therapie als auch die Prognose abhängen. Obwohl die Spiegel der Tumor-Marker mit zunehmendem TNM-Stadium generell ansteigen, können sie aufgrund der beträchtlichen Überlappung der Marker-Spiegel zwischen den einzelnen Stadien zu dieser Fragestellung nicht herangezogen werden. Die Ergebnisse mehrerer Studien lassen nur die Aussage zu, dass hohe Marker-Werte i. d. R. mit Tumorfrühstadien inkompatibel sind. Die Studien haben auch gezeigt, dass die Marker nicht in der Lage sind, operable von inoperablen NSCLC-Fällen zuverlässig abzugrenzen.

10.8 Prognostische Bedeutung

Neben den Faktoren

- Tumorausbreitung,
- Histologie,
- Allgemeinzustand,
- prätherapeutischer Gewichtsverlust,
- Geschlecht und
- Alter

können Marker-Analysen zur **Beurteilung der Prognose** des Tumorleidens beim Lungenkarzinom herangezogen werden.

Für **Patienten mit NSCLC** konnte in mehreren Studien demonstriert werden, dass ihre Überlebenszeit bei **CYFRA 21-1-Spiegeln** über dem Schwellenwert signifikant kürzer ist als bei normalen Marker-Werten (Pujol et al. 1993; Ebert et al. 1995). Beispielsweise fand man eine mediane Überlebenszeit von 6,8 Monaten bei CYFRA 21-1-Werten über 3,3 ng/ml vs. 14,7 Monaten bei CYFRA 21-1-Werten ≤ 3,3 ng/ml ($p<0{,}01$; Ebert et al. 1995).

! Mit Hilfe der Multivarianzanalyse (Cox-Modell) konnte zusätzlich demonstriert werden, dass CYFRA 21-1 als ein von Tumorstadium und Histologie (Ebert et al. 1995; Abb. 10.1) sowie als ein von Allgemeinzustand (Karnofsky-Index), der Anwesenheit von Fernmetastasen und erhöhten LDH-Spiegeln unabhängiger prognostischer Faktor angesehen werden kann (Pujol et al. 1993).

Aber auch erhöhte **NSE-Werte** zeigen bei **NSCLC** eine ungünstige Prognose an. Vor allem bei NSCLC-Patienten mit nachgewiesener Fernmetastasierung erwies sich NSE in der Multivarianzanalyse als

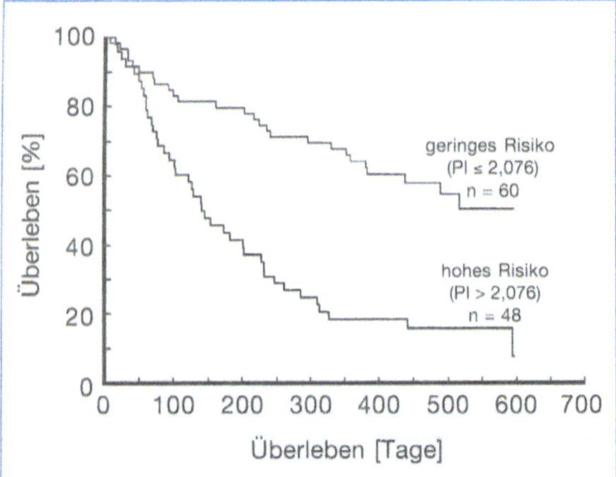

Abb. 10.1. Überlebenswahrscheinlichkeit von Patienten mit NSCLC (n = 108) in Abhängigkeit von prognostischen Indizes (PI), die nach dem Cox-Modell ermittelt wurden. Für die Multivarianzanalyse wurden die Variablen „Histologie" (Plattenepithel- vs. Adeno- vs. großzelliges Karzinom), „TNM-Stadien" (I–IIIa vs. IIIb vs. IV) und „CYFRA 21-1-Konzentrationen" (≤3,3 ng/ml vs. >3,3 ng/ml) berücksichtigt

ein mit den etablierten Größen „Allgemeinzustand", „Lymphknotenstatus" und „CYFRA 21-1-Wert" gleichrangiger prognostischer Faktor (Pujol et al. 2001). Dieser Befund deckt sich mit der langjährigen Beobachtung, dass bei progredienten und präfinalen NSCLC-Patienten die NSE-Spiegel häufig ansteigen.

Bei Patienten mit **SCLC** bestimmen neben Tumorstadium, Allgemeinzustand und Geschlecht die Höhe der **NSE-Spiegel** sowie die Aktivität der LDH die Prognose. Durch Anwendung des so genannten „Crit-level"-Verfahrens konnten signifikante **Diskriminationswerte** für die prognostische Einschätzung durch die prätherapeutischen NSE-Werte gefunden werden. Beispielsweise wiesen Patienten mit NSE-Werten ≤ 16,6 ng/ml eine mediane Überlebenszeit von 17,4 Monaten (Zweijahresüberlebensrate: 26,5 %) gegenüber 9,7 Monaten (Zweijahresüberlebensrate: 5,7 %; p<0,001) auf.

10.9 Diagnostik des malignen Pleuraergusses

Tumor-Marker können prinzipiell zur Diagnostik des malignen Pleuraergusses herangezogen werden. Mit Ausnahme des CEA ist die Sensitivität der Marker jedoch der Trefferquote der **Ergusszytologie** (40–87 %) unterlegen. In einer retrospektiven Untersuchung von 190 Pleuraergüssen unterschiedlicher Ätiologie der Thoraxklinik Heidelberg betrugen die Positivitätsraten bei histologisch gesicherter Pleurakarzinose 62 % für **CEA**, 12,5 % für **SCC** und 30 % für **NSE**. Diese Sensitivitätswerte basieren auf Schwellenwerten, die durch Optimierung der Youden-Indices (Sensitivität + Spezifität – 1) erhalten wurden. Sie betrugen für CEA 13,5 ng/ml, für SCC 6,9 ng/ml und für NSE 13,5 ng/ml. Auch die Tumorsensitivität von **CYFRA 21-1** lag bei einer Spezifität von 81 % nur bei 38 % (Schwellenwert: 50 ng/ml).

Infolge der **akzeptablen Tumorsensitivität des CEA** kann dieser Marker auch in Kombination mit der Ergusszytologie eingesetzt werden. Dadurch konnte die Trefferquote der alleinigen Ergusszytologie von 78,6 % auf 87,5 % gesteigert werden, womit die diagnostische Ausbeute der histologischen Untersuchung der gezielten Pleurabiopsie durch Thorakoskopie (87,2 %) erreicht wurde. Die Sensitivität des CEA ist besonders hoch bei sekundären Adenokarzinomen. Sie kann bis zu 90 % betragen, während erhöhte CEA-Werte beim Pleuramesotheliom eher eine Rarität darstellen.

CAVE

Eingeschränkt wird die diagnostische Bedeutung des CEA durch die beachtliche Frequenz erhöhter CEA-Spiegel (bis 58 %) in paramalignen Ergüssen, d. h. solchen ohne zytopathologischen Nachweis einer Pleurakarzinose. Streng genommen kann deshalb CEA nur bei nachgewiesener Pleurakarzinose für die Differenzialdiagnose zwischen metastasierenden Adenokarzinomen und epithelial wachsenden Pleuramesotheliomen eingesetzt werden.

10.10 Verlaufskontrolle

Die potenzielle Hauptindikation für den Einsatz von Tumor-Markern liegt in der **Verlaufs- und Therapiewirksamkeitskontrolle.** Unabhängig vom ermittelten Einzelwert eines Tumor-Markers ermöglicht die Erfassung der Marker-Kinetik einerseits eine objektive **Einschätzung** des **therapeutischen Resultats,** das im Einzelfall eine Modifikation des Behandlungskonzepts unabdingbar macht, zum anderen kann die posttherapeutische Verlaufskontrolle nach erfolgreicher Therapie auf eine Änderung des Tumorverhaltens hinweisen und der **Früherkennung** eines Tumorrezidivs bzw. einer Metastasierung vor klinischer Manifestation dienen.

Die Longitudinalbeurteilung des **Konzentrationsverlaufs** serieller Marker-Bestimmungen ist ferner als **differenzialdiagnostisches Kriterium** bei symptomatischen Patienten mit pathologischen Marker-Werten indiziert. Unter Umständen erlaubt sie eine Abgrenzung gegenüber benignen Affektionen, die transitorisch oder persistierend geringgradig erhöhte Marker-Konzentrationen aufweisen. Abbildung 10.2 zeigt als typisches Beispiel die erfolgreiche Therapieüberwachung mit dem Marker CEA über einen Zeitraum von 8 Jahren.

Welche Tumor-Marker bei der Verlaufskontrolle zur Anwendung kommen, kann prinzipiell durch die **prätherapeutische Bestimmung** einer relevanten Marker-Palette geklärt werden:

- Für SCLC empfehlen sich NSE, vermutlich in Kombination mit ProGRP, und CEA.

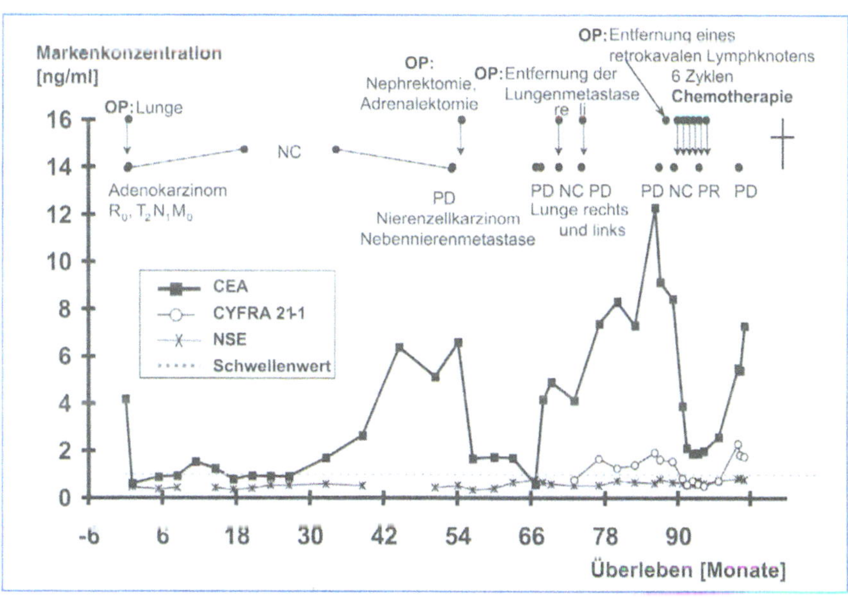

Abb. 10.2. Serielle CEA-Bestimmung bei einem Patienten (männlich, 43 Jahre) mit Adenokarzinom im linken Unterlappen (pT2 N1 M0). Nach kurativer Resektion fällt der prätherapeutisch erhöhte CEA-Wert in den Normbereich ab. Im postoperativen Verlauf steigt der CEA-Spiegel 616 Tage vor dem definitiven klinischen Nachweis eines erneuten Tumorgeschehens wieder an. Bei dem Rezidiv handelt es sich um eine Nebennierenmetastase des Adenokarzinoms sowie einen Zweittumor (tubulopapilläres Nierenzellkarzinom T1 N0). Nach erfolgreicher Resektion, verbunden mit einem Abfall des CEA-Wertes, kommt es erneut zur Tumorprogression mit retrokavaler Lymphknotenmetastasierung sowie gleichzeitiger Lungenmetastase des Adenokarzinoms. Nach operativer Entfernung eines befallenen Lymphknotens (retrokaval) kommt es zur Progression der Lungenmetastasen sowie einer retroperitonealen Lymphknotenmetastasierung (Rezidivmetastasen). Unter 6 Zyklen Chemotherapie erfolgt die partielle Remission. Der Patient verstirbt 102 Monate nach der Diagnose des Primärbefunds an der generalisierten Tumorprogression. *CR* komplette Remission (nach WHO); *PR* partielle Remission; *NC* keine Änderung gegenüber dem Vorbefund; *PD* Tumorprogression; *M* Fernmetastasierung

- Für NSCLC sind ein Zytokeratin-Marker (z. B. CYFRA 21-1) und CEA angezeigt.

Zur korrekten **Interpretation der Marker-Bewegungen** bei der Verlaufsbeurteilung bedarf es grundlegender Kenntnisse über die Eliminationshalbwertszeit der Marker (1–8 Tage) und die Interassay-Varianz (bis 10 %) sowie die individuelle biologische Varianz. Neben diesen Größen sind zusätzlich postoperative Verdünnungseffekte (Infusionen, Hämodilution) zu beachten und bei Chemo-/Radiotherapie die Freisetzung der Marker durch Zellnekrose, die zur kurzzeitigen Bildung so genannter „Spikes“ Anlass geben kann.

CAVE

Die Chemotherapie kann aber auch zur Unterdrückung der Marker-Synthese ohne gleichzeitige Reduktion der Tumormasse führen.

Weiterhin müssen zur **Objektivierung einer signifikanten Abweichung** einer Marker-Konzentration von ihrem Vorwert verbindliche Kriterien definiert werden.

Tipp

In der Thoraxklinik Heidelberg wird folgendes Verfahren angewandt: Zwei konsekutive Werte unterscheiden sich dann signifikant, wenn die so genannte kritische Differenz D_k übertroffen wird – $D_k = 2 \cdot \sqrt{2} \cdot VK \approx 2{,}8 \cdot VK$, wobei VK dem Interassay-Variationskoeffizienten entspricht.

Da die **Interassay-Variationskoeffizienten** der Marker-Tests in Abhängigkeit von der Konzentration bis zu 10 % betragen können, wird als Faustregel eine Änderung in den Marker-Konzentrationen um mehr als 30 % als signifikant angesehen. Die D_k-Werte können zusätzlich durch Maximierung der so genannten **Youden-Indices** (Sensitivität + Spezifität – 1) optimiert werden. In die Berechnung der Sensitivität geht die richtige Marker-Bewegung – beispielsweise ein Anstieg bei Progression – ein, und für die Berechnung der Spezifität wird das korrekte Marker-Verhalten bei den jeweils anderen klinischen Erfolgsbeurteilungen zugrunde gelegt.

Für **NSE** wurde ein optimierter D_k-Wert bei Remission von –15 % (CYFRA 21-1: –30 %, CEA: –20 %) und bei Progression von +25 % (CYFRA 21-1 und CEA: +25 %) ermittelt. Diese Änderungen in den Marker-Konzentrationen werden in den nachstehend vorgestellten Studien der Thoraxklinik Heidelberg zum Vergleich mit der auf bildgebenden Verfahren beruhenden klinischen Erfolgsbeurteilung gemäß den WHO-Richtlinien herangezogen.

Im Wesentlichen zeichnen sich **3 Anwendungsgebiete** für die verfügbaren Tumor-Marker ab:

- Verlaufskontrolle des SCLC unter Chemo-/Radiotherapie anhand serieller NSE Bestimmungen: In einer Serie von 112 Patienten, die mit einer Mono- oder Polychemotherapie oder alternativ mit Chemo-/Radiotherapie behandelt wurden, konnten 502 auf bildgebende Verfahren basierende Erfolgsbeurteilungen registriert und mit den NSE-Kinetiken verglichen werden. Bei 279 der 502 (55,6 %) Beobachtungen befand sich NSE im pathologischen Bereich. Nur diese Werte wurden für den Vergleich mit der klinischen Erfolgsbeurteilung berücksichtigt. Die beiden Verfahren lieferten konkordante Ergebnisse für den Status „Remission“ in 82,3 %, bei „Status idem“ in 41,3 % und für „Progression“ in 75,0 % der Beobachtungen. Abbildung 10.3 zeigt die Verteilung der prozentualen Änderungen der NSE-Konzentrationen bei der jeweiligen klinischen Erfolgsbeurteilung. Der NSE-Abfall erfolgte bei Remission unabhängig von ihrem Ausmaß, so dass NSE-Analysen ein sorgfältiges klinisches Restaging nicht ersetzen können. Die diskordanten Beobachtungen bei Progression beruhten im Wesentlichen auf einem unzureichenden Anstieg der NSE-Konzentrationen, wobei sich die Werte infolge der Vorwarnzeiten bei Status idem bereits auf einem hohen Niveau befanden. Die Vorwarnzeit („Lead-time“) betrug für dieses Kollektiv im Median 51,5 Tage (18–145 Tage). Die Änderungen der NSE-Konzentrationen zwischen Therapiebeginn und Abschluss des ersten Chemotherapiezyklus haben prognostische Relevanz. Ein prozentualer Abfall der NSE-Spiegel um weniger als 9 % bedeutete für die Patienten eine signifikant geringere Überlebenszeit als ein prozentual größerer

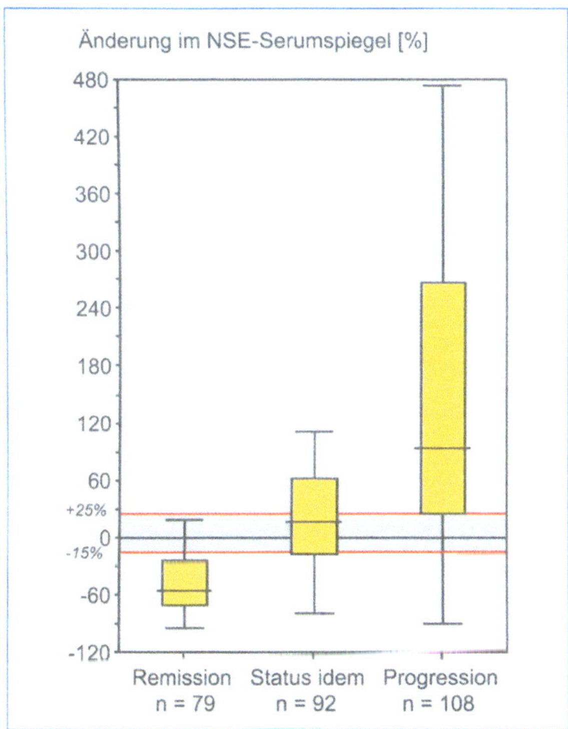

Abb. 10.3. Verteilung der prozentualen Änderungen der NSE-Konzentrationen im Vergleich zu den Vorwerten bei mit Chemo-/Radiotherapie behandelten SCLC-Patienten bei den klinischen Beurteilungen „Remission" (zwischen partieller und kompletter Remission wird nicht unterschieden), „Status idem" und „Progression". Die diskordanten NSE-Anstiege bei Status idem reflektieren die Vorwarnzeit für die nachfolgende Progression (Ebert et al. 202)

Abfall (6,0 Monate vs. 11,8 Monate; Zweijahresüberlebensrate: 0 % vs. 14,4 %; p<0,0001). Dem NSE- Anstieg beim Rezidiv kommt ebenfalls eine prognostische Bedeutung zu, da die NSE-Verdoppelungszeiten signifikant mit der Überlebenszeit dieser Patienten korrelierten. Abbildung 10.4 zeigt als Beispiel für serielle Analysen das Marker-Profil eines Patienten mit SCLC unter Chemotherapie.

- Verlaufskontrolle inoperabler NSCLC-Patienten unter Chemo-/Radiotherapie anhand serieller CYFRA 21-1- und CEA-Analysen: Prinzipiell können die Tumor-Marker CYFRA 21-1 und CEA bei inoperablen NSCLC-Patienten (TNM IIIb/IV) zur Erfolgskontrolle der Chemo- und Radiotherapie eingesetzt werden. In einer Studie an 138 Patienten bewegten sich 228 von 475 (48,0 %) CYFRA 21-1-Konzentrationen im pathologischen Bereich (CEA: 250/440=56,8 %). Für den Vergleich mit der klinischen Erfolgsbeurteilung wurden nur diese erhöhten Marker-Spiegel herangezogen. Konkordante Beurteilungen fanden sich bei Remission für CYFRA 21-1 in 68,8 % (CEA: 50,0 %), bei Status idem in 46,2 % (CEA: 50,0 %) und bei Progression in 58,9 % (CEA: 48,9 %) der Fälle. Wenn man zur Beurteilung der Progression beide Marker berücksichtigt, findet man eine Konkordanz von 64,7 %. Die gegenüber der klinischen Evaluation diskordanten Marker-Kinetiken kommen in der Hauptsache durch unzureichende Marker-Bewegungen zustande, oder die Marker-Anstiege erfolgten vor der klinisch manifesten Progression (Vorwarnzeit). Ein weiterer Grund für Diskrepanzen ist darin zu sehen, dass die Serumkonzentrationen der jeweiligen Marker nur Marker-produzierende Teilpopulationen reflektieren können. So kann die Abnahme der Serumkonzentrationen eines Markers trotz klinisch festgestellter Progression die auf Therapie ansprechende, Marker-produzierende Teilpopulation anzeigen, während der Anstieg eines anderen Markers die Progression insgesamt verlässlich wiedergibt.
- Perioperative Marker-Analysen und serielle Analysen in der Nachsorge: Serielle Marker-Bestimmungen eignen sich zur Erfolgsbeurteilung bei operierten NSCLC-Patienten. In einer Untersuchung bei 191 Patienten mit prätherapeutisch erhöhten CYFRA 21-1-Werten zeigte der Marker durch einen signifikanten Konzentrationsabfall in 85,7 % (CEA: 81,3 %) der Fälle den Erfolg der Operation korrekt an. Bei einem Rezidiv bzw. einer Progression infolge unzureichender operativer Therapie beobachtete man dagegen einen signifikanten Anstieg der CYFRA 21-1-Konzentrationen in Übereinstimmung mit den bildgebenden Verfahren in 75,0 % (CEA: 67,2 %) der Fälle. Kombiniert man beide Marker, erhöht sich die Konkordanz auf 80,3 %. Auch hier ist zu berücksichtigen, dass die Rezidivierung von den Markern häufig mit einer Vorwarnzeit angezeigt

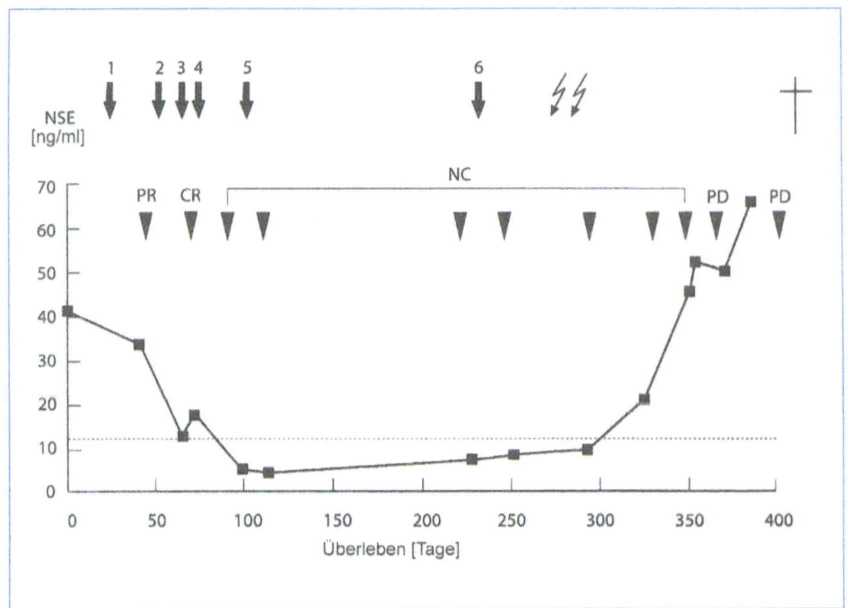

Abb. 10.4. Serielle NSE-Bestimmungen bei einem Patienten (männlich, 61 Jahre) mit SCLC, Oat-cell-Subtyp, im Stadium T4 N2 M1 (Metastase im Schädelknochen) unter Chemotherapie. Der prätherapeutisch erhöhte NSE-Wert fällt in den Normbereich ab. Noch in der Remissionsphase von etwa 300 Tagen steigt der NSE-Spiegel mit einer Vorwarnzeit von etwa 50 Tagen vor klinischer Feststellung des Rezidivs wieder an. Behandelt wurde der Patient mit den Kombinationen Vincristin/VP 16 (Zyklen 1–3) und Adriablastin/Holoxan (Zyklen 4–6). *CR* komplette Remission (nach WHO); *PR* partielle Remission; *NC* keine Änderung gegenüber dem Vorbefund; *PD* Tumorprogression

wird (= falsch-positive Beobachtungen im Status „Stable disease"). Abbildung 10.5 zeigt die Verteilung der CYFRA 21-1-Spiegel bei den jeweiligen klinischen Erfolgsbeurteilungen. Niklinski et al. (1995) untersuchten ebenfalls das Marker-Verhalten von CYFRA 21-1 im postoperativen Verlauf. Bei 9 von 10 Patienten mit ansteigenden CYFRA 21-1-Konzentrationen wurde klinisch ein Rezidiv festgestellt.

Der relativ hohe Prozentsatz der mit der klinischen Erfolgsbeurteilung diskordanten Marker-Kinetiken mindert vordergründig den **Stellenwert** der Tumor-Marker für die Verlaufskontrolle. Häufig finden sich jedoch einfache Erklärungen – wie Vorwarnzeit oder ein kurzzeitiger Therapieeffekt – für die Diskordanz. Grundsätzlich gilt, dass die Tumor-Marker nur das Verhalten der Marker-produzierenden Zellen reflektieren, so dass Marker-negative Zellklone nicht erkannt werden. Andererseits haben auch die bildgebenden Verfahren ihre Grenzen: Zusätzlich vorliegende interstitielle Lungererkrankungen – so genannte „Strahlenfibrosen" nach perkutaner Radiotherapie des Thorax oder eine Atelektase bei Retentionspneumonie aufgrund eines banalen Infekts bei geschwächter Abwehrlage des Patienten während der Chemotherapie – können eine Tumorprogression vortäuschen, während eine beginnende Lymphangiosis carcinomatosa falsch eingeschätzt oder eine extrathorakale Progression übersehen werden kann.

10.11 Schlussfolgerungen

Der **Einsatz** von Tumor-Markern in der klinischen Routine wird von Onkologen kontrovers diskutiert. Während die Leitlinien der Deutschen Krebsgesellschaft keine Verwendung der Tumor-Marker für Diagnostik und Behandlung des Lungenkarzinoms vorsehen, empfehlen führende Tumorzentren – wie beispielsweise in München – durchaus den Gebrauch der Tumor-Marker zur Diagnostik und Therapiekontrolle sowie in der Nachsorge.

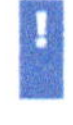

Es ist unbestritten, dass die Bestimmung von Tumor-Markern nur dann sinnvoll ist, wenn aus dem Ergebnis Konsequenzen für Diagnostik oder Therapie abgeleitet werden können.

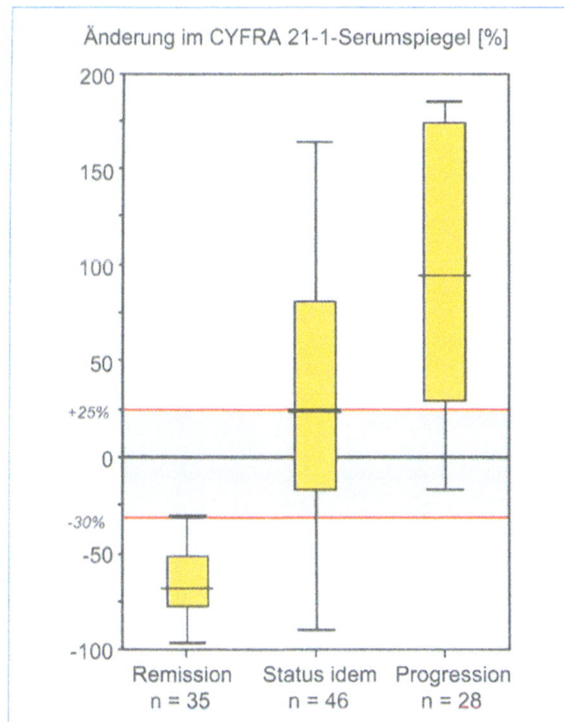

Abb. 10.5. Verteilung der prozentualen Änderungen der CYFRA 21-1-Konzentrationen im Vergleich zu den Vorwerten operierter NSCLC-Patienten bei den klinischen Beurteilungen „Remission", „Status idem" und „Progression". Die diskordanten CYFRA 21-1-Anstiege bei Status idem reflektieren die Vorwarnzeit für die nachfolgende Progression bzw. Rezidivierung. Es wurden ausschließlich Markerbewegungen im pathologischen Bereich berücksichtigt

Ein **Tumor-Screening** im Rahmen von Vorsorgeuntersuchungen ist aufgrund der niedrigen Prävalenz des Lungenkarzinoms in der Allgemeinbevölkerung sinnlos. Es besteht die Gefahr diagnostischer Fehlschlüsse, verbunden mit einer psychischen Belastung der Patienten und erheblichen Folgekosten.

In der **Primärdiagnostik** können Marker-Tests nur bei symptomatischen Patienten – in Verbindung mit bildgebenden Verfahren – eingesetzt werden, bei denen das routinemäßig durchgeführte Diagnostikprogramm versagt oder bei denen invasive diagnostische Maßnahmen aufgrund der Tumorausdehnung oder des Allgemeinzustands nicht durchgeführt werden können. Dagegen haben univariat sowie multivariat angelegte Studien den Beweis geliefert, dass den prätherapeutisch ermittelten Marker-Konzentrationen prognostische Bedeutung zukommt. Die Resultate der Marker-Tests sollten deshalb neben den etablierten Prognosefaktoren bei der Patientenstratifizierung für bestimmte Therapiemodalitäten berücksichtigt werden.

Die Hauptbedeutung der Bestimmung der Tumor-Marker liegt zweifellos in der Verlaufskontrolle.

Vor Therapiebeginn sollten die Ausgangswerte der Marker-Konzentrationen vorliegen, um die **Wirkung der Therapie** anhand der Marker-Verläufe beurteilen zu können. Strittig ist, ob ein initial negativer Marker-Wert weiter zu verfolgen ist. Da es sich bei den Lungenkarzinomen häufig um Mischzelltumoren handelt, kann es im Verlauf der Behandlung zur Proliferation einer ursprünglich nicht ins Gewicht fallenden Teilpopulation mit Marker-Produktion kommen, so dass auch in diesen Fällen Marker-Bestimmungen gerechtfertigt sein können.

Die in der Thoraxklinik Heidelberg durchgeführten Studien haben ergeben, dass in der Verlaufskontrolle des **SCLC** wieder ansteigende NSE-Werte in der Remissionsphase frühzeitig auf ein Rezidiv hinweisen. Der **NSE-Anstieg** kann nach klinischer Diagnosesicherung Anlass für eine Zweittherapie mit palliativem Ansatz sein.

Bei inoperablem **NSCLC** (TNM IIIb/IV) weisen trotz Chemotherapie stetig ansteigende Marker-Werte auf eine Progression hin. Es ist zu diskutieren, ob bei fehlender Zweittherapie den betroffenen Patienten sowohl Maßnahmen zur Diagnosesicherung als auch die weitere Behandlung mit ineffektiven und toxischen Chemotherapeutika erspart werden können.

In der Nachsorge kurativ operierter Patienten können Tumor-Marker zur **Rezidivdiagnostik** eingesetzt werden.

Zu beachten ist jedoch, dass bei entzündlichen Prozessen die Werte der Tumor-Marker interkurrent erhöht sein können. Deshalb beweisen nur stetig ansteigende Marker-Werte – häufig mit einer Vorwarnzeit – das Rezidiv.

Der klinische Wert dieser **Vorwarnzeiten** wird jedoch unterschiedlich beurteilt, weil es den Onkologen vor die Wahl stellt, bei einem Patienten in Remission eine therapeutische Entscheidung treffen zu müssen, wobei eine chirurgische Intervention ohne morphologisches Korrelat a priori ausgeschlossen ist. Wenn jedoch ein **kuratives Behandlungskonzept** verfolgt wird (Lokalrezidiv) oder von einer frühzeitigen Therapie im Vergleich zur später einsetzenden Behandlung zumindest eine Lebensverlängerung zu erwarten ist, rechtfertigen stetig ansteigende Marker-Werte zur Sicherung der Tumorprogression eingreifende diagnostische Maßnahmen. Auch bei **palliativem Behandlungskonzept** lassen sich weiterführende Schritte begründen, um drohende Komplikationen nach Möglichkeit frühzeitig zu erkennen.

Literatur

Ebert W, Schleifer A, Bülzebruck H (1993) Usefullness and limits of tumor marker assays in pleural effusions. Tumor Diagn Ther 14: 147–151

Ebert W, Dienemann H, Fateh-Moghadam A, Scheulen M, Konietzko N, Schleich T, Bombardieri E (1994) Cytokeratin 19 Fragment CYFRA 21-1 compared with carcinoembryonic antigen, squamous cell carcinoma antigen and neuron-specific enolase in lung cancer. Results of an International Multicentre Study. Eur J Clin Chem Clin Biochem 32: 189–199

Ebert W, Bodenmüller H, Hölzel W (1995) CYFRA 21-1 Medical decision-making and analytical standardization and requirements. Scand J Clin Lab Invest 55 (Suppl 221): 72–80

Ebert W, Ryll R, Muley Th, Hug G, Drings P (1996) Do neuron-specific enolase levels discriminate between small-cell lung cancer and mediastinal tumors? Tumor Biol 17: 362–368

Ebert W, Muley Th, Trainer C, Dienemann H, Drings P (2002) Comparison of Changes in the NSE Level with Clinical Assessment in the Therapy Monitoring of Patients with SCLC. Anticancer Res 22: 1083–1090

Lamy P, Grenier J, Kramar A, Pujol JL (2000) Pro-gastrin-releasing peptide, neuron specific enolase and chromogranin A as serum markers of small cell lung cancer. Lung Cancer 29: 197–203

Niklinski J, Furman M, Chyczewska E, Chyczewski L, Rogowski F, Laudanski J (1995) Diagnostic and prognostic value of the new tumour marker CYFRA 21-1 in patients with squamous lung cancer. Eur Resp J 8: 291–294

Paone G, De Angelis G, Munno R, Pallotta G, Bigioni D, Saltini C, Bisetti A, Ameglio F (1995) Discriminant analysis on small cell lung cancer by means of NSE and CYFRA 21-1. Eur Respir J 8: 1136–1140

Pujol JL, Boher JM, Grenier J, Quantin X (2001) CYFRA 21-1, neuron-specific enolase and prognosis of non-small cell lung cancer: prospective study in 621 Patients. Lung Cancer 31: 221–231

Pujol JL, Grenier J, Daures J-P, DaverA, Pujol H, Michel F-B (1993) Serum fragment of cytokeratin subunit 19 measured by cytokeratin 19 fragment CYFRA 21-1 immunoradiometric assay as a marker of lung cancer. Cancer Research 53: 61–66

Stieber P, Dienemann H, Schmitt UM, Reinmiedl J, Hasholzner U, Reiter W, Hofmann K, Schalhorn A, Yamaguchi K (1997) Pro-Gastrin-Releasing Peptide (ProGRP) – ein neuer Tumormarker beim kleinzelligen Lungenkarzinom. J Lab Med 21: 336–344

Yamaguchi K, Aoyagi K, Urakami K et al. (1995) Enzyme-linked immunosorbent assay of pro-gastrin-releasing peptide for small cell lung cancer patients in comparison with neuron-specific enolase measurement. Jpn J Cancer Res 86: 698–705

Kapitel 11

Pathologie, Klassifikation und Stadieneinteilung

K.-M. Müller

Inhaltsverzeichnis

11.1 Einleitung

Dem Fachgebiet der Pathologie kommt bei der **Primärdiagnostik** und im **Krankheitsverlauf** bösartiger Lungentumoren wesentliche Bedeutung zu.

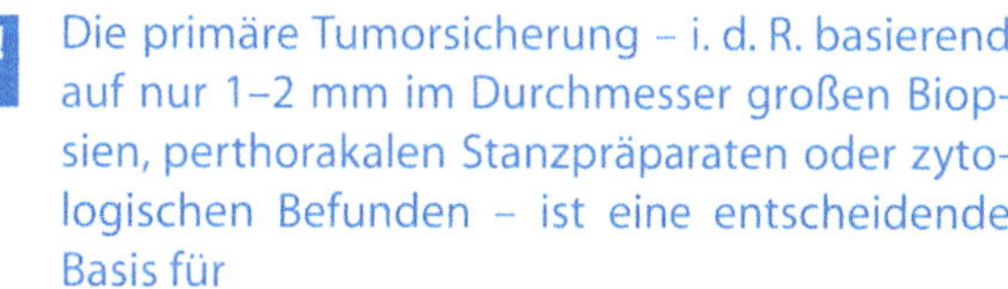

Die primäre Tumorsicherung – i. d. R. basierend auf nur 1–2 mm im Durchmesser großen Biopsien, perthorakalen Stanzpräparaten oder zytologischen Befunden – ist eine entscheidende Basis für

- Einordnung des Krankheitsbildes,
- Krankheitsverlauf,
- Therapie und
- Prognose.

Die Kriterien für die histopathologische Einordnung sind in der im Jahre 1999 revidierten dritten **WHO-Klassifikation** festgelegt.

Nach der i. d. R. bioptischen Primärdiagnostik müssen Präparation, Aufbereitung und zusammenfassende Begutachtung von **Operationspräparaten** sehr sorgfältig unter Angabe von

- Tumorgröße,
- führenden histologisch-phänotypischen Bildern und
- detailliert erhobenen Lymphknotenbefunden

erfolgen.

Diese Befunde bilden die entscheidende Basis für die Tumorklassifikation nach der TNM-Formel der Union Internationale contre le Cancer

(UICC) und der daraus resultierenden Zuordnung des einzelnen Krankheitsbildes bei einem Tumorstadium Ia–IIIb nach den Vorschlägen von Mountain (1997).

Im Krankheitsverlauf sind morphologische Befunde zur **Tumorregression** in Biopsie- oder Operationspräparaten nach präoperativer Therapie entsprechend einem **Regressions-Grading** von Grad I (keine Regression) bis Grad III (komplette Regression) für weitergehende therapeutische Maßnahmen von Interesse.

Zum Aufgabenspektrum der Pathologie gehören auch Charakterisierung und Zuordnung von **Metastasen** des primären Lungentumors in Abgrenzung zu heute nicht mehr seltenen **Zweittumoren.**

Mit großer Sorge ist zu registrieren, dass die Möglichkeit zur **Obduktion** als Untersuchungsverfahren mit Dokumentation des gesamten Krankheitsbildes, zur Prüfung der Therapieerfolge und zur Asservierung von Untersuchungsgut für weitergehende, auch molekularbiologische Untersuchungsbefunde nur noch in seltenen Fällen genutzt wird.

Die **Basisdiagnose bösartiger Lungentumoren**, einschließlich einer histopathologischen Subtypisierung nach der WHO-Klassifikation von 1999 (Travis et al. 1999), kann in jedem pathologisch-anatomischen Institut erfolgen. Die Befunddokumentation, basierend auf den üblichen Färbeverfahren, ist im Regelfall voll ausreichend.

Aufwendige und kostspielige **immunhistochemische und molekulargenetische Untersuchungen** geben bei differenzialdiagnostisch problematischen Befunden, wie z. B. der Abgrenzung eines kleinzelligen Karzinoms gegen eine Lymphom, oder für eine weitergehende Charakterisierung der Gruppe neuroendokriner Tumoren sowie zur Differenzialdiagnose von primären Lungentumoren und Metastasen wichtige Zusatzinformationen. Für die Bearbeitung wissenschaftlicher Fragestellungen und für Studienbegleitungen durch den Pathologen erlangen diese heute möglichen Methoden mit Erweiterung der Kenntnisse zur komplexen heterogenen Tumorbiologie große Bedeutung.

11.2 Tumorklassifikation

> ! Therapie und Prognose bösartiger Lungentumoren hängen entscheidend von Größe, Stadium und histopathologischer Charakterisierung zum Zeitpunkt der Diagnosestellung ab.

Ein mit klinisch-radiologischen Untersuchungsverfahren nachweisbarer Tumor von 1 cm Durchmesser bzw. 1 g Gewicht besteht aus etwa 1 Milliarde Tumorzellen. Bereits nach den makroskopischen Befunden in histologischen Übersichtspräparaten sind vielfältige **heterogene**, jedoch auch **wiederkehrende Tumorbilder** zu dokumentieren (Abb. 11.1). In Lungentumoren von 2 cm Durchmesser und mehr sind bei umfassender Aufarbeitung der Präparate nahezu immer Gefäßinvasionen zu belegen.

Die **histologische Primärdiagnose** basiert im Regelfall auf 1–2 mm im Durchmesser großen Biopsiepräparaten, die in 4 µm dicken Schnitten die Bewertung von einzelnen, bis max. einigen 100 Tumorzellen erlauben.

Bis vor 15 Jahren bildeten **lichtmikroskopische** und **histochemische Untersuchungsverfahren** die Basis für eine differenzierte morphologische Tumordiagnostik. Die Verfahren der Elektronenmikroskopie, Immunhistochemie, Zytomorphometrie und Molekularbiologie haben die Kenntnisse zur komplexen Tumorbiologie mit variablen Bildern als Zeichen einer großen Tumorheterogenität in den letzten Jahren wesentlich erweitert. Aussagekraft, Wert und prognostische Bedeutung dieser aufwendigen und kostspieligen Zusatzuntersuchungen müssen unter Studienbedingungen vor dem Hintergrund neuer Gesichtspunkte zur Tumorklassifikation kritisch geprüft werden.

> ! Entscheidende Basis für die aktuelle pathologisch-anatomische Primärdiagnostik des Einzelfalls bleiben aber auch heute noch histologische und zytologische Untersuchungsbefunde.

Eine internationale Gruppe von 25 Experten aus dem Fachgebiet der Lungenpathologie legte 1999 die dritte revidierte Fassung der WHO/IASLC (World

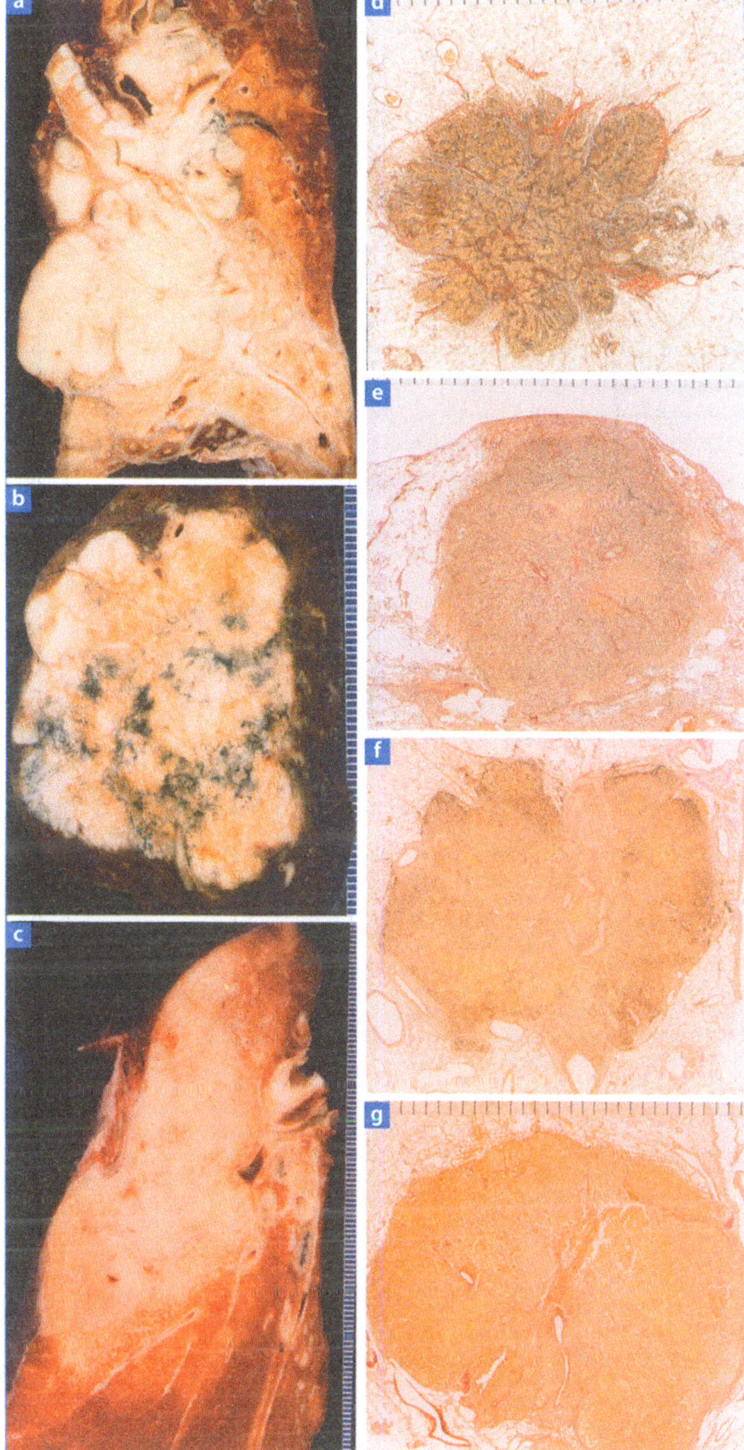

Abb. 11.1a–g. Makroskopische Schnittflächenbilder und gefärbte mikroskopische Übersichtspräparate vollständiger Querschnitte von nichtkleinzelligen Lungentumoren. a Pneumonektomiepräparat eines 43-jährigen Patienten mit weit vorgeschrittenem Plattenepithelkarzinom, hilären Lymphknotenmetastasen und Pleurainfiltration; gelbe Retentionspneumonie peripher des Tumorgewebes; TNM-Formel: pT3 pN 2. b Operationspräparat vom rechten Lungenoberlappen eines 62-jährigen Patienten; bis 4,5 cm im Durchmesser großes Adenokarzinom mit fleckförmiger Staubpigmentierung im Tumorstroma; TNM-Formel: pT2 pN0. c Operationspräparat des rechten Unterlappens eines 22-jährigen Patienten mit 8,5 cm im Durchmesser großem bronchiolo-alveolärem Karzinom (Alveolarzellkarzinom) mit pneumonischer Ausbreitung. d Mikroskopisches Übersichtsbild vom Operationspräparat des linken Oberlappens eines 65-jährigen Patienten mit 2,5 cm im Durchmesser großem Plattenepithelkarzinom; Tumorformel: pT1. e Mikroskopisches Übersichtsbild vom Operationspräparat des linken Oberlappens eines 61-jährigen Patienten mit 2,5 cm im Durchmesser großem, heteromorph differenziertem Adenokarzinom; Tumorformel: pT2 pN1. f Mikroskopisches Übersichtsbild vom Operationspräparat des linken Lungenunterlappens eines 74-jährigen Patienten mit 5 cm im Durchmesser großem, niedrig differenziertem Plattenepithelkarzinom; Tumorformel: pT2 pN1. g Mikroskopisches Übersichtsbild der rechten Lunge eines 34-jährigen Patienten mit 3,5 cm im Durchmesser großem, heteromorph differenziertem Adenokarzinom; Knorpelreste im Zentrum; Tumorformel: pT3 pN3

Health Organization/International Association for the Study of Lung Cancer) zur histologischen **Klassifikation** der Lungentumoren mit 150 exemplarischen Abbildungen in einem Atlas vor (Travis et al. 1999).

Die **revidierte WHO/IALSC-Klassifikation** der Lungentumoren mit mehr als 60 histologisch charakterisierbaren Subtypen unterscheidet bei den bösartigen Neubildungen die in Tabelle 11.1 zusammengefassten 9 Hauptgruppen epithelialer Lungentumoren.

Tägliche klinische Erfahrungen zu Krankheitsverlauf und Therapie bösartiger Lungentumoren haben allerdings bei den Fragen zur Tumorklassifikation an den Pathologen vielfach zur Reduktion auf die Frage der **morphologischen Basisdiagnose** „kleinzelliger oder nichtkleinzelliger bösartiger Lungentumor" geführt.

CAVE

Dabei muss man aber berücksichtigen, dass mit einer derartigen, vereinfachten, pauschalen Gruppenbildung – allein nach dem führenden histomorphologischen Parameter – die Tumorbiologie des individuellen Einzelfalls nur sehr grob und unzureichend charakterisiert werden kann.

Tabelle 11.1. Hauptgruppen bösartiger epithelialer Lungentumoren nach der dritten revidierten WHO/IASLC-Klassifikation der Lungentumoren

WHO/IASLC 1999	ICDO
Plattenepithelkarzinome	8070/3
Kleinzellige Karzinome	8041/3
Adenokarzinome	8140/3
Großzellige Karzinome	8012/3
Adenosquamöse Karzinome	8560/3
Karzinome mit pleomorphen, sarkomatoiden oder sarkomatösen Elementen	
Karzinoidtumoren	8240/3
Karzinome vom Speicheldrüsentyp	
Unklassifizierte Karzinome	8010/3

Häufigkeitsangaben zu führenden histologischen Tumortypen variieren in Abhängigkeit der Selektion des Untersuchungsguts bei der Auswertung von Biopsiepräparaten, Operations- oder Sektionsgut. Nach aktuellen eigenen Befunden im Biopsiegut ergeben sich in den letzten Jahren

- für Plattenepithelkarzinome abnehmende Häufigkeitsangaben um 30 %,
- für Adenokarzinome erheblich ansteigende Zahlen bis über 40 %,
- kleinzellige Karzinome werden im Biopsiegut in einer Häufigkeit von rund 20 % beobachtet,
- großzellige Karzinome und andere nichtkleinzellige Subtypen werden in 10 % der Fälle beobachtet (Müller et al. 1993).

11.3 Pathologie kleinzelliger Lungentumoren

11.3.1 Makroskoskopische Befunde

Kleinzellige Karzinome der Lungen sind zum Diagnosezeitpunkt auch heute noch i. d. R. bereits weit vorgeschritten. Sie sind bevorzugt im Bereich der zentralen und intermediären **Segment- und Subsegmentbronchien** entwickelt. Seltener sind pulmonale Rundherde oder pneumonische Wachstumsmuster. Intermediär und zentral lokalisierte Tumoren sind durch ein manschettenförmiges, intramural-bronchiales und perivasales Wachstumsmuster charakterisiert (Abb. 11.2a).

In der **Frühphase** dominiert eine submuköse Infiltration bei erhaltener oder plaqueartig verdickter, grau-weißer Mukosa. In **fortgeschrittenen Stadien** kann die Lungenwand ulzeriert und destruiert oder auch durch einen endobronchial wachsenden Tumor vollständig verlegt sein.

Aufgrund der **hohen Proliferationsrate** der Tumorzellen ist bei der Obduktion der sichere Ausgangspunkt der Tumorentstehung in vielen Fällen nicht mehr eindeutig anzugeben. Bei der Autopsie finden sich gelegentlich auch klinisch bis zum Tode nicht dokumentierte, 3–5 mm große Mikrokarzinome, die überwiegend in der Lungenperipherie entwickelt sind. Klinisch bereits manifeste und ausge-

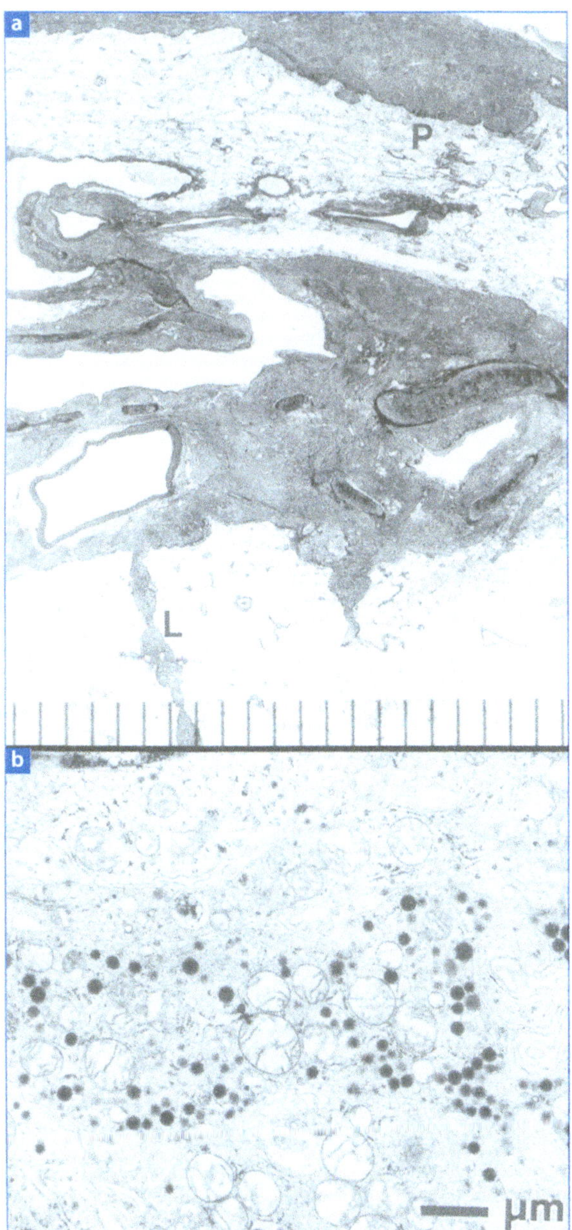

Abb. 11.2a,b. Histologisches Großschnittpräparat eines manschettenförmig in der Lungenwand wachsenden, kleinzelligen Karzinoms mit Ausbreitung entlang der Interlobärspalten; a langstreckige Tumorinfiltration der Pleura (P; Maßstab: 1 mm); b elektronenmikroskopischer Nachweis zahlreicher elektronendichter, neurosekretorischer Granula zwischen hellen Mitochondrien im Zytoplasma einer neuroendokrinen Zelle aus einem hochdifferenzierten neuroendokrinen Karzinom (Vergr. 3000:1)

dehnt metastasierende **„Mikrotumoren"** können bei der Obduktion meist erst durch aufwendige Präparation auch der kleinsten peripheren Äste des Lungensystems entdeckt werden (Müller u. Fisseler-Eckhoff 1998).

Frühzeitige Metastasierung. Kleinzellige Tumoren sind nach Stromadestruktion durch eine frühzeitige Intravasation mit Anschluss an die Lymph- und Blutgefäße und eine dadurch bedingte frühzeitige Entwicklung von Lymphknoten- bzw. hämatogenen Metastasen charakterisiert. Meist liegen zum Diagnosezeitpunkt bereits ipsilaterale und kontralaterale mediastinale Lymphknotenmetastasen entsprechend einem N3-Stadium vor (Bülzebruck et al. 1992; Drings 1993; Mountain 1996; Travis et al. 1999).

11.3.2 Mikroskopische Befunde

Die histomorphologische Abgrenzung kleinzelliger und nichtkleinzelliger bösartiger Lungentumoren erfolgt anhand relativ grober, phänotypischer histologischer und zytologischer Parameter (Müller et al. 1986; Müller et al. 1995). Die Diagnose in 1–2 mm im Durchmesser großen Biopsien meist fortgeschrittener Tumoren basiert zunächst allein auf **morphometrischen Befunden** auffallend kleiner Tumorzellen im Vergleich zu Form und Größe anderer, nichtkleinzelliger Tumortypen.

Das Bild wird geprägt von kleinen, nacktkernig erscheinenden, zytoplasmaarmen Zellen mit hyperchromatischen, pleomorphen Kernen (Abb. 11.3). **Zell- und Kerndurchmesser** variieren zwischen 4 und 9 µm im Vergleich zu mittleren Zelldurchmessern bei Plattenepithelkarzinomen von 16 µm und (großzelligen) Adenokarzinomen von bis zu 40 µm (Müller et al. 1986; Müller u. Menne 1985).

Die Tumorzellen liegen **einzeln** oder in lockeren **Zellverbänden**. Charakteristisch in Biopsien sind Quetschartefakte der zellreichen, weichen, intramural submukös ausgebreiteten Tumoren mit leicht vulnerablen, schlecht adaptierten Einzelzellen und Nekrosen.

Nach der **neuen WHO/IASLC-Klassifikation** werden lediglich noch kleinzelliges Karzinom (ohne

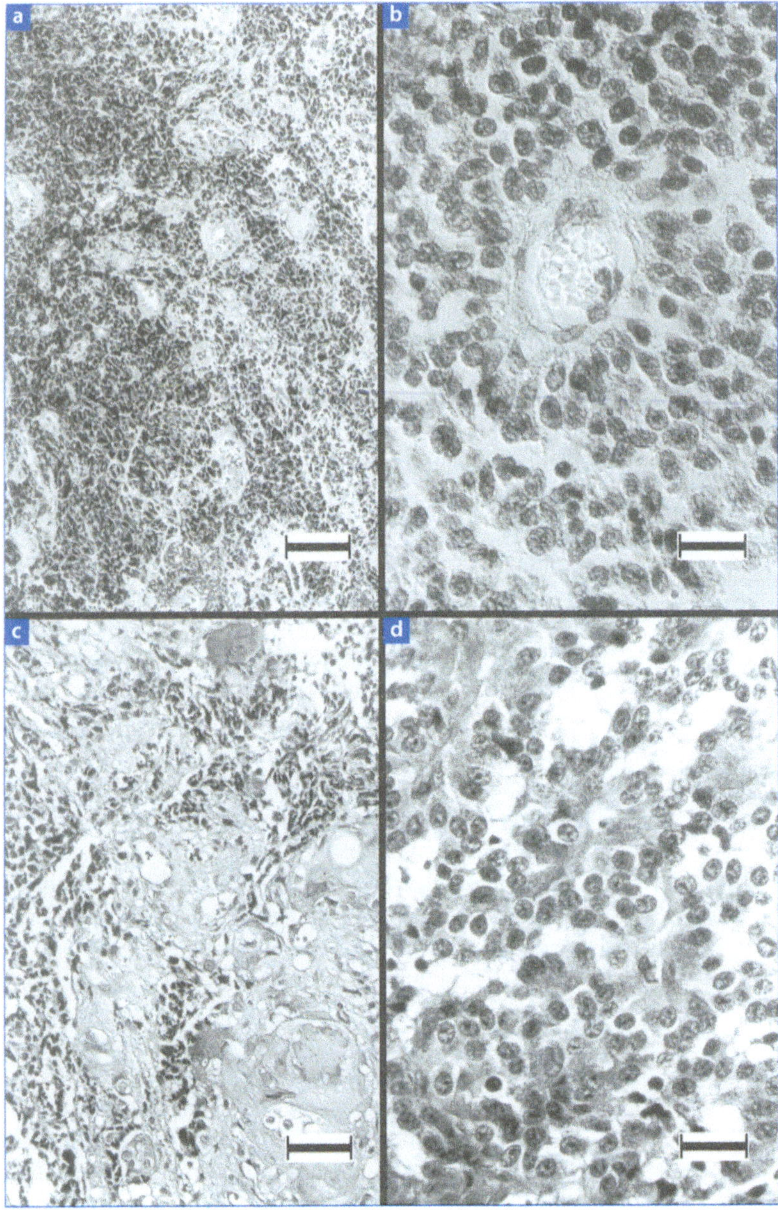

Abb. 11.3a–d. Mikrofotogramme von charakteristischen Befunden neuroendokriner bösartiger Lungentumoren. a Charakteristisches Bild eines relativ isomorph differenzierten, kleinzelligen Karzinoms mit gefäßreichem Stroma (Maßstab: 90 µm); b Gehirnmetastase eines kleinzelligen Karzinoms mit rosettenförmiger perivasaler Anordnung der Tumorzellen (Maßstab: 20 µm); c kombiniertes kleinzelliges Karzinom mit größeren Arealen nichtkleinzelliger, teils sogar großzelliger Tumorzellen (Maßstab: 90 µm); d typisches Bild eines neuroendokrinen „großzelligen" Karzinoms mit angedeutet adenoiden Strukturen (Maßstab: 20 µm)

nähere Angaben – ICDO 8041/3) und kombinierte kleinzellige Karzinome unterschieden. Bei der letzten Gruppe lassen sich neben kleinzelligen Anteilen auch Anteile nichtkleinzelliger, adenoid, plattenepithelial oder großzellig differenzierter Karzinomanteile nachweisen (Abb. 11.3; Travis et al. 1999). Die noch in der WHO-Klassifikation von 1981 getroffene weitergehende Differenzierung in Oat-cell-Karzinome, kleinzellige Karzinome vom Intermediärzelltyp und kombinierte Oat-cell-Karzinome wurde in der neuen WHO/IASLC-Klassifikation nicht weiter verfolgt, da eine histologische Differenzierung in vielen Fällen problematisch und ohne erkennbare klinische Signifikanz war (Tabelle 11.2).

Heute werden die kleinzelligen Karzinome in der Tumorgruppe der neuroendokrinen Tumoren mit dem höchsten **Malignitätsgrad** geführt (Tabelle 11.3). Ultrastrukturelle Charakteristika sind neurosekretorische Granula im Zytoplasma der Tumorzellen in wechselnder Ausprägung (Abb. 11.2b). Diese morphologischen Befunde sind bedingt korrelierbar mit paraneoplastischen Syndromen und erlangen als so genannte Tumor-Marker Bedeutung.

11.4 Pathologie nichtkleinzelliger Lungentumoren

11.4.1 Plattenepithelkarzinome

Makroskoskopische Befunde

Plattenepithelkarzinome entwickeln sich bevorzugt im Bereich der **Segment- und Subsegmentbronchien** als stenosierend wachsende Tumoren oder als isolierte knotige Rundherde der Lungenperipherie. Makroskopisch zeigen die grau-weißen Tumoren auf der Schnittfläche, je nach Stromaentwicklung, eine feste bis bröcklige Konsistenz (Abb. 11.1a, d, f). In fortgeschrittenen Tumorphasen sind **Nekrosen** bis zu ausgedehnten Kavernenbildungen besonders bei Patienten im höheren Lebensalter häufige Befunde. Diese Veränderungen resultieren aus Durchblutungsstörungen der Tumorzentren nach Kompression, Destruktion und Infiltration der Gefäße im Tumor.

Tabelle 11.2. Synopse der WHO-Klassifikationen von 1981 und 1999 für kleinzellige bösartige Lungentumoren

WHO 1981	ICDO	WHO/IASLC 1999	ICDO
Kleinzellige Karzinome	8041/3	Kleinzellige Karzinome	8041/3
Oat-cell-Karzinome	8042/3		
Intermediärer Zelltyp	8043/3		
Kombiniertes Oat-cell-Karzinom	8042/3	Kombiniertes kleinzelliges Karzinom	8045/3

Tabelle 11.3. Synopse der WHO-Klassifikationen von 1981 und 1999 für Hyperplasien und Tumoren der Lungen mit neuroendokriner Differenzierung

WHO 1981	ICDO	WHO/IASLC 1999	ICDO
		Diffuse idiopathische pulmonale neuroendokrine Zellhyperplasie (DIPNECH)	
Karzinoidtumor	8240/3	Karzinoidtumor	8240/3
		Typisches Karzinoid	8240/3
		Atypisches Karzinoid	8249/3
		Großzelliges neuroendokrines Karzinom	8013/3
Kleinzelliges Karzinom	8041/3	Kleinzelliges Karzinom	8041/3

Mikroskopische Befunde

Mikroskopisch sind Karzinome vom führenden plattenepithelialen Typ aus mehr oder weniger deutlich **epidermisähnlichen Epithelverbänden** mit variabel entwickelten Interzellularbrücken aufgebaut. In den atypischen Tumorzellen kann eine variable Keratinexpression bis zur Ausbildung konzentrisch geschichteter Hornperlen resultieren (Abb. 11.4).

Die mittlere **Kerngröße** der Tumorzellen von Plattenepithelkarzinomen liegt bei 9 μm, die mittlere **Zellgröße** bei 14 μm. Das tumorführende **Stroma** besteht vorwiegend aus den Kollagentypen I und III, wobei höher differenzierte und offensichtlich langsamer wachsende Tumoren durch einen höheren Stromaanteil als niedrig differenzierte Karzinome charakterisiert sind (Fisseler-Eckhoff 1998).

Definition

Der Begriff des „bronchialen Frühkarzinoms" gilt bis heute nur für Tumoren vom plattenepithelialen Subtyp. Die Diagnostik kann nur am Operationspräparat gestellt werden. Die Tumorentwicklung ist auf die Lungenwand ohne Infiltration von parabronchialem Gewebe beschränkt, und es dürfen keine Lymphknotenmetastasen vorhanden sein (Abb. 11.4a).

Auch das **Carcinoma in situ** ist bisher allein für die histogenetisch plattenepitheliale Variante der bösartigen Lungentumoren definiert. Derartige Befunde sind in Randzonen manifester Plattenepithelkarzinome relativ häufig. Die nach zytologischen und histologischen Bildern klar definierbaren und als Präneoplasien geführten Veränderungen belegen die mögliche Entwicklung der Plattenepithelkarzinome über verschiedene **Transformationsschritte** des bronchialen Oberflächenepithels mit Metaplasien, Dysplasien und das Carcinoma in situ bis zum Plattenepithelkarzinom. Die Veränderungen können durch endoskopische Untersuchungen und u. a. mit Autofluoreszenzverfahren diagnostiziert und biopsiert bzw. durch lokale Maßnahmen therapiert werden (Müller et al. 1998).

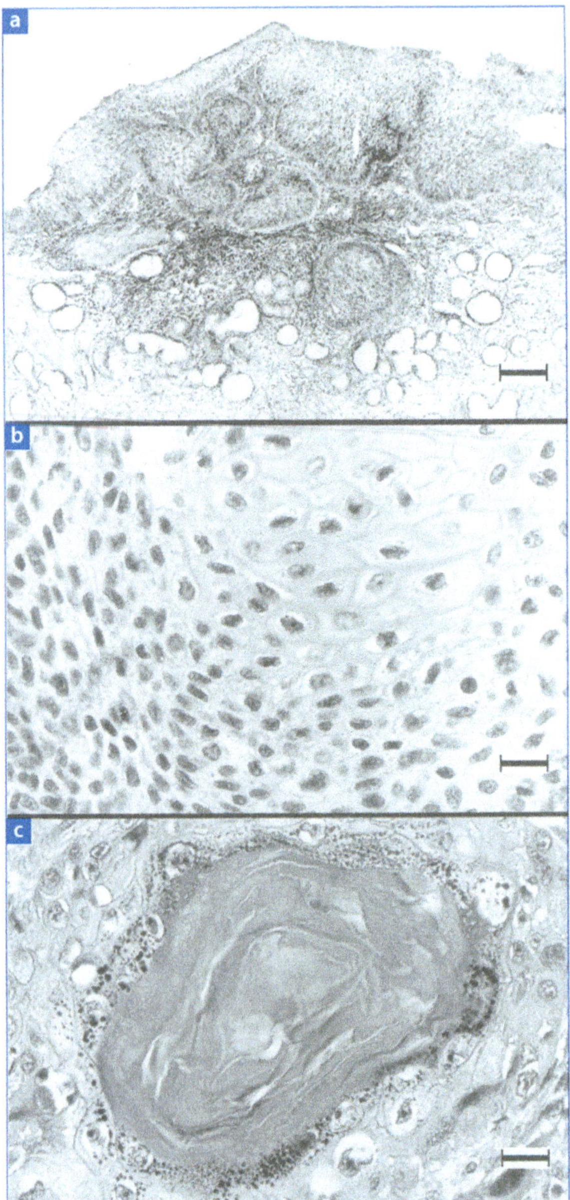

Abb. 11.4a–c. Mikrofotogramme unterschiedlicher Differenzierungsgrade von Plattenepithelkarzinomen (Maßstab: 170 μm). a Übersichtsbild eines bronchialen Frühkarzinoms mit beginnender Infiltration einer Lungenwanddrüse; b teils hoch-, teils mittelgradig differenziertes Plattenepithelkarzinom mit Interzellularbrücken (G1–G2); c hochdifferenziertes Plattenepithelkarzinom mit Verhornung (G1)

Tabelle 11.4. Synopse der WHO-Klassifikationen von 1981 und 1999 für Plattenepithelkarzinome der Lunge

WHO 1981	ICDO	WHO/IASLC 1999	ICDO
Plattenepithelkarzinom (Epidermoidkarzinom)	8070/3	Plattenepithelkarzinom	8070/3
		Papillär	8052/3
		Klarzellig	8084/3
		Kleinzellig	8073/3
		Basaloid	8083/3
Spindelzelliges (squamöses) Karzinom	8074/3		

Die WHO/IASLC-Klassifikation von 1999 unterscheidet im Vergleich zu 1981 nun 4 **histologische Subtypen** des Plattenepithelkarzinoms (Tabelle 11.4). Diese Variationsbreite weist auf eine lichtmikroskopisch fassbare, große Heterogenität in dieser „vergleichsweise" hochdifferenzierten Tumorgruppe hin.

11.4.2 Adenokarzinome

Makroskoskopische Befunde

Bösartige, nichtkleinzellige Lungentumoren vom Typ der Adenokarzinome sind bevorzugt in der **Lungenperipherie** angeordnet.

> ! Dieser Tumortyp zeigt weltweit eine steigende Tendenz.

Makroskopisch ist eine grau-weiße, körnig-glasige Schnittfläche mit gewellt verlaufender Oberfläche und zentraler schwarzer Pigmentspeicherung der häufigste Befund (Abb. 11.1b). Als Folge ausgeprägter Regressionsphänomene im Bereich der Blutgefäße der zentralen Stromaanteile und bei offensichtlich besonderer angioinvasiver Tendenz der Tumorzellen sind zentrale **Nekrosen** und **Vernarbungen** der Adenokarzinome ein alltäglicher Befund (Abb. 11.1e, g). Im Regelfall ist die zentrale Tumorvernarbung ein sekundäres Phänomen, so dass die Bezeichnung der Adenokarzinome als so genannte „Narbenkarzinome" vielfach unzutreffend ist.

Die morphologisch fassbare hohe Angioinvasivität als besonderes biologisches Zeichen der pulmonalen Adenokarzinome spiegelt sich klinisch in der relativ hohen **hämatogenen Metastasierungsrate**, bevorzugt in das zentrale Nervensystem, wider.

Mikroskopische Befunde

Die mikroskopische Charakterisierung resultiert aus der mehr oder weniger deutlichen Entwicklung **atypischer drüsenähnlicher Strukturen** der Adenokarzinome (Abb. 11.5). In atypischen Tumorzellen können histochemisch in wechselnder Ausprägung Schleimsubstanzen oder Sekretvakuolen nachgewiesen werden. Mehrkernige Riesenzellen sind in Adenokarzinomen häufig. Hierdurch wird die Abgrenzung zu der seltenen Gruppe großzelliger Karzinome problematisch. Die mittlere **Zellgröße** bei Adenokarzinomen liegt bei 13,2 µm, die mittlere **Kerngröße** bei 8,5 µm.

> ! Bei den pulmonalen Adenokarzinomen lassen sich zwischen histopathologisch bestimmbarem Differenzierungsgrad und Krankheitsverlauf durchaus Korrelationen knüpfen. Liegt die Fünfjahresüberlebensrate bei Patienten mit hochdifferenzierten Adenokarzinomen bei 87%, so sinkt sie auf 30% bei niedrig differenzierten Tumoren aus der histogenetisch bei Adenokarzinomen abgeleiteten Tumorreihe.

Der in der neuen WHO/IASLC-Klassifikation vorgeschlagenen **Subtypisierung** der Adenokarzinome mit azinären, papillären und soliden Varianten kommt gegenwärtig keine wesentliche klinische Relevanz zu (Tabelle 11.5). Außerdem sind innerhalb ei-

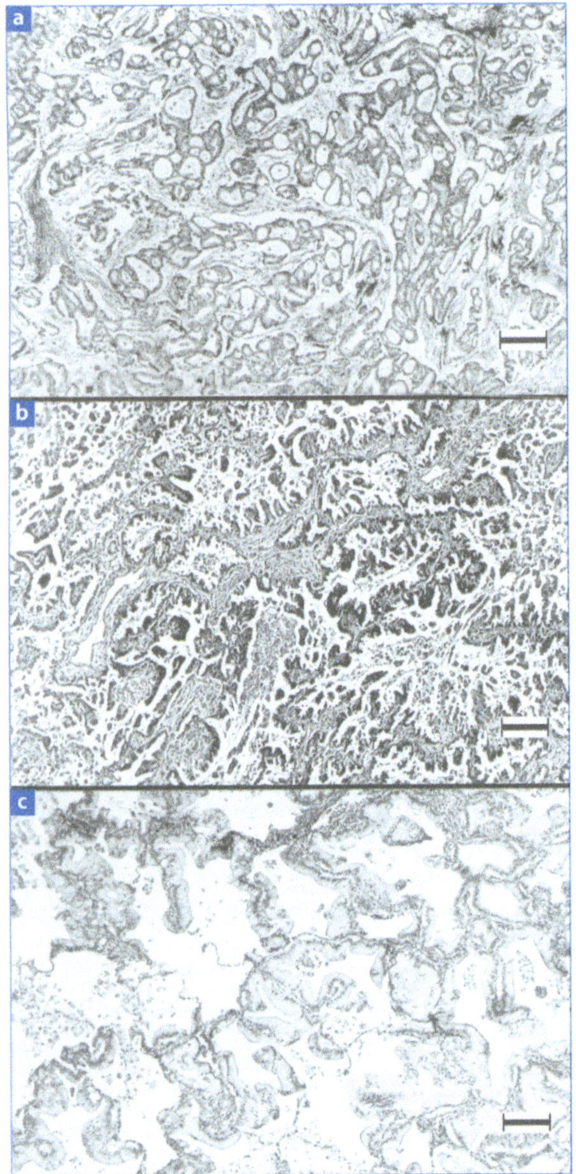

Abb. 11.5a–c. Mikrofotogramme mit Beispielen unterschiedlicher Differenzierungsmuster in pulmonalen Adenokarzinomen (Maßstab: 170 μm). a Tubuläres Wachstumsmuster; b papilläres Wachstumsmuster; c bronchioloalveoläres Adenokarzinom

nes Tumors variable Differenzierungsmuster nicht selten.

Das seltene bronchioloalveoläre, pneumonisch wachsende Karzinom (so genanntes **Alveolarzellkarzinom**) bildet nach Morphologie und klinischem Verlauf zweifelsfrei eine besondere Gruppe (Abb. 11.1c, 5c). Histogenetisch sind diese tapetenförmig die Alveolen auskleidenden Tumoren von den Epithelzellen der bronchiolären Endstrecke, den Klarazellen und Pneumozyten II, abzuleiten.

Primäre pulmonale Adenokarzinome sind im Regelfall pathologisch-anatomisch gut zu charakterisieren, wenn sie als vollständige Präparate (Operationsgut) vorliegen und analysiert werden können. Bei der täglichen bioptischen Diagnostik aus 1–2 mm im Durchmesser großen Biopsien kann aber im Einzelfall die sichere **Abgrenzung** gegenüber Metastasen primärer extrapulmonaler Adenokarzinome vielfach nicht zuverlässig erfolgen. Unter Einsatz immunhistochemischer Verfahren sind aber heute Metastasen primärer bösartiger Tumoren – wie z. B. von Mamma, Schilddrüse und Prostata – zuverlässig abzugrenzen (Tabelle 11.6, 11.7).

Präneoplasien der Adenokarzinome sind bis heute nur unzureichend definiert. Nach immunhistochemischen Befunden leiten sich Adenokarzinome auch von Zellen der bronchiolo-alveolären Bereiche mit Klarazellen und transformierten Alveolarepithelien ab.

Der Befund einer **atypischen adenomatösen Hyperplasie** (AAH) ist häufiger im Lungengewebe am Rand oder auch größerer Entfernung dann zu erheben, wenn bereits manifeste Adenokarzinome vorliegen (Müller 1999).

11.4.3 Großzellige Karzinome

Von der neuen WHO/IASLC-Klassifikation werden großzellige Karzinome weiterhin als eigene Gruppe geführt (Tabelle 11.8). Tumoren mit vorwiegend großzelliger Variante sind jedoch ausgesprochen selten. In der Regel handelt es sich um Tumoren mit führender plattenepithelialer oder adenoider Komponente, in denen herdförmig auch gehäuft mehrkernige Riesenzellen entwickelt sind.

Tabelle 11.5. Synopse der WHO-Klassifikationen von 1981 und 1999 für Adenokarzinome der Lunge

WHO 1981	ICDO	WHO/IASLC 1999	ICDO
Adenokarzinom	8140/3	Adenokarzinom	8140/3
Azinäres Adenokarzinom	8550/3	Azinär	8550/3
Papilläres Adenokarzinom	8260/3	Papillär	8260/3
Bronchiolo-alveoläres Karzinom	8250/3	Bronchiolo-alveoläres Karzinom	8250/3
		Nichtmuzinös	8252/3
		Muzinös	8253/3
		Gemischt muzinös und nichtmuzinös oder intermediärer Zelltyp	8254/3
Solides Karzinom mit muzinöser Formation	8230/3	Solides Karzinom mit muzinöser Formation	8230/3
		Adenokarzinom mit gemischten Subtypen	8255/3
		Gutdifferenziertes fetales Adenokarzinom	8333/3
		Muzinöses („kolloidales") Adenokarzinom	8480/3
		Muzinöses Zystadenokarzinom	8470/3
		Siegelringadenokarzinom	8490/3
		Klarzelliges Adenokarzinom	8310/3

Tabelle 11.6. Antikörper für die Diagnostik primärer Lungentumoren

Histomorphologischer Tumortyp	Antikörper
Adenokarzinom	TTF-1 – Thyreoidaler Transkriptionsfaktor proSP-B – Vorstufe des SP-B SP-B – Surfactant-Protein
Plattenepithelkarzinom, neuroendokrine Tumoren	Kein spezifischer Marker
Kleinzelliges Karzinom	CD56, LCA – Leucocyte common antigen – negativ (DD Lymphom)
Typische und atypische Karzinoide	Synaptophysin, Chromogranin, CD56
Großzelliges neuroendokrines Karzinom	CD56

11.5 Pathologie neuroendokriner Tumoren

Neuroendokrine Tumoren der Lunge stellen nach der neuen WHO/IASLC-Klassifikation eine Gruppe von Tumoren dar, die bestimmte morphologische, ultrastrukturelle, immunhistochemische und molekularbiologische Charakteristika teilen (Abb. 11.2b). In der neuen WHO/IASLC-Klassifikation werden die in Tabelle 11.3 zusammengefassten neuroendokrinen Tumoren unterschieden

Eine eigene Kategorie der „neuroendokrinen Tumoren" wurde nicht geschaffen. Die Tumoren werden vielmehr als **Unterkategorien** kleinzelliger (ICDO 8041/3) und großzelliger Karzinome (ICDO 8012/3) bzw. als Karzinoidtumoren (ICDO 8240/3) geführt.

Tabelle 11.7. Antikörper für die Differenzialdiagnose primärer Lungentumoren vs. Lungenmetastasen extrathorakaler Tumoren

Primärtumor	Antigen
Schilddrüsenkarzinom, papillär/follikulär	Thyreoglobulin
Schilddrüsenkarzinom, medullär	Kalzitonin
Mammakarzinom	Hormonrezeptoren, Östrogen-/Progesteronrezeptor
Nierenzellkarzinom	PNRA – Proximal nephrogenic antigen
Lymphom	LCA – Leucocyte common antigen CD3 – T-Zell-Marker CD20 – B-Zell-Marker
Prostatakarzinom	PSA – Prostataspezifisches Antigen
Melanom	S-100, HMB45
Hodentumor: Seminom, Dysgerminom	PLAP – Plazentare alkalische Phosphatase
Hepatozelluläres Karzinom	AFP – α-Fetoprotein

Tabelle 11.8. Synopse der WHO-Klassifikationen von 1981 und 1999 für großzellige Karzinome der Lunge

WHO 1981	ICDO	WHO/IASLC 1999	ICDO
Großzelliges Karzinom	8012/3	Großzelliges Karzinom	8012/3
		Großzelliges neuroendokrines Karzinom	8013/3
		Kombiniertes großzelliges/neuroendokrines Karzinom	
		Basaloides Karzinom	8123/3
		Lymphoepitheliomartiges Karzinom	8082/2
Riesenzellkarzinom	8031/3		
Klarzelliges Karzinom	8310/3	Klarzelliges Karzinom	8310/3
		Großzelliges Karzinom mit rhabdoidem Phänotyp	8014/3

11.6 TNM-Klassifikation/Tumorstadien

Die **pathologisch-anatomischen Befunde** von Biopsie- und Operationspräparaten bilden die wesentliche Basis für die prä- und postoperative TNM- bzw. pTNM-Klassifikation. Die **Kriterien** für die Festlegung der Kategorien für

- die Primärtumoren – T1–T4,
- den Lymphknotenstatus – N1–N3 und
- fehlende oder vorhandene Fernmetastasen – M

sind im **TNM-Atlas** der UICC vorgegeben.

Neben der **Tumorgröße** spielen

- Infiltration der Pleura,
- Abstand der Tumorausdehnung zur hilären Bronchusregion und
- Befunde der intrapulmonalen Lymphknoten

eine Rolle. Die Dokumentation der zur Aufarbeitung übersandten Proben und Befunde in Schemata hat sich bewährt (Abb. 11.6).

Für die abschließende Festlegung der TNM-Formel muss der Pathologe genau über die Entnahmestellen von Tumorgewebe und Lymphknotenstationen informiert sein. Bewährt hat sich die Zuordnung der im Rahmen von Me-

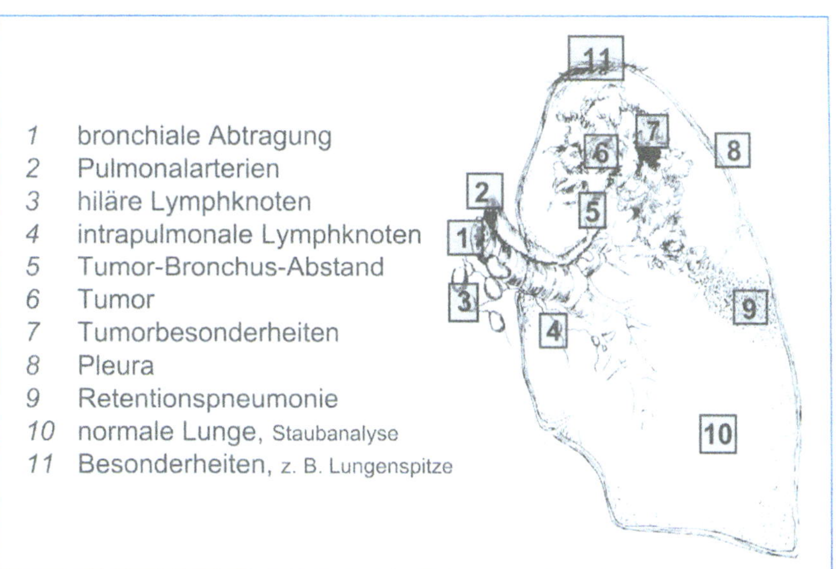

Abb. 11.6. Schema zur Probenentnahme und Dokumentation

diastinoskopien und Operationen entnommenen Lymphknoten nach dem von Naruke et al. (1978) vorgeschlagenen Schema zur topographischen Zuordnung mediastinaler Lymphknoten (Abb. 11.7).

Trotz großer Fortschritte der nichtinvasiven diagnostischen Verfahren zur Erfassung von **Lymphknotenbeteiligungen** bei primären pulmonalen Tumoren ist die alleinige Größenbestimmung nicht immer ein sicheres Kriterium für Metastasen. In einer umfangreichen Studie fanden sich auch in Lymphknoten

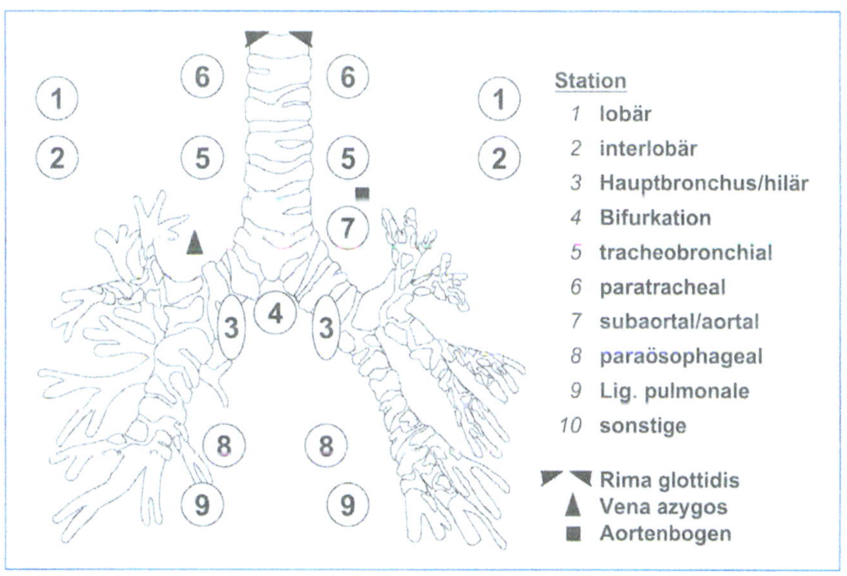

Abb. 11.7. Lymphknoten-Mapping in Anlehnung an Naruke (1978)

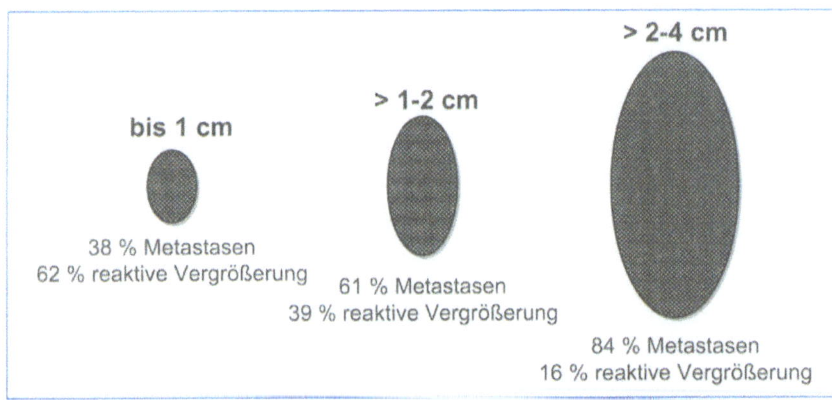

Abb. 11.8. Zusammenstellung der Korrelation von Lymphknotengröße und Häufigkeit histologisch gesicherter Metastasen bzw. reaktiver Lymphknotenveränderungen bei bösartigen primären Lungentumoren; Befunde im Obduktionsgut (n=380)

mit einem Durchmesser <1 cm in 38% Metastasen, während bei Größen von 2–4 cm zwar in 84% Tumorherde, aber in 16% nur reaktive Veränderungen vorhanden waren (Abb. 11.8).

Unklar bleiben zurzeit auch Bedeutung und klinische Relevanz der mit aufwendigen Methoden nachweisbaren **Disseminationen isolierter Tumorzellen.** Auf Vorschlag von Hermanek et al. (1999) wird der Nachweis von isolierten Tumorzellen bei histologisch fehlenden Lymphknotenmetastasen mit dem Kürzel pN0 (i+) und Angabe des Untersuchungsverfahrens in der TNM-Formel des Pathologen vermerkt. Die möglichen Befundkonstellationen und ihre Umsetzung in das TNM-System sind in den Tabellen 11.9 und 11.10 zusammenfassend dargestellt.

Basierend auf den in variabel, aber in Kombination wiederkehrenden klinischen Befunden unter Einschluss der pathologisch-anatomischen, z. B. postoperativen, pTNM-Klassifikation werden, besonders unter Berücksichtigung von Tumorausdehnung und Lymphknotenstatus, individuelle Krankheitsbilder zu **Gruppen vergleichbarer Tumorstadien** nichtkleinzelliger bösartiger Lungentumoren zusammengefasst.

Unter Berücksichtigung der Erfahrungen zu Krankheitsverläufen, operativen Maßnahmen und Überlebenszeiten – und damit zur Prognose – erfolgte nach Vorschlag von Mountain (1997) zu den Tumorstadien I–III eine **differenziertere Bewertung** mit den Untergruppen a und b. Die entscheidenden, zur Stadieneinteilung Ia–IIIb führenden Befunde sind in Abb. 11.9 schematisch in Anlehnung an die Vorgaben des TNM-Atlas der UICC zusammengefasst.

Tabelle 11.9. TNM-Klassifikation isolierter Tumorzellen (ITC) – Einteilung des N-Status. (Nach Hermanek et al. 1999)

pN0	Histologisch keine regionalen Lymphknotenmetastasen, keine Untersuchungen auf ITC
pN0 (i–)	Histologisch keine regionalen Lymphknotenmetastasen, kein morphologischer Nachweis von ITC
pN0 (i+)	Histologisch keine regionalen Lymphknotenmetastasen, positiver morphologischer Nachweis von ITC
pN0 (mol–)	Histologisch keine regionalen Lymphknotenmetastasen, kein molekularbiologischer (nichtmorphologischera) Nachweis von ITC
pN0 (mol+)	Histologisch keine regionalen Lymphknotenmetastasen, molekularbiologischer (nicht-morphologischer*) Nachweis von ITC

* nichtmorphologische Untersuchung, z. B. PCR, Durchflusszytometrie.

Tabelle 11.10. TNM-Klassifikation isolierter Tumorzellen (ITC) – positive und negative Befunde. (Nach Hermanek et al. 1999)

	Positive Befunde		Negative Befunde	
Regionale Lymphknoten	pN0	R0	pN0	R0
Morphologische Untersuchung	(i+)	(i+)	(i–)	(i–)
Molekularbiologische Untersuchung*	(mol+)	(mol+)	(mol–)	(mol–)
Knochenmark	M0	R0	M0	R0
Morphologische Untersuchung	(i+)	(i+)	(i–)	(i–)
Molekularbiologische Untersuchung*	(mol+)	(mol+)	(mol–)	(mol–)
Blut oder weiter entfernte Lokalisation	Wie Knochenmark, aber Angabe der Lokalisation, z. B. M0 (i+, Leber) oder M0 (mol–, Blut)			

*Nichtmorphologische Untersuchung, z. B. PCR, Durchflusszytometrie.

11.7 Immunhistochemische Untersuchungen zur erweiterten Tumorcharakterisierung

! Immunhistochemische Zusatzuntersuchungen sind wertvolle Ergänzungen zur differenzialdiagnostischen Abgrenzung primärer Lungentumoren gegenüber metastatischen Absiedlungen (Abb. 11.10; Fisseler-Eckhoff u. Müller 2000).

Relativ eindeutig gelingt dies z. B. durch Nachweis von **Hormonrezeptoren** bei Metastasen primärer Mammakarzinome. Der Einsatz von **Antikörpern** – gerichtet gegen Zellprodukte in Metastasen primärer Tumoren von Schilddrüse, Prostata, Keimdrüsen, Hauttumoren wie Melanomen, Lebertumoren etc. – bringt im Einzelfall wichtige Zusatzinformationen.

Die genauere Charakterisierung **primärer Adenokarzinome** der Lunge kann ebenfalls mit immunhistochemischen Zusatzuntersuchungen erfolgen. Bewährt hat sich eine nukleäre „Kreuzreaktion" der Zellen von Adenokarzinomen der Lunge mit dem zunächst für Schilddrüsenneoplasien charakteristischen TTF1-Antikörper. Relativ spezifisch für primäre Lungentumoren ist der immunhistochemische Nachweis der Expression von **Surfactant-Proteinen** durch die Tumorzellen. Der Nachweis anderer tumorassoziierter Proteine – wie die breite Palette von 19-Zytokeratinen, die CEA-Expression oder Marker-Substanzen für die Zellen der neuroendokrinen histogenetischen Abstammung – erlauben nur bedingt weitergehende zuverlässige Informationen bei der Abgrenzung pulmonaler Metastasen primär extrapulmonaler Tumoren – wie von Darm, Magen, Ovar, Pankreas, Uterus sowie auch von Sarkomen (Tabelle 11.6, 11.7).

Bei der oft problematischen differenzialdiagnostischen Abgrenzung primärer pleuraler Mesotheliome zu sekundären metastatischen Absiedlungen im Rahmen von Pleurakarzinosen oder -sarkomatosen sind wichtige Zusatzinformationen vielfach nur über den Einsatz eines breiten Spektrums von immunhistochemischen Reaktionen mit gezielt ausgewählten Antikörpern notwendig. Das regelmäßig eingesetzte „Marker-Spektrum" zur Differenzialdiagnose primärer und sekundärer pleuraler Neoplasien ist in Tabelle 11.11 zusammengefasst (Wiethege 2001).

11.8 Ausblick

Neue diagnostische Verfahren und technische Entwicklungen, bevorzugt im Bereich der Molekularbiologie, ermöglichen seit einigen Jahren den „Blick hinter die Kulissen" der komplexen und variablen Tumorbiologie. So lassen sich mit dem ver-

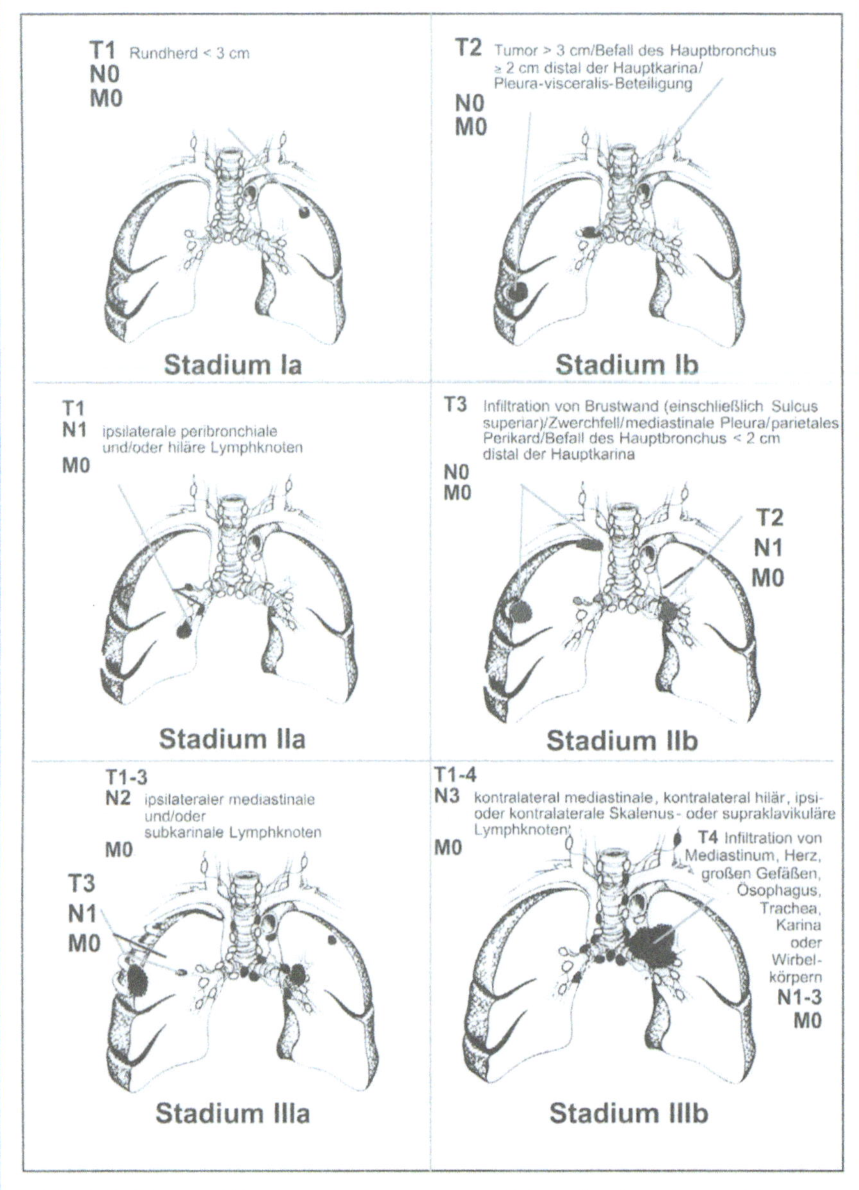

Abb. 11.9. Stadieneinteilung primärer bösartiger Lungentumoren

gleichsweise noch relativ groben Analyseverfahren der komparativen genomischen Hybridisierung bei DNA-Analysen eines Tumorpräparats mehr als 20 chromosomale Anomalien mit gleichzeitigen Deletionen und Amplifikationen nachweisen. Bisher ist es aber nicht gelungen, ein z. B. noxenspezifisches oder den führenden histopathologischen Befunden wiederkehrend zuzuordnendes genetisches Muster zu dokumentieren. Inwiefern sich aus diesen **molekulargenetischen Befunden** eine klinisch und therapeutisch relevante Tumorklassifikation ableiten lässt, werden die nächsten Jahre zeigen (Petersen u. Petersen 2001; Wiethege et al. 2000).

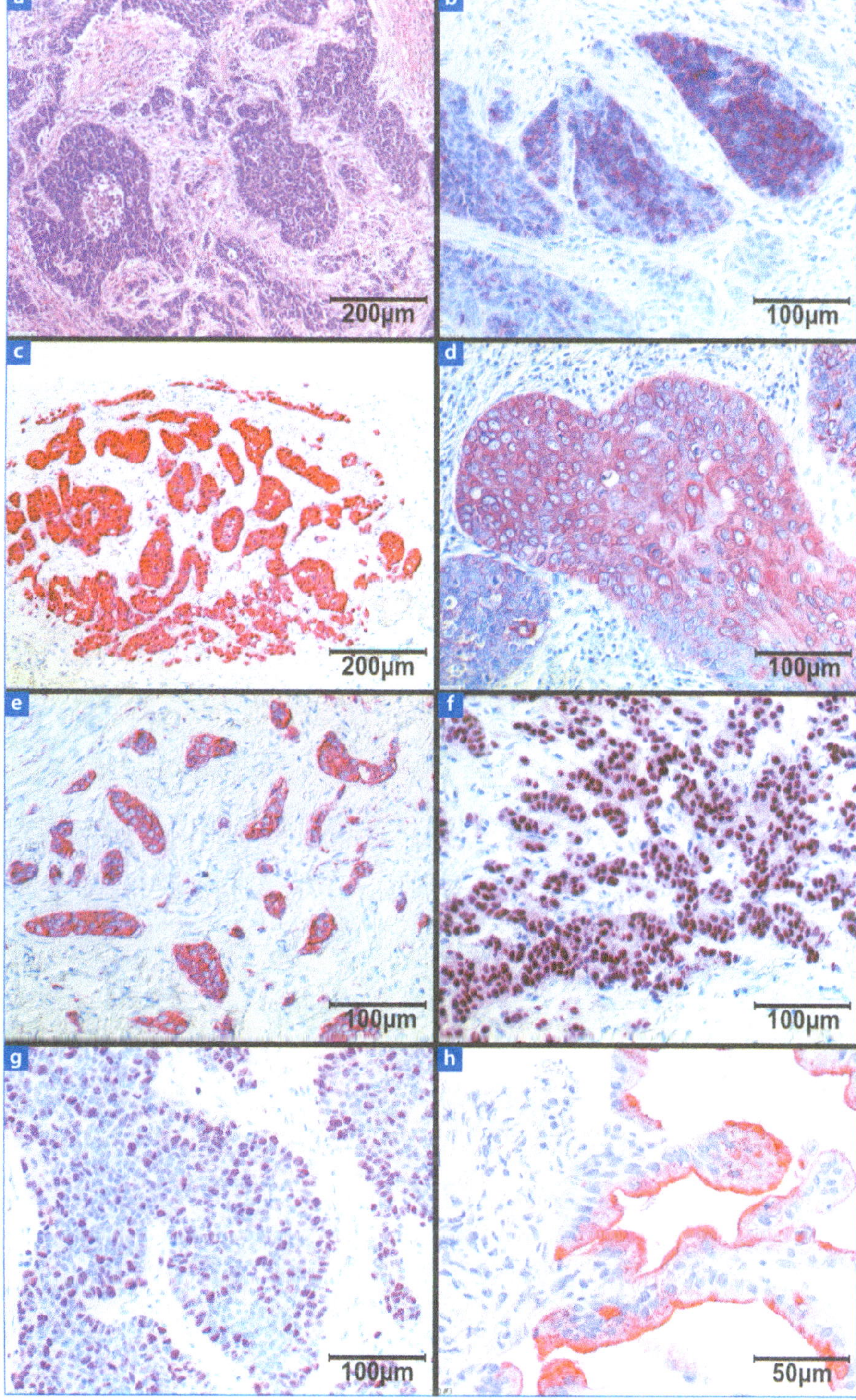

Abb. 11.10a–h. Mikrofotogramme von primären pulmonalen und pleuralen Tumoren sowie von Metastasen mit Beispielen zum Einsatz der Immunhistochemie in der Differenzialdiagnose. a Neuroendokrines Karzinom (HE-Färbung) und b CD56-Marker mit Zeichen der heterogenen Expression; c Darstellung von Zellen eines epitheloiden Mesothelioms mit einem Antikörper gegen Calretinin; d variable Expression des Zytoskelettproteins Keratin in einem pulmonalen Plattenepithelkarzinom; e Synaptophysinexpression in Zellnestern eines Karzinoidtumors, f Darstellung der Östrogenrezeptorexpression in Kernen von Tumorzellen der Lungenwandmetastase eines Mammakarzinoms; g Erfassung einer hohen Proliferationsrate durch positive Markierung der Tumorzellkerne in einem neuroendokrinen Karzinom mit dem so genannten Proliferations-Marker MiB1; h membranassoziierte Expression von CA125 als wichtiger differenzialdiagnostischer Befund zur Abgrenzung der Alveolenkarzinose eines Ovarialkarzinoms gegenüber einem bronchioloalveolären Karzinom der Lunge

Tabelle 11.11. Antikörper-Panel bei der Differenzialdiagnose primärer und sekundärer bösartiger Pleuratumoren

Antikörper	Pleuramesotheliome		Pleurakarzinosen	Pleurasarkomatosen
	Epitheloid	Sarkomatoid		
MNF116-Zytokeratine	+++	++	++	+
AE1/AE3-Zytokeratine	++	++	++	+
BMA120	++	(+)	–	–
V9-Vimentin	++	+++	+	+++
BerEP4-HEA	(+)	–	+++	+
CD15	–	–	+	–
CEA	–	–	++	–
TTF1	–	–	++ (Lunge)	–
Aktin	(+)	(+)	–	+
Desmin	(+)	(+)	–	+
Myogenin	–	–	–	+
CD 99	–	–	–	+
S-100	–	–	–	+

+++ regelmäßig positiv; ++ häufig positiv; + gelegentlich positiv; (+) gelegentlich fokal-positiv; – i. d. R. negativ

! Der klinische Onkologe sollte sich vor Augen halten, dass bei der Mehrzahl der Fälle die Tumordiagnose des Pathologen auf der Bewertung eines 1–2 mm im Durchmesser großen und damit sehr beschränkten Ausschnitts des i. d. R. zum Diagnosezeitpunkt weit vorgeschrittenen Tumors besteht. Unterschiedliche klinische Verläufe und Ansprechraten auf therapeutische Maßnahmen lassen sich aus der Sicht des Pathologen problemlos aus der großen Heterogenität gerade bei den Lungentumoren erklären.

Bei einer nahezu individuell auszurichtenden Therapie bösartiger Lungentumoren – nach der Tumorsicherung durch den Pathologen – ist ein regelmäßiger Gedankenaustausch zwischen den verschiedenen Fachdisziplinen sowohl bei der Bewertung des individuellen Einzelfalls als auch bei der Begleitung von Therapiestudien durch einen so genannten Referenzpathologen unerlässlich.

Literatur

Bülzebruck H, Bopp R, Drings P, Bauer E, Krysa S, Probst G, Van Kaick G, Müller K-M, Vogt-Moykopf I (1992) New aspects in the staging of lung cancer: Prospective validation of the International Union Against Cancer TNM classification. Cancer 70: 1102–1110

Drings P (1993) Diagnostics and staging as a basis for planning therapy in lung cancer. General Thoracic Surgery: 14–24

Fisseler-Eckhoff A (1998) Stromareaktion in bronchialen Präneoplasien und Lungentumoren. Springer, Berlin Heidelberg New York Tokyo

Fisseler-Eckhoff A, Müller K-M (2000) Differentialdiagnose primärer Lungentumoren und pulmonaler Metastasen. Verh Dtsch Ges Path 84: 106–117

Hermanek P, Hutter RVP, Sobin LH, Wittekind C (1999) Classification of isolated tumor cells and micrometastasis. Cancer 86: 2668–2673

Mountain CF (1996) Lung cancer staging: 1997 revisions. In: Antypas G (Hrsg) 2nd International Congress on Lung Cancer. Monduzzi, Bologna, S 11–13

Mountain CF (1997) Revisions in the international system for staging lung cancer. Chest 111: 1710–1717

Müller K-M (1999) Neues zur Pathologie der Lungentumoren. Verh Dtsch Ges Path 83: 168–183

Müller K-M, Brämer UG, Hiddemann W (1986) Probleme der morphologischen Klassifikation bösartiger Lungentumoren. Atemw Lungenkrkh 12: 459–465

Müller K-M, Fisseler-Eckhoff A (1998) Pathologie der Lungentumoren. In: Drings P, Vogt-Moykopf I (Hrsg) Thoraxtumoren: Diagnostik – Staging – gegenwärtiges Therapiekonzept. 2nd edn. Springer, Berlin Heidelberg New York Tokyo, pp 3–34

Müller K M, Junker K, Stief A (1993) Wert und Bedeutung pathologisch-anatomischer Befunde für die Thoraxchirurgie. In: Vogt-Moykopf I, Drings P (Hrsg) Thoraxchirurgie – Stand und Ausblick. Steinkopff, Darmstadt, S 23–35

Müller K-M, Junker K, Wiethege Th (1995) Nichtkleinzellige Lungentumoren – Morphologie, Tumorregression, Molekularpathologie. Onkologe 1: 429–440

Müller K-M, Menne R (1985) Small cell carcinoma of the lung: Pathological anatomy. Rec Results Cancer Res 97: 11–24

Müller K-M, Nakhosteen JA, Khanavkar B, Fisseler-Eckhoff A (1998) Bronchopulmonale Präneoplasien – LIFE-Diagnostik und Pathologenpanel der European Early Lung Cancer Study Group (EELCSG). Pathologe 19: 388–394

Naruke T, Suemasu K, Ishikawa S (1978) Lymph node mapping and curability at various levels of metastasis in resected lung cancer. J Thorac Cardiovasc Surg 76: 832–839

Petersen I, Petersen S (2001) Towards a genetic-based classification of human lung cancer. Anal Cell Pathol 22: 111–121

Travis WD, Colby TV, Corrin B, Shimosato Y, Brambilla E, and collaborators from 14 countries (1999) Histological typing of lung and pleural tumors. 3rd edn. Springer, Berlin Heidelberg New York Tokyo

Wiethege Th (2001) Differentialdiagnose bösartiger Pleuratumoren – Immunhistochemische und molekularbiologische Befunde. Dissertation, Medizinische Fakultät der Universität-Gesamthochschule Essen

Wiethege Th, Junker C, Johnen G, Krismann M, Müller K-M (2000) Pathologie und Molekularbiologie bösartiger Lungentumoren. Pathologe 21: 404–423

Therapie

PART IV

Geschichte der Behandlung der Lungenkarzinome

H. Dienemann, P. Drings, M. Wannenmacher, M. Bischof

Inhaltsverzeichnis

12.1 Chirurgie

Die erste erfolgreiche chirurgische Behandlung eines Lungenkarzinoms wird Hugh Morriston Davis (1912) zugeschrieben, wenngleich der Patient acht Tage später an den Folgen eines Empyems verstarb. Davis führte seinerzeit erstmalig eine sog. Dissektionslobektomie durch, d. h. eine Lappenentfernung nach vorheriger Präparation und selektiver Unterbindung der Hilusstrukturen. Bis dahin wurden die meisten Lungenresektionen durch Massenligatur hilärer Strukturen vorbereitet, um in einem zweiten Eingriff das gangränöse Organ mittels Elektrokauter zu entfernen. Kaum ein Patient überlebte dieses Verfahren.

Die Karzinomchirurgie der Lunge entwickelte sich aus der Chirurgie der Tuberkulose und anderer pulmonaler Infektionen, die für Empyeme und Lungenabszesse verantwortlich waren. Die Chirurgen waren mit technischen Problemen wie offenem Pneumothorax, Blutverlust, Bronchusstumpfverschluss und Infektionen bereits lange befasst, bevor hierfür Lösungen gefunden waren.

Bis zum Jahr 1900 war das Lungenkarzinom eine seltene bzw. selten beschriebene Erkrankung. Arthur beschrieb 1912 in seiner Monographie über das Lungenkarzinom lediglich 374 Fälle aus einer Zusammenstellung der Weltliteratur. Die ersten bekannten Fälle von Lungenkarzinom werden Minenarbeitern im Schwarzwald („Schneebergerkrebs", um 1410) zugeschrieben. Viele dieser Minenarbeiter, die u.a. Kobalt, Arsen und Uran exponiert waren, verstarben an tumorösen Lungenerkrankungen („mala metallorum", Paracelsus 1531). Härting und Hesse, die Bergarbeiter dieser Region betreuten, berichteten 1879, dass 75% aller Todesfälle auf Lungentumoren zurückgingen. Fälschlicherweise waren diese noch als Lymphosarkome interpretiert worden; dennoch war die Schlussfolgerung einer expositionellen Genese korrekt. Der erste klinische Bericht eines primären Lungenkarzinoms geht zurück auf Bayle (1810); er beschrieb einen 72-jährigen Mann mit hilärer Raumforderung der linken Lunge und metastatischer Absiedlung in Lymphknoten, Leber und Subkutangewebe.

Die Entwicklung der Karzinomchirurgie wurde beschleunigt durch die Entdeckung der Röntgenstrahlen (Röntgen 1895), die Einführung der Bronchoskopie durch Killian (1897) und die Entwicklung der positiven Druckbeatmung über Endotrachealtubus. Elsberg berichtete über den ersten Fall eines Lungeneingriffs unter Beatmung über einen Trachealtubus (1910). Die dramatische Zunahme der Inzidenz des Lungenkarzinoms von 1930 an sowie das Fehlen anderer Therapieoptionen waren gleichzeitig eine Herausforderung, chirurgische Techniken zu entwickeln und zu verfeinern. Einen zusätzlichen Schub erhielt die Weiterentwicklung der Chirurgie durch den hohen Anfall von Thoraxverletzungen im Zweiten Weltkrieg, was in den USA die Einrichtung von thoraxchirurgischen Einheiten zur Folge hatte.

Die Mitteilung von Morriston Davis über die erste Dissektionslobektomie im Jahre 1912 blieb für weitere 15 Jahre wenig beachtet, weiterhin wurden Lungenresektionen unter Missachtung anatomischer Gegebenheiten zumeist erfolglos ausgeführt. Im Jahr 1929 berichtete Brunn über eine erfolgreiche einzeitige Lobektomie und betonte die Notwendigkeit einer Drainageneinlage mit Wasserschloss in Erwartung einer bronchopleuralen Fistel. Ein wichtiger Beitrag in technischer Hinsicht war die Idee der intraoperativen Hilusokklusion durch Shanstone und Janes. Damit ließen sich Operationszeiten deutlich verkürzen, der Übertritt von Lungensekret in den Operationssitus vermeiden und der Blutverlust deutlich verringern.

Bis 1933 verstarben alle Patienten innerhalb von acht Tagen, die sich wegen Lungenkarzinom einer Pneumonektomie unterzogen hatten. Im Jahr 1931 führte Nissen die erste erfolgreiche Pneumonektomie an einem zwölfjährigen Mädchen mit Bronchiektasen durch. Dieser Eingriff erfolgte noch in zwei Schritten, da anlässlich des ersten Eingriffs eine Asystolie auftrat und die Operation abgebrochen werden musste. Graham (1933) führte schließlich die erste erfolgreiche Pneumonektomie bei Lungenkarzinom in einer Sitzung durch. Gefäße und Bronchus wurden selektiv versorgt und zusätzlich Radon-Seeds in Umgebung des Bronchusstumpfes eingebracht. Entsprechend heutiger Stadieneinteilung handelte es sich um ein Plattenepithelkarzinom im Stadium IIb (T2 N1 M0). Der Patient überlebte 30 Jahre. Dieser Eingriff bedeutete einen historischen Durchbruch, denn es folgten noch im selben Jahr mehrere erfolgreiche Pneumonektomien bei Lungenkarzinom. Für nahezu 30 Jahre blieb die Pneumonektomie das Standardverfahren zur Entfernung des Lungenkarzinoms.

Die Bedeutung der Lymphabflusswege der Lunge in Bezug auf die Metastasierung wurde 1951 von Oxner und Bakey beschrieben. Die Autoren betonten, dass das Wissen um die Lokalisation regionärer Metastasen und der Ausbreitungswege bei der chirurgischen Technik und Ausdehnung des Eingriffs Berücksichtigung finden müssen. Cahan schlug zur Vereinheitlichung der Nomenklatur den Begriff der „simple pneumonectomy" für die ausschließliche Entfernung der Lunge, den der „radical pneumonectomy" für die Pneumonektomie unter Einschluss regionärer Lymphknoten vor. Damit war schließlich eine Angleichung an die allgemeinen Prinzipien der Tumorchirurgie in anderen Körperregionen erreicht. Alwyn empfahl, die „radikale Pneumonekomie" mittels intraperikardialer Venenversorgung vorzunehmen, um auf diese Weise eine systemische Tumorzellaussaat zu vermeiden. Unter dieser Technik wurden Rezidivraten von 42% gegenüber 84% nach extraperikardialer Hilusversorgung angegeben.

Um 1940 wurden Pneumonektomie und Lobektomie zur Behandlung des Lungenkarzinoms regelmäßig durchgeführt, jedoch blieben die Resektionsraten insgesamt niedrig und die Rezidivraten hoch. Noch 1944 vertrat Graham die Überzeugung, dass die Pneumonektomie das Verfahren der Wahl sei. Seine Erfahrung stützte sich auf 104 Pneumonektomien. Innerhalb einer Fünfjahresperiode (1939–1944) betrug die Operationsletalität 30 %. Als Kontraindikationen zur Operation nannte er die Anwesenheit eines blutigen Pleuraergusses, die Phrenikusparese, die linksseitige Stimmbandparese, Thoraxwand- oder Armschmerzen als Hinweis auf eine Interkostalnerven- oder Plexus-brachialis-Beteiligung, den bronchoskopischen Nachweis einer trachealen Infiltration und Fernmetastasen.

Im Jahr 1972 berichtete Leroux über 17 Patienten mit kleinen peripheren Tumoren, die durch Segmentresektion entfernt wurden. Leroux wählte diesen Eingriff unter dem Eindruck einer eingeschränkten Lungenfunktion, während Jensik et al. (1973) die Segmentektomie als adäquaten Eingriff für das nichtkleinzellige Lungenkarzinom im Frühstadium auch bei ausreichender funktioneller Reserve propagierte. Die North American Lung Cancer Study Group (1995) konnte in einer randomisierten prospektiven Studie nachweisen, dass Patienten nach limitierter Resektion dem Risiko einer hoheren Rezidiv- und Tumorsterblichkeit im Vergleich zur Standardlobektomie ausgesetzt sind.

Anfang der 60er-Jahre, nachdem sowohl die Pneumonektomie als auch die Lobektomie technisch gleichermaßen sicher beherrscht waren, zeigte sich, dass die Lobektomie bei geringerer Operationssterblichkeit und weniger ausgeprägter Funktionseinschränkung die selben Überlebenszeiten erzielte wie die Pneumonektomie. Mit Einführung des Staging, basierend auf der anatomischen Ausbreitung der Erkrankung, wurden weniger Pneumonektomien durchgeführt, während sich die Lobektomie zur häufigsten Eingriffsart entwickelte.

Bronchoplastische und angioplastische Eingriffe sowie deren Kombination dienen dem Erhalt gesunder anatomischer Einheiten zur Vermeidung einer Pneumonektomie. Allison führte 1952 die erste Manschettenresektion zur Behandlung eines Karzinoms durch. Dieser im Vergleich zur Pneumonektomie technisch aufwendigere Eingriff ist inzwischen bei richtiger Indikationsstellung und entsprechender operativer Erfahrung als ausreichend sicher und onkologisch akzeptabel anerkannt. Im Krankengut thoraxchirurgischer Zentren haben bronchoplastische und angioplastische Eingriffe einen Anteil von etwa 10 %.

Pancoast beschrieb 1932 das klinische Bild des Karzinoms, das die Lungenspitze einnimmt und angrenzende Strukturen infiltriert und destruiert. Mit dem nach Pancoast benannten Syndrom assoziiert man das Horner-Syndrom, die radiologischen Zeichen der Rippendestruktion sowie die Atrophie der Handmuskeln. Bis zu den Berichten von Chardack und MacCullum 1956 sowie Shaw 1961 über erfolgreiche En-bloc-Resektionen und Langzeitüberleben wurden Pancoast-Tumoren lediglich palliativ bestrahlt. Shaw führte bei 18 Patienten nach Vorbestrahlung eine radikale En-bloc-Resektion des Tumors durch.

Auch Lungenkarzinome mit Infiltration des knöchernen Thorax anderer Regionen galten als inoperabel, bis Coleman 1947 die Ergebnisse nach Brustwandresektion bei sieben Patienten unter Verzicht auf eine Brustwandrekonstruktion publizierte. Coleman stützte sein Konzept auf die Beobachtung, dass es sich überwiegend um Plattenepithelkarzinome der Lunge mit langsamem Wachstum und später Metastasierung im Krankheitsverlauf handelte. Auch andere Autoren konnten nach anfänglicher Zurückhaltung schließlich zeigen, dass bei Abwesenheit von Lymphknotenmetastasen Fünfjahresüberlebensraten von über 40 % erreicht werden konnten. Heute stehen für die Brustwandrekonstruktion leicht zu verarbeitende Materialien wie Teflon oder Polypropylennetze zur Verfügung.

Die Evolution der Chirurgie des Lungenkarzinoms, größtenteils gleichzusetzen mit der Entwicklung der Thoraxchirurgie i. Allg., ist eine überaus spannende Geschichte von Entdeckungen und Innovationen, aber auch historischen Fehlentwicklungen (z. B. Unterdruckkammer für Thoraxeingriffe nach Sauerbruch).

Der prominenteste Zeitzeuge der aufstrebenden Lungenheilkunde und Thoraxchirurgie war zweifelsohne Thomas Mann, sowohl im „Schreiben wie im Erleiden" (Virchow et al. 1997). Während er im „Zauberberg" die Tuberkulose, die schlimmste Volksseuche des 19. und der ersten Hälfte des 20. Jahrhunderts beschrieb und deren Therapie nachweislich beeinflusste, wurde er dann Jahrzehnte später von einem Lungenkarzinom befallen, jener Erkrankung, die heute in der westlichen Welt die meisten Krebstodesopfer fordert. Thomas Mann wurde aber auch zum Exempel für die Chancen einer kurativen Operation bei frühzeitiger Diagnose. Es handelte sich um einen exophytischen Tumor des rechten Unterlappens, der durch untere Bilobektomie entfernt werden konnte. Nach heutiger Klassifikation entsprach der Tumor einem Stadium IIb (pT2 pN1 pM0). Thomas Mann überlebte den Eingriff neun Jahre und starb – rezidivfrei – an den Folgen einer Aortenruptur.

12.2 Radiotherapie

Zur Entwicklung der Strahlentherapie von Lungenkarzinomen: „Weder gibt es jetzt, noch wird es jemals eine Strahlung geben, die für tiefe Prozesse kurativ verwendbar ist." Diese Meinung wurde 1902 von G. Holzknecht, Privatdozent für Radiologie an der Wiener Universität, vertreten. Doch bereits im gleichen Jahr wird die

> »... medizinische Welt durch die geradezu verblüffende Mitteilung des amerikanischen Arztes Nicholas Senn in Chikago überrascht ..., der berichtet, dass es gelungen war, in einem Falle von Leukämie durch Röntgenbestrahlung nicht allein das Blutbild in günstigem Sinne zu verändern, sondern auch Schrumpfung der leukämischen Milz- und Drüsenschwellungen herbeizuführen und den schweren Krankheitszustand zu beseitigen. Die Nachricht klang zunächst kaum glaubhaft, war doch bisher von einer Einwirkung der X-Strahlung auf innere Organe nichts bekannt geworden, «

so Holzknecht später über den Beginn der Röntgentiefentherapie in der inneren Medizin im Jahre 1902.

Nur kurze Zeit danach, ab etwa 1905, wurden die ersten bösartigen Lungen- und Mediastinaltumoren bestrahlt. Die Diagnosen wurden meist röntgenologisch und klinisch gestellt, die nur kasuistisch vorliegenden Beschreibungen lassen aber, neben malignen Lymphomen, häufig an Lungenkarzinome denken. Eine eindrucksvolle Schilderung der Strahlenwirkung liefert Kienböck 1926:

> » Es treten auf eine Verkleinerung des Tumors, zuweilen in sehr beträchtlichem Grade durch Zerfall der Zellen, eine Aufsaugung und Abfuhr der zerfallenen Stücke auf dem Lymphwege, eine entsprechende Rückverlagerung der verdrängten Nachbarorgane, z. B. des Herzens, der Aorta, der Luft- und Speiseröhre an ihre normale Stelle, eine Wiederausdehnung und Rückformung der zusammengedrückt oder verengt gewesenen Organe (der Lungen, der Luft- und Speiseröhre, der Kava) ... Es tritt ein Rückgang von venöser Stauung und von Ödem ein, namentlich an der oberen Körperhälfte, im Gesicht, am Hals, an Brust, Rücken und Armen durch Behebung des Druckes auf die Venen im Brustkorb ...«

Aufgrund der erst beginnenden technischen Entwicklung war es nicht nur in den Pionierjahren der Strahlentherapie sondern auch in der nachfolgenden Ära der Orthovoltbestrahlungen schwierig, die tiefliegenden Tumore in Lunge und Mediastinum mit einer ausreichenden und möglichst homogenen Dosis zu behandeln. Die Größe und Ausdehnung der Bestrahlungsfelder wird von Kienböck 1926 thematisiert:

> »In den Fällen von anscheinend solitären Mediastinaltumoren ist natürlich einfach die durch Beklopfung und namentlich durch die Röntgenuntersuchung nachgewiesene und genau lokalisierte Geschwulst zu behandeln; in den meisten Fällen ist dabei auch die Umgebung nicht zu vergessen ...; in manchen Fällen ist der Verdacht auf Bestehen einer mehr ausgebreiteten Krankheit, ... dann ist es ratsam, auch noch andere Körperstellen zu belichten, selbst Gegenden, in denen man zwar keine Herde direkt finden, aber doch vermuten kann.«

Gleichzeitig war es erforderlich, dass gesunde umliegende Gewebe zu schonen, da bereits bald therapiebedingte Nebenwirkungen bekannt wurden (Herrnheiser 1932):

> »Dagegen wies Wintz auf dem Röntgenkongress 1922 ... darauf hin, dass es bei ... Bestrahlung von Lungentumoren ebenfalls zu einer Infiltrationen der Lunge kommen könne ... Der Untersuchungsbefund ist ähnlich dem bei einer zentralen Pneumonie. «

Mit der Einführung von Glühkathodenröhren 1913 wurde es möglich höhere Strahlungsintensitäten zu erreichen und zusätzlich Härte und Intensität der Strahlung getrennt zu regeln. In den 20er-Jahren konnten dann mit der Verbesserung der Röntgenröhren und Hochspannungsgeneratoren, in der Regel Gleichspannungsapparate mit 200 kV, technische Standards für die Röntgentiefentherapie etabliert werden. G. Holzknecht schreibt 1925 im Lehrbuch der Strahlentherapie:

» ... ein Ergebnis der Technik: die modernen Röntgenapparate. Bis jetzt sind es zirka 12 Typen, die um die Palme auf dem Weltmarkte streiten und es erreicht haben, dass Röntgenröhren stundenlang mit hoher Spannung und respektabler Belastung betrieben werden können. «

Am Czerny-Krankenhaus in Heidelberg wurde 1934 ein 400 kV-Gleichspannungsgerät in Betrieb genommen, aus den USA wurde über ein 1000 kV Gerät berichtet. H. Holfelder (1931) im „Handbuch der gesamten Strahlenheilkunde, Biologie, Pathologie und Therapie“:

» Aber wir müssen zugeben, dass sich das Röntgenlicht an die tiefliegenden Organe der Brusthöhle niemals mit der gleichen schonenden Elektivität heranbringen lässt als dies an allen übrigen Körperstellen der Fall ist. «

Die Dosisverschreibung war uneinheitlich und wurde klinisch sowie anhand der oft erheblichen Hautreaktionen im Bestrahlungsfeld vorgenommen. Wurden zur Aufhärtung der Strahlung anfangs trockene und nasse Leder auf die Haut gelegt, ging man bald dazu über, Metallfilter zu verwenden. Über die applizierten Strahlendosen finden sich in den frühen Arbeiten keine genaueren Angaben. Häufig wird nur von „... intensiver Bestrahlung gesprochen, ein mit den Fortschritten wandelbarer Begriff ...“, so G. Herrnheiser 1932.

» Betrachtet man ... die heute angewandten Röntgenbestrahlungsmethoden im Kampf gegen das Karzinom, so entspricht die einmalige Höchstdosis wie sie 1911 von Krönig und Gauß, Seitz und Winz inauguriert wurde, nicht der Forderung, die Strahlendosis häufig und rasch hintereinander zu verabfolgen ... Coutard hat als erster über die am Pariser Radiuminstitut bereits seit 1919 erprobte protrahiert-fraktionierte Bestrahlungsmethode berichtet ..., «

merkt H.G. Zwerg 1932 an. Strahlenbiologische und klinische Forschungen führten dazu, dass sich die einfach fraktionierten Techniken gegenüber einzeitigen Bestrahlungen durchsetzten. Herrnheiser schreibt dazu 1935 in seinem Artikel „Weitere Erfahrungen mit der Röntgenbehandlung maligner Bronchus- und Lungengeschwülste“:

» Die schnelle Verabreichung der genannten Dosis innerhalb von 30 Tagen oder weniger ist gefährlicher als die Verteilung über einen etwas größeren Zeitraum ... Ratsam ist vielmehr eine dem Allgemeinzustand des Patienten angepasste Dosisverteilung, die sich ungefähr über 6–9 Wochen erstrecken kann. «

Neue Erkenntnisse in der Strahlenphysik, genannt sei stellvertretend die 1927 erschienene Arbeit von Holthusen u. Gollwitzer „Die Qualitätsmessung der Röntgenstrahlung in der Tiefentherapie“, ermöglichten schließlich durch Verbesserung der Dosimetrie eine genauere Abschätzung der tatsächlich applizierten Strahlendosis. Auf dem II. Internationalen Radiologenkongress 1928 in Stockholm wurde dann einstimmig die Einführung einer internationalen Einheit für Röntgenstrahlung, des „Röntgen“ („r“), beschlossen (Internationale Röntgeneinheit 1928).

Kienböck fasst 1926 zusammen, dass

» ... der am Schluss der diagnostischen Erwägungen vermutete Grad der Radiosensibilität der Geschwulst... für die zu wählende spezielle Behandlungsart von großer Bedeutung....“ sei und „... bei einer Geschwulst, welche... wahrscheinlich eine für Röntgenstrahlung minder empfindliche Masse ist, z. B. einem kleinen mitten im Brustkorb gelegenen Lungenkrebs eines Lungenhilus... die Benutzung einer ziemlich energischen Intensiv- und Tiefenbehandlung unbedingt notwendig... “ sei: „... Intensivinstrumentarium, 1/2 mm Zinkfilter, mehrere mittelgroße Bestrahlungsfelder, z. B. sechs Felder... und zwar davon drei an der rechten, drei an der linken Körperhälfte ... «

Noch 1929 vertrat Lenk die Ansicht: „Das Bronchuskarzinom selbst und seine Drüsenmetastasen sind gegenüber der Strahlenwirkung äußerst resistent, ja fast völlig refraktär ... zu merklichen Veränderungen der vom Tumor erzeugten Schatten kommt es jedoch nicht." Anfang der 30er-Jahre wird diese Ansicht durch die systematische Analyse kleinerer Patientenkollektive revidiert. Auch wird das zunehmende Interesse an der strahlentherapeutischen Behandlung der Lungenkarzinome durch eine umfangreicher werdende Literatur dokumentiert (Internationale Röntgeneinheit 1928). So berichtet Gantenberg über 20 Fälle von histologisch gesicherten, bösartigen Lungentumoren, die seit Ende der 20er-Jahre mit einer 180 kV Stabilivolt-Apparatur behandelt wurden (Kittle 2000):

»... können wir in 1/4 unserer 20 Fälle von bösartigen intrathorakalen Geschwülsten eine mehr oder weniger erhebliche Besserung, sogar einen jahrelangen Stillstand des Prozesses erzielen, ein Ergebnis, das bei der Trostlosigkeit der Prognose überhaupt uns veranlassen muss, in jedem Fall einer bösartigen Lungengeschwulst so frühzeitig wie möglich eine konsequente und genügend lange Bestrahlungsserie einzuleiten.«

Die röntgenologische und bronchographische Tumorrückbildung nach Bestrahlung wurde 1937 anhand von 31 Patientenverläufen in einer umfangreichen Arbeit von Beutel u. Strnad untersucht (1937). Herrnheiser kommt schließlich zur Feststellung (1935):

»Seit dem Jahre 1931 trete ich für eine energische Strahlenbehandlung der bösartigen Bronchial- und Lungengeschwülste ein. Die planmäßige Arbeit auf diesem Gebiete erschien umso notwendiger und berechtigter, als ja alle anderen Behandlungsmethoden des Lungenkrebses derzeit völlig aussichtslos sind.«

Vielfelderbestrahlungen konnten bereits 1906 mit dem von R. Werner konstruierten „Bestrahlungskonzentrator", einer auf einem Kreisbogen beweglichen Röntgenröhre, an der von Czerny geleiteten Klinik in Heidelberg durchgeführt werden (Becker 1956). Mit der Einführung von Pendel- und Rotationsbestrahlungen in den 30er- und 40er-Jahren wurde weiter versucht, die Dosisverteilung zu verbessern. In den 50er-Jahren gelang dann durch Einführung der Megavoltbestrahlung in den größeren Kliniken ein entscheidender technischer Fortschritt. Die ultraharte Strahlung wurde entweder, wie z. B. im van de Graaf-Generator, Zyklotron oder Linearbeschleuniger künstlich erzeugt, oder durch Telegammageräte, die mit radioaktiven Isotopen bestückt waren, geliefert. Erst mit diesen Entwicklungen wurde es möglich, eine effiziente Tiefenwirkung unter ausreichender Schonung des gesunden Gewebes zu erzielen und zusätzlich die Bestrahlungszeiten zu verkürzen. Im Kapitel „Geschwülste des Thoraxraumes" stellt Kuttig 1960 im Buch „Die Supervolttherapie" fest:

»... ist ersichtlich, dass mit der Supervolttherapie gegenüber der konventionellen Röntgentherapie ein höherer Prozentsatz der Patienten mit einer kurativen Dosis, etwa 6000 r HD behandelt werden konnte. Dies ist auf die bedeutend bessere Verträglichkeit der Therapie mit ultraharten Strahlen zurückzuführen, die es gestattete, noch Patienten mit einer derart hohen Dosis zu belasten, die die Behandlung mit konventioneller Röntgentherapie nicht hätten durchhalten können ... Auch anhand der Überlebenszahlen ist die deutliche Überlegenheit der Supervolttherapie gegenüber der konventionellen Röntgenbestrahlung feststellbar.«

Mit dem Einsatz von Durchleuchtungsgeräten, mit denen sich die Bestrahlungsfelder am Patienten festlegen, auf Röntgenfilmen abbilden und damit reproduzieren lassen, sog. Simulatoren, konnten Bestrahlungsplanung und -durchführung verbessert werden.

Für die kleinvolumige Bestrahlung endobronchialer Tumorprozesse wurden die brachytherapeutischen Techniken weiterentwickelt. Dazu werden nach Endoskopie radioaktive Isotope im Afterloading-Verfahren für wenige Minuten auf Tumorhöhe platziert, so dass eine Kurzdistanzbestrahlung mit wenigen Millimetern Tiefenreichweite durchgeführt werden kann.

Mit der Einführung von Computer- und Magnetresonanztomographie wurde es schließlich möglich, ein exaktes Tumorstaging zu betreiben und das zu behandelnde Volumen besser zu definieren. Der technische Durchbruch in der Strahlentherapie gelang in den vergangenen 20 Jahren mit der Einbindung der neuen Schnittbildverfahren in die computergestützte Bestrahlungsplanung. Die Dosisverteilungen können präzise an die oft unregelmäßig geformten Tumoren angepasst, berechnet und 3-dimensional dargestellt werden. Damit wird es möglich, die genauen Dosisbeiträge sowohl im Zielvolumen als auch in den Risikoorganen wie beispielsweise Lunge, Herz und Rückenmark in sog. Dosis-Volumen-Histogrammen anzugeben. So können vor Therapiebeginn durch virtuelle Optimierung der Bestrahlungsparameter, z. B. Einstrahlwinkel, Feldgröße oder Energie, für jeden Patienten individuelle Bestrahlungspläne erstellt werden.

Die Strahlentherapie hat sich in den letzten Jahrzehnten rasant entwickelt und war gleichzeitig immer in die interdisziplinäre Zusammenarbeit mit den chirurgischen und internistischen Onkologen eingebettet. Innovative Bestrahlungstechniken und multimodale Therapiekonzepte werden die weitere Entwicklung prägen.

> »…. es gibt nämlich bei der Röntgenbehandlung leider keine Fernwirkung in dem Sinne, dass etwa in der bestrahlten Geschwulst … wirksame Abwehrstoffe gebildet und in den Blutkreislauf ausgesandt würden, welche die übrigen verwandten Herde im Körper entsprechend beeinflussen könnten. (Doch) … können durch Schrumpfung der Geschwulst und Entgiftung des Organismus alle genannten Krankheitserscheinungen schwinden und einem ganz normalem Zustande Platz machen … Manchmal zeigt sich schon bald nach Beginn … der Bestrahlungen … eine vollkommene Wirkung, ein restloses Schwinden der Geschwulst samt den üblen Nachbarwirkungen und den bösen Fernwirkungen, dann erscheint der Kranke von seinen Leiden vollkommen geheilt …,«

schreibt Kienböck bereits 1926 über die Bestrahlung von Lungentumoren.

12.3 Chemotherapie

Kleinzellige Lungenkarzinome

In den 60er-Jahren des letzten Jahrhunderts wurden verschiedene alkylierende Substanzen wie Cyclophosphamid und Nitrosoharnstoffe sowie Antnimetaboliten wie Methotrexat in die Behandlung der kleinzelligen Lungenkarzinome eingeführt. Hiermit erreichte man zunächst eine Verdopplung der Überlebensdauer im Vergleich zur bisher rein supportiven Therapie bei Patienten des Stadiums „extensive disease". Es folgte die Kombination von Cyclophosphamid und Radiotherapie ebenfalls in dieser Zeit für das Stadium „limited disease". Die später zur Verfügung stehenden Anthrazykline und Vincaalkaloide erreichten Remissionsraten in der Monotherapie von bis zu 50 %. In den 80er-Jahren kamen die Epipodophyllotoxine und Platinanaloga zusätzlich zum Einsatz. Sie erreichten Remissionsraten von 40–60 % bei bisher unbehandelten Patienten. Die zunächst allein geübte Monochemotherapie wurde sehr bald durch die Kombination mehrerer Zytostatika ergänzt. In den 70er-Jahren entwickelte sich die 3er-Kombination Anthrazyklinantibiotikum/Cyclophosphamid/Vincaalkaloid (VAC oder ACO) zum Standardverfahren besonders im Stadium „limited disease". In den 90er-Jahren ergänzten neue Zytostatika wie die Taxane und Campthotezine das therapeutische Arsenal. Die 80er- und 90er-Jahre waren in der Behandlung der kleinzelligen Lungenkarzinome besonders durch verschiedene Versuche einer Dosisintensivierung (s. Abschn. 4.3) gekennzeichnet. Gleichzeitig wurde die Bedeutung der Radiotherapie im Stadium „limited disease" in klinischen Studien und Metaanalysen bestätigt. Sie wurde zu einem unverzichtbaren Bestandteil der Behandlung dieses Tumors.

Nichtkleinzellige Lungenkarzinome

In der Behandlung der nichtkleinzelligen Lungenkarzinome wurde die Chemotherapie ebenfalls seit den 60er-Jahren versucht, wobei die zur Verfügung stehenden Zytostatika nur eine marginale Wirkung in der Monotherapie und auch unbefriedigende Resultate in der Kombinationsbehandlung erreichten. Die Situation verbesserte sich erst in den 70er Jahren, nachdem Cisplatin- Analoga auch für diese Tumorentität zur Verfügung standen. Metaanalysen späterer Jahre bestätigten, dass erst nach der Einführung der Cisplatin Analoga ein zwar immer noch bescheidener aber doch signifikanter Überlebensvorteil für die Patienten im fortgeschrittenen Tumorstadium, die sich noch in einem guten Allgemeinzustand befinden, besteht. Lange Jahre wurde die Chemotherapie bei den nichtkleinzelligen Lungenkarzinomen nur beim Nachweis einer Fernmetastasierung und dann mit großer Zurückhaltung eingesetzt. Erste Versuche einer adjuvanten Chemotherapie nach potentiell kurativer Tumorresektion erwiesen sich als nur marginal oder wenn überhaupt, sehr gering wirksam im Hinblick auf die Überlebensdauern der Patienten. Das Interesse an der Chemotherapie dieser Tumorgruppen erhöhte sich wesentlich, als man begann, die Chemotherapie bereits präoperativ hauptsächlich im Stadium IIIA einzusetzen. Nachdem in Phase-II-Studien deren Wirksamkeit eindeutig belegt wurde, gelang es, diese auch in ersten Phase-III-Studien zu bestätigen.

Gleichzeitig wurden Studien zur Kombination von Chemotherapie und Radiotherapie initiiert, die Ende des letzten Jahrhunderts dieses Verfahren zum Standard in der Behandlung des lokal förtgeschrittenen inoperablen nichtkleinzelligen Lungenkarzinoms erhoben.

Neue Zytostatika wie die Taxane, Vinorelbin, Gemcitabin und Irinotecan erweiterten in den 90er-Jahren das therapeutische Spektrum und schufen die Möglichkeit, den Patienten auch eine Therapie der zweiten Wahl anzubieten.

Literatur

Becker J (1956) 50 Jahre Czerny-Krankenhaus für Strahlenbehandlung der Universität Heidelberg. Strahlentherapie 101:163–166

Beutel A, Strnad F (1937) Die strahlentherapeutisch bedingten Veränderungen der Bronchustumoren im Bronchopneumogramm. Strahlentherapie 59:497–512

Gantenberg R (1933) Erfahrungen über Klinik und Behandlung intrathorakaler Tumoren. Strahlentherapie 47:426–442

Herrnheiser G (1932) Die Strahlenempfindlichkeit des Lungenkarzinoms. Strahlentherapie 45:269–280

Herrnheiser G (1935) Weitere Erfahrungen mit der Röntgenbehandung maligner Bronchus- und Lungengeschwülste. Strahlentherapie 52:425–463

Holfelder H. Die Felderwahl. In: Lazarus P (Hrsg) (1931) Handbuch der gesamten Strahlenheilkunde, Biologie, Pathologie und Therapie. Bd II. Bergmann, München, S 204–205

Holthusen H, Gollwitzer H (1927) Die Qualitätsmessung der Röntgenstrahlung in der Tiefentherapie. Strahlentherapie 26:101–119

Holzknecht G (1926) Entwicklung der Strahlenbehandlung und ihre Bedeutung für die Heilkunde. In: Meyer H (Hrsg) Lehrbuch der Strahlentherapie. Bd I. Urban & Schwarzenberg, Berlin Wien, S 1–28

Internationale Röntgeneinheit (1928) Strahlentherapie 30: 602–603

Jüngling U (1924) Röntgenbehandlung chirurgischer Krankheiten. Hirzel, Leipzig, S 163–165

Kienböck R (1926) Bestrahlungstherapie von Mediastinaltumoren. In: Meyer H (Hrsg) Lehrbuch der Strahlentherapie. Bd III. Urban & Schwarzenberg, Berlin Wien, S 383–405

Kittle CF (1992) History of surgical oncology. In: Beattie EJ, Bloom N, Harvey J (eds) Thoracic surgical oncology. Churchill Livingstone, New York Edinburgh London Melbourne Tokyo, pp 1–18

Kittle CF (2000) The history of lobectomy and segmentectomy including sleeve resection. Chest Surg Clin North Am 10 (1):105–130

Köhler A (1920) Aus den ersten Jahren der Röntgentiefentherapie. Strahlentherapie 10:585–593

Kuttig H (1961) Geschwülste des Thoraxraumes. In: Becker J, Schubert G (Hrsg) Die Supervolttherapie. Thieme, Stuttgart, S 365–379

Lenk R (1929) Röntgendiagnostik der intrathorakalen Tumoren. In: Holzknecht G (Hrsg) Handbuch der theoretischen und klinischen Röntgenkunde. Springer, Wien

Mountain CF (2000) The evolution of the surgical treatment of lung cancer. Chest Surg Clin North Am 10 (1): 83–104

Naef AP (1990) The story of thoracic surgery. Hogrefe & Huber, Toronto, pp 1–157

Scherer E (1994) Chronik der Strahlentherapie 1900–1960. Bd I–III. Urban & Vogel, München

Virchow C sen, Naef AP, Schaefer HE et al. (1997) Thomas Mann (1875–1955) und die Pneumologie. Zur Indikation des thoraxchirurgischen Eingriffs im April 1946. DMW 122: 1432–1437

Zwerg HG (1932) Die theoretischen, experimentellen, klinischen und wirtschaftlichen Grundlagen der protrahiertfraktionierten Röntgenbestrahlung maligner Tumoren. Strahlentherapie 43:201–248

Nichtkleinzellige Lungenkarzinome

Inhaltsverzeichnis

13.1 Chirurgische Therapie

13.1.1 Präoperative Funktionsdiagnostik

V. Schulz

Einleitung

Die Funktionsdiagnostik im Rahmen der Thoraxchirurgie dient der **Festlegung der funktionellen Operabilität.** Neben der Evaluierung kardialer Risiken kommt der Erfassung pulmonaler Funktionseinbußen besondere Bedeutung zu. Dies gründet in dem Faktum, dass Patienten, die wegen eines Lungenkarzinoms zur Operation anstehen, bedingt durch die inhalative Noxe „Zigarettenrauchen", die für die Tumorentstehung verantwortlich ist, gleichzeitig in hoher Zahl (in 37–90 %) eine chronische obstruktive Bronchitis sowie ein fortgeschrittenes Lungenemphysem aufweisen – und zusätzlich durch Thorakotomie und Lungenresektion sich die **pulmonale Funktion** kurzzeitig, teilweise auch anhaltend verschlechtern kann.

Folgend sollen im Detail die verschiedenen **pulmonalen und kardialen Funktionsparameter** dargestellt werden, die zur Operabilitätsbeurteilung herangezogen werden. Zusammenfassend wird ein Algorithmus vorgestellt, der – je nach Risikograd – ein gestuftes diagnostisches Vorgehen vorsieht. Die im Rahmen dieses Abschnitts verwendeten Abkürzungen und Symbole sind in Tabelle 13.1 erläutert.

Tabelle 13.1. Abkürzungen und Symbole

FEV_1	Forciertes exspiratorisches Einsekundenvolumen [l]
FEV_1 % Soll	Forciertes exspiratorisches Einsekundenvolumen, bezogen auf den Median des jeweiligen Sollwerts [% des Solls]
FEV_1 ppo	Vorausgesagtes („predicted") postoperatives Einsekundenvolumen [l oder % des Solls]
T_{LCO}	Transferfaktor der Lunge für Kohlenmonoxid (CO): CO-Aufnahme der Lungen [ml/min] pro CO-Druckgradient [Torr] an der alveolokapillären Membran [ml/min/Torr]
T_{LCO} % Soll	Transferfaktor der Lunge für Kohlenmonoxid (CO), bezogen auf den Median des jeweiligen Sollwerts [% des Solls]
T_{LCO} ppo	Vorausgesagter („predicted") postoperativer Wert des Transferfaktors der Lunge für Kohlenmonoxid (CO) [ml/min/Torr oder % des Solls]
$\dot{V}_{O_2}$max	Symptomlimitierte max. Sauerstoffaufnahme [ml/kg/min]
$\dot{V}_{O_2}$max % Soll	Symptomlimitierte max. Sauerstoffaufnahme, bezogen auf den Median des jeweiligen Sollwerts [% des Solls]
$\dot{V}_{O_2}$max ppo	Vorausgesagte („predicted") postoperative symptomlimitierte max. Sauerstoffaufnahme [ml/kg/min oder % des Solls]
$\overline{PAP}$	Pulmonalarterienmitteldruck [mmHg]
F_{IO_2}	Inspiratorische Sauerstofffraktion
p_{aO_2}	Arterieller Sauerstoffpartialdruck [kPa]
p_{aCO_2}	Arterieller Kohlendioxidpartialdruck [kPa]
S_{aO_2}	Arterielle Sauerstoffsättigung
$\dot{V}_A$	Alveoläre Ventilation [l/min]
$\dot{Q}_T$	(Totale) Lungenpersfusion (Herzzeitvolumen) [l/min]

Pulmonale Funktionsdiagnostik

Kurzzeit- und Langzeitprognose

Die pulmonale Funktionsdiagnostik verfolgt **2 Ziele:**

- Zum einen soll ermittelt werden, ob der aktuelle Funktionsstand postoperative – meist bronchiale – Komplikationen erwarten lässt und ob die Funktionsreserve ausreichend ist, um postoperativ einsetzende nachteilige Einflüsse auf die pulmonale Funktion auszugleichen. Die präoperativen Funktionsdaten geben eine Voraussage zur postoperativen Morbidität und Dreißigtagesmortalität.
- Zum anderen soll – für die Langzeitprognose – das Ausmaß der Lungenresektion festgelegt werden, das nach funktionellen Kriterien nicht überschritten werden darf, soll eine allgemein zu akzeptierende Lebensqualität erhalten bleiben.

Nach Literaturlage bezieht sich der **Voraussagewert der einzelnen Parameter** i. d. R. auf die Kurzzeitprognose, für die Langzeitprognose ist – in Gegenüberstellung zur Kurzzeitprognose – die Wertigkeit der Funktionsdaten teilweise unterschiedlich.

Ventilation – spirometrische Volumina, maximale exspiratorische Flüsse

Von dieser Parametergruppe hat sich als bevorzugter Messwert das forcierte exspiratorische Einsekundenvolumen – **FEV_1** – durchgesetzt, das am Anfang jeglicher pulmonaler Risikoabschätzung stehen muss.

> **!** Im Vergleich zu max. exspiratorischen Flüssen und Atemgrenzwert, für die ebenso Risikogrenzen erarbeitet wurden, besitzt das FEV_1 eine geringere Messwertvarianz und eine bessere Reproduzierbarkeit, zudem liegt ein verlässlicher anthropometrisch gewichteter Sollwertkatalog vor.

Als **weiterer Vorteil** ist anzusehen, dass das FEV_1 sowohl eine obstruktive Ventilationsstörung – unabhängig ob sie endo- oder exobronchial verursacht ist – als auch ein restriktives Funktionsmuster erfasst, das bei Pleuraschwarten, „alten" Lungentuberkulosen und fortgeschrittenen, fibrosierenden Alveolitiden ein operatives Risiko darstellen kann. Zur eingehenden Differenzierung ist dann allerdings die gleichzeitige Aufnahme der Vitalkapazität und statischer Lungenvolumina – mittels Bodyplethysmographie – notwendig.

Je nach dem Ausmaß des operativ gesetzten Parenchymverlusts ist eine **gleitende Risikogrenze** festzulegen:

- für eine Pneumonektomie: $FEV_1 \leq 2{,}0$ l,
- für eine Lobektomie: $FEV_1 \leq 1{,}0$ l und
- für eine Wedge- oder Segmentresektion: $FEV_1 \leq 0{,}6$ l.

Bei Einhaltung dieser Grenzwerte beträgt die **postoperative Mortalität** bei Wedge- oder Segmentresektion sowie bei Lobektomie 0–2% und ist bei der Pneumonektomie mit 4–5% immer noch als niedrig anzusehen. Höhere Grenzwerte wurden im Jahr 1994 von der DGP (Deutsche Gesellschaft für Pneumologie) angegeben und sind als **Risikostufung „mit Sicherheitsabstand"** aufzufassen:

- für eine Pneumonektomie: $FEV_1 \leq 2{,}5$ l,
- für eine Lobektomie: $FEV_1 \leq 1{,}75$ l und
- für eine Wedge- oder Segmentresektion: $FEV_1 \leq 1{,}5$ l.

In den letzten Jahren hat der Absolutwert des FEV_1 an diagnostischer Bedeutung verloren und wurde mehr und mehr durch seinen **Relativwert**, ausgedrückt in Prozent des Sollwertmedians, abgelöst. Dieses Vorgehen ergibt sich aus der Erfahrung, dass eine FEV_1-Angabe, die sich auf einen Geschlecht, Alter und Körpergröße berücksichtigenden Sollwert bezieht, offensichtliche **Fehleinschätzungen** umgeht, die bei der alleinigen Anwendung des Absolutwerts auftreten können. Beispielhaft kann ohne Berücksichtigung des Sollwerts ein FEV_1 von 1,0–1,2 l als kritisch gewertet werden, erlaubt aber durchaus ein operatives Vorgehen, wenn es „bei älteren, kleinen und zierlichen Frauen" mit nur gering ausgeprägter chronischer obstruktiver Bronchitis in einem Bereich von 60–80% des Solls berechnet wird. Andererseits ist bei einem „großen 40-Jährigen", dessen absolutes FEV_1 1,9 l beträgt, aber nur mit 45% des Solls bestimmt wird, eine Resektion größeren Ausmaßes vom Ergebnis weiterführender Funktionsuntersuchungen abhängig zu machen.

Risikogrenzen des Relativwerts FEV_1 % Soll wurden in Studien (Bolliger u. Perruchoud 1998) zwischen ≥40 % und ≥80 %, je nach Resektionsausmaß, angegeben. Empfehlungen der ATS (American Thoracic Society; Weisman 2001) setzen einen Wert von ≥60 % fest, während von der Deutschen Gesellschaft für Pneumologie (2000) ein Grenzwert von ≥80 % ausgewiesen wird, der eine Resektion bis zur Pneumonektomie erlaubt. Dieser sehr hoch erscheinende Richtwert wird aus einem Vergleich abgeleitet: Im Mittel entwickeln Patienten mit einer chronischen obstruktiven Bronchitis dann ein Pumpversagen der Atmung, wenn der Wert in einen Bereich von 30–40 % übergeht. Bedenkt man, dass beide Lungen vereinfacht je die Hälfte zum forcierten exspiratorischen Einsekundenvolumen beisteuern, wird eine solche Globalinsuffizienz der Atmung nach Pneumonektomie dann ausbleiben, wenn man die Risikogrenze des FEV_1 % Soll von ≥80 % einhält. Diesem Ansatz ist nur bedingt zu folgen, besonders weil der Funktionsverlust nach Pneumonektomie i. d. R. geringer (um 25–30 %) ausfällt, wie postoperative Messungen ausweisen.

Tipp

Im diagnostischen Stufenplan ist daher vorgesehen, zur Operabilitätsbeurteilung weiterhin die Spiroergometrie einzusetzen, falls ein FEV_1-Bereich von 60–80 % unterschritten wird.

Pulmonaler Gaswechsel – arterielle Blutgaspartialdrücke, Transferfaktor

Den **arteriellen Blutgasen**, als Partialdrücke – p_{aO_2}, p_{aCO_2} – oder pulsoximetrisch als Sauerstoffsättigung – S_{aO_2} – gemessen, wird in der Prognostizierung postoperativer Komplikationen ein unterschiedlicher Wert beigemessen.

Allgemein wird als **Grenzwert**, der eine Lungenresektion verbietet, ein p_{aO_2} ≤6,6 kPa (50 Torr) anerkannt. Eine weitere operationsabhängige, auch nur mäßige Abnahme des p_{aO_2} bedeutet im steilen Bereich der Sauerstoffbindungskurve einen großen O_2-Sättigungsabfall, der bei meist unzureichender Kompensation – durch Anstieg des Herzzeitvolumens – zu einem kritischen Unterschreiten der organbezogenen Sauerstoffversorgung führen kann. Ein p_{aO_2} ≥7,9 kPa (60 Torr) rechtfertigt dagegen eine Resektion jeglichen Ausmaßes, so dass eine **„Grauzone"** zwischen 6,6 und 7,9 kPa besteht, die eine weitere Evaluierung erfordert.

In diesem Bereich einer mittleren arteriellen Hypoxie ist das **Verhalten des p_{aO_2} unter Belastung** aufschlussreich: Steigt der p_{aO_2}-Wert unter Belastung an – und überschreitet die Grenze von 7,9 kPa – sind als Grund der arteriellen Hypoxie in Ruhe Ventilationsinhomogenitäten anzunehmen, die unter Belastung ausgeglichen werden. Dieser unterliegende pathogenetische Faktor kann meist durch eine **angepasste bronchiale Therapie** aufgehoben werden.

Prognostisch ungünstiger zu werten ist ein **belastungsabhängiger p_{aO_2}-Abfall.** Dieses Verhalten ist Ausdruck ausgeprägter $\dot{V}_A/\dot{Q}_T$-Inhomogenitäten und/oder einer Diffusionslimitation, auch ein pulmonaler Shunt kommt infrage, der durch eine p_{aO_2}-Messung unter O_2-Atmung (F_{IO_2}=1) aufgedeckt werden kann. Bleibt unter diesen Bedingungen ein Anstieg des p_{aO_2} über 53,3 kPa (400 Torr) aus, so ist von Shunt-Blut als wesentlichem pathogenetischem Faktor der arteriellen Hypoxie in Ruhe und unter Belastung auszugehen. Vorausgesetzt der pulmonale Shunt lässt sich in Synopsis mit anderen Methoden (Ventilations- und Perfusions-Scan) in dem zu operierenden Lungenbereich lokalisieren, ist postoperativ mit einer Besserung, wenn nicht Aufhebung der arteriellen Hypoxie zu rechnen.

!

Eine solche, aus der Praxis entwickelte Vorgehensweise in der Differenzierung der arteriellen Hypoxie wird durch Studienergebnisse gestützt: Mehrere Gruppen (Bolliger u. Perruchoud 1998) verbinden einen p_{aO_2}-Wert, der in Ruhe ≤7,9 kPa gemessen wird, während Belastung nicht diesen Grenzwert übersteigt oder unter diesen abfällt, mit einem erhöhten postoperativen Mobilitätsrisiko. Gleiches wurde für eine S_{aO_2} ≤ 90 % durchschnittlich einem P_{aO_2} von 7,9 kPa (60 Torr) entsprechend, festgestellt.

In diesem Zusammenhang ist auf den **Transferfaktor als Prognoseparameter** einzugehen. Der Transferfaktor (T_{LCO}), meist mit der CO-Einatemzugsmethode nach Ogilvie gemessen, gilt als Maß zu Erfassung der Effizienz aller die pulmonale Sauerstoffaufnahme bestimmenden Faktoren – Ventilation, Perfusion, Diffusion und deren Inhomogenitäten. Im Vergleich zum arteriellen Sauerstoffpartialdruck wird er als sensitiver angesehen, eine Störung des pulmonalen Gaswechsels anzuzeigen. Es ist daher einsehbar, dass diesem Parameter eine **hohe Voraussagekraft**, bezogen auf postoperative Komplikationen und Mortalitätsrate, zukommt: Ein T_{LCO} von 81–100 % des Sollwerts geht mit einer Dreißigtagemortalität um 3 % einher, ein Wert von 61–80 % ist mit einer Sterberate von 8 % verbunden, noch niedrigere Werte – ≤60 % – lassen dann das Mortalitätsrisiko weiterhin „sprunghaft" ansteigen (Ferguson et al. 1988).

! Nach diesen Daten wird daher ein T_{LCO} ≤50–60 % als Grenze gewertet, ab der eine Pneumonektomie unterbleiben sollte. Neue Algorithmen (Bolliger u. Perruchoud 1998; Deutsche Gesellschaft für Pneumologie 2000; Weisman 2001) geben für dieses Resektionsausmaß einen T_{LCO}-Wert von ≥80 % des Solls vor, niedrigere Werte fordern zu Zusatzuntersuchungen auf, deren Ergebnisse das mögliche Resektionsmaß differenziert festlegen lassen.

Eine **Hyperkapnie** – p_{aCO_2}≥5,9 kPa (45 Torr) –, also der Übergang von einer Partial- in eine Globalinsuffizienz der Atmung, bezeichnet anerkannt ein **hohes postoperatives Risiko**. Ein solches Versagen der Atempumpe, das durch eine Hyperkapnie angezeigt wird, ist meist Ausdruck einer an der Leistungsgrenze arbeitenden und ermüdenden Atemmuskulatur. Postoperativ kann diese Funktionseinbuße der Atemmuskulatur durch vielfältige Faktoren – mögliche Phrenikusparese, behinderte muskuläre Kraft-Druck-Übertragung bei ausgedehnter Pleuraergussbildung, so genannte Blindarbeit nach Pneumonektomie – verstärkt werden. Sedierung und Schmerzhemmung fördern weiterhin den Ventilationsfehler. Folgen sind ein ineffektiver Hustenstoß und zunehmende bronchiale Sekretretention, ein weiterer p_{aCO_2}-Anstieg birgt dann die Gefahr einer dekompensierten respiratorischen Azidose und der Notwendigkeit langzeitiger postoperativer Beatmung.

Ein p_{aCO_2} >6,6 kPa ist daher als Grenzwert festzulegen, der ein thorakales operatives Vorgehen verbietet. In einem Bereich des p_{aCO_2} von 5,9–6,6 kPa können Eingriffe bis zu einer Lobektomie vertreten werden.

Pulmonale Hämodynamik

Die Evaluierung der pulmonalen Hämodynamik mit Rechtsherzkatheterisierung sowie Druckaufnahme in Ruhe und unter Belastung, u. U. bei einseitiger pulmonalarterieller Ballonokklusion der zu resezierenden Lunge, kann ergänzend zur präoperativen Risikoabschätzung indiziert sein. Wird der **pulmonalarterielle Mitteldruck** [$\overline{PAP}$] in Ruhe normalwertig gemessen und bleibt er unter leichter Belastung ≤40 mmHg (Bolliger et al. 1995), ist eine Dreißigtagesmortalität ≤10 % vorauszusetzen, bei Überschreiten dieses Wertes ist – besonders bei Pneumonektomie – mit einer Mortalität von ≥15 % zu rechnen. Eine Lobektomie ist bis zu einem $\overline{PAP}$ ≤40 mmHg durchzuführen, bei einer Pneumonektomie sollte er 30 bzw. 35 mmHg unter leichter Belastung nicht überschreiten.

CAVE

Werden diese Druckgrenzen unter Belastung nicht eingehalten, kann sich im postoperativen Langzeitverlauf in 20–30 % eine präkapilläre pulmonale Hypertonie entwickeln, die die körperliche Leistungsfähigkeit einschränkt.

Bei präoperativen pulmonalarteriellen **Druckwerten ≤30 mmHg** bleibt dagegen, infolge einer offensichtlich dann ausreichenden Gefäßreserve, postoperativ auch langzeitig ein wesentlicher Druckanstieg aus. Durchschnittlich wird bei dieser Patientengruppe im Vergleich zur präoperativen Messung unter Belastung lediglich ein Druckzuwachs des pulmonalarteriellen Mitteldrucks von 4 mmHg gemessen.

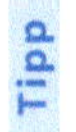

Die Rechtsherzkatheteruntersuchung hat – als invasive Methode – in der präoperativen Diagnostik heute an Bedeutung verloren und sollte lediglich gezielt eingesetzt werden, falls sich echokardiographisch Hinweise auf eine pulmonale Hypertonie ergeben. Erste Untersuchungen sprechen dafür, dass die dopplersonographische Bestimmung der rechtsventrikulären Ejektionsfraktion unter Belastung vergleichbare Aussagen ermöglicht.

Belastungsuntersuchungen – symptomlimitierte maximale Sauerstoffaufnahme

Belastungsuntersuchungen werden in der präoperativen Funktionsdiagnostik zunehmend eingesetzt. Der am häufigsten aufgenommene Parameter ist die **max. Sauerstoffaufnahme** – V_{O_2}max –, die während einer bis zur subjektiven Ausbelastung geführten Fahrradergometerarbeit bestimmt wird. Dieser Wert bezeichnet die symptomlimitierte max. Sauerstoffaufnahme und ist daher von der Definition nach arbeitsphysiologischen Kriterien zu trennen.

Die max. Sauerstoffaufnahme korreliert mit dem postoperativen Verlauf enger als „übliche" Funktionsdaten (Bolliger u. Perruchoud 1998). Eine solche Überlegenheit überrascht nicht. Lange war die präoperative Risikoabgrenzung vorwiegend auf pulmonale Funktionsdaten ausgerichtet, unzureichend berücksichtigt blieb aber, dass der postoperative Verlauf vom **Zusammenspiel verschiedener Organfunktionen** abhängig ist. Die max. Sauerstoffaufnahme kann als Maß für die kardiale Funktion gelten, gleichzeitig geht aber auch die pulmonale Funktion in diesen Wert ein – da, um ein Beispiel zu geben, bei so genannter bronchialer Flusslimitation oder hoher Totraumventilation auch die V_{O_2}max begrenzt wird. Aus diesem Ansatz, die kardiale und pulmonale Funktion übergreifend zu erfassen, erklärt sich – im Vergleich mit Daten der Spirometrie und des pulmonalen Gaswechsels – die **größere Trennschärfe der V_{O_2}max,** in der präoperativen Evaluierung Gruppen verschiedener Risikograde zu bezeichnen, wie an der Besprechung einiger Studien aufgezeigt werden soll.

Smith et al. (1984) untersuchten die **relative Wertigkeit von V_{O_2}max,** üblichen spirometrischen Messwerten und einiger mit Hilfe pulmonaler Perfusionsszintigraphie abgeleiteter Parameter (FEV_1 ppo), um postoperative kardiopulmonale Komplikationen (respiratorisches Versagen, Myokardinfarkt, Arrhythmien, Atelektasebildung und Dreißigtagemortalität) vorauszusagen.

Die Trennschärfe von V_{O_2}max, Gruppen unterschiedlichen Risikos zu bezeichnen, war von allen geprüften Parametern am größten. V_{O_2}max wurde in der Patientengruppe, die komplikationsfrei blieb, signifikant höher bestimmt als bei derjenigen, in der postoperativ Komplikationen auftraten (22,4±1,4 vs. 14,9±0,9 ml/kg/min).

Ergebnisse einer Studie (Bechard u. Wetstein 1987), in die eine größere Patientenzahl einging, belegen weiterhin die **hohe Trennschärfe von V_{O_2}max** in der Risikoabschätzung: Alle Patienten, deren V_{O_2}max≥20 ml/kg/min gemessen wurde, entwickelten postoperativ keine Komplikationen. Todesfälle traten lediglich in der Gruppe ein, deren V_{O_2}max unter10 ml/kg/min fiel. Werte zwischen 15 und 20 ml/kg/min bezeichnen allgemein eine zunehmende postoperative Komplikationsrate, sind aber – bei einer Lobektomie – nicht fatal: Patienten, die eine V_{O_2}max≥15 ml/kg/min aufwiesen und deren Operationsrisiko nach üblichen Kriterien – FEV_1% Soll ≤40 %, p_{aCO_2}≥ 5,9 kPa (45 Torr) – hoch war, entwickelten zwar nach Lobektomie in 40 % postoperativ Komplikationen, Todesfälle traten jedoch nicht auf (Walsh et al. 1994).

Untersuchungen von Bolliger et al. (1995) weisen der **auf den Sollwert bezogenen max. Sauerstoffaufnahme** (V_{O_2}max % Soll) einen noch höheren prognostischen Wert zu als dem Absolutwert selbst: Zwischen den Gruppen ohne und mit postoperativen Komplikationen bestand im Ergebnis spirometrischer Messwerte und Parameter des pulmonalen Gaswechsels – p_{aO_2}, p_{aCO_2}, T_{LCO} – kein Unterschied, der Absolutwert der V_{O_2}max trennte signifikant (19,7±5 vs. 14,7±3 ml/kg/min), die höchste Trennschärfe war dem auf das Soll bezogenen Wert der V_{O_2}max % Soll (84±19 vs. 61,5±11) zuzuordnen.

Diese schon nach dem univariaten Vergleich zu ziehende Aussage ergab sich auch unter Einsatz einer **multiplen Regressionsanalyse:** Der prognostische Wert, postoperative Komplikationen anzuzeigen, war mit 85,5 % für V_{O_2}max % Soll der höchste, gefolgt vom Absolutwert V_{O_2}max (in ml/kg/min) mit 79,5 % und

$V_{O_2}max$ (in l/min) mit 73,2 %. FEV_1 % Soll und p_{aO_2} erreichten 60,5 % bzw. 61,5 %. Die geschätzte **Wahrscheinlichkeit eines komplikationslosen Verlaufs** wurde mit 0,9 für eine $V_{O_2}max \geq 75$ % des Solls und mit 0,1 für eine $V_{O_2}max \leq 43$ % des Solls berechnet. Die postoperativ verstorbenen 3 Patienten (4 % Mortalitätsrate des Gesamtkollektivs) wiesen eine $V_{O_2}max \leq 60$ % auf.

Tipp

Zusammenfassend, so urteilen die Studienautoren, ist das Unterschreiten einer Risikogrenze der $V_{O_2}max$ von ≤60 % mit einer hohen Komplikationsrate verbunden und nur eine Resektion bis zur Lobektomie zulässig, andererseits ist eine $V_{O_2}max \geq 75$ % prognostisch als Wert anzusehen, der Komplikationen ausschließt.

Diese Ergebnisse haben Einzug in Empfehlungen zur Stufendiagnostik funktioneller Operabilität gefunden (Bolliger u. Perruchoud 1998; Deutsche Gesellschaft für Pneumologie 2000). Die Deutsche Gesellschaft für Pneumologie (2000) sieht eine $V_{O_2}max \geq 20$ ml/kg/min bzw. ≥75 % des Solls als Wert an, der eine uneingeschränkte Operabilität anzeigt. Werte zwischen 10 und 20 ml/kg/min bzw. 40–75 % des Solls bedingen weitere Untersuchungen, um das vertretbare Resektionsausmaß festzulegen, solche von ≤10 ml/kg/min oder ≤40 % des Solls bedeuten i. d. R. Inoperabilität.

Perfusionsszintigraphie – Prognostizierung postoperativer Funktionswerte: FEV_1 ppo, T_{LCO} ppo, $V_{O_2}max$ ppo

Nach den vorangehenden Ausführungen ist eine **Patientengruppe** zu bezeichnen, deren Funktionswerte – FEV_1 und T_{LCO}<80 % des Solls, $V_{O_2}max$ zwischen 40 % und 75 % oder 10–20 ml/kg/min – nicht von vornherein ein **unbeschränktes Resektionsmaß** zulassen und postoperative Komplikationen wahrscheinlich machen – umso häufiger, je weiter die (obere) Risikogrenze unterschritten wird. Obwohl auch für diese Gruppe eine Differenzierung der Operabilität allein durch eine weitere Stufung angeführter – gemessener – Funktionswerte erfolgen kann, hat es sich durchgesetzt, **Risikogrenzen** nach Funktionswerten festzulegen, die sich unter Einsatz von regionalen Funktionsanalysen als postoperativ geschätzt ergeben.

Dieses Vorgehen wurde zuerst zur Schätzung der postoperativen FEV_1 eingesetzt. Dabei wird szintigraphisch (mit Technetium-99-Makroaggregaten) die **pulmonale Perfusionsverteilung** bestimmt und unter der Annahme, dass Perfusion und Ventilation sich jeweils regional entsprechen, eine postoperativ zu erwartende FEV_1 ppo, vereinfacht nach der Formel FEV_1 ppo=FEV_1 (präoperativ gemessen) (1–Funktionsanteil des zu resezierenden Lungenanteils), berechnet. Die Korrelation zwischen geschätzter FEV_1 ppo und den postoperativ gemessenen Werten ist zufriedenstellend (r=0,66–0,87; Bolliger u. Perruchoud 1998), im Mittel ist von einer Unterschätzung auszugehen, für die Praxis als so genannter Sicherheitsabstand gewertet.

! Ein postoperatives FEV_1 von 30–40 % des Sollwerts sollte nicht unterschritten werden. In den Empfehlungen der Deutschen Gesellschaft für Pneumologie (2000) ist als Operabilitätsgrenze ein Wert von 40 % festgelegt. Diesem FEV_1 ppo % Soll entspricht im Mittel ein Absolutwert von 0,6–0,8 l, dessen Unterschreiten die Gefahr birgt, dass sich ein Pumpversagen der Atmung entwickelt, wie dargestellt wurde.

In den letzten Jahren wurde das Konzept der prognostischen Abschätzung auch auf die Parameter T_{LCO} und $V_{O_2}max$ ausgedehnt. Markos et al. (1989) untersuchten den Voraussagewert von FEV_1 ppo und T_{LCO} ppo, jeweils bezogen auf den Sollwert. FEV_1 ppo und T_{LCO} ppo von ≤40 % waren **Indikatoren einer hohen postoperativen Komplikationsrate.** Bolliger et al. (1995) prüften bei Patienten mit hohem Operationsrisiko (FEV_1=1,59 l im Mittel) die relative Wertigkeit der postoperativ zu ermittelnden Werte von FEV_1, T_{LCO} und $V_{O_2}max$. FEV_1 ppo und T_{LCO} ppo trennten deskriptiv zwischen Patienten ohne und mit postoperativen Komplikationen, signifikant war die **Trennschärfe der V_{O_2}max-ppo-Werte,** die 62,8 % vs. 84,6 % bzw. 10,6 vs. 14,8 ml/kg/min betrugen.

! Eine $V_{O_2}max$ ppo≤10 ml/kg/min wurde als Grenzwert eingestuft, der auch kleinere thorakale Eingriffe ausschließt. Dieser Wert, der meist 35 % des jeweiligen Sollwerts entspricht, wurde in Empfehlungen zur operativen Funktionsdiagnostik aufgenommen. Werte ≥10 ml/kg/min oder ≥35 % des Solls lassen eine Lungenresektion bis zu dem Ausmaß zu, welches der Berechnung der V_{O_2}max ppo zugrunde gelegt wurde.

Kardiale Funktionsdiagnostik

Kardiale Komplikationen treten zwar nach einer Lungenresektion in geringerem Umfang als pulmonale auf, sind aber mit einer Rate von 10–15 % nicht zu vernachlässigen, besonders wenn man an die meist mit ihnen verbundene akute Gefährdung des Patienten denkt.

Die **kardiale Diagnostik** beginnt mit

- der Anamneseerhebung (Stenokardien, abgelaufener Myokardinfarkt),
- üblicher physikalischer Untersuchung (dritter Herzton, Jugularispuls, „Stauungszeichen") und
- dem Elektrokardiogramm in Ruhe und unter Belastung (Ischämiezeichen, Rhythmusstörung).

Eine Echokardiographie (Klappenfunktion, Ejektionsfraktion, Pulmonalisdruck) wird angeschlossen.

! Wird eine Pumpinsuffizienz des Herzens nachgewiesen und kann diese nicht therapeutisch aufgehoben werden, besteht Inoperabilität. Gleiches gilt für höhergradige Rhythmusstörungen.

Patienten mit präoperativ **pathologischem Elektrokardiogramm** weisen in Gegenüberstellung zu Patienten, deren Elektrokardiogramm normal ausfällt, postoperativ nach Lungenresektion eine wesentlich höhere Mortalität auf, die bis 21,8 % betragen kann. Ischämiezeichen in Ruhe oder bei Belastung sind Indikationen für einer Koronarangiographie. Invasive Behandlungsverfahren, von der Stent-Einlage bis zur Bypass-Operation, sind zu fordern – erst im Anschluss, nach Minderung des koronaren Risikos, ist die Lungenresektion zu planen.

Mehrere Studien belegen eine hohe postoperative Komplikationsrate, wenn die Lungenresektion in einem relativ kurzen zeitlichen **Abstand** zu einem **Myokardinfarkt** – 3 bzw. 6 Monate nach dem akuten Ereignis – erfolgt. Eine individuell getroffene kardiale Risikoabschätzung ist notwendig, soll in diesem Zeitintervall pulmonal operiert werden.

Diagnostischer Stufenplan

In den vorangehenden Ausführungen wurde die unterschiedliche Wertigkeit verschiedener Funktionsparameter in der Vorhersage postoperativer Mortalität und Morbidität nach thoraxchirurgisch-onkologischen Eingriffen auseinandergesetzt. Bezogen auf das Resektionsausmaß wurden zudem Risikogrenzen festgelegt, die sich aus den jeweiligen Messwerten ergeben. Für die Praxis sind diese Einzeldaten in einem **Algorithmus** zusammenzuführen, der zu einem gezielten und gestuften diagnostischen Vorgehen anleitet.

In den letzten Jahren wurden von der Deutsche Gesellschaft für Pneumologie (2000), der European Respiratory Society (Bolliger u. Perruchoud 1998) und der American Thoracic Society (Weisman 2001) derartige „Entscheidungsbäume" vorgestellt, die sich in Parameterwahl und Grenzwertfestlegung nicht wesentlich unterscheiden. Allen gemeinsam ist, dass im **Vergleich zu bisherigen Stufenplänen**

- der auf den Sollwert bezogene Relativwert dem Absolutwert eines Parameters vorgezogen wird,
- schon in die Eingangsuntersuchung ein Messwert des pulmonalen Gaswechsels, der Transferfaktor, einbezogen ist und
- die symptomlimitierte max. Sauerstoffaufnahme als wesentliches Entscheidungskriterium angesehen wird.

Der wiedergegebene **Plan** (Abb. 13.1) entspricht demjenigen der Deutschen Gesellschaft für Pneumologie (2000), hinzugefügt ist das dem Algorithmus der European Respiratory Society (Bolliger u. Per-

Abb. 13.1. Stufenplan zur präoperativen Funktionsdiagnostik bei thoraxchirurgisch-onkologischen Eingriffen (Deutsche Gesellschaft für Pneumologie 2000; Bolliger u. Perruchoud 1998) ▶

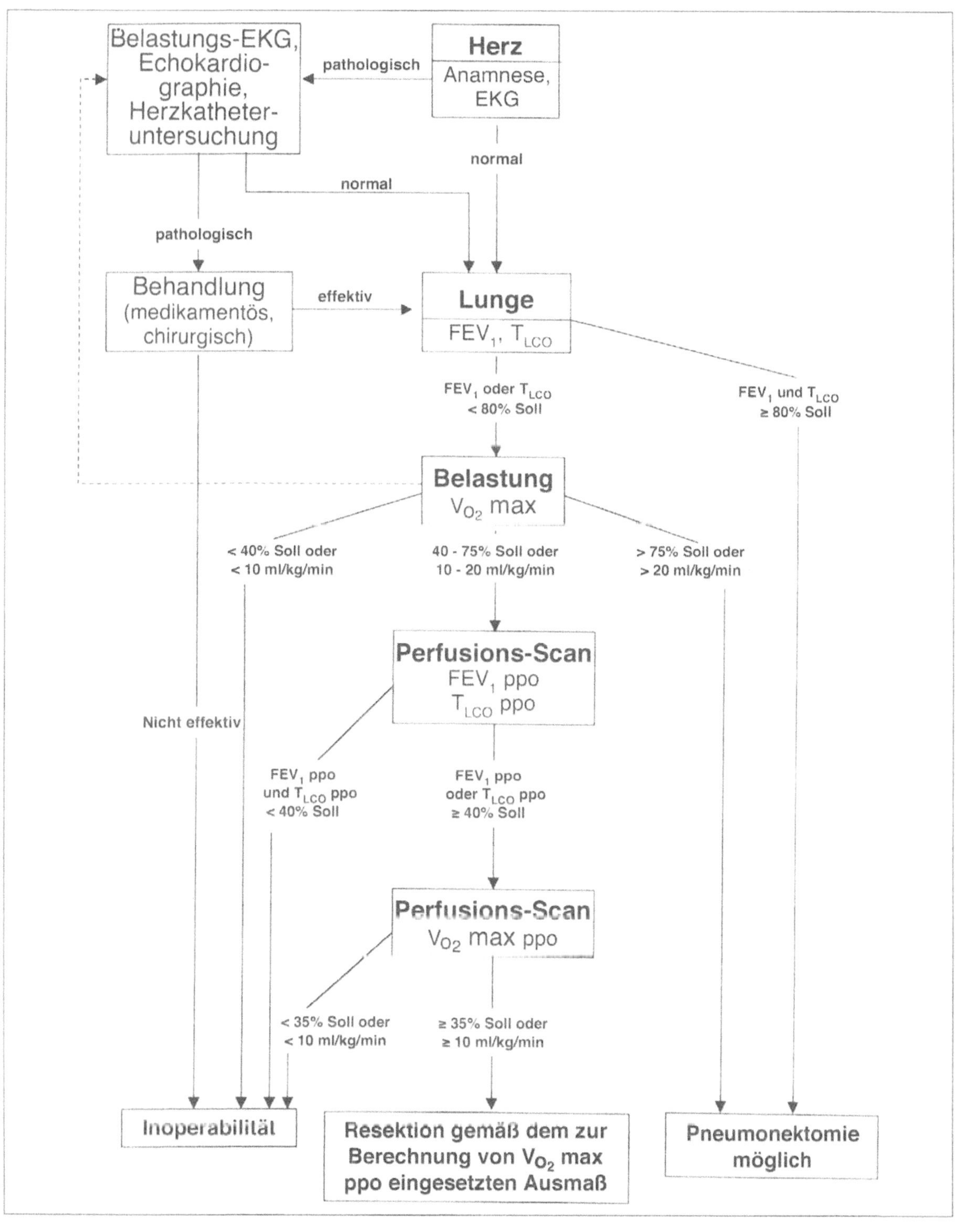
Belastungs-EKG, Echokardiographie, Herzkatheteruntersuchung
pathologisch
Herz
Anamnese, EKG
normal
normal
pathologisch
Behandlung (medikamentös, chirurgisch)
effektiv
Lunge
FEV_1, T_{LCO}
FEV_1 oder T_{LCO} < 80% Soll
FEV_1 und T_{LCO} ≥ 80% Soll
Belastung
V_{O_2} max
< 40% Soll oder < 10 ml/kg/min
40 - 75% Soll oder 10 - 20 ml/kg/min
> 75% Soll oder > 20 ml/kg/min
Perfusions-Scan
FEV_1 ppo
T_{LCO} ppo
Nicht effektiv
FEV_1 ppo und T_{LCO} ppo < 40% Soll
FEV_1 ppo oder T_{LCO} ppo ≥ 40% Soll
Perfusions-Scan
V_{O_2} max ppo
< 35% Soll oder < 10 ml/kg/min
≥ 35% Soll oder ≥ 10 ml/kg/min
Inoperabilität
Resektion gemäß dem zur Berechnung von V_{O_2} max ppo eingesetzten Ausmaß
Pneumonektomie möglich

ruchoud 1998) entnommene Vorgehen der kardialen Funktionsdiagnostik. Die Begründung der einzelnen Entscheidungsschritte ergibt sich aus der vorangegangenen Darstellung.

Tipp

In dem Stufenplan beginnt die pulmonale Funktionsdiagnostik mit der Aufnahme des forcierten exspiratorischen Einsekundenvolumens und des Transferfaktors. Zur Berechnung des FEV_1 % Soll werden die jeweiligen individuellen Absolutwerte auf den Referenzmittelwert bezogen. Der 100% des Solls bezeichnende Referenzmittelwert wird nach einer Alter, Körpergröße und Geschlecht berücksichtigenden Regressionsgleichung berechnet (Quanjer et al. 1993; Cotes et al. 1993).

Wird für beide Parameter ein Wert >80 % Soll erreicht, ist eine Pneumonektomie möglich. Wird dieser Grenzwert unterschritten, erfolgt zur weiteren Evaluierung der Operabilität eine Belastungsuntersuchung mit dem Fahrradergometer (2 min „Leerlaufen" bei 20 Watt, im Anschluss 20 Watt/min ansteigend bis zur subjektiven Ausbelastung) zur Messung der symptomlimitierten Sauerstoffaufnahme. Um V_{O_2}max % Soll zu bestimmen, wird der gemessene Absolutwert auf einen Referenzmittelwert bezogen, der nach Regressionsgleichungen berechnet wird, in die Alter und Geschlecht eingehen (Jones u. Campbell 1982):

- Männer: (60–0,55 × Alter) × 0,9 = $\dot{V}_{O_2}$max Soll [ml/kg/min];
- Frauen: (48–0,37 × Alter) × 0,9= $\dot{V}_{O_2}$max Soll [ml/kg/min].

Je nach Ausfall der symptomlimitierten Sauerstoffaufnahme sind unterschiedliche Aussagen möglich. Fällt V_{O_2}max in einen Bereich von 40–75% des Solls (oder 10–20 ml/kg/min), ist zur weiteren Evaluierung der Operabilität das quantitativ ausgewertete Perfusionsszintigramm der Lunge hinzuzuziehen. Die Schätzung der postoperativen Werte FEV_1 ppo, T_{LCO} ppo und V_{O_2}max ppo setzt voraus, dass der Anteil des zu schätzenden Funktionswerts, der durch den zu resezierenden Lungenbereich beigesteuert wird, quantitativ dem Perfusionsanteil dieses Lungenanteils entspricht. Unter dieser Annahme ergibt sich: Schätzwert postoperativ (FEV_1 ppo [l], T_{LCO} ppo [ml/min/Torr], V_{O_2}max ppo [ml/kg/min])=präoperativ gemessener Absolutwert (1-Funktions(Perfusions)-Anteil des zu resezierenden Lungenanteils) [%/100]. Der nach dieser Formel berechnete Schätzwert wird dann nach angegebenen Regressionsgleichung auf den jeweiligen Referenzmittelwert bezogen, je nach Abweichung vom Sollwert ergeben sich wiederum unterschiedliche Aussagen zur funktionellen Operabilität.

13.1.2 Anästhesiologische Probleme in der Thoraxchirurgie bei Malignomträgern

K. Wiedemann, J. Motsch, U. Mieck

Einleitung

Überlegungen zur Anästhesie und Intensivtherapie bei Patienten mit pulmonalen Malignomen betreffen neben pulmonalen funktionellen Aspekten zunächst die Besonderheiten der häufig damit verknüpften **Vorerkrankungen** sowie **Einwirkungen der perioperativen Maßnahmen** auf die Krebskrankheit selbst. Sodann müssen die anästhesiologischen und intensivmedizinischen Verfahren betrachtet werden, die thoraxchirurgische Patienten im Allgemeinen betreffen. Die speziellen Erfordernisse der Zusammenarbeit zwischen Operateur und Anästhesist werden beim pulmonalen Malignom dann deutlich, wenn Eingriffe am Lungenbaum oder die Resektion von multiplen Metastasen durchgeführt werden. Schließlich haben in der postoperativen Phase sowohl Anästhesist als auch Chirurg durch Sicherung der Atmung und Sekretbefreiung das Zusammenspiel von Schmerzbekämpfung und operativen Luftwegszugängen abzuwägen.

Risikofaktoren

Rauchen

Die meisten Patienten mit pulmonalem Malignom sind Raucher. Das Risiko postoperativer pulmonaler

Komplikationen hängt mit der **Intensität** des Rauchens eng zusammen.

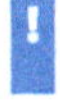

Das relative Risiko liegt für 20 „pack-years" bei 5,6%, das für 40 „pack years" bei 31,4%. Beim Raucher liegt es 4-mal höher als beim Nichtraucher (Moores 2000).

Ursachen sind
- Beeinträchtigung der mukoziliären Clearance,
- Verengung der Bronchiolen,
- Steigerung der unspezifischen bronchialen Reaktivität und
- Störung der bronchialen Epithelabdichtung.

Um die Komplikationsrate deutlich zu senken, muss das Rauchen 4–6 Wochen präoperativ vollständig eingestellt werden. Wird es nur vermindert, ist das **Komplikationsrisiko** 6-mal höher als beim Rauchverzicht. Entwöhnungsprogramme unter Einschluss einer Nikotinsubstitution können die postoperative Komplikationsrate um 50% senken (Møller et al. 2002).

Der Patient profitiert aber auch von einer kürzeren rauchfreien präoperativen Phase. Die ziliare Aktivität wird schon nach einigen Tagen des Nichtrauchens verbessert, die Sputumproduktion innerhalb von 2 Wochen um etwa 50% reduziert. Wichtiger ist aber, dass der **Carboxyhämoglobingehalt**, der beim Raucher bis zu 15% beträgt, 8 h nach der letzten Zigarette auf Normalwerte absinken kann. Damit ist für Anästhesie und perioperativen Blutverlust Wesentliches für die O_2-Transportkapazität gewonnen. Auch die **myokardiale O_2-Versorgung** wird durch kurzfristiges Nichtrauchen schon verbessert, wenn bedacht wird, dass schon ab einem Carboxyhämoglobingehalt von 4,5% die Zeit bis zum Eintritt einer Belastungsangina verkürzt ist (Akrawi u. Benumof 1997).

Alkoholabhängigkeit

Die Kombination der Suchtkrankheiten Rauchen und Alkoholabhängigkeit ist häufig. Die Alkoholabhängigkeit gefährdet in besonderem Maße die postoperative Rekonvaleszenz: 3,5% aller Alkoholiker entwickeln im Lauf ihres Lebens ein **Delir.** Dessen Mortalität beträgt unter Clomethiazol-Behandlung 1,5%, das Risiko bei operierten Patienten liegt aber bei 27%.

Schon die Vorstufen des Delirs beeinträchtigen mit Unruhe, Reizbarkeit, Wirklichkeitsverkennung und schließlich Wahnideen entscheidend Vigilanz und aktive Mitarbeit bei Atemtherapie und Husten, weshalb die Alkoholabhängigkeit gerade in der Thoraxchirurgie das Operationsergebnis infrage stellen kann. Wird eine **Entwöhnung präoperativ** unter Disulfiram-Medikation begonnen, wird das Risiko kardialer und hypoxischer Komplikationen um 60% vermindert (Tønnesen et al. 1999).

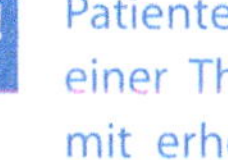

Ein abrupter präoperativer Entzug ist wegen der Delirgefahr nicht ratsam. Hier ist die postoperative parenterale Alkoholsubstitution unter Clonidin-Behandlung einzuplanen.

Kardiovaskuläre Begleiterkrankungen

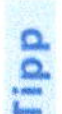

Patienten jenseits des 4. Lebensjahrzehnts, die sich einer Thorakotomie unterziehen müssen, sollten mit erhöhter Aufmerksamkeit auf das Vorliegen einer koronaren Herzerkrankung hin untersucht werden.

Personen zwischen 40 und 59 Jahren, die mehr als eine Packung Zigaretten pro Tag rauchen, haben ein 2,5fach höheres Risiko einer koronaren Attacke als Nichtraucher. Die **koronare Gefährdung** mindert sich um 50% nach einem Jahr Rauchabstinenz, doch gleicht sie erst nach 10 Jahren der eines Nichtrauchers.

Bei jedem Patienten mit **Risikofaktoren** für eine koronare Herzerkrankung
- Lebensalter über 40 Jahren,
- Rauchen,
- Hypertonus,
- Diabetes mellitus und
- Hypercholesterinämie –

sollte auch bei leerer Anamnese ein Belastungs-EKG, ersatzweise ein Langzeit-EKG über 24 h, registriert werden, um nach klinisch stummen **Ischämieepisoden** zu fahnden. Hinweise auf eine bisher unbekannte KHK sollten kardiologisch weiter abgeklärt und behandelt werden.

Kürzlich hat die **Dobutamin-induzierte Stressechokardiographie** sich für die Erkennung induzierbarer Myokardischämien etabliert.

> **!** Bei Patienten mit adäquat behandelter KHK und bei stabiler Angina ist das Risiko eines perioperativen Myokardinfakts mit 1,1 % nur wenig höher als bei Normalpersonen mit 0–0,7 %. Sie können deshalb operiert werden (ACC/AHA 1996).

Medikamentöse Therapiefortführung. Eine Therapie mit β-Blockern, Kalziumantagonisten, ACE-Hemmern und Antikoagulanzien muss perioperativ fortgeführt werden. Kumarin-Präparate werden dabei durch Heparin zwecks besserer Steuerbarkeit ersetzt.

Bei instabiler Angina sollte durch **invasive Koronardiagnostik** festgestellt werden, ob durch Koronar-Bypass oder Angioplastik das Risiko für den thoraxchirurgischen Eingriff gesenkt werden kann (ACC/AHA 1996). Wenn auch Thoraxeingriffen nur ein mittleres Risiko für KHK-Patienten zugeordnet wird, soll doch bedacht werden, dass sich nach vorhergehender Bypass-Operation das Risiko eines perioperativen Infarkts demjenigen bei Gesunden oder bei stabiler Angina angleicht.

Die **Kombination** einer KHK **mit** einer **Herzinsuffizienz** verschlechtert die Prognose: Patienten mit enddiastolischen Drücken über 15 mmHg oder einem Stroke-Work-Index von weniger als 20 gm/m^2 Körperoberfläche sind wegen einer Zweijahresmortalität von 78 % als inoperabel anzusehen. Ein gleichzeitig bestehender **Hypertonus** vermehrt das Risiko einer KHK.

Die anästhesiologische Prophylaxe perioperativer koronarer Minderdurchblutung besteht präoperativ in nachdrücklicher oraler Therapie von Schmerz und Angst sowie Entzugssyndromen, außerdem in der Hochdruckbehandlung bei diastolischen Werten über 100–120 mmHg. Intraoperativ sind stets ausreichende Narkosetiefe und Analgesie wichtig, insbesondere zur Vermeidung einer Tachykardie. Die Schmerztherapie durch bereits intraoperative Regionalanästhesie (s. unten) und Schutz vor intraoperativem Wärmeverlust haben, zusammen mit der Behandlung von Kältezittern und Vasokonstriktion in der Aufwachphase, eine besondere Bedeutung für die Senkung von kardialar Vor- und Nachlast.

Zytostatikanebenwirkungen

Bei Entfernung pulmonaler Metastasen oder Residuen nach Chemotherapie, zunehmend auch nach induktiver Chemotherapie nichtkleinzelliger Lungenkarzinome, sind kardiale und pulmonale Nebenwirkungen von Zytostatika zu beachten. Für **Daunorubicin** und **Doxorubicin** muss bei 1,8 % der Patienten mit einer schweren, Digitalis-resistenten Kardiomyopathie gerechnet werden, die ihrerseits in 60 % der Fälle irreversibel ist und innerhalb von Wochen zum Tode führen kann.

Kontrovers diskutiert wird die Toxizität hoher O_2-Konzentrationen nach **Bleomycin-Therapie**, die ihrerseits in 15–25 % eine pulmonale Fibrosierung begünstigt. Klinische Untersuchungen machen jedoch wahrscheinlich, dass das Ausmaß des chirurgischen Traumas, Art der Volumensubstitution und Transfusionsmenge während des Eingriffs bedeutsamer für die pulmonalen Funktionsschäden sind als erhöhte O_2-Konzentrationen (Donat u. Levy 1998).

> **!** Dennoch sollten Beobachtungen von postoperativer respiratorischer Insuffizienz nach hoher intraoperativer O_2-Konzentration bei Vorbehandlung mit Bleomycin oder Mitomycin C dazu veranlassen, bei intraoperativer Hypoxämie geeignete Beatmungstechniken auszuschöpfen, bevor die O_2-Konzentration im Gasgemisch erhöht wird (Mathes 1995; s. unten).

Bluttransfusion

Die Transfusion von Fremdblut kann eine **Immunsuppression** verursachen (Goodnough et al. 1999a). In retrospektiven Untersuchungen wurde wahrscheinlich gemacht, dass die Transfusionshäufigkeit die Zeitspanne der **Rezidivfreiheit** nach Malignomchirurgie verkürzen und die postoperative Infektionsrate erhöhen kann. Dies ist aus der Metaanalyse prospektiver Studien ebenso zu entnehmen, auch wenn in einzelnen dieser Untersuchungen kein Einfluss der Transfusionshäufigkeit auf den Rezidivzeitpunkt gezeigt werden konnte (Vamvakis 1996). Der Nutzen der **Leukozytenentfernung** aus dem Transfusionsblut wird in diesem Zusammenhang kontrovers diskutiert.

> ! Insgesamt ergibt sich, dass auch in der Thoraxchirurgie die Indikation zur Verabreichung von Fremdblutkomponenten eng gestellt werden muss.

Als **Schwellenwert der Hämoglobinkonzentration**, ab welcher eine Bluttransfusion notwendig ist, wird im Bereich zwischen 7,0 und 8,0 g/dl, außer bei kritisch Kranken, angesehen, und Werte von 9,0–10,0 g/dl werden auch bei eingeschränkter Vitalfunktion folgenlos toleriert. Dies gilt auch unter den Bedingungen der Einlungenventilation und des pulmonalen Parenchymverlusts unter der Voraussetzung stabiler Kreislaufverhältnisse und Normovolämie bei Überwachung von Blutgasen und Hämoglobingehalt. Im Einzelfall muss in Zusammenschau mit klinischen Zeichen, wie Tachykardie und Hypotension, sowie ST-Streckenänderung und gemischtvenöser Sauerstoffsättigung über die Transfusion entschieden werden.

Angesichts der Besonderheiten der Malignomchirurgie – wie Tumoranämie, eingeschränkte Erythropoese und Dringlichkeit des Eingriffs – ist die **präoperative Eigenblutspende** nicht in dem Maße zumutbar wie die Vorteile der Fremdblutvermeidung nahe legen. Dennoch ist bei planbaren Eingriffen über die Eigenblutanwendung ab einer Transfusionswahrscheinlichkeit von 10 % aufzuklären und rechtzeitig auf die Möglichkeit einer autologen Hämotherapie hinzuweisen. Diese Größe kann für Standardeingriffe der individuellen Klinik ermittelt und für die Steuerung der Blutersatzlogistik genutzt werden. Allerdings wird bezweifelt, ob bei Transfusionswahrscheinlichkeit unter 50 % die Eigenblutspende sinnvoll ist (Goodnough et al 1999 b). Nach wie vor ist umsichtiges chirurgisches Vorgehen wesentlich, um Blutverlust und Blutersatz gering zu halten.

Die **präoperative Eigenblutentnahme** unter isovolämischer Hämodilution und Retransfusion gegen Ende des Eingriffs kann Fremdblut einsparen. Dieser Effekt lässt sich jedoch in Zusammenschau kontrollierter Studien nicht im erwarteten Umfang nachweisen (Bryson et al. 1998).

Die maschinelle intraoperative **Autotransfusion von Wundblut** steht auch in der Tumorchirurgie zur Verfügung, seit der Einsatz von Leukozytendepletionsfiltern und Bestrahlung der gewonnenen Erythrozytenkonzentrate die Verschleppung von Tumorzellen sicher verhindern (Hansen et al. 1999).

Die Wahl des **Anästhesieverfahrens** kann das Ausmaß des intraoperativen Butverlusts beeinflussen. Totalintravenöse (TIVA) und regionale Anästhesie erscheinen günstiger, weil die periphere Vasodilatation wesentlich geringer ausgeprägt ist als unter Inhalationsanästhesie.

Anästhetika beeinträchtigen nahezu jeden Schritt der Immunabwehr: Leukozyten- und Lymphozytenmigration wie auch Phagozytosefähigkeit, serologische und zellvermittelte Zytotoxizität werden behindert, die Lymphozytentransfomationsfähigkeit gesenkt.

Die Bedeutung für die **Verhinderung der Metastasenausbreitung** und die Elimination mikroskopischer Tumorresiduen ist noch unklar und von den Auswirkungen des Eingriffs oft nicht zu trennen. Lassen sich Hinweise bestätigen, dass unterschiedliche Narkoseverfahren, v. a. regionale Techniken, die Immunabwehr weniger beeinträchtigen, wird dies Auswahl und Kombination der Verfahren beim Tumorpatienten beeinflussen.

Anästhesietechniken

Die Bedeutung der Anästhesie in der Chirurgie pulmonaler Malignome ist darin begründet, dass während des Thoraxeingriffs unter oft unphysiologischen Bedingungen die Physiologie von **Lungenfunktion** und **O_2-Versorgung** möglichst wenig beeinträchtigt werden soll.

Einlungenventilation (ELV)

Während der am häufigsten durchgeführten Thorakotomie in Seitenlage tritt aufgrund der Verteilung der Lungendurchblutung in bekannter Abhängigkeit vom Höhenunterschied zum rechten Ventrikel einerseits und der Zunahme der Compliance der Lunge im

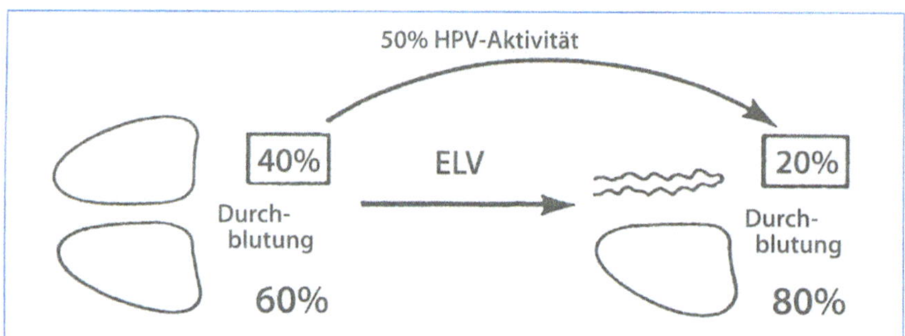

Abb. 13.2. Schema der Umverteilung der Durchblutung bei Übergang von Zweilungenbeatmung zu Einlungenbeatmung (ELV) bei mäßig wirksamer hypoxischer pulmonaler Vasokonstriktion (HPV) von der nicht ventilierten oberen zur unten liegenden ventilierten Lunge

eröffneten Thorax andererseits eine deutliche **Umverteilung von Durchblutung und Belüftung** mit einem Rechts-links-Shunt bis zu 10 % des Herzzeitvolumens ein.

Sobald wegen des Wunsches nach einem übersichtlichen wie auch ruhigen Operationsfeld die Lunge auf der zu operierenden Seite von der Ventilation ausgeschlossen wird, erhöht sich der **Rechts-links-Shunt** außerordentlich, so dass ohne die Beatmung mit reinem Sauerstoff die Oxygenierung mancher Patienten gefährdet wäre.

Jedoch wird zugleich die Durchblutung der atelektatischen Lunge in der so genannten **hypoxischen pulmonalen Vasokonstriktion (HPV)** vermindert, so dass der Rechts-links-Shunt und damit die Hypoxiegefahr abnehmen (Abb. 13.2). Allerdings wird die Wirkung der HPV durch zahlreiche Faktoren beeinträchtigt, so durch hohe Konzentrationen an Inhalationsanästhetika oder durch Freisetzung vasodilatierender Mediatoren bei chirurgischer Manipulation. Das Ausmaß der Beeinträchtigung der Oxygenierung während der ELV ist daher nicht immer vorhersehbar.

Immerhin lässt sich bei hilusnahen Malignomen im Szintigramm aus dem Grad der Perfusionsverminderung der zu operierenden Seite das Ausmaß des Pa_{O_2}-Abfalls während der ELV abschätzen (Abb. 13.3; Hurford et al. 1987). Die wirksamste Verminderung des Rechts-Links-Shunts stellt sicherlich das **Abklemmen der A. pulmonalis** zur stillgelegten Lunge hin durch den Chirurgen dar, ist jedoch während videoassistierter Chirurgie nicht anwendbar.

Das Problem der Hypoxiegefahr bei ELV kann weniger eingreifend durch eine Belegung der still-

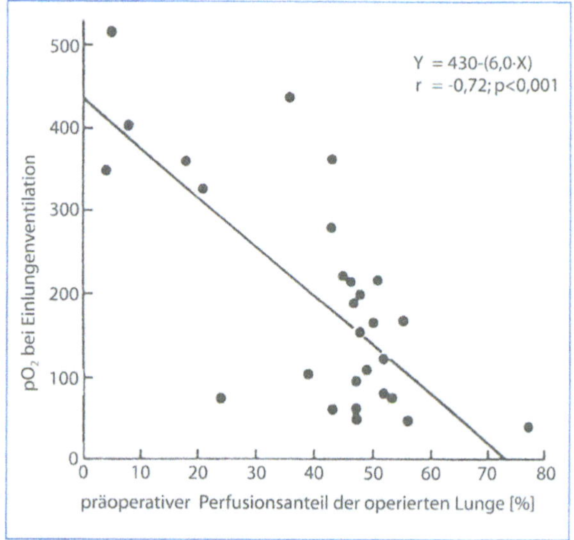

Abb. 13.3. Zusammenhang zwischen präoperativem Perfusionsanteil der nicht ventilierten Lunge und Pa_{O_2} während der Einlungenbeatmung (ELV)

gelegten Lunge mit einem konstanten **Überdruck (CPAP)** von 5–10 cm H_2O aus einer O_2-Quelle behoben werden. Handelsübliche **Bestandteile eines CPAP-Systems** sind

- die O_2-Quelle,
- ein Druckmanometer,
- ein PEEP/CPAP-Ventil und
- eine Variante des Mapleson-D-Beatmungssystems (Abb. 13.4),

die sich ähnlich in käuflichen Modellen finden.

Mit dem CPAP-Verfahren kann auch bei erheblicher restriktiver Funktionseinschränkung der unten

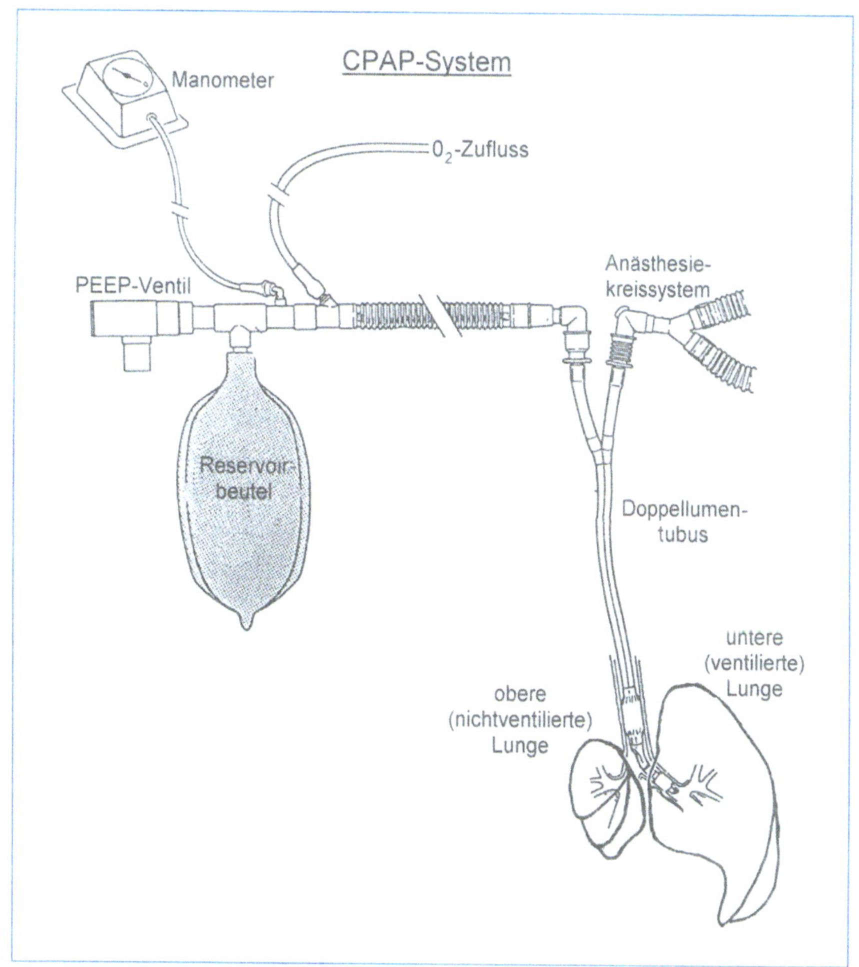

Abb. 13.4. CPAP-System für die nicht ventilierte Lunge während Einlungenventilation (ELV). O_2 (4–6 l/min) fließt über den Frischgasschlauch eines modifizierten Mapleson-D-Anästhesiesystems zur oben liegenden Lunge. Der Abfluss über den Faltenschlauch wird über das PEEP-Ventil entsprechend der Manometeranzeige geregelt

liegenden, beatmeten Lunge ein **O_2-Partialdruck** im **physiologischen Bereich** gewährleistet werden, ohne dass die Sauerstoffkonzentration im Gasgemisch (F_IO_2) über 0,5 erhöht werden muss (Abb. 13.5).

Die räumliche Beschränkung bei mäßiger Lungenblähung lässt sich im Ausmaß nach dem Operationsfortgang regeln. Durch Übergang von volumenkontrollierter zu druckkontrollierter Beatmung zur Senkung des alveolären Mitteldrucks und damit des pulmonalvaskulären Widerstands der belüfteten Lunge, **pharmakologische Maßnahmen** – Unterbrechung der Inhalationsanästhesie (s. oben), Schlagvolumensteigerung durch Inotropika und schließlich Erhöhung der F_IO_2 – kann die drohende Hypoxämie meist verhindert werden, ehe notfalls die zu operierende Lunge zeitweise belüftet werden muss.

! Wegen Hinweisen auf pulmonale Schädigung durch eine hohe F_IO_2 und Überdehnung der beatmeten Lunge sowie Reperfusionsstörungen in der kollabierten operierten Lunge (Jordan et al 2000) sollten aber die genannten Beatmungstechniken ausgeschöpft werden, womit die F_IO_2 niedrig gehalten und der Kollaps der oberen Lunge gesteuert werden kann.

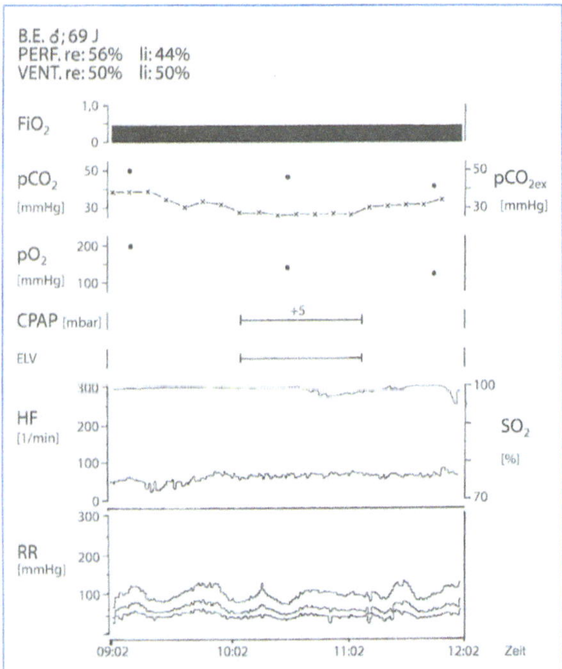

Abb. 13.5. Anästhesieverlauf mit Einfluss von CPAP (5 mbar) auf die Oxygenierung während Einlungenventilation (ELV) rechts während Unterlappenektomie links wegen Plattenepithelkarzinom; vorbestehende Ölplombe rechts zur Behandlung einer Oberlappentuberkulose. *Perfusion, Ventilation* präoperative Verteilung von Perfusion und Ventilation im Nuklidszintigramm; F_IO_2 inspiratorische O_2-Konzentration, Rest: Stickoxidul; p_aCO_2ex endexspiratorischer CO_2-Partialdruck; p_aCO_2, p_{aO_2} arterielle Blutgaspartialdrücke; Originalregistrierung von S_aO_2 pulsoxymetrische O_2-Sättigung, *HF* Herzfrequenz, *RR* systolischer, mittlerer und diastolischer arterieller Blutdruck. Unter CPAP mit 5 mbar kann die Oxygenierung ausweislich p_{aO_2} und S_aO_2 mit einer F_IO_2 von 0,5 während der ELV im physiologischen Bereich gehalten werden

Hochfrequenz-Jetventilation

Definition

Jetventilation bedeutet die gepulste Abgabe von Gasportionen hoher kinetischer Energie durch englumige Röhren in die Atemwege.

Die hohen Gasflüsse erlauben eine lose Koppelung zwischen Jetgenerator und Atemwegen und machen eine gasdichte Verbindung entbehrlich. Weil bei Impulsfrequenzen zwischen 100 und 300/min der pulmonale Gaswechsel mit Tidalvolumina gesichert ist, die kleiner als der physiologische Totraum sind, wird die **Lunge nahezu bewegungslos.**

Intraoperative Beatmung

Wird in der Chirurgie der zentral sitzenden Malignome bei bronchoplastischen Eingriffen eine **Beatmung des isolierten Lungenteils** über die resezierte Trachea oder Bronchusmanschette hinweg notwendig, so kann dies zwar mit einem über das Operationsfeld in den distalen Luftwegsabschnitt geleiteten Spiraltubus durchgeführt werden, doch wird dadurch mit Fortschreiten der Anastomosierung die Anlage der Nähte behindert.

Tipp

Dagegen wird der Fortgang der Anastomosierung kaum beeinträchtigt, wenn ein Katheter von 8–10 Charr zur Jetventilation über das Operationsfeld oder aber transtracheal zum distalen Luftwegsabschnitt geführt wird (Abb. 13.6).

Der **Gaswechsel** wird so in loser Koppelung unter einem Abstrahldruck von 0,8–1,5 bar bei Frequenzen zwischen 100 und 150/min unter Einsaugung von Umgebungsluft bewirkt. Durch die geringen Hubvolumina unter 5 ml/kg wird eine **ruhiger Operationssitus** gesichert. Eine nachteilige Verschleppung von Blut und Sekret in die distalen Atemwege kann durch sorgfältige chirurgische Absaugung verhindert werden. Jedoch ist die **Befeuchtung der Atemwege** auch durch Klimatisierung des Jetgases nicht über längere Phasen zu sichern.

Beatmung während Hochdosisbestrahlung von Lungentumoren

Die einzeitige Hochdosisbestrahlung ist eine **neue Therapieoption** für Patienten mit Lungentumoren. Die in- und exspiratorischen Bewegungsveränderungen von Lunge und Nachbarorganen führen dazu, dass unter Spontanatmung bzw. normofrequenter kontrollierter Beatmung nicht nur der Tumor, sondern auch normales Lungengewebe sowie benachbarte strahlensensible Gewebe den erforderlich hohen Strahlendosen ausgesetzt werden (Abb. 13.7).

Abb. 13.6. Wechsel zwischen Intubation über das Operationsfeld und Hochfrequenzjetventilation zur Beatmung bei tracheobronchialen Eingriffen

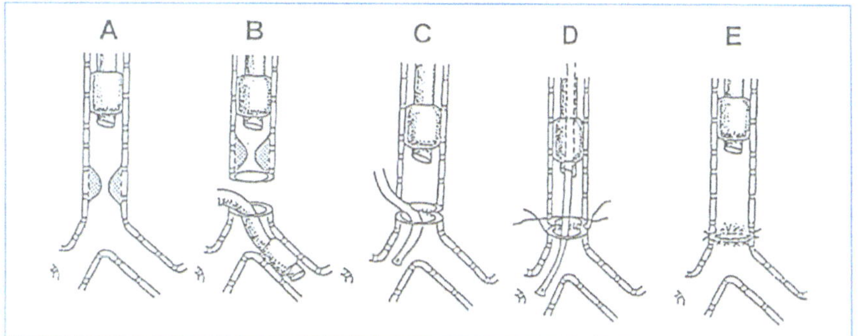

Voraussetzung für die Hochdosisradiotherapie ist daher die **komplette Ruhigstellung** der Lunge. Dies ist mit der Hochfrequenzjetventilation unter Wahrung des Gaswechsels zu erreichen. Eine apnoeische Oxygenierung ist hingegen ungeeignet, weil wegen ungenügender CO_2-Elimination die während der Bestrahlung erforderliche Dauer der Ruhigstellung der Lunge in eine intolerable Hyperkapnie führt.

Erfahrungen zur Hochdosisradiotherapie liegen im Rahmen einer Phase-I- und -II-Studie beim primären Lungenkarzinom im Stadium Ia vom Nicht-oat-cell-Typ sowie bei Patienten mit Lungentumoren oder Lungenmetastasen vor, die eine Kontraindikation für eine Operation aufwiesen. Das Prinzip der **stereotaktisch gelenkten Hochdosisradiotherapie** besteht darin, den Tumor mit mehreren Bestrahlungsfeldern in einer Sitzung mit hoher Dosis zu bestrahlen. Dieses Vorgehen scheint im Vergleich zur konventionellen Radiotherapie effektiver und von weniger unerwünschten Wirkungen begleitet zu sein.

Zur sicheren **Lokalisation** des Tumors und Applikation der erforderlichen Strahlendosis muss der Patient in ein stereotaktisches, dreidimensionales

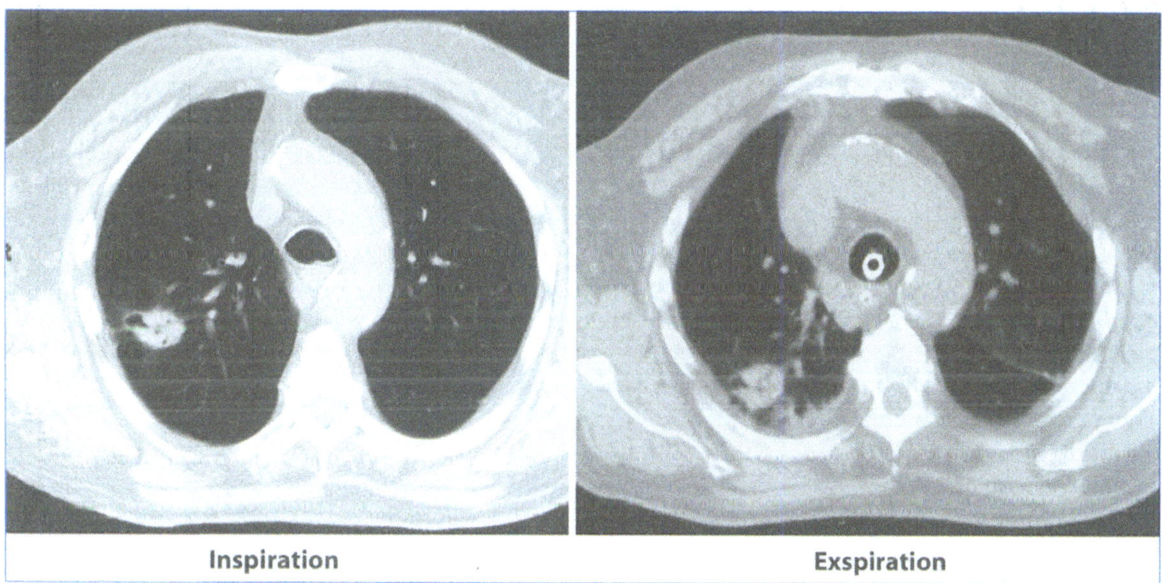

Abb. 13.7. Computertomographie des Thorax: Lageveränderung eines Lungenkarzinoms während Inspiration und Exspiration

Koordinatensystem eingebracht und darin reproduzierbar positioniert werden.

Planungs-CT. Zunächst wird eine Planungs-CT des Thorax durchgeführt, um die erforderlichen Bestrahlungsebenen, basierend auf dem Tumorvolumen und dem Strahlungszielvolumen, unter Berücksichtigung eines Sicherheitsabstands zu berechnen. Der Patient muss dabei unter denselben Bedingungen wie zur späteren Hochdosisradiotherapie gelagert werden. Hierzu wird er in einer individuell angeformten Vakuummatratze immobil positioniert und in einen stereotaktischen Körperrahmen eingebracht.

Die **Anästhesie** wird bei diesen multimorbiden Risikopatienten (ASA II bis IV) unter üblicher Standardüberwachung einschließlich der arteriellen Druckmessung als total intravenöse Anästhesie (TIVA) mit Propofol und Remifentanil durchgeführt. Nach Gabe eines nichtdepolarisierenden Muskelrelaxans wird mit einem speziellen Tubus zur wechselweisen konventionellen Beatmung oder Jetventilation endotracheal intubiert sowie der Magen mit einer Sonde drainiert.

Die Hochfrequenjetventilation wird zunächst mit einer **Basiseinstellung**

- Frequenz von 200/min,
- Inspirationsdauer von 30 %,
- Arbeitsdruck von 1,5–2,0 bar und
- F_IO_2 von 0,5–1,0

begonnen und nach Maßgabe von Blutgasanalyse und Pulsoximetrie nachgeregelt. Die Spiral-CT des Thorax wird mit 5 mm Schichtdicke und einem Vorschub von 7,5 mm durchgeführt. Für die Planungs-CT betrug die Anästhesiedauer zwischen 55 min und 3 h 15 min. Bei allen Patienten konnte unter **Hochfrequenjetventilation** eine ausreichende Oxygenierung erzielt werden. Eine geringgradige Hyperkapnie wurde toleriert, um die Bewegungen von Lunge und Thorax möglichst gering zu halten.

Basierend auf der Planungs-CT wird ein **dreidimensionales Modell** des zu bestrahlenden Tumors konstruiert. Unter Zuhilfenahme des Planungssystems „Voxelplan“ werden die Bestrahlungsfelder berechnet, wobei ein max. Sicherheitsabstand von 6 mm zu benachbartem Gewebe eingehalten wird (Abb. 13.8). Die komplexen Rechenvorgänge nehmen 2 Tage in Anspruch.

Hochdosisradiotherapie. Die Bestrahlung des Tumors wird als einzeitig stereotaktisch gelenkte Hochdosisradiotherapie im 15 MeV-Linerarbeschleuniger durchgeführt. Die Lagerung des Patienten erfolgt im stereotaktischen Körperrahmen wie bei der vorhergehenden Planungs-CT.

CAVE

Führung und Überwachung der TIVA mit Propofol und Remifentanil müssen bei der Hochdosisradiotherapie berücksichtigen, dass sich während der Bestrahlung niemand außer dem Patienten im Linearbeschleuniger aufhalten darf. Sämtliche relevanten Parameter werden deshalb über Video auf Monitore übertragen.

Die **kontrollierte Beatmung** erfolgt über den Doppelfunktionstubus als Hochfrequenzjetventilation mit denselben Respiratoreinstellungen, unter welchen während der Planungs-CT der Gaswechsel im Normbereich lag.

Da die Bestrahlungsröhre um den Patienten rotiert, müssen **Lagerung und Fixierung** sehr sorgfältig erfolgen. Bei Zeiträumen zwischen 1 h 25 min und 5 h 15 min für die Anästhesie zur Bestrahlung sind **zeitlicher und personeller Aufwand** beträchtlich. Bei allen für diese Bestrahlungstechnik vorgesehen Patienten konnten Oxygenierung und CO_2-Elimination im Normbereich gehalten und die Lunge so immobilisiert werden, dass die Hochdosisradiotherapie erfolgreich und ohne Schädigung des umliegenden Gewebes angewendet werden konnte.

Intraoperative Überwachung

Die nachdrücklichen operativen Eingriffe in den Gaswechsel des Patienten erfordern eine möglichst **kontinuierliche Überwachung.** Neben der invasiven Blutdruckmessung und der Kapnometrie ist die kontinuierliche Bestimmung der arteriellen O_2-Sättigung durch **Pulsoxymetrie** unentbehrlich. Die Häufigkeit arterieller Blutgasanalysen kann damit entscheidend gesenkt werden, wenngleich nur die Sätti-

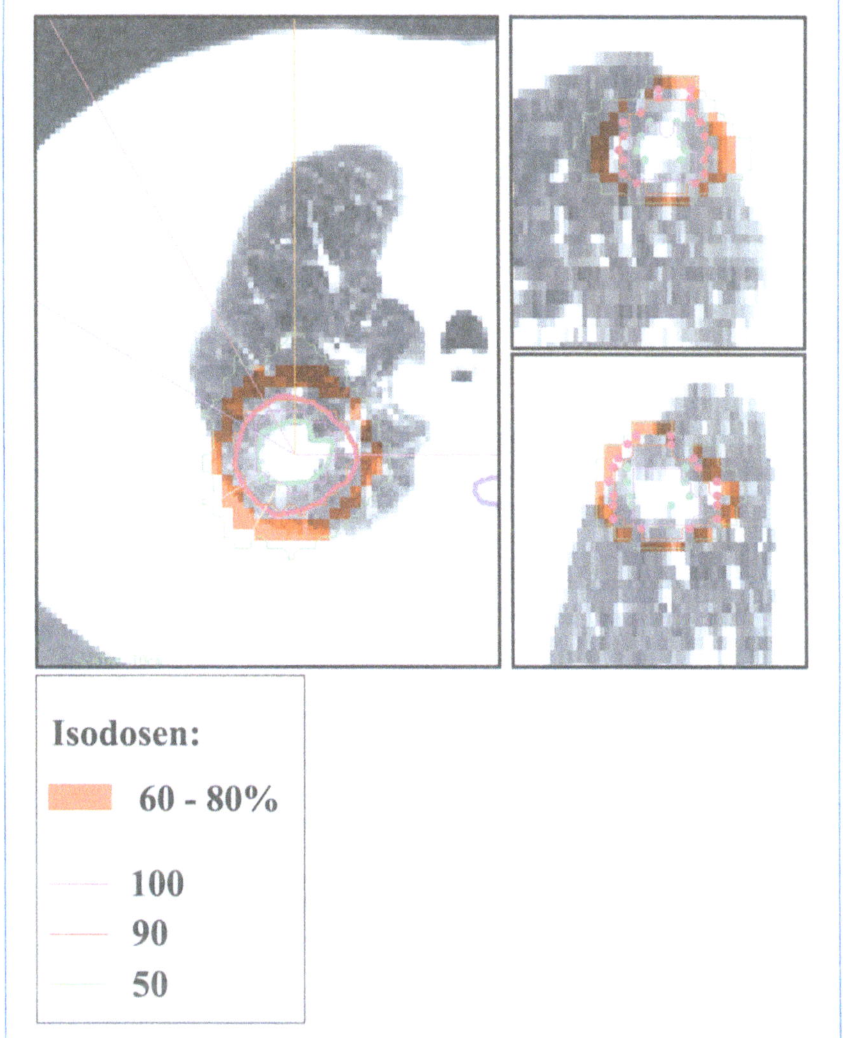

Abb. 13.8. Isodosen von intrapulmonalen Strahlenzielvolumina bei primärem Lungenkarzinom. Mittels eines Planungssystems werden die Isodosen auf der Basis von Tumorvolumen und Zielvolumen berechnet sowie ein Sicherheitsabstand von 6 mm zu benachbartem Gewebe berücksichtigt

gung des oxydablen Hämoglobins in der Pulsoxymetrie erfasst wird und damit eine Verminderung der O_2-Transportkapazität, etwa durch Carboxyhämoglobin, nicht entdeckt werden kann.

Aspekte der postoperativen Phase

Bei der postoperativen pulmonalen Erholung des Patienten mit Lungenkarzinom ist grundsätzlich mit einer **Einschränkung der Atemfunktion** durch Verlust von Lungenparenchym, radikaler Lymphknotendissektion sowie auch durch passagere Beeinträchtigung des N. phrenicus und des N. recurrens zu rechnen. **Postoperative Schmerzen** behindern sowohl eine ausreichende Atemtiefe als auch affektives Abhusten.

Sekretretention

Eine besondere Bedeutung in der postoperativen Betreuung hat somit die **Vermeidung einer Sekretretention** wegen der Gefahr der Atelektasenbildung. Hierbei spielen zunächst

- die Luftbefeuchtung,
- die medikamentöse Erweiterung der Bronchiolen,
- das Absaugen von Sekret,
- die Lagerungsdrainage,
- Klopf- und Vibrationsmassage des Thorax sowie
- die Ermunterung des Patienten zum Abhusten

eine wichtige Rolle.

Darüber hinaus ist gerade nach bronchoplastischen Operationen das **fiberoptische Absaugen** ein wichtiges Verfahren, um eine Sekretretention zu vermeiden.

! In der überwiegenden Zahl der Fälle gelingt mit den genannten Maßnahmen die postoperative Rehabilitation. Dennoch sollten aggressivere Maßnahmen zur Sekretentfernung nicht verzögert werden, entweder die Anlage einer so genannten Minitracheotomie – korrekter: Minikoniotomie – oder die plastische Tracheotomie. Die Indikationen für beide Eingriffe sind streng zu unterscheiden (Tabelle 13.2, 13.3).

Definition

Minitracheotomie bedeutet eine Stichinzision von Haut und Lig. conicum mit anschließender Einführung eines 4,5 Charr-Tubus, durch welchen das Sekret beliebig oft ohne Belästigung des Patienten abgesaugt werden kann.

Aus chirurgischer Sicht ist das **Minitracheostoma** als ungeeignet für die Anwendung bei Sekretretention nach bronchoplastischen Eingriffen anzusehen, aus anästhesiologischer Sicht dann, wenn die Notwendigkeit maschineller Beatmung nicht auszuschließen ist.

Tabelle 13.2. Indikation und Wertigkeit der Minitracheotomie

Indikation	Sputumretention in großen Luftwegen
Voraussetzungen	Blindabsaugung ausreichend und zulässig, Beatmung unwahrscheinlich
Vorteile	Kurzeingriff in Lokalanästhesie oder Kurznarkose, Belastung gering, Phonation erhalten
Nachteil	Ungeeignet für Beatmung

Tabelle 13.3. Indikationen und Wertigkeit der Tracheotomie

Indikationen	Prolongierte Beatmung, Sputumretention in kleinen Luftwegen bei Bronchus- und Trachealchirurgie
Vorteile	Sicherer Beatmungsweg, schonende Absaugung mit Fiberoptik, schnelle Diagnostik in Atemwegen, erleichterte Entwöhnung von Beatmung
Nachteile	Eingriff größer, Phonation mit Silberkanüle (Gefahr von Blutung, Infekt, Trachealstenose)

Beide Verfahren wurden durch die perkutane Punktion und Dilatation unter intratrachealer fiberoptischer Kontrolle wesentlich vereinfacht. Die **plastische Tracheotomie** ist aber stets bei unübersichtlicher Anatomie, bei vorhersehbar protrahierter Entwöhnung mit häufigem Kanülenwechsel und als Dauerluftweg vorzuziehen. Die **Dilatationstracheostomie** ist als bettseitiges Verfahren rasch durchzuführen, der spätere Verschluss erfolgt spontan.

Schmerztherapie

! Schmerzdämpfung hat in der Thoraxchirurgie außergewöhnliches Gewicht. Eine schmerzbedingte Schonhaltung in Inspirationsstellung und die Vermeidung von Husten begünstigen
- Sekretretention,
- Verlust funktioneller Residualkapazität und
- Atelektasenbildung.

Ein festes **Analgesieprogramm** enteraler und parenteraler Applikation muss in Abwägung von Wirkung und Nebenwirkung, besonders zentraler Atemdepression und Sedierung, erfolgen, ist jedoch in einer bedeutenden Anzahl von Fällen nicht ausreichend.

Hier ist eine **intensive Schmerzanalyse** erforderlich, um dennoch eine möglichst optimale Schmerztherapie einleiten zu können. So ist zwischen

- symptomatischen Schmerzen durch nozizeptive Erregung nach Gewebedurchtrennung,
- lagerungsbedingten muskuloskelettalen Schmerzen,
- viszeralen Schmerzen, die bei Eingriffen in den Körperhöhlen entstehen,
- viszeral-spastischen Schmerzen nach Umschaltung afferenter Impulse im Rückenmark,
- Folgeschmerzen aufgrund einer Sympathikusaktivierung sowie
- Formen einer primären bzw. sekundären Hyperalgesie zu unterscheiden.

Gemäß der Variabilität der Schmerzentstehung erfordert eine effektive Therapie die **Kombination mehrerer Verfahren** und umfasst sowohl Medikamente unterschiedlicher Wirkung als auch verschiedene Applikationsformen. Entsprechend der Schmerzlokalisation und des Schmerzcharakters kommen starke Opioide (reine Antagonisten, gemischte Agonisten/Antagonisten bzw. partielle Agonisten), schwache Opioide und antipyretische Analgetika zum Einsatz.

Die Methode der **patientenkontrollierten Analgesie** (PCA) erlaubt bei der parenteralen Opioidgabe, die Analgesie bei erhaltener Vigilanz und Atemaktivität zu titrieren.

Verfahren der **Regionalanästhesie** haben unterschiedliches Gewicht. Geeignete Techniken sollten unter dem Gesichtspunkt der präemptiven Schmerzbekämpfung so frühzeitig wie möglich vor oder während des Eingriffs eingesetzt werden:

- Die **intraoperative Interkostalanalgesie** mit langwirkenden Substanzen wie Bupivacain liefert Schmerzfreiheit bis zu 12 h.
- Die **intrapleurale Katheteranalgesie** über einen intraoperativ gelegten Katheter ist protrahiert durchführbar, mindert Schmerz und Opioidbedarf und verbessert die pulmonale Funktion deutlich. Die blinde transkutane Platzierung hat eine hohe Fehlerquote.
- Die Kryoanalgesie durch Vereisung der Interkostalnerven unter Erhalt des Neurolemms bei −20 °C ist zwar außerordentlich wirksam, die Wirkdauer von 6 Wochen jedoch nur selten von Vorteil. Wegen bleibender Dys- und Hyperästhesien wird das Verfahren selten benutzt.
- Die **thorakale Periduralanalgasie** (PDA) mit kontinuierlicher Zufuhr von Lokalanästhetika und lipidlöslichen Opioiden trägt bei präoperativer Anlage wesentlich zur präemptiven Analgesie bei und gewährt postoperativ in der Phase starker Schmerzintensität über 3–4 Tage günstige Relationen von Analgesie und Nebenwirkungen, besonders wenn in patientenkontrollierter Periduralanalgesie (PC-PDA) die Zufuhr bedarfsgerecht gesteuert wird.
- Die **rückenmarksnahen Analgesietechniken** tragen mit Dämpfung postoperativer Schmerzen bei unbeeinträchtigter Vigilanz und daraus folgender früher Mobilisierung und Wiederherstellung der Lungenfunktion, in Metaanalysen belegt, zur Senkung pulmonaler Morbidität mehr als andere Verfahren bei (Ballantyne et al. 1998; Moores 2000).

Eine wirkungsvolle Analgesie nach Thorakotomie erlaubt nachdrücklich **Krankengymnastik** und **Mobilisation**. Sicherlich ist gerade beim älteren Patienten während dieser Aktivitäten eine Überwachung kardiopulmonaler Parameter nötig, um Überforderung und funktionelle Erschöpfung zu vermeiden. Tragbare Pulsoximeter weisen während der Krankengymnastik frühzeitig auf arterielle O_2-Untersättigung und Herzfrequenzsteigerung hin.

Durch die dargestellten Methoden, die eine intensive sowohl intra als auch postoperative **Zusammenarbeit** von **Chirurgen** und **Anästhesisten** erfordern, konnte die operative Behandlung von Patienten mit intrathorakalen Malignomen mit Erfolg auf Altersgruppen ausgedehnt werden, denen vor wenigen Jahren ein solcher Eingriff nicht hätte zugemutet werden können.

13.1.3 Zugangswege

P. Schneider

Einleitung

Bei Patienten mit lokal begrenztem, nichtkleinzelligem Lungenkarzinom (Stadien I und II), aber auch in besonderen Fällen mit lokal fortgeschrittenem Karzinom (Stadium IIIa) ist die **komplette Resektion** die einzige kurative Option. Zur radikalen Resektion am tumortragenden Organ gehört zunächst der **optimale Zugang.**

! Der häufigste verwendete Zugangsweg in der allgemeinen Thoraxchirurgie ist die posterolaterale Thorakotomie. Sie erfüllt die wichtigsten Kriterien, die an einen Zugang im Rahmen onkologischer Resektionen gestellt werden, d. h. optimale Übersicht zu allen Regionen des Thorax und beliebige Erweiterbarkeit, je nach intraoperativem Situs.

Alternativ zur posterolateralen wird die **anterolaterale Thorakotomie** durchgeführt sowie in ausgewählten Fällen, insbesondere der Metastasenchirurgie, die **mediane Sternotomie**, ggf. die **transversale Thorakotomie.** Die mediane Sternotomie wird in der Chirurgie des Lungenkarzinoms allenfalls bei kardiochirurgischen Kombinationseingriffen benutzt, so dass in diesem Rahmen nicht darauf eingegangen wird. Mit Entwicklung der videoassistierten thorakoskopischen Chirurgie wird auch zunehmend der **minimal-invasive Zugang** in Frühstadien des Lungenkarzinoms diskutiert.

Die posterolaterale Thorakotomie

Die posterolaterale Thorakotomie ist der **klassische Zugang zum Hemithorax.** Sie erfolgt in strikter Seitenlagerung, wobei auf eine adäquate Polsterung der Knie- und Sprunggelenk- sowie der Ellenbogenregion geachtet werden muss, um Lagerungsschäden zu vermeiden.

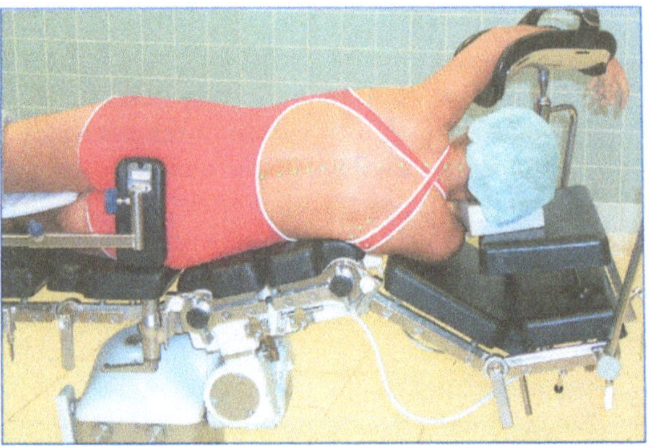

Abb. 13.9. Lagerung zur posterolateralen Thorakotomie: stabile Fixierung des Beckens mit ventraler und dorsaler Abstützung, Fixierung des Armes in einer Schiene; die unten liegende Schulter ist frei, um Lagerungsschäden zu vermeiden; die Wirbelsäule, insbesondere der dorsozervikale Übergang, ist gerade ausgerichtet und nicht abgeknickt

Tipp: Es empfiehlt sich, den Kopfteil des Operationstisches so zu positionieren, dass die unten liegende Schulter abgesenkt ist. Durch diese Lagerungstechnik (Abb. 13.9) ist die untere Schulter frei, so dass keine Kompression des Armplexus erfolgt, die Wirbelsäule ist völlig gerade ausgerichtet und nicht abgeknickt. Der Patient ist an 3 Punkten fixiert: Os pubis, Os sacrum und schließlich durch die Lagerung des oben liegenden Armes in einer Schiene. Dadurch ist der Brustkorb mit Oberbauch und Schulter vollständig frei, so dass alle seitlichen Zugänge zum Hemithorax und alle Erweiterungen ungehindert möglich sind. Zusätzlich kann der Tisch intraoperativ gekippt werden, ohne dass die Stabilität gefährdet ist. Aus hygienischen Gründen ist nur die Rasur im direkten Inzisionsbereich notwendig.

Der Operateur steht am Rücken des Patienten. Die **Inzision** zur posterolateralen Thorakotomie verläuft S-förmig: Sie beginnt am Vorderrand des M. latissimus dorsi, umschneidet etwa 2 Querfinger kaudal die Spitze der Skapula, verläuft dann nach dorsal und schließlich parallel zur Wirbelsäule am medialen Rand der Skapula nach kranial (Abb. 13.10).

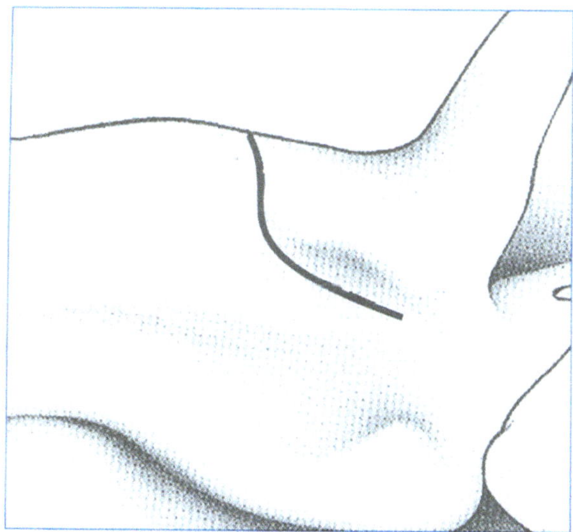

Abb. 13.10. Schematische Darstellung der Inzision zur posterolateralen Thorakotomie. Beginnend am Vorderrand des M. latissimus dorsi umschneidet man etwa 2 Querfinger kaudal die Spitze der Skapula, dann verläuft die Schnittführung nach dorsal und schließlich parallel zur Wirbelsäule am medialen Rand der Skapula nach kranial. Je nach Tumorinfiltration der Brustwand kann die Inzision nach kranial bis in Höhe C6/C7 erweitert werden

Bei der posterolateralen Thorakotomie wird der **M. latissimus dorsi** auf seiner vollen Breite durchtrennt. Dabei empfiehlt sich die Verwendung eines elektrischen Kauters, wobei die meist kräftigen Arterien separat koaguliert werden müssen. Nach dorsal wird in der oberflächlichen Schicht der **M. trapezius** eingekerbt. Nach Durchtrennung des M. latissimus dorsi kommt der **M. serratus** zur Darstellung. Dieser kann normalerweise geschont werden. Am hinteren dorsalen Rand des M. serratus, im muskelfreien Dreieck, wird seine Faszie inzidiert und der Muskel mit einem Roux-Haken nach ventral gehalten. Nach dorsal wird die Faszie weiter gespalten und der **M. rhomboideus** im kaudalen Bereich durchtrennt.

Der Zugang in die Pleurahöhle erfolgt bei Lungenresektionen üblicherweise im 5. Interkostalraum. Zur Orientierung werden die **Rippen abgezählt**, indem man mit der flachen Hand unter die Skapula eingeht.

CAVE

Die erste Rippe ist meistens nicht tastbar. Die oberste palpable Rippe entspricht somit der zweiten, die man zusätzlich durch die Insertion der Skalenusmuskulatur identifizieren kann.

Den **Zugang zur Pleurahöhle** kann man auf verschiedene Weise erreichen:

- interkostal unter Durchtrennung der Interkostalmuskulatur,
- im Bett der 6. Rippe oder
- im Bett der resezierten 6. Rippe.

Die von einigen Autoren routinemäßig durchgeführte Resektion der 6. Rippe ist bei Standardresektionen nicht notwendig. Es empfiehlt sich der Zugang im Bett der 6. nichtresezierten Rippe. Hierzu wird ihr vorderes Periostblatt auf voller Länge mit dem Kauter inzidiert und mit der Interkostalmuskulatur des 5. Interkostalraums nach kranial mit dem Raspatorium abgeschoben. Hierdurch entsteht eine ausreichend große Lefze, bestehend aus Interkostalmuskulatur und Periost, mit der sich der Thorax später dicht verschließen lässt.

! Bei peripherer Tumorlokalisation und bei Verdacht auf Infiltration der Brustwand muss aus onkologischen Gründen extrapleural vorgegangen werden.

Lässt der Tumor sich nicht extrapleural lösen, so muss die **Resektion en bloc** erfolgen, d. h. die infiltrierte Brustwand wird unter Berücksichtigung eines großen seitlichen Sicherheitsabstands mit dem anhängenden Lungenresektat entfernt. Man vermeidet dadurch eine Tumoreröffnung und Tumorzellverschleppung mit Erhöhung der Lokalrezidivrate und Verschlechterung der Langzeitprognose (Downey et al. 1999). Bei starrem Thorax empfiehlt sich die paravertebrale Durchtrennung der 5. oder 6. Rippe, um Rippenfrakturen zu vermeiden. Die routinemäßige Ligatur des interkostalen Gefäß-Nerven-Bündels ist nicht notwendig.

Vor dem **Verschluss der Thorakotomie** werden bei anatomischen Resektionen meistens 2 großlumige Thoraxdrainagen (28–32 Charr) eingelegt und über gesonderte Inzisionen ventral ausgeleitet. Der Verschluss selbst erfolgt zunächst mit Rippenadaptation mittels 4 resorbierbarer Interkostalnähte der Stärke 2. Anschließend wird der zusammen mit dem Periost abgelöste Interkostalmuskellappen mit einer fortlaufenden Naht an das Periost der 6. Rippe adaptiert, gefolgt von der Fasziennaht des M. serratus anterior und Naht des M. rhomboideus. Sodann erfolgt die fortlaufende Naht der Mm. latissimus dorsi und trapezius.

Ein kontinuierlicher Sog von 15 cm Wassersäule führt zu einer raschen Ausdehnung der Lunge. Die **Drainagen** können i. d. R. nach 2 bis 6 Tagen gezogen werden. Nach Pneumonektomie dient die Drainage lediglich der Blutungskontrolle, daher wird kein Sog installiert, sondern die Pleuraflüssigkeit nur abgeleitet. Nach 24 h kann sie wieder entfernt werden.

Vorteile der posterolateralen Thoraktomie. Alle Standardresektionen – wie Lobektomie, Bilobektomie, Pneumonektomie – und erweiterte Resektionen am Tracheolungenbaum (Bronchusmanschettenresektionen, Resektion der Trachealbifurkation) können über diesen Zugang durchgeführt werden. Auch das hintere Mediastinum lässt sich zur systematischen Lymphadenektomie auf diese Weise immer übersichtlich darstellen. Bei sehr großen Tumoren kann der Schnitt nach ventral beliebig erweitert werden, indem der M. serratus anterior durchtrennt wird. Nach dorsal und kranial kann eine Augmentation erfolgen, indem der Schnitt parallel zur Wirbelsäule weitergeführt wird. Nach Durchtrennung der Mm. trapezius und rhomboideus kann die Thoraxkuppel mit der 1. Rippe erreicht werden.

Die anterolaterale Thorakotomie

Im Bemühen, die Invasivität des Zugangs – insbesondere die Durchtrennung großer Muskelmassen – zu reduzieren, werden die so genannten **muskelschonenden Zugangswege** propagiert. Hierzu wird die anterolaterale Thorakotomie gezählt, bei der der M. latissimus dorsi geschont wird. Dafür muss allerdings der M. serratus anterior in Faserrichtung gespalten werden.

Den muskelschonenden Zugängen wird in den ersten postoperativen Tagen zwar ein **geringerer Schmerzmittelverbrauch** zugeschrieben, letztlich sind die Vorteile jedoch nicht bewiesen (Hazelrigg et al. 1991).

CAVE

Ein Nachteil der anterolateralen Thorakotomie ist der erschwerte Zugang zu den posterioren mediastinalen Strukturen. So kann bei präoperativ nicht erwarteter Tumorausdehnung die Erweiterung des Eingriffs, z. B. an der Trachea, problematisch sein. Daher sollte dieser Zugang eher einfacheren Resektionen oder benignen Erkrankungen vorbehalten bleiben. Komplexe onkologische Resektionen und erweitere Eingriffe sollten über eine posterolaterale Thorakotomie vorgenommen werden (Korst u. Ginsberg 2001).

Erfahrungen zeigen, dass die Einschränkungen der Bewegung des Schultergürtels für den Patienten nicht relevant sind. Störend ist die **postoperative Interkostalneuralgie** mit chronischen Schmerzen im Ausstrahlungsgebiet der lädierten Interkostalnerven. Diese treten jedoch unabhängig von Zugang und Anästhesieverfahren in 15–40 % der Thorakotomien auf (Hu et al. 2000).

Besondere Zugänge

Lagerung und Schnittführung zur posterolateralen Thorakotomie haben den Vorteil, dass der Zugang jederzeit sowohl nach ventrokaudal als auch nach dorsokranial erweitert werden kann. Aus diesem Grund ist dieser Weg für nahezu alle einseitigen Operationen im Brustkorb geeignet, auch im Fall eines peripheren T3-Tumors mit Brustwandinfiltration und im Speziellen beim so genannten **Pancoast-Tumor**. Hier wird die posterolaterale Thorakotomie nach kranial und dorsal erweitert. Die Inzision erfolgt zwischen Margo medialis scapulae und Dornfortsatzreihe bis zum Processus spinosus C6/C7. Durch diesen erweiterten Zugang nach **Shaw und Paulson** (Shaw et al. 1961) wird die Thoraxkuppe optimal dargestellt und die Dissektion der 1. Rippe, des Plexus brachialis und der Axillargefäße möglich.

Die Erfahrung zeigt, dass die Beweglichkeit des betroffenen Schultergürtels trotz dieser ausgedehnten muskulären Durchtrennung kaum beeinträchtigt wird. Dieser posteriore Zugang eignet sich in erster Linie für dorsale Ausbrechertumoren mit Kontakt zur Wirbelsäule.

Bei ventraler Infiltration der Gefäße durch Ausbrechertumoren kann in besonderen Fällen der ventrale Zugang nach **Dartevelle** (Dartevelle et al. 1993) Vorteile bieten. In Rückenlage beginnt die anteriore zervikale Inzision am Vorderrand des M. sternocleidomastoideus und zieht vom Mastoid bis zum Jugulum nach unten, dann L-förmig nach lateral, parallel zum Unterrand der Klavikula bis zum Sulcus deltoideopectoralis. Nach Resektion der medialen Hälfte der Klavikula stellt sich die Scalenus-Region mit den Subclavia-Gefäßen einwandfrei dar. Nach Durchtrennung des M. scalenus anterior besteht ein Zugang zum Plexus brachialis.

Bei **Infiltration** der **A. subclavia** wird diese en bloc mit reseziert und durch eine Gefäßprothese ersetzt. Die Vene muss bei Infiltration reseziert, aber nicht rekonstruiert werden. Die Brustwandresektion der 1. und 2. Rippe lässt sich vom anterioren Zugang aus ebenfalls sehr gut durchführen.

Die **Vorteile** des anterioren transzervikalen Zugangs für diese Tumoren liegen in der hervorragenden Darstellung der gesamten oberen Thoraxapertur, der Scalenus-Region und des oberen Mediastinums. Im Gegensatz zum posterioren Zugang nach Paulson ist durch diesen anterioren Weg die Dissektion der Subclavia-Gefäße, deren Äste, des N. phrenicus und des kompletten Plexus brachialis erleichtert.

Problematisch wird die Situation jedoch bei sich **dorsal entwickelnden Tumoren** mit Kontakt zur Brustwirbelsäule. Hier empfiehlt sich nach Umlagerung die weiterführende Resektion an der Wirbelsäule bzw. am Lungenhilus über einen zusätzlichen dorsalen Zugang.

Die **Abwägung** zwischen anteriorem und posteriorem Zugang bedarf einer großen klinischen Erfahrung. Bei anterioren Tumoren mit Infiltration der Gefäße und des unteren Plexus empfiehlt sich eher der anteriore transzervikale Zugang nach Dartevelle. Bei posterioren Tumoren mit Brustwirbelkörperbeteiligung ist der posteriore Weg nach Shaw und Paulson erforderlich.

Zusammenfassung

Beim Lungenkarzinom in den Stadien I–IIIa steht die **radikale Resektion** des Tumors im Vordergrund. Voraussetzung dafür ist zunächst die kompromisslose Freilegung des Lungenhilus, des Mediastinums und der Brustwand. Der klassische Zugang ist die posterolaterale Thorakotomie, die allen Forderungen entspricht und alle intraoperativen Optionen offen lässt. Muskelschonende Zugänge dürfen in keiner Weise die onkologische Radikalität einschränken, zumal kein funktioneller Vorteil gegenüber der Standardinzision erwiesen ist. Der Zugang zur oberen Thoraxapertur bei Pancoast-Tumoren wird von der anatomischen Situation des Neoplasma abhängig gemacht.

13.1.4 Standardverfahren der Lungenresektion

H. Dienemann

Einleitung: Ziel und Prinzipien der onkologischen Chirurgie

Im Zusammenwirken mit benachbarten Disziplinen (Tumor-Board) wird die **Entscheidung über ein chirurgisches Vorgehen** getroffen. Bildgebende Verfahren unterstützen die Planung der Operation in technischer Hinsicht, während gemeinsam mit Pneumologen, internistischen Onkologen und Strahlentherapeuten – unter Berücksichtigung der Risikoanalyse, definierbarer Prognosefaktoren und alternativer oder additiver Therapieverfahren – sowohl Zeitpunkt als auch der zulässige Umfang der Operation festgelegt werden (individualisierte Tumortherapie).

Wichtigstes Prinzip der chirurgischen Therapie in kurativer Absicht ist die **postoperative Tumorfreiheit**, da andernfalls eine relevante Prognoseverbesserung nicht erwartet werden kann. Das Ziel einer Prognoseverbesserung unterliegt darüber hinaus auch der Entscheidung, ob die gewählte Intervention am

Ort mit der entsprechenden Expertise durchgeführt werden kann (infrastrukturelle Voraussetzungen, Erfahrung des Operateurs; Begg et al. 1998).

Die Prinzipien einer **kurativen Operation** sind dieselben, die für die onkologische Chirurgie aller Tumoren gelten:

- „No-touch-isolation-Technik“: die Auslösung des Tumors erfolgt unter Durchtrennung und der Dissektion ausschließlich tumorfreier Strukturen;
- Lymphadenektomie;
- Bergung des Präparats ohne Kontamination des Operationsfelds und Markierung der für die pathologisch-anatomische Aufarbeitung relevanten Strukturen;
- Schnellschnittdiagnostik für sämtliche Resektionsränder und ggf. Nachresektion.

Unter **palliativem Anspruch** indizierte Eingriffe (z. B. Hämoptoe, poststenotische Einschmelzung) können mitunter im Sinne einer R0-Resektion bestritten werden. Umgekehrt müssen kurativ geplante Operationen gelegentlich unter Belassung einer R1-Situation beendet werden, weil eine Nachresektion mit zusätzlichem Verlust von Lungengewebe funktionell nicht toleriert würde. Derartige Eingriffe entsprechend der Definition von Siewert u. Vogelsang (2001) als „palliativ“ zu bezeichnen ist nicht korrekt, wenn die Lebensqualität präoperativ nicht eingeschränkt war. In diesen Fällen empfiehlt sich die Bezeichnung **„inkomplette Resektion“**.

Als **operative Standardverfahren** zur Behandlung des Lungenkarzinoms gelten

- Lobektomie,
- Bilobektomie und
- Pneumonektomie (Dienemann 1996, 2001).

Sonderfällen mit stark eingeschränkter Funktionsreserve bleibt die anatomische Resektion einzelner oder benachbarter Segmente vorbehalten, obligat ist die zusätzliche vollständige ipsilaterale mediastinale, hiläre und interlobäre **Lymphknotendissektion**.

Periphere Keilresektionen haben ihre Berechtigung ausschließlich im Rahmen der Diagnostik pulmonaler Läsionen bzw. Rundherde und wegen der hohen Lokalrezidivrate niemals therapeutischen Anspruch.

Das Ausmaß des Parenchymverlusts lässt sich zwar in den meisten Fällen aus dem präoperativen Computertomogramm ableiten, dennoch muss die Operationsplanung und somit das Aufklärungsgespräch immer auch die Möglichkeit einer Ausweitung des Eingriffs einbeziehen. Eine im Schnellschnitt nachgewiesene peribronchiale Tumorausbreitung, Lymphknoteninfiltrationen sowie anatomische oder technische Besonderheiten können dies im Einzelfall begründen. Die Rate an explorativen Eingriffen ohne die Chance einer Kuration oder Palliation („Probethorakotomie“) liegt bei adäquatem Einsatz und korrekter Interpretation bildgebender und invasiver diagnostischer Verfahren unter 5%.

Nach Thoraxeröffnung wird der **Lokalbefund** durch sorgfältige Inspektion und Palpation ermittelt. Dafür ist die Aufhebung sämtlicher Adhäsionen (sofern diese nicht mit dem Tumor in Zusammenhang stehen) Voraussetzung, darüber hinaus erleichtert die Durchtrennung des Lig. pulmonale die Exposition des Unterlappens.

Über die **technische Resektabilität** gibt die Tatsache Auskunft, ob der Primärtumor in Kenntnis der Funktionsdaten und unter Berücksichtigung vitaler Strukturen vollständig (R0) entfernbar ist. Ebenso wichtig ist die Beurteilung der **onkologischen Operabilität**, d. h. der Ausschluss weiterer makroskopisch erkennbarer Tumormanifestationen innerhalb der Pleurahöhle, wie Multilevel-Lymphknotenbeteiligungen im Mediastinum oder eine perikardiale Aussaat.

> **!** Aus diesem Grund empfiehlt es sich, die Lymphknotendissektion grundsätzlich der Parenchymresektion voranzustellen, wenn zu erwarten ist, dass der Lymphknotenstatus und nicht derjenige des Primärtumors für das Tumorstadium ausschlaggebend ist.

Abschätzung des Resektionsausmaßes. Ein die extrapulmonalen Gefäßabschnitte, das Perikard und die intraperikardialen Strukturen infiltrierender Tumor kann im Einzelfall eine sehr aufwendige Dissektion aller relevanten Strukturen erfordern, bevor die technische Resektabilität überhaupt erst beurteilt werden kann. Auch in diesen Fällen kann die Kenntnis des mediastinalen Lymphknotenbefunds für die Entscheidung zur Resektion von Bedeutung sein. Unter Umständen sieht sich der Operateur vor Situationen gestellt, in denen das technisch Machbare und das onkologisch Sinnvolle infrage gestellt sind. Derartige Situationen sind jedoch bei sorgfältiger interdisziplinärer Indikationsstellung meist vorauszusehen, so dass das Prozedere bereits präoperativ und in gemeinsamer Verantwortung aller beteiligten Disziplinen (schriftlich) festgelegt werden kann.

Wird die Entscheidung zur Lob- oder Pneumonektomie getroffen, so sind nachfolgende **Einzelschritte** obligat:

- vordere und hintere Hilusumschneidung,
- Durchtrennung der entsprechenden Venen bzw. Venenäste,
- Durchtrennung der entsprechenden pulmonalen Arterien bzw. des Hauptstamms,
- ggf. Durchtrennung von Parenchymbrücken sowie
- Absetzen und Verschluss des entsprechenden Bronchus.

Resektion des rechten Oberlappens

Die obere Pulmonalvene bildet sich in der Mehrzahl der Fälle aus dem Zusammenschluss von Ober- und Mittellappenästen. Daher ist eine sichere **Identifizierung** der zu erhaltenden Mittellappenäste zur Vermeidung eines Infarkts notwendig .

CAVE

Das Unterfahren der vom Oberlappen abführenden Venenäste ist erst nach sicherer Identifizierung des Pulmonalarterienhauptstamms zulässig, da Blutungskomplikationen in diesem Areal eine Pneumonektomie zur Folge haben können.

Der **Truncus anterior** der A. pulmonalis ist leicht zu identifizieren. Oft findet sich ein relativ großer Lymphknoten in der Aufzweigung zwischen Truncus und dem Hauptstamm. Die Lymphknotenkapsel sollte nicht verletzt werden, woraus resultiert, dass der Truncus unmittelbar in Höhe der perikardialen Umschlagfalte abzusetzen ist. Sämtliche zentralen Gefäßstümpfe sind mit Durchstechung unter Verwendung von nichtresorbierbarem Material zu versorgen.

Die Arterie zum Segment 2 kann fehlen oder auch überzählig vorhanden sein. In jedem Fall ist eine **sichere Differenzierung** von der Segmentarterie 6 zum Unterlappenspitzensegment notwendig, die sowohl sehr weit kranial aus der Pars interlobaris des Hauptstamms abzweigen als auch einen retrograden Ast zum Segment 2 aufweisen kann. Je nach Ausprägung der Parenchymbrücken zum Mittellappen bzw. zum Segment 6 werden Klammernahtgeräte oder fortlaufende Übernähungen von Hand eingesetzt. Erreicht der Tumor den Lappenrand, muss ein 1–2 cm breiter **Parenchymsaum** aus dem benachbarten Lappen geopfert und durch Schnellschnittuntersuchung bezüglich Tumorfreiheit überprüft werden.

Der Oberlappenbronchus wird vor Absetzen von umgebenden **Lymphknoten** befreit, sofern diese leicht abschiebbar sind. Erweisen sich die hier gelegenen Lymphknoten als kapselüberschreitend infiltriert bzw. mit der Bronchuswand tumorbedingt adhärent, so muss unter der Zielsetzung einer R0-Resektion auf eine Manschettenresektion oder eine Pneumonektomie (s. unten) ausgewichen werden. Die **Versorgung** des **Oberlappenbronchus** erfolgt tangential zum Hauptbronchus und vorteilhaft unter bronchoskopischer Kontrolle, um Lumeneinengungen zu vermeiden. In der Hand des Geübten sind der Bronchusverschluss mittels Klammernahtgerät oder Handnaht (monofiles Material) gleichermaßen sicher.

Das verbleibende Parenchym und der Bronchusstumpf werden durch Ventilation des rechtsseitigen Lungensystems auf **Luftdichtigkeit** geprüft (Unterwasserprobe). Außerdem ist sicherzustellen, dass der Mittellappen nicht um den Hilus rotiert (Gefahr der Mittellappengangrän). Bei fehlender Parenchymbrücke zum Unterlappen ist ggf. eine Mittellappenpexie durch Vereinigung mit dem Unterlappen oder dem perikardialen Fettgewebe vorzunehmen. Lymphknotendissektion, Einlage von 2 Thoraxdrainagen (28 Charr) und schichtweiser Wundverschluss vervollständigen den Eingriff.

Mittellappenresektion

Bei Entfernung des Mittellappens ist in Gegenwart sehr breiter **Parenchymbrücken** zum Ober- und Unterlappen u. U. von der oben beschriebenen Reihenfolge der Operationsschritte abzuweichen. Nach Versorgen der Venenäste, die seltener auch der unteren Pulmonalvene zustreben, werden entweder die Parenchymbrücken durchtrennt oder der Mittellappenbronchus abgesetzt, um die Segmentarterien freizulegen. Das zentrale Unterfahren des Mittellappenbronchus erfordert wegen der unmittelbar dorsal anliegenden Segmentarterie oder der Pars interlobaris eine sichere Beherrschung der Anatomie. **Vergrößerte Lymphknoten** können diesen Operationsschritt zusätzlich erschweren. Der meistens sehr schlanke Mittellappenbronchus lässt sich oft bequemer mittels Handnaht verschließen als mit dem klobigen Klammernahtgerät. Nach Blähen der Restlunge verbleiben nach Mittellappenresektion keine nennenswerten Hohlräume.

Resektion des rechten Unterlappens

In Erwartung größerer technischer Schwierigkeiten oder stärkerer Verwachsungen kann der **Zugang** über den 6. anstelle des 5. Interkostalraums zweckmäßig sein, ebenso eine eher laterale als anterolaterale Inzision.

Tipp

Im Rahmen der Hilusdissektion muss beachtet werden, dass die Segmentvene 6 erst in Höhe des Perikards in den Hauptstamm der Unterlappenvene einmündet. Einfacher lässt sich diese von dorsal darstellen, so dass Verletzungen beim Unterfahren der Venen vermieden werden. Die Vene sollte vor Durchtrennung nach zentral durchstochen sein, weil ein Abrutschen des zentralen Stumpfes aus einer Klemme mit erheblichem Blutverlust einhergeht.

Vor Aufsuchen der **Unterlappenarterie** empfiehlt sich die interlobäre Lymphknotendissektion. In vielen Fällen kann die Segmentarterie 6 in die Versorgung des Hauptstamms nicht mit einbezogen werden, da das Gefäß weiter kranial aus diesem abzweigt und in dorsolateraler Richtung verläuft.

Bei **Verschluss** des **Unterlappenbronchus** ist zu beachten, dass der Mittellappenbronchus nicht eingeengt wird, woraus mitunter ein etwas abgeschrägter Klammernahtverlauf resultiert. Besondere Beachtung verdienen gelegentlich die seitlich dem Bronchus angelagerten **Bronchialarterien**, die durch die Klammernaht nicht immer zuverlässig erfasst werden und einer zusätzlichen feinen Durchstechung bedürfen.

Resektion des rechten Unter- und Mittellappens (untere Bilobektomie)

Bei zentralen Tumoren mit Befall von Mittel- und Unterlappen oder bei Infiltration des Intermediärbronchus ohne die Möglichkeit einer Manschettenresektion ist die **untere Bilobektomie** indiziert. Die Hauptschritte sind

- die Durchtrennung der vom Mittellappen abführenden Venenäste,
- die Versorgung der unteren Lungenvene,
- die Durchtrennung der Parenchymbrücken zum Oberlappen,
- das Absetzen der Pars interlobaris der Pulmonalarterie unterhalb der Segmentarterie 2 und
- das Absetzen des Bronchus intermedius unmittelbar unterhalb des rechten Oberlappenbronchus.

Vorteilhafterweise werden erst die Segmentarterienäste zum Mittellappen versorgt, bevor der Arterienhauptstamm unterhalb der Segmentarterie 2 verschlossen wird. Unter günstigen Umständen kann der rechte Oberlappen die verbleibende **Pleurahöhle** nach Höhertreten des rechten Zwerchfells annähernd ausfüllen.

Jegliche Parenchymfisteln des Oberlappens sind sorgfältig zu verschließen, um einer längeren Drainagedauer und somit einem Pleuraempyem vorzubeugen.

Resektion des rechten Ober- und Mittellappens (obere Bilobektomie)

Die obere Bilobektomie ist indiziert, wenn ein Tumor den Interlobärspalt zwischen Ober- und Mittellappen weit überschreitet oder den Bronchus intermedius ausgedehnt befällt. Entweder sind eine **kombinierte Ober- und Mittellappenresektion** oder ein **bronchoplastisches Verfahren** angezeigt.

Resektion des linken Oberlappens

Die **Hilusumschneidung** muss ventral die enge Lagebeziehung zwischen dem N. phrenicus und den Pulmonalvenen beachten. Die Umschneidung wird nach kranial über den Hauptstamm der linken Pulmonalarterie hinweg zum Aortenbogen und schließlich parallel zur Aorta descendens fortgesetzt, wodurch der Oberlappen erheblich an Mobilität gewinnt.

Nach **Versorgung der oberen Pulmonalvene**, ggf. unter getrennter Durchstechung für die Segmente 1–3 und die Lingulasegmente, werden die **Segmentarterienabgänge** vom Oberlappen sowie die Segmentarterie 6 zum Unterlappenspitzensegment dargestellt.

Tipp: Da die Zahl der Oberlappenarterien variieren kann, sollte man sicherheitshalber sämtliche Segmentarterien zuordnen, bevor sie definitiv durchtrennt werden.

Die Parenchymbrücken können vorteilhaft vor Darstellung der Lingulaarterien durchtrennt werden, wobei man sich stets ventral des Arterienhauptstamms bewegen muss. Um Parenchymfisteln zu vermeiden, sollte sich die **Freilegung des Arterienhauptstamms** im Interlobium auf den kranialen Aspekt beschränken. Ist die Darstellung der Segmentarterien wegen der Nähe zum Tumorgeschehen oder aufgrund von Lymphknotenvergrößerungen erschwert, kann die Bronchusversorgung vorangestellt und somit die Arterie einschließlich ihrer Oberlappenäste von ventral her disseziert werden.

Aus dem Klammernahtverschluss des Bronchus resultiert meistens ein harter Steg mit Kontakt zur Pulmonalarterie. Um **Arrosionsblutungen** zu vermeiden, empfiehlt sich die Interposition von perikardialem Fettgewebe im Sinne einer Stumpfdeckung.

Erreicht der Tumor den Oberlappenabgang bzw. den Hauptbronchus, kommt ein **bronchoplastisches Verfahren** zur Anwendung. Nach Durchtrennung des Lig. pulmonale kann die Unterlappenspitze die Pleurakuppel erreichen. Ventral verbleibt stets ein Hohlraum, der sich postoperativ mit Flüssigkeit auffüllt.

Resektion des linken Unterlappens

Vergleichbar zur Resektion des rechten Unterlappens ist eine eher kaudal und weiter lateral geführte Thorakotomie gegenüber dem Standardzugang vorzuziehen, insbesondere weil ein nach links ausladender linker Ventrikel den **Zugang** zur **unteren Pulmonalvene** erschweren kann. Das Umfahren der unteren Pulmonalvene erfolgt von ventral oder von dorsal her und muss auch die spät einmündende Segmentvene 6 mit einbeziehen.

Der Stamm der **Unterlappenarterie** darf erst nach sicherer Identifizierung unter Schonung der Lingulasegmentäste durchtrennt werden. Bei Versorgung der Segmentarterie 6 ist zu bedenken, dass diese unmittelbar nach Abgang eine Bi- oder Trifurkation aufweist und das Unterfahren dieser Arterie zum Zweck der Anschlingung durch Lymphknoten behindert sein kann. Wird bei diesem Präparationsschritt der Arterienhauptstamm perforiert, so ist zur Blutungskontrolle die zentrale Abklemmung der Pulmonalarterien und -venen vorzunehmen.

Der **Verschluss** des **Unterlappenbronchus** ist unter endoskopischer Kontrolle und Beachtung des Lingulabronchuseingangs empfohlen. Besondere Aufmerksamkeit verlangt die lateral anzutreffende Lungenarterie, die sicherheitshalber zusätzlich mittels Clip oder feiner Durchstechung verschlossen wird.

Pneumonektomie rechts

Nach vorderer Hilusumschneidung erhält man einen Überblick über die **Hilusstrukturen**, wobei der N. phrenicus geschont wird, bis zumindest feststeht, dass die Pneumonektomie technisch auch durchführbar ist. Die zwischen den Hilusstrukturen befindlichen **Lymphknoten** sind angesichts zentraler

Tumoren häufig vergrößert und infiltriert, was die Übersicht beeinträchtigen kann. Die Lymphknoten sollen am Resektionspräparat verbleiben und werden nur insoweit präpariert, als es für die Gefäßversorgung notwendig ist.

Muss man aufgrund der Tumorausdehnung von der genannten Reihenfolge der **Gefäß- und Bronchusversorgung** abweichen, empfiehlt es sich, den schwierigsten Versorgungsschritt als letzten vorzunehmen. Dies bewährt sich v. a. bei Infiltration der extrapulmonalen Verlaufsstrecke der unteren Pulmonalvene.

CAVE

Das Unterfahren des Pulmonalarterienhauptstamms muss unter größter Sorgfalt geschehen, da Verletzungen in diesem Abschnitt innerhalb weniger Sekunden einen katastrophalen Blutverlust bedingen können. In diesem Fall muss unter Kompression des Gefäßeinrisses die transperikardiale Versorgung zwischen V. cava superior und Aorta descendens vorgenommen werden.

Die **Schwierigkeiten** beim Unterfahren des Hauptstamms resultieren am häufigsten daraus, dass die Ausdehnung in sagittaler Richtung unterschätzt wird oder Tumorgewebe vom rechten Hauptbronchus ausgehend auf die Arterienhinterwand übergreift. In letzterem Fall empfiehlt sich primär die transperikardiale Gefäßversorgung im Sinne der zentral erweiterten Pneumonektomie (s. unten). Die Versorgung sämtlicher zentralen Gefäße kann im Rahmen der Pneumonektomie auch mittels Klammernahtgerät erfolgen. Im Gegensatz zum Bronchusverschluss gewinnt man aber durch die Anwendung keinen Zeit- oder Sicherheitsvorteil, zudem sind die sperrigen Geräte in einem beengten Situs auch nur sehr schwer zu platzieren.

Nach **Durchtrennung** der **Bindegewebszüge** zum unteren Mediastinum wird der rechte Hauptbronchus freigelegt, mit den Fingern umfahren und parallel zum Verlauf der Knorpelringe in einem Abstand von etwa 0,5 cm zur Hauptkarina verschlossen oder offen abgesetzt und mit Einzelknopfnähten verschlossen. Eine **Dichtigkeitsprüfung** bis zu einem endotrachealen Druck von 30 cm H_2O ist unerlässlich.

Tipp

Aus Erfahrung ist eine zusätzliche Stumpfdeckung angeraten, da der rechte Hauptbronchus 3-mal häufiger zu bronchopleuralen Fisteln disponiert als der linke.

Ein höheres Risiko von **Heilungsstörungen** besteht bei Patienten nach Vorbehandlung durch Chemotherapie oder kombinierter Radio-Chemo-Therapie. In derartigen Fällen ist die Deckung mittels Schwenklappen von M. serratus, Interkostalmuskel oder Zwerchfellstreifen zu bevorzugen. Bei Patienten ohne stattgehabte Vorbehandlung oder andere Gründe für ein erhöhtes Stumpfinsuffizienzrisiko bietet sich die Deckung mit mobilisierter V. azygos, Thymus, perikardialem Fettgewebe, Perikard oder Ösophagus an.

Der **manuelle Bronchusverschluss** ist bei korrekter Ausführung in der Hand des Geübten genauso sicher wie der maschinelle Verschluss. Dabei ist allerdings die offene Absetzung mit der Gefahr der Kontamination des Pleuraraums durch Lungensekret verbunden. Der Operateur muss letztlich die Handnaht wie die maschinelle Naht gleichermaßen beherrschen. Klammernahtgeräte erweisen sich gelegentlich aus anatomischen Gründen, bei kräftiger Lungenwand oder starren Knorpelspangen, als nicht anwendbar.

Intraperikardiale Pneumonektomie rechts

Die intraperikardiale Gefäßversorgung verbleibt bei zentralem Tumorwachstum oder iatrogenen Gefäßverletzungen die einzige Möglichkeit, wenn die extraperikardiale Absetzung aus onkologischen oder technischen Gründen nicht möglich ist. Über eine **Längsinzision** des **Perikards** medial oder lateral des N. phrencius verschafft man sich den Zugang zum intraperikardialen Situs. Die A. pulmonalis kann sowohl lateral als auch medial der V. cava superior aufgesucht werden. Nach Anschlingen der oberen Hohlvene lässt sich die Pulmonalarterie transperikardial erreichen. Wird die Aorta ascendens nach medial abgedrängt, kann eine etwa 1–2 cm lange Strecke der Arterienvorderwand freigelegt und bequem unterfahren werden.

Bei zentraler **Infiltration** einer oder beider Pulmonalvenen empfiehlt sich die Ausklemmung des linken Vorhofs im Niveau des Sulcus interatrialis, wodurch im Mündungsbereich der Venen genügend Platz für eine fortlaufende Naht gewonnen wird. Die Vorhofmuskulatur ist sehr zart und zerreißlich, weshalb Teflonfilz bereitgehalten werden sollte.

Linksseitige Pneumonektomie

Dieser Eingriff beginnt – vergleichbar zur rechtsseitigen Pneumonektomie – mit der Hilusumschneidung unter Schonung des N. phrenicus. Auch hier wird die Reihenfolge der **Versorgung sämtlicher Hilusstrukturen** allein vom Tumorsitz bestimmt, d. h. der schwierigste Schritt wird zuletzt ausgeführt, weil sich aus der Durchtrennung umgebender Strukturen i. d. R. erhebliche Vereinfachungen für die folgenden Schritte ergeben.

> ! Für die Notwendigkeit einer präliminaren Unterbindung der Venen mit dem Ziel der Vermeidung einer Tumorzellverschleppung gibt es bisher keine schlüssigen Belege.

Das Unterfahren der zentralen Gefäße muss stets unter digitaler Kontrolle erfolgen, um sicherzustellen, dass die Hinterwand des betreffenden Gefäßes nicht in den Tumor einbezogen ist. Grundsätzlich empfiehlt sich die **präliminare Lymphknotendissektion** der gesamten Hilusregion sowie des aortopulmonalen Fensters, einschließlich Darstellung von Ductus Botalli und N. recurrens. Letzterer kann durch vergrößerte Lymphknoten von der Aortenwand abgehoben sein, was ihn besonders exponiert und gefährdet.

Die großlumige **Pulmonalarterie** wird vorteilhaft zunächst mittels Ligatur verschlossen, bevor mittels Durchstechung eine endgültige Absicherung erzielt wird. Hierdurch vermeidet man Wandhämatome im Zuge der Durchstechung des unter Perfusionsdruck stehenden Gefäßes.

Vorbereitend zur Bronchusversorgung muss auch die **infrakarinale Lymphknotenstation** ausgeräumt werden, damit die Hauptkarina sicher identifiziert werden kann. Der beengte Situs erlaubt es mitunter nicht, ein Klammernahtgerät so weit zentral zu platzieren, dass ein Bronchusstumpf von unter 1 cm Länge resultiert. In diesen Fällen sind eher die offene Absetzung und der **Verschluss durch Handnaht** zu wählen. Eine zusätzliche Stumpfdeckung ist nur dann angezeigt, wenn von einer erhöhten Gefahr der Stumpfinsuffizienz auszugehen ist (z. B. Vorbehandlung durch Chemo- oder Radio-Chemo-Therapie). Der Eingriff wird abgeschlossen durch die Komplettierung der Lymphknotendissektion, gründliche Spülung des Situs und Einlage einer einfachen Drainage vor dem Wundverschluss.

Intraperikardiale Pneumonektomie links

Die **Indikation** ergibt sich identisch zu derjenigen der rechtsseitigen intraperikardialen Pneumonektomie. Die Anatomie erlaubt es, einen mehr als 1 cm breiten Saum des Vorhofs auszuklemmen, Voraussetzung ist die Durchtrennung der Perikardduplikatur auf der Rückseite, während das Unterfahren der Lungenvenenstümpfe bzw. des Vorhofs mittels Satinsky-Klemme ohne entsprechende vorherige Mobilisation zu kaum beherrschbaren Blutungen führen kann. Dies gilt besonders, wenn die Venen oder der Vorhof im Bereich einer Tumorinfiltration perforiert werden. Mittels Palpation lassen sich jedoch **Tumorinfiltrationen** meistens sicher identifizieren.

> ! Zentrale Tumoren können über die Pulmonalvenen bis in den linken Vorhof hineinragen bzw. entsprechend konfigurierte Thromben induzieren. Ein unbedachtes Abklemmen der Vene oder des Vorhofs kann somit arterielle Embolien auslösen.

Ergibt sich im obligaten Perfusionsszintigramm der **Verdacht auf einen Verschluss der Venen**, muss dieser Befund durch transösophageale Echokardiographie oder Pulmonalisangiographie verifiziert werden. Da sich intraatriale Tumoren bzw. Thromben nur unter extrakorporaler Zirkulation sicher entfernen lassen, ist im Einzelfall die Indikation zur Operation zu überdenken.

Die **Vorhofausklemmung** ist stets unter Kontrolle des systemischen Druckes vorzunehmen. Das zarte Vorhofmyokard ist mit fortlaufender Prolenenaht® zu verschließen, wobei Teflonfilz zur Verstärkung bereitgehalten werden sollte. Alternativ können auch Klammernahtgeräte verwendet werden, wobei diese aus Platzgründen mitunter schwierig einzusetzen sind und das Myokard durch Verschließen des Klammernahtgeräts so stark gequetscht werden kann, dass die Nahtlinien ausbrechen.

Die intraperikardiale Absetzung der linksseitigen Pulmonalarterie macht nur dann Probleme, wenn die Tumorinfiltration die Aufzweigung des Pulmonalishauptstamms erreicht. Um eine nahtbedingte Einengung der rechtsseitigen Pulmonalarterie zu vermeiden, ist in derartigen Situationen eher eine R2-Resektion in Kauf zu nehmen als den exitus in tabula zu riskieren. Ohnehin dürfte es sich bei diesen Situationen eher um palliative Eingriffe handeln.

Segmentresektionen

Segmentresektionen haben ihre Berechtigung bei Tumorpatienten mit **grenzwertiger Lungenfunktion.** Dabei werden eine etwa 2- bis 3-fach höhere Lokalrezidivrate und eine signifikant geringere Fünfjahresüberlebensrate in Kauf genommen. Die technisch am einfachsten und daher am häufigsten praktizierten Resektionen betreffen folgende **Segmente** bzw. **Segmentgruppen:**

- das Unterlappenspitzensegment (Segment 6),
- die basale Segmentgruppe (Segmente 7–10 rechts, Segmente 8–10 links),
- die Segmente 1–3 des linken Oberlappens und
- die Lingula (Segmente 4 und 5 links).

Resektion des apikalen Unterlappensegments rechts
Nach Durchtrennung des Lig. pulmonale und kranial gerichtetem Zug am Unterlappen lässt sich die **Segmentvene 6** isolieren und versorgen. Im Interlobärspalt ist mittels Palpation der **Segmentbronchus 6** vom Stammbronchus zu differenzieren. Unmittelbar ventral hiervon wird die **Segmentarterie 6** aufgesucht und versorgt. Der Bronchus wird erst nach Durchtrennung der Parenchymbrücke zum Segment 2 des Oberlappens durchschnitten und verschlossen. Mittels Klammernahtgerät entsprechender Länge wird nun das Parenchym von der basalen Gruppe abgesetzt.

Resektion der basalen Segmentgruppe rechts
Wie zur Resektion des Segments 6 beginnt die Präparation mit der Durchtrennung des Lig. pulmonale und Darstellung der Pars basalis der Pulmonalarterie sowie der Segmentvene 6. Die Arterie wird angeschlungen und nach zentraler Durchstechung zertrennt. Vom Interlobärspalt aus wird dann die **Parenchymbrücke** zum **Mittellappen** durchtrennt. Nach Absetzen der unteren Pulmonalvene und unter Schonung der Segmentvene 6 wird wiederum zunächst der Unterlappenstammbronchus mittels Stapler verschlossen, bevor die Parenchymbrücke zum Segment 6 inzidiert wird. Ergeben sich bereits intraoperativ Hinweise auf eine zögerliche Wiederbelüftung des Segments 6 oder wenn dieses sehr klein ausgebildet ist, wird dessen Nachresektion zur Vermeidung eines chronischen Infekts erwogen.

Resektion des Unterlappenspitzensegments links und der basalen Segmentgruppe links
Diese Resektionen folgen denselben **Prinzipien** wie die rechtsseitigen Eingriffe.

CAVE
Besonders zu beachten ist, dass die Abgänge der Pars interlobaris der Pulmonalarterie bezüglich Zahl und Lokalisation erheblich variieren können. Daher empfiehlt sich die Dissektion des gesamten Interlobiums vor definitiver Durchtrennung von Gefäßstrukturen.

Resektion der Segmente 1–3 des linken Oberlappens
Entsprechend einer Oberlappenresektion müssen die **Äste der oberen Lungenvene** sämtlich dargestellt werden. Die beiden unteren Äste können i. d. R. eindeutig der Lingula zugeordnet werden, woraufhin die kranialen Äste durchtrennt werden können. Die **Pulmonalarterie** wird bis in das Interlob hinein präpariert, um sämtliche Äste zum Oberlappen sicher identifizieren zu können.

Die Zahl der Äste kann variieren, weshalb erst nach sicherer Identifikation der Lingulasegmentäste die Segmentarterien 1–3 bzw. ihre Varianten versorgt werden dürfen.

Unproblematisch ist die **Differenzierung der Lungenstämme** des Oberlappens. Im Zweifelsfall kann man sich mit der probatorischen Abklemmung der interessierenden Lungenäste und anschließender Belüftung des Parenchyms behelfen. Nach Bronchusverschluss lässt sich das Parenchym bequem mit einem 100 mm-GIA-Klammernahtgerät abtrennen.

Resektion der Lingulasegmente

Die Resektion verlangt prinzipiell dieselben **Dissektionsschritte** wie für die Resektion der Segment 1–3 beschrieben.

Atypische Resektionen

Atypische Resektion sind lediglich im Rahmen **diagnostischer Eingriffe** als Standardverfahren zu betrachten. Sie sind somit nur vertretbar bei Läsionen unbekannter Histologie, die im Fall des Karzinomnachweises die entsprechenden anatomischen Resektionen nach sich ziehen. Unter der Forderung einer Vermeidung von Tumorzellverschleppung sollte auch die atypische Resektion makroskopisch sicher im Gesunden vorgenommen werden. Lediglich bei inkurabler Gesamtsituation darf hiervon abgewichen werden.

Langzeitergebnisse nach Standardresektion

Tabelle 13.4 und 13.5 enthalten die **Langzeitergebnisse** nach Standardresektion wegen Lungenkarzinom aus dem Zeitraum 1988 bis 1999 (Thoraxklinik Heidelberg, letzte Aktualisierung abgeschlossen am 30.6.2001). Es sind lediglich komplette (R0)-Resektionen berücksichtigt und, entsprechend der Definition der Standardresektion, jene Patienten nicht eingeschlossen, bei denen „Erweiterungen" im Sinne der zusätzlichen Resektion angrenzender Strukturen erfolgten oder Manschettenresektionen ausgeführt wurden.

Tabelle 13.4. Stadienbezogenes Überleben nach Standardresektion

	Stadium I	Stadium II	Stadium IIIa
Patienten (n)	457	194	166
Fünfjahresüberlebensrate [%]	59,0	38,1	26,3
Medianes Überleben [Monate]	87,9	38,9	23,4
Zehnjahresüberlebensrate [%]	41,5		

Tabelle 13.5. Stadien- und eingriffsbezogenes Überleben nach Standardresektion

		Stadium I	Stadium II	Stadium IIIa
Segmentresektion	Patienten (n)	57	9	3
	Fünfjahresüberlebensrate [%]	56,4	22,2	Statistisch nicht definierbar
	Medianes Überleben [Monate]	68,6	37	11,4
Lob-/Bilobektomie	Patienten (n)	378	130	82
	Fünfjahresüberlebensrate [%]	61,0	40,6	19,5
	Medianes Überleben [Monate]	101,7	47,3	24,9
Pneumonektomie	Patienten (n)	22	55	81
	Fünfjahresüberlebensrate [%]	32,8	35,4	34,4
	Medianes Überleben [Monate]	43,6	28,6	22,8

13.1.5 Manschettenpneumonektomie

H. Hoffmann, T. Muley, K. Wiedemann, H. Dienemann

Einleitung

Definition

Die Manschettenpneumonektomie ist eine erweiterte Pneumonektomie unter Einschluss der distalen Trachea und der Hauptkarina (Bifurkationsresektion). Die bronchiale Kontinuität zum verbleibenden Lungenflügel wird durch Anlage einer End-zu-End-Anastomose des gegenseitigen Hauptbronchus und der Trachea wiederhergestellt.

Indikation. Dieser ausgedehnte Eingriff ist bei zentralem Tumorsitz mit Befall des proximalen Hauptbronchus bzw. der Karina indiziert, wenn dadurch eine komplette Resektion erzielt werden kann. Aufgrund der Größe des Eingriffs, der damit verbundenen Morbidität und der zu fordernden onkologischen Voraussetzungen kommt eine Manschettenpneumonektomie jedoch nur für wenige Patienten infrage.

Historische Entwicklung. Der erste Bericht über eine Pneumonektomie mit Resektion der Trachealbifurkation geht auf Abbot et al. (1950) zurück. Bis in die 70er-Jahre hinein wurden nur wenige Kasuistiken publiziert (Watanabe 2000). Erst in den 80er- und 90er-Jahren wurde über größere Serien von 15 (Tsuchiya et al. 1990), 17 (Mathisen u. Grillo 1991), 38 (Deslauriers et al. 1989) und 60 Patienten berichtet (Dartevelle u. Macchiarini 1996). Die operative Letalität in den Berichten aus den 80er-Jahren betrug durchweg zwischen 20% und 30%. Erst in den Zusammenstellungen aus den späteren 90er-Jahren wird über eine akzeptable operative Letalität von 3–7% und Fünfjahresüberlebensraten von bis zu 40% berichtet. Heute dürfen die operativ-technischen Probleme als gelöst gelten.

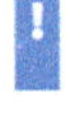

! In großen thoraxchirurgischen Zentren gehört dieser anspruchsvolle Eingriff zum erweiterten Standardrepertoire. Aufgrund der dennoch nur selten anzutreffenden Konstellation aus entsprechender Tumorausbreitung, Freiheit von Fernmetastasen sowie allgemeiner und funktioneller Operabilität wird die Indikation zur Manschettenpneumonektomie jedoch nur bei wenigen Patienten mit NSCLC gestellt.

Indikation und Patientenselektion

Der erste Befund, der die Frage nach der Indikation zur Manschettenpneumonektomie aufwirft, ist i. d. R. die **Bronchoskopie**, die bei einem zentralen Hiluskarzinom den Befall von Hauptbronchus, Hauptkarina oder distaler lateraler Trachea zeigt. Nicht selten besteht bei zentralen Hilustumoren eine submuköse Tumorausbreitung bis weit nach zentral.

Um die Frage der lokalen Resektablität beurteilen zu können, müssen bei der Bronchoskopie **Stufenbiopsien** aus der distalen Trachea und dem gegenseitigen proximalen Hauptbronchus entnommen werden.

! Bei einem Befall der distalen Trachea 2 cm oberhalb der Karina oder einem Tumorbefall des gegenseitigen Hauptbronchus weiter als 1,5 cm nach distal muss i. d. R. technische Inoperabilität konstatiert werden. Die Anlage einer spannungsfreien Anastomose ist dann nicht mehr möglich.

Computer- und ggf. **Kernspintomographie** geben Aufschluss über die extraluminale Tumorausbreitung und vergrößerte mediastinale Lymphknoten (Abb. 13.11).

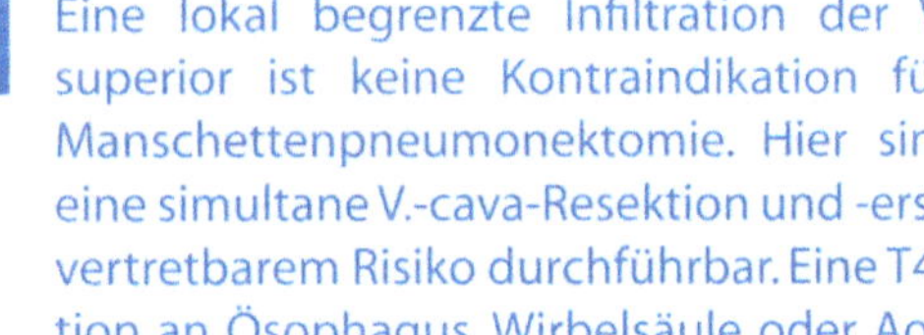

! Eine lokal begrenzte Infiltration der V. cava superior ist keine Kontraindikation für eine Manschettenpneumonektomie. Hier sind ggf. eine simultane V.-cava-Resektion und -ersatz mit vertretbarem Risiko durchführbar. Eine T4-Situation an Ösophagus, Wirbelsäule oder Aorta bedingt jedoch i. d. R. kurative Inoperabilität.

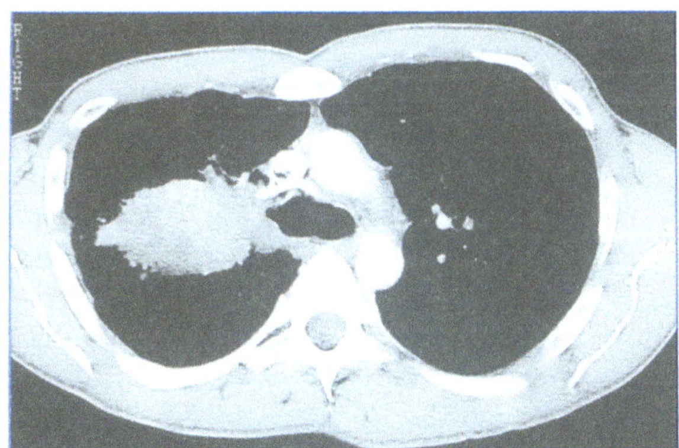

Abb. 13.11. Computertomographische Darstellung eines Plattenepithelkarzinoms rechts zentral, Indikation zur Manschettenpneumonektomie

Lymphknotenbefall. Sowohl einzelne signifikant vergrößerte Lymphknoten (>1 cm) als auch eine ungewöhnlich große Zahl an grenzwertig großen mediastinalen Noduli sollten Anlass für eine invasive Abklärung sein. Befallene kontralaterale mediastinale Lymphknoten (N3) sind eine klare Kontraindikation für ein geplantes chirurgisches Vorgehen mit kurativer Zielsetzung. Sind ipsilaterale mediastinale Lymphknoten (N2) betroffen, sollte die Indikation zur Manschettenpneumonektomie zurückhaltend gestellt werden. Die Mehrheit der Autoren lehnt bei nachgewiesener N2-Situation paratracheal die Indikation zur Manschettenpneumonektomie dezidiert ab (Dartevelle u. Macchiarini 1996; Watanabe 2000). Eine N2-Situation aufgrund eines isolierten Befalls des subkarinären Bifurkationslymphknotens ist hier jedoch anders zu bewerten, da dieser Lymphknoten en bloc dem Resektat zugeschlagen wird.

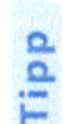

Wird bei Patienten mit nachgewiesenem N2-Status die Indikation zur Manschettenpneumonektomie gestellt, sollten diese einer präoperativen (neoadjuvanten) Chemotherapie zugeführt werden.

Aber auch bei fehlendem Nachweis eines mediastinalen Lymphknotenbefalls kann die präoperative Chemotherapie in Erwägung gezogen werden. Die Einbeziehung dieser Patienten in ein **multimodales Therapieprotokoll** muss heute als Standard gelten, obwohl abschließende Ergebnisse zur Einschätzung eines Überlebensvorteils aufgrund der geringen Patientenzahlen noch nicht vorliegen.

CAVE

Eine präoperative Radiotherapie, wie von einzelnen Autoren propagiert (Jensik et al. 1982), wird allerdings nicht befürwortet, da Anastomosenheilungsstörungen gehäuft auftreten und ein Überlebensvorteil bisher nicht gezeigt werden konnte.

Technik

Als Standardzugang für die **rechtseitige Manschettenpneumonektomie** gilt die posterolaterale Thorakotomie im 5. Interkostalraum (ICR). Nach eigener Erfahrung ist bei schlanken Patienten eine Manschettenpneumonektomie auf der rechten Seite aber auch über eine anterolaterale Thorakotomie gut durchführbar. Sehr unterschiedlich sind dagegen die empfohlenen Zugangswege für die (sehr viel seltenere) Manschettenpneumonektomie auf der **linken Seite.** Watanabe (2000) empfiehlt einen kombinierten Zugang aus medianer Sternotomie und anterolateraler Thorakotomie links. Wir bevorzugen auch bei der linksseitigen Manschettenpneumonektomie, wie von Grillo (1982) beschrieben, die posterolaterale Thorakotomie.

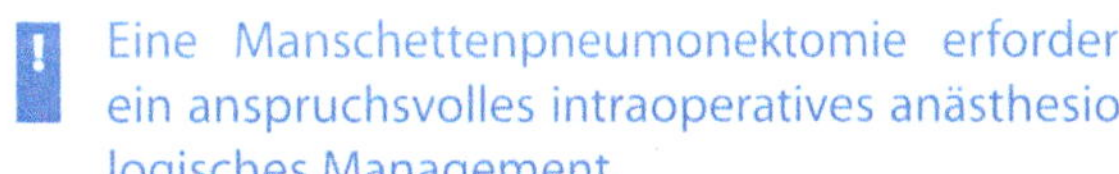

Eine Manschettenpneumonektomie erfordert ein anspruchsvolles intraoperatives anästhesiologisches Management.

Die Aufrechterhaltung einer adäquaten **Ventilation und Oxygenierung** ist in der tracheobronchialen Chirurgie von besonderer Bedeutung, aber technisch aufgrund der aufgehobenen bronchialen Kontinuität nach der Resektion bis zur Komplettierung der Anastomosenkonstruktion erschwert. In der Vergangenheit wurden **verschiedenen Verfahren** der verlängerten apnoischen Oxigenierung oder der passageren distalen Intubation über das Operationsfeld eingesetzt. Befriedigen konnte letztlich keines. Nach Apnoe kommt es zu unvorhersehbaren kardiovaskulären

Reaktionen, die Intubation über das Operationsfeld ist hinderlich und erschwert die Anastomosierung.

Bewährt und weitgehend durchgesetzt hat sich heute die **Hochfrequenzjetventilation** über einen dünnlumigen Katheter in der Phase der Resektion und Anastomosierung. Idealerweise sollte dabei der Jetkatheter über den endotrachealen (Doppellumen)tubus geführt werden. Dieser wird unmittelbar vor der Resektion in die distale Trachea zurückgezogen und der Jetkatheter unter Sicht im gegenseitigen Hauptbronchus platziert. Nach Komplettierung der Anastomose wird der Jetkatheter entfernt und die Beatmung über den tracheal platziert belassenen Tubus fortgesetzt. Dabei kann gleichzeitig die Dichtigkeit der Anastomose überprüft werden.

Manschettenpneumonektomie rechts

Standardzugang ist die **posterolaterale Thorakotomie** im 5. ICR. Nach Feststellung der Resektabilität erfolgt die **Freilegung des Situs** unter Durchführung einer kompletten ipsilateralen Lymphknotendissektion. Die distale Trachea und die Karina werden zirkulär freigelegt, die V. azygos durchtrennt und der linke Hauptbronchus stumpf digital am Aortenbogen mobilisiert. Die Gefäße werden zentral (ggf. intraperikardial) abgesetzt und die bronchiale Resektion durch Platzieren eines endoluminalen Katheters zur Hochfrequenzjetventilation vorbereitet. Anschließend erfolgen die En-bloc-Pneumonektomie und die Bifurkationsresektion (Abb. 13.12).

! Die Untersuchung der Resektionsränder durch intraoperativen Schnellschnitt ist auch bei einer Manschettenpneumonektomie obligat, so dass bei Bedarf unmittelbar eine Nachresektion durchgeführt werden kann. Die technischen Möglichkeiten einer Nachresektion sind aber sehr begrenzt (s. oben), ggf. muss eine R1-Situation in Kauf genommen werden.

Anastomosierung. Die Kontinuität (End-zu-End-Anastomose des gegenseitigen Hauptbronchus und der Trachea) wird möglichst umgehend wiederhergestellt, um eine Kontamination des Situs durch Lungensekret zu vermeiden. Für die Anastomosierung kommt monofiles, resorbierbares Nahtmaterial (PDS 4/0 bzw. 3/0) zur Anwendung. Es werden zunächst 2 Fäden an der medialen (vom Operateur entfernten) Ecke vorgelegt und unter Zugentlastung geknüpft. Danach wird die Naht der Vorderwand mittels Einzelknopfnähten vervollständigt und zum Schluss durch fortlaufende Naht der Hinterwand gleichzeitig die Anastomsose komplettiert und der Lumenausgleich hergestellt. Nach Komplettierung der Anastomose und Überprüfung auf Dichtigkeit ist eine Sicherung der Nahtreihe durch plastische Deckung mit gut vaskularisiertem Gewebe zu empfehlen. In der Regel bieten sich hier die V. azygos, perikardiales Fettgewebe, Pleura oder Perikard an.

Tipp: Die endoskopische Kontrolle der Anastomose sollte, wie nach bronchoplastischen Operationen, zwischen dem 3 und 5. und nochmals zwischen dem 10. und 12. postoperativen Tag erfolgen.

Abb. 13.12a–f. Intraoperativer Situs bei Manschettenpneumonektomie rechts über eine posterolaterale Thorakotomie. (a) Situs nach zirkulärer Freilegung der distalen Trachea, der Karina und des linken Hauptbronchus bei Blick von dorsal, Kopf des Patienten in der Verlängerung des linken Bildrandes: Die V. azygos ist durchtrennt, Trachea und linker Hauptbronchus sind angeschlungen. (b) Beginn der Resektion: Die Hinterwand der distalen Trachea ist inzidiert, man erkennt endoluminal den (zurückgezogenen) Doppellumentubus und den über diesen Tubus platzierten Katheter zur Hochfrequenzjetventilation. (c) En-bloc-Resektion: Trachealbifurkation und Pneumonektomie rechts, Blick auf den trachealen Resektionsrand. (d) Beginn der Anastomosenkonstruktion (End-zu-End-Anastomose des gegenseitigen Hauptbronchus und der Trachea): Für die Anastomosierung wird monofiles, resorbierbares Nahtmaterial (PDS 4/0 bzw. 3/0) verwendet, es werden zunächst 2 Fäden an der medialen (vom Operateur entfernten) Ecke vorgelegt und unter Zugentlastung geknüpft. (e) Die Naht der Vorderwand wird mittels Einzelknopfnähten vervollständigt und zum Schluss durch fortlaufende Naht der Hinterwand gleichzeitig die Anastomsose komplettiert und der Lumenausgleich hergestellt. (f) Nach Komplettierung der Anastomose und Überprüfung auf Dichtigkeit ist eine Sicherung der Nahtreihe durch plastische Deckung mit gut vaskularisiertem Gewebe zu empfehlen, i. d. R. bieten sich hier die V. azygos, perikardiales Fettgewebe, Pleura oder Perikard an.

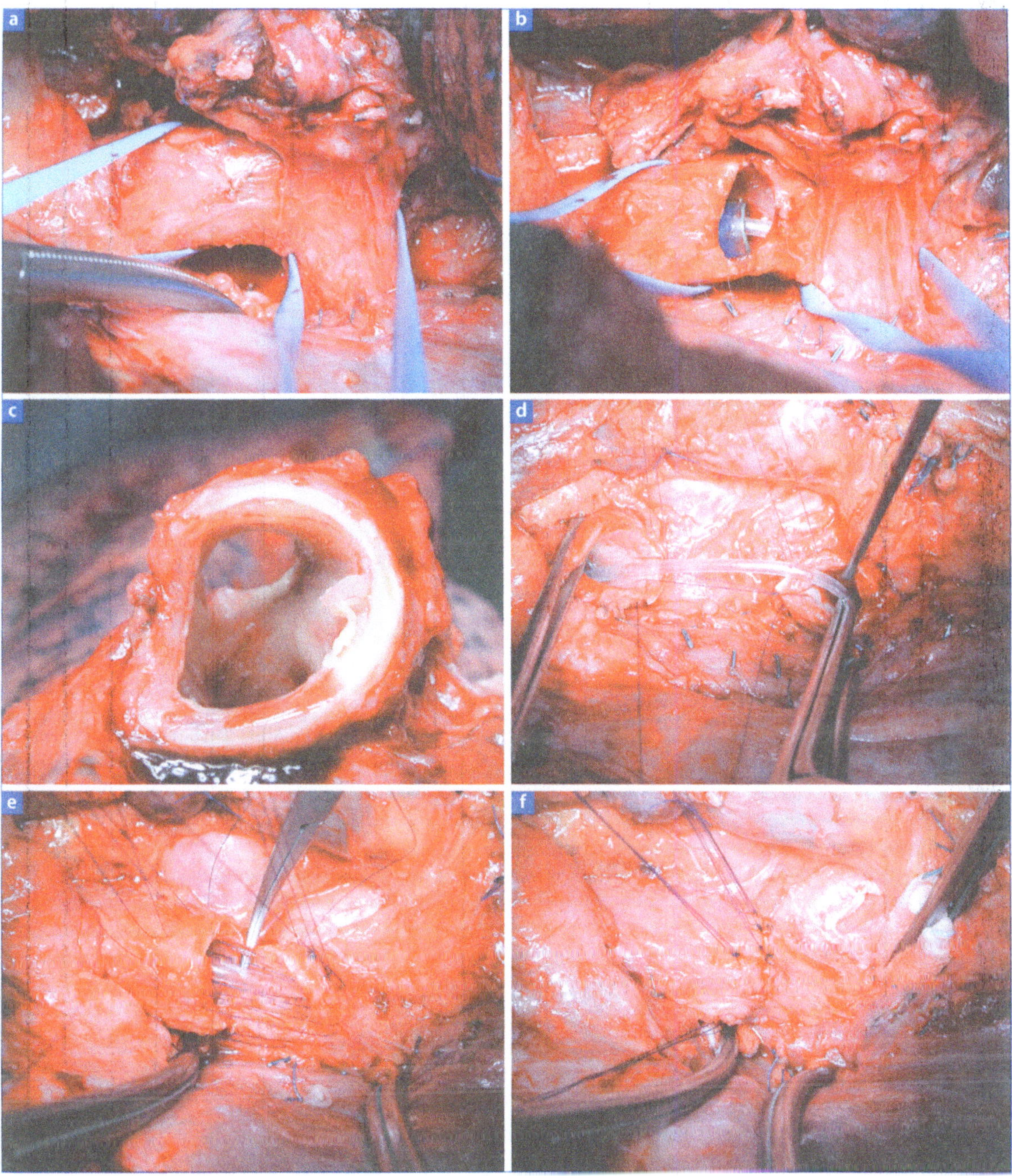
a
b
c
d
e
f

Manschettenpneumonektomie links

Die Manschettenpneumonektomie links ist ein relativ seltener Eingriff in allen berichteten Serien. Die **Seltenheit der Indikation** begründet sich in den anatomischen Unterschieden rechts und links. Der linke Hauptbronchus ist sehr viel länger als der rechte und somit der Abstand eines linksseitigen Hilustumors zur Hauptkarina sehr viel größer. Darüber hinaus führt eine fortschreitende lokale Ausbreitung linksseitiger Hilustumoren aufgrund der engen Lagebeziehung häufig zu einer Infiltration des Aortenbogens und damit zu einer Situation der Inoperabilität, noch bevor die Karina erreicht ist.

Durchführung. Die Manschettenpneumonektomie links über eine posterolaterale Thorakotomie (im 5. ICR) erfordert die Durchtrennung des Ductus Botalli und die Mobilisation des Aortenbogens. Die Resektion und Anastomosenkonstruktion erfolgen analog der für die rechtsseitige Manschettenpneumonektomie beschriebenen Technik, sind jedoch aufgrund der Tiefe des Situs technisch anspruchsvoller.

Perioperative Letalität und Langzeitüberleben nach Manschettenpneumonektomie

Wie eingangs dargestellt, resultieren die Erfahrungen mit Verläufen nach Manschettenpneumonektomie aus relativ kleinen Serien. Während die berichtete **perioperative Letalität** von 20–30 % aus den früheren Serien als nicht akzeptabel angesehen werden muss, wurden in den neueren Berichten sehr viel günstigere Zahlen angegeben.

! Nach Mathisen u. Grillo (1991) hat die Manschettenpneumonektomie ihre Berechtigung, wenn eine perioperative Letalität von unter 10 % und Fünfjahresüberlebensraten von 20–25 % erreicht werden.

Durch eine relativ standardisierte Operationstechnik und durch das verbesserte intra- und postoperative anästhesiologische Management können diese Forderungen heute bei sorgfältiger Indikationsstellung erfüllt werden. Das **Langzeitüberleben nach Manschettenpneumonektomie** ist dann, wie bei allen operierten Patienten mit NSCLC, eine Funktion des Tumorstadiums, insbesondere des N-Status. Die Implementierung multimodaler Therapieprotokolle lässt für die Zukunft weitere Fortschritte erwarten.

13.1.6 Bronchoplastische und kombiniert bronchoplastisch-angioplastische Operationen

H. Hoffmann, T. Muley, H. Dienemann

Einleitung

Manschettenresektionen am Lungenbaum als **bronchoplastische Prozeduren** wurden erstmals 1955 von Paulson und Shaw beschrieben.

Definition

Die Manschettenlobektomie beschreibt eine Lobektomie unter Mitnahme eines ringförmigen bzw. manschettenförmigen Segments aus dem Hauptbronchus und anschließende Reanastomosierung der nicht befallenen Lungenlappen.

Ein endobronchialer Tumorbefall der zentralen Lappenbronchien oder kapselüberschreitendes Wachstum befallener interlobärer Lymphknoten sind die **Indikationen** zu bronchoplastischen und/oder angioplastischen Resektionen. Manschettenresektionen – als so genannte organerhaltenden Operationen – lassen in diesen Fällen die Pneumonektomie vermeiden, ohne die **Radikalität** einzuschränken.

! Es gibt keinen Überlebensvorteil durch eine Resektion, die über die radikale Entfernung des makroskopisch und mikroskopisch sichtbaren Tumors hinausgeht.

Vergleich zur Standard-Lobektomie. Die technische Komplexität des Eingriffs, Morbidität und postoperativer Überwachungsaufwand sind höher als bei einer Standardlobektomie. Morbidität und Letalität sind bei entsprechender Erfahrung des Operateurs jedoch niedriger als nach Pneumonektomie (Vogt-Moykopf et al. 1986; Faber et al. 1995; Dienemann et al. 2002).

In einem durchschnittlichen operativen Patientenkollektiv mit NSCLC ergibt sich die **Indikation zur Bronchoplastik** bei etwa 10–20 % aller Lungenresektionen mit kurativer Zielsetzung. Umgekehrt bedeutet dies: Bei jedem fünften bis zehnten Eingriff kann durch eine bronchoplastische Erweiterung des Eingriffs gleichzeitig eine R0-Situation erreicht und ein unnötiger Parenchymverlust vermieden werden.

! Daher muss gefordert werden, dass jeder Operateur diese Technik beherrscht bzw. das in einer Institution, die Lungenresektionen bei NSCLC durchführt, jederzeit während des Eingriffs ein entsprechend erfahrener Chirurg hinzugezogen werden kann.

Indikation und präoperative Diagnostik

Ziele der präoperativen Diagnostik. Die präoperative Diagnostik hat zum einen das Ziel, das erforderliche Resektionsausmaß festzulegen und zum anderen, die funktionelle Reserve des verbleibenden Lungenparenchyms zu bestimmen. Gegenstand der Diskussion ist dabei immer wieder, ob Patienten, deren funktioneller Status zwar eine Lobektomie aber keine Pneumonektomie zulässt, Kandidaten für eine Manschettenlobektomie sind. Denn schlussendlich zeigt sich erst intraoperativ, ob mit einer Manschettenresektion eine kurative Resektion erzielt werden kann oder doch eine Pneumonektomie erforderlich ist.

In der Regel ist die **Bronchoskopie** mit dem Nachweis eines endobronchialen Tumorbefalls der zentralen Lappenbronchen oder der Lappenkarina die wegweisende Diagnostik. In diesen Fällen ist die Indikation zur Manschettenresektion präoperativ bekannt und planbar. In anderen Fällen ergibt sich die **Indikation** zur **bronchoplastischen Operation** erst intraoperativ durch

- extrabronchiales Tumorwachstum, welches bis an den Hauptbronchus/Bronchus intermedius reicht,
- kapselüberschreitenden Lymphknotenbefall interlobär oder
- einen positiven Schnellschnittbefund (am Bronchus) nach einfacher Lappenresektion.

Tipp: Geeignete Kandidaten für eine Manschettenresektion sind Patienten mit Plattenepithelkarzinom oder Bronchuskarzinoid, da bei diesen Tumoren die lokale Ausbreitung relativ scharf begrenzt und gut erkennbar ist. In jedem Fall ist jedoch eine intraoperative Schnellschnittuntersuchung der bronchialen Resektionsränder auf mikroskopische Tumorfreiheit zu fordern.

Nicht selten führen aus dem proximalen Lappenbronchus herausreichende Tumorzapfen zu einer Okklusion des Hauptbronchus mit nachgeschalteter **Retentionspneumonie** der distalen Lungenanteile. Hier sollte, wenn möglich, präoperativ durch endoskopische Tumorabtragung eine Rekanalisation erreicht werden, um einerseits die distale Tumorausdehnung beurteilen zu können und andererseits die Retention präoperativ zu beheben.

Operationstechnik

Für das **anästhesiologische Management** bei bronchoplastischen Operationen gelten die gleichen Voraussetzungen wie für Standardresektionen. Der Eingriff erfolgt in Allgemeinanästhesie und Intubation mit einem Doppellumentubus (bronchiale Intubation der Gegenseite). Dies erlaubt bei Einlungenventilation und kompletter Atelektase der operierten Seite die beste Übersicht und größtmögliche Gewebeschonung bei Präparation und Resektion. Die Hochfrequenzjetventilation ist bei einer Bifurkationsresektion oder Manschettenpneumonektomie in der Phase der Anastomosierung sehr hilfreich. Dabei sollte der Jetkatheter möglichst über den endotrachealen Tubus platziert werden.

Als **Standardzugang** wird von vielen Autoren die posterolaterale Thorakotomie angegeben. Wir bevorzugen auch für bronchoplastische Operationen die anterolaterale Thorakotomie im 4. Interkostalraum (ICR; mit individueller Variation: 3.–5. ICR). Lediglich bei zu erwartender Tumorinfiltration des hinteren Mediastinums oder der Paravertebralregion sowie zur Manschettenpneumonektomie wählen wir die (doch deutlich höher traumatisierende) posterolaterale Inzision.

Nach Thorakotomie erfolgt zunächst der **Ausschluss einer intrathorakalen Metastasierung** durch Palpation der Lunge und Inspektion der viszeralen und parietalen Pleura auf Tumorabsiedelungen, Adhäsionen oder Infiltrationen. Alle makroskopisch verdächtigen Befunde werden durch intraoperative **Schnellschnittdiagnostik** mikroskopisch verifiziert.

CAVE

Lappenüberschreitendes Tumorwachstum oder eine ausgedehnte (Multilevel-) mediastinale Lymphknotenmetastasierung werden allgemein als Kontraindikation für eine bronchoplastische Operation angesehen (Paulson u. Shaw 1955; Weisel et al. 1979).

Nach Feststellung der Resektabilität erfolgt die **Freilegung des Situs** unter Durchführung einer kompletten ipsilateralen Lymphknotendissektion. Die zentralen Strukturen werden wie für eine Pneumonektomie freigelegt und gesichert. Bei der Präparation sollte darauf geachtet werden, den Bronchus nicht komplett zu denudieren, sondern vielmehr die unmittelbar epibronchial vorhandene nutritive Geweschicht zu erhalten, ohne allerdings Kompromisse hinsichtlich der Radikalität der Lymphknotendissektion einzugehen. Lungenarterien sollten nur soweit erforderlich durchtrennt werden.

Resektion. Anschließend wird das tumortragende Parenchym einschließlich Bronchusmanschette (en bloc) entsprechend der durch Endoskopie und intraoperativen Befund gesicherten Tumorausdehnung reseziert. Die Durchtrennung des Bronchus erfolgt mit dem Skalpell parallel zum Verlauf der Knorpelspangen, dabei sollte auf glatte Schnittkanten geachtet werden.

! Die Untersuchung der Resektionsränder durch intraoperativen Schnellschnitt ist obligat, so dass bei Bedarf umittelbar eine Nachresektion durchgeführt werden kann.

Die Kontinuität wird möglichst umgehend wiederhergestellt, um eine Kontamination des Situs durch Lungensekret zu vermeiden. Für die **Anastomosierung** sind verschiedene Nahttechniken beschrieben (Tsuchiya 1998). Die meisten Autoren verwenden monofiles, resorbierbares Nahtmaterial. Wir bevorzugen die fortlaufende Naht der Hinterwand (PDS 4/0) und Einzelknopftechnik der Vorderwand (PDS 4/0 oder 3/0). Nach Komplettierung der Anastomose und Überprüfung auf Dichtigkeit ist eine Sicherung der Nahtreihe durch **plastische Deckung** mit gut vaskularisiertem Gewebe zu empfehlen. In der Regel bieten sich hier

- die V. azygos,
- perikardiales Fettgewebe,
- Pleura,
- Perikard oder
- Interkostalmuskulatur

an.

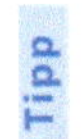

Die endoskopische Kontrolle der bronchialen Anastomose sollte zwischen dem 3. und 5. und nochmals zwischen dem 10. und 12. postoperativen Tag erfolgen.

Je nach Tumorlokalisation und Tumorausdehnung sind verschiedene Prozeduren durchführbar. Die **„klassischen" bronchoplastischen Operationen** sind

- die Manschettenresektion des rechten oder linken Lungenoberlappens,
- die Y-Manschettenresektion bei Resektion des linken Lungenunterlappens bzw. bei unterer Bilobektomie rechts und
- die parenchymerhaltende Manschettenresektion (isolierte Bronchusresektion).

Manschettenresektion des rechten Lungenoberlappens

Dies ist die am häufigsten durchgeführte bronchoplastische Operation. Die **Vorteile des Parenchymerhalts** (Mittel- und Unterlappen) gegenüber einer alternativ möglichen Pneumonektomie sind evident. Darüber hinaus sind Morbidität und Letalität einer Oberlappenresektion mit Bronchusmanschette geringer als nach Pneumonektomie rechts.

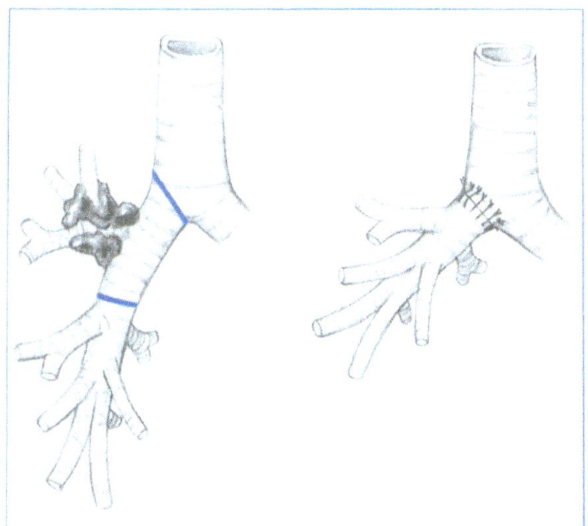

Abb. 13.13. Zentrales Tumorwachstum mit Indikation zur Manschettenresektion des rechten Lungenoberlappens. Nachdruck aus Heberer et al. (Ed.), Praxis der Chirurgie – Lunge und Mediastinum, Springer, 1991 Seite 452

Die technische Schwierigkeit bei einer Manschettenresektion des rechten Lungenoberlappens liegt in der häufig **großen Kaliberdifferenz** des Bronchus intermedius und des proximalen rechten Hauptbronchus. Hier muss bei der Anastomosierung ein Ausgleich des Lumenunterschieds erfolgen. In der Regel gelingt dies allein mittels fortlaufender Naht der elastischen Hinterwand. Bei größeren Kaliberdifferenzen bietet sich die Teleskopierung, d. h. die einstülpende Naht des Bronchus intermedius in den rechten Hauptbronchus an. In Abb. 13.13 sind Tumorausdehnung und postoperativer Befund schematisch dargestellt.

CAVE

Die Teleskoptechnik führt jedoch zu einer höhere Inzidenz von Granulomen und subsequenten Senstenosen als jene Anastomosen, die „Stoß auf Stoß" angelegt werden.

Manschettenresektion des linken Lungenoberlappens

Die zweithäufigste bronchoplastische Operation bei entsprechender Tumorlokalisation ist die Manschettenresektion des linken Lungenoberlappens (Abb. 13.14). Aufgrund der engen anatomischen Lagebeziehung der interlobären Pulmonalarterie mit dem linken Oberlappenbronchus besteht bei einer Tumorinfiltration des proximalen Oberlappenbronchus häufig auch gleichzeitig eine **Tumorinfiltration** der Pulmonalarterie. Hier ist die simultane En-bloc-Manschettenresektion der Pulmonalarterie und des Bronchus indiziert (so genannte „Doppelmanschettenresektion"). Die Resektion der A. pulmonalis erfolgt nach systemischer Heparingabe (5000 IE i. v.). Die Anastomosierung wird in der Reihenfolge „Bronchus vor Arterie" durchgeführt. Die **Kontinuität** der Arterie wird dabei durch Direknaht (End-zu-End) unter Verwendung von nichtresorbierbarem, monofi-

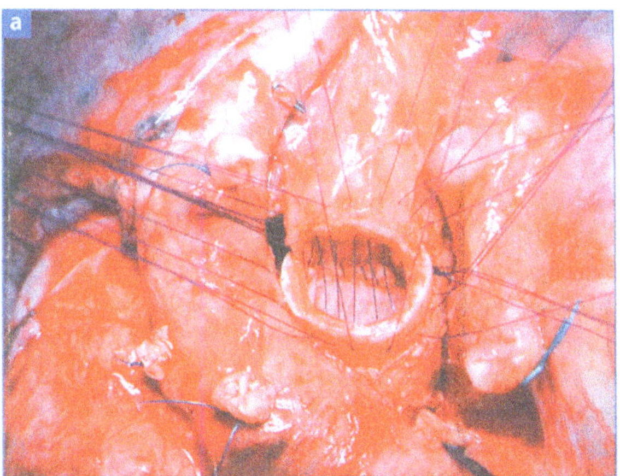

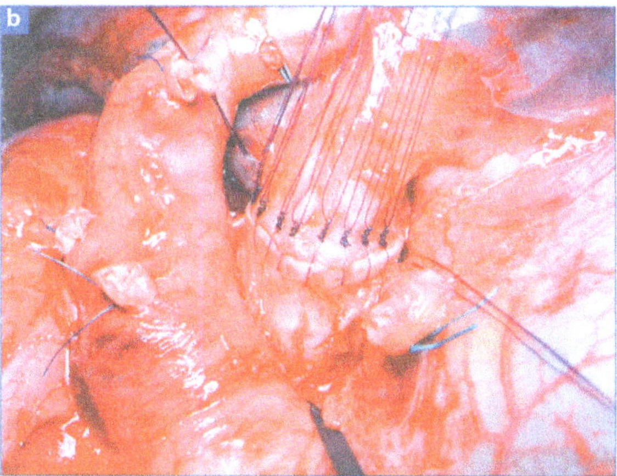

Abb. 13.14a,b. Intraoperativer Situs bei Manschettenresektion des linken Lungenoberlappens a vor und b nach Verschluss der Anastomose

lem Nahtmaterial (Prolene 4/0 oder 5/0) wieder hergestellt.

Manschettenresektion des linken Lungenunterlappens bzw. bei unterer Bilobektomie rechts (Y-Manschettenresektion)

Eine seltener durchgeführte bronchoplastische Prozedur ist die so gennannte Y-Manschettenresektion des Unterlappens (links) oder des Mittel- und Unterlappens (rechts). Sie ist indiziert **bei Unterlappentumoren** mit endobronchial nach zentral fortschreitendem Tumorwachstum. Sie erlaubt in diesen Fällen den **Erhalt des Oberlappens** und vermeidet die Pneumonektomie. Hierzu ist eine Y-förmige Resektion des Unterlappenbronchus (bzw. Bronchus intermedius) unter Einschluss des distalen Hauptbronchus mit Absetzen des Oberlappenbronchus erforderlich. Der Oberlappen wird dann (um 90° gedreht) End-zu-End (in der oben beschriebenen Technik) mit dem Hauptbronchus anastomosiert.

Parenchymerhaltende Manschettenresektion (isolierte Bronchusresektion)

Bei Karzinoiden, deren Tumorwachstum sich endobronchial beschränkt, kann u. U. durch eine isolierte Bronchusresektion und eine entsprechende bronchoplastische Rekonstruktion ein **Lungenparenchymverlust** gänzlich vermieden werden. Allerdings ist diese Therapieoption nur bei der Tumorentität des Karzinoids anwendbar, da bei diesen Tumoren aufgrund ihres Wachstumsverhaltens ein geringerer Resektionsabstand für einen kurativen Eingriff ausreicht als bei nichtkleinzelligen Lungenkarzinomen. Abbildung 13.15 zeigt die Befundkonstellation und das operative Vorgehen bei einer jungen Patientin mit einem Karzinoid in der Aufzweigung des rechten Hauptbronchus. Ohne bronchoplastische Operation hätte dieser Tumor eine Pneumonektomie erfordert.

Morbidität, Letalität und Ergebnisse bronchoplastischer und kombiniert bronchoplastisch-angioplastischer Operationen

Aus dem Operationsablauf einer Manschettenresektion mit bronchoplastischer Rekonstruktion, der eine vollständige Kontinuitätsunterbrechung mit Herstellung einer (tracheo-)bronchialen Anastomose und ggf. Gefäßanastomose beeinhaltet, ergeben sich gegenüber einer alternativen Pneumonektomie **spezifische Risiken** im Sinne von Heilungsstörungen der Anastomose und im Hinblick auf das Erzielen der Radikalität.

Die Frequenz einer **Anastomoseninsuffizienz** wird in der Literatur mit 3,5%, in früheren Arbeiten auch bis zu 11% angegeben (Tedder et al. 1992; Paulson u. Shaw 1955; Weisel et al. 1979). Die Anastomosendeckung mit vitalem Gewebe kann die Heilung wahrscheinlich nicht beeinflussen, da diese in erster Linie von der lokalen Mukosadurchblutung abhängt. Eine suffiziente Deckung kann jedoch die Ausbildung einer kompletten bronchopleuralen Fistel als Folge einer Insuffizienz verhindern. Darüber hinaus wird auch eine Barriere zwischen Bronchusnaht und begleitendem Pulmonalarteriensegment geschaffen und somit einer Arrosion des Gefäßes bzw. einer Gefäßanastomose vorgebeugt.

Über sekundäre **Strikturen und Granulome** der bronchialen Anastomose wird in der Literatur mit einer Häufigkeit von 5% berichtet (Tedder et al. 1992). Derartige Komplikationen sind Folge einer sekundären Heilung bei Ischämie der Mukosa und treten vermehrt bei Anastomosen auf, die in Teleskoptechnik angelegt wurden.

Persistierende **Dystelektasen und Sekretverhalt** gehören zu den häufigsten Komplikationen nach bronchoplastischen Eingriffen. Mögliche Ursachen sind eine Schwellung der Anastomosenregion, was sich bevorzugt im Sinne einer Verlegung des Mittellappenostiums nach rechtsseitiger Oberlappenmanschettenresektion auswirkt.

Tipp

Ein konsequenter Einsatz der Bronchoskopie, Inhalation unter Zusatz vasokonstriktiver Substanzen, suffiziente Schmerztherapie und frühzeitige Mobilisation sind wirksame präventive Maßnahmen.

Die in der Literatur verfügbaren Daten zur **spätpostoperativen Lungenfunktion** unterstreichen den Vorteil des broncho-angioplastischen Resektionsverfahrens gegenüber einer Pneumonektomie. Die Pneumonektomie bedeutet dabei nicht allein den

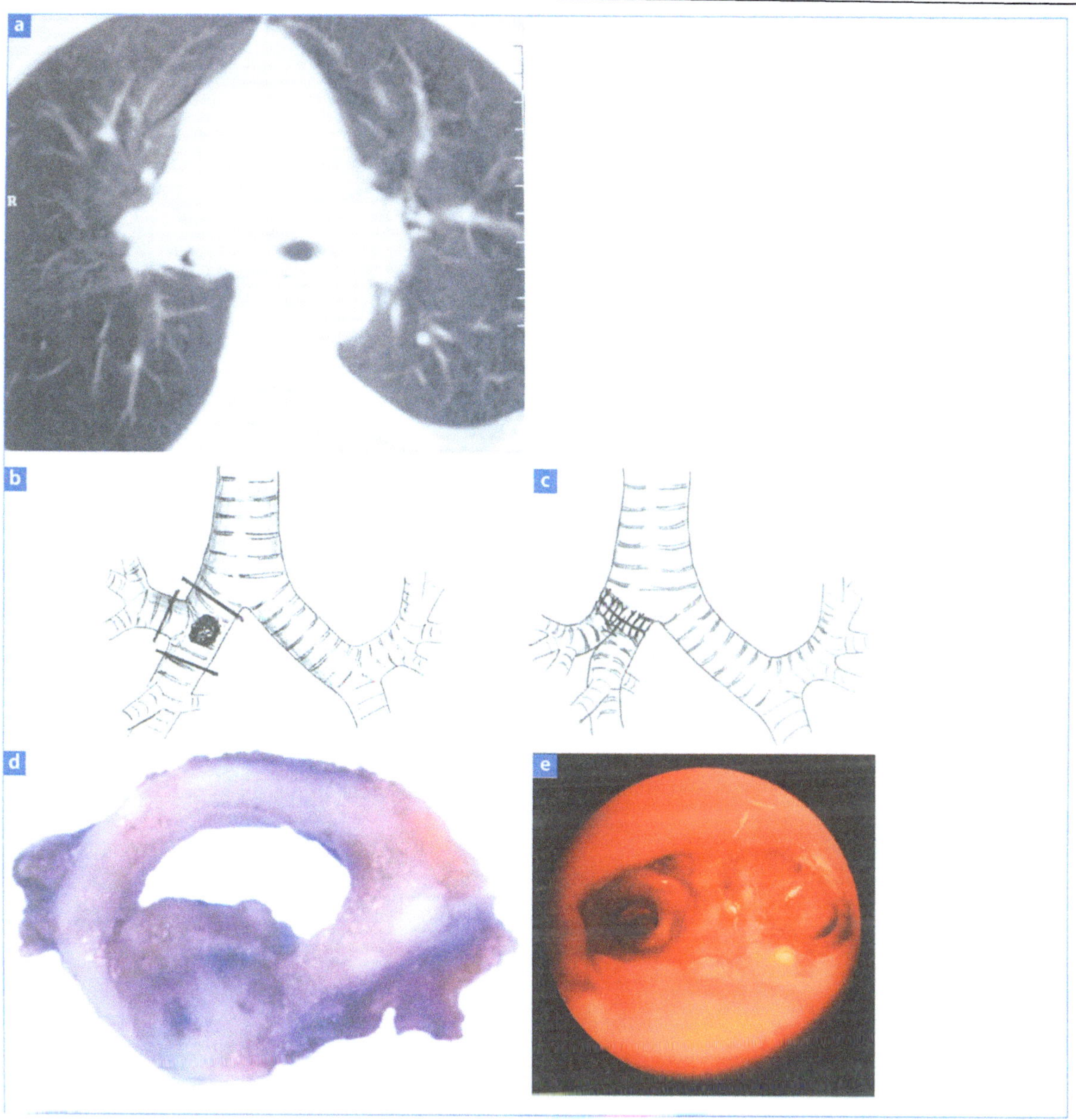

Abb. 13.15a–e. Computertomographischer Befund einer 32-jährigen Frau mit rezidivierendem Husten und Hämoptysen: zentral wachsender endobronchialer Tumor rechts (Diagnose nach bronchoskopischer Biopsie: Karzinoid), keine extrabronchiale Tumormanifestation (a); schematischer bronchialer Situs der Patientin: Indikation zur parenchymerhaltenden isolierten Bronchusresektion bei Bronchuskarzinoid, Lokalisation des Tumors endobronchial in der Aufzeigung des rechten Hauptbronchus (b); schematische Darstellung des Zustands nach isolierter Bronchusresektion und bronchoplastischer Rekonstruktion ohne Lungenparenchymverlust (c); makropathologisches Schnittpräparat des Bronchusresektats (d); endoskopischer Befund 7 Tage nach bronchoplastischer Rekonstruktion (e)

Verlust von funktionstüchtigem Lungenparenchym und somit einer verminderten Leistungsfähigkeit und Lebensqualität, sondern geht auch mit einer signifikant höheren Morbidität und Letalität einher.

Die **perioperative Letalität** nach bronchoplastischen Operationen wird in der Literatur mit unter 5% (Tedder et al. 1992) angegeben und betrug im Patientengut der Autoren 3,4% (Dienemann et al. 2002). Dagegen muss nach Pneumonektomie mit einer Letalität von bis zu 10% gerechnet werden. Im Patientengut der Autoren betrug die Krankenhausletalität nach Pneumonektomie 7,5% (Dienemann et al. 2002). Das **Langzeitüberleben** nach bronchoplastischem Eingriff ist erwartungsgemäß eine Funktion des Tumorstadiums und unterscheidet sich nicht von stadiengleichen Kollektiven nach Standardresektion (Dienemann et al. 2002).

Die Literaturangaben über das Auftreten von **Lokalrezidiven** schwanken erheblich, was sich aus einer unpräzisen Definition des Lokalrezidivs erklärt wie auch aus der Tatsache, dass der Zeitpunkt des Auftretens meist im Unklaren bleibt.

> ! Eine regelmäßige Wiedervorstellung zur Durchführung eines Computertomogramms und einer Kontrollbronchoskopie ist gerechtfertigt, zumal bei Nachweis eines Lokalrezidivs in vielen Fällen eine operative Sanierung unter funktionellen und technisch-anatomischen Gesichtspunkten noch möglich ist.

Zusammenfassung

Bronchoplastische und bronchoangioplastische Operationen sind technisch anspruchsvolle Verfahren, deren Gelingen letztlich mit der Erfahrung von Operateur und Institution eng verknüpft ist. Der **Patient profitiert** von diesen Verfahren, da eine Pneumonektomie auf diesem Weg vermieden werden kann.

13.1.7 Brustwandresektion und -rekonstruktion

E. Hecker, H. Menke

Einleitung

Die Infiltration eines nichtkleinzelligen Lungenkarzinoms in Strukturen der Brustwand (Pleura parietalis,, Interkostalmuskulatur, Rippen, Weichteilgewebe, Brustwandmuskulatur) ist mit einem **Anteil von 5–8 %** aller wegen eines nichtkleinzelligen Lungenkarzinoms operierten Patienten selten. Bis zum Ende der 40er-Jahre des vorigen Jahrhunderts galt die Infiltration der Brustwand als definitive Kontraindikation zur chirurgischen Behandlung. Colemann et al. konnten 1947 nachweisen, dass die technischen Möglichkeiten der Resektion und der entsprechenden Rekonstruktion gegeben waren und dass dadurch die Langzeitprognose der Patienten erheblich verbessert werden konnte.

> ! In den darauf folgenden 40 Jahren wurde in mehreren Studien mit großen Fallzahlen (Massachusetts General Hospital 1966, Mayo Clinic 1982, Memorial Sloan-Kettering Cancer Center 1985) belegt, dass die Resektion des erkrankten Lungenanteils unter Mitentfernung der infiltrierten Brustwand die Möglichkeit der Heilung beinhaltet.

Die **Fünfjahresüberlebensraten** nach radikaler Resektion werden

- für das Tumorstadium T3 N0 mit 25–67%,
- bei Befall eines oder mehrerer intrapulmonaler oder hilärer Lymphknoten (T3 N1) mit 9–20% und
- bei Befall mediastinaler Lymphknoten (T3 N2) mit 0–18%

angegeben. Im Fall einer inkompletten Resektion an der Brustwand beträgt die mediane Fünfjahresüberlebensrate lediglich 2%. Die meisten Patienten mit inkompletter Resektion versterben an lokalen Komplikationen, während bei den Fällen mit kompletter Resektion in der Mehrzahl Fernmetastasen die Todesursache darstellen.

Thoraxwandresektion

Onkologische Prinzipien

> **!** Heute gilt als wesentliche Voraussetzung für die potenzielle Kuration der freie Absetzungsrand des Resektats an der Brustwand, der durch intraoperative Schnellschnittuntersuchung dokumentiert werden muss.

Ein **Sicherheitsabstand** an der Brustwand nach kranial und kaudal von 4 cm sowie nach lateral und medial von 2 cm ist anzustreben. Die Abwesenheit hilärer und mediastinaler **Lymphknotenmetastasen** ist ein günstiger prognostischer Faktor.

Inwieweit die **Tiefe der Tumorinfiltration** in die Brustwand von prognostischer Bedeutung ist, d. h. ob die isolierte Pleura-parietalis-Infiltration einen anderen Stellwert hat als die Infiltration tieferer Brustwandschichten, ist Gegenstand neuerer Untersuchungen. Auch die Frage der **Induktionstherapie** oder der adjuvanten Behandlung, sei es mit Chemo- oder Radiotherapie, konnte bisher nicht befriedigend beantwortet werden, da die entsprechenden Studienpopulationen entweder zu inhomogen waren oder nicht konsequent randomisiert nach dieser Fragestellung betrachtet worden sind.

Chirurgisches Vorgehen

Präoperative Planung. Lagerung und primäre Inzision müssen das erwartete Resektionsausmaß einkalkulieren, weshalb eine exakte präoperative Planung und Diagnostik unerlässlich sind. Hierzu gehört neben der konventionellen **Thoraxröntgenaufnahme** in 2 Ebenen und ggf. der Rippenzielaufnahme eine **Computertomographie** des Thorax bzw. eine Kernspintomographie, wobei diese insbesondere dann verpflichtend ist, wenn der begründete Verdacht auf eine Beteiligung von Wirbelknochen oder Spinalkanal besteht.

Operative Taktik. Hautinzision und Brustkorberöffnung sollten in gebührendem, sicherem **Abstand zur** eigentlichen **Tumorinfiltration** der Brustwand erfolgen. Die intrathorakale Tumoraussaat, die lokalen Weichteilverhältnisse sowie die Resektabilität der Lunge werden überprüft und die Operationstaktik festgelegt. Das primäre Ziel ist die **En-bloc-Resektion** des kompletten Tumors mit den geforderten Sicherheitsabständen (s. oben). Die befallenen Rippen mit Interkostalmuskulatur und ggf. angrenzend infiltrierten Brustwandmuskeln werden mobilisiert und nach vollständiger Ablösung vom gesunden Gewebe in den Thorax eingeschwenkt. Dieses Manöver erleichtert die Lungenresektion, während bei ausgedehnter Thoraxwandinfiltration oder wirbelsäulennahen Prozessen die Mobilisation in umgekehrter Reihenfolge meistens einfacher ist.

Rekonstruktion der Thoraxwand

Behandlungsziele

Die **Behandlungsziele** einer Thoraxwandrekonstruktion umfassen

- die Wiederherstellung von Funktion, Integrität und Stabilität der Thoraxwand,
- die Verhinderung einer pulmonalen Eventration,
- die Versorgung bzw. Unterstützung dynamischer Muskelfunktion und
- die adäquate Weichteildeckung.

Möglichkeiten der **plastischen Rekonstruktion**, insbesondere unter Einbeziehung freier mikrovaskulärer Verfahren zur Defektdeckung, haben den Umfang onkologischer Resektionen im Bereich der Thoraxwand beträchtlich erweitert.

Strategisches Vorgehen und Verfahrenswahl

Überlegungen zur Wahl des **Deckungsverfahrens** müssen

- den Allgemeinzustand des Patienten,
- Ausdehnung, Lokalisation und Zustand des Defekts,
- örtliche Vorbehandlungen (Voroperationen, Bestrahlung),
- die Prognose,
- aber auch die Erwartungen des Patienten

berücksichtigen.

> **!** Das operative Ergebnis hat sowohl in funktionaler (respiratorische Einschränkungen durch

Schwächung einer suffizienten Atemhilfsmukulatur) als auch ästhetischer Hinsicht zu überzeugen.

Grundsätzlich wird eine **Sofortrekonstruktion** angestrebt. Sie vermeidet eine unnötige Verlängerung der Hospitalisierungsdauer und ist damit trotz des initial höheren operativen Zeitaufwands kosteneffektiver. Ein zeitversetztes Vorgehen ist nur bei Vorliegen einer Infektion in Verbindung mit Fremdmaterial angezeigt.

Primärverschluss

Defekte mit einem **Durchmesser bis zu 5 cm** können ohne Probleme durch einen primären Verschluss gedeckt werden, da die Stabilität der Brustwand bei derartigen Resektionen nicht beeinträchtigt ist. Ausnahmen hiervon sind Defekte über der Herzspitze, weil hier eine mechanische Beeinträchtigung der Herzfunktion resultieren kann. Probleme können auch bei Rippenresektionen auftreten, wenn diese im Bereich der Skapulaspitze vorgenommen werden, die sich bei Schulterbewegung in den Defekt einhaken kann.

Jalousieplastik

Kleinere Thoraxwanddefekte lassen sich durch die modifizierte Jalousieplastik nach Heller überbrücken. Hierzu werden die Rippen, welche den Defekt nach kranial und kaudal begrenzen, in Höhe der ventralen und dorsalen Begrenzung des Defekts durchtrennt und die so geschaffenen Rippensegmente durch perikostale Nähte einander genähert. Diese Defektdeckung ist mit einer Mobilisation bis zu einer Ausdehnung von 5 Rippensegmenten möglich.

Verwendung von Fremdmaterialien

Wenn der Defektverschluss der Brustwand mit einer Jalousieplastik nicht mehr möglich ist, müssen zum **Erhalt der mechanischen Stabilität** Fremdmaterialien eingebracht werden. Hierzu eigenen sich **Kunststoffnetze** aus Polypropylene (Marlex-Mesh, Prolene) – ein Material, das 1960 eingeführt wurde. Das Netz wird innerhalb von 72 h von einem Makrophagen- und Granulozytennetz überzogen, das zu einer verlässlichen Luft- und Sekretabdeckung führt. Dadurch wird die Wundsekretion aus dem Thorax reduziert, was für die primäre Wundheilung unerlässlich ist.

Der Vorteil von **Marlex-Mesh** gegenüber Prolene ist eine hohe Zugfestigkeit bei gleichzeitiger Dehnbarkeit, was in der Grundkonstruktion (Einfachstrang- gegen Doppelstrangnetz) begründet ist (Abb. 13.16). **Prolene** ist steif und in alle Richtungen verwindungsfest, während Marlex diese Eigenschaften nur in eine Richtung bietet. Polytetrafluorethylenemembranen (PTFE), z. B. **Gore-Tex**, mit einer Stärke von 2 mm haben sich ebenfalls zur Brustwandrekonstruktion bewährt. Hier liegt der Vorteil in der Undurchlässigkeit des Materials.

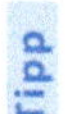

Bei ausgedehnten Defekten über 250 cm^2 ist zu empfehlen, zur Stabilisierung der Brustwand die Netzrekonstruktion mittels Methylmethacrylatauflage (Palacos) zu versteifen (Sandwich-Prinzip).

Operatives Vorgehen. Der Verschluss des Defekts sollte immer am kranialen Rand beginnen. Die Verankerung des Implantats erfolgt unter Spannung an den angrenzenden Rippen mit Einzelnähten und an der Muskulatur mit fortlaufenden, nicht resorbierbaren Nähten. Nach Platzierung der Thoraxdrainagen intrathorakal erfolgt die Fixierung des Fremdmaterials an den kaudalen Rändern. Hierbei ist wichtig, dass das Fremdmaterial in neutraler Lagerung des Patienten fixiert wird.

Weichteildeckung – Verfahrenswahl

Sofern Haut, Subkutis und Muskulatur bei der Brustwandresektion erhalten bleiben, werden diese über dem Fremdmaterial primär verschlossen. In keinem Fall darf die Haut als alleinige Weichteildeckung benutzt werden.

Gegenüber reinen adipokutanen Lappenplastiken sind **Muskellappenplastiken** zu bevorzugen. Diese werden als muskulokutane oder reine Muskellappen eingesetzt. Letztere müssen bei fehlender Hautdeckung mit einem Spalthauttransplantat versorgt werden. Die **Indikation** zum mikrochirurgischen Ge-

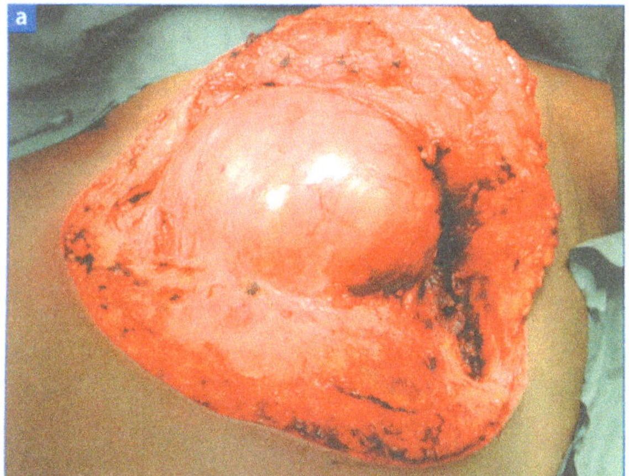

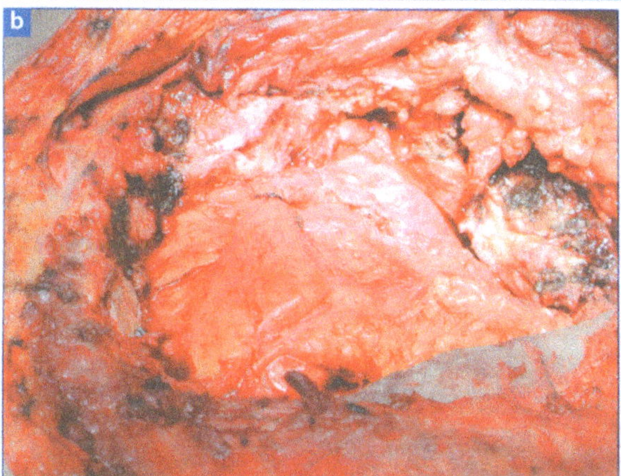

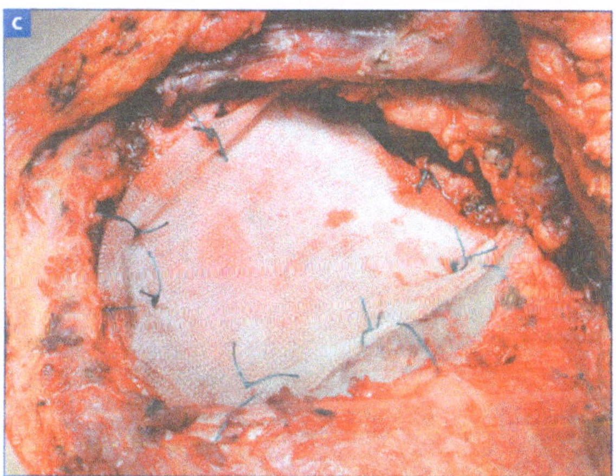

Abb. 13.16a–c. Tumor des linken Oberlappens mit Brustwandinfiltration (a); Defekt nach Lobektomie und Brustwandresektion (b); Rekonstruktionsergebnis nach Marlex-Mesh-Implantation (c)

webeversatz ergibt sich bei fehlender Verfügbarkeit regionaler Lappenplastiken nach Voroperation, Nekrose lokaler Lappenplastiken oder radiogener Schädigung, die die Durchblutung lokaler Lappen gefährdet, sowie bei ausgedehnten, anderweitig nicht zu deckenden Defekten. Ein zusätzlicher mikrovaskulärer Gewebeeanschluss kann auch sekundär bei Durchblutungsstörungen axialer Lappenplastiken erforderlich sein, z. B. bei Verwendung eines TRAM(transversaler Rectus-abdominis-Muskel)- oder VRAM(vertikaler Rectus-abdominis-Muskel)-Lappens mit venöser Abflussstörung.

Als **Anschlussgefäße** für freie Lappenplastiken werden die A. und V. thoracica interna, die thorakodorsalen oder Halsgefäße verwendet. Bei der Planung ist die Entfernung zwischen Empfänger- und Lappengefäßen zu berücksichtigen.

Fernlappenplastiken

Am häufigsten findet der **M.-latissimus-dorsi-Lappen** Verwendung. Sein Schwenkradius ist aufgrund des langen Gefäßstiels und dem Muskelverlauf sehr groß und reicht an der vorderen Thoraxwand bis zum Sternum, zur Klavikularegion und an der dorsalen Thoraxwand bis in den Nackenbereich.

CAVE

Nach Thorakotomie mit posterolateralem Zugang, Voroperationen oder Bestrahlung im axillären Bereich ist die Integrität des thorakodorsalen Gefäß-Nerven-Bündels vor der Hebung des Lappens zu prüfen.

Kleinere mediale Defekte im Bereich der vorderen Brustwand konnen mit einer **M.-pectoralis-Lappenplastik** gedeckt werden. Hierbei wird i. d. R. die nichtdominante Seite verwendet. Die Mobilisierung des M. pectoralis major nach medial ist nach Ablösen des Ansatzes am Humerus bis über die Sternummitte hinaus möglich. Falls erforderlich, kann eine beiderseitige Mobilisierung erfolgen.

Als Alternative im anterokranialen Thoraxbereich steht der **M. trapezius** zur Verfügung. Er reicht in der sternoklavikulären Region bis zur 3. Rippe oder Axilla.

Kleinere Defekte im Bereich der 2.–6. Rippen können auch durch eine **M.-serratus-anterior-Lappenplastik** gedeckt werden. Die Anwendung dieser Methode stellt eher ein Reserveverfahren nach Verlust des M. latissimus dorsi oder des M. pectoralis major dar und ist auf Defektdeckungen von max. Handflächengröße beschränkt.

Der **M. obliquus externus** ist der größte und stärkste flache Muskel der Bauchmuskulatur. Dieser wird als sensibel-myokutaner Lappen zur Deckung großer ipsilateraler oder zentraler Thoraxwanddefekte eingesetzt. Er erreicht ipsilateral den 3. Interkostalraum und kann, abhängig von der Dehnbarkeit des Gewebes der vorderen Bauchwand, 3–5 cm über die Mittellinie geführt werden. Die Region anderer, ergänzender Lappen wird nicht tangiert, die Hebedefektmorbidität ist gering.

Ausgedehntere Defekte der vorderen Thoraxwand können mit einem **M.-Rectus-abdominis-Lappen** gedeckt werden. Der Muskel weist eine gute Durchblutung auf, was v. a. bei infizierten Defekten vorteilhaft ist. Abhängig von der Positionierung der Hautinsel über dem M. rectus abdominis unterscheidet man zwischen einem **TRAM**(transversaler Rectus-abdominis-Muskel)- (Abb. 13.17) oder **VRAM** (vertikaler Rectus-abdominis-Muskel)-Lappen. Letzter wird bei medialen Thoraxwanddefekten eingesetzt. Als **Nachteil** der Rectus-Muskellappenplastik ist eine Schwächung der Bauchdeckenmuskulatur mit konsekutiver Bauchwandschwäche bzw. Hernienbildung zu nennen. Der M. rectus abdominis weist

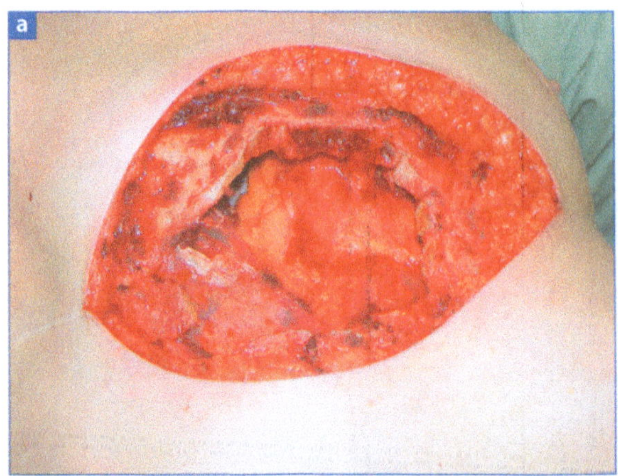

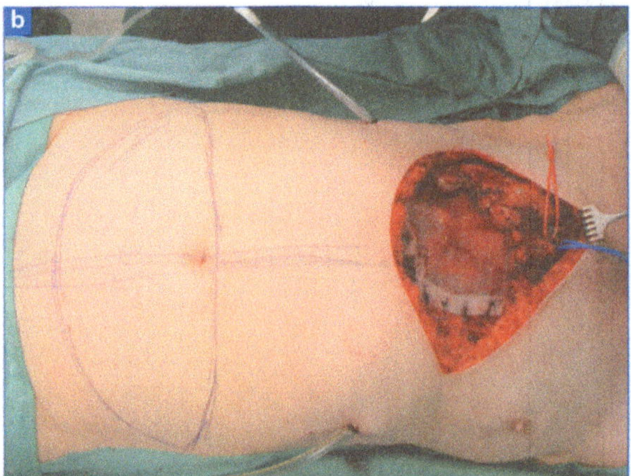

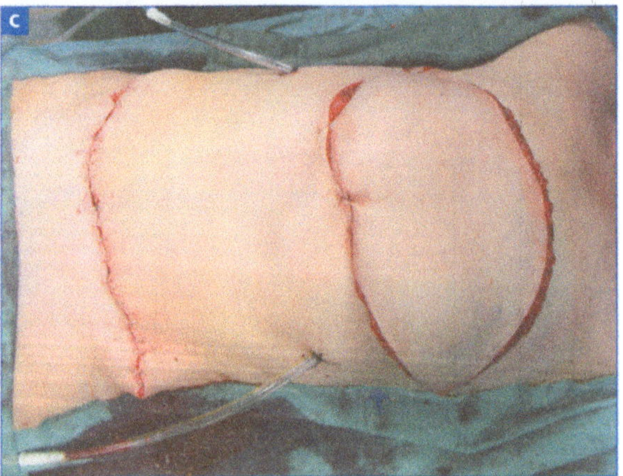

Abb. 13.17a–c. Defekt nach Resektion eines Plattenepithelkarzinoms mit subtotaler Sternumentfernung, anamnestisch Zustand nach Mammaablation vor 12 Jahren (a); Zustand nach Einbringen eines Kunststoffnetzes, geplantes Lappendesign eines TRAM-Lappens mit Anschluss an die A. und V. thoracica interna, die Anschlussgefäße sind präpariert und mit „vessel loops" angeschlungen (b); mikrovaskulär angeschlossener Lappen mit guter Rekapillarisation, die Lappengröße wurde größer als der Defekt gewählt, um den Überschuss zur Brustrekonstruktion zu verwenden (c)

eine kommunizierende Gefäßversorgung von kranial und kaudal auf. Die Anwendung als gestielte Lappenplastik setzt eine intakte A. thoracica interna voraus, aus der die versorgende A. epigastrica superior hervorgeht. Alternativ kann auch eine freie Lappenplastik mit mikrovaskulärem Anschluss der A. epigastrica inferior erfolgen.

Freie Lappenplastiken

Steht der ipsilaterale M. latissmus dorsi nicht zur Verfügung, kann auch der **Muskel der Gegenseite** als freie mikrovaskuläre Lappenplastik verwendet werden. Hierbei ist allerdings eine Umlagerung des Patienten zwischen Lappenhebung und Deckung unvermeidlich. Die Verwendung des M. rectus abdominis als freie TRAM- oder VRAM-Lappenplastik wurde bereits erwähnt.

Der **M.-tensor-fasciae-latae-Lappen** gelangt bei Defekten mit einer Größe von bis zu 15 40 cm als freie Lappenplastik zum Einsatz (Heitmann et al. 2000). Der Muskelanteil ist klein und die mit zu hebende Fascia lata gibt diesem Verschluss eine gute Stabilität. Die Hebung des Lappens aus einer ganz anderen Körperregion erlaubt den Einsatz eines zweiten Operationsteams zur Verkürzung der Operationszeit ohne wesentliche Beeinträchtigung im Spenderbereich. Dies erwies sich v. a. bei eingeschränkter Atemfunktion als vorteilhaft.

Ab einer Breite von etwa 8 cm muss der Hebedefekt durch Transplantation verschlossen werden.

In ausgewählten Fällen kann auch eine Defektdeckung mit einer **Vastus-lateralis-Muskellappenplastik** erwogen werden. Die Spendermorbidität ist zu vernachlässigen, allerdings besitzt der Lappen aufgrund fehlender Faszienanteile nur eine begrenzte Stabilität.

Sonstige Verfahren

Die **Omentum majus-Lappenplastik** stellt eines der ältesten Verfahren zur Defektdeckung der vorderen Thoraxwand dar, welches als gestielte und seltener als freie Lappenplastik eingesetzt werden kann. Der Aktionsradius des an der gastroepiploischen Arkade gestielten und meist gut vaskularisierten Lappens reicht bis zur Halsregion. Die Notwendigkeit einer zusätzlichen Laparotomie, die lange Sekretionsdauer mit deutlichem Flüssigkeitsverlust, die eingeschränkte Verfügbarkeit bei sehr schlanken Patienten oder nach abdominellen Voroperationen und nicht zuletzt die Verfügbarkeit alternativer Verfahren haben die Indikation zu dieser Technik in den Hintergrund gedrängt.

Die Verwendung der **kontralateralen Brust** zur Defektdeckung („Zyklopenbrust") stellt heute aufgrund des ungünstigen ästhetischen Ergebnisses eine Ausnahmeindikation dar.

Einen Überblick der anwendbaren Lappenplastiken gibt Tabelle 13.6.

13.1.8 Pancoast-Tumor

M. Altmayer, W. Wojciechowski, P. Macchiarini

Einleitung

Der Pancoast-Tumor ist ein in der Lungenspitze (Sulcus superior) gelegenes peripheres Lungenkarzinom mit Arrosion und Destruktion der angrenzenden Rippen sowie Infiltration der umliegenden Weichteile der oberen Thoraxapertur.

Pancoast-Tumoren verursachen konstante, schwere Schulter-Arm-Schmerzen im Versorgungsbereich der Spinalnerven C8–Th1 des Plexus brachialis und ein Horner-Syndrom (Miosis, Ptosis und Enophthalmus). Das gesamte Beschwerdebild ist als **Pancoast-Tobias-Syndrom** bekannt (Pancoast 1924; Tobias 1932). Weitere Ursachen des Pancoast-Syndroms zeigt Tabelle 13.7 Für Pancoast-Tumoren wird eine präoperative Radiotherapie (40 Gy) mit unmittelbar anschließender Resektion und postoperativer komplementärer Bestrahlung des Tumorgebiets bis 60 Gy empfohlen.

Tabelle 13.6. Synopsis der Lappenplastiken zur Defektdeckung im Thoraxwandbereich

Lappen	Größe*	Gefäßversorgung	Reichweite
Gestielte Lappenplastik			
M. pectoralis major	Bis 20 cm 24 cm	A. thoracoacromialis	Vordere Thoraxwand
M. latissimus dorsi	Bis 20 cm 40 cm	A. thoracodorsalis	Klavikularegion, ipsilaterale Thoraxwand, überschreitet Mittellinie
M. serratus anterior	Bis 10 cm 14 cm	Ast der A. thoracodorsalis, A. thoracica lateralis	Vordere und hintere Axiallarlinie, 2.–6. Rippe
M. trapezius	Bis 10 cm 30 cm	A. dorsalis scapulae	Klavikularegion, Höhe 3. Rippe
M. obliquus externus	Bis 20 cm 40 cm	Hautäste der 6.–12. hinteren Interkostalarterien	Ipsilateral bis zum 3. ICR, max. 3 cm über die Mittellinie
M. rectus abdominis			
TRAM	Bis 15 cm 40 cm	A. epigastrica inferior + superior	Klavikularegion, anteriore Thoraxwand
VRAM	Bis 10 cm 25 cm		
Omentum majus	Bis 25 cm 45 cm	A. gastroepiploica	Vordere zentrale Thoraxwand
Freie Lappenplastik			
M. latissimus dorsi	Bis 12 cm 40 cm	A. thoracodorsalis	Nach Bedarf
M. rectus abdominis	Bis 15 cm 40 cm	A. epigastrica inferior	
M. tensor fasciae latae	Bis 10 cm 40 cm	A. circumflexa lateralis femoris	Nach Bedarf
M. vastus lateralis	Bis 10 cm 15 cm	A. circumflexa lateralis femoris	Nach Bedarf

*Inklusive der Hautinsel; *ICR* Interkostalraum; *TRAM* transversaler Rectus-abdominis-Muskellappen; *VRAM* vertikaler Rectus-abdominis-Muskellappen

Tabelle 13.7. Ursachen des Pancoast-Tobias-Syndroms. (Nach Arcasoy u. Jett 1997)

Neoplasmen	Primäres Lungenkarzinom
	Andere primäre Neoplasmen des Brustkorbs: adenoid-zystisches Karzinom, Hämanogioperizytom, Pleuramesotheliom
	Metastasen von Karzinomen des Larynx, der Cervix uteri, der Blase und der Schilddrüse
	Hämatoonokologische Neoplasmen: Plasmozytom, M. Hodgkin, Non-Hodgkin-Lymphome
Infektionserkrankungen	Bakteriell: Staphylokokkenpneumonie, Pseudomonaspneumonie, Aktinomykose, Tuberkulose
	Mykotisch: Aspergillose, Allescheriasis, Kryptokokkose
	Parasitär: zystische Hydatide
Andere	Syndrom der 1. Halsrippe, pulmonale Amyloidose

Lokalisation und Symptomatik:

Tumoren des Sulcus superior machen weniger als 5 % aller Lungenkarzinome aus. Ihr Ursprung liegt in der Oberlappenspitze, von wo aus sie die parietale Pleura, die Fascia endothoracica, die Aa. und Vv. subclaviae sowie den Plexus brachialis selbst und die 1. Rippe und/oder den 1. Brust-Wirbelkörper infiltrieren können. Das **klinische Bild** ist von der Lokalisation und dem Invasionstyp in der oberen Thoraxapertur abhängig:

- Tumoren, die ventral des M. scalenus anterior lokalisiert sind, können das Platysma, den M. sternocleidomastoideus, den unteren Bauch des M. omohyoideus, die V. subclavia und die V. jugularis interna mit ihren Hauptästen sowie das Fettgewebe der Skalenusgruppe befallen. Häufiger als der N. phrenicus und die V. cava superior werden die erste Rippe und der zugehörige Interkostalnerv infiltriert. Die Patienten klagen über diffuse Schmerzen im Bereich der oberen ventralen Thoraxwand.
- Die zwischen den M. scalenus anterior und medialis lokalisierten Tumoren penetrieren den M. scalenus anterior mit dem dort verlaufenden N. phrenicus, ferner die A. subclavia mit ihren Hauptästen – mit Ausnahme der A. scapularis dorsalis – und erreichen dann die Äste des Plexus brachialis und den M. scalenus medialis. Die so entstehende Kompression oder Infiltration des mittleren und unteren Plexus brachialis verursacht Schmerzen und Parästhesien in der Schulter und der oberen Extremität.
- Die zwischen M. scalenus medialis und posterior lokalisierten Tumoren sind meistens im Angulus costovertebralis lokalisiert und befallen dann oft die Wurzel des Spinalnerven Th1, die hintere Wand der A. und V. subclavia, den paravertebral verlaufenden sympathischen Grenzstrang, das Ganglion stellatum und die prävertebrale Muskulatur. Aufgrund der peripheren Tumorlokalisation im Lungengewebe treten pulmonale Symptome – wie Husten, Hämoptysen und Luftnot – selten zu Beginn der Krankheit auf. In diesem frühen Stadium dominieren Symptome wie Parästhesien und Schmerzen in der Achselhöhle sowie der medialen Seite der oberen Extremität (Versorgungsgebiet der Nn. intercostobrachiales). Mit zunehmendem Wachstum des Tumors präsentiert sich dann das Pancoast-Syndrom in ganzer Ausprägung.

Diagnostik und Staging

> ! Alle Patienten, bei denen der Verdacht auf das Vorliegen eines Prozesses im Bereich der oberen Thoraxapertur besteht, sollten sorgfältig und detailliert untersucht werden, um eine definitive histologische Diagnose stellen und die Operabilität adäquat einschätzen zu können.

Sehr oft findet man bei diesen Patienten einen kleinen, apikal gelegenen Tumor hinter der Klavikula und der 1. Rippe als **Zufallsbefund** in der routinemäßigen Röntgenuntersuchung des Thorax. Die **Diagnose** kann in den meisten Fällen durch

- eine genaue Anamneseerhebung,
- eine gründliche körperliche Untersuchung,
- Röntgenthoraxaufnahmen,
- eine Bronchoskopie mit Sputumzytologie,
- eine transthorakale oder transkutane Punktion mit Aspiration sowie
- einer Computertomographie des Thorax

gesichert werden.

Eine videoassistierte **Thorakoskopie** kann zur Gewinnung einer Gewebeprobe indiziert sein, falls alle anderen genannten Untersuchungen keinen histopathologisch wegweisenden Befund ergeben haben oder um eine etwaige diffuse Pleurametastasierung nachzuweisen und ggf. zu eliminieren. Sollten im Computertomogramm des Thorax vergrößerte mediastinale Lymphknoten nachgewiesen werden, ist eine **Lymphknotenpunktion** zur histologischen Befundsicherung erforderlich (transbronchial und per Mediastinoskopie). So werden Patienten im N2-Stadium präoperativ erfasst und von der Operation vorerst ausgeschlossen.

Die **neurologische Untersuchung** mit Elektromyographie beschreibt die Ausdehnung des Tumors im Bereich des Plexus brachialis. Nichtinvasive Maßnahmen, wie die **Farbdoppler- oder Duplex-**

sonographie, dienen dem Nachweis von Gefäßinfiltrationen und werden dann ggf. durch eine Phlebo- oder Angiographie ergänzt. Erreichen die Tumoren die Foramina intervertebralia, sollte routinemäßig ein **Magnetresonanztomogramm** angefertigt werden, um eine Infiltration des Epiduralraums auszuschließen.

Gleichzeitig ist die Durchführung **kardiopulmonaler Untersuchungen** nötig, um die allgemeine Operabilität jedes einzelnen Patienten und das damit verbundene perioperative Risiko abschätzen zu können.

Therapie

CAVE

Verblüffend charakteristisch für die Pancoast-Tumoren ist die allgemeine und schnelle Mortalität, obgleich sie bei der Entdeckung zumeist sehr klein und extrathorakal oft keine Metastasen zu finden sind.

Viele Jahre galten diese Tumoren als nicht operabel, bis Chardack und MacCallum 1956 von der Behandlung eines Pancoast-Tumors durch **Lobektomie und Resektion der Thoraxwand** in Kombination mit einer nachfolgenden Bestrahlung mit 65 Gy berichteten. Fünf Jahre später behandelten Shaw und Paulson einen Tumor der oberen Thoraxapertur durch **präoperative Radiatio** (30–40 Gy in 4 Wochen). Bestrahlt wurden der Tumor selbst, das Mediastinum und die Supraklavikularregion. Danach erfolgte eine komplette chirurgische Resektion.

! Die Kombination aus Radiatio und chirurgischer Therapie ist seitdem als Standardbehandlung akzeptiert worden. Diese Methode erlaubt eine bessere Kontrolle der Krankheit und führt zu besseren Überlebenschancen als alle andere Behandlungskonzepte.

Im Jahre 1987 berichteten Wright und andere über 21 Patienten, bei denen eine kombinierte Therapie mit Radiatio und radikaler Resektion durchgeführt wurde. Die mittlere **Überlebensrate** betrug 24 Monate, die mediane Überlebensrate 3 Jahre nach der Behandlung 55 % und nach 5 Jahren 27 %.

Im Jahre 1987 wurde über eine verbesserte lokoregionäre Kontrolle und bessere Überlebenschancen durch die so genannte **„Sandwich-Bestrahlung"** (prä- und postoperative externe Radiatio) von 14 Patienten mit Lymphknotenbefall oder Tumorausläufern bis zum Resektionsrand oder beiden Kriterien berichtet. Fünf Patienten mit positivem Lymphknotenbefall und 9 Patienten mit histologisch nachgewiesenem Resttumor am Resektionsrand wiesen eine Fünfjahresüberlebensrate von 50 % auf. Weiterhin wurden 7 mit der Sandwich-Methode behandelte Patienten beobachtet, von denen 4 hohe Langzeitüberlebensraten aufwiesen.

In den Jahren 1971 und 1987 wurde bei 129 Patienten intraoperativ eine **Brachytherapie** in Kombination mit einer chirurgischen Resektion durchgeführt, die Fünfjahresüberlebensrate betrug 25 %.

In einer weiteren Studie zur Kombination von chirurgischer Resektion + Brachytherapie mit 102 Patienten erhielten von 69 Patienten (56 %) mit kompletter Resektion 49 eine Brachytherapie. Die Fünfjahresüberlebensrate erreichte 41 %.

! Die intraoperative Brachytherapie hat keinen Einfluss auf ein lokoregionäres Rezidiv oder die Überlebensquote der Patienten nach kompletter Resektion des Tumors.

Bei weiteren 55 Patienten mit inkompletter Resektion oder Inoperabilität betrug die Überlebensquote 9 %, 53 von diesen 55 Patienten erhielten eine intraoperative Brachytherapie. In 24 Fällen wurde keine Resektion durchgeführt, eine primär lokale Behandlung im Sinne einer Brachytherapie in Kombination mit einer präoperativer Radiotherapie war hier die Primärtherapie.

Die Rolle der **chirurgischen Exploration und** gleichzeitigen **intraoperativen Brachytherapie** wurde daraufhin infrage gestellt, weil es zu keiner Verbesserung der Gesamtüberlebensrate im Vergleich zur Behandlung nur mit externer Radiatio kam. Aus jüngster Zeit sind Fünfjahresüberlebensquoten von 33 % bei Patienten bekannt, die eine chirurgische Behandlung erst nach einer Bestrahlung erhielten – die mediane Überlebenszeit war deutlich erhöht in denjenigen Fällen, bei denen eine höhere Strahlendosis gut toleriert wurde.

Chirurgische Indikationen

Viele **chirurgische Zugänge** sind bereits beschrieben. Sie dienen dazu, eine komplette Resektion im Sinne einer kurativen Behandlung zu erreichen und damit den Patienten Hoffnung zu geben. Durch den klassischen, **posterioren Shaw-Paulson-Zugang** werden Tumoren der oberen Apertur erreicht, die nicht das „thoracic inlet" infiltrieren. Nachteil dieses Zugangs ist, dass die direkte, genaue optische Inspektion, das unmittelbare „handling" und die onkologisch nötige, komplette Freilegung aller anatomischen Strukturen eingeschränkt sind. Deutlich bessere Möglichkeiten für eine totale Resektion von Tumoren der oberen Thoraxapertur mit Infiltration des „thoracic inlet" eröffnet der anteriore, transzervikalen Zugang nach **Dartevelle.** Dieser Zugang wird zunehmend als Standard für alle benignen und malignen Veränderungen im Bereich des „thoracic inlet" akzeptiert. Die gilt nicht nur für bronchogene Karzinome, sondern z. B. auch für Osteosarkome der ersten Rippe oder Tumoren des Plexus brachialis.

CAVE

Absolute chirurgische Kontraindikationen sind der Nachweis von Fernmetastasen und die histologische Sicherung eines mediastinalen Lymphknotenbefalls. Eine Infiltration des Plexus brachialis oberhalb C8, manifest durch Sensibilitätsausfälle – oder schlimmer noch – durch motorische Defizite im Innervationsgebiet des N. medianus oder N. radialis, ist gleichbedeutend mit Inoperabilität.

Infiltrationen der A. und V. subclavia stellen keine Kontraindikationen dar. Eine komplette chirurgische Resektion in diesem Bereich kann mit entsprechendem Gefäßersatz vorgenommen werden. Patienten mit **Infiltrationen des Wirbelkörpers** sollte die Operation nicht primär vorenthalten werden, solange eine Infiltration des Foramen intervertebrale zum Spinalkanal nicht nachgewiesen ist. Eine palliative, nicht komplette Resektion ist umstritten und bringt dem Patienten keine Vorteile.

Operative Zugänge und Techniken

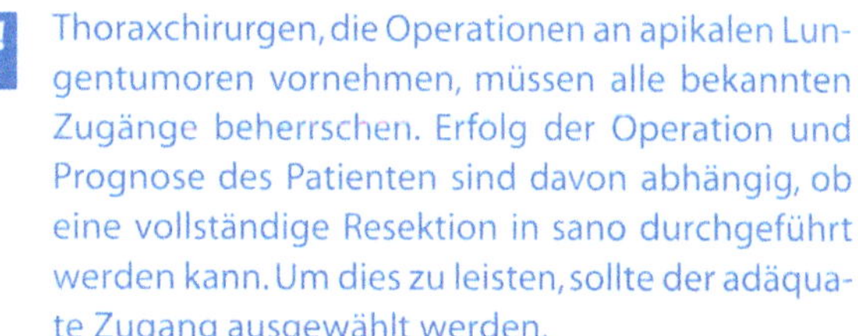

Thoraxchirurgen, die Operationen an apikalen Lungentumoren vornehmen, müssen alle bekannten Zugänge beherrschen. Erfolg der Operation und Prognose des Patienten sind davon abhängig, ob eine vollständige Resektion in sano durchgeführt werden kann. Um dies zu leisten, sollte der adäquate Zugang ausgewählt werden.

Ziel der chirurgischen Behandlung ist eine komplette Resektion des oberen Lungenlappens zusammen mit den infiltrierten Rippen nebst zugehörigem Processus transversus des Wirbelkörpers sowie aller infiltrierten Strukturen – wie dem unteren Anteil des Plexus brachialis, dem Ganglion stellatum und dem oberen thorakalen sympathischen Grenzstrang. Philosophie ist, Tumoren der oberen Thoraxapertur, die das „thoracic inlet" nicht infiltrieren, nur durch den posterioren Shaw-Paulson-Zugang zu resezieren. Pathologische Veränderungen mit hohem Verdacht auf Invasion des „thoracic inlet" hingegen sollten durch einen anterioren, transklavikulären Zugang reseziert werden.

Lagerung. Der Patient wird auf dem Operationstisch seitlich gelagert, den Oberkörper leicht nach ventral rotiert. Der Oberarm hängt locker – in einzelne, gefaltete sterile Tücher gelegt –, so dass man ihn jederzeit beim Anheben der Skapula bewegen kann. Das Operationsfeld reicht kranial vom Processus spinalis oberhalb von C7 über die Lineae paravertebralis und scapularis nach kaudal bis zum Beckenkamm und wird nach vorne durch die Linea axillaris anterioris begrenzt. Das so vorbereitete Operationsfeld wird mit einer selbstklebenden Folie abgedeckt.

Durchführung. Die posteriore Thorakotomie (Abb. 13.18) nach Shaw und Paulson beginnt sehr hoch in der Mitte zwischen dem Dornfortsatz des HWK 7 und dem Angulus superior der Skapula und wird danach mit leichtem Bogen zwischen den thorakalen Dornfortsätzen und dem medialen Rand der Skapula bis 2 cm unterhalb des Angulus inferior fortgeführt. Sie endet 2 cm weiter oder seitlich der Brust bei Frauen. Mit einem Elektrokoagulationsskalpell wird das subkutane Gewebe durchtrennt. Danach wird ventral des M. latissimus dorsi die posteriore Faszie zum M. serratus anterior entlang der hinteren Kante sowie der M. serratus anterior bis zum unteren Rand der Inzision durchtrennt. Dorsal der Inzision werden die Mm. trapezius, levator scapulae und rhomboideus minor über die gesamte Länge entlang der Inzision abgesetzt. Eine Verletzung des N. dorsalis scapulae und der zugehörigen Arterie, die entlang des medialen Randes der Skapula verlaufen, ist in jedem Fall zu vermeiden. Die Durchtrennung des M. rhomboideus erlaubt freie Bewegung des medialen Randes der Skapula vor der Thoraxwand. Eine Overholt-Klemme wird hinter den Mm. serratus anterior und posterior platziert und die Muskeln mit dem Elektromesser inzidiert. Nachdem die Skapula von der Thoraxwand mobilisiert wurde, wird diese angehoben und ein Skapularetraktor fest an der Spitze verankert.

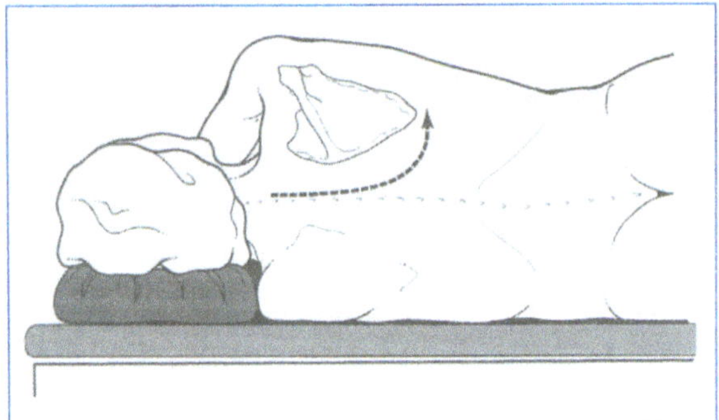

Abb. 13.18. Thorakotomie durch posterioren Zugang (nach Shaw und Paulson): initiale Durchführung des unteren Drittels der Inzision, um den Pleuraraum zu erreichen und die Operabilität festzustellen, bei Resektabilität Verlängerung der Inzision bis zum Processus spinosus des HWK7

Einschätzung der Operabilität. Der betroffene Hemithorax wird durch den Interkostalraum kaudal der untersten zu resezierenden Rippe eröffnet – entsprechend der präoperativ durchgeführten Diagnostik. Die unterste intakte Rippe mit ihrer Interkostalmuskulatur wird sektioniert, der Thoraxraum in diesem Bereich zur Klärung der Operabilität eröffnet und digital inspiziert. Dabei sind die Beurteilung von Lokalisation und Ausdehnung des Tumors in der Thoraxwand, im „thoracic inlet", in der Lunge und dem Mediastinum bedeutsam. Die Resektion der Thoraxwand sollte Vorrang haben, um im weiteren Operationsverlauf eine sichere Resektion des Tumors und der betroffenen Lungenabschnitte durchführen zu können.

Resektion der Thoraxwand. Ist der Tumor resektabel, wird die vorhandene interkostale Inzision nach dorsal verlängert, ohne jedoch den Sicherheitsabstand von etwa 2–3 cm bis zur kostovertebralen Verbindung zu unterschreiten. Der M. erector spinae wird entlang seines vorderen Randes inzidiert und nach weiter lateral und posterior vom 1.–5. Brustwirbelkörper präpariert. Dies lässt eine bessere Sicht auf die 3. Rippe und den Processus transversus zu. Durch Kompressen, die in den Raum zwischen Muskel und Rippen eingebracht werden, wird die **Hämostase** erreicht. Ein Tuffier-Rippensperrer wird platziert und der Tumor innerhalb des Thoraxraums palpiert, um den anterioren (normalerweise 4 cm vom Tumor entfernt) und den unteren Rand (normalerweise unterhalb von Rippe und Interkostalmuskultatur) der Thoraxwandresektion festzustellen.

Tipp Alle infiltrierten Rippen sollten en bloc reseziert werden, da keine extrapleurale Präparation ohne Entfernung der Rippe oft Anlass für Frührezidive aufgrund einer inkompletten Resektion ist.

Die **Durchtrennung der Rippen** beginnt ventral entlang des vorher festgelegten Randes der Resektion mit der Rippe, die noch nicht betroffen ist. Mit dem Elektromesser wird das Periost aller zu resezierenden Rippen eingekerbt – ausgenommen das der ersten. Mit entsprechenden Rippen-Scheren wird die interkostale Muskulatur sowie ventral nacheinander die Rippen von unten nach oben durchtrennt – damit wird die **vordere Grenze der Resektion** markiert.

Die interkostalen **Nerven** und das jeweilige **vaskuläre Bündel** werden ligiert und durchtrennt. Durch vorsichtiges Ziehen kaudalwärts am vorderen Rand der resezierten Rippen wird das ventrale Ende der ersten Rippe dargestellt. Der vordere und mittlere **M. scalenus** werden mit einem Elektromesser an ihrer Insertionsstelle auf der ersten Rippe oder oberhalb der Tumorgrenze durchtrennt. Der hintere M. scalenus wird an seiner Kreuzung mit dem äußeren Rand der zweiten Rippe durchtrennt, die erste Rippe durch manuelle Präparation – unter Schonung der V. und A. subclavia und des Plexus brachialis – vom Tumor befreit. Gleichzeitig wird die Beziehung des apikalen Tumors zu den Inlet-Strukturen dargestellt und die Operation weiter dorsal fortgeführt.

Die vorher zwischen dem M. erector spinae und den Knochenstrukturen eingelegte Kompresse wird entfernt und der Retraktor am M. erector spinae platziert. Um die **intraoperative Übersicht** zu verbessern, werden die Rippen in Richtung Pleurahöhle geschoben und nach der Dissektion die infiltrierten Rippen meistens durch eine Dysartikulation auf Höhe des Processus costotransversus abgesetzt. Um Verletzungen in dieser Region zu vermeiden, schützt der Operateur digital die kostovertebrale Rinne. Bei ausschließlicher Infiltration der parietalen Pleura ohne Rippen und Wirbelkörper werden die infiltrierten Rippenköpfchen des Processus transversus nach Durchtrennung des Lig. costotransversarium mit einem periostalen Elevator dysartikuliert. Hat der Tumor bereits den posterioren Teil der Rippen infiltriert, wird der Processus transversus des Wirbelkörpers unter Zuhilfenahme eines Osteotoms abgesetzt.

Das gesamte dorsale interkostale Nerven- und Gefäßbündel wird mit einem Prolene-Nahtgut, Stärke 3/0 ligiert und durchtrennt, evtl. **Blutungen** im Bereich des kostovertebralen Winkels durch Elektrokoagulation oder oxidierende Streifen (z. B. Tabotamps) zum Stillstand gebracht. Dies sollte sehr vorsichtig erfolgen, um eine evtl. Migration in den Spinalkanal oder einen Verschluss der A. spinalis anterior zu vermeiden. Die dorsale Resektion wird dann nach oben fortgesetzt, bis die oberste Rippe erreicht wird.

Dissektion des Plexus brachialis. Nun wird der Blick auf die Spinalnerven C8 und Th1 – sie bilden den unteren Trunkus des Plexus brachialis – und ihre Relation zum Tumor freigegeben. Beide Spinalnerven umgeben das Köpfchen der ersten Rippe, das dann vom kostovertebralen Gelenk nach vorheriger Transsektion des zugehörigen Processus transversus dysartikuliert wird. Oft ist die Tumorinfiltration auf die erste thorakale Nervenwurzel beschränkt. In diesem Fall sollte eine Durchtrennung der Wurzel an der Austrittsstelle aus dem Foramen intervertebrale unter sorgfältiger Schonung des Spinalnerven C8 durchgeführt werden. Meistens kommt es an dieser Stelle zu einer kleinen Blutung. Infiltriert der Tumor bereits den achten zervikalen Spinalnerv, sollte die untere Wurzel des Plexus brachialis im Gesunden durchtrennt, die Nervenwurzeln vorher jedoch am Foramen intervertebrale durch eine Ligatur zur Vorbeugung eines Liquorverlusts gesichert werden. Kommt es zum Liquorverlust, wird das Foramen sanft tamponiert oder der M. erector spinae präpariert und zum seitlichen Teil des Wirbelkörpers geschwenkt, um die Leckage zu tamponieren.

Dissektion der Subklaviagefäße. Die sorgfältige Präparation der A. subclavia wird subadventiell durchgeführt. Äste der A. subclavia und A. mammaria interna sowie des Truncus thyreocervicalis werden dargestellt, falls notwendig ligiert und durchtrennt. Sollten die V. und A. subclavia durch den Tumor ummauert oder verschlossen sein, wird das betroffene Segment des Gefäßes komplett reseziert, die V. subclavia einfach ligiert und nachfolgend revaskularisiert. Ist die A. subclavia infiltriert, wird sie abgeklemmt (unter systemischer Gabe von Heparin, z. B. 0,5 mg/kg) und dann ohne Spannung End-zu-End reanastomosiert oder das resezierte Segment durch ein ummanteltes PTFE-Interponat ersetzt (6 oder 8 mm im Durchmesser).

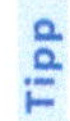

Durch den posterioren Zugang allein sind die Präparation und die vaskuläre Intervention im Bereich der Subklaviagefäße eher riskant, da der

Tumor sich hinter den Subklaviagefäßen bis zum M. scalenus und zum N. phrenicus ausbreiten kann. Ein zusätzlicher anteriorer Zugang kann daher dem Operateur die Option eines problemloseren Procederes eröffnen.

Resektion der Wirbelkörper. Als letzter Schritt ist die Entfernung etwaiger infiltrierter Teile des Wirbelkörpers im oberen Teil der Brustwirbelsäule anzustreben. Abhängig von der Beziehung des Knochens zum Tumor können bis zu einem Viertel des Wirbelkörpers ohne Gefahr eines Stabilitätsverlusts reseziert werden. Der Truncus sympathicus wird dann ebenfalls oberhalb und unterhalb der Tumormassen durchtrennt und das Ganglion stellatum entfernt. Die Brustwand mit der ersten, zweiten und dritten Rippe und evtl. mitresezierten Teilen des Wirbelkörpers fallen in den eröffneten Thorax. Es folgt eine gründliche lokale Hämostasis.

Pulmonale Resektion. Die routinehafte Durchführung einer obere Lobektomie mit radikaler Lymphadenektomie ist als standart anzustreben. Durch 2 getrennte Inzisionen werden 2 Thoraxdrainagen eingeführt, die Muskulatur der Thoraxwand mit einer fortlaufenden Vicryl-Naht der Stärke 1/0 verschlossen. Schulterblatt und Klavikula decken den knöchernen Defekt an der Thoraxwand, womit eine Rekonstruktion nicht mehr erforderlich ist. Dann erfolgen in üblicher Weise Subkutan- und Hautnaht.

Der zuletzt bevorzugte **Zugang nach Tatsamura** et al. – für Tumoren der oberen Thoraxapertur, die das „thoracic inlet" bereits infiltrieren – umfasst eine Inzision, die auf der Ebene der Processus spinosi des zweiten und dritten zervikalen Wirbelkörpers beginnt, dann nach unten – entlang der paravertebralen Linie – verläuft und mit einer scharfen Kurve in Richtung der Mamille endet und – falls erforderlich – die Axillarlinie fast bis zum Sternoklavikulargelenk quert (Abb. 13.19).

Anteriore Zugänge: transzervikaler Zugang, Hemi-Clamshell- oder Trapdoor-Zugang und Masaoka-Zugang

Beim **anterioren Zugang** wird der Patient mit hyperextendiertem Hals auf dem Rücken gelagert und der Kopf von der zu operierenden Seite weggedreht. Um das Operationsfeld zu erhöhen, legt man unter die Schulter ein Keilkissen. Beginnend am Processus

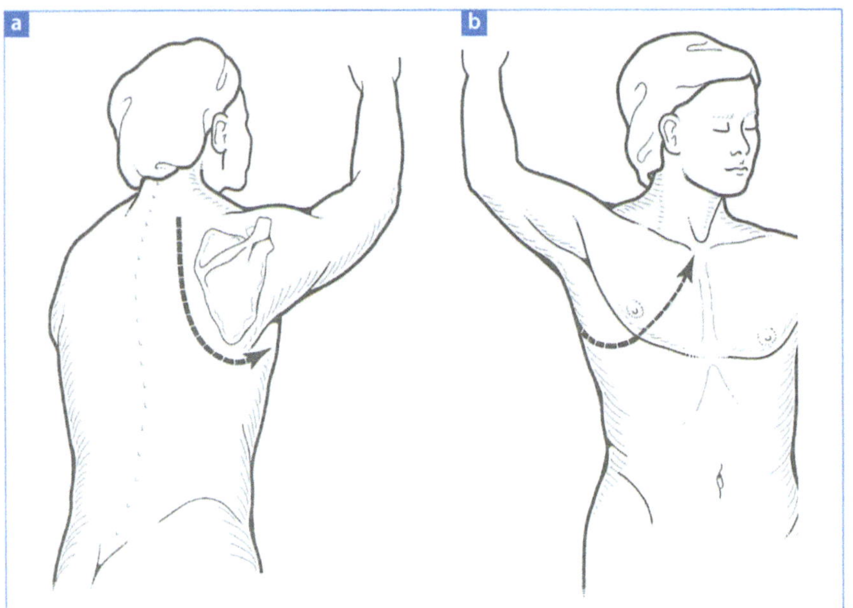

Abb. 13.19. a Seitlich hinterer und b seitlich vorderer Blick auf die Inzision: neuer chirurgischer Zugang nach Tatsamura zu apikalen Lungentumoren und entzündlichen Erkrankungen

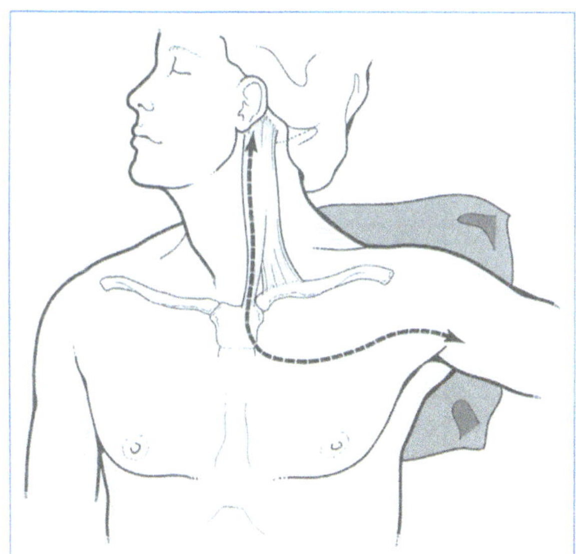

Abb. 13.20. Linke L-förmige Halsinzision am Vorderrand des M. sternocleidomastoideus, mit horizontaler Verlängerung unterhalb der Klavikula bis zur Mohrenheim-Grube (Fossa infraclavicularis) verlängert. Um diesen Zugang ausschließlich zur Tumorresektion zu nutzen, muss die Inzision entsprechend der Tumorausdehnung ggf. bis zum zweiten oder dritten Interkostalraum ausgedehnt werden

mastoideus bis zum Processus xyphoideus und von der mittleren Axillarlinie lateral bis zur Hemiklavikularlinie wird die Haut desinfiziert.

Ein am ventralen Rand des M. sternocleidomastoideus beginnender L-förmiger **Hautschnitt** wird horizontal unterhalb des Schlüsselbeins bis zur Mohrenheim-Grube (Fossa infraclavicularis) verlängert (Abb. 13.20; Dartevelle et al. 1993). Anschließend erfolgt mit dem Elektrokoagulationsmesser die Durchtrennung des subkutanen Gewebes. Der M. sternocleidomastoideus wird an seinem Ansatz am Sternum ebenfalls durchtrennt und zusammen mit den Ansätzen des ipsilateralen M. pectoralis major vom Schlüsselbein abpräpariert. Der so gebildete **myokutane Lappen** wird nach dorsal umgeklappt. Auf diese Weise lassen sich das „thoracic inlet" wie auch die laterale Halsregion mit dem oberen Teil der anterolateralen Thoraxwand darstellen.

Anschließend wird der M. omohyoideus am unteren Bauch durchtrennt sowie das die Skalenusgruppe umgebende Fettpolster disseziert und inspiziert, um eventuelle Mikrometastasen in den **Lymphknoten der Skalenusgruppe** ausschließen zu können. Nach vorheriger Durchtrennung der Mm. sternothyroideus und sternohyoideus wird durch den Operateur digital das ipsilaterale obere **Mediastinum** inspiziert.

Tipp

Die Resektion der medialen Hälfte der Klavikula ist nur Syntax zu empfehlen, nachdem die Resektabilität des Tumors durch vorherige Inspektion festgestellt worden ist.

Präparation der Gefäße. Die Jugularvenen werden zuerst disseziert, anschließend die Äste der V. subclavia. Bei linksseitigen Tumoren ist die Ligatur des Ductus thoracicus erforderlich. Eine sorgfältige Präparation der distalen Anteile der Vv. jugularis interna, externa sowie jugularis anterior ermöglicht eine bessere Sicht auf die V. anonyma. Eine Tumorinfiltration der V. anonyma muss eine Resektion nicht verhindern.

Im nächsten Schritt wird der **M. scalenus anterior** mit dem Elektrokoagulationsmesser an seinem Ansatz am Tuberculum scaleni der 1. Rippe im tumorfreien Bereich abpräpariert. Infiltriert der Tumor bereits den oberen Teil des M. scalenus anterior, kann die Resektion desselben an der Ansatzstelle am Processus transversus der Wirbelkörper C3–C6 erforderlich werden.

CAVE

Bei jeglicher Präparation im Bereich des M. scalenus anterior ist die Darstellung des N. phrenicus anzustreben, um einer inzidentellen Durchtrennung vorzubeugen.

Im Anschluss erfolgt die Präparation der **A. subclavia**. Um diese besser mobilisieren zu können, werden alle Äste durchtrennt und ligiert. Eine Resektion der **A. vertebralis** bedingt natürlich den präoperativ duplex- dopplersonographisch zu führenden Ausschluss extrakranieller Stenosen der anderen hirnversorgenden Gefäße. Liegt der Tumor der Wand der A. subclavia an, kann diese vorsichtig subadventitiell präpariert und der Tumor damit von der Arterie abgetrennt werden. Sollte die komplette Wand der Arterie tumordurchsetzt sein, ist ihre Resektion im Gesunden unumgänglich. Sie wird mit Gefäßklemmen proximal und distal des Tumors abgeklemmt und durchtrennt (nach vorheriger systemischer Heparingabe). Eine **Revaskularisation** wird durch Implantation eines End-zu-End-Interponats (PTFE, 6–8 mm Durchmesser) oder – falls keine größere Spannung vorhanden ist – durch direkte End-zu-End-Revaskularisierung durchgeführt. Die Pleura parietalis wird dann durch Durchtrennung der Sibson-Faszie erreicht und eröffnet.

Der **M. scalenus medialis** wird – ist er vom Tumor durchsetzt – oberhalb seines Ansatzes auf der ersten Rippe oder höher durchtrennt. Sollte der Tumor bereits das mittlere Kompartiment des „thoracic inlet" infiltrieren, wird die Durchtrennung der Insertionsstellen des M. scalenus medialis am posterioren Tuberkulum der Processi transversi des zweiten bis siebten zervikalen Wirbelkörpers erforderlich. Der Verlauf der **Spinalnerven** C8 und Th1 kann dann ohne Probleme identifiziert und bis zum unteren Trunkus des Plexus brachialis verfolgt werden.

Es erfolgt danach die **Resektion der ipsilateralen prävertebralen Muskulatur** mitsamt des paravertebralen sympathischen Grenzstrangs und des Ganglion stellatum. Damit werden die anterioren Teile der Wirbelkörper C7–Th1 und ihre entsprechenden Foramina intervertebralia dargestellt, zum anderen erlaubt dies eine onkologisch bedeutsame Ausräumung der zervikothorakalen medialen Lymphgefäßbahnen. Auch wenn eine ausgedehntere Tumorinfiltation des Plexus brachialis möglich ist, kann eine Neurolyse im Regelfall ohne Durchtrennung der Nervenwurzel von Th1 erreicht werden (Abb. 13.21).

CAVE

Eine Verletzung des N. thoracicus sollte in jedem Falle vermieden werden, um die Beweglichkeit der Scapula nicht zu beeinträchtigen (Scapula alata).

Für die nun folgende **Thoraxwandresektion** wird der anterolaterale Teil der ersten Rippe an der kostochondralen Verbindungsstelle durchtrennt, die zweite Rippe auf Höhe des mittleren Bogens und die dritte Rippe an ihrer oberen Kante bis zur kostovertebralen Ecke scharf abpräpariert. Die ersten 3 Rippen

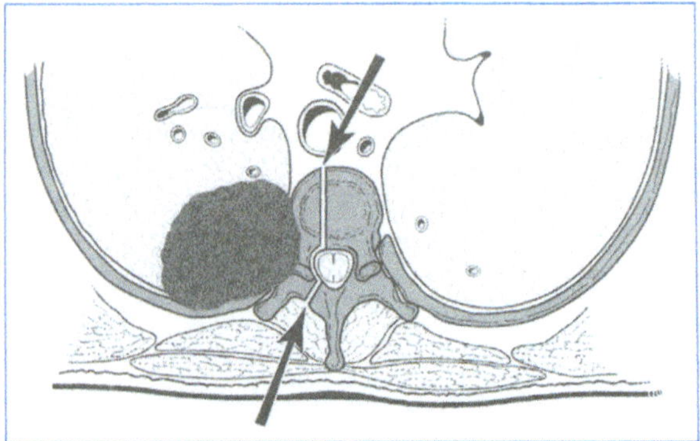

Abb. 13.21. Apikaler, linksseitiger Tumor mit Infiltration des kostotransversalen Raums und des Foramen intervertebrale sowie eines Teils des ipsilateralen Wirbelkörpers. Dieser Tumor wird zuerst durch einen anterioren Zugang dargestellt, der dann für eine Hemivertebrektomie über einen zervikalen Mittellinienzugang erweitert wird

werden nun von den Processi transversi des zweiten oder dritten thorakalen Wirbelkörpers dysartikuliert. Dieses Manöver unterstreicht eindrucksvoll die Relevanz größtmöglicher thoraxchirurgischer Erfahrung, um diesen Zugangsweg zu nutzen, da auf eine zusätzliche posteriore Thorakotomie verzichtet werden kann, gleichermaßen impliziert dies aber, sowohl die Thoraxwandresektion mit den beteiligten Rippen als auch die obere Lobektomie unter Einschluss einer radiakalen Lymphadenektomie über den transzervikalen Zugang vorzunehmen – die Lobektomie ist daher auf diesem Weg sicherlich als technisch deutlich anspruchsvoller anzusehen. Die zervikale Inzision wird in 2 Schichten verschlossen, der M. sternocleidomastoideus an seinem sternalen Ansatz reinseriert und 2 Drainagen in der Thoraxhöhle platziert.

Die funktionellen und ästhetischen Vorteile durch die **Erhaltung der Klavikula** werden in zunehmendem Maße diskutiert. Die Indikation zur Erhaltung und Rekonstruktion der Klavikula ist nur auf die Fälle der kombinierten Resektion des M. seratus anterior und seines Nervs (N. thoracicus longus) begrenzt – da in diesem Fall die Skapula seitlich rotierend nach vorn fallen kann. Diese Komplikation (**Scapula alata**), kombiniert mit der Resektion der medialen Hälfte der Klavikula, zieht die Schulter nach anterior-medial und führt zu schweren kosmetischen und funktionellen Nachteilen.

Tipp

Im Falle einer Scapula alata ist schräge Durchtrennung des Manubriums mit Erhaltung des Sternoklavikulargelenks inklusive des intraartikulären Meniskus und des kostoklavikularen Bandapparats anstelle einer einfachen sternoklavikularen Dysartikulation anzustreben. Unter Zuhilfenahme von Metallnähten kann danach eine Osteosynthese durchgeführt werden, die den lateralen Teil der Klavikula und das disseziierte Manubrium sterni miteinander verbindet.

Dartevelle et al. (1993) entwickelten eine besondere Resektionstechnik, die speziell der topografischen Lage dorsal lokalisierter Tumoren der oberen Apertur Rechnung trägt, die sich bereits in Richtung des Foramen intervertebrale ausgebreitet, aber dieses nicht infiltriert haben. Radikalität kann in diesem Fall nur durch Resektion des Foramen intervertebrale und die Durchtrennung des Spinalnervs erreicht werden. Dies gelingt regelhaft durch eine **Kombination** des anterioren transzervikalen mit dem posterioren Mittellinienzugang.

Zunächst wird der **anteriore transzervikale Zugang** durchgeführt. Auf diese Weise werden alle dem Tumor benachbarten Strukturen in sano wie oben beschrieben abgetrennt, um Resektabilität zu erreichen. Der Patient wird in Bauchlage gebracht und über eine Inzision entlang der Processus Spinosi von C7–Th4 eine Laminektomie durchgeführt und die Nerven innerhalb des Spinalkanals an der Oberfläche der externen Schicht durchtrennt. Nach der Durchtrennung des Wirbelbogenkörpers im mittleren Teil wird das gesamte Präparat mit der Lunge, den Rippen und den Gefäßen über den **posterioren Zugang** en bloc reseziert. Eine spinale Fixation erfolgt über und unter dem Bereich der Hemivertebrektomie und wird kontralateral mit Schrauben durchgeführt.

CAVE

Sollte präoperativ festgestellt werden, dass eine Spinalarterie (A. spinalis anterior) durch eines der infiltrierten Foramina intervertebralia hindurchtritt, ist dies eine Kontraindikation zur Operation.

Der **Hemi-Clamshell- oder Trapdoor-Zugang** umfasst eine Teilsternotomie, die um eine anteriore Thorakotomie erweitert wird (Abb. 13.22), wobei der Patient mit einem Keilkissen unter der ipsilateralen Operationsseite auf dem Rücken gelagert wird. Eine schräge Inzision – beginnend am unteren Drittel des anterioren Randes des M. sternocleidomastoideus – in Richtung auf die Incisura jugularis sterni geht voran. Diese erfährt ihre Fortsetzung vertikal entlang der mittleren Sternallinie bis zum dritten Interkostalraum, um dann – als leicht gebogene Inzision – seitlich an der Axillarlinie zu enden. Bei weiblichen Patienten ist die Fortführung auch unter der Brustlinie möglich.

Mit einem Elektrokoagulationsmesser wird dann das subkutane Gewebe in der Tiefe durchtrennt und eine **mediane Standardsternotomie** bis zum dritten Interkostalraum durchgeführt. Es folgt die Durchtrennung der A. mammaria und der lateralen Hälfte des Sternums quer bis zur vorher durchgeführten Sternotomie. Der Rippensperrer wird eingebracht und die Thoraxwand nach lateral und superior gehoben, was eine gute Exposition der oberen Hälfte des oberen Mediastinums und des oberen Thoraxraums erlaubt. Die V. cava superior und die ipsilaterale V. anonyma werden im oberen Mediastinum bis zur Mündung der V. subclavia präpariert und die Resektabilität des Tumors festgestellt.

Die **Klavikula** wird entfernt, um eine bessere Exposition der Subklavikulargefäße und des Plexus brachialis zu erreichen. Die befallenen **Rippen** werden im Gesunden an der kostochondralen oder kostosternalen Verbindung durchtrennt, so dass man über den entsprechenden Interkostalraum unterhalb des Tumors in den Thorax eingehen kann. Die posterolateralen Teile der entsprechenden Rippen werden durchtrennt, das Präparat fällt frei in den Thoraxraum, nur mit der apikalen Faszie verbunden. Plexus brachialis sowie A. und V. subclavia werden in gleicher Weise präpariert wie schon beim transklavikularen Zugang beschrieben. Nachdem die Thoraxdrainagen platziert sind, erfolgt der Standardverschluss.

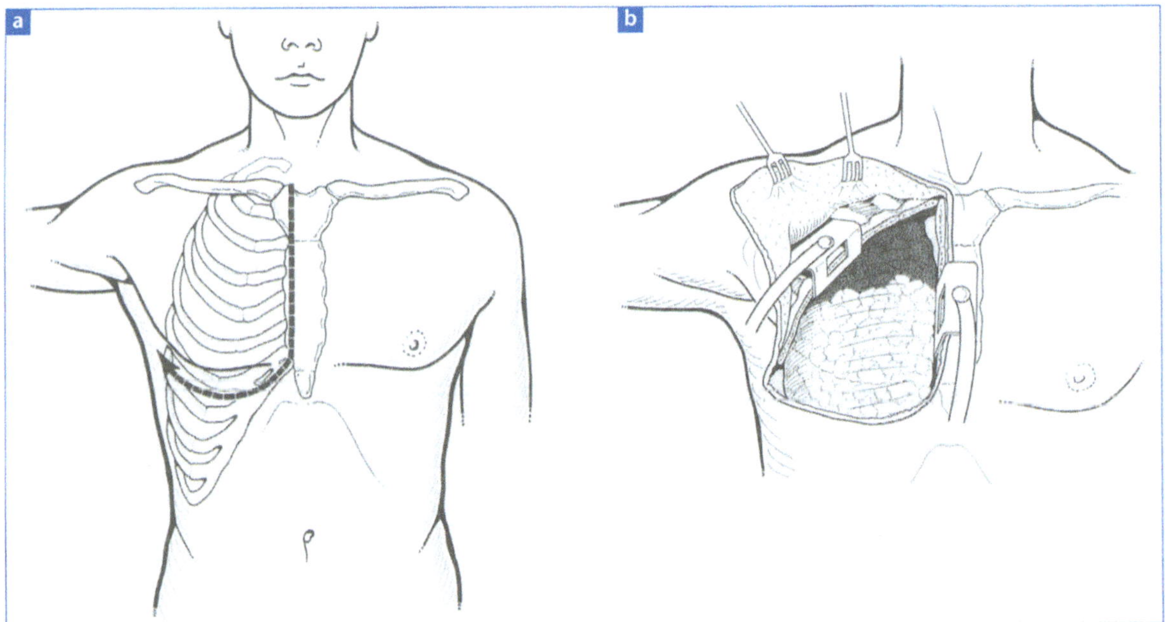

Abb. 13.22a,b. (a) Hemi-Clamshell-Inzision: Rückenlagerung des Patienten; (b) Clamshell-Inzision als verbesserter Zugang für bilaterale pulmonale und mediastinale Tumoren

Beim **Masaoka-Zugang** wird eine proximale mediane Sternotomie genutzt, an deren unteren Teil eine Inzision entlang des vierten Interkostalraums erfolgt und die im proximalen Teil durch eine querzervikale Inzision an der Halsbasis ergänzt wird (Abb. 13.23).

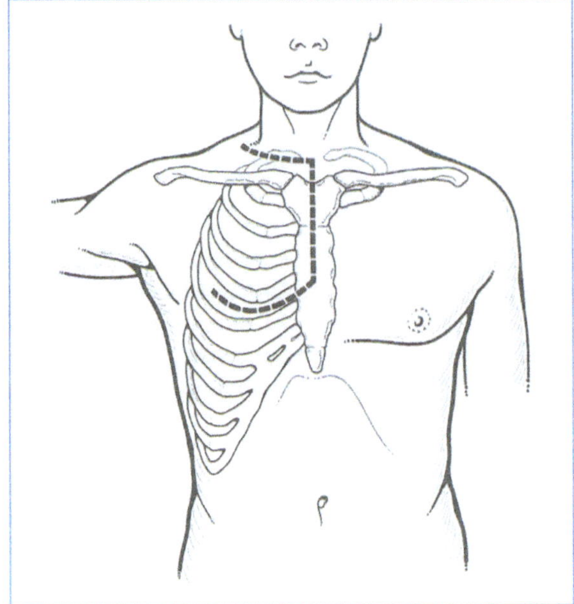

Proximale mediane Sternotomie, am kaudalen Ende der Inzision entlang des 4. Interkostalraums erweitert und kranial als transverse kollare Inzision ergänzt

Chirurgische Mortalität und Morbidität

Die **chirurgischen Komplikationen** umfassen:

- Leckage am Spinalkanal mit Liquoraustritt: Dringt Luft in den Subarachnoidalraum und damit in das Ventrikelsystem ein, besteht das Risiko einer Luftembolie, die eine sofortige Notoperation erforderlich macht.
- Horner-Syndrom und Defizite der beteiligten Nerven: Die Präparation der einzelnen Nervenstränge verursacht keine bedeutende Muskellähmung im entsprechenden Innervationsgebiet. Die Resektion des unteren Trunkus des Plexus brachialis kann eine atrophische Paralyse des Unterarms sowie der kleinen Muskeln der Hand mit Paralyse des zervikalen sympathischen Sys-

tems (Klumpke-Déjerine-Syndrom) zur Folge haben. Diese mögliche Komplikation sollte mit dem Patienten vor der Operation ausführlich besprochen werden.

- Hämatothorax: Durch die Präparation etwaiger ausgedehnter pleuraler Ädhäsionen (Resektion der Thoraxwand) und Blutungen aus kleinen Venen entlang der Foramina intervertebralia kann es zu einem Hämatothorax kommen.
- Chylothorax: Um diese Komplikation zu vermeiden, sollten intraoperativ alle möglichen zervikalen, intrathorakal gelegenen Lymphgefäße akribisch ligiert werden. Kommt es trotz aller Sorgfalt zur Ausbildung eines Chylothorax, können eine kontinuierliche Drainagetherapie des Thoraxraums oder eine Reoperation erforderlich werden.
- Nachbeatmung/Atemunterstützung: Infolge der Thoraxwanddyskinesie sowie Schäden oder auch nur der Präparation des N. phrenicus kann es zu postoperativen Ventilationsstörungen kommen, die eine länger andauernde Atemunterstützung erforderlich machen. Besonders Patienten, bei denen ein kombinierter transzervikaler, mittlerer Zugang durchgeführt wurde, entwickeln postoperativ Atelektasen sowie Perfusions- und Ventilationsstörungen. Sie sind zu einer Spontanatmung in der frühen postoperativen Phase nicht fähig. Eine komplette Lungenexpansion kann durch folgende **Maßnahmen** erreicht werden:
  - falls notwendig, eine adäquate Ventilation durch mechanische Unterstützung,
  - sicher durchgängige Thoraxdrainagen sowie kontinuierliche Lungentoilette durch Mobilisierung und Abhusten des Sekrets (Physiotherapie), nasotracheale oder orotracheale fiberskopische Absaugung oder ggf. Anlage eines Tracheostomas,
  - adäquate Analgesie sowie
  - Erhöhung des transpulmonalen Drucks durch antreibende Spirometrie oder kontinuierliche Anwendung einer CPAP-Maske.

Tipp

Eine Überwässerung des Patienten sollte vermieden werden, ggf. sind sofort Diuretika einzusetzen, um einer akuten respiratorischen Insuffizienz vorzubeugen. Die Thoraxdrainagen verbleiben so lange, bis keine Luftleckagen mehr vorhanden sind, die Lunge ausgedehnt ist und die durch die Drainagen geförderte Flüssigkeitsmenge weniger als 100 ml pro Tag beträgt.

Die Resektion der V. subclavia führt bei vielen Patienten zu einer **Behinderung des venösen Abflusses** aus der oberen Extremität, was letztlich in ein ausgeprägtes Ödem münden kann. Über die Dauer von 2 Monaten sollten diese Patienten postoperativ kontinuierlich mit krankengymnastischen Maßnahmen behandelt werden, wie ständiger Elevation des Armes und Muskeltraining. Ein regelmäßige, drainierende Massage des Armes kann ebenfalls zum Abklingen des Ödems und zur Entwicklung eines Kollateralsystems beitragen.

Tipp

Nach Resektion der A. subclavia und deren Revaskularisation sollte ständig der Radialispuls kontrolliert werden. Eine etwa 6-monatige postoperative Antikoagulanzientherapie ist für diese Patienten mit Gefäßersatz obligat.

Resultate und Prognosen

Die **Fünfjahresüberlebensrate** nach kombinierter Bestrahlung und chirurgischer Therapie (posteriorer Zugang) liegt zwischen 18 % und 56 % (Tabelle 13.8). Die beste Prognose haben Patienten ohne Befall der Lymphknoten im T4-Stadium oder ohne Claude-Bernard-Horner-Syndrom bzw. nach einer radikalen Tumorresektion im Gesunden, wie u. a. Arcasoy u. Jett (1997) zeigen konnten.

Trotz deutlicher Verbesserung der Überlebensrate der Patienten mit Tumoren der oberen Thoraxapertur, die mit kombinierter Bestrahlung und Operation behandelt wurden, ist immer noch eine **hohe Lokalrezidivinzidenz** zwischen 25 % und 70 % zu konstatieren. Eine Nachuntersuchung von 69 Patienten nach radikaler Resektion mit histopathologisch nachgewiesenen negativen Resektionsrändern nach präoperativer Bestrahlung zeigte: Bei zwei Dritteln konnten erste Zeichen eines lokoregionären Rezidivs feststellt werden. Die Häufigkeit von **Fernmetastasen** variierte zwischen 40 % und 80 %. Weiterhin wurden

Tabelle 13.8. Ergebnisse der chirurgischen Behandlung des Pancoast-Tumors (nach Macchiarini u. Dartevelle 1998)

Autor	Patientenanzahl	Fünfjahresüberlebensrate [%]	Mortalität [%]
Paulson (1985)	79	35	3
Anderson et al. (1986)	28	34	7
Devine et al. (1986)	40	10	8
Miller et al. (1987)	36	31	Keine Angabe
Wright et al. (1987)	21	27	–
Shahian et al. (1987)	18	56	–
McKneally et al. (1987)	25	51	Keine Angabe
Komaki et al. (1990)	25	40	Keine Angabe
Sartori et al. (1992)	42	25	2,3
Maggi et al. (1994)	60	17,4	5
Ginsberg et al. (1994)	100	26	4
Okubo et al. (1995)	18	38,5	5,6
Dartevelle (1998)	70	34	–
Hagan et al. (1999)	34	33	–
Rusch et al. (2001)	83	55*	–
Summe	562	33±12	3,5±3

*Zweijahresüberlebensrate

34 ähnliche Patienten untersucht, die einer kombinierten Resektion und Radiatio unterzogen wurden – Fernmetastasen waren hier in 56% aufgetreten (Tabelle 13.8).

Schlusswort

Die optimale Behandlung von Tumoren der oberen Thoraxapertur ist immer noch eine große Herausforderung. Es steht außer Zweifel, dass eine **radikale chirurgische Behandlung** die einzige Chance für eine längere Überlebensrate bietet. Die neuesten diagnostischen Fortschritte ermöglichen eine frühere Diagnosestellung – noch vor Auftreten des Pancoast-Tobias-Syndroms. Die Zeit zwischen dem Auftreten des Syndroms und der Diagnosestellung beträgt statistisch etwa 6 Monate. Leider wird im klinischen Alltag nach Diagnosestellung die chirurgische Option oft nicht ausreichend berücksichtigt. Eine beträchtliche Prozentzahl der Patienten wird entweder nur

Tabelle 13.9. Die Überlebensrate bestimmende Faktoren von Patienten mit radikaler Resektion (bei Infiltration der oberen Thoraxapertur und Resektion durch einen anterioren Zugang): nur der Lymphknotenstatus beeinflusst die tumorfreie Überlebenszeit (multivariate Analyse; nach Macchiarini u. Dartevelle 1998)

Prognostisch ungünstige Faktoren	Faktoren ohne prognostischen Einfluss
Weibliches Geschlecht	Größe des Tumors
Positive Fiber- oder Bronchoskopie	Tumorlokalisation
Erhöhter CEA-Wert	Infiltration des Foramen intervertebrale
T4-Tumor	
Positive Lymphknoten (N1–N3)	
Claude-Bernard-Horner-Syndrom	

mit Radiatio oder Chemotherapie oder einer Kombination beider Methoden behandelt. Oft wird die Diagnose aber auch erst gestellt, wenn die Krankheit so weit fortgeschritten ist, dass eine radikale chirurgische Resektion nicht mehr möglich ist. In diesen Fällen erbringen jedoch auch eine intraoperative Brachytherapie oder eine palliative Resektion keinen Nutzen mehr.

! Immer noch wird diskutiert, ob die chirurgische oder die Strahlentherapie im Vordergrund steht. Für Tumoren der oberen Thoraxapertur steht eine chirurgische Resektion an erster Stelle, da nach vorheriger Chemo-Radio-Therapie die Präparation in diesem Gebiet sehr erschwert ist und das Auftreten postoperativer Komplikationen begünstigt wird. Die postoperative Bestrahlung mit 60 Gy ist in jedem Falle sinnvoll und kann sicher bei allen Patienten therapeutische Anwendung finden.

Absolute chirurgische **Kontraindikationen** für die Behandlung von Tumoren der oberen Thoraxapertur sind:

- Auftreten von extrathorakalen Metastasen,
- histologisch nachgewiesenes N2-Stadium sowie
- ausgedehnte Infiltrationen der zervikalen Trachea, des Ösophagus oder des Plexus brachialis oberhalb von C7.

In diesen Fällen ist die Tumorinvasion für eine komplette chirurgische Resektion in sano zu weit fortgeschritten, die – speziell bei Plexusbeteiligung – oft eine Extremitätenamputation notwendig machen würde.

Präoperativ diagnostizierte, ausgedehnte **vertebrale Infiltrationen** stellen ebenfalls eine Kontraindikation dar, jedoch nicht der Befall subklavikulär gelegener Gefäße. Infiltrationen, die auf das Foramen intervertebrale ohne Invasion des Spinalkanals begrenzt sind, können resektabel sein. Frühergebnisse erwarten aber noch eine Langzeitbestätigung.

Trotz verbesserter Radio-Chemo-Therapie und Fortschritten bei den operativen Ansätzen ist die Prognose meistens durch das Auftreten von **Fernmetastasen** limitiert. Dies gilt gleichermaßen für Patienten, die bei Diagnosestellung als operabel oder inoperabel eingestuft wurden. Die Berichte der randomisierten Studien der klinischen Phase-III-Prüfung bei Patienten ohne Pancoast-Tumor in den Stadien IIIa und IIIb von Rusch et al. (2001) zeigten verbesserte Resultate, die durch **Chemotherapie** zu erzielen waren. Es war daher nur sinnvoll, diese Behandlungsschemata auch bei Patienten mit Tumoren der oberen Thoraxapertur anzuwenden, die erfreulicherweise ebenfalls gute Ergebnisse der multimodalen Therapie unter Einschluss der chirurgischen Resektion erbrachten. Ein neues, erfolgversprechendes Kapitel der Therapie maligner Tumoren der oberen Thoraxapertur – unter Bündelung der therapeutischen Bemühungen von Strahlentherapeuten, Onkologen und Thoraxchirurgen – scheint damit weit aufgeschlagen.

13.1.9 Lymphknotendissektion

B. Passlick, J.R. Izbicki

Anatomie des Lymphsystems von Lunge und Mediastinum

Die Lunge besitzt ein ausgedehntes **Netzwerk** lymphatischer Gefäße, welches sich über das Bindegewebe der viszeralen Pleura und die Interlobärsepten bis hin zu den peribronchialen und perivaskulären Bindegewebescheiden ausdehnt. Die subpleuralen Lymphgefäße drainieren im Wesentlichen über die Interlobärsepten zur Hilusregion, es gibt jedoch auch direkte Verbindungen in das Mediastinum.

Ansammlungen lymphatischer Zellen finden sich im Verlauf der Lymphgefäße und der distalen Bronchioli.

Erkennbare intrapulmonale Lymphknoten sind im Gegensatz zu bronchopulmonalen Noduli nur selten anzutreffen, können jedoch gelegentlich als Rundherd missgedeutet werden.

Definition

Aus praktischen Erwägungen wird zwischen pulmonalen und mediastinalen Lymphknoten unterschieden. Definitionsgemäß befinden sich pulmonale Lymphknoten innerhalb der viszeralen Pleura, während die mediastinalen zentral der pleuralen Umschlagsfalte zu finden sind. Insbesondere im Bereich der Umschlagsfalte ist diese Definition jedoch nicht exakt und kann Zuordnungsschwierigkeiten bedingen.

Die **pulmonalen Lymphknoten** werden aus

- intrapulmonalen,
- bronchopulmonalen und
- hilären

Noduli gebildet.

Die **bronchopulmonalen Lymphknoten** liegen im Bereich der Aufteilungen der Segment- und Lappenbronchien. Borrie hat 1952 den so genannten **„lymphatic sump"**, also ein zwischen den Lungenlappen gelegenes Sammelbecken von Lymphknoten, identifiziert. In der rechten Lunge befinden sich diese zwischen Oberlappenbronchusabgang und Mittellappenbronchus, also am Bronchus intermedius, sowie in der Mittellappenbronchusbifurkation. Links werden die Sammellymphknoten jeweils an den Abgängen von Ober- und Unterlappenbronchus gefunden.

Die **mediastinalen Lymphknotengruppen** können entsprechend ihrer Lokalisation in verschiedene **Kompartimente** unterteilt werden. Dazu zählen

- das anteriore (prävaskuläre),
- das tracheobronchiale,
- das paratracheale und
- das posterio-inferiore

Kompartiment. Die mediastinalen Lymphknotengruppen stehen untereinander in enger Beziehung, die Übergänge sind fließend.

Anzahl der Lymphknoten

Die Anzahl der Lymphknoten in den einzelnen Gruppen unterliegt einer erheblichen **Schwankungsbreite.** So können im Bereich des Lig. pulmonale oder paraösophageal (Stationen 8 und 9) häufig gar keine Lymphknoten gefunden werden, während in der Bifurkation und tracheobronchial (Stationenen 7 und 8) in fast allen Fällen Lymphknoten vorhanden sind (Tabelle 13.10; Kiyono et al. 1988).

Lymphabflusswege

Es liegen verschiedene Untersuchungen über die Lymphabflusswege der Lunge vor. Aufschlussreich sind die Berichte von Hata et al. (1990), die mit Hilfe der Lymphszintigraphie den pulmonalen und mediastinalen Lymphfluss analysierten. Dabei zeigte sich für die **rechte Lunge**, dass die apikalen und posterioren Segmente des Oberlappens vornehmlich in die rechts paratrachealen Lymphknoten drainieren, das anteriore Oberlappensegment jedoch sowohl in Richtung paratracheal als auch in die Bifurkationslymphknoten. Der Mittellappen und das apikale Segment des Unterlappens drainieren in die subkarinären und in die tracheobronchialen Lymphknoten, während der Abfluss der basalen Unterlappensegmente fast ausschließlich in subkarinäre Noduli erfolgt.

Der **Lymphabfluss** der linken Lunge gestaltet sich wesentlich uneinheitlicher. Insgesamt werden 4 Hauptabflusswege beschrieben:

- über die subaortalen Lymphknoten (apikoposteriores Oberlappensegment),
- über die paraaortalen Lymphknoten und weiter entlang des N. phrenicus (anteriores Oberlappensegment und Lingula),
- entlang des linken Hauptbronchus in die links paratrachealen Lymphknoten (apikales Unterlappensegment) und
- über die medialen Lymphknoten des Hauptbronchus in das subkarinäre Kompartiment (Unterlappen).

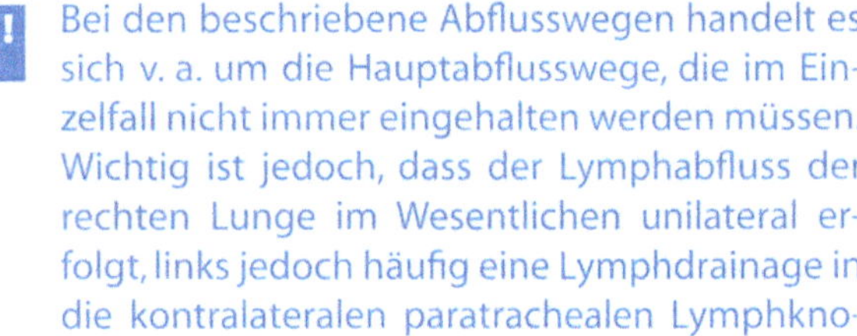
! Bei den beschriebene Abflusswegen handelt es sich v. a. um die Hauptabflusswege, die im Einzelfall nicht immer eingehalten werden müssen. Wichtig ist jedoch, dass der Lymphabfluss der rechten Lunge im Wesentlichen unilateral erfolgt, links jedoch häufig eine Lymphdrainage in die kontralateralen paratrachealen Lymphknoten zu beobachten ist.

Tabelle 13.10. Anzahl der Lymphknoten in verschiedenen Lympknotenstationen. Untersucht wurden 40 Patienten post mortem. (Mod. nach Kiyono et al. 1988)

Lymphknotenstation entsprechend dem ATS-Schema	Lymphknoten vorhanden [%]	Anzahl der Lymphknoten	
		Maximal	Mittel
2R	80	11	2,5
2L	68	7	2,1
4R	98	11	4,8
4L	98	16	4,5
5	58	6	1,1
6	85	15	4,7
7	100	6	2,9
8R	58	6	1,2
8L	50	5	1,1
9R	10	2	0,1
9L	35	3	0,5
10R	95	10	3,5
10L	90	7	2,4

Nomenklatur der intrathorakalen Lymphknotenstationen

Für die Dokumentation des Lymphknotenbefunds bei Lungenkarzinomen wurden in der Vergangenheit verschiedene **Schemata** vorgeschlagen. International am gebräuchlichsten sind die Einteilungen von Naruke und der American Thoracic Society (ATS). In der Bundesrepublik Deutschland wurde 1988 von der Gesellschaft für Thorax-, Herz- und Gefäßchirurgie als auch der Gesellschaft für Pneumologie ein weiteres Schema (THG-Schema) vorgeschlagen und publiziert.

Die Dokumentationssysteme sind unterschiedlich detailliert und lassen eine **Vergleichbarkeit** untereinander nur schwer zu. Im Einzelfall kann für den gleichen Patienten eine verschiedene TNM-Stadienzuordnung resultieren. Um hier in der Zukunft eine Verbesserung zu erzielen sowie eine Vergleichbarkeit und Koordinierung verschiedener Zentren zu ermöglichen, scheint daher eine Vereinheitlichung der chirurgischen Dokumentation wünschenswert.

Die Mehrzahl der **deutschen Kliniken** verwenden für die Dokumentation des Lymphknotenstatus das THG-Schema. Dieses unterscheidet sich von den übrigen Schemata (nach Naruke und der ATS) dadurch, dass die Stationen weniger detailliert definiert sind. Die Übertragung der Ergebnisse in andere Schemata wird dadurch erschwert.

CAVE

Vor dem Hintergrund, dass die Prognose innerhalb der Gruppe von Patienten mit mediastinalen Lymphknotenmetastasen (pN2) in Abhängigkeit von der Region der Metastasierung und der Anzahl der betroffenen Lymphknotenstationen durchaus verschieden sein kann, erscheint jedoch ein detailliertes Staging des mediastinalen Lymphknotenbefalls, auch im Hinblick auf eine adjuvante Therapie, notwendig.

Die Verwendung eines **einheitlichen Dokumentationsschemas** würde die Vergleichbarkeit von in Deutschland gewonnenen Behandlungsergebnissen mit denen anderer Nationen erleichtern. Ein einheitliches Schema, welches sich von denjenigen nach Naruke und der ATS ableitet, wurde 1997 publiziert und könnte, bei entsprechender internationaler Akzeptanz, auch in Deutschland Verwendung finden (Abb. 13.24; Mountain 1997).

Histopathologische Aufarbeitung

Es existiert bislang kaum eine verbindliche Empfehlung zur **histopathologischen Aufarbeitung** der entnommenen Lymphknotenstationen. Die UICC (Union Internationale Contre le Cancer) empfiehlt lediglich, dass bei Lungentumoren mindestens 6 Lymphknoten untersucht sein müssen, um einen pNo-Status zu bescheinigen.

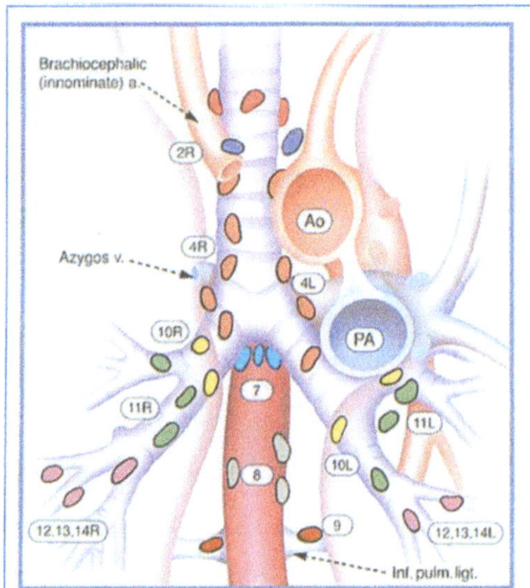

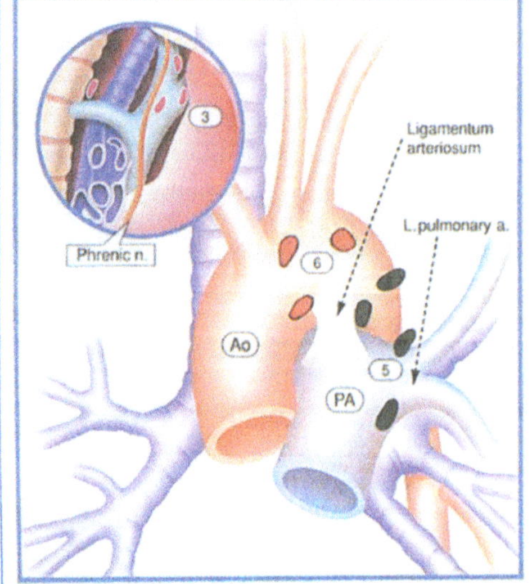

Superior Mediastinal Nodes

- 1 Highest Mediastinal
- 2 Upper Paratracheal
- 3 Pre-vascular and Retrotracheal
- 4 Lower Paratracheal (including Azygos Nodes)

N_2 = single digit, ipsilateral
N_3 = single digit, contralateral or supraclavicular

Aortic Nodes

- 5 Subaortic (A-P window)
- 6 Para-aortic (ascending aorta or phrenic)

Inferior Mediastinal Nodes

- 7 Subcarinal
- 8 Paraesophageal (below carina)
- 9 Pulmonary Ligament

N_1 Nodes

- 10 Hilar
- 11 Interlobar
- 12 Lobar
- 13 Segmental
- 14 Subsegmental

Abb. 13.24. Nomenklatur der pulmonalen und mediastinalen Lymphknoten. (Nach Mountain 1997)

! Eine möglichst exakte und detaillierte pathologische Untersuchung des Lymphknotenstatus erscheint jedoch für die Beurteilung von bereits durchgeführten (inkl. mediastinale Lymphadenektomie) und postoperativ noch notwendigen Therapiemaßnahmen als eine wesentliche Voraussetzung.

Neuere Untersuchungen mit **immunhistologischen Methoden** zeigen darüber hinaus, dass bei etwa 20 % der Patienten mit nichtkleinzelligem Lungenkarzinom einzelne disseminierte Tumorzellen oder Tumorzell-Cluster in den Lymphknoten vorliegen, die dem konventionellen Untersuchungsgang entgehen. Patienten mit einer solchen frühen Ausbreitung haben eine signifikant schlechtere Prognose als jene ohne **Nachweis** disseminierter Tumorzellen (Passlick et al. 1996).

Die **Klassifizierung** derartiger Befunde ist derzeit noch nicht einheitlich, es wurden jedoch bereits Vorschläge zur Einarbeitung in die TNM-Klassifikation gemacht (Hermanek et al. 1999). Dabei sollten der operative Aufwand zur Gewinnung des Materials und die routinemäßig angewandten Methoden zur Auswertung in einem ausgewogenen Verhältnis stehen. Als Leitfaden für eine adäquate pathologische Untersuchung und Dokumentation könnten die 1995 publizierten Empfehlungen der Deutschen Krebsgesellschaft dienen (Hermanek 1995).

Metastasierungswege

Je nach Lokalisation des Primärtumors finden sich lymphogene Metastasen vornehmlich entlang der von Hata et al. (1990) beschriebenen Lymphabflusswege. Davon abweichend kann jedoch im Einzelfall, unabhängig vom Sitz des Primärtumors, jede **mediastinale Lymphknotenstation** betroffen sein. Bei mehr als 270 sorgfältig untersuchten Patienten mit nichtkleinzelligem Lungenkarzinom konnten Schinkel et al. (1999) keine Beziehung zwischen der Tumorgröße, der Tumorlokalisation, der Art des Primärtumors und dem Lymphknotenverteilungsmuster finden.

! Ein weiteres wichtiges Phänomen ist die so genannte „Skip-Metastasierung“, d. h. das Überspringen von Lymphknotenstationen. Eine solche tritt bei etwa 20–40 % der Patienten auf, bei Adenokarzinomen häufiger als bei Plattenepithelkarzinomen.

Operative Technik

Die operative Technik der Lymphadenektomie beim Lungenkarzinom ist uneinheitlich, was sich auch in einer erheblichen **Begriffsvielfalt** wiederspiegelt (Lymphknoten-„Sampling“, Lymphknoten-Dissektion, systematische Dissektion, radikale systematische Dissektion).

Das so genannte **Lymphknoten-Sampling** beinhaltet eine manuelle und visuelle Inspektion der mediastinalen Lymphknotenstationen und die Entfernung von einzelnen (suspekt erscheinenden) Noduli. Ein solches Vorgehen wird von Chirurgen favorisiert, welche der Meinung sind, dass die Lymphadenektomie v. a. für das Staging des Patienten nützlich sei.

Andere Autoren gehen davon aus, dass durch die möglichst **vollständige Entfernung** der mediastinalen Lymphknoten ein lebensverlängernder Effekt erzielt werden kann und befürworten daher eine ausgedehntere Dissektion dieses Bereichs.

Als einer der ersten propagierten Martini et al. (1983) die **En-bloc-Ausräumung** der mediastinalen Lymphknotenkompartimente:

- rechts: paratracheal, infrakarinal und inferior;
- links: subaortal, infrakarinal und inferior; die präkavalen, präaortalen und linksseitig paratrachealen Lymphknoten werden dabei ausgespart.

Erweitertes operatives Vorgehen. Einige, v. a. japanische Autoren (Naruke, Watanabe, Hata) fordern eine vollständige Dissektion der mediastinalen Lymphknotenstationen, einschließlich des umgebenden Fettgewebes, unter Freilegung und Darstellung sämtlicher mediastinaler Gefäße, der Nerven (Nn. vagus und phrenicus) sowie des Ösophagus (Naruke 2000). Dazu sind bei linksseitigen Tumoren eine Mobilisation des Aortenbogens mit Durchtrennung einiger Interkostalarterien sowie u. U. eine Sternotomie erforderlich.

Unabhängig vom Ausmaß der mediastinalen Lymphadenektomie ist die Notwendigkeit der **Dissektion** der hilären und interlobären Lymphknoten („lymphatic sump") weitgehend unstrittig und erfolgt im Rahmen der anatomischen Lungenresektion. Ob bei einem Tumorbefall der interlobären Sammellymphknoten eine Erweiterung des Eingriffs, etwa von einer Lobektomie zu einer Pneumonektomie, notwendig wird, ist unklar. Nach Meinung der Autoren ist dies nur bei einem Kapseldurchbruch nötig oder wenn durch geeignete Maßnahmen (Bronchoplastik) keine Tumorfreiheit erreicht werden kann.

Eine ganz besondere Bedeutung kommt dem Nachweis eines Befalls der Lymphgefäße (**Lymphangiosis carcinomatosa**) zu. Ein solcher Befund am Absetzungsrand bedeutet i. d. R. lokale Inkurabilität, so dass eine Ausdehnung des Eingriffs nur in Ausnahmefällen gerechtfertigt erscheint (Passlick et al. 2001).

Rationale der Lymphknotendissektion

Das notwendige **Ausmaß der Lymphadenektomie** bei der chirurgischen Behandlung des Lungenkarzinoms wird vielfach kontrovers diskutiert. **Gegner** einer systematischen Dissektion argumentieren:

- Ein Befall der mediastinalen Lymphknoten ist mit einer Systemerkrankung gleichzusetzten.
- Eine komplette Dissektion sämtlichen lymphatischen Gewebes ist technisch nicht möglich.
- Das Immunsystem wird negativ beeinflusst.
- Es ist eine höhere Komplikationsrate zu erwarten.

Demgegenüber führen **Befürworter** einer systematischen Lymphknotendissektion an:

- Nur die systematische Dissektion erlaubt ein vollständiges Lymphknoten-Staging.
- Die systematische Dissektion führt zu einem Überlebensvorteil.

Insgesamt liegen nur wenige systematische Arbeiten zur **Wertigkeit** der Lymphadenektomie vor. Eine Synopsis sei im Folgenden versucht.

Einfluss der Lymphadenektomie auf das Staging

Es liegen mittlerweile verschiedene Untersuchungen vor, die deutlich machen, dass eine systematische mediastinale Lymphknotendissektion zu einem **detaillierteren Staging** des Lymphknotenbefalls führt. Exemplarisch seien eigene Untersuchungen aufgeführt, die zeigen, dass mit einem Lymphknoten-Sampling zwar i. d. R. ausreichend Lymphknotenmaterial gewonnen werden kann, um das formale N-Stadium festzustellen, eine systematische Dissektion es aber ermöglicht, diejenigen Patienten zu identifizieren, die von einer Multilevel-N2-Erkrankung betroffen sind (nach Lymphknoten-Samping weisen nur 17 % der Patienten eine Beteiligung von mehreren N2-Stationen auf, im Gegensatz zu 59 % nach systematischer Dissektion).

Wichtig scheint dieser Befund für die **Prognoseabschätzung** von **N2-Patienten** zu sein: Die Prognose bei einer Unilevel-N2-Erkrankung ist sehr viel günstiger als diejenige bei einer Multilevel-N2-Erkrankung und entspricht in manchen Untersuchungen der Überlebenserwartung von Patienten mit ausschließlichem N1-Befall.

Ferner muss man bei Lungenkarzinomen immer mit dem Überspringen (Skip-Metastasierung) von Lymphknotenstationen rechnen, so dass metastasenfreie lobäre oder hiläre Lymphknoten keinesfalls eine mediastinale Lymphknotenmetastasierung ausschließen.

Wenn man aus dem Befallsmuster der mediastinalen Lymphknoten **therapeutische Konsequenzen** ableitet, so erscheint also allein aus diesem Grund eine systematische Dissektion notwendig. Erst dadurch wird eine sinnvolle Planung adjuvanter Therapiemaßnahmen ermöglicht (Izbicki et al. 1995).

Komplikationen nach mediastinaler Lymphadenektomie

Potenzielle Komplikationen der mediastinalen Lymphadenektomie sind

- eine erhöhte Blutungsgefahr,
- Bronchusstumpfinsuffzienzen durch die Devaskularisierung der Trachea bzw. der Hauptbronchien,

- Verletzungen des N. recurrens,
- ein verstärkter postoperativer Lymphfluss,
- ein Chylothorax und
- nicht zuletzt eine verlängerte Operationszeit.

Obwohl alle diese Komplikationen nach systematischer mediastinaler Lymphknotendissektion vermehrt vorkommen können, liegen bis heute keine Studien vor, die einen signifikanten Unterschied in der **Komplikationshäufigkeit** zwischen Lymphknoten-Sampling und systematischer Lymphadenektomie aufzeigen. Die Operationsdauer bei systematischer Lymphknotendissektion nimmt etwa 20 min zusätzlich in Anspruch.

Einfluss der Lymphadenektomie auf das Immunsystem

Ein häufig diskutiertes Argument gegen eine systematische Lymphadenektomie ist die Vermutung, eine weitestgehend vollständige Entfernung des tumordrainierenden Lymphsystems könnte die **Immunantwort des Organismus** beeinflussen. Nach Meinung der Autoren liegen bis heute keine Arbeiten vor, die diese Ansicht fundiert unterstützen könnten.

Einfluss der Lymphadenektomie auf das Überleben

In Analogie zum Sicherheitsabstand bei der Resektion des Primärtumors spekulieren die Befürworter einer systematischen Lymphknotendissektion, dass auch durch eine möglichst vollständige Entfernung des tumordrainierenden Lymphsystems die Prognose verbessert werden könnte. In der Tat zeigen einige retrospektive Studien für einen Teil der Patienten, selbst mit N2- oder gar N3-Status, ein **langfristiges Überleben** nach mediastinaler Lymphknotendissektion (Naruke 2000).

Ein in diesem Zusammenhang häufig diskutiertes Argument ist die so genannte **„stage migration"** (Will-Rogers-Phänomen). Darunter versteht man die Überlegung, dass nur durch eine vollständige Lymphknotendissektion das wahre Tumorstadium des Patienten ermittelt werden könnte, während nach einem Lymphknoten-Sampling das tatsächliche (vermutlich höhere) Tumorstadium verborgen bliebe. Die Folge wäre, dass nur vermeintlich gleiche Stadien miteinander verglichen würden und sich für die Patientengruppe mit einem Lymphknoten-Sampling ein systematischer Überlebensnachteil ergibt, da sich darunter okkulte Metastasenträger verbergen könnten. Gegen diese Überlegung spricht jedoch v. a. die Tatsache, dass mittlerweile mehrere Untersuchungen darlegen, dass trotz aller oben genannter Einschränkungen auch ein sorgfältiges Sampling von Lymphknotenstationen ausreicht, um ein korrektes N-Stadium zu ermitteln. Ferner liegt eine kürzlich publizierte – allerdings ebenfalls retrospektive – Studie mit 373 Patienten vor, die unabhängig vom Tumorstadium einen Überlebensvorteil nach systematischer Dissektion, zumindest bei rechtsseitigen Tumoren, erbrachte (Keller et al. 2000).

Bis heute existieren erst 2 prospektive **Untersuchungen** zur **Lymphadenektomie** bei Lungenkarzinomen: Eine japanische Arbeitsgruppe untersuchte den Effekt der Lymphadenektomie bei frühen Tumorstadien und konnte keinen Einfluss auf das Überleben feststellen. In einer eigenen Untersuchung an 187 Patienten zeigte sich im Gesamtkollektiv zwar ein Überlebensvorteil nach systematischer Lymphadenektomie, jedoch war dieser Unterschied statistisch nicht signifikant. Interessante Aspekte ergaben sich jedoch aus einer Subgruppenanalyse, die darstellte, dass Patienten in einer N1-Situation oder mit Befall von nur einer N2-Station langfristig von einer systematischen Dissektion profitieren könnten (Izbicki et al. 1998).

Diese Befunde weisen darauf hin, dass die **Wertigkeit** der Lymphadenektomie einer differenzierten Betrachtungsweise bedarf. In pathologisch-anatomischer Hinsicht wird man kaum erwarten können, dass bei Patienten mit einer Multilevel-N2-Erkrankung durch die alleinige Operation eine Kuration ermöglicht wird. Hier liegt in der Tat der Verdacht einer Systemerkrankung vor, bei der die Chirurgie lediglich eine lokale Kontrolle gewährleisten kann. Andererseits gibt es vermutlich viele Patienten, die derzeit unter dem gleichen Stadium subsumiert werden, bei denen jedoch lediglich eine minimale mediastinale Beteiligung vorliegt und die durchaus mit chirurgischen Mitteln langfristig geheilt werden können.

Ein zweiter – gegenwärtig zu wenig beachteter – Aspekt sind die **tumorbiologischen Eigenschaften** des **Primärtumors**. Die Ergebnisse verschiedener

Arbeitsgruppen weisen darauf hin, dass bei einigen Patienten eine mit den üblichen Methoden kaum nachweisbare lokale oder auch systemische Disseminierung von Tumorzellen vorliegt, so dass diese Patienten zusätzlich zur Operation einer systemischen Therapie bedürfen.

! Eine entscheidende Verbesserung für die Indikation zu einer radikalen systematischen Dissektion könnte möglicherweise durch die Bestimmung von metastasierungsrelevanten Charakteristika des Primärtumors und durch die Verfeinerung von prä- oder intraoperativen Staging Untersuchungen (Pleuralavage, Lymphknoten- und Knochenmarkimmunzytologie) erreicht werden (Ohta et al. 2001; Oosterhuis et al. 2001; Passlick et al. 1999).

Unabdingbare Voraussetzung zur Evaluierung solcher Parameter ist jedoch der **Bezug** zu einem **„Goldstandard"** der histopathologischen Tumorklassifikation (einschließlich R-Klassifikation, TNM-Gruppierung, histologischem Typing und Grading), welche nur durch eine standardisierte Operationstechnik, einschließlich der Lymphadenektomie, und eine möglichst detaillierte Dokumentation des Lymphknotenbefalls erreicht werden kann.

Insbesondere vor dem Hintergrund der sich rasch entwickelnden **videoassistierten Operationstechnik** wird die Frage der Sinnhaftigkeit der Lymphadenektomie, insbesondere bei kleinen peripheren Primärtumoren, erneut diskutiert. Obwohl im Einzelfall durchführbar, ist die systematische Lymphknotendissektion in der videoassistierten Technik äußerst schwierig und kaum in der gewohnten Weise durchführbar. Einige Autoren stellen daher die Frage, ob nicht etwa bei Plattenepithelkarzinomen mit einem Durchmesser <2 cm auf eine mediastinale Lymphadenektomie verzichtet werden kann. Auch wenn bei diesen Patienten die mediastinale Metastasierungsrate eher gering ist (etwa 8–10 %; Abb. 13.25), kann man angesichts der **Unvorhersehbarkeit der Metastasierungswege** davon ausgehen, dass die möglichen Vorteile eines etwas kleineren Zugangs die potenziellen Gefahren einer inkompletten Dissektion nicht aufwiegen, so dass die videoassistierte Operation bei Lungenkarzinomen nur im Ausnahmefall indiziert ist.

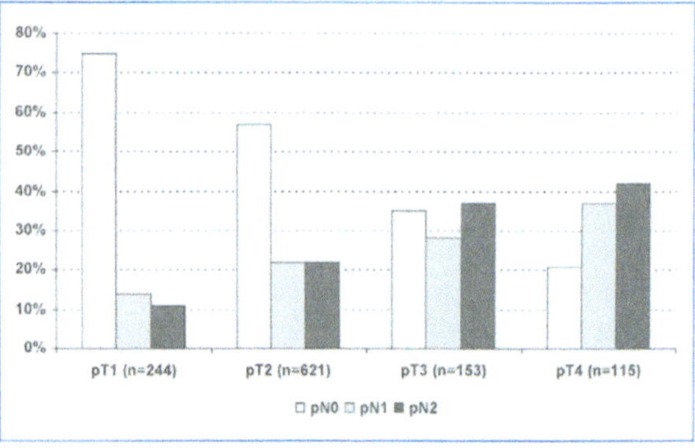

Abb. 13.25. Häufigkeit von Lymphknotenmetastasen in Abhängigkeit vom T-Stadium bei Patienten mit nichtkleinzelligem Lungenkarzinom (Daten: Klinik für Thoraxchirurgie, München-Gauting)

Schlussfolgerungen

Die routinemäßige systematische mediastinale Lymphknotendissektion, etwa in der von Martini et al. (1983) beschriebenen Weise, erlaubt ein **sicheres Staging** und trägt zumindest bei Subgruppen zu einer **Überlebensverbesserung** bei. Sie ist daher unverzichtbarer Bestandteil einer kurativ intendierten Operation bei Lungenkarzinomen.

Auch wenn der Erfolg einer solchen Maßnahme im Einzelfall nicht vorhergesehenen werden kann, ist die systematische mediastinale Lymphknotendissektion – insbesondere vor dem Hintergrund der, in geübten Händen, nicht signifikant erhöhten Komplikationsrate – unbedingt zu fordern, weil nur so die Chance einer langfristigen Kuration erhalten werden kann. Da die mediastinalen Metastasierungswege großen individuellen Schwankungen unterworfen sind, muss die Lymphadenektomie unabhängig von der Größe, der Lokalisation und dem histologischen Typ systematisch erfolgen und alle Regionen umfassen.

Linksseitige Tumoren bieten aufgrund der erschwerten Zugänglichkeit des linksseitigen Mediastinums eine besondere Problematik. Ein praktikabler Kompromiss scheint in dieser Situation der weitestgehende Ausschluss einer mediastinalen Metastsierung durch eine präoperative Mediastinoskopie zu sein, die unter Schnellschnittbedingungen auch in einer Sitzung durchgeführt werden kann. Die videoassistierte mediastinoskopische Dissektion bietet hier u. U. besondere Vorteile.

13.1.10 Indikation zur Videothorakoskopie

D. Lardinois, W. Weder

Einleitung

Das **Standardvorgehen** bei Patienten mit nichtkleinzelligem Lungenkarzinom (NSCLC) besteht in der anatomischen Lungenresektion (Lobektomie, Pneumonektomie), kombiniert mit mediastinaler Lymphadenektomie. Die wichtigsten **Prognosefaktoren** sind tumorfreie Resektionsränder und der mediastinale Lymphknotenstatus.

Die **Thorakoskopie** ist eine Technik, die 1990 durch Verfügbarkeit der Videoendoskopietechnologie und der Miniaturisierung der Instrumente eine Renaissance erlebte und zum Vorteil des Patienten wegen eines deutlich verringerten Zugangstraumas eingesetzt wurde. Innerhalb weniger Jahre wurde die videoassistierte Thoraxchirurgie (VATS) ein allgemein akzeptiertes Verfahren, das für eine Vielzahl thoraxchirurgischer Fragestellungen zum Einsatz kam.

Der **Einsatz der VATS** als diagnostisches oder therapeutisches Verfahren ist nunmehr für ausgewählte Patienten mit verschiedenen benignen Erkrankungen etabliert. Die Anwendung mit dem Ziel ausgedehnterer Lungenresektionen bei Patienten mit NSCLC wird jedoch kontrovers diskutiert. Die VATS-Lobektomie bei NSCLC wurde erstmalig durch Lewis et al. (1991) und Roviaro et al. (1992) beschrieben.

Bewertung der VATS. Obwohl die VATS aufgrund ihrer geringeren Invasivität als vorteilhaft betrachtet wurde und in Bezug auf die postoperative Befindlichkeit der Standardthorakotomie überlegen war, wurde die Sicherheit der VATS-Lobektomie und ihre Zulässigkeit im Sinne einer onkologischen Operation von vielen Thoraxchirurgen angezweifelt. Insbesondere wurde vermutet, dass die minimalinvasive Technik das Langzeitüberleben im Vergleich zum Standardzugang bei Lungenkarzinom negativ beeinflussen könnte (McKenna et al. 1998).

Die VATS bietet sich bei der Behandlung von Patienten mit NSCLC in **2 Situationen** an:

- in Fällen mit eingeschränkter Lungenfunktion und peripherem Karzinom im Stadium I, das sich durch Keilresektion entfernen lässt, sowie
- in Fällen mit normalem perioperativen Risiko, bei denen eine ausgedehntere Lungenresektion (Lobektomie, Pneumonektomie) wegen eine Karzinoms im Stadium I oder II vorgesehen ist.

Videoassistierte thorakoskopische Keilresektion des peripheren Lungenkarzinoms

Patienten mit eingeschränkter respiratorischer Reserve, gelegentlich eingeschränkter Herzfunktion oder jene im Alter über 80 Jahren werden allgemein als **Hochrisikopatienten** für ausgedehnte Lungeneingriffe betrachtet und daher häufig der Strahlentherapie oder einem palliativen Management zugeführt. Bei diesen Patienten ist die minimalinvasive Technik unter der Voraussetzung tumorfreier Resektionsränder ein zuverlässiges Verfahren mit geringer Morbidität (Ginsberg u. Rubinstein 1995).

Obwohl die **Rezidivrate** nach Segmentektomie höher ist als im Vergleich zur Lobektomie (23% vs. 5% nach 5 Jahren), zeigen neuere Studien, dass die **Überlebensraten** nach Keilresektion im Stadium Ia mit jenen nach Lobektomie identisch sind (65–75%; Warren u. Faber 1994).

Kleine Läsionen von unter 3 cm Durchmesser in subpleuraler Lokalisation oder zumindest im äußeren Drittel des Lungenparenchyms sind videothorakoskopisch leicht erreichbar und durch entsprechend ausgedehnte Keilresektion zu entfernen. Das resezierte Gewebe wird mittels Beutel aus der Thoraxhöhle geborgen, das Risiko einer Implantationsmetastase im Bereich der Inzision ist dabei vernachlässigbar (Landrenau et al. 1997). Für Tumoren mit einem **Durchmesser** von >3 **cm** konnte ein Überlebensvorteil nach Lobektomie im Vergleich zur limitierten Resektion gezeigt werden. Für diese Patienten bleibt die Lobektomie Therapie der Wahl (Warren et al. 1994).

13.1.10.3 Kriterien für ausgedehnte Lungenresektionen durch VATS (Lobektomie, Pneumonektomie)

Allgemeine Aspekte

Zusätzlich zu den Standardkriterien der Lobektomie mittels Standardthorakotomie gelten **besondere Anforderungen** für die VATS-Lobektomie:

- Fähigkeit zur Tolerierung der Einlungenventilation,
- Tumordurchmesser von <5 cm im größten Durchmesser,
- Tumorlokalisation nicht in Beziehung zum Lungenhilus,
- Abwesenheit von ausgedehnten Pleuraverwachsungen und
- vollständige oder annähernd vollständige interlobäre Fissuren.

Die VATS-Lobektomie ist in Gegenwart geringfügiger **pleuraler Adhäsionen** durchführbar. Entsprechende Erfahrung ist jedoch notwendig, um im Einzelfall darüber zu entscheiden, ob der Eingriff sinnvollerweise durch VATS zu Ende geführt werden soll. **Entzündliche Veränderungen** der Pleura können die Dissektion des Gewebes mitunter deutlich erschweren (Weber et al. 2001).

Kontraindikationen

Es bestehen folgende **Kontraindikationen** gegen den Einsatz der VATS:

- T3–4 Tumoren,
- endobronchialer Tumor mit Notwendigkeit der bronchialen Rekonstruktion,
- neoadjuvante Chemo- oder Strahlentherapie,
- lobäre oder hiläre Lymphknoten, die mit Pulmonalgefäßen verwachsen sind, sowie
- Adipositas.

Technik der VATS-Lungenresektion

Allgemeine Überlegungen

Der Eingriff wird in **Allgemeinanästhesie** und unter Intubation mit Doppellumentubus durchgeführt. Die Patienten werden in **Seitenlage** stabil positioniert.

Die VATS-Technik erfordert im Allgemeinen einen **Haupttrokar** für die Kamera und **2 Manipulationstrokare**, die wahlweise für die Kamera oder Instrumente eingesetzt werden (Weber et al. 2001).

Eine zweckmäßige Wahl der Inzisionen ist wichtig, da hiervon im Einzelfall die Durchführbarkeit der Operation abhängen kann.

Das **Thorakoskop** wird gewöhnlich im 5., 6. oder 8. Interkostalraum platziert – abhängig davon, welcher Lappen zur Resektion ansteht. Die Optik mit einer 30°-Linse hat sich gegenüber der Geradeausoptik bewährt.

CAVE

Jederzeit muss im Verlauf der Operation die Möglichkeit zu einer regulären Thorakotomie gegeben sein, um im Fall einer Blutung beziehungsweise einer Eingriffsausdehnung entsprechend reagieren zu können.

Die Durchtrennung von Gefäßen und Bronchus erfolgt mittels endoskopischer Instrumente und Klammernahtgeräten oder mit konventionellen Instrumenten. Um das Risiko der Kontamination der Inzision durch das Tumorgewebe zu minimieren, wird das Resektat in einem **Bergebeutel** platziert, bevor es über eine geeignete Inzision aus der Thoraxhöhle entfernt wird. An die Resektion schließt sich die **mediastinale Lymphadenektomie** an.

Operationstechnik

Derzeit konkurrieren **3 verschiedene Resektionstechniken**. Die Dissektion der Hilusstrukturen erfolgt entweder

- rein thorakoskopisch,
- über eine limitierte Thorakotomie unter Videoassistenz oder

Massen-Stapling des Lappenhilus.

- unter Anwendung eines so genannten Massen-Staplings des Hilus unter Verzicht auf eine Dissektion von Arterie, Vene und Bronchus.

Anatomische endoskopische Lungenresektion. Der Eingriff wird ausschließlich mit thorakoskopischen Instrumenten vorgenommen. Über eine so genannte „utility thoracotomy" wird am Ende der Operation das Resektat geborgen. Die hilären Strukturen werden, vergleichbar mit der offenen Technik, disseziert und gesichert. Dieses Vorgehen hat sich als machbar erwiesen und hat einen potenziellen Vorteil im Hinblick auf Schmerzreduktion, Hospitalverweildauer und postoperative Lungenfunktionsparameter. Darüber hinaus ist sie dem offenen Vorgehen überlegen (Weber et al. 2001).

Limitierte Thorakotomie unter Videoassistenz. Bei dieser Technik beginnt der Eingriff mit der Anlage der „utility thoracotomy". Zwei Varianten werden praktiziert (Roviaro et al. 1992; McKenna et al. 1998):

- Technik ohne Rippenspreizung: Ein Retraktor hält das Weichteilgewebe der Brustwand zurück, um das Einbringen der Instrumente zu erleichtern. Diese Technik setzt den Einsatz herkömmlicher Instrumente voraus, das Operationsfeld, insbesondere für die hiläre Dissektion, wird unter direkter Sicht freigelegt. Der Eingriff wird unter endoskopischer Sicht mittels entsprechender Instrumente weitergeführt.
- Einsatz eines spezifizierten Rippenretraktors und Durchführung des gesamten Eingriffs mit konventionellen Instrumenten, überwiegend unter direkter Sicht.

Bei dieser Technik werden die Hilusstrukturen des Lappens endoskopisch disseziert und anschließend Arterie, Vene und Bronchus in einem Schritt mittels Stapler verschlossen. Eine Lymphknotendissektion ist dabei nicht praktikabel (Lewis 1993).

Operativer Zugang zu den mediastinalen und hilären Lymphknoten

Es bestehen unter den Thoraxchirurgen sehr **unterschiedliche Auffassungen** über den Zugang zu mediastinalen und hilären Lymphknoten wie auch zu strategischen Fragen bezüglich der Rolle der Mediastinoskopie, des Umfangs der Lymphknotendissektion und des Zeitpunkts der Dissektion im Verlauf einer Operation.

> ! Sowohl tierexperimentell als auch bei Patienten im klinischen Stadium I des nichtkleinzelligen Lungenkarzinoms ist jedoch inzwischen gezeigt worden, dass eine vollständige und umfassende Resektion aller ipsilateralen Lymphknoten in der paratrachealen, paraösophagealen und aortopulmonalen Region durchführbar ist (Kaseda et al. 1997; Cassina et al. 1995).

Ergebnisse

Eine **Metaanalyse** verschiedener Studien (McKenna et al. 1998; Walker u. Craig 1996; Yim et al. 1998; Roviaro et al. 1998; Lewis u. Caccavale 1998) zeigt nachstehende Ergebnisse:

- **Konversion zum offenen Vorgehen:** Die Konversionsrate variiert zwischen 5% und 15%. Der Wechsel zur offenen Thorakotomie kann aufgrund
  - ausgedehnter pleuraler Adhäsionen,
  - schwieriger anatomischer Zuordnung,
  - aus onkologischen Gründen (T3–4, adhärente oder vergrößerte hiläre Lymphknoten, Notwendigkeit einer Manschettenresektion) oder
  - wegen Blutungen

  erforderlich werden.
- **Komplikationen:** Die Komplikationshäufigkeit nach VATS-Lobektomie beträgt 10–15%, darunter
  - Parenchymfisteln (über 7 Tage) in 6–7%,
  - Nachblutung mit Transfusionsbedarf in 1–2%,
  - Blutungen mit Erfordernis der Konversion zur offenen Thorakotomie in 0,3–0,9%,
  - Pneumonie in 0,5–1%,
  - Bronchusstumpfinsuffizienz in 0,5–1%,
  - Empyem in 0,5% und
  - Implantationsmetastasen in 0,3%.
- **Parenchymfisteln:** Die Häufigkeit einer Parenchymfistel nach VATS-Prozeduren ist vergleichbar mit jener bei offener Chirurgie. Einige

Autoren empfehlen, die Dissektion mit der Freilegung und Durchtrennung der Hilusstrukturen zu beginnen, bevor die Fissuren disseziert werden.

- **Blutung:** Blutungen entstehen meistens bei dem Versuch, die Segmentäste der Pulmonalarterie mittels Stapler zu verschließen. Ursächlich ist ein zu starker Zug an den zarten Strukturen. Um diese Komplikation zu vermeiden, muss eine ausreichend lange Strecke des zu durchtrennenden Gefäßes freigelegt werden, bevor das Klammernahtgerät ausgelöst wird. Andere Autoren verwenden einen Endovaskular-Stapler nach vorheriger Entfernung der Klinge, so dass man sich zunächst von der richtigen Platzierung der Klammern überzeugen kann, bevor das Gefäß durchtrennt wird. Die Verwendung von Vaskular-Staplern, deren Kopf über ein Gelenk abgewinkelt werden kann, erleichtert die Handhabung.
- **Letalität:** Größere publizierte Serien nach videoassistierter thorakoskopischer Lungenresektion berichten über eine perioperative Letalität von 0–2%. Sie ist damit den Ergebnissen der offenen Chirurgie geringfügig überlegen (Tabelle 13.11). Da jedoch überwiegend patientenseitige Risikofaktoren in die Letalitätsziffern eingehen, sind Daten außerhalb randomisierter Studien kaum vergleichbar.

Vergleich zwischen VATS und offenen Verfahren

Beim Vergleich der VATS mit den konventionellen, offenen Verfahren zeigen sich folgende **Ergebnisse:**

- **Operationszeit:** In einer Metaanalyse der größten publizierten Serien fand sich kein signifikanter Unterschied bezüglich der Operationszeit zwischen offenen Verfahren und videoassistierten Eingriffen (McKenna et al. 1998; Walker u. Craig 1996; Yim et al. 1998; Roviaro et al. 1998; Lewis u. Caccavale 1998). Die mittleren Werte schwankten zwischen 1,8–3 h und 2,4–3,3 h. Nach allgemeiner Erfahrung verkürzt sich die Operationszeit mit zunehmender Übung bei Dissektion der hilären Strukturen.
- **Blutverlust:** Der Blutverlust wird für beide Verfahren mit etwa 250 ml veranschlagt.
- **Saugdrainage** und **Hospitalaufenthalt:** Die Liegedauer der Pleuradrainage und der Hospitalaufenthalt scheinen nach videoassistierter Lobektomie kürzer zu sein. Die Angaben schwanken zwischen 4–8 Tagen und 5,4–12 Tagen für videoassistierte Eingriffe. Für die per Standardthorakotomie durchgeführten Lappenresektionen finden sich Angaben, die von 6,5–10 Tagen bis zu 8,2–15 Tagen reichen. Ein statistisch signifikanter Unterschied ließ sich jedoch nicht belegen.
- **Opioidbedarf** und **subjektive Schmerzangaben** in der postoperativen Phase: Der auffälligste Unterschied zwischen videoassistierten Eingriffen und offenen Verfahren besteht bezüglich der Reduktion des postoperativen Schmerzes zum Vorteil der VATS. Einige Autoren berichten über eine geringere Zytokinaktivierung und eine weniger eingeschränkte Immunsuppression nach VATS-Lobektomie, was sich günstig für Patienten mit maligner Erkrankung auswirken könnte.

Tabelle 13.11. Häufigkeit von Karzinomdiagnosen und Letalität nach videoassistierter thorakoskopischer Lungenresektion

Referenz	Patientenanzahl (n)	Anzahl der Karzinomdiagnosen	Letalität [%]
Walker u. Craig 1996	150	123	2
Lewis u. Caccavale 1998	200	171	0
Yim et al. 1998	214	168	0,4
Kaseda et al. 1997	145	103	0,8
Roviaro et al. 1998	169	142	0,5
McKenna et al. 1998	212	212	0,5

- **Kosmetik:** Die günstigeren kosmetischen Ergebnisse nach VATS im Vergleich zur offenen Thorakotomie sind offensichtlich und unwidersprochen.
- **Prognose:** Die 3 größten retrospektiven Studien über die Langzeitprognose von Patienten mit Lungenkarzinom im Stadium I erbrachten für die Lobektomie durch VATS eine Überlebensrate von 90% nach 3 Jahren (Walker 1998; Solaini et al. 2001) und 70% nach 4 Jahren (McKenna et al. 1998). In 2 dieser 3 Studien war die mediastinale Lymphadenektomie jedoch nicht standardisiert. Die einzige prospektiv kontrollierte Studie schloss 100 konsekutive Patienten im klinischen Stadium Ia ein. Diese unterzogen sich entweder einer konventionellen Lobektomie durch offene Thorakotomie oder einer VATS-Lobektomie (Sugi et al. 2000). In beiden Gruppen wurde eine Lymphknotendissektion durchgeführt, Unterschiede bezüglich der Anzahl disseziertér Lymphknoten fanden sich nicht. Die Fünfahresüberlebensrate betrug 85% nach Standardthorakotomie und 90% in der Serie nach VATS. Diese Studie unterstreicht, dass mittels VATS-Lobektomie einschließlich Lymphknotendissektion im Stadium Ia des Lungenkarzinoms eine Fünfahresüberlebensrate vergleichbar mit jener nach konventionellem Zugang erzielt werden kann. Die Anwendung der VATS auf Patienten im Stadium Ib und II des Lungenkarzinoms muss durch weitere Studien evaluiert werden.

Schlussfolgerungen

Bei ausgewählten Patienten ist die Lungenresektionen mittels videoassistierter Thorakoskopie technisch durchführbar und sicher. Eine VATS-Operation wird jedoch nicht einheitlich vorgenommen, weshalb beträchtliche Unterschiede zwischen den Institutionen bestehen – sowohl bezüglich onkologischer Auffassungen als auch bezüglich der Operationstechnik. Voraussetzung für einen **Methodenvergleich** ist daher eine sorgfältige Analyse dieser Faktoren.

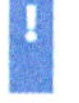

Die bis jetzt verfügbaren Daten bezüglich der Langzeitprognose für das Lungenkarzinom im Stadium I belegen, dass die VATS-Resektion der offenen Lobektomie zumindest gleichwertig ist und kein Zugeständnis an die onkologischen Prinzipien bedeutet.

Die VATS hat ihre **spezifischen Komplikationen**, und eine besondere Erfahrung mit dieser Methode ist unerlässlich. Dies betrifft insbesondere den Umgang mit dem spezifischen Instrumentarium sowie die Kenntnis der Thoraxanatomie. Daher muss befürchtet werden, dass die Anwendung der VATS-Lobektomie durch weniger trainierte und erfahrene Chirurgen das Operationsrisiko erheblich ansteigen lassen würde. Daher darf das Verfahren nur an ausgewiesenen Institutionen bei geeigneten Patienten Anwendung finden.

13.1.11 Inkomplette Resektionen

G. Massard, V.A. Porhanov

Einleitung

Tumorfreie Resektionsränder sind die wichtigste Voraussetzung für einen rezidivfreien Verlauf nach Operation eines Lungenkarzinoms in den Stadien I–IIIa. Die **Radikalität** gilt, neben Tumorstadium bzw. Lymphknotenstatus, als wichtigster Prognosefaktor. Der Begriff der unvollständigen Resektion bezieht sich auf den mikroskopischen Befund am Resektionspräparat (R1) oder den intraoperativen makroskopischen Eindruck (R2). Im Folgenden werden die Definitionen präzisiert und anhand publizierter Daten ein Behandlungsschema vorgeschlagen.

Definitionen

Vollständige Resektion

Definition

Die vollständige Resektion definiert sich über den Aspekt der Absetzungsränder und das Muster befallener Lymphknoten. Einerseits sollen sämtliche Ränder (Bronchus, Arterie, Vene, Pleura, perihiläres Fettgewebe) frei von Tumorrückständen, andererseits der am weitesten distal gelegene Lymphknoten des Präparats tumornegativ sein.

Der erste Aspekt erklärt sich selbst. Eine komplette Resektion verlangt, dass der tumortragende Lungenteil **im gesunden Geweben abgesetzt** wird. Es handelt sich dabei nach Möglichkeit um Lungenresektionen im Ausmaß einer Lobektomie, Bilobektomie oder Pneumonektomie.

! Es ist inzwischen gesichert, dass die Ergebnisse nach Segment- oder Keilresektion nicht zufriedenstellend sind und das Risiko eines Lokalrezidivs verdreifacht ist.

Der zweite Aspekt berührt die Frage der mediastinalen Lymphadenektomie. Diese ist im Sinne des Stagings unverzichtbar.Ungeachtet des makroskopischen Eindrucks bezüglich der Wahrscheinlichkeit einer Tumorinfiltration werden demnach alle **ipsilateralen Lymphknoten** im Rahmen der Dissektion entfernt. Eine vollständige (R0)-Operation verlangt, dass die am weitesten vom Tumor entfernten und chirurgisch erreichbaren mediastinalen Lymphknotenkompartimente (Level 2 bzw. 9) tumorfrei sind. Andernfalls müsste unterstellt werden, dass sich die lymphogene Metastasierung in vertikaler Richtung nach zervikal bzw. abdominal fortsetzt, womit die Kriterien der R1-Situation erfüllt wären.

„Unbewusst" unvollständige Resektion
Es handelt sich lediglich um **anatomische Lungenresektionen** ohne systematische Lymphadenektomie. Die postoperative TNM-Formel ist in diesem Fall trügerisch. In etwa 30 % derartiger Serien findet man **Lokalrezidive** während der Nachsorge, wobei es sich vermutlich um eine Tumorprogression im Bereich von erkrankten, nicht resezierten Lymphknoten handelt.

„Bewusst" unvollständige Resektion
Die internationale TNM-Klassifikation enthält eine R-Kategorie, welche die **Vollständigkeit** der Resektion erfasst:
- R0: makroskopisch und mikroskopisch vollständige Resektion;
- R1: mikroskopische Tumorrückstände im Operationssitus;
- R2: makroskopische Tumorrückstände im Operationssitus.

Die **R1-Kategorie** beschränkt sich nicht auf die Qualität des bronchialen Absetzungsrands, es ist jedoch selten, dass ausschließlich Venen- oder Arterienstumpf bei zentralen Tumoren von Restgewebe befallen sind. Die **bronchiale R1-Resektion** kann man weiterhin, je nach pathologischem Befund, unterteilen in:
- endobronchiales Carcinoma in situ;
- endobronchiales invasives Karzinom;
- peribronchiales Tumorgewebe.

Die R2-Resektion

Unterschiedliche Zusammenhänge können eine **R2-Situation** bedingen:
- Es handelt es sich um eine zu optimistische Abschätzung der Operabilität, die sich intraoperativ als marginal herausstellt (solche Situationen sollten mit wachsender Erfahrung seltener werden), oder
  - die Konsequenz aus einer bewusst palliativ vorgenommenen Operation.

Die **Prognose** nach derartiger Operation ist natürlich grundsätzlich nicht zufriedenstellend. So betrug z. B. die Fünfjahresüberlebensrate bei T3-Tumoren 35 % bzw. 18 % – je nachdem, ob die Operation als R0- oder R1–2-Eingriff durchgeführt werden konnte. Bei Pancoast-Tumoren ergaben sich Fünfjahresüberlebensraten von 40 % bzw. 9 %.

Unter diesem Gesichtspunkt und unter Einschluss der zu erwartenden Operationsletalität ist im Einzelfall alternativ die Möglichkeit einer Radio-Chemo-Therapie zu erwägen.

Die **Indikation zur Operation** mit bewusster Inkaufnahme einer R2-Situation sollte sich auf jene ausgewählten Patienten beschränken, denen man wegen Hämoptoe oder Abszessformation eine palliative Resektion anbieten muss. Schließlich bleibt es Einzelfallentscheidungen vorbehalten, einem dringendem Operationswunsch auch in den Stadien IIIb und IV nachzugeben

R1-Resektion: allgemeine Prävalenz

Die **Prävalenz** einer R1-Resektion wird in der Literatur mit 1,6–14,7 % angegeben. Nach jüngeren Arbeiten scheint das Risiko jedoch unter 4 % zu liegen (Liewald et al. 1992; Massard et al. 2000; Snijder et al. 1998).

! Kayser et al. (1993) haben klar gezeigt, dass das Risiko einer R1-Situation mit verringertem Abstand zwischen Tumor und Absetzungsrand zunimmt. Bei einem Abstand von mehr als 2 cm waren alle Resektionen vollständig im R0-Zustand. Bei einem Rand von 1–2 cm betrug das Risiko 5 %, zwischen 5 und 10 mm 15 %, bei 2–5 mm 30 %, bei <1 mm 100 %.

Je höher das **TNM-Stadium**, umso höher ist das Risiko eines peribronchialen Befalls am Bronchusstumpf. Typischerweise handelt sich dabei um Auswirkungen eines Lymphknotenbefalls mit Kapseldurchruch, der es dem Tumor ermöglicht, in das Peribronchialgewebe einzubrechen bzw. sich in peribronchialen Lymphbahnen auszubreiten.

Bei **bronchoplastischen Eingriffen** muss man einen Kompromiss zwischen Radikalität und Parenchymersparnis eingehen, da ein Sicherheitsabstand zwischen Tumor und Resektionslinie am Bronchus von 2 cm allein aus anatomischen Gründen meist nicht respektiert werden kann. Es ist daher nicht verwunderlich, dass der Prozentsatz an R1-Resektionen entsprechend höher ausfällt (bei Manschettenresektion zwischen 7 und 13 %, bei Bifurkationspneumonektomie über 6 %).

Plattenepithelkarzinome haben eine besondere Tumorbiologie. Mitunter finden sich ausgedehnte Flächen von Dysplasie auf der gesamten Schleimhaut der Atemwege (Bronchien, aber auch Pharynx und Larynx). Solche Patienten haben eine Tendenz zu „multiple primaries“, die nicht bloß die Lunge, sondern auch die Region von Larynx und Pharynx betreffen. So waren z. B. 7 von 32 R1-Patienten von einem Larynx- oder Pharynxkarzinom befallen, und bei 5 dieser Patienten ergab das Follow-up einen metachronen Lungentumor (Massard et al. 2000).

Diese Zahlen lassen erkennen, dass trotz sorgfältiger Abschätzung des zu erwartenden Operationsausmaßes mittels high-resolution-Computertomographie und Endoskopie das R1-Risiko nicht unter 2 % gesenkt werden kann. **Intraoperative Schnellschnittverfahren** bieten keine absolute Gewähr zur Vermeidung mikroskopisch tumorpositiver Resektionsränder, das Quantum falsch-negativer Befunde hat in manchen Serien über 40 % erreicht. Andererseits ist es auch für den geübten Pathologen nicht immer einfach, zwischen Carcinoma in situ und hochgradiger Dysplasie zu entscheiden.

Der **Anteil falsch-positiver Befunde** ist kaum abzuschätzen. Man muss vermuten, dass die Retraktion des Geweberandes nach Durchtrennung des Bronchus und Fixation in Formalinlösung für Fehlinterpretationen verantwortlich zu machen ist.

Prognose der R1-Resektion

Peribronchiale R1-Resektion

Wie schon erläutert, findet man einen peribronchialen R1-Zustand typischerweise bei Patienten mit positivem N1- oder N2-Lymphknotenbefall im Bereich des bronchialen Absetzungsrands. Inwiefern kann die R1-Situation die **Prognose beeinflussen**? Im Fall einer N2-Situation ist diese ohnehin sehr ungünstig. Die Überlebensquote betrug in einer Studie unter den genannten Voraussetzungen nach 5 Jahren 15,4 % (Median: 17 Monate; Massard et al. 2000). Liewald et al. (1992) beobachteten eine mediane Überlebenszeit von 9 Monaten, im Vergleich zu 11,6 Monaten bei Patienten mit einer N2-R0-Situation. Diese Daten waren statistisch nicht signifikant verschieden.

Tipp: Offensichtlich wird die Überlebenschance nicht signifikant vom R1-Status beeinflusst – dennoch wird zur Strahlentherapie geraten, um ein

„Lokalrezidiv" (exakter: eine Tumorprogression) zu vermeiden.

Bei niedrigeren Stadien war jedoch ein **ungünstiger Einfluss** des **R1-Status** zu verzeichnen: Die mediane Überlebenszeit betrug 12 Monate für die N1-R1- und 38 Monate für die N1-R0-Situation (Liewald et al. 1992). Es handelte sich hier jedoch um relativ kleine Patientenzahlen, so dass eine definitive Schlussfolgerung nicht möglich ist.

R1-Resektion bei Carcinoma in situ

Ein Carcinoma in situ findet sich fast ausschließlich bei einem **Plattenepithelkarzinom.** Es handelt sich dabei höchstwahrscheinlich um relativ diffuse dysplastische Veränderungen der Atemwegsschleimhaut, da ein großer Anteil dieser Patienten zu multifokaler Karzinomentstehung neigt. In einem Kollektiv von 20 Fällen mit Carcinoma in situ in R1-Situation war die Hälfte der Patienten von multifokalen Karzinomen betroffen: 6 Betroffene wiesen zuvor ein Kehlkopf- oder Rachenkarzinom auf, 3 entwickelten postoperativ ein metachrones Lungenkarzinom und 1 Patient ein Kehlkopfkarzinom (Massard et al. 2000).

Erstaunlicherweise wirkt sich dieses Carcinoma in situ nicht negativ auf die **Prognose** aus. Snijder et al. (1998) berichteten über Patienten im Stadium I. Die Fünfjahresüberlebensrate betrug 58 % beim R1-Carcinoma-in-situ und 54 % in der R0-Situation. Diese Patienten wurden mehrheitlich nicht nachbehandelt.

Massard et al. (2000) führten systematisch eine **Bestrahlung** des Bronchusstumpfs als Nachbehandlung durch, wenn „R1" attestiert worden war. Es konnte festgestellt werden, dass diese Therapie eine hohe Anzahl letaler **Spätkomplikationen** in Form von Pneumonien erzeugt. Diese Erfahrung umfasst 20 Patienten, von denen sich 13 im Stadium I befanden, 6 im Stadium II, und einer im Stadium IIIa. Zwölf Patienten starben während der Nachsorge (Follow-up zwischen 18 Monaten und 13 Jahren): 5 verstarben mit Progression ihres Lungenkarzinoms, 5 weitere an Spätkomplikationen der Strahlentherapie und 2 aufgrund eines Herzleidens. Die Fünfjahresüberlebensrate betrug insgesamt 38 %, nach Ausschluss der nicht karzinombedingten Todesfälle 55 %. Im Stadium I lagen die entsprechenden Werte bei 51 % und 71 %.

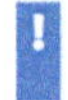

Zusammenfassend lässt sich feststellen, dass im Fall der R1-Situation beim Carcinoma in situ die Überlebenschancen nicht signifikant eingeschränkt sind.

Wie kann man diese Beobachtungen erklären? Ein möglicher Grund könnte sein, dass es sich in einigen Fällen um **falsch-positive Befunde** gehandelt hat, bei anderen möglicherweise eine **spontane Ausheilung** stattfand – wie dies für jene Patienten beschrieben wurde, die das Rauchen aufgegeben haben.

CAVE

Obwohl die Fünfjahresüberlebensrate nicht eingeschränkt ist, beträgt das Risiko eines Lokalrezidivs ungefähr 50 %. Bei sorgfältiger Nachsorge ist es möglich, solchen Patienten eine Frühdiagnose zu garantieren und ihnen einen Zweiteingriff oder eine kurative Strahlentherapie anzubieten.

Invasives Schleimhautkarzinom

In diesem Fall ist die **Prognose** gleich derjenigen einer makroskopisch unvollständigen Resektion. Bei Snijder et al. (1998) fiel die Überlebensquote im Stadium I auf 27,3 %. Im Krankengut der Autoren verstarben 2 von 5 Patienten mit progressivem Lungenkarzinom innerhalb von weniger als 3 Jahren nach der Operation.

Therapiemodalitäten

Grundsätzlich stehen **3 verschiedene Strategien** zur Auswahl:

- „wait and see" mit regelmäßigen endoskopischen und computertomographischen Kontrollen;
- adjuvante Radiotherapie mit oder ohne Chemotherapie;
- erweiterte Resektion.

CAVE

Bei „wait and see" besteht das Risiko, die Kontrolle über den spontanen Verlauf der Krankheit zu verlieren.

Bei adjuvanter Radiotherapie besteht die **Gefahr von Spätkomplikationen**. Die Port-Metaanalyse (Port Meta-analysis Trialists Group 1998) bestätigt in großem Maßstab die Erfahrung, dass eine Strahlentherapie die Überlebenschancen im Stadium I und II eher erniedrigt. Der Beweis, dass die adjuvante Chemotherapie in dieser Situation die Prognose verbessern könnte, steht noch aus.

Eine **Nachresektion**, die auch zentrale Lungen- oder Tracheobronchialabschnitte einbezieht, ist grundsätzlich gleichbedeutend mit einem erhöhten Morbiditäts- und Letalitätsrisiko. Bei vorausgegangener Lobektomie muss man u. U. eine Restpneumonektomie vornehmen, die Operationsletalität liegt dabei über 10 %. Bei bereits erfolgter Pneumonektomie müsste man sich zur Bifurkationsresektion entschließen, deren Letalität wird mit bis zu 15–25 % angegeben. Es ist deshalb wichtig, die jeweils individuellen Faktoren zu berücksichtigen.

Peribronchiale R1-Resektion

Die peribronchiale R1-Situation ist meistens mit einem N2-Status kombiniert. Da es sich dabei oft um einen **Lymphknotenbefall mit Kapseldurchbruch** handelt (s. oben), ist die Prognose ohnehin mit einem Fünfjahresüberleben von lediglich 10 % anzusetzen. Es ist also nicht vernünftig, eine nach zentral orientierte Nachresektion zu unternehmen, deren Erfolg in Bezug auf die Erzielung eines R0-Resektionsrands unsicher ist! Das Vorgehen nach dem Prinzip des „wait and see" ist gleichfalls nicht zufriedenstellend, da ein „Rezidiv" unvermeidlich ist.

Tipp

Es empfiehlt sich eine postoperative Bestrahlung, welche es ermöglicht, die Lokalkontrolle sowie eine Lokalrezidivrate von unter 10% zu sichern.

Intraluminales invasives Karzinom

Es handelt sich mehrheitlich um N0-Patienten, die somit einer **kurativen Operation** zugeführt werden könnten. Deshalb ist eine exklusive Strahlentherapie nicht zufriedenstellend. „Wait and see" ist natürlich ebenfalls fahrlässig. In diesem Fall ist eine **Reoperation** die beste Lösung – es sei denn, der Patient könnte eine entsprechende Nachresektion aufgrund kardiopulmonaler Risiken oder wegen des Allgemeinzustands nicht verkraften.

Carcinoma in situ

Das Carcinoma in situ ist für den Pathologen nicht einfach zu diagnostizieren, da der Befund demjenigen der schweren Dysplasie sehr ähnelt. Es ist dementsprechend schwer, eine **Nachresektion** vor dem Hintergrund des erhöhten Risikos – und den negativen Konsequenzen für die Lebensqualität – zu verantworten. Die **Strahlentherapie** beschädigt funktionell den Hilus und beeinflusst das Überleben negativ.

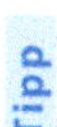

Es wird vorgeschlagen, diese Patienten einer intensiven postoperativen Beobachtung zu unterwerfen (Massard et al. 2000). Alle 3 Monate werden eine Endoskopie mit Entnahme von Gewebeproben sowie eine high-resolution-Computertomographie durchgeführt. Der Algorithmus ist folgender:

- Bei makroskopischem Rezidiv ist ein operatives Vorgehen angebracht. Die Resektion wird bevorzugt, falls technisch möglich, andernfalls wird bestrahlt – mit oder ohne ergänzende Chemotherapie.
- Bei normalem Befund werden die 3-monatlichen Untersuchungen über 2 Jahre fortgesetzt, anschließend bis zum 5. Jahr halbjährliche Kontrollen vorgenommen.
- Bei erneutem Nachweis eines Carcinoma in situ wird eine endoskopische Phototherapie durchgeführt, nach welcher der Patient wieder in das Nachvorsorgeprogramm aufgenommen wird. Falls mehr als 2-mal Carcinomata in situ festgestellt werden, ist eine operative Therapie zu diskutieren.

Zusammenfassung und Schlussfolgerung

Der Patient profitiert von einer **R2-Resektion** allenfalls, wenn ein palliativer Effekt angestrebt und erzielt wird. Ist diese Bedingung nicht erfüllt, so wird er lediglich dem Operationsrisiko ausgesetzt, ohne dass ein Überlebensvorteil entsteht.

Eine **R1-Situation** beeinträchtigt die Prognose nicht wesentlich.

Bei einem **N2-Tumor** mit peribronchialer R1-Situation ist die Prognose in erster Linie durch die N2-Situation bestimmt und eine Fernmetastasierung höchstwahrscheinlich prognosebestimmend. Es empfiehlt sich die adjuvante Radiotherapie mit dem Ziel der lokalen Kontrolle.

Bei **endobronchialem, invasivem Karzinom** ist eine erweiterte Resektion angebracht.

Bei **endobronchialem Carcinoma in situ** besteht die Möglichkeit einer spontanen Regression. Daher ist es ratsam, diese Patienten in erster Absicht einer sorgfältigen Beobachtung zu unterziehen.

13.1.12 Besonderheiten der Chirurgie im neoadjuvanten Konzept

E. Hecker

Einleitung

Die chirurgische Resektion nach **anatomischen Kriterien** – obligat ergänzt durch die systematische interlobäre, hiläre und ispilaterale mediastinale Lymphknotendissektion – stellt heute den Goldstandard in der Behandlung des nichtkleinzelligen Lungenkarzinoms in den Stadien I-IIIa dar. Allerdings sind die Fünfjahresüberlebensraten im fortgeschrittenen Stadium III trotz initial kompletter Resektion und somit kurativem Therapieanspruch schlechter als die Ergebnisse der Resektion solider extrathorakaler Tumoren. Im Stadium IIIa liegt die Fünfjahresüberlebensrate trotz potenziell kurativer Operation zwischen 23 und 25%, im Stadium IIIb bei 1–7%.

> ! Die Mehrzahl der Patienten (80%) mit lokal fortgeschrittenem Tumorstadium verstirbt nach kurativer Operation an den Fernmetastasen. Daher muss unterstellt werden, dass bereits zum Zeitpunkt des Eingriffs eine Systemerkrankung vorliegt.

Neoadjuvante Chemotherapie

Zunächst war das Ziel, mittels neoadjuvanter Chemotherapie die Tumorausdehnung zu beeinflussen, das so genannte **„down staging“**, um nichtresektable in resektable Befunde zu verändern. Die Reduktion der Tumormasse mit dem Ziel der Verbesserung der Operabilität ändert jedoch im Resultat theoretisch noch nichts an der Prognose. Also war die Überlegung, dass die **Eradikation von Mikrometastasen** einen wesentlichen Einfluss auf das Langzeitüberleben haben muss. Zusätzlich schien eine Verminderung der intraoperativen Tumorzellaussaat – bislang nur tierexperimentell durch Zellmessung im Pulmonalvenenblut bewiesen – einen Einfluss auf die Langzeitprognose zu haben, was sich in der hohen Zytostatikawirksamkeit im lokoregionären Stadium erklären lässt.

Rosell et al. (1994) konnten mit einer Phase-III-Studie belegen, dass der **Überlebensvorteil** nach adjuvanter Chemotherapie in der Beherrschung der Entstehung von Fernmetastasen zu suchen ist. In der Studie wurden 60 Patienten im Stadium IIIa mit 3 Zyklen induktiver Chemotherapie – bestehend aus Mitomycin (6 mg/m^2), Ifosfamid (3 g/m^2)und Cisplatin (50 mg/m^2) – alle 3 Wochen behandelt. Der Studienvergleichsarm bestand aus Patienten mit alleiniger chirurgischer Resektion. Die mittlere Überlebenszeit betrug in der „Induktionsgruppe“ 26 Monate, gegenüber 8 Monaten bei den Patienten nach alleiniger Resektion. In der „Induktionsgruppe“ traten in 54% der Fälle lokoregionäre Rezidive auf, jedoch fanden sich in der „Operationsgruppe“ in 55% Fernmetastasen.

Induktionschemotherapie. Ebenfalls 1994 berichteten Roth et al. über 60 Patienten im potenziell kurativ zu resezierenden Stadium IIIa, die entweder 6 Zyklen Chemotherapie (Cyclophosphamid, Cisplatin, Etoposid) erhielten, mit anschließender Operation, oder die ausschließlich operativ versorgt wurden. Insgesamt 39% komplette Resektionen in der „Induktionsgruppe“ standen 31% kompletten Resektionen in der „Operationsgruppe“ gegenüber. Patienten mit histologisch nachgewiesener Tumorremission erhielten im Anschluss an die Operation zusätzlich 3 Zyklen Chemotherapie (Sandwich-Prinzip). In Fällen, die von einer Operation ausgeschlossen wurden bzw. eine inkomplettes Resektionsausmaß zeigten, wurde eine Bestrahlung des Primärtumors und des Mediastinums mit 60–66 Gy durchgeführt. Patienten nach Induktionschemotherapie wiesen eine mittlere Überlebenszeit von 64 Monaten auf, gegenüber 11 Monaten nach alleiniger Operation. Die Dreijahresüberlebensrate betrug 56 % in der Induktions- gegenüber 10 % in der Operationsgruppe.

! Diese beiden wegweisenden Studien zeigten, dass die zusätzliche Verabreichung einer präoperativen Chemotherapie die Überlebenszeit vervielfacht.

Als Nachteil des Studiendesigns wurde bemängelt, dass der Behandlungszeitraum um 3–4 Monate gegenüber der alleinigen Operation verlängert wurde. Im Studienarm „Induktionschemotherapie" entwickelten 20 % der Patienten **Fernmetastasen** gegenüber 40 % im Arm „Operation". Daraus resultierte, dass die Operation im fortgeschrittenen lokoregionären Stadium IIIa nicht mehr als primäres oder alleiniges Therapiekonzept empfohlen wurde.

In den darauf folgenden Jahren sind mehrere **randomisierte Studien** durchgeführt worden, die sowohl die Effektivität als auch die Durchführbarkeit einer Induktionschemotherapie mit oder ohne anschließende Radiotherapie sowie nachfolgender chirurgischer Resektionsbehandlung untersuchten. In jeder Studie wurde nachgewiesen, dass hohe Ansprech- und Resektionsraten erreicht werden konnten.

! Der wesentliche prognostische Faktor für das Langzeitüberleben, der in allen Studien herauskristallisierte werden konnte, war eine komplette Resektion.

Operative Resektion

In den Anfängen der Induktionstherapie bestand erheblicher Zweifel am **Sinn** der Operation im neoadjuvanten Konzept, wenn nach erfolgter Chemo- oder Radio-Chemo-Therapie kein oder nur ein geringradiger radiologischer Response dokumentiert werden konnte. In Studien des Massachussets Hospital und der Cancer and Leukemia Group B (CALGB) konnte jedoch nach erfolgter chirurgischer Resektion ein vollkommen differenter pathologischer im Vergleich zum radiologischen Response gezeigt werden.

! Die tatsächliche Reduktion des histologisch nachweisbaren T- und N-Status stellte sich letztendlich als ein wesentlicher Marker heraus, der das Langzeitüberleben entscheidend beeinflusste.

Die **technische Resektabilität** stellt eine erhebliche Anforderung an den Operateur. Art und das Ausmaß der technischen Schwierigkeiten sind allerdings nur schlecht zu qualifizieren. Durch die verabreichte Chemotherapie entsteht eine mediastinale Fibrose, in der Dissektionsebene und Gewebeschicht miteinander verschmelzen. Die daraus resultierenden **technischen Schwierigkeiten** gehen einher mit

- verlängerter Operationsdauer,
- erhöhter Blutungsneigung und
- einer höheren Rate an Erythrozytensubstitution.

Dies kann sowohl zu einer Verlängerung der stationären Verweildauer auf der Intensivstation als auch zu einem insgesamt längeren Verbleib im Krankenhaus bei allen Operationsverfahren führen.

Die zunächst sehr zurückhaltend betrachteten **broncho- und bronchoangioplastischen Rekonstruktionen** – bis hin zur Manschettenpneumonektomie nach Induktionschemotherapie – werden heute in großen thoraxchirurgischen Zentren zunehmend ins Standardrepertoire übernommen. Die Überprüfung der Morbidität und Letalität der chirurgischen Resektion nach vorangegangener Induktionschemotherapie ergab keinen Unterschied zu Patienten, die ohne vorangegangene Chemotherapie operiert worden waren. Dabei sind betroffene Seite, Resektionsausmaß, Tumorstadium und Komorbidität in den Untersuchungen berücksichtigt worden und ohne Einfluss auf die Ergebnisse.

In einer Auswertung von 38 Phase-II-Studien mit präoperativer Chemo-Radio-Therapie zeigte sich eine **behandlungsbezogene Letalität** von 6,4 %, die gegenüber der alleinigen chirurgischen Behandlung um etwa ein Drittel erhöht ist. Die Ursachen lagen zum einen in erheblichen intraoperativen technischen Schwierigkeiten und zum anderen in immunsuppressiv bedingten Komplikationen.

Postoperative Phase

Die **Strahlenfibrose** ist eine natürliche Folge der Radiotherapie, die bei der alleinigen Radiotherapie immer billigend in Kauf genommen wird. Die entstehende **Hypoxie** und **Ventilationsstörungen** stellen in der postoperativen Phase eine schwere Beeinträchtigung für den Patienten dar. Wenn durch die additive Wirkung der Chemotherapie (platinhaltige Substanzen) eine zusätzliche Beeinträchtigung der Diffusionskapazität eintritt, so wird die postoperative Morbidität und Letalität durch diesen Faktor nachhaltig negativ beeinflusst.

Die üblichen **Nebeneffekte der Chemotherapie** (Myelosuppression, Nierenfunktionsstörungen, pulmonale Toxizität) sind insbesondere in der Phase des Postaggressionsstoffwechsel nach erfolgter chirurgischer Behandlung für eine hohe Rate **resepiratorischer Insuffizienz** im Sinne eines ARDS („adult respiratory distress syndrome") verantwortlich gemacht worden.

CAVE

Allerdings konnte für keine der bis 1998 verwandten Substanzen (Bleomycin, Mitomycin, Doxorubicin, Cisplatin, Gemcitabin) eine spezifisch pulmonale Toxizität oder Affinität nachgewiesen werden. Vermutet wurde, dass die Toxizität einzelner Substanzen (z. B. Taxol) durch die zusätzliche Radiotherapie erhöht wird.

Vorgehen bei Lymphknotenbefall

In den bisher vorliegenden Studien ist gezeigt worden, dass Patienten im Stadium IIIa mit nachgewiesenem ipsilateralen mediastinalen Lymphknotenbefall (N2-Status) von einer **Induktionschemotherapie** und anschließender **chirurgischer Resektionsbehandlung** mehr profitieren als nur von der alleinigen Operation. Daraus folgend musste die Rolle der Chirurgie im Therapiekonzept des lokoregionär fortgeschrittenen Stadiums überprüft werden.

Zu diesem Zweck hat die EORTC (European Organisation for Research and Treatment of Cancer) eine **Phase-III-Studie** initiiert, in der Patienten mit nachgewiesenem mediastinalen Lymphknotenbefall eines nichtkleinzelligen Lungenkarzinoms mit 3 Zyklen Chemotherapie behandelt und anschließend in einem Studienarm der chirurgischen Resektion und im anderen Arm einer kombinierten Radio-Chemo-Therapie zugeführt werden. Die Ergebnisse dieser Studien werde 2002 vorliegen. Weitere Untersuchungen vergleichen die Wirksamkeit einer induktiven Radio-Chemo-Therapie mit anschließender Operation gegen die alleinige Radio-Chemo-Therapie.

Derzeit werden weitere Phase-III-Studien durchgeführt, die den Wert der **Induktionstherapie im Stadium IIIb** – ausschließlich Patienten mit präoperativ gesichertem kontralateralen mediastinalen Lymphknotenbefall – untersuchen, weil in diesem Stadium normalerweise die prognostische Inoperabilität postuliert wird. Die normalerweise durchgeführte Chemo- oder Radio-Chemo-Therapie liefert zurzeit jedoch schlechte Langzeitergebnisse. Die ermutigenden Daten der bisherigen Studien im Stadium IIIa lassen jedoch darauf hoffen, dass die schlechte Prognose im Stadium IIIb (Fünfjahresüberlebensrate von 1–7%) im multimodalen Therapiekonzept eine deutliche Besserung erfahren könnte.

Ausblick

Unabhängig von den Behandlungsstrategien der fortgeschrittenen Tumorstadien sind in den letzten Jahren Bestrebungen entstanden, auch in den frühen **Stadien I und II** mittels induktiver Chemotherapie im Vergleich zur alleinigen Operation durch multimodale Therapieansätze ebenfalls Verbesserungen der Langzeitprognose zu erreichen. Dieses Modell wird zurzeit in der EORTC-Studie „LU 22" untersucht, deren abschließende Ergebnisse im Jahre 2003 zu erwarten sind.

Trotz der erfreulichen Ergebnisse bleiben **Fragen** offen, die in den bisherigen Untersuchungen nicht eindeutig geklärt werden konnten:

- Die Patientenzahl in den Studien war relativ klein, so dass die Verteilung der T-Stadien relativ heterogen war. Damit ist die Validität der Aussagen einschränkt.
- In keiner der Untersuchungen konnte eine Erklärung für das relativ schlechte Abschneiden der Stadien T3 N0 und T3 N1 gefunden werden,

die normalerweise mit alleiniger chirurgischer Resektion Fünfjahresüberlebensraten zwischen 25 und 38% aufweisen.

- Das Verkleinern des Primärtumors kann die makroskopische Lokalisation des chirurgischen Resektionsrands sowohl im Parenchym als auch an Bronchus, Pulmonalarterie und Venen gegenüber der ursprünglichen Tumorlokalisation ändern. Wird der Tumor im makroskopisch gesunden Gebiet reseziert, bedeutet dies, dass sich im ehemaligen Tumorgebiet keine oder nicht mehr funktionsfähige Tumorzellen finden. Das chirurgische Vorgehen erfolgt dann nach dem Prinzip „Resektion nach erfolgreichem Down-Staging". Andererseits bleibt eine vor induktiver Chemotherapie festgelegte lymphonoduläre Tumorausdehnung trotzdem als absolute Indikation zur Dissektion bestehen. Somit entfernt der Chirurg auf der einen Seite Lymphknoten, die ehemals als pathologisch angesehen wurden, andererseits wird bei der Resektionsbehandlung des Primarius die intraoperative Tumorausdehnung als einzige Begründung für die Erweiterung des Eingriffs angeführt. Ein Tumor, dessen Primärausdehnung eigentlich eine Pneumonektomie nach endobronchialem Befund notwendig gemacht hätte, könnte nach erfolgter Induktionschemotherapie evtl. nur noch mit einer Oberlappenresektion oder ggf. mit einer Oberlappenmanschettenresektion und bronchoplastischer Rekonstruktion behandelt werden.
- Das nicht einheitlich festgelegte Konzept des exakten präoperativen Stagings (mit oder ohne Mediastinoskopie, mit oder ohne Computertomographie des Schädesl, Rolle der Positronenemissionstomographie – PET) führt möglicherweise zum „Under-Staging", so dass Patienten von der Therapie ausgeschlossen bzw. nach einem nicht stadiengerechten Konzept behandelt werden.

Zusammenfassung

Die **Induktionstherapie** im Stadium IIIa des nichtkleinzelligen Lungenkarzinoms ist ein Verfahren, das zur Standardbehandlung zählt:

- Die Prognose der Patienten im Stadium IIIa ist gegenüber der alleinigen chirurgischen Resektionsbehandlung verbessert.
- Die Induktionstherapie scheint auf die intra- und postoperative Morbidität negativen Einfluss zu nehmen. Das Ausmaß kann an den bisherigen Fallzahlen noch nicht eindeutig beurteilt werden. Es stellt aber das Verfahren „Induktionschemotherapie plus Operation" bisher nicht infrage.
- Ob der intraoperative Nachweis eines „Down-Stagings" als Rechtfertigung zur Verkleinerung des Resektionsausmaßes ausreichend ist, kann – noch – nicht beantwortet werden.
- Patienten mit N2-Befall sollten immer einer Induktionschemotherapie unterzogen werden, wenn keine kardiopulmonalen oder nephrohepatischen Kontraindikationen bestehen.
- Die Induktionsbehandlung in Kombination mit einer Radiotherapie darf nicht bei vorgeschädigter Lunge mit nachgewiesenem Alveoarschaden angewandt werden.

Die neoadjuvante Behandlung der frühen Tumorstadien I und II sowie des weit fortgeschrittenen, aber theoretisch noch chirurgisch resezierbaren Stadiums IIIb ist Gegenstand aktueller Phase-II- und -III-Studien, deren Ergebnisse noch offen sind.

13.2 Radiotherapie

13.2.1 Einleitung

Bei der **Strahlentherapie** des nichtkleinzelligen Lungenkarzinoms („non small cell lung cancer", NSCLC) unterscheidet man zwischen

- kurativer (definitiver),
- präoperativer (neoadjuvanter),
- postoperativer (adjuvanter) und
- palliativer

Strahlentherapie.

Einsatz der verschiedenen Bestrahlungsformen

- Die kurative Strahlentherapie kommt in frühen und intermediären Tumorstadien zum Einsatz
- Eine präoperative Bestrahlung ist Standard beim Pancoast-Tumor
- Die postoperative Strahlentherapie ist Standard nach unvollständiger Tumorresektion (R1 oder R2) und bei Patienten mit mediastinalen Lymphknotenmetastasen (N2, N3)
- Im Stadium III wird bei Patienten in gutem Allgemeinzustand die kombinierte Radio-Chemo-Therapie eingesetzt
- Die palliative Strahlentherapie kommt bei metastasiertem Lungenkarzinom bei drohenden Komplikationen zum Einsatz sowie in inoperablen, lokal weit fortgeschrittenen Stadien bei Patienten in schlechtem Allgemeinzustand

13.2.2 Kurative Strahlentherapie

Bei Inoperabilität ist in frühen Stadien (I und II) die Radiotherapie mit kurativer Intention Therapie der Wahl. Die derzeitige Standardbehandlung verwendet eine Gesamtdosis von 60–70 Gy in konventioneller Fraktionierung mit 5 × 2 Gy pro Woche. Das Zielvolumen besteht aus dem sichtbaren Tumor mit Sicherheitssaum plus einer individuellen Erweiterung des Volumens, um einen möglichen mikroskopischen Befall zu erfassen. Das Mediastinum wird in der entsprechenden Risikokonstellation adjuvant mitbestrahlt. Hiermit werden Fünfjahresüberlebensraten von 12–32 % erreicht.

Des Weiteren wird eine Strahlentherapie mit kurativer Intention durchgeführt bei Patienten mit nichtkleinzelligem Lungenkarzinomen

- der Stadien I und IIb sowie
- im Stadium IIIa, wenn mehr als eine mediastinale Lymphknotenstation befallen (N2) und eine vollständige operative Entfernung daher mit größter Wahrscheinlichkeit nicht möglich ist.

Voraussetzungen für eine kurative Strahlentherapie sind:

- keine nachweisbaren Fernmetastasen (M0),
- ein Karnofsky-Index von mindestens 60 % sowie
- ein Tumordurchmesser im Mediastinum oder im Primärtumorbereich von nicht wesentlich mehr als 5 cm.

Beim NSCLC in den Stadien I und II liegt das **Risiko** für eine **Fernmetastasierung** bei 20–40 %. Patienten in diesen frühen Stadien profitieren mit großer Wahrscheinlichkeit von einer Erhöhung der Gesamtdosis auf über 60 Gy im Primärtumor und den befallenen Lymphknoten.

In der Therapiestudie 73-01 der Radiation Therapy Oncology Group (RTOG) aus den 70-er Jahren wurde die Gesamtdosis von 60 Gy in konventioneller Fraktionierung als Standarddosis im Primärtumor und den befallenen Lymphknoten festgelegt. Die Häufigkeit intrathorakaler Tumorrezidive nach 5 Jahren war in der Gruppe, die mit 60 Gy bestrahlt wurde, mit 38 % signifikant niedriger als in den beiden anderen Gruppen (50 Gy: 45 %; 40 Gy: 64 %). Dies zeigt die Existenz einer **Dosis-Wirkungs-Beziehung** für die lokale Tumorkontrolle beim NSCLC. Die Fünfjahresüberlebensraten lagen in allen Gruppen bei 6 %. Weitere, später durchgeführte Studien, in denen zum Staging und Restaging die dem heutigen Standard entsprechenden und zur Ermittlung des Remissionsstatus unbedingt empfohlenen Verfahren der Computer- und Magnetresonanztomographie sowie der Mediastinoskopie angewendet wurden, zeigten, dass die mit 60 Gy erreichbaren lokalen Tumorkontrollraten beim NSCLC im Stadium IIIa/b nur bei 5–20 % lagen.

Es wurde immer wieder kontrovers diskutiert, ob Patienten mit inoperablen, lokal fortgeschrittenen Lungenkarzinomen in den Stadien IIIa oder IIIb bei fehlender Symptomatik sofort bestrahlt werden sollten oder ob die **Wait-and-see-Strategie** zu bevorzugen ist. Diese Frage ist heute eindeutig zugunsten einer frühen Bestrahlung beantwortet. Für eine sofortige hochdosierte Strahlentherapie spricht, dass der Anteil Langzeitüberlebender zwischen 3 % und 9 % liegt, während er bei der Wait-and-see-Strategie nur 3% beträgt. Wird durch die Bestrahlung eine komplette Remission der intrathorakalen Tumormanifestationen erreicht, ist die Überlebenschance deutlich größer. Die RTOG-Studie 73-01 ergab Werte von 23% vs. 5–10%.

Aufgrund der Häufigkeit des lokal fortgeschrittenen Lungenkarzinoms ist es dringend erforderlich, Behandlungsstrategien zu entwickeln, die eine **Verbesserung** der **lokalen Tumorkontrollraten** ermöglichen. Dies muss in Phase-III-Studien nachgewiesen werden. In der Regel rekrutieren die Studien mit kurativer Fragestellung Patienten mit einem Karnofsky-Index von mindestens 70% und einem Alter von max. 70 Jahren. Mit verbesserten medizinischen supportiven Möglichkeiten stellt sich zunehmend die Frage nach der Therapie von älteren Patienten in bereits etwas reduziertem Allgemeinzustand, so genannten „unfit and elderly patients".

Möglichkeiten der Therapieintensivierung

Erhöhung der Strahlendosis

Die randomisierte Studie 73-01 der RTOG zeigte ein Ansteigen der lokalen Tumorkontrollwahrscheinlichkeit mit zunehmender Gesamtdosis von 40–60 Gy. Demzufolge wurden **60 Gy** als **Standarddosis** bei der kurativen Strahlentherapie des lokal fortgeschrittenen NSCLC definiert. Diese Strahlendosis ist limitiert durch die Nebenwirkungen im normalen Lungengewebe. Neuere Verfahren der dreidimensional geplanten Bestrahlung erlauben eine Dosiseskalation, da mit diesen Techniken eine höhere Lungenschonung erreicht werden kann. Zwar gibt es in einigen Studien Hinweise darauf, dass eine Steigerung der Gesamtdosis auf über 60 Gy im Primärtumor und den vergrößerten Lymphknoten eine verbesserte Langzeitüberlebensrate mit sich bringt, jedoch steht der Nachweis hierfür durch randomisierte Studien noch aus. Die zentrale Frage besteht in der richtigen Patientenselektion für die Dosiseskalationsstufen.

Dosiseskalation. In der Dosiseskaltationsstudie 83-11 der RTOG wurden mehr als 800 Patienten auf 8 Dosisarme mit Gesamtdosen zwischen 60,0 und 79,2 Gy randomisiert (Hyperfraktionierung auf 2-mal 1,2 Gy pro Tag). Es zeigte sich kein Einfluss auf die Überlebenswahrscheinlichkeit. Nur in einer Subgruppenanalyse von Patienten mit günstigerer Prognose (Aktivitätsindizes 0 und 1 nach WHO, Stadium III nach UICC-Klassifikation) zeigte sich eine diskrete Erhöhung der Überlebenszeit, nicht aber der Langzeitüberlebensraten nach 3 und 5 Jahren.

Zukünftig müssen für das Tumorstadium III, das in sich sehr heterogen ist, **Prognosekriterien** erarbeitet werden, nach denen mit größter Wahrscheinlichkeit ein Vorteil durch Dosiserhöhung zu erwarten ist.

> ! Patienten mit lokal weit fortgeschrittenen Lungentumoren des Stadiums IIIb scheinen weniger von einer Dosiseskalation zu profitieren als solche mit kleineren Tumoren im Stadium IIIa. Erkrankte im Stadium IIIb profitieren dagegen von einer Verkürzung der Behandlungszeit, dies erscheint insbesondere durch zeitlich intensivierte Bestrahlungsverfahren, wie das CHART-Protokoll, möglich.

Lokale Tumorkontrolle. Bei der Standardtherapie mit 60 Gy erreicht man lokoregionale Tumorkontrollraten von etwa 20%. Setzt man beim NSCLC den gleichen steilen Anstieg der Dosis-Wirkungs-Beziehung voraus wie bei anderen lokal fortgeschrittenen Tumoren, so ließe eine Erhöhung der Gesamtdosis um 20% auf 72 Gy eine Steigerung der lokalen Tumorkontrollrate auf etwa 30–40% erwarten. Bei einer Fernmetastasierungrate von etwa 70–80% würde sich gleichzeitig die Anzahl der lokoregional und distant tumorfreien Patienten von 4–6% auf 6–12% erhöhen. Aufgrund der Häufigkeit dieses Tumors würde dies einer Vielzahl von Erkrankten Vorteile bringen. Dies macht deutlich, wie wichtig es ist, in großen randomisierten Studien zu untersuchen, ob eine Verbesserung der lokalen Tumokontrolle durch Eskalation der Strahlendosis möglich ist.

Bessere Technik bei Planung und Durchführung einer Strahlentherapie

Die Strahlentherapie von Lungentumoren wird heute nur noch an **Linearbeschleunigern** durchgeführt. Sowohl die Bestrahlung mit hochenergetischen Elektronen als auch der Einsatz schneller Neutronen gehören der Vergangenheit an. Ebenso entspricht die

Verwendung von Kobalt-60-Geräten nicht mehr dem Stand der Technik bei der Behandlung von Patienten mit Lungenkarzinom.

Verbesserungen bei der Strahlentherapieplanung (dreidimensionale Planung, inverse Planung) ermöglichten im Laufe der letzten Jahre eine immer präzisere **Anpassung** des **Bestrahlungsvolumens** ans das Zielvolumen. Die somit erreichte optimale Schonung benachbarter gesunder Gewebe erlaubte eine Erhöhung der Dosis im Zielvolumen und ermöglichte bessere therapeutische Ergebnisse (Abb. 13.26, 13.27) Die Nebenwirkungswahrscheinlichkeit konnte deutlich reduziert werden. Hiervon profitierte auch die Therapie der Lungenkarzinome.

! Etwa 5 % aller Patienten mit Lungenkarzinom in einem inoperablen Stadium können durch eine definitive Strahlentherapie geheilt werden. Um diese Ergebnisse zu verbessern, ist es wichtig, die in den letzten Jahren erzielten Fortschritte in der Strahlentherapie auch für die Behandlung des Lungenkarzinoms nutzbar zu machen.

Die am Deutschen Krebsforschungszentrum (DKFZ) in Heidelberg entwickelte **intensitätsmodulierte Radiotherapie (IMRT)** kann eine entscheidende Rolle für die Therapie des Lungenkarzinoms spielen. Durch Modulation der Intensität der Strahlendosis innerhalb eines Bestrahlungsfelds lässt sich eine weitere Verbesserung der Dosisverteilung erreichen. Es wird nicht mehr eine über das gesamte Bestrahlungsfeld gleichmäßige Dosisverteilung gewählt, sondern das Feld wird in viele Teilbereiche zerlegt, die mit jeweils unterschiedlicher Intensität bestrahlt werden. Auf diese Weise werden die Bestrahlung des Tumors und die Schonung der Risikoorgane optimal ausbalanciert, und es ergibt sich eine wesentlich bessere Dosisverteilung als mit der konventionellen Konformationstherapie.

Die für die IMRT benötigte leistungsfähigere Bestrahlungsplanung steht in Form der inversen Planung zur Verfügung – eine Weiterentwicklung der konventionell eingesetzten dreidimensionalen Strahlentherapieplanung. Mit der IMRT lässt sich schnell und für den Arzt technisch unkompliziert mit Hilfe des am DKFZ entwickelten Computerprogramms

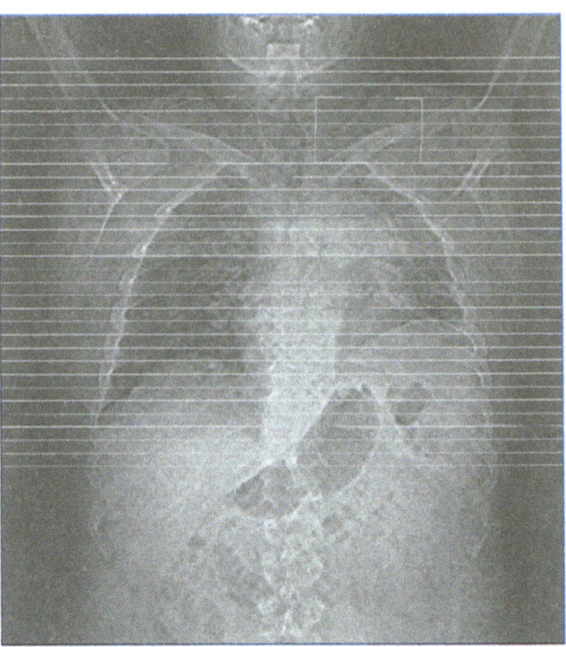

Abb. 13.26. Darstellung von Boost-Volumen und klinischem Zielvolumen für die Strahlenbehandlung des Lungenkarzinoms

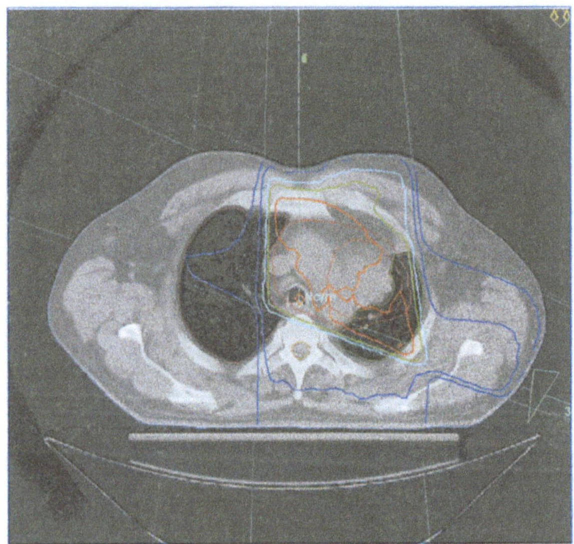

Abb. 13.27. Die Konformationsbestrahlung strebt eine dreidimensionale Anpassung des Behandlungsvolumens an das Zielvolumen an. Hier sind die Isodosen für die Behandlung eines Patienten mit Lungenkarzinom dargestellt

„KonRad“ (Konformierende Radiotherapie) der **optimale Bestrahlungsplan** ermitteln. Dieses Verfahren wird seit vielen Jahren am Memorial Sloan Kettering Cancer Center in New York bei ausgewählten Tumoren erfolgreich eingesetzt. Seit Juli 1998 kommt es im Rahmen einer klinischen Studie der radiologischen Universitätsklinik Heidelberg und des DKFZ ebenfalls zum Einsatz. Es zeigt sich, dass dieses Verfahren bei komplizierten Bestrahlungssituationen auch für Lungenkarzinome zumindest konzeptionell deutliche Vorteile erbringen kann.

Änderung der Fraktionierung

Durch eine **Verkürzung der Gesamtbehandlungszeit** (Akzelerierung) soll erreicht werden, dass den Tumorzellen weniger Zeit für die Repopulierung zur Verfügung steht. Bei den oft schnell proliferierenden nichtkleinzelligen Lungenkarzinomzellen kann der Erfolg einer Strahlentherapie durch eine Verkürzung der Gesamtbehandlungszeit erheblich vergrößert werden.

CAVE

Allerdings ist dann auch die Toxizität bei der schnell proliferierenden Mukosa von Ösophagus und Luftwegen größer. Dies hat z. B. zur Folge, dass eine strahleninduzierte Ösophagitis dosilimitierend sein kann.

In der Regel wird die Akzelierung der Bestrahlung mit einer **Hyperfraktionierung** verbunden, um die Wahrscheinlichkeit von Strahlenspätfolgen zu vermindern. Bei der Hyperfraktionierung wird die Dosis pro Fraktion gesenkt und die Gesamtdosis um 5–20% erhöht (bei im Vergleich zur Standardtherapie unveränderter Gesamtbestrahlungszeit).

Die bisher kürzeste Behandlungszeit wurde durch das **CHART**(„continuous hyperfractionated accelerated radiation therapy“)-Schema realisiert: Innerhalb von 12 Tagen wurden insgesamt 54 Gy appliziert (3-mal täglich 1,5 Gy mit einem Zeitintervall von 6 h). Die adjuvante Dosis im Mediastinum betrug 42 Gy, die Gesamtdosis am Rückenmark lag unter 45 Gy. Es fand sich keine radiogene Myelopathie. Akutreaktionen am Ösophagus traten vermehrt auf, 7% der Patienten zeigten eine schwere Ösophagitis. Die lokale Kontroll- und Überlebensrate war mit 23% bzw. 31% vergleichsweise erhöht.

Es schloss sich eine multizentrische Phase-III-Studie mit 563 Patienten mit lokal fortgeschrittenen nichtkleinzelligen Lungenkarzinomen an, um einen **Vergleich** zwischen CHART-Schema und konventioneller Therapie mit 60 Gy zu vergleichen. Die Ergebnisse zeigen, dass die Überlebenszeiten in der CHART-Gruppe signifikant erhöht waren. Obwohl diese Studie sehr gute Ergebnisse zeigte, war die Akzeptanz aus Gründen der Praktikabilität bislang nicht befriedigend. Ein weiterer Kritikpunkt war der relativ hohe Anteil an Patienten in prinzipiell operablen Tumorstadien. Allerdings waren diese auf beide Studienarme gleichmäßig verteilt, so dass der Nachweis eines Vorteils der Akzelerierung weiterhin als bewiesen gelten kann.

Es gibt andere Behandlungsprotokolle mit nicht ganz so drastisch reduzierter Gesamtbehandlungszeit. Die RTOG führte eine **Dosisfindungsstudie** zur akzeleriert hyperfraktionierten Strahlentherapie des lokal fortgeschrittenen NSCLC durch, wobei Mediastinum und makroskopischer Tumor mit 5-mal 1,8 Gy pro Woche bis 45 oder 50,4 Gy bestrahlt wurden. Zusätzlich wurde ein Boost auf den makroskopischen Tumor von 1,8 Gy an 2–3 Tagen appliziert. Das Zeitintervall zwischen den täglichen Fraktionen betrug 6 h. Innerhalb dieser 5 bzw. 51/2 Wochen wurden 59 Patienten bis zu einer Gesamtdosis von 63 Gy und 294 Patienten bis 70,2 Gy bestrahlt. Späte Nebenwirkungen vom Grad 3 und höher traten bei 8% der Patienten auf. Akute Nebenwirkungen vom Grad 3 und höher waren mit 16% mäßig erhöht. Die Zweijahresüberlebenszeit war mit 20% nach 70,2 Gy kaum besser als nach konventioneller Bestrahlung. Aufgrund der enttäuschenden Ergebnisse wurde die Studie nicht weitergeführt.

In einer weiteren Studie, dem bisher intensivsten beim NSCLC durchgeführten Therapieschemata, wurden in 32 Tagen 8 Patienten 3-mal täglich mit 1,1 Gy bis zu einer **Gesamtdosis von 79,2 Gy** bestrahlt. Ein Drittel der Dosis wurde als Boost als jeweils zweite Tagesdosis appliziert, mit einem zeitlichen Abstand von mindestens 8 h, um dem Rückenmark ausreichend Zeit für die Reparatur des Strahlenschadens zu lassen. Die akuten Nebenwirkungen waren tolerabel.

In einer großen randomisierten Phase-I/II-Studie der RTOG wurden **Toxizität** und **Effektivität** einer hyperfraktionierten Strahlentherapie beim lokal fortgeschrittenen nichtkleinzelligen Lungenkarzinom untersucht. Primärtumor und vergrößerte Lymphknoten von 884 Patienten wurden täglich mit 2-mal mit 1,2 Gy bis zu Gesamtdosen zwischen 60 und 79,2 Gy hyperfraktioniert bestrahlt. Mediastinum und ipsilaterale Supraklavikularregion bei Mittel- und Oberlappentumoren wurden bis zu einer Gesamtdosis von 50,4 Gy adjuvant mitbestrahlt. Die Rückenmarkdosis im Isozentrum wurde zunächst auf 45,6 Gy, später auf 50,4 Gy limitiert. Zwischen den Fraktionen lagen mindestens 4 h. Die akuten und späten Nebenwirkungen unterschieden sich in den 5 Dosisarmen nicht signifikant. Ein Ansteigen der Überlebensrate mit Erhöhung der Gesamtdosis war nicht zu beobachten. Es gab keine signifikanten Unterschiede in den Überlebenskurven der 5 Behandlungsgruppen. Eine weitere Phase-III-Studie mit hyperfraktionierter Bestrahlung (2-mal 1,2 Gy pro Tag bis zu einer Gesamtsosis von 69,9 Gy) ergab ebenfalls keine signifikanten Unterschiede zur konventionell fraktionierten Therapie mit 60 Gy.

! Bisher wurde ausschließlich im CHART-Protokoll ein Vorteil einer geänderten Fraktionierung gegenüber der Standardfraktionierung nachgewiesen.

Durchführung einer kurativen Strahlentherapie

Bei der **Standardstrahlentherapie** werden der Primärtumor und die benachbarten eindeutig befallenen Lymphknoten mit einer Dosis von 60 Gy bestrahlt, nicht befallene mediastinale Lymphknoten i. d. R. mit 50 Gy. Die elektive Bestrahlung des Mediastinums bei radiologisch nodalnegativen (N0) Patienten wird gegensätzlich diskutiert. Die Datenlage hierzu ist nicht eindeutig.

Tipp: Es empfiehlt sich, nur nach sorgfältigem Staging bei peripherem Tumorsitz auf eine elektive Mediastinalbestrahlung zu verzichten. Zum Einsatz kommen Mehrfeldertechniken und Bewegungsbestrahlungen, um Rückenmark und gesundes Lungengewebe zu schonen.

Eine zu hoch dosierte Strahlentherapie birgt die Gefahr, dass durch ausgedehnte Strahlennarben der Lunge (**Lungenfibrose**) die pulmonale Funktion weiter verschlechtert wird.

Tipp: Die Bestrahlungsfelder sollten möglichst die anatomische Lage der Lymphknotenstationen berücksichtigen. Dies bedeutet, dass eine befallene Lymphknotenstation komplett behandelt wird, während z. B. die kontralateral liegenden Stationen in N2-Situation nicht mitbehandelt werden.

Periphere Lungenanteile dürfen nur soweit unbedingt erforderlich mitbestrahlt werden. Ausgehend von Dosis-Volumen-Histogrammanalysen für die verschiedenen strahlenempfindlichen Strukturen ergeben sich die Maximaldosen für die verschiedenen Bestrahlungspläne. Im Rahmen zahlreicher klinischer Studien konnten **Behandlungsprotokolle** erarbeitet werden, die nach heutigem Stand der Forschung den größtmöglichen Behandlungserfolg gewährleisten.

Die so genannte **Boost-Bestrahlung** ist eine gezielte Dosiserhöhung in Bereichen mit erhöhter Tumorlast. Hierzu stehen sowohl perkutane als auch brachytherapeutische Verfahren zur Verfügung.

Intrakavitäre Methoden, wie das **Afterloading-Verfahren**, ermöglichen die hohe Konzentration der Strahlendosis auf kleinsten Raum. Meist wird die Afterloading-Dosis als Boost nach externer Radiotherapie eingesetzt. Diese Methode kommt kurativ zum Einsatz, wenn es sich um sehr kleine, vorwiegend intraluminal wachsende Tumoren handelt. Aufgrund geringer Fallzahlen liegen zu dieser Methode keine prospektiv randomisierten Studien vor. Gewöhnlich wird die intraluminale Brachytherapie im Rahmen der Palliation bei Rezidiven nach bereits erfolgter perkutaner Bestrahlung eingesetzt. Das Ziel der Behandlung besteht i. d. R. darin, den Wiederverschluss eines Bronchus zu verhindern.

Der Stellenwert der so genannten **stereotaktischen Hochdosisbestrahlung** bei Patienten mit Lungenkarzinomen im Frühstadium ist derzeit in der klinischen Prüfung. Es handelt sich dabei um die kleinstvolumige Bestrahlung von Lungenkarzinomen mit dem Ziel, so viel Lungengewebe wie möglich zu schonen.

Durchführung einer kurativen Strahlentherapie

- Der Primärtumor und die vergrößerten mediastinalen Lymphknoten erhalten eine Gesamtdosis von mindestens 60 Gy (fraktioniert auf 5 x 2 Gy/Woche), abhängig von der dosislimitierenden Toxizität sollte im makroskopischen Tumorgewebe eine Dosis von 70 Gy angestrebt werden
- Das verbleibende Mediastinum erhält eine Dosis von 50 Gy auf die Lymphknotenstationen mit hohem Risiko für Tumorbefalll
- Bei starkem mediastinalen Befall und/oder Primärtumorsitz im Oberlappen werden die supraklavikulären Lymphknotenstationen adjuvant bestrahlt (der kontralaterale Hilus wird nicht routinemäßig in das Zielvolumen einbezogen)

Tipp

Als Methode in der Praxis hat sich die dreidimensionale Bestrahlungsplanung auf der Basis von Computertomogrammen bewährt. Die Bestrahlung erfolgt i.d.R. über 3–4 irreguläre Felder, die in einer „Beams-eye-view"-Technik an das so genannte Zielvolumen angepasst werden. Besonders wenn zum Zeitpunkt der Therapieplanung Atelektasen der Lunge bestehen oder sehr große Tumoren vorliegen, empfiehlt sich eine Anpassung des Behandlungsvolumens an die Veränderungen, die während der Therapie auftreten können. Dies erfordert die wiederholte Bestrahlungsplanung, wenn z. B. atelektatische Lungenabschnitte während der Therapie wieder belüftet werden.

Vor einer Strahlentherapie muss die **Lungenfunktion** geprüft werden, damit in kritischen Fällen das Risiko therapiebedingter schwerer Funktionseinbußen abgeschätzt werden kann. Verschiedene Arbeitsgruppen untersuchen, ob durch die Integration von nuklearmedizinischen Lungenfunktionsuntersuchungen die strahlentherapeutischen Ergebnisse verbessert werden können. Es kann hier als Daumenregel gelten, dass das Volumen der Lunge, welches mit mehr als 20 Gy bestrahlt wird eine deutliche Funktionsminderung erleidet. Dieses bestrahlte Volumen muss in Relation zu den Parametern der Lungenfunktion gesetzt werden, um die klinische Relevanz der Bestrahlung beurteilen zu können.

! Auf eine Strahlentherapie muss verzichtet werden, wenn aufgrund zu großer erforderlicher Bestrahlungsfelder und/oder zu schlechter Lungenfunktion die Prognose für die posttherapeutische Lungenfunktion zu schlecht ausfällt.

13.2.3 Präoperative Bestrahlung beim Pancoast-Tumor

Aufgrund der großen Nähe dieser Lungentumoren zum Armplexus und zu A. und V. subclavia ist eine **präoperative Strahlentherapie** indiziert, um die Resektabilität zu erhöhen und das Lokalrezidivrisiko zu vermindern. Es werden präoperativ 30–50 Gy verabreicht, wobei in konventioneller Fraktionierung pro Fraktion 2 Gy gegeben werden. Operiert wird 2–3 Wochen nach Abschluss der Strahlentherapie. Bei anschließender Resektion erreicht man Fünfjahresüberlebensraten zwischen 20 % und 60 %.

Das **Zielvolumen** umfasst den makroskopischen Tumor mit einem allseitigen Sicherheitssaum von 2–3 cm, die ipsilateralen supraklavikulären und tief zervikalen Lymphknoten, den ipsilateralen Hilus sowie die mittleren und oberen mediastinalen Lymphknoten, wenn ein Befall erkennbar ist. Zunächst wird über ventrodorsale Gegenfelder bestrahlt. Bei Gesamtdosen von mehr als 40 Gy mit 2 Gy pro Fraktion muss nach Erreichen einer Gesamtdosis von 40 Gy das Rückenmark ausgeblendet werden. Die Wirbelkörper in Höhe des Tumors sollten eine Dosis von 40 Gy mit 2 Gy pro Fraktion oder eine biologisch äquivalente Dosis erhalten.

Bei einer **kurativen Strahlentherapie** wird das Zielvolumen zweiter Ordnung mit 50 Gy (2 Gy/Fraktion) bestrahlt. Danach wird es auf den makroskopischen Tumor plus einem 1–2 cm großen Sicherheitssaum reduziert und nun als Zielvolumen erster Ordnung definiert. Es erhält eine Boost-Bestrahlung von 10–16 Gy mit 2 Gy pro Fraktion. Die Toleranzdosis des Rückenmarks muss dabei durch geeignete Wahl der Felder eingehalten werden (40 Gy mit 2 Gy/Fraktion im Referenzpunkt, max. Dosis im Rückenmark: 105%).

Tipp

Eine präoperative Bestrahlung wird heute nur beim Pancoast-Tumor empfohlen. Die kombinierte prä-operative Radiochemotherapie wird in Studien untersucht.

13.2.4 Postoperative Bestrahlung

Die routinemäßige postoperative Strahlentherapie aller Stadien des nichtkleinzelligen Lungenkarzinoms hat bisher in keiner Studie Vorteile erbracht. In der randomisierten prospektiven EORTC-Studie wurde die geringere Rezidivrate durch eine höhere Komplikationsrate zunichte gemacht, so dass sich kein Überlebensvorteil ergab. Offen bleibt, ob dies daran lag, dass alte Kobaltgeräte für die Bestrahlung eingesetzt wurden und ob mit modernen Linearbeschleunigern diese Ergebnisse besser ausgefallen wären.

Eine Metaanalyse von 2128 Patienten aus 9 randomisierten Studien (**PORT-Metaanalyse**), in denen eine postoperative Radiotherapie durchgeführt wurde, zeigte, dass es signifikant häufiger zu Todesfällen kam. Wie aussagekräftig dieses **Ergebnis** ist, bleibt umstritten, da

- ein großer Anteil der Patienten T1-N0-Tumoren hatte, für die bisher keine postoperative Bestrahlung empfohlen worden war,
- ein Viertel der Erkrankten von der gesamten Behandlung wenig profitierte,
- das Behandlungsprotokoll bezüglich Staging, Operationstechnik, Bestrahlungsdosis und Fraktionierungsschema stark vom heutigen „state of the art" abwich und
- in 8 der 9 Studien Kobaltbestrahlungsgeräte benutzt wurden, die nicht mehr dem Stand der Technik entsprechen.

In einer **Subgruppenanalyse** zeigten Patienten mit Lymphknotenstatus pN2 ein verbessertes progessionsfreies Überleben nach Bestrahlung, wobei allerdings das Gesamtüberleben nicht signifikant unterschiedlich war. Die empfohlene Dosis liegt bei 50 Gy.

CAVE

Eine routinemäßige postoperative Bestrahlung von R0-resezierten Patienten mit Lymphknotenstatus pN0 oder pN1 wird heute überwiegend nicht befürwortet.

Bei der **Klassifikation pN2** besteht hingegen Übereinstimmung, dass eine postoperative Strahlentherapie indiziert ist, obwohl auch hier der Beweis durch eine randomisierte Studie aussteht.

Bei **R1- und R2-Resektion** sollte eine postoperative Bestrahlung mit 60 Gy durchgeführt werden. Da der Anteil an R1- und R2-Resektionen in einem typischen Patientengut allerdings sehr gering und die Prognose zudem sehr schlecht ist, liegen keine systematischen Untersuchungen zur Frage der optimalen Nachbestrahlung bei subtotaler Resektion vor.

Zu den **weiteren Maßnahmen** zur Optimierung der Radiotherapie zählen die Brachytherapie sowie verschiedene Ansätze, durch eine Intensivierung der Behandlung aufgrund strahlenbiologischer Erkenntnisse höhere Heilungsraten zu erzielen. Weiterhin sei die kombinierte Behandlung aus Chemotherapie und Operation genannt, die einen zunehmenden Stellenwert bei kurativen Behandlungskonzepten einnimmt.

Ausblick. In der Zukunft muss bei der Strahlentherapie des Lungenkarzinoms verstärkt das verbesserte technische Potenzial der modernen Strahlentherapie und ihrer Planung eingesetzt werden. Weiterhin müssen ganz klar Patientenkollektive ermittelt werden, bei denen eine alleinige Strahlenbehandlung (palliativ oder kurativ) ausreicht oder aber zumindest in multimodale Konzepte eingebunden wird. Obwohl von diesen intensivierten Therapien voraussichtlich nur ein Teil der Patienten profitieren wird, kommen sie aufgrund der hohen Inzidenz dieser Erkrankung doch vielen Betroffenen zugute.

13.2.5 Nebenwirkungen

Die häufigsten Nebenwirkungen einer Strahlenbehandlung von Lungentumoren sind Strahlenpneumonitis und Strahlenfibrose. Sie kommen überwiegend bei älteren Patienten vor.

Die **Strahlenpneumonitis** tritt i. d. R. 3 Wochen nach der Radiatio auf und zeigt als klinische Symptome Husten und Fieber sowie zähflüssiges, weißliches Sputum. Sie kann in eine Strahlenfibrose übergehen, mit zunehmender Schrumpfungstendez des umgebenden Lungengewebes und Abnahme der Lungenfunktion

Eine **Strahlenmyelitis** entsteht, wenn das Rückenmark zu hoch dosiert bestrahlt wurde. Ganz selten werden morphologische Veränderungen des Ösophagus während einer konventionell fraktionierten Radiatio beobachtet. Allerdings zeigt sich bei nahezu allen Schemata mit einer zeitlichen Dosisintensivierung oder der Kombination mit einer Chemotherapie, dass die strahleninduzierte Ösophagitis dosislimitierend werden kann.

13.2.6 Begleitbehandlung, Nachsorge

Zur **Begleitbehandlung** gehört die kardiale Therapie bei Dekompensation sowie die Behandlung der relativ häufig vorkommenden pulmonalen Infektionen. Im Rahmen der **Nachsorge** werden körperliche Untersuchungen und Röntgenkontrollaufnahmen des Thorax durchgeführt.

13.3 Chemotherapie

13.3.1 Chemotherapie der Stadien I–III

C. Manegold, P. Drings

Einleitung

In den frühen Stadien I–III der nichtkleinzelligen Lungenkarzinome (NSCLC) besteht die Therapie der Wahl, wenn sie zum Zeitpunkt der Diagnose noch resektabel erscheinen, in der **potenziell kurativen Operation**. Mit den modernen chirurgischen Verfahren werden, wenn radikale Resektionen möglich sind, kumulative **Fünfahresüberlebensraten** von

- etwa 60 % im Stadium pI,
- über 40 % im Stadium pII,
- 26 % im Stadium pIIIa und
- 19 % im Stadium pIIIb

erzielt.

Aus diesen Zahlen geht aber auch hervor, dass die chirurgische Therapie tatsächlich nur bei einer Minderheit der Patienten kurativ sein kann. Verantwortlich für die ungünstige Langzeitprognose ist trotz zunächst erreichter kompletter Resektion in bis zu 70 % der Fälle die Entwicklung von **Fernmetastasen**, welche selbstverständlich zum Zeitpunkt der Operation bereits vorhanden, jedoch klinisch noch nicht erkennbar sind. In dieser Situation erscheint es logisch, die lokale Behandlung – Operation – selbst in den frühen Stadien des NSCLC durch eine systemische Chemotherapie zu ergänzen, die gegen die möglicherweise vorhandenen Mikrometastasen gerichtet ist (Shepherd u. Carney 2000; Manegold 2001).

Adjuvante Chemotherapie

Trotz dieser einleuchtenden Argumente konnte in prospektiv randomisierten Studien, die eine große Anzahl von Patienten einschlossen, bis Anfang der 80er-Jahre kein positiver Effekt einer adjuvanten Chemotherapie nachgewiesen werden. Man führte dies hauptsächlich auf das Fehlen einer zu jener Zeit existierenden effektiven Chemotherapie zurück. Die Situation verbesserte sich mit **Einführung neuer**

Zytostatika, besonders des Cisplatins. Dies führte zu neuen Versuchen einer adjuvanten Chemotherapie nach potenziell kurativer Tumorresektion durch verschiedene Arbeitsgruppen in den USA und in Europa.

Die Lung Cancer Study Group der USA berichtete über 2 prospektive, randomisierte Studien, in denen die adjuvante Chemotherapie mit den Zytostatika **Cyclophosphamid, Doxorubicin** und **Cisplatin** (CAP) zu einer signifikanten Verlängerung des rezidivfreien Intervalls und einer Verminderung der Letalitätsrate an Lungenkrebs führte. Jedoch bestätigte die auch in diesen Studien nachgewiesene hohe Fernmetastasierungsrate von über 80% wiederum die immer noch bestehenden Grenzen dieses Therapiekonzepts.

Weitere Studien anderer Gruppen führten zu **kontroversen Ergebnissen.** Während einige Autoren einen Überlebensvorteil der adjuvant behandelten Patienten auch noch nach 10 Jahren sahen, erkannten andere unter Verwendung der gleichen Chemotherapie keine Vorteile im adjuvanten Einsatz.

Eine **Metaanalyse** – durchgeführt vom British Medical Research Council und dem Institut Gustave Roussy –, die 14 randomisierte Studien umfasste (Stewart et al. 1995), ergab für Cisplatin-haltige Zytostatikakombinationen einen positiven Effekt von 13% bezüglich des Überlebens der Patienten. Obwohl die Zahlen nicht statistisch signifikant sind, entsprechen diese Resultate einer absoluten **Zunahme in der Überlebensrate** nach 5 Jahren um 5% von 47% auf 52%. Allerdings sollte man berücksichtigen, dass das 95%-Konfidenzintervall sowohl eine Verbesserung der Ergebnisse um 10% als auch eine Verschlechterung um bis zu 1% erlaubt.

Abschließende Bewertung der adjuvanten Chemotherapie

Es laufen gegenwärtig noch einige **Therapiestudien** mit umfangreichen Patientenzahlen. Ihre Ergebnisse sind in den nächsten Jahren zu erwarten.

CAVE

Gegenwärtig kann allerdings die adjuvante Chemotherapie bei den nichtkleinzelligen Lungenkarzinomen nicht als Standardverfahren angesehen werden.

Es ist zu hoffen, dass mit dem **Einsatz neuer Zytostatika** und besseren Behandlungsmöglichkeiten der Therapiebegleiteffekte in zukünftigen klinischen Studien ein signifikanter Effekt der adjuvanten Therapie in den frühen Stadien erreicht werden kann.

! Vor dem Hintergrund der bisher auswertbaren Studien ist zu fordern, dass für prospektive Studien ein sorgfältiges intraoperatives Lymphknoten-Mapping, eine gründliche Lymphknotendissektion und pathologisch-anatomische Untersuchungen der Lymphknoten vorgenommen werden müssen. Ferner sollten die Patienten nach den wichtigsten prognostischen Faktoren stratifiziert werden. Wünschenswert sind außerdem begleitende biologische Untersuchungen, um neue Faktoren mit prognostischer Bedeutung zu identifizieren. Dann wird es in zukünftigen Studien möglich sein, homogene Untergruppen von Patienten mit ungünstiger Prognose zu identifizieren, die von adjuvanten Therapien am meisten profitieren können.

Induktionschemotherapie: Phase-II-Studien

Im Verlauf der letzten 15 Jahre wurde in klinischen Studien der umgekehrte Weg beschritten. Man versuchte, mit einer Chemotherapie vor der Operation die **Primärtumormasse** zu verkleinern, um die Möglichkeiten einer chirurgischen Resektion zu verbessern und gleichzeitig potenziell vorhandene Mikrometastasen zu zerstören. Erwartet werden von diesem Konzept

- eine bessere lokale Tumorkontrolle,
- ein längeres rezidivfreies Überleben und
- eine längere Gesamtüberlebenszeit der Patienten.

Es wurden für diese Behandlungsform Termini wie „neoadjuvante Chemotherapie", „medikamentöses Down-staging" oder auch „präoperative Chemotherapie" verwendet. Nach allgemeiner Übereinkunft sollten sie zugunsten des Begriffs **„Induktionschemotherapie"** ersetzt werden.

Es liegen inzwischen umfangreiche Erfahrungen mit der **kombinierten Anwendung** einer Polychemotherapie und nachfolgenden Operation bei Patienten im Stadium III des nichtkleinzelligen Lungenkarzinoms vor. Studien der 80er- und 90er-Jahre bestätigen, dass die Wirksamkeit der Polychemotherapie unter Verwendung von **Cisplatin** – mit oder ohne Vinkaalkaloide, Mitomycin C und Ifosfamid – als Induktionschemotherapie im Stadium III höher zu veranschlagen ist als im Stadium IV der Tumordissemination.

! Es wurden objektive Tumorrückbildungen bei bis zu 80 % der Patienten beschrieben. Der Anteil kompletter Remissionen konnte mit etwa 10 % angegeben werden.

Diese Studien liefern Hinweise darauf, dass die **Gruppe der Langzeitüberlebenden** durch eine Induktionschemotherapie vergrößert werden kann. Außerdem ließ sich nachweisen, dass Patienten mit einer lokal fortgeschrittenen Tumorerkrankung, die man initial als nur marginal resektabel ansehen musste, nach erfolgreicher Induktionschemotherapie einer radikalen Tumorresektion zugeführt werden konnten. Dadurch wurde es möglich, die mediane Überlebenszeit zu verlängern.

Die in den letzten Jahren erfolgreich in die Behandlung der nichtkleinzelligen Lungenkarzinome eingeführten **neuen Zytostatika** – wie die Taxane Paclitaxel und Docetaxel, das Vinkaalkaloid Vinorelbin und der Antimetabolit Gemcitabin – wurden ebenfalls im Rahmen von klinischen Studien zur Induktionschemotherapie in verschiedenen Kombinationen mit Remissionsraten zwischen 50 und 80 % eingesetzt (Tabelle 13.12; Manegold 2002).

Induktions-Chemo-Radio-Therapie: Phase-II-Studien

Nachdem sich die Chemo-Radio-Therapie bei positiver Selektion der Patienten hinsichtlich ihrer prognostischen Faktoren als wirksam und akzeptabel erwies, wurde sie ebenfalls in die präoperative Induktionsbehandlung eingeführt. Das Ziel besteht, wie bei der Induktionschemotherapie, wiederum in der **Zerstörung okkulter Mikrometastasen** sowie in einer **Tumorverkleinerung**, wobei man sich von der Kombination beider Modalitäten und besonders der lokalen Radiotherapie eine verstärkte lokale Wirkung verspricht und auch erhofft, Tumoren (z. B. im Stadium IIIb), die sonst im Allgemeinen als inoperabel gelten, in einen operablen Zustand zu überführen.

Die präoperative Kombination aus Chemo- und Radiotherapie besitzt gegenüber der alleinigen induktiven Chemotherapie mehrere theoretische **Vorteile.** Sie kombiniert sowohl lokale als auch systemische Behandlungsansätze und zielt damit schon

Tabelle 13.13. Beispiele für die Kombination von Chemotherapie und Radiotherapie als Induktionsbehandlung vor der Operation im Stadium III des nichtkleinzelligen Lungenkarzinoms

Autoren	Jahr	Patienten-anzahl	Remissions-rate [%]	Resektionsrate	Mediane Überlebenszeit [Monate]
Trybulla et al.	1985	59	61	28/59	Keine Angabe
Strauss et al.	1992	22	55	12/13	14 +
Eagan et al.	1987	42	51	–	Keine Angabe
Pincus et al.	1989	88	74	19/33	15
Elias et al.	1989	41	43	21/32	31
Albain et al.	1991	65	65	48/65	Keine Angabe
Eberhardt et al.	1998	94	64	60/94	20 (Stadium IIIa) 18 (Stadium IIIb)

frühzeitig nicht nur auf eine lokale, sondern auch auf eine systemische Tumorkontrolle ab. Die bisherigen Phase-II-Studien unterstützen diese Konzeption und bestätigen die Machbarkeit dieses Vorgehens (Tabelle 13.13) auch bezüglich der operativen Morbidität.

Um die **perioperative Komplikationsrate** kalkulierbar zu halten, wurde präoperativ in den meisten Studien max. eine Strahlendosis von 45 Gy eingesetzt. Man erreichte in den Stadien IIIa und IIIb

- Remissionsraten zwischen 50 und 90 %,
- Resektionsraten zwischen 50 und 75 % sowie
- mediane Überlebenszeiten zwischen 14 und 30 Monaten.

Induktionschemotherapie: Phase-III-Studien

Diese in mehreren Phase-II- bzw. Feasibility-Studien gewonnenen Resultate konnten bereits in prospektiv randomisierten Studien bestätigt werden (Tabelle 13.14). In 2 dieser Studien (Rosell et al. 1994; Roth et al. 1994) wurde sogar ein statistisch **signifikanter Überlebensvorteil** zugunsten der Induktionschemothera-

Tabelle 13.13. Beispiele für die Kombination von Chemotherapie und Radiotherapie als Induktionsbehandlung vor der Operation im Stadium III des nichtkleinzelligen Lungenkarzinoms

Autoren	Jahr	Patientenanzahl	Remissionsrate [%]	Resektionsrate	Mediane Überlebenszeit [Monate]
Trybulla et al.	1985	59	61	28/59	Keine Angabe
Strauss et al.	1992	22	55	12/13	14 +
Eagan et al.	1987	42	51	–	Keine Angabe
Pincus et al.	1989	88	74	19/33	15
Elias et al.	1989	41	43	21/32	31
Albain et al.	1991	65	65	48/65	Keine Angabe
Eberhardt et al.	1998	94	64	60/94	20 (Stadium IIIa) 18 (Stadium IIIb)

Tabelle 13.14. Induktionschemotherapie plus Operation im Stadium III. Ergebnisse randomisierter Studien

Studiengruppe	Behandlung	Patientenanzahl	Resektionsrate [%]	Mediane Überlebenszeit [Monate]	Überlebensrate [%]	
					3 Jahre	5 Jahre
Pass et al. (1992)	Operation	14	86	15,6	23	–
	Chemotherapie u. Operation	13	85	28,7	50	–
Rosell et al. (1994 u. 1999)	Operation	30	90	10	5	0
	Chemotherapie u. Operation	29	85	22	20	17
Roth et al. (1994 u. 1998)	Operation	32	66	7	9	0
	Chemotherapie u. Operation	28	61	12	9	9
Elias et al. (1997)	Operation	24	–	29	4	–
	Chemotherapie u. Operation	23	–	19	–	–

pie errechnet. Diese Studien mussten deshalb trotz noch sehr geringer Fallzahlen (30 Patienten pro Studienarm) aus ethischen Gründen abgebrochen werden.

CAVE

Auch wenn rechnerisch ein statistisch signifikanter Vorteil zugunsten der Induktionschemotherapie nachgewiesen wurde, können die Ergebnisse dieser Studien wegen der Heterogenität des Stadiums III des nichtkleinzelligen Lungenkarzinoms sowie der Variabilität verschiedener prognostischer Faktoren zum gegenwärtigen Zeitpunkt nicht als Standardtherapie übernommen werden. So unterschieden sich beispielsweise einige biologische Merkmale der Tumoren (K-ras-Mutation und Aneuploidie) in den beiden Armen der spanischen Studie (Rosell et al. 1994) signifikant.

Man muss jedoch hervorheben, dass erneute Evaluationen dieser beiden Therapiestudien mit einem **längeren Follow-up** den signifikanten Überlebensvorteil der Induktionschemotherapie bestätigten (Rosell et al. 1999; Roth et al. 1998). Neben diesen beiden Untersuchungen mit positivem Ausgang für die bimodale Behandlung wurden aber auch Studien mit nicht signifikantem (Pass et al. 1992) bzw. negativem Resultat (Elias et al. 1997) veröffentlicht.

Induktionschemotherapie: Kritikpunkte und Perspektiven

Die Rolle der Induktionschemo- bzw. der Induktions-Chemo-Radio-Therapie vor chirurgischer Resektion nichtkleinzelliger Lungenkarzinome des Stadiums III wird noch immer kontrovers betrachtet. Eine **kritische Interpretation** der bisher vorliegenden Ergebnisse muss verschiedene Aspekte berücksichtigen:

- Es besteht eine erhebliche **Variabilität** der Tumorstadien in den bisher publizierten Studien vom Stadiums IIb (T3 N0 M0) in einigen Untersuchungen bis zum pathologisch bestätigten und fortgeschrittenen Kriterium N2 in anderen Studien. Man sollte sich bewusst sein, dass das Stadium IIIa allein 4 Untergruppen (T1 N2 M0, T2 N2 M0, T3 N1 M0, T3 N2 M0) und das Stadium IIIb sogar 8 Untergruppen (T4 N0 M0, T4 N1 M0, T4 N2 M0, T4 N3 M0, T1 N3 M0, T2 N3 M0, T3 N3 M0, T4 N3 M0) aufweist. Es wird hiermit verständlich, dass die Bedingungen in den bisher vorliegenden Studien erheblich variieren. Dies bezieht sich sowohl auf die Einschlusskriterien der Patienten als auch auf uneinheitliche Forderungen zur Definition des Kriteriums N2.
- Ein großes Problem, welches in vielen Studien nicht eingehend genug beachtet wurde, besteht in dem unterschiedlichen Vorgehen bei der **Reevaluierung** der Patienten nach Induktionschemotherapie. Es ist bekannt, dass die Computertomographie auch nach stattgehabter Therapie, wie bereits in der Initialdiagnostik, nur etwa bei der Hälfte der Patienten eine korrekte Aussage ermöglicht. Dies ist insbesondere dann problematisch, wenn das Ergebnis der Chemotherapie als „stable disease" interpretiert wird und die Patienten daraufhin von einer chirurgischen Resektion, da anscheinend ein echtes Ansprechen nicht erreicht werden konnte, ausgeschlossen werden. Es werden bessere Verfahren benötigt, um das Ergebnis der Induktionschemotherapie zu objektivieren. Am besten ist die Prognose für diejenigen Patienten, bei denen durch die induktive Chemotherapie eine komplette Remission erzielt werden konnte, welche sich nach Möglichkeit auch im Operationspräparat histologisch verifizieren ließ.
- Es ist gegenwärtig nicht möglich, ein bestimmtes **Zytostatika-Regime** oder eine bestimmte **Kombination von Chemo- und Radiotherapie** als optimal und damit als Verfahren der ersten Wahl bei der Behandlung von Patienten mit fortgeschrittenen nichtkleinzelligen Lungenkarzinomen darzustellen. Dies gilt in gleicher Weise für die Induktionschemotherapie wie für die Induktions-Chemo-Radio-Therapie. Wie im disseminierten Stadium IV, stützt man sich i. d. R. auf Cisplatin-enthaltende Zweier- oder Dreierkombinationen. Auch ist die Rolle der Radiotherapie in der Induktionsbehandlung noch nicht definiert. Die bisher publizierten Studien scheinen

eine höhere Rate an pathologischen Remissionen nach Chemo-Radio-Therapie zu ergeben. Man könnte hieraus einen positiven Einfluss auf das Überleben der Patienten ableiten.

Ungeklärt ist bislang die Frage, ob eine präoperative Chemo- oder Chemo-Radio-Therapie auch bei ausgewählte **Patienten im Tumorstadium IIIb** angewendet werden sollte. Verschiedene Arbeitsgruppen haben diese Frage aufgegriffen und kommen zu dem Schluss, dass das Tumorstadium IIIb nicht prinzipiell von der klinischen Prüfung dieses Konzepts ausgeschlossen werden sollte. Eine deutsche Studiengruppe (Thomas et al. 1999, Eberhardt et al. 1999) geht dieser Frage nach. In einigen Studien konnte hinsichtlich des Überlebens kein Unterschied zwischen den Patienten des Stadiums IIIa und b erkannt werden. Man bezieht dies auf die Wirksamkeit der präoperativen Chemotherapie.

Für die Gruppe der Patienten im **minimalen Stadium IIIa**, deren Tumor also initial bereits als operabel gilt, empfiehlt man gegenwärtig – bei aller noch bestehenden Kritik – auf der Grundlage der Langzeitergebnisse der amerikanischen und spanischen Studien die beschriebene multimodale Therapie mit einer Induktionschemo- oder Chemo-Radio-Therapie. Die Operation allein wird gegenwärtig für diese Patientengruppe nicht mehr als Standardverfahren angesehen. Selbst für die Stadien Ib und II werden bereits Studien zur Induktionstherapie angeboten (Depierre et al. 2002).

In mehreren Studien beobachtete man, dass Patienten nach der beschriebenen multimodalen Therapie ein späteres **Rezidiv** bevorzugt isoliert im Gehirn entwickeln (Stutschke et al.). Hieraus ergibt sich die Frage, ob diese Patientengruppe – wie Patienten mit kleinzelligem Lungenkarzinom des Stadiums „limited disease" – nach erreichter kompletter Remission ebenfalls zusätzlich eine **prophylaktische Hirnbestrahlung** erhalten sollten. Dies ist gegenwärtig lediglich eine Hypothese, die in Studien auf ihre Validität überprüft werden muss.

Um den Stellenwert der Chemotherapie innerhalb multimodaler Behandlungskonzepte in den frühen Stadien des nichtkleinzelligen Lungenkarzinoms richtig einschätzen zu können, sind weitere prospektive, randomisierte **Phase-III-Studien** notwendig. Derartige Untersuchungen stellen besondere Anforderungen an die interdisziplinäre Kooperation von Chirurgen, Strahlentherapeuten und internistischen Onkologen. Entscheidend ist als Grundlage eine exakte Definition des Tumorstadiums, garantiert durch ein allgemein gültiges diagnostisches Programm, mit dessen Hilfe vergleichbare Angaben zur Lokalisation des Tumors sowie seiner mediastinalen Ausbreitung möglich sind sowie die Inoperabilität ausreichend gut dokumentiert und die Operationstechnik sicher festgelegt werden können.

Mediastinoskopie, Bronchoskopie, Computertomographie und evtl. auch Magnetresonanztomographie und Positronenemissionstomographie sollten zur Einschätzung des **Krankheitsprozesses** zur Verfügung stehen. Der Einsatz dieser leistungsfähigen diagnostischen Verfahren ist nicht nur initial, sondern (mit Einschränkung der Mediastinoskopie) auch nach Abschluss der Induktionstherapie zur Bestimmung ihrer Effektivität sowie zur Einschätzung der dann gegebenen operativen Möglichkeiten dringend indiziert. Die Operation sollte möglichst bald nach Beendigung der Induktionschemotherapie erfolgen, das Intervall nicht länger als 3–4 Wochen betragen. Es laufen gegenwärtig mehrere internationale prospektive Studien, deren Ergebnisse in wenigen Jahren zur Verfügung stehen werden.

Abschließende Bewertung der Induktionstherapie

! Auch wenn die Induktionschemo- und die Induktions-Chemo-Radio-Therapie in vielen Phase-II-Studien ihre Effektivität und Verträglichkeit dokumentiert und in einigen Phase-III-Studien auch bereits ihre Überlegenheit gegenüber der alleinigen Operation im Stadium IIIa des nichtkleinzelligen Lungenkarzinoms bewiesen haben, ist man noch nicht berechtigt, dieses multimodale Therapieverfahren gegenwärtig bereits als allgemein verbindlichen Standard darzustellen.

Die bisher vorliegenden Ergebnisse stützen sich nur auf relativ kleine Fallzahlen und sehr heterogene Patientenkollektive. Hingegen bestätigten inzwischen bereits vorliegende Langzeitergebnisse die **Richtigkeit des Konzepts.** Deshalb wird diese multimodale Therapie für ausgesuchte Patienten (Stadium IIIa N2) empfohlen. Die Behandlung sollte jedoch in hierfür ausgewiesenen Abteilungen oder Kliniken unter Studienbedingungen erfolgen. Wegen der noch unbefriedigenden Ergebnisse einer ausschließlichen Chirurgie in den Stadien Ib und II gilt dies auch unter Studienbedingungen für entsprechende Patientengruppen.

Zusätzlich gibt es Hinweise darauf, dass durch eine Induktionsbehandlung primär inoperable Tumoren des Stadiums IIIb technisch resektabel werden. Auch dies ist ein interessanter Ansatz für prospektive klinische Studien. Dieses aufwendige therapeutische Konzept kann nur von Erfolg gekrönt werden, wenn alle beteiligten Spezialisten zur interdisziplinären Kooperation bereit sind.

13.3.2 Kombination von Chemo- und Radiotherapie im Stadium III

J. Debus, C. Manegold

Einleitung

Vor den 80er-Jahren war die **alleinige Strahlentherapie** für Patienten mit nichtkleinzelligem Lungenkarzinom („non-small cell lung cancer", NSCLC) im Stadium III die Therapie der Wahl. Dabei wurden Dosen von 40–60 Gy über einen Zeitraum von 4–6 Wochen verabreicht. Die Symptomatik der Erkrankung besserte sich im Verlauf der Bestrahlung, doch sprach die Behandlung nur bei etwa der Hälfte der Patienten an. Es kam sowohl zu lokalem Therapieversagen als auch zur distanten Metastasenbildung (Choy et al. 1998).

Ziele der Kombination von Radio- und Chemotherapie sind die Senkung der Häufigkeit lokoregionaler Rezidive und der Fernmetastasierungsrate. Eine Chemotherapie wird entweder sequenziell oder simultan mit einer Strahlentherapie angewendet und mit den Ergebnissen nach alleiniger Strahlentherapie verglichen.

Klinische Studien zu sequenzieller Chemotherapie, Radio-Chemo-Therapie vs. Radiotherapie und Dosisintensivierung der Strahlentherapie

Sequenzielle Chemotherapie

Die auf Cisplatin basierende Chemotherapie für NSCLC wurde in den 70er-Jahren entwickelt, in den 80er-Jahren zeigte sich in Phase-III-Studien an Patienten mit lokal fortgeschrittenem NSCLC ein Überlebensvorteil nach Chemotherapie. Kanadische Wissenschaftler stellten fest, dass der kombinierte Einsatz der **Chemotherapeutika** Vindesin und Cisplatin bessere klinische Ergebnisse erbrachte als das Schema mit Cyclophosphamid, Doxorubicin und Cisplatin (Akeriey et al. 2000). Pilotstudien, in denen Patienten im Stadium III eine **primäre Chemotherapie** erhielten, zeigten bessere Ergebnisse als für Patienten im Stadium IV.

Die **induktive Chemotherapie** wurde eingesetzt, um den sichtbaren Tumor zunächst zu verkleinern – in der Annahme, dass die anschließende Radiotherapie des kleineren, potenziell besser oxigenierten Resttumors somit erfolgreicher ist.

Die Verkleinerung des Primärtumors ist vermutlich ein Marker für den Erfolg der Therapie von Mikrometastasen.

Diese Erkenntnisse führten seit Mitte der 80-er Jahre zu verschiedenen **randomisierten Studien**, die den Nutzen der neoadjuvanten Chemotherapie mit anschließender Radiotherapie vs. alleiniger Radiotherapie bei unbehandelten Patienten mit NSCLC im Stadium III untersuchten (Gandara et al. 2000; Yamamoto et al. 2000; Antonadou et al. 2000; Furuse et al. 2000; Schumaker et al. 2000; Choy et al. 2000).

Die Studie 8433 der **Cancer and Leukemia Group B** (CALGB) und die Untersuchung der **französischen Arbeitsgruppe** zeigten eine Überlegenheit der kombinierten Behandlung aus Chemotherapie und Bestrahlung (Yamamoto et al. 2000; Schumaker et al. 2000; Choy et al. 2000). In die CALGB-Studie wurden nur Patienten mit gutem Gesundheitszustand und ohne supraklavikulärem Lymphknotenbefall aufgenommen. Erkrankte mit einem Gewichtsverlust von mehr als 5 % in 3 Wochen wurden nicht aufgenommen. Es erfolgte eine Randomisierung zu:

- Standardbestrahlung mit 60 Gy über 6 Wochen oder
- induktive Chemotherapie mit nachfolgend derselben Bestrahlung.

Die Chemotherapie bestand aus einer wöchentlichen Gabe von Vinblastin (5 mg/m$^{2)}$ an 5 aufeinander folgenden Wochen und der Gabe von Cisplatin (100 mg/m^2), zusammen mit der ersten und fünften Dosis Vinblastin. Da sich im Laufe der Studie **signifikante Überlebensvorteile** bei den Patienten mit kombiniertem Behandlungsplan ergaben, wurde die Studie nach der Behandlung von 155 der ursprünglich 240 vorgesehenen Patienten abgeschlossen.

Erste Ergebnisse (Gandara et al. 2000) der **mittleren Überlebenszeit** ergaben 9,7 Monate nach alleiniger Bestrahlung und 13,6 Monate nach Chemotherapie und Bestrahlung. Auch die **gesamte Überlebenszeit** war in der kombinierten Behandlungsgruppe höher (p=0,006). Toxische Reaktionen vom Grad ≥ III waren in beiden Gruppen gleich häufig vertreten.

> ! Ergebnisse der CALGB-8433-Studie nach 7 Jahren zeigten einen weiterhin signifikanten Überlebensvorteil der Patienten mit kombiniertem Behandlungsplan im Vergleich zur alleinigen Bestrahlung (Antonadou et al. 2000). Die Überlebensraten nach 5 (7) Jahren betrugen 19 % (13 %) nach kombinierter Behandlung und 7 % (6 %) nach alleiniger Bestrahlung. Eine folgende amerikanische Studie mit identischen Behandlungsarmen (CALGB-8433) zeigte erneut diesen Überlebensvorteil.

Parallel zu den Arbeiten der CALGB-Gruppe untersuchten französische Forscher am Institut Gustave Roussay ein **intensiveres Chemotherapieschema**, bestehend aus 3 Zyklen Chemotherapie, anschließender Bestrahlung des Thorax mit 65 Gy und weiteren 3 - Zyklen Chemotherapie. Die Ergebnisse wurden mit denen nach alleiniger Bestrahlung mit 65 Gy verglichen, 4 Chemotherapeutika kamen zum Einsatz: Vindesin, Cytoxan, Cisplatin und CCNU (VCPG). Die Aufnahmekriterien dieser Studie waren weiter gefasst: Patienten mit Plattenepithelkarzinom und großzelligem Typ sowie den Stadien IIIa/b inklusive supraklavulärem Lymphknotenbefall wurden aufgenommen, ebenso ein geringer Prozentsatz an Patienten im inoperablen klinischen Stadium I/II. Die Gewichtsentwicklung der Patienten vor Therapie blieb unberücksichtigt. Die Ergebnisse der französischen Studie ähnelten denen der CALGB bemerkenswert. Es gab einen **Überlebensvorteil** (p=0,02) für die Patientengruppe nach Radio-Chemo-Therapie (Yamamoto et al. 2000; Schumaker et al. 2000; Choy et al. 2000).

Radio-Chemo-Therapie vs. Radiotherapie

Metaanalysen von randomisierten Phase-III-Studien Mitte der 90-er Jahre evaluierten Chemotherapie und Bestrahlung vs. alleiniger Bestrahlung (z. B. Socinski et al. 2000). Auch diese statistisch belastbaren Analysen zeigten den Vorteil einer induktiven Chemotherapie mit Cisplatin und anschließender Bestrahlung.

> ! Drei randomisierte Studien aus den 90-er Jahren zur Radio-Chemo-Therapie vs. Radiotherapie zeigten den Vorteil einer kombinierten Behandlung. Dies führte zur weltweiten Akzeptanz dieser multimodaten Behandlung.

Die **Rate lokaler Rezidive** lag in beiden Armen bei 80–90 %. In der französischen Studie betrug die Rezidivrate in beiden Gruppen nach kompletter lokaler Kontrolle über 80 %. Die **Fernmetastasierungsrate** war jedoch in der Patientengruppe mit sequenzieller Chemotherapie statistisch signifikant niedriger, da hier offensichtlich die Mikrometastasen erfolgreicher bekämpft worden waren.

Die **lokale Kontrolle** bleibt aber weiterhin das Hauptproblem. Um die Ergebnisse weiter zu verbessern, muss an noch effektiveren Behandlungsprotokollen gearbeitet werden. In den letzten Jahren gab es verschieden **Ansätze:**

- Dosisintensivierung der Strahlentherapie;
- zeitlich optimierte Abstimmung von Bestrahlung und Chemotherapie;
- Beteiligung weiterer Therapiemodalitäten.

Dosisintensivierung der Strahlentherapie
In einer prospektiv randomisierten Studie aus Japan, in der die **sequenzielle und** die **simultane Chemotherapie** vergleichend untersucht wurden, zeigte sich, dass die lokale Kontrolle in den primären, mediastinalen und supraklavikulären Lymphknoten verknüpft war mit einer signifikant erhöhten mittleren Überlebenszeit und Langzeitüberlebensrate (Furuse et al. 2000).

Schumaker et al. (2000) führten dreidimensionale Tumormessungen bei Patienten durch, die mit Chemo- und Radiotherapie therapiert worden waren, und erkannten den prognostischen Wert von **computertomographischen Messungen** für die Schätzung der mittleren Überlebenszeit. Das Ansprechen des Tumors auf die Therapie wurde auch mittels **Positronenemissionstomographie** (PET) an 70 auf die simultane Radiochemotherapie folgenden Tagen untersucht und prognostisch verwendet. In 43 % zeigte sich eine komplette Remission des Tumors in der PET. Diese Patienten wiesen Ein- und Zweijahresüberlebensraten von jeweils 84 % auf, verglichen mit 43 % und 31 % bei Patienten, für die mit der PET keine komplette Remission nachweisbar war.

Es gibt nur sehr wenige Studien zur kombinierten Therapie, bei der eine **akzelerierte Strahlentherapie** zum Einsatz kommt. In einer kleinen Studie mit 20 Patienten mit nichtkleinzelligem Lungenkarzinom im Stadium IIIb wurde wöchentlich Paclitaxel (60 mg/m^2) gleichzeitig mit einer Strahlentherapie nach dem **CHART-Schema** („continuous hyperfractionated accelerated radiation") verabreicht. Es wurde eine Gesamtdosis von 54 Gy appliziert, fraktioniert auf 3-mal 1,5 Gy pro Tag an 12 aufeinander folgenden Tagen. Zum Einsatz kam die Konformationsstrahlentherapie. Erste Ergebnisse zeigen, dass 84 % der Patienten auf die Therapie ansprachen (10 % komplett, 74 % partiell). Insgesamt 70 % der Patienten entwickelten eine Ösophagitis (Grad 2 oder 3) und 50 % eine Pneumonitis (Grad 3). Ob sich diese hohe Toxizitätsrate durch eine lange mittlere Überlebenszeit rechtfertigen lässt, bleibt abzuwarten.

> ! Durch die dreidimensionale Konformationsstrahlentherapie ließe sich die hohe Toxizitätsrate reduzieren. Dies lässt eine Phase-II-Studie vermuten, in der sich im Verlauf der Behandlung (Bestrahlung und wöchentliche Gabe von Gemcitabin) durch Umstellung von zweidimensionaler auf dreidimensionale Strahlentherapieplanung die Inzidenz schwerer Ösophagitiden reduzierte.

Interessante Ergebnisse werden von der noch laufenden Phase-I-Studie der Radiation Therapy Oncology Group (RTOG) erwartet, in der durch **Reduktion des bestrahlten Volumens** eine Dosiseskalation ermöglicht wurde. Diese Studie basiert auf der Annahme, dass konventionelle Bestrahlungsfelder die Toleranzdosis des Normalgewebes auf etwa 70 Gy limitieren – eine Dosis, die nur in 20–25 % zu lokaler Tumorkontrolle führt. Patienten, bei denen mehr als 37 % des gesunden Lungengewebes mit mehr als 20 Gy belastet wurden, nahm man nicht in die Studie auf. Die Patientengruppen wurden danach eingeteilt, ob 25 % oder mehr des normalen Lungengewebes mit 20 Gy belastet wurden. Die eskalierenden Strahlendosen lagen zwischen 70,9 und 90,3 Gy. Eine späte Toxizitätsrate (Grad 3 und 4) von 15 % wird als dosislimitierende Toxizität definiert. Diese Studie ist Basis einer zukünftigen Phase-I/II-Studie der RTOG, in der die dreidimensionale Bestrahlungsplanung zur **Limitierung des bestrahlten Lungengewebes** eingesetzt wird und dabei die Bestrahlung mit Carboplatin und Paclitaxel kombiniert wird. Das Langzeitziel ist eine Phase-III-Studie zur Anwendung simultaner Chemotherapie, in der die dreidimensionale Hochdosisbestrahlung mit der Standardfeld- und Standarddosisbestrahlung verglichen wird.

Weitere klinische Studien

Eine der wichtigen Fragen bei der Therapie des lokal fortgeschrittenen NSCLC ist das Timing **von Chemo- und Strahlentherapie**: Ist die simultane Radio-Chemo-Therapie besser als das konventionell verwendete sequenzielle Schema? Diese Frage stellte sich die RTOG (Curran et al. 2000; Komaki et al. 2000). In der Phase-III-Studie RTOG 9410 wurden die sequenzielle Radio-Chemo-Therapie, die simultane Radio-Chemo-Therapie und die simultane Chemotherapie mit hyperfraktionierter Radiotherapie vergleichend untersucht. Insgesamt 610 Patienten mit unbehandeltem, inoperablem (oder nicht vollständig reserzierbarem) NSCLC der Stadien II und III, einem Karnofsky-Index von mindestens 70% und einem Gewichtsverlust von max. 5% wurden in die Studie aufgenommen. Die **mittleren Überlebensraten** für die sequenzielle Therapie, die simultane Therapie mit einmal täglicher Bestrahlung sowie die simultane Therapie mit 2-mal täglich durchgeführter Bestrahlung lagen bei 14,6, 17 und 15,6 Monaten.

! Der Behandlungsarm mit simultaner Radio-Chemo-Therapie zeigte einen statistisch nicht signifikanten Trend hin zu längerer Überlebenszeit. Die Lokalrezidivfreiheit war jedoch für die Patienten, die eine simultane Radio-Chemo-Therapie erhielten, signifikant länger als für jene, die sich einer sequenziellen Therapie unterzogen. Die Zeit bis zum Versagen der lokalen Tumorkontrolle war nicht signifikant unterschiedlich in den beiden Behandlungsarmen mit simultaner Chemotherapie. Es fand sich jedoch mit 62% eine signifikant höhere akute, nichthämatologische Toxizität (Grad ≥ 3 und höher) im Behandlungsarm „simultane Chemotherapie und hyperfraktionierte Bestrahlung" als bei sequenzieller Radio-Chemo-Therapie (30%) und simultaner Therapie (48%).

In einer **japanischen Phase-III-Studie** wurde ein anderes Behandlungsprotokoll angewendet (Furuse et al. 1999). Patienten mit inoperablem NSCLC im Stadium III wurden entweder mit simultaner oder mit sequenzieller Bestrahlung behandelt und erhielten darüber hinaus alle eine Chemotherapie mit Mitomycin C, Vindesin und Cisplatin. Die mittlere Überlebenszeit sowie die Zwei-, Drei-, Vier- und Fünfjahresüberlebenszeiten waren signifikant höher in der Gruppe mit simultaner Bestrahlung. Knochenmarkdepressionen traten im Behandlungsarm mit simultaner Bestrahlung häufiger auf. In keinem Behandlungsarm wurde eine Grad-4-Toxizität am Ösophagus beobachtet. Die Autoren vermuten, dass die Patienten der Gruppe mit simultaner Radio-Chemo-Therapie besser abschnitten, weil sie mehr Zyklen einer Chemotherapie erhielten.

Tipp

Heute wird die simultane Radio-Chemo-Therapie unter Verwendung von Taxanen und Carboplatin von einigen Autoren als Standardtherapie empfohlen.

Belani et al. (1997) verwendeten **Carboplatin** (100 mg/m²) und **Paclitaxel** (45 mg/m²) in einer 3-stündigen Infusion und bestrahlten den Thorax gleichzeitig mit 60–65 Gy. Sie zeigten eine ähnliche Wirksamkeit bei Verwendung von **Cisplatin.** Die Überlebensrate bei 38 Patienten mit lokal fortgeschrittenen Tumoren, die mit Cisplatin behandelt worden waren, lag nach einem Jahr bei 61%. Nur 5% litten an einer Ösophagitis (alle Grad 3). Ein ähnliches Behandlungsprotokoll mit Paclitaxel (50 mg/m²) in einer einstündigen Infusion, einer Carboplatin-Dosis von AUC 2 und gleichzeitiger Thoraxbestrahlung mit 66 Gy ergab eine mittlere Überlebenszeit von 20,5 Monaten bei 40 Patienten (30% im Stadium IIIa, 70% im Stadium IIIb). Insgesamt 46% der Patienten entwickelten eine Ösophagitis (Grad 3 oder 4).

! Zusammenfassend lässt sich sagen, dass einige große randomisierte Studien gezeigt haben, dass die simultane Radio-Chemo-Therapie bessere Ergebnisse bezüglich der Zeitdauer bis zur Tumorpregression erzielt. Eine Studie wies darüber hinaus eine verlängerte Überlebenszeit nach. Da jedoch die Toxizität höher ist, kommt die simultane Radio-Chemo-Therapie nur für Patienten in gutem Gesundheitszustand infrage.

Weiterhin ist die Frage offen, ob eine **Induktions- oder Konsolidationschemotherapie** vorteilhafter ist.

Definition

Bei einer Induktionstherapie wird die Behandlung mit einigen Zyklen Chemotherapie eingeleitet, bevor eine simultane oder sequenzielle Radio-Chemo-Therapie folgt. Eine Konsolidationstherapie wird im Anschluss an die Radio-Chemo-Therapie durchgeführt.

Zu dieser Frage existieren einige **Studien** (Akeriey et al. 2000; Socinski et al. 2000; Gandara et al. 2000; Yamamoto et al. 2000). In einer Phase-II-Studie der CALGB konnte gezeigt werden, dass eine Induktionschemotherapie mit anschließender simultaner Radio-Chemo-Therapie gut toleriert wird. In dieser Studie folgten auf 2 Zyklen mit Paclitaxel (200 mg) und Carboplatin (AUC 6) eine Bestrahlung mit 66 Gy sowie die gleichzeitige wöchentlicher Gabe von Paclitaxel (50 mg/m²) und Carboplatin (AUC 2). Die Patienten befanden sich im Stadium IIIa und IIIb. Die mittlere **Überlebenszeit** lag bei 14 Monaten, Schätzungen der Ein- und Zweijahresüberlebensraten belaufen sich auf 56% und 43%. Insgesamt 24% der Tumoren sprachen während der Induktionschemotherapie partiell auf die Therapie an. Diese Rate stieg während der folgenden Radio-Chemo-Therapie auf 56% an (49% partiell, 7% komplett). Es gab keine behandlungsbedingte Mortalität. Die CALGB plant derzeit eine Phase-III-Studie, in der die Ergebnisse nach simultaner Radio-Chemo-Therapie mit und ohne Induktionschemotherapie verglichen werden.

In einer ähnlichen **Phase-I/II-Studie** von Socinski et al. (2000) wurden eine Induktionschemotherapie und eine simultane Radio-Chemo-Therapie mit Carboplatin und Paclitaxel durchgeführt. Auf 2 28-tägige Zyklen Induktionstherapie mit Carboplatin (AUC 6) und Paclitaxel (225 mg/m²) folgte an Tag 43 eine Thoraxbestrahlung mit gleichzeitiger Gabe von Carboplatin (AUC 2) und Paclitaxel (45 mg/m²). In die Studie aufgenommen wurden Patienten im Stadium III, fast die Hälfte befand sich im Stadium IIIa. Erste Ergebnisse weisen darauf hin, dass die beobachtete **Toxizität akzeptabel** ist und eine **mittlere Überlebenszeit** von immerhin 26 Monaten erreicht wurde. Die Rate der Tumorantwort nach der simultanen Radio-Chemo-Therapie betrug 50% (3% komplett, 47% teilweise). In dieser Studie kamen eskalierende Strahlendosen zwischen 60 und 74 Gy für die Thoraxbestrahlung zum Einsatz. Die dreidimensionale Planung wurde eingesetzt.

! Diese Konformationsbestrahlung könnte dazu beigetragen haben, dass Spätreaktionen in Form von Pneumonitiden (1,5%, Grad 2) oder Ösophagusstrikturen (6%, Grad 2) so selten waren. Dies zeigt umso mehr, dass eine sorgfältige Abstimmung von Chemo- und Strahlentherapie in interdisziplinären Protokollen notwendig ist.

Die South West Oncology Group (SWOG) prüfte eine Hypothese, nach der durch eine **Konsolidationschemotherapie**, die auf eine simultane Radio-Chemo-Therapie folgt, bessere Ergebnisse erzielt werden als nach einer Induktionschemotherapie oder alleiniger Radio-Chemo-Therapie. SWOG 9504 war eine Phase-II-Studie, in der auf eine Chemotherapie mit Cisplatin und Etopsid sowie Bestrahlung mit 61 Gy eine Konsolidationstherapie mit Docetaxel durchgeführt wurde (Gandara et al. 2000). Docetaxel wurde aufgrund seiner p53-unabhängigen Wirkung gewählt. Insgesamt 83 Patienten mit pathologisch gesichertem NSCLC im Stadium IIIb und überwiegend gutem Gesundheitszustand wurden behandelt. Die simultane Radio-Chemo-Therapie wurde relativ gut vertragen: Die häufigste **Grad-4-Toxizität** war eine Neutropenie, die bei 18% der Patienten auftrat. Nichthämatologische Toxizitäten waren selten: Bei nur 6% der Patienten kam es zu einer Ösophagitis (Grad 3), bei nur 1% zu einer Pneumonitis. Während der Konsolidationschemotherapie trat bei 56% der Patienten eine Neutropenie (Grad 4) auf, eine Pneumonitis bei 4%. Die **mittlere Überlebenszeit** lag bei 17 Monaten, die Ein- und Zweijahresüberlebensraten bei 78% und 50%. Dies sind beeindruckende Ergebnisse im Vergleich zur SWOG-Studie, in der durch simultane Radio-Chemo-Therapie und anschließende Konsolidationstherapie mit Platin und Etopsid Ein- und Zweijahresüberlebenszeiten von 58% und 34% erreicht wurden.

! Die Wissenschaftler kamen zu dem Schluss, dass eine simultane Radio-Chemo-Therapie mit Cisplatin und Etopsid mit einer sich anschließenden Konsolidationstherapie mit Docetaxel recht gut toleriert wird.

Besonderes Augenmerk richtet man auf die mögliche Zunahme der **akuten und späten Reaktionen** bei Ergänzung der Radio-Chemo-Therapie durch eine Induktions- oder Konsolidationschemotherapie. Die RTOG bereitet eine randomisierte Phase-III-Studie vor, in der Patienten mit guter Prognose, die eine Induktionstherapie und eine anschließende Radio-Chemo-Therapie mit Hyperfraktionierung der Bestrahlung erhalten, Amifostin zum **Schutz der Mukosa** verabreicht wird.

Antonadou et al. (2000) berichten über einen deutlichen Rückgang von Ösophagitis, Pneumonitis und Thrombozytopenie bei **Gabe von Amifostin** während Radio-Chemo-Therapie. Die Chemotherapie bestand entweder aus 2-mal wöchentlich verabreichtem Carboplatin über einen Zeitraum von 5 Wochen oder der wöchentlichen Gabe von Paclitaxel (60 mg/m²) über 6 Wochen hinweg. Die Hälfte der Patienten erhielt täglich (5-mal/Woche) eine Dosis von 300 mg/m² Amifostin zwischen Bestrahlung und Chemotherapie. In der Gruppe ohne Amifostin-Medikation wurde eine ungewöhnlich hohe Inzidenz an Ösophagitiden (>80 %) und Pneumonitiden (>50 %), jeweils vom Grad 3 und 4, beobachtet.

Die RTOG plant des Weiteren eine **randomisierte Phase-III-Studie** mit dem Medikament Captopril zur Vermeidung strahlenabhängiger Lungentoxizität bei Lungenkrebspatienten, die bestrahlt werden (mit oder ohne Chemotherapie). Mit Captopril, einem ACE-Hemmer, konnte die strahleninduzierte Funktionsstörung der Endothelzellen und die Lungenfibrose gelindert werden. Der zugrunde liegende Wirkungsmechanismus ist noch ungeklärt.

Spezielle Patientengruppen

> ! Eine qualitätsgesicherte Überlebenszeitanalyse (Qtime) von 979 Patienten mit NSCLC im Stadium II oder III, bei der Art, Dauer und Schweregrad der Strahlenreaktion berücksichtigt wurden, zeigte, dass sich die Vorteile einer kombinierten Therapie nur bei Patienten auswirken, die jünger als 70 Jahre sind.

Berücksichtigt wurden **Behandlungsprotokolle** mit

- einer Standardbestrahlung von 60 Gy,
- einer hyperfraktionierten Bestrahlung bis 69,9 Gy,
- einer Induktionschemotherapie mit Cisplatin und Vinblastin sowie anschließender Standardbestrahlung,
- einer Induktionschemotherapie mit Cisplatin und Vinorelbin oder Etoposid und anschließender Radio-Chemo-Therapie mit Standardbestrahlung sowie
- einer Radio-Chemo-Therapie mit hyperfraktionierter Bestrahlung.

Ergebnisse.. Es wurde deutlich, dass bei Patienten mit schlechtem Karnofsky-Index (50–70 %) die mittlere Überlebenszeit mit 7,8 Monaten und die Qtime mit 6,7 Monaten am niedrigsten lagen. Bei Patienten, die jünger als 70 Jahre waren, zeigte sich durch eine aggressivere Therapie eine bessere Überlebenszeit, wohingegen über 70-jährige Patienten die beste Qtime mit einer Standardradiotherapie erreichten.

Die Frage, ob Überlebenszeit oder Lebensqualität bei **Poor-risk-Patienten** durch die kombinierte Radio-Chemo-Therapie verbessert wird, kann nicht beantwortet werden. Als Poor-risk-Patienten werden jene eingestuft, die

- während der vorausgegangen 3 Monate mehr als 5 % ihres Körpergewichts verloren hatten,
- deren Karnofsky-Index <70 % war,
- deren Kreatinin-Clearance geringer als 50 ml/min betrug oder
- die an Schwerhörigkeit, peripherer Neuropathie oder Herzproblemen litten.

Die RTOG führte **2 Studien mit Poor-risk-Patienten** durch. In einer Phase-III-Studie wurden alle Patienten mit 61 Gy bestrahlt, ein Teil erhielt zusätzlich eine Chemotherapie mit Carboplatin und Etopsid.

> ! Für Poor-risk-Patienten werden dringend neue Therapieansätze der kombinierten Radio-Chemo-Therapie benötigt. Diese Ansätze müssen dieselben Vorteile bei lokaler Kontrolle und Überlebenszeit erbringen wie bei jüngeren, gesünderen Patienten, und sie müssen gut verträglich sein.

Die **SWOG** nahm kürzlich Poor-risk-Patienten für eine Studie mit kombinierter Radio-Chemo-Therapie (Carboplatin/Etopsid) und Konsolidationstherapie mit Paclitaxel auf. Die **RTOG** plant eine Phase-II-Studie mit Paclitaxel und akzelerierter Strahlentherapie bei Poor-risk- und älteren Patienten. Die Ergebnisse dieser prospektiven Studien werden mit Spannung erwartet.

Einführung neuer Wirkstoffe

In vielen Phase-I- und -II-Studien, wurden **neue Wirkstoffe oder Kombinationen** von Wirkstoffen für die Therapie von NSCLC im Stadium III untersucht – immer zusammen mit einer Thoraxbestrahlung. Diese Wirkstoffe können möglicherweise – neben der Verringerung des Risikos der Fernmetastasierung – auch eine gewisse Rolle bei der **Sensibilisierung des Gewebes** für eine Strahlentherapie spielen. Vermutete **Mechanismen** sind

- die Hemmung des zelleigenen Reparaturmechanismus,
- die Synchronisation des Zellzyklus während strahlensensibler Phasen (G, M) oder
- die Sensibilisierung strahlenresistenter hypoxischer Zellen (z. B. Choy et al. 2000).

Aufgrund der Erfolge mit **Docetaxel als Konsolidationstherapie** wurden mehrere Studien durchgeführt, die seine Rolle als Radiosensitizer untersuchen sollten. Choy et al. (2000) konnten zeigen, dass die max. wöchentlich tolerierbare Dosis Docetaxel, kombiniert mit einer Thoraxbestrahlung von 60 Gy in 6 Wochen, bei 30 mg/m^2 liegt. Die dosislimitierenden Toxizitäten waren Ösophagitis und Lungentoxizität. Die SWOG initiiert zurzeit eine Phase-II-Studie mit Docetaxel/Cisplatin, kombiniert mit einer Thoraxbestrahlung von 61 Gy und anschließender Konsolidationstherapie mit Docetaxel. Die Studiengruppe plant darüber hinaus eine große Phase-III-Studie mit Cisplatin/Etopsid, kombiniert mit Bestrahlung sowie Konsolidationstherapie mit Docetaxel und anschließender Randomisierung auf ZD1839 oder Plazebo. ZD1839 ist ein Inhibitor des epidermalen Wachstumsfaktorrezeptors.

Die Gabe von **Gemcitabin**, kombiniert mit einer Thoraxbestrahlung, wird zurzeit von verschiedenen Gruppen in Phase-I-Studien untersucht. Es wird z. B. von einer Phase-I-Studie mit wöchentlicher Gabe von Gemcitabin, kombiniert mit dreidimensionaler Konformationsstrahlentherapie (63 Gy in 35 Fraktionen) und anschließender Konsolidationstherapie mit Gemcitabin und Cisplatin, berichtet. Die Dosis von Gemcitabin wurde während der Thoraxbestrahlung stufenweise auf 125 mg/m^2 erhöht. Aufgrund einer Ösophagitisinzidenz von 50% wechselten die Wissenschaftler von der zwei- auf die dreidimensionale Konformationsstrahlentherapie. Es wird analysiert, inwieweit der Größenanteil des Ösophagus im Bestrahlungsfeld hierfür verantwortlich ist. Eine andere Forschergruppe verabreichte Gemcitabin 2-mal wöchentlich, kombiniert mit einer Thoraxbestrahlung von 60 Gy, um etwaige strahlensensibilisierende Eigenschaften des Agens auszunutzen. Die Dosis von Gemcitabin wurde von 10 auf 50 mg/m^2 (2-mal wöchentlich) erhöht, ohne Effekt auf die akute Toxizität.

Eine japanische Studie, in der eine **Induktionstherapie** mit Cisplatin/Irinotecan verabreicht wurde, kombiniert mit einer Thoraxbestrahlung von 60 Gy und wöchentlicher Gabe von Irinotecan, kommt zu dem Ergebnis, dass dieses Behandlungsprotokoll gut vertragen wird (Yamamoto et al. 2000). Von den 68 Patienten befanden sich 28 im Stadium IIIa, der Rest im Stadium IIIb. Das **Behandlungsprotokoll** sah folgendermaßen aus: Cisplatin (80 mg/m^2) an Tag 1 und 29, kombiniert mit Irinotecan (60 mg/m^2) an Tag 1, 8, 15, 29, 36 und 43, kombiniert mit Irinotecan (30 mg/m^2) an Tag 57, 64, 71, 78, 85 und 92. Die Thoraxbestrahlung (60 Gy, täglich 2 Gy) begann an Tag 57. Eine **Neutropenie** wurde sowohl bei der Induktions- als auch bei der kombinierten Therapie beobachtet. Die Tumorantwort lag bei 63,3% (5,9% komplett, 57,4% teilweise), die Einjahresüberlebenszeit bei 71,7%, die mittlere Überlebenszeit ist noch nicht ermittelt.

Die RTOG plant eine **Phase-I-Studie** mit Gemcitabin/Carboplatin, kombiniert mit Bestrahlung, vs. Gemcitabin/Paclitaxel, ebenfalls kombiniert mit Bestrahlung. Die CALGB berichtete bereits von der hohen Inzidenz akuter Ösophagitiden (53%) in einer Phase-II-Studie mit Induktionstherapie mit Gemcitabin (1250 mg/m^2) und Carboplatin (80 mg/m^2) sowie anschließender simultaner Therapie mit Gemcitabin (600 mg/m^2), Carboplatin (80 mg/m^2) und Bestrahlung. Die Strahlentherapie wird wahrscheinlich eine dreidimensionale Konformationsstrahlentherapie sein, um das Risiko für eine Ösophgitis gering zu halten. Andere Vorschläge für eine kombinierte Radio-Chemo-Therapie in der RTOG sind der Einsatz von **Tirapazamin**, einem Wirkstoff, der als Strahlensensitizer hypoxischer Zellen zu wirken scheint.

! Bei Tumoren mit einer derart hohen lokalen Rezidiv- und Fernmetastasierungsrate wie dem lokal fortgeschrittenen nichtkleinzelligen Lungenkarzinom ist die Intensivierung der Strahlen- und Chemotherapie mit kombinierten Behandlungskonzepten ein vielversprechender Weg hin zu einer Verbesserung der Therapieergebnisse. Dabei muss allerdings berücksichtigt werden, dass eine nicht unerhebliche Anzahl von Patienten unter einer erheblichen Komorbidität leidet und nicht für eine kombinierte Radio-Chemo-Therapie geeignet ist. Wesentlich werden daher Untersuchungen sein, die Patientengruppen mit klinischen, pathologischen und tumorbiologischen Parametern identifiziern, die von einer multimodalen Therapie profitieren.

13.3.3 Palliative Chemotherapie des fortgeschrittenen nichtkleinzelligen Lungenkarzinoms der Stadien IIIb–IV

P. Drings, C. Manegold

Einleitung

In den vergangenen Jahren ist der **Stellenwert der Chemotherapie** im Behandlungskonzept des nichtkleinzelligen Lungenkarzinoms deutlich gestiegen. Dies gilt nicht nur für die frühen Stadien I–III, sondern auch für die disseminierten Stadien IIIb und IV.

! Eine wesentliche Voraussetzung für die Behandlung sind ein guter Leistungsindex entsprechend den ECOG-Graden 0 und 1 (nur in Ausnahmefällen Grad 2) sowie der Behandlungswille des Patienten. Man muss berücksichtigen, dass die Chemotherapie in diesen Stadien lediglich eine palliative Wirkung und nur einen geringen lebensverlängernden Effekt aufweist.

Große Metaanalysen (Breathnach et al. 2001; Non Small Cell Lung Cancer Cooperative Group 1995; Souquet et al. 1993) zeigen, dass – unabhängig von der Art des Protokolls – die max. erreichbare **Verlängerung** der **medianen Überlebenszeit** etwa 2 Monate beträgt. Ferner sollte man beachten, dass in den letzten 10 Jahren nahezu ausschließlich Patienten mit einem guten Allgemeinzustand, entsprechend der ECOG-Skala Grad 0 oder 1, in die für diese Metaanalysen als Grundlage dienenden Phase-III-Studien eingeschlossen wurden.

CAVE

Für Patienten mit einem schlechteren Allgemeinzustand bzw. schwerer Organinsuffizienz ist eine systemische Chemotherapie problematisch und kontraindiziert.

Die Ergebnisse dieser Studien und Metaanalysen – unterstützt durch die Empfehlungen der Amerikanischen Gesellschaft für Klinische Onkologie (American Society of Clinical Oncology 1997) – berechtigen, die bisher weit verbreitete Zurückhaltung gegenüber einer palliativen zytostatischen Therapie der Patienten mit einem nichtkleinzelligen Lungenkarzinom als überwunden anzusehen. Bei der **Entscheidung zur Therapie** sollte man bedenken, dass diese nicht nur die Überlebenszeit verlängern, sondern – was für die Patienten wesentlich wichtiger ist – tumorbedingte Symptome reduzieren und die Lebensqualität positiv beeinflussen kann.

Bezüglich des **Behandlungsbeginns** besteht Konsens, dass die Chemotherapie eingeleitet werden sollte, wenn der Patient noch einen guten Leistungsindex aufweist. Die früher häufig praktizierte Haltung, bei einem beschwerdefreien Patienten im disseminierten Stadium eines nichtkleinzelligen Lungenkarzinoms mit jeder Therapie zunächst zurückhaltend zu sein und bis zum Auftreten von Symptomen zu warten, ist nicht mehr zu rechtfertigen.

! Selbstverständlich sollte bei lediglich palliativer Wirkung der Therapie in jedem einzelnen Fall bei der Entscheidung zur Chemotherapie die Nutzen-Lasten-Relation beachtet werden.

Monochemotherapie

Aus einer Vielzahl verschiedener, beim nichtkleinzelligen Lungenkarzinom klinisch geprüfter **Zytostatika** besitzen heute etwas mehr als 10 Substanzen für die systemische Therapie eine größere Bedeutung (Tabelle 13.15). Bis Anfang der 90er-Jahre standen nur 6 Medikamente mit einer moderaten Wirksamkeit und Remissionsraten zwischen 13 und 26% zur Verfügung. Hinzu kamen in der letzten Dekade neue zytostatische Substanzen mit z. T. einzigartigen Wirkungsmechanismen (Antimetabolite, stabilisierender Antitubuline, Topoisomerase-I-Inhibitoren und hypoxische Zytotoxine).

Neuere antineoplastische Substanzen
- Alkylanzien
- Topoisomerase-I-Inhibitoren
- Antimetabolite
- „Klassische" Antitubuline
- „Stabilisierende" Antitubuline
- Hypoxische Zytotoxine
- Oxaliplatin, ZD 0473
- Irinotecan, Topotecan
- Gemcitabin, Alimta, Tomudex
- Vinorelbin
- Docetaxel, Paclitaxel
- Tirapazamin

Die mit diesen Substanzen in der Monochemotherapie erreichbaren **Remissionsraten** liegen etwas höher. Vorwiegend handelt es sich um partielle Remissionen von einigen Monaten Dauer.

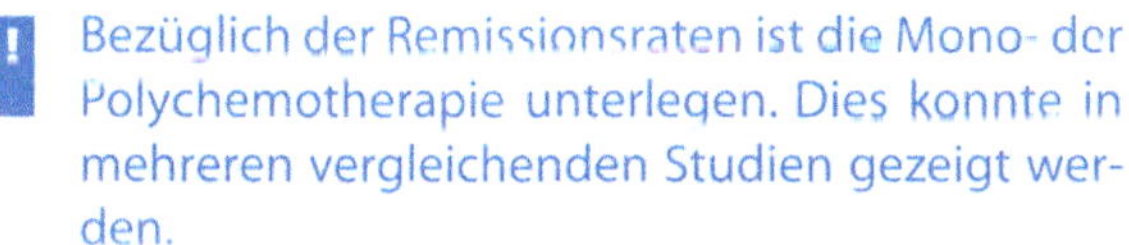

! Bezüglich der Remissionsraten ist die Mono- der Polychemotherapie unterlegen. Dies konnte in mehreren vergleichenden Studien gezeigt werden.

Auch hinsichtlich des **Überlebens der Patienten** erbrachten viele Studien einen Vorteil zugunsten der Polychemotherapie. Konsequenterweise gilt daher weithin eine Cisplatin-haltige Zweier(Dreier)-Kombination als Behandlungsstandard für die palliative Chemotherapie im Tumorstadium IV.

Tabelle 13.15. Monochemotherapie. Kumulative Zusammenstellung der Remissionsraten der wirksamsten Zytostatika

Zytostatikum	Remissionsrate [%]	Patientenanzahl
Bis Anfang der 90er-Jahre übliche Substanzen		
Ifosfamid	26	420
Cisplatin	20	546
Mitomycin C	20	115
Vincristin	20	287
Etoposid	17	268
Carboplatin	13	116
Neue Substanzen		
Docetaxel	35	194
Irinotecan	28	107
Vinorelbin	27	319
Paclitaxel	23	165
Gemcitabin	21	298

Die **Akzeptanz dieser Therapieempfehlung** ist aber, wie Umfragen unter onkologisch tätigen Ärzten, Krankenpflegepersonal und Patienten herausfanden, nicht sonderlich groß. Man schätzt, dass nur etwa 20% der Bedürftigen heute entsprechend zytostatisch behandelt werden, da in erster Linie die Toxizität, durch die sich insbesondere bei älteren oder multimorbiden Patienten eine Kombinationschemotherapie aus allgemeinen Gründen von vornherein verbietet, gefürchtet wird. Hinzu kommt, dass Patienten, die sich einer derartigen Therapie unterziehen, etwa die Hälfte der ihnen verbleibenden Lebenszeit mit der Behandlung in Ambulanzen oder Krankenhäusern verbringen müssen.

Man hat sich mittlerweile in der täglichen onkologischen Praxis dieser Herausforderung gestellt, indem man vielerorts einen **pragmatischen Weg** beschreitet. Bevorzugt wird anstelle der Kombinationschemotherapie die sequenzielle Anwendung einzelner antineoplastisch wirksamer Substanzen. Schon vor Jahren wurde darauf hingewiesen, dass sich mit einer Monochemotherapie trotz vergleichsweise niedriger Ansprechraten erstaunlich lange Überlebenszeiten erzielen lassen. Unterstützung findet dieses Konzept durch eine randomisierte Studie, die kürzlich zeigen konnte, dass Gemcitabin allein ebenso wirksam ist wie die Kombination aus Cisplatin und Etoposid, darüber hinaus aber besser vertragen wird und einfacher appliziert werden kann (Manegold et al. 1997).

Einsatz der Monotherapie. Somit bleibt die zytostatische Monotherapie klinisch relevant. Von einer (Platin-haltigen) Kombinationstherapie profitieren allein Patienten mit einem guten Leistungsindex. Man muss aber berücksichtigen, dass die Mehrzahl der Patienten mit einem fortgeschrittenen nichtkleinzelligen Lungenkarzinom bereits 65 Jahre oder älter und häufig durch Begleiterkrankungen belastet ist. Somit besteht ein hoher Bedarf an einer situationsgerechten „milden" Therapie für „elderly" und „unfit"-Patienten. Hier findet die Monochemotherapie ihren Platz. Sie ist besser verträglich als die Kombinationstherapie, darüber hinaus sicher und weitaus praktikabler in ihrer Anwendung – auch unter ambulanten Bedingungen.

Durch die Einführung der oben genannten neuen Substanzen hat die Monochemotherapie des nichtkleinzelligen Lungenkarzinoms erheblich an Akzeptanz gewonnen. Die Gründe hierfür liegen in der **guten Aktivität** sowohl bei nicht chemotherapeutisch vorbehandelten (First-line-) als auch bei bereits therapierten (Second-line-)Patienten.

Die Monochemotherapie findet als **palliative Maßnahme** durch die Ergebnisse verschiedener randomisierter Studien, die einen Vorteil gegenüber „best supportive care" ergeben haben, inzwischen Unterstützung. Für **Patienten über 70 Jahren** gilt seit der italienischen Elvis-Studie (Gridelli et al. 1999) die zytostatische Monotherapie beim fortgeschrittenen nichtkleinzelligen Lungenkarzinom als chemotherapeutischer „Standard". Bis vor wenigen Jahren hätte man für diese Gruppe kein akzeptables Therapieangebot gehabt.

Eine weitere wichtige Indikation für die zytostatische Monotherapie ist seit einigen Jahren die **Second-line-Chemotherapie.** Sie wurde durch die Einführung der neuen Substanzen möglich. Vorher war es sehr schwierig, den Patienten nach einer vorangegangenen Chemotherapie überhaupt noch einmal einen zweiten Ansatz anzubieten. In den letzten Jahren wurden die neuen zytostatischen Substanzen systematisch in der Second-Line-Therapie geprüft.

Inzwischen konnte **Taxotere** als erstes Zytostatikum in einer Dosierung von 75 mg/m² (3-wöchige Applikation) auf der Basis der Ergebnisse von 2 multizentrischen internationalen Phase-III-Studien für die Second-line-Therapie registriert werden. Es wird seither als **Behandlungsstandard** für diese Indikation angesehen. Prinzipiell gilt dies auch für die Second-line-Therapie nach Taxan-Vorbehandlung. Bei gegebenen Kontraindikationen für Taxane werden Zytostatika empfohlen, die sich in größeren Phase-II-Studien als wirksam erwiesen haben, wie z. B. der **Antimetabolit Gemcitabin.**

Die Erfolgsaussichten einer Second-line-Therapie sind höher, wenn die primäre Therapie bereits eine gewisse Wirkung erzielt hatte und ein längeres rezidivfreies Intervall erreicht werden konnte.

Polychemotherapie

Die Polychemotherapie wurde Anfang der 80er-Jahre in die Behandlung der nichtkleinzelligen Lungenkarzinome eingeführt. Man darf Remissionsraten zwischen 25 und 45 % erwarten (Tabelle 13.16). Die **mediane Überlebenszeit** aller behandelten Patienten ist jedoch mit 6–9 Monaten recht kurz. Responder dürfen mit einer medianen Überlebensdauer von 12–15 Monaten rechnen, während Patienten mit Tumorprogression unter der Behandlung nur 3–4 Monate überleben.

Bei einem kleinen Teil der Patienten (etwa 5 %) werden in einigen Therapiestudien bereits **komplette Remissionen** erzielt, die durchschnittlich 6 Monate anhalten. Die mediane Überlebenszeit konnte durch die Polychemotherapie um durchschnittlich 2 Monate angehoben werden. Die Einjahresüberlebensrate liegt im Durchschnitt bei 20–30 %.

Hervorzuheben ist jedoch, dass bei zwei Drittel bis drei Viertel der Patienten durch die Chemo-

Tabelle 13.16. Polychemotherapie. Kumulative Zusammenstellung der Remissionsraten einiger in den letzten Jahren und gegenwärtig üblicher Zytostatikakombinationen

Verfahren	Remissionsrate [%]	Patientenanzahl
Ältere Kombinationen, z. T. unter Einschluss von DDP		
IFO/VP	24	148
IFO/Mi	29	110
Mi/IFO/VDS	45	117
DDP/VDS	35	426
DDP/VP	30	446
DDP/IFO	35	71
Mi/IFO/DDP	51	205
Mi/VDS/DDP	46	184
DDP plus neue Substanzen		
DDP/Paclitaxel	31	48
DDP/Docetaxel	40	63
DDP/Vinorelbin	39	98
DDP/CPT-11	50	60
DDP/Gemcitabin	46	157

IFO Ifosfamid; *VP* Etoposid; *Mi* Mitomycin; *VDS* Vindesin; *DDP* Cisplatin

therapie eine Verringerung der Tumorsymptome und eine Verbesserung der Lebensqualität erreicht werden können (Potter u. Woll 2001). Bemerkenswert ist, dass besonders Patienten mit einem reduzierten Leistungsindex (ECOG-Grad 2) bezüglich der Lebensqualität von der Chemotherapie profitieren (Billingham u. Cullen 2001).

In vielen Zytostatikakombinationen dient **Cisplatin bzw. Carboplatin als Grundsubstanz.** Es wird mit einem oder 2 anderen Medikamenten kombiniert. Von den verschiedenen Verfahren hat sich bisher jedoch keines als unumstrittene Therapie der ersten Wahl durchgesetzt. Randomisierte Phase-III-Studien konnten übereinstimmend zeigen, dass die Kombinationen Cisplatin/Vinorelbin, Cisplatin/Gemcitabin, Cisplatin/Tirapazamin und Cisplatin/Paclitaxel signifikant besser wirken als die Cisplatin-Monotherapie allein.

Andere Studien prüften, welche mögliche **platinhaltige Kombinationstherapie** bevorzugt eingesetzt werden sollte. In randomisierter Form wurden

- neue platinhaltige Kombinationen mit älteren,
- neuere Kombinationen untereinander (Tabelle 13.17) sowie
- platinhaltige Schemata mit platinfreien Kombinationen

Tabelle 13.17. Vergleich verschiedener platinhaltiger Zytostatikakombinationen. Ergebnisse der Studie ECOG 1594. (Nach Schiller et al. 2002)

	PAC/CIS 135 (24 h)/75 mg/m^2	GEM/CIS 1000 (1 h, 8 h, 15 h)/100 mg/m^2	DOC/CIS 75/75 mg/m^2	PAC/CARBO 225/AUC 6 mg/m^2
Patientenanzahl	303	301	304	299
RP [%]	21,3	21,0	17,3	15,3
MÜZ [Monate]	7,8	8,8	7,4	8,2
TTP [Monate]	3,5	4,5*	3,6	3,3
1-J-ÜR [%]	31	36	31	35

*$p=0{,}002$; *PAC* Paclitaxel; *GEM* Gemcitabin; *DOC* Docetaxel; *CIS* Cisplatin; *CARBO* Carboplatin; *RP* Ansprechrate; *MÜZ* mediane Überlebenszeit; *TTP* Zeit bis Tumorprogression; *1-J-ÜR* Einjahresüberlebensrate

verglichen. Sie erwiesen sich alle als etwa gleichwertig.

Geringgradige Unterschiede hinsichtlich der Remissionsraten und der Überlebensdauern wird man eher auf **Variationen der prognostischen Faktoren** – wie Alter, Leistungsindex und Geschlecht der Patienten – und Ausdehnung sowie Biologie des Tumors zurückführen müssen als auf das Therapieverfahren selbst beziehen dürfen.

Es bestehen gegenwärtig für eine Cis(Carbo)-platin-haltige Kombinationschemotherapie beim fortgeschrittenen nichtkleinzelligen Lungenkarzinom mehrere **Behandlungsoptionen.** Für die Wahl einer bestimmten Kombination sowie Dosierung und Infusionszeit werden deshalb bis auf weiteres neben dem therapeutischen Index (dem Verhältnis von Wirkung und Toxizität) zusätzliche Faktoren – wie z. B. persönliche Erfahrungen, institutionelle Präferenz, der aktuelle Zulassungsstatus, die finanziellen Rückerstattungssysteme, die Kosten-Nutzen-Relation, die Lebensqualität sowie Praktikabilität und Akzeptanz – maßgebend sein.

Wegen der **Toxizität** der platinhaltigen Kombinationstherapie, welche für die Patienten Belastungen und einen erheblichen Aufwand bezüglich supportiver Maßnahmen bedeutet, versuchte man in den letzten Jahren, effektive platinfreie Kombinationschemotherapien zu entwickeln. Die bisher vorliegenden Ergebnisse aus zahlreichen Phase-II-Studien – beispielsweise zu Gemcitabin/Docetaxel, Gemcitabin/Vinorelbin und Docetaxel/Vinorelbin – sind ermutigend. Zusätzlich konnten erste randomisierte Studien zeigen, dass mit **Cisplatin-freien Kombinationen** mediane Überlebenszeiten von 10 Monaten und Einjahresüberlebensraten von 30–40% erzielt werden können, wie sie üblicherweise für Cisplatin in Kombination zu erwarten sind. Die bisher vorliegenden Ergebnisse sind jedoch noch widersprüchlich. Gegenwärtig werden Cisplatin-freie Kombinationen dann eingesetzt, wenn Kontraindikationen gegenüber einer Cisplatin-haltigen Therapie bestehen.

Bis vor wenigen Jahren war die Frage, ob die Chemotherapie über ihren gesicherten remissionsinduzierenden Effekt hinaus bei Patienten mit nichtkleinzelligen Lungenkarzinomen eine **signifikante Lebensverlängerung** bewirken kann, die sich auch für das gesamte behandelte Kollektiv („overall survival") auswirkt, umstritten. Es wurde zwar in vielen Therapiestudien beobachtet, dass Patienten mit einer kompletten oder partiellen Remission gegenüber denen mit nur stationärem Verhalten oder einer Progression des Tumors signifikant länger überleben. Dieses Phänomen kann auch bei vielen anderen Tumoren beobachtet werden. Man muss jedoch bezweifeln, dass dies trotz rechnerischer Signifikanz auch tatsächlich von klinischer Bedeutung ist. Denkbar ist eher, dass die Responder sich von den Non-Respondern im Hinblick auf verschiedene prognostische Faktoren und biologische Eigenschaften der Tumoren so stark unterscheiden, dass allein diese Tatsache das beschriebene Phänomen erklären kann.

Es gibt aber bereits in einigen modernen Therapiestudien Hinweise auf einen echten **lebensverlängernden Effekt** für das gesamte behandelte Kollektiv. Beispiele sind in Tabelle 13.18 aufgeführt. Die Ergebnisse sind z. T. kontrovers. So konnten die in einer kanadischen Studie beschriebenen Vorteile einer Cisplatin-haltigen Kombinationschemotherapie gegenüber einer chemotherapiefreien, ausschließlich symptomatischen supportiven Betreuung (Rapp et al. 1988) in anderen Studien (Cellerino et al. 1991; Ganz et al. 1989; Kaasa et al. 1991; Woods et al. 1990) nicht bestätigt werden.

Gleichwohl verstärkt sich neuerdings der Eindruck, dass durch eine Cisplatin-haltige Chemotherapie eine **Verbesserung der Prognose** bei Patienten mit disseminiertem, nichtkleinzelligem Lungenkarzinom möglich ist und neben einer Senkung der Letalität eine Verbesserung der Lebensqualität und eine Verlängerung der Überlebenszeit erreicht werden kann. Dies wurde kürzlich in mehreren Metaanalysen (Breathnach et al. 2001; Non Small Cell Lung Cancer Group 1995; Souquet et al. 1993) bestätigt.

Bei der Entscheidung zur Chemotherapie sollte man immer bedenken, dass ein unbehandeltes nichtkleinzelliges Lungenkarzinom für den Patienten sehr belastende Symptome verursachen kann, die – wenn der Tumor auf die Chemotherapie anspricht – rasch gelindert werden können.

Tabelle 13.18. Auswahl einiger Therapieverfahren zum Vergleich der Chemotherapie mit Beobachtung bzw. supportiver Therapie

Autoren	Patienten-anzahl	Therapieverfahren	Remissions-rate [%]	Mediane Überlebens-zeit [Wochen]	p-Wert
Durrant et al. 1971	63	Mechlorethamin	Nicht bekannt	8,7	n.s.
	63	Supportive Therapie	–	8,4	–
Laing et al. 1975	61	Procarbazin	Nicht bekannt	27,0	n.s.
	67	Supportive Therapie	-	31,0	
	60	M-VBL-PROC-PDL	Nicht bekannt	11,0	
Cormier et al. 1982	20	MTX-ADM-CPM-CCNU	35	31,0	<0,0005
	19	Supportive Therapie	–	9,0	
Rapp et al. 1988	87	DDP-VDS	25	33,0	0,01
	85	CPM-ADM-DDP	15	25,0	0,05
	61	Supportive Therapie	–	17,0	
Ganz et al. 1989	22	DDP-VBL	22	20,0	n.s.
	26	Supportive Therapie	–	14,0	
Woods et al. 1990	97	DDP-VDS	28	27,0	n.s.
	91	Supportive Therapie	–	17,0	
Cellerino et al. 1991	44	CPM-Epi-ADM-DDP + MTX-ETP-CCNU	74	8,5	n.s.
	45	Supportive Therapie	–	5,0	
Kassa et al. 1991	44	DDP-ETP	11	5,0	n.s.
	43	Supportive Therapie	–	3,8	
Cartei et al. 1993	52	DDP-Mit-Cyclo	25	8,5	0,0001
	50	Supportive Therapie	–	4,0	
Cullen et al. 1999	175	DDP-IFO-Mit		29,0	0,03
	176	Supportive Therapie		20,8	

M-VBL-PROC-PDL Mechlorethemin/Vinblastin/Procarbazin/Prednisolon; *DDP-VDS* Cisplatin/Vindesin; *CPM-ADM-DDP* Cyclophosphamid/Adriamycin/Cisplatin; *CPM-Epi-ADM-DDP + MTX-ETP-CCNU* Cyclophosphamid/Epirubicin/Cisplatin plus Methotrexat/Etoposid/Lomustin; *DDP-VBL* Cisplatin/Vinblastin; *DDP-ETP* Cisplatin/Vepesid; *DDP-VDS* Cisplatin/Vindesin; *MTX-ADM-CPM-CCNU (MACC)* Methotrexat/Adriamycin/Cyclophosphamid/CCNU; *DDP-Mit-Cyclo* Cisplatin/Mitomycin/-Cyclophosphamid; *DDP-IFO-Mit* Cisplatin/Ifosfamid/Mitomycin

Die **typischen Remissionen** sind rasch erkennbar. Dadurch kann eine lang anhaltende ineffektive Therapie vermieden werden. Bei der Entscheidung zur Behandlung wird man sich an einigen **Faktoren** orientieren, die Einfluss auf die Remissionsinduktion und die Überlebensdauer der Patienten haben:

- Leistungsindex,
- Tumormasse,
- Metastasen,
- Gewichtsverlust und
- Geschlecht (Frauen haben eine bessere Prognose als Männer).

Die verschiedenen **histologischen Untertypen** des nichtkleinzelligen Lungenkarzinoms spielen bezüglich der Prognose nur eine geringe Rolle. Man wird die Chemotherapie beenden, wenn nach 2–3 Zyklen keine objektiv messbare Wirkung oder subjektive Besserung eingetreten ist.

CAVE

Bei dieser bisher ausschließlich palliativen Therapie des disseminierten nichtkleinzelligen Lungenkarzinoms müssen die Belastungen des Patienten und die damit möglichen Einschränkungen seiner Lebensqualität immer besonders beachtet werden.

13.4 Optionen und Resultate der endobronchialen Therapie

H.D. Becker, W. Harms, F. Herth

13.4.1 Einleitung

! Die Prognose des Lungenkarzinom zählt trotz aller therapeutischer Bemühungen seit 20 Jahren mit einer Fünfjahresüberlebensaussicht bei Diagnosestellung von 10–15% unverändert zu den schlechtesten in der Onkologie (Beckett 1993).

Um dem Patienten eine optimale Überlebenschance zu bieten, muss i. d. R. jeweils ein individuelles multimodales interdisziplinäres **Behandlungskonzept** entwickelt werden, das der Tumorbiologie und dem Stadium der Erkrankung angepasst wird (Drings u. Manegold 1995).

Zur Bestimmung des Gewebetyps und zur Beurteilung der Tumorausdehnung, besonders in den zentralen Atemwegen und in der Lunge, hat sich die **Bronchoskopie** allen anderen Untersuchungsmethoden als überlegen erwiesen (Bülzebruck et al. 1992; Becker et al. 1991). Darüber hinaus wurden für Patienten, die im Verlauf ihrer Tumorkrankheit an Komplikationen durch Beteiligung der zentralen Atemwege leiden, eine Vielzahl therapeutischer endoskopischer Verfahren entwickelt (Becker u. Vogt-Moykopf 1991; Tabelle 13.19). Die Techniken unterscheiden sich hinsichtlich des Akut- und Langzeiterfolgs sowie des Behandlungsrisikos.

Tabelle 13.19. Interventionelle Bronchoskopie

Indikationen	Techniken
Sekretansammlungen	Absaugung Spülung
Sekretverhalt Dyspnoe Pneumonie Abszess, Aspiration Sekrete Kontrastmittel Fremdkörper, zentrale	Absaugung Spülung/Sekretolytika Pigtail-Katheter Absaugung Spülung Extraktion
Atemwegsstenose Dyspnoe Atelektase Ventilmechanismus Pneumonie Abszess	Mechanische Abtragung Starres Bronchoskop Bougierung Ballondilatation Zangenabtragung Thermische Abtragung Elektrokauter Argon-Beamer Kryotherapie Nd:YAG-Laser Stent-Implantation Photodynamische Therapie Brachytherapie
Blutung	Kompression Vasokonstriktiva Laserkoagulation Argon-Beamer Tamponade Fibrinklebung Blockade mit Ballon Einseitige Intubation Doppellumenintubation
Fisteln	Fibrinklebung Spongiosablock Stent-Implantation Zweiseitige Stent-Implantation

Bei der Erstellung eines individuellen rationalen **Behandlungsplans** müssen diese Gesichtspunkte – auch in Bezug auf die konventionelle Tumorbehandlung mittels Chirurgie, Radio- und Chemotherapie – berücksichtigt werden. Auf dieser Basis ist es heute möglich, vielen Patienten durch endoskopische Maßnahmen eine langfristige Erleichterung ihrer oft unerträglichen Beschwerden zu verschaffen, und manchen kann trotz lokal bereits fortgeschrittenen Tumorleidens die Chance der Heilung eröffnet werden.

13.4.2 Klinische Aspekte

Die Beteiligung der zentralen Atemwege bei Tumorleiden führt zu einer Vielzahl klinischer Symptome, die von der Lokalisation, der Geschwindigkeit des Auftretens und nicht zuletzt auch von der Beteiligung der Nachbarorgane abhängt. Die häufigste und neben der schweren Blutung auch dramatischste Komplikation ist der **zentrale Atemwegsverschluss**, besonders, wenn es sich um einen singulären Atemweg handelt, wie den Larynx, die Trachea oder den verbliebenen Hauptbronchus bei Tumorverschluss oder nach Resektion der Gegenseite.

Da die **Kompensationsmechanismen** bei langsamem Eintritt einer zentralen Atemwegsstenose lange effektiv sind und klinische Symptome, wie Atemnot und Stridor, nur sehr allmählich zunehmen, ist die Fehldeutung und -behandlung als Asthma sehr häufig. Hinzu kommt, dass die Beurteilung der zentralen Atemwege auf der Röntgenaufnahme durch die Überlagerung der umgebenden mediastinalen Strukturen schwierig ist.

CAVE

Deshalb muss besonders beim Auftreten „asthmatischer" Symptome im Erwachsenenalter und bei fehlender Allergieanamnese immer auch an einen Verschluss der zentralen Atemwege gedacht werden.

Die **akute Dekompensation** tritt meist erst dann ein, wenn das Lumen unter 5 mm eingeengt ist und eingedicktes Sekret zum kompletten Verschluss führt. Aus diesem Grund erreicht fast die Hälfte der Patienten im lebensbedrohlichen Erstickungsanfall das Krankenhaus (Becker et al. 1987; **Abb. 13.28**). Die einzige vergleichbare dramatische Situation ist die **massive Blutung** aus großen mediastinalen Gefäßen bei Tumorarrosion.

Die Symptome beim **Verschluss kleinerer Atemwege** sind weniger dramatisch. Sie werden verursacht durch:

- lokalisierte Atelektasen mit Retentionspneumonie,
- Abszessbildung,
- umschriebene Überblähung bei Ventilmechanismus oder
- Tumorverschluss von Lappen- bzw. Segmentbronchien.

Eine der am schwierigsten zu therapierenden Situationen ist die **Fistelbildung zu Nachbarorganen**, insbesondere zum Ösophagus.

! Alle Komplikationen können bereits bei Diagnosestellung, aber auch erst später im weiteren Verlauf der Tumorerkrankung als Behandlungsfolge oder durch Fortschreiten des Leidens eintreten. Dann sind i. d. R. die therapeutischen Möglichkeiten eingeschränkt, da sich die Komplikationen der verschiedenen Verfahren oft addieren.

13.4.3 Indikationen und technische Optionen der bronchoskopischen Therapie

Verschluss der zentralen Atemwege

Die Methode der Wahl richtet sich im Wesentlichen nach der **Dringlichkeit des Eingriffs** und danach, ob das Behandlungsziel kurativ oder lediglich eine Palliation ist. In einer lebensbedrohlichen Situation ist eine exakte Bestimmung des Tumorstadiums in aller Regel nicht möglich, sondern es muss die Entscheidung zum Eingriff in drängender Eile getroffen werden.

! Da die Prognose und die definitive Behandlung in dieser Situation nicht absehbar ist, muss die Wahl des endoskopischen Eingriffs im Hinblick auf die größte Effektivität bei geringstem Risiko getroffen werden, so dass ein möglichst breites Spektrum an Alternativen für die weitere Behandlung offen bleibt.

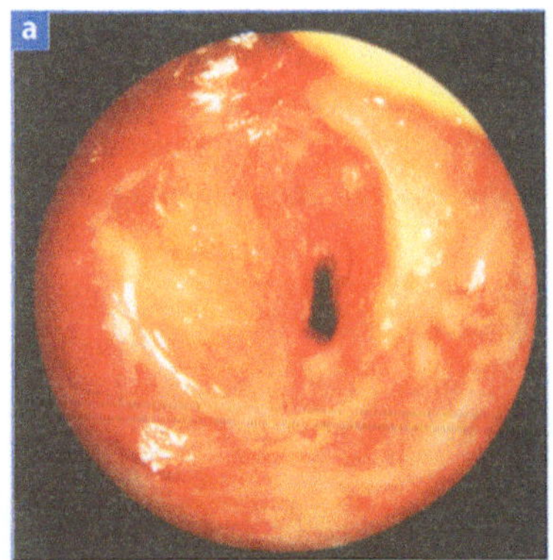

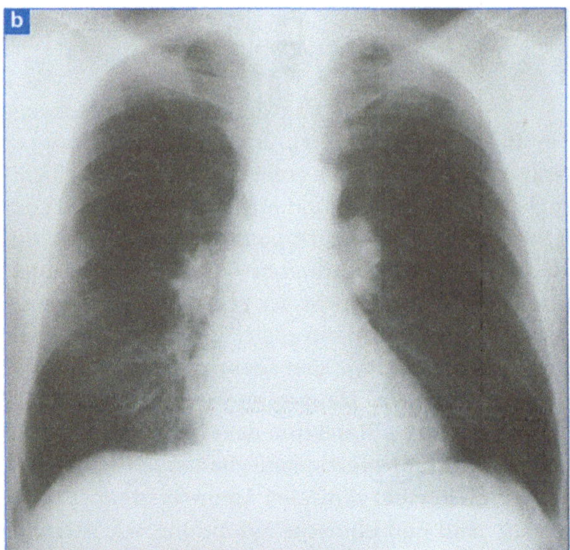

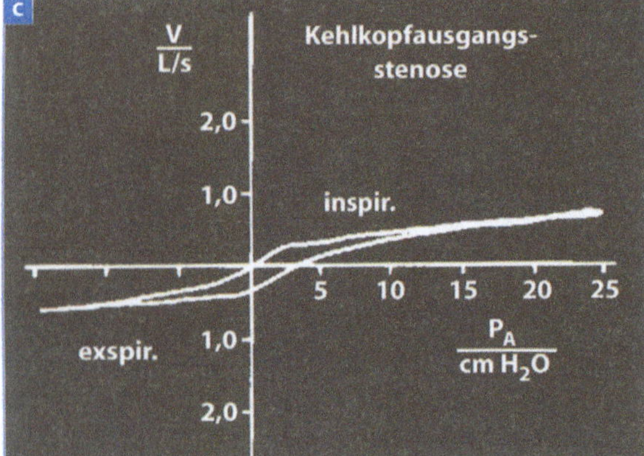

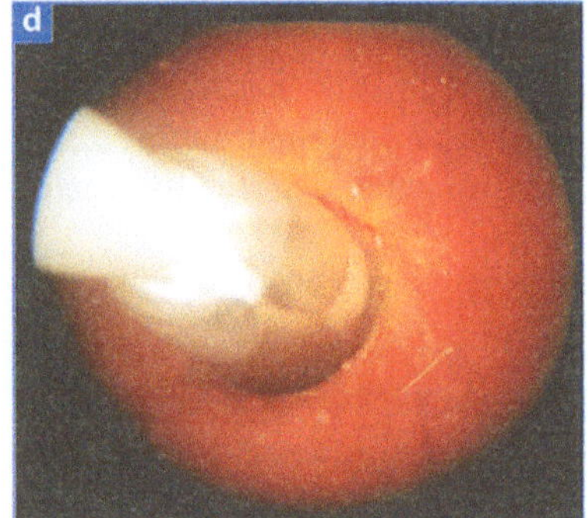

Abb. 13.28a–d. Hochgradige subglottische Stenose durch Tumorkompression (a), die auf der Thoraxaufnahme nicht zu erkennen ist (b), aber zu einer äußerst schweren Beeinträchtigung der Beatmung mit Erstickungsanfällen geführt hat (c). Die Stenose wird mit einem Ballon aufgedehnt (d)

Vorgehen mit dem starren Bronchoskop. oder Dilatation

Vorgehen mit dem starren Bronchoskop. Beim akuten Verschluss durch exophytische Tumormassen ist der effektivste und schnellste Weg zur Desobliteration die Abtragung mit dem starren Bronchoskoprohr unter Allgemeinnarkose. Bei diesem Vorgehen wird zunächst unter Sicht die starre Lupenoptik zur Schienung durch die Tumorstenose hindurchgeführt, um eine Perforation mit dem Bronchoskoprohr zu vermeiden. Dann wird dieses in einer schraubenförmigen Bewegung durch die Stenose geschoben, wobei große Tumorstücke mit dem Rand abgeschert werden, die dann mit dem Sauger oder einer Zange entfernt werden können. Das Manöver ist schrittweise mit Rohren ansteigenden Kalibers durchführbar, bis das gewünschte Lumen erreicht ist. Die Behandlung führt zu einer raschen Lumenerweiterung bei über das Bronchoskoprohr gesicherter Beatmung, während bedrohliche Blutungen kaum vorkommen, da die Tumorgefäße durch das in der Stenose liegende Rohr komprimiert werden. Wenn nötig, kann der Patient nach der Desobliteration im Anschluss vorübergehend intubiert werden, um die Atmung zu stabilisieren und eine postobstruktive Pneumonie zu beheben (Becker et al. 1987; Mathisen u. Grillo 1989).

Vorgehen mit der Zange. Wenn die Verlegung der Atemwege inkomplett ist und der Patient kurze Phasen eines kompletten Atemwegsverschlusses bei ausreichender Oxygenierung toleriert, dann lassen sich insbesondere große, polypoide und gering vaskularisierte Tumoren komplett mit starren Fremdkörperzangen entfernen. Wegen der geringeren Zangendimensionen und der nicht gesicherten Beatmung ist dies mit flexiblen Bronchoskopen nicht möglich. Bei sehr ausgedehnten und reich vaskularisierten Tumoren ist die mechanische Abtragung sehr zeitraubend und u. U. gefährlich, da es durch stärkere Blutungen zur Verlegung der Atemwege kommen kann.

Bougierung und Ballondilatation. Wenn der Grund für die Stenose in einer vorwiegend externen Kompression zu suchen und eine Dilatation mit dem Bronchoskoprohr nicht erforderlich ist, um die Beatmung aufrecht zu erhalten, dann kann eine Dehnung mit Bougies und Dilatationsballons erfolgen. Wegen ihrer geometrischen Konfiguration sollten eher die konischen Savary-Gillard-Bougies angewendet werden, da die stumpfen Modelle nach Suttar oder Eder-Puestow wegen ihrer erheblichen Scherkräfte leicht zur Ruptur der Bronchuswand führen. Weniger traumatisch ist die Dilatation mit Ballons, die in gefaltetem Zustand, ggf. über einen Führungsdraht, in die Stenose eingebracht werden. Unter endoskopischer und radiologischer Kontrolle wird dann durch Füllung über eine Manometerspritze die Stenose mit Drücken bis zu 12 Atmosphären aufgedehnt. Durch den konsekutiven Gebrauch von Ballons mit ansteigenden Durchmessern kann eine Ruptur vermieden werden (Abb. 13.28).

CAVE

Bei starrer Fixierung der Atemwege durch Lymphome oder ausgedehnte Narbenbildung kommt es besonders leicht zu Einrissen am Übergang des Knorpels zur membranösen Hinterwand, wo die Scherkräfte am größten sind.

Hochfrequenzdiathermie. Die Umsetzung eines hochfrequenten Wechselstroms in Wärme beim Durchfluss durch Gewebe ist auch in den Atemwegen zur Abtragung pathologischer Neubildungen etabliert (Hooper u. Jackson 1985). Der Nachteil dieser Methode ist darin zu sehen, dass die Hitzeentwicklung von der dem Auge nicht sichtbaren Stromflussdichte abhängt und dass durch den direkten Kontakt der Sonden mit dem Gewebe mechanisch Blutungen verursacht werden können. Bei Patienten mit Herzschrittmachern oder anderen metallischen Implantaten, wie manchen metallischen Endoprothesen, ist die Anwendung nicht möglich. Außerdem besteht das Risiko ungewollter Verletzungen, wenn in den engen Verhältnissen der Atemwege die Sonde Kontakt mit nicht betroffenen Wandabschnitten bekommt. Bei bipolaren Sonden sind diese Risiken geringer. Allerdings lassen sich damit größere Gewebestücke nicht abtragen.

Argon-Plasmakoagulator (APC). Um den Effekt zu verstärken, wurde die Hochfrequenzdiathermie mit Insufflation von Argon kombiniert. Hierbei dient das Gas als Vehikel für die Elektrizität, die dem Gasstrom folgt und auf diese Weise sogar einen gekrümmten Verlauf nehmen kann, so dass auch eine Anwendung im schrägen Winkel möglich ist. Der Koagulationseffekt des elektrischen Plasmas ist gut zu sehen, und die Eindringtiefe kann durch die Distanz der Sonde zur Wand beeinflusst werden (Farin u. Abb. 13.29). Bei Blutungen, flächenhaftem Tumorwachstum und Papillomen ist der Argon-Beamer anderen Methoden, besonders dem Nd:YAG-Laser, überlegen. In kleinen Atemwegen oder bei hochgradiger Obstruktion der Trachea kann die Sonde manchmal nicht weit genug vor der Endoskopspitze platziert werden. In diesem Fall ist es möglich, dass der Strom über die metallische Instrumentenspitze abfließt und zu unbeabsichtigten Verletzungen führt. Aus diesem Grund wird der Gebrauch spezieller Endoskope mit Keramikisolierung empfohlen.

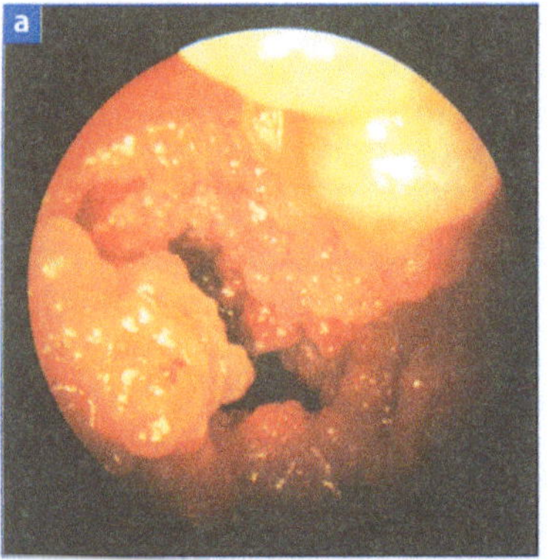

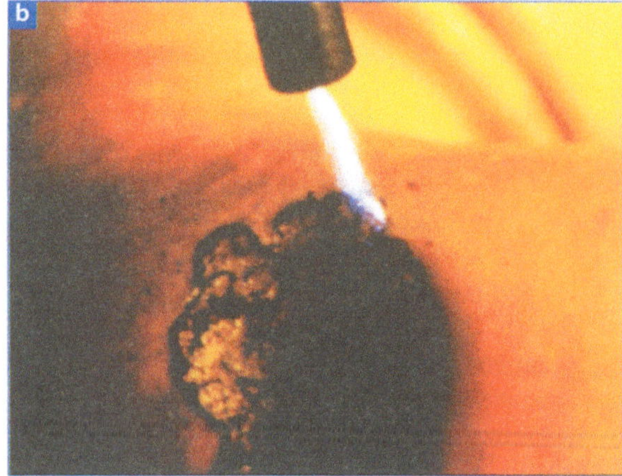

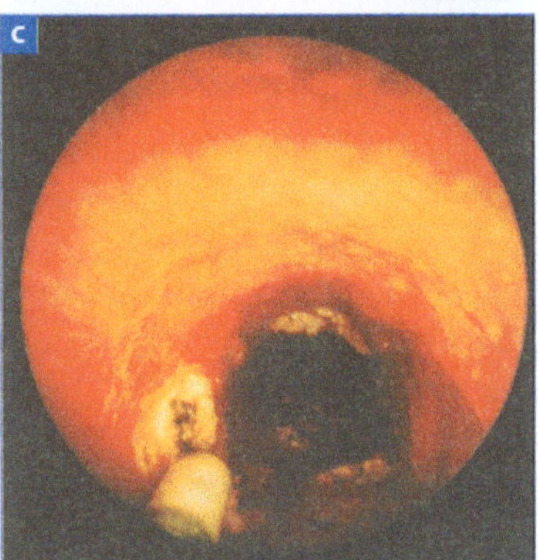

Abb. 13.29a–c. Ausgedehnte tumorförmige tracheobronchiale Papillomatose (a). Der Hochfrequenzstrom des Argon-Beamers lässt sich berührungsfrei und dem Auge sichtbar zur Gewebezerstörung einsetzen (hier am Phantom gezeigt; (b). Die Papillome sind weitgehend abgetragen (c)

Kryochirurgie. Hierbei wird eine Hohlsonde an den Tumor gebracht und dann mit flüssigem Stickstoff gefüllt. Das Gewebe wird hierdurch bei einer Temperatur von –70 °C gefroren und zerstört. Nach dem Wiederauftauen wird die Sonde entfernt und das nekrotische Gewebe endoskopisch abgetragen, sofern die Nekrose nicht spontan abgehustet wird. Da das System vergleichsweise billig ist und insbesondere seit dünnere Sonden angeboten werden, ist die Anwendung inzwischen weiter verbreitet (Homasson et al. 1986; Walsh et al. 1990). Die Kryotherapie subtotaler Atemwegsstenosen kann gefährlich sein, da die Sonde während des Gefriervorgangs fest mit dem Tumor verbunden ist und das Auftauen länger als eine Minute dauern kann. Im Falle der Hypoxie kann sie dann nicht ohne das Risiko schwerer Verletzungen entfernt werden.

Nd:YAG Laser. Im Gegensatz zu den zuvor beschriebenen Methoden wird beim Laser die Umsetzung der Lichtenergie kontaktfrei erzielt, da sie durch Absorption und Streuung der Laserstrahlen im Gewebe erfolgt. Der therapeutische Strahl des Nd:YAG-Lasers hat eine Wellenlänge von 1060 nm und ist nicht sichtbar. Deshalb wird ein sichtbarer Heliumlaser als Zielstrahl benötigt. Die thermische Wirkung des Laserlichts ist gut sichtbar und lässt sich durch Variation der Leistung gut steuern. Die Absorption der Energie und ihre Umsetzung in Hitze hängt wesentlich von der Farbe des Gewebes ab. So nimmt rotes, gut durchblutetes oder bereits karbonisiertes Gewebe sehr viel Energie auf, während weißliches sehr viel mehr Energie zur Zerstörung benötigt. Hierbei können im Tumor Temperaturen von bis zu 500–600°C erreicht werden, fallen jedoch im Lumen rasch ab, besonders wenn die Beatmung mit dem Jet-

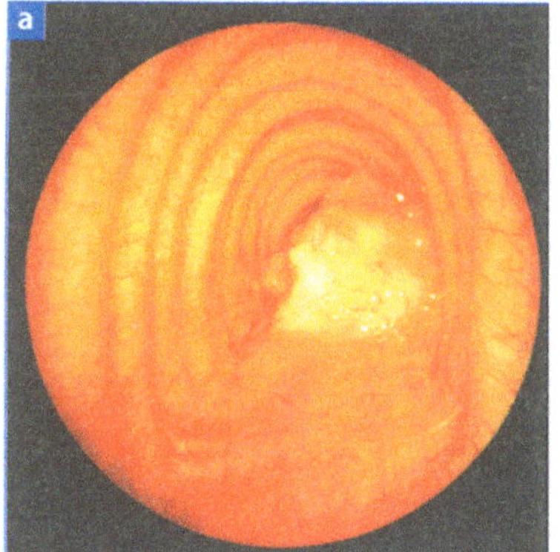

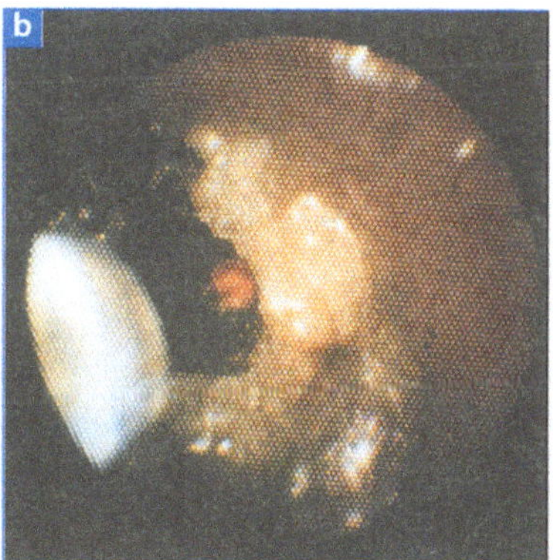

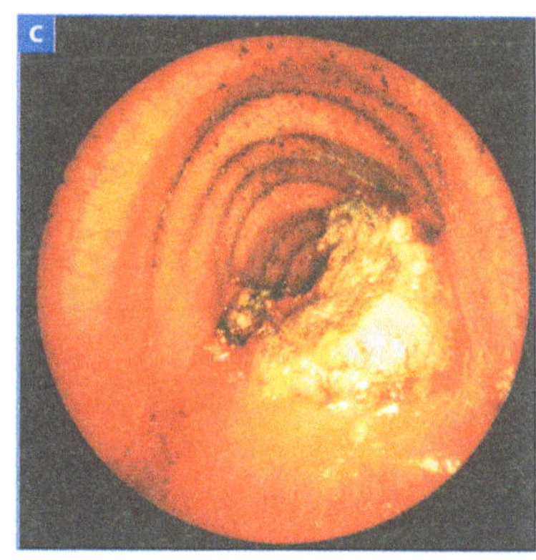

Abb. 13.30a–c. Hochgradige Tracheastenose durch ein primäres Plattenepithelkarzinom (a). Mit dem Nd:YAG-Laser ist der Tumor bereits koaguliert und teilweise abgetragen. In der dunklen Karbonisationszone kann der Pilotstrahlstrahl des Heliumlasers als heller Fleck am Rand erkannt werden (b). Die Stenose ist zu etwa 40% rekanalisiert. Der gesamte verbliebene Tumorrest ist durch die Koagulation hell gefärbt. Die Tracheahinterwand ist als Zeichen der extraluminalen Tumorausbreitung angehoben (c) In dieser Situation ist eine komplette Laserabtragung und anschließende Radiotherapie mit einem hohen Fistelrisiko belastet

ventilator erfolgt. Die Hitzekonvektion durch die Blutgefäße im Tumor selbst und im Mediastinum ist wesentlich geringer, so dass die Eindringtiefe bis zu 1 cm betragen kann. Deshalb werden heute niedrige Leistungen von 20–30 Watt zur Koagulation des Gewebes und der Gefäße sowie von 40 bis max. 50 Watt zur Tumorvaporisation empfohlen (Cavaliere et al. 1994; Dumon et al. 1984). Unter diesen Kautelen ist der Nd:YAG-Laser ein effektives und sicheres Instrument zur Gewebeabtragung in den Atemwegen und hat andere Methoden vielfach ersetzt (Abb. 13.30). So haben auch die Autoren inzwischen etwa 900 Lasereingriffe an den zentralen Atemwegen vorgenommen und dabei lediglich einen Todesfall durch Asphyxie erlebt, sowie 5 Fälle schwerer Blutungen, die allerdings alle konservativ beherrscht werden konnten. Auf der anderen Seite konnte vielen Patienten die Chance für eine weitere Behandlung eröffnet, einzelne sogar geheilt werden. Die Hälfte der Patienten überlebte den Eingriff 6 Monate, 25% 2 Jahre, und 20% waren 3 Jahre später noch am Leben (Becker et al. 1993; Desai et al. 1988; Abb. 13.31).

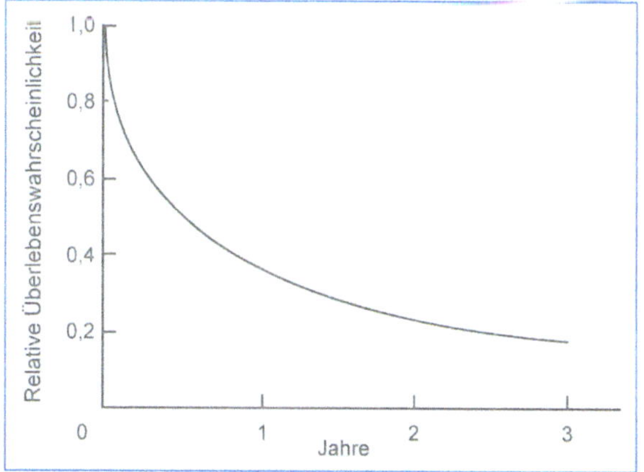

Abb. 13.31. Überlebenswahrscheinlichkeit nach Nd:YAG-Laserabtragung maligner zentraler Atemwegstumoren

Endoprothesen (Stents)

Die neueste Entwicklung betrifft den Einsatz von Endoprothesen zur **Schienung** der **zentralen Atemwege**. Hierfür stehen heute eine Vielzahl verschiedener Modelle zur Verfügung, ohne dass bislang ein ideales System zur Behandlung aller Situationen gefunden ist.

Silikonrohre und Hybride. Das erste Modell war der von Dumon (1990) entwickelte Silikon-Stent. Er besteht aus einem einfachen oder verzweigten Silikonrohr mit Fixierungsnoppen auf der Oberfläche und wird in unterschiedlichen Durchmessern, Längen und Biegungen vertrieben. Der endoskopische

Einsatz erfolgt mit dem starren Bronchoskop oder einem speziellen Implantator. Da die starren Silikonrohre gegen Biegungen verkanten und durch zähes Sekret verlegt werden können, wurde als Verbesserung von Freitag et al. (1993) ein Hybrid-Stent aus Silikon mit flexibler Dorsalwand und durch Stahlspangen verstärkter ventraler Wand entwickelt. Dieser Stent ist wesentlich voluminöser und entsprechend schwieriger einzusetzen.

Expandierbare und selbstexpandierende Metallendoprothesen und Hybride. Die Prothesen bestehen aus Metallgeflechten, die in zusammengefaltetem Zustand in die Atemwege eingebracht und dort entfaltet werden oder sich nach der Freisetzung selbst entfalten. Da ihre Wandstärke geringer ist als diejenige der Kunsstoffprothesen, bleibt für das Lumen wesentlich mehr Raum. Außerdem sind sie wesentlich leichter zu implantieren. Der Palmaz-Stent aus Stahl und der Strecker-Tantalum-Stent werden im Lungensystem durch Füllung eines Ballons entfaltet und gegen die Wand gepresst. Ein wesentlicher Nachteil ist ihre fehlende mechanische Stabilität gegen die erheblichen Druckschwankungen in den Atemwegen, die bis über 300 mmHg erreichen können. So ist es möglich, dass die Prothesen allmählich zusammenbrechen und zu einer Restenosierung führen. Wenn sie in die Schleimhaut integriert oder durch Granulationsgewebe bzw. Tumor durchwachsen sind, ist die Extraktion oft schwierig oder gar unmöglich. Selbstexpandierende Prothesen entfalten sich durch die geometrische Expansionskraft der Stahlfilamente (Gianturco- und Wall-Stent) oder durch den Memory-Effekt so genannter „intelligenter" Metalllegierungen aus Nickel und Titan (Nitinol-Ultraflex-Stent), der sie immer wieder die einmal vorgegebene Form einnehmen lässt. Die Mechanik dieser so genannten „memory-shape alloys" ähnelt sehr stark derjenigen des Knorpels, während die Stahlfilamente wegen ihrer Rigidität erhebliche Traumata setzen können, bis hin zur Peforation mit Fistelbildung oder Arrosionsblutung aus der Pulmonalarterie. Gegen Durchwachsung wurden beschichtete Hybride konstruiert, bei denen das Metallgeflecht von einer biokompatiblen Kunststoffmembran umhüllt ist (Becker et al. 1995).

Die Erfahrungen der Autoren beziehen sich derzeit auf die Implantation von über 800 Prothesen bei etwa 500 Patienten, von denen einige bis zu 10 Jahre unter Beobachtung stehen. Vor der Stent-Implantation muss das **Lumen dilatiert** werden, um eine Stent-Dislokation zu verhindern.

Tipp

Der adäquate Prothesendurchmesser kann an den Branchen einer geöffneten Biopsiezange abgeschätzt werden oder am Durchmesser des Bronchoskops, das die Stenose passieren kann. Um eine Dislokation zu vermeiden, muss die Prothese nach der Implantation fest in der Stenose sitzen. Die richtige Länge lässt sich ausmessen, indem man das Endoskop vom distalen bis zum proximalen Stenosenende zurückzieht und die zurückgelegte Distanz außen am Instrument abmisst. Für Bifurkationstumoren empfehlen sich der Dumon- und der Freitag-Stent. Ansonsten sind sehr gute Erfahrungen mit dem Nitinol-Stent gemacht worden, der sich besonders in kleineren Atemwegen, an Biegungen und in der subglottischen Region und v. a. auch zur Deckung von Fisteln zu den Nachbarorganen bewährt (Becker et al. 1995; Abb. 13.32).

Methoden zur mittelfristigen und Langzeitbehandlung

Die zuvor beschriebenen Behandlungsmethoden dienen der raschen Beseitigung zentraler Atemwegsstenosen. Wenn die Atmung stabilisiert ist, müssen nach den obligaten Staging-Untersuchungen weitere Maßnahmen getroffen werden, um den **Behandlungserfolg zu sichern**, da ja nur die endoluminalen Tumorteile zerstört werden. Manchmal ist nach der endoskopischen Behandlung ein chirurgischer Eingriff möglich, in den meisten Fällen kann jedoch nur noch eine palliative adjuvante Radio- oder Chemotherapie erfolgen. Hierfür wurden weitere bronchoskopische Methoden zur Behandlung persistierender oder progredienter zentraler Atemwegstumoren entwickelt.

HDR-Brachyradiotherapie in Afterloading-Technik. Hierbei wird nach endoskopischer Platzierung eines Hohlkatheters in die tumorbefallenenen Ab-

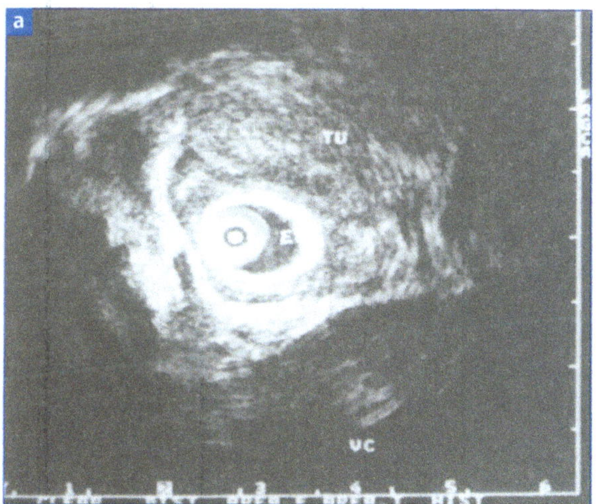

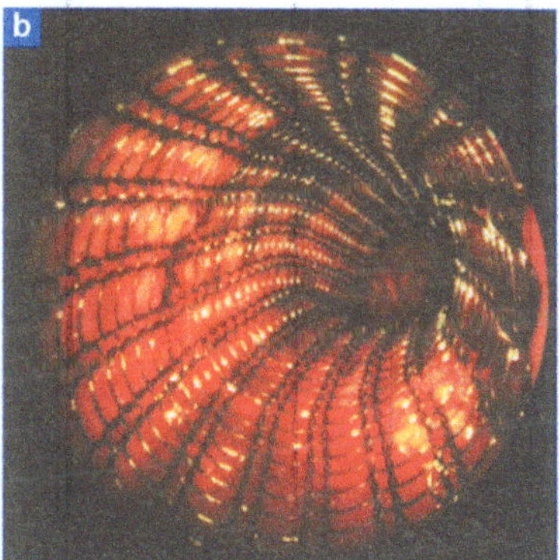

Abb. 13.32a,b. Die endosonographische Exploration des Ösophagus (ES) bei dem Patienten der Abb. 31.3 zeigt eine breite Tumorinfiltration bis in die Submukosa (*TU*). Neben dem Ösophagus sind die deszendierende Aorta (*AO*) und die Wirbelsäule (*VC*) abgebildet (a). Damit ist das Fistelrisiko bestätigt, und es wird zur weiteren Lumeneröffnung und Stabilisierung der Atmung vor der anschließenden perkutanen Radiotherapie eine beschichtete Ultraflexprothese in die Trachea eingelegt (b)

schnitte der Atemwege anschließend in Nachladetechnik („afterloading") über Computersteuerung ein hochaktiver Gammastrahler (Iridium 192) eingebracht. Die Strahlung an der Oberfläche der Sonde ist sehr stark, fällt aber zur Umgebung steil ab, so dass umgebende strahlensible Gewebe – wie die Lunge, das Herz und die Speiseröhre – weitgehend geschont werden (Kleinraumbestrahlung/Brachyradiotherapie, Hall 1994; Macha et al. 1987). Diese Bestrahlungsform wird üblicherweise als Boost-Bestrahlung nach vorangegangener externer Radiotherapie angewandt. Es konnte nachgewiesen werden, dass bereits nach zwei Dritteln (40–50 Gy) der üblichen externen Bestrahlungsdosis eine signifikante Volumenreduktion eintritt und somit bei endoluminal und in der näheren Umgebung verbliebenen Tumorresten mit einem Radius von bis zu 2,5 cm durch die anschließende endoluminale Hochdosisradiotherapie (HDR) eine komplette Tumorzerstörung und damit eine Verbesserung des Langzeitüberlebens erzielt werden kann. Einige der so behandelten Patienten überleben seit mehr als 5 Jahren ohne Tumorrezidiv, was einer Heilung nach onkologischen Kriterien entspricht (Becker et al. 1993; Schraube et al. 1993; Shea et al. 1993; Abb. 13.33).

Photodynamische Lasertherapie (PDT). Im Gegensatz zur thermische Zerstörung mit dem Nd:YAG-Laser wird die Tumorzerstörung durch einen photochemischen Prozess bewirkt. Nach intravenöser Applikation eines so genannten Phosensibilisators, meist von Hämatoporphyrinderivaten (HPD), reichert sich dieser besonders in malignem Gewebe an. Wird der Tumor dann nach der Sensibilisierung mit einem Laser belichtet, dessen Wellenlänge im Absorptionsmaximum der Hämatoporphyrine liegt, dann zerfallen die Moleküle innerhalb der Zellen unter Freisetzung hochtoxischer Sauerstoffradikale. Die Tumorzerstörung ist sowohl Folge der direkten Zellschädigung als auch der Obliteration der Kapillargefäße (Becker 1995a; Pass 1993). Inzwischen sind weltweit Hunderte von Patienten erfolgreich behandelt worden, und insbesondere der potenziell kurative Ansatz bei lokal inoperablen Frühkarzinomen ist gut belegt (Dougerty 1989; Edell u. Cortese 1987; Furuse et al. 1993).

! Ein wesentlicher Nachteil der Behandlungsmethode ist, neben der teuren apparativen Ausrüstung, die generelle Sensibilisierung der Haut und der Augen für Tageslicht, die zuweilen über mehrere Wochen anhalten kann. Verbesserungen durch die Entwicklung tumorspezifischer Sensibilisatoren und billigerer Laser sind allerdings zu erwarten.

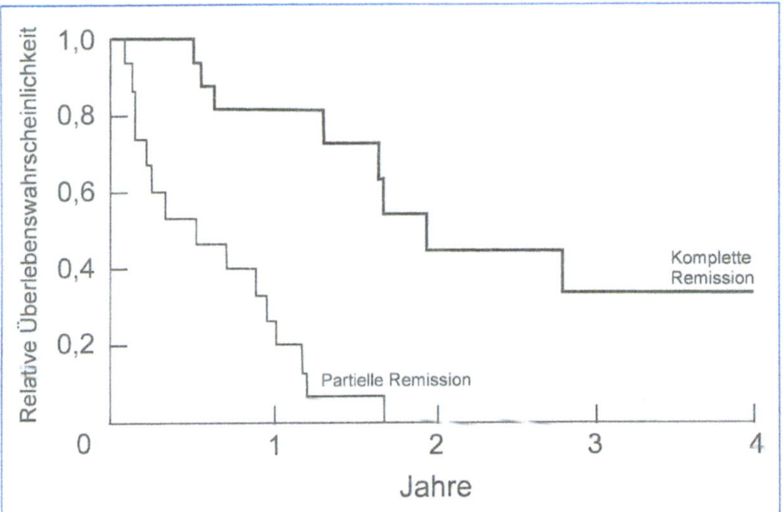

Abb. 13.33. Überleben nach endoluminaler Hochdosisbestrahlung (Brachytherapie)

Postobstruktive Sekretretention

Ein **Sekretverhalt** durch

- mechanische Verlegung der Atemwege,
- funktionelle Abhustschwierigkeiten, z. B. bei Rekurrens- oder Phrenikusparese, oder
- schmerzbedingte Bewegungseinschränkung nach Operation

kann durch **bronchoskopische Absaugung** leicht behoben werden.

Wenn das Sekret stark eingedickt ist, kann durch lokale **Spülung mit Sekretolytika** leicht eine Verflüssigung erreicht werden (Becker et al. 1991). Um den Effekt aufrecht zu erhalten, müssen ggf. die oben beschriebenen Maßnahmen zur Desobliteration sowie eine intensive inhalative und atemgymnastische physikalische Therapie angeschlossen werden.

Kommt es durch Tumorzerfall oder hinter einer Tumorstenose zu einem **postobstruktiven Abszess**, dann kann dieser zur Sepsis führen, so dass für operative Maßnahmen ein erhöhtes Risiko besteht. In diesen Fällen wurde mit Erfolg über einen Führungsdraht auf bronchoskopischem Wege ein so genannter Pigtail-Katheter in die Höhle eingelegt, der dann transnasal ausgeleitet wird, um den Eiter zu drainieren. Die Höhle lässt sich dann i. d. R. rasch durch Spülung mit Antibiotika reinigen. Nach Beseitigung der lebensbedrohlichen Komplikation kann dann der zur defintiven kausalen Therapie nötige Eingriff mit wesentlich niedrigerem Risiko vorgenommen werden.

Blutungen

Oberflächliche Blutungen aus kleinen Tumorgefäßen können durch lokale Kompression mit in Vasokonstriktiva getränkten Watteträgern gestillt werden oder durch Koaguation mit dem Nd:YAG-Laser bzw. Argon-Beamer. Liegt die Blutungsquelle nicht im einsehbaren Bereich, sondern in einem Segmentbronchus oder in der Lunge selbst, dann kann eine Stillung durch Blockade des entsprechenden Bronchus mittels **Induktion** eines **künstlichen Gerinnsels** durch Instillation eines Fibrinklebers erreicht werden oder, falls dies nicht zum Erfolg führt, indem man den Bronchus mittels Ballonkatheter vorübergehend verschließt, bis die Blutung spontan oder nach radiologischer Embolisierung des entsprechenden Lungenarterienastes zum Stillstand gekommen ist (Prakash u. Freitag 1994; Abb. 13.34).

Bei einer lebensbedrohlichen **starken Hämoptoe** können die bronchoskopisch gesteuerte einseitige Intubation der nicht betroffenen Seite oder die Intubation mit einem Doppellumentubus lebensrettend sein (Becker et al. 1991).

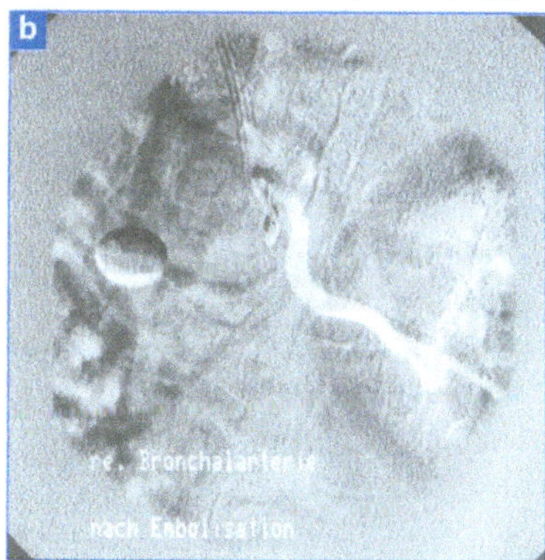

Abb. 13.34a,b. Zur Behandlung einer Blutung aus einem zentral einschmelzenden inoperablen Tumor im rechten Lungenoberlappen ist ein Ballonkatheter in der Lappenbronchus zur Okklusion eingeführt (a). Unter angiographischer Kontrolle wird der zugehörige Ast der Lungenarterie bei liegendem Ballonkatheter durch Embolisation verschlossen (b)

Tipp

Bei masssiver arterieller endotrachealer Blutung durch Arrosion des Truncus brachiocephalicus kann durch bronchoskopische Intubation das Leck passager verschlossen werden: Zunächst wird unter kontinuierlicher Saugung mit dem starren Bronchoskop die Blutungsquelle lokalisiert. Dann wird ein Tubus über die Läsion hinweg in die Atemwege eingebracht und sofort geblockt, um das Ersticken durch Blutaspiration zu verhindern. Anschließend wird der geblockte Tubus in die Läsion hinaufgezogen, um das Leck zu tamponieren. Falls es weiter nach oral blutet, kann zusätzlich der Larynx austamponiert werden.

Auf diese Weise konnten 2 Patienten mit benigner Ursache durch einen anschließenden **chirurgischen Eingriff** gerettet werden. Bei einem dritten Patienten war der arrodierende Tumor so weit fortgeschritten, dass eine Resektion nicht mehr möglich war (Becker et al. 1991).

Fisteln

Tumorfisteln in die Nachbarorgane, insbesondere zur Speiseröhre, können meist nicht mehr operativ angegangen werden. Da die quälenden **Symptome chronischer Aspiration** unerträglich sind, ist ein Behandlungsversuch dennoch auf jeden Fall indiziert. Besteht gleichzeitig eine Ösophagusstenose, dann reicht meistens eine alleinige Schienung der Speiseröhre aus, durch welche auch die orale Nahrungsaufnahme gesichert wird. Bei großen Leckagen empfiehlt sich die Implantation einer schaumstoffummantelten Prothese zur Deckung (Becker et al. 1995; Becker 1994).

Steht auf der anderen Seite die **tracheobronchiale Obstruktion** im Vordergrund, dann wird die Fistel durch endotracheale Stent-Implantatation, meistens mit beschichteten Nitinol-Stents, behandelt. In einigen Fällen ist eine gleichzeitige Protheseninplantation in den Ösophagus und die Atemwege erforderlich, da nach der Protheseneinlage in die Speiseröhre eine Okklusion der Atemwege durch die Volumenvermehrung droht (Abb. 13.35).

Postoperative **Fisteln an der Operationsnaht** bedrohen den Heilungserfolg und oft auch das Leben des Patienten durch

- in die Wundhöhle eingeschleppte Infekte,
- chronische Aspiration auf die gesunde Seite oder
- Leckatmung bei größeren Defekten.

Kleine Haarfisteln am Bronchusstumpf können nach Deepithelialisierung der Wundflächen mit Zytologiebürsten, APC oder Laser durch Auffüllung mit Fibrinkleber in aller Regel leicht verschlossen werden. Zum **Verschluss größerer Dehiszenzen** hat sich der von Pridun eingeführte dekalzifizierte Spongiosablock bewährt, der als Haftgrund für den Kleber eingesetzt wird und als Gerüst für die Einwanderung der Fibroblasten dient, die das Leck schließlich nar-

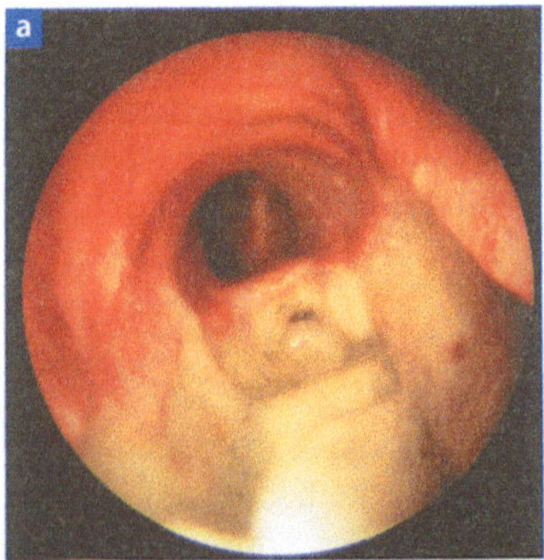

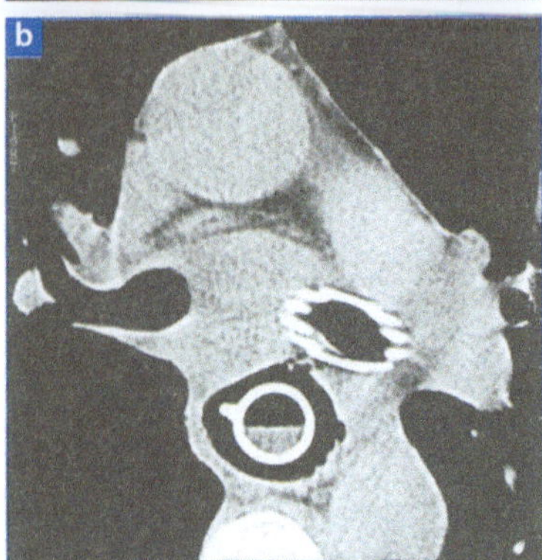

Abb. 13.35a,b. Großes Leck an der Tracheahinterwand nach Bestrahlung eines ausgedehnten Ösophaguskarzinoms (a). Die Fisteldeckung erfolgt in diesem Fall durch kombinierte Schienung der Speiseröhre mit einem schaumstoffarmierten Tubus und der Trachea mit einer selbstexpandierenden Maschendrahtprothese. Das CT zeigt eine analoge Situation bei ösophagobronchialer Fistel zum linken Hauptbronchus (b). Die Fistel ist durch den Schaumstoffmantel abgedeckt, und die Nahrung kann ungehindert passieren, während das Bronchuslumen durch den Stent offen gehalten wird

big verschließen. Bei 60 % der Patienten ist hiermit der Verschluss gelungen (Abb. 13.36).

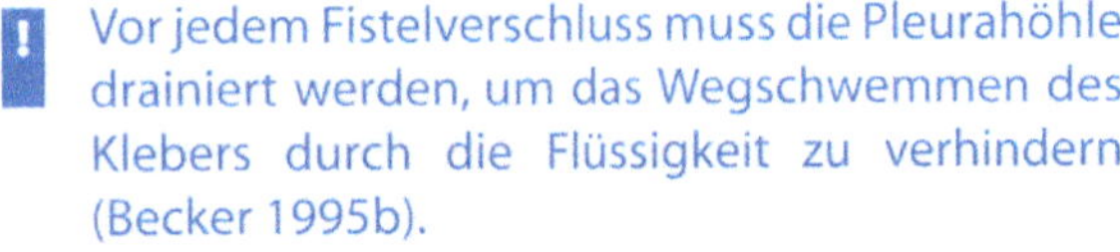

! Vor jedem Fistelverschluss muss die Pleurahöhle drainiert werden, um das Wegschwemmen des Klebers durch die Flüssigkeit zu verhindern (Becker 1995b).

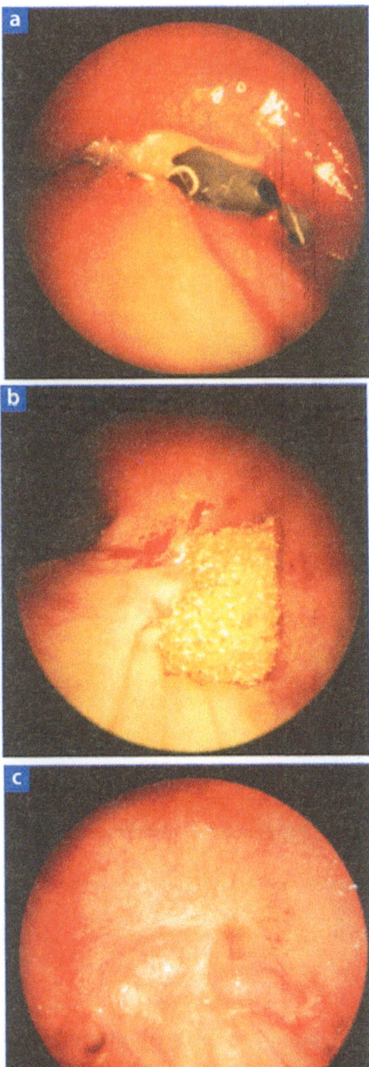

Abb. 13.36a–c. Insuffizienz der Bronchusklammernaht nach rechtsseitiger Pneumonektomie. Durch das Leck ist der Fibrinpannus auf dem Mediastinum zu erkennen (a). Durch Einsatz eines Spongiosablocks ist das große Leck verschlossen (b). Bei einer endoskopischen Kontrolle ein halbes Jahr nach anschließender Fibrinklebung ist die Fistel stabil verschlossen (c)

In Fisteln nach tangentialer Resektion und an zikulären Anastomosen nach so genannten Manschettenresektionen lässt sich der **Spongiosablock** nicht verankern. In diesen Fällen konnte zur Behebung des mediastinalen Gewebeemphysems und der chronischen Aspiration eine Abdichtung durch Implantation beschichteter **Endoprothesen** erzielt werden, um die herum das Leck dann anschließend narbig verheilte.

13.4.4 Strategische Überlegungen

Zieht man einen endoskopischen interventionellen Eingriff zur Behandlung von Atemwegsproblemen in Erwägung, dann müssen verschiedene **Überlegungen** beachtet werden:

- **Art und Ursache** der Komplikation. Häufig führt eine Kombination verschiedener Mechanismen gleichzeitig zu Problemen, so z. B. exophytisches Tumorwachstum und extrinsische Kompression. Die Komplikation ist möglicherweise durch den Tumor selbst bedingt oder aufgrund sekundärer Folgen, aber auch durch Nebenwirkungen der Behandlung. So kann ein Abszess durch spontane Tumornekrose, durch Verlegung eines Bronchus, aber auch als Folge einer Radiotherapie auftreten. Eine Dyspnoe entsteht z. B. als direkte Folge der Atemwegsstenose, aber auch nach einem Verschluss der Pulmonalarterie.
- **Dringlichkeit der Behandlung.** Das wahre Ausmaß einer Tumorerkrankung kann bei Patienten mit lebensbedrohlichen Symptomen schwierig zu erkennen sein. So kommen etwa die Hälfte der Betroffenen mit hochgradiger Atemwegsobstruktion unter den Symptomen des akuten Erstickens zur Aufnahme. In dieser Situation ist oft nicht einmal eine Erhebung der Anamnese oder eine Thoraxaufnahme in 2 Ebenen möglich, geschweige denn weitere Untersuchungen mittels Funktionsanalyse, Computertomographie, Angiographie etc..
- **Prognose und Lebensqualität.** Wenn ein exaktes Tumor-Staging nicht möglich ist, ist auch die Prognose des Patienten nur vermutungsweise abzuschätzen. Natürlich hat ein bekanntes, weit fortgeschrittenes, metastasierendes Tumorleiden erheblichen Einfluss auf weitere therapeutische Entscheidungen. Aber auch bei fortgeschrittenem Tumorleiden kann eine mittelfristige Überlebensaussicht für wenige Monate akzeptabel sein, wenn der Tumorprogress langsam ist und der Patient diese Zeit durch die Maßnahme relativ beschwerdearm zu Hause verbringt. Sind die Beschwerden unerträglich und ist die Prognose nicht abzuschätzen, dann kann das Risiko einer nur kurzen Überlebensfrist in Kauf genommen und die Entscheidung für ein aktives Vorgehen getroffen werden, da Patienten mit zunächst infaust erscheinender Prognose noch ein vergleichsweise komfortables Leben führen, wenn die unerträgliche Situation beseitigt ist. Die Behandlung kann eingestellt werden, sollte sich die Prognose endgültig als infaust erweisen.
- **Konventionelle Alternativen.** Bevor man einen endoskopischen Eingriff in Erwägung zieht, müssen alle Alternativen einer konventionellen Therapie insbesondere dahingehend in Betracht gezogen werden, ob sie zur Behebung der Symptome geeigneter und weniger riskant sind. So wird, wann immer es die Situation zulässt, die therapeutische Entscheidung für jeden Patienten individuell von einem Gremium aller beteiligten Spezialisten getroffen. Letztendlich hat jedoch im Notfall der Endoskopeur die Verantwortung und muss dazu über alle Alternativen ausreichend informiert sein, da die zuerst getroffene Maßnahme für alle weiteren Behandlungen und damit auch für das weitere Schicksal des Patienten entscheidend ist.
- **Bronchoskopische Alternativen.** Dies trifft besonders für die Auswahl des endoskopischen Eingriffs zu. Die Effektivität in der Notfallbehandlung steht häufig im Gegensatz zur Langzeitwirkung (Abb. 13.37). Generell empfiehlt es sich, den risikoärmsten, schnellsten und am we-

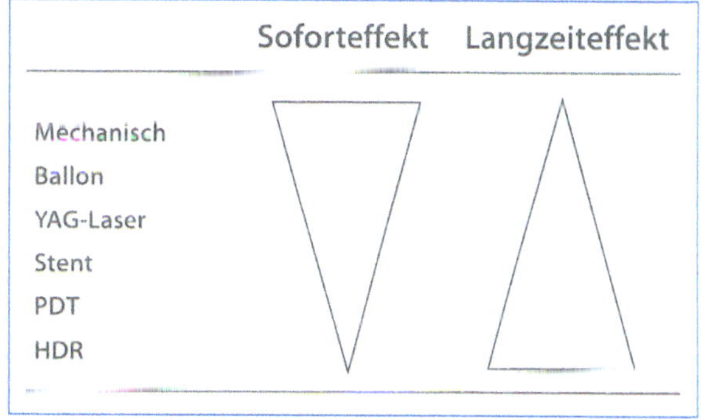

Abb. 13.37. Kurz- und Langzeiteffekt interventioneller Verfahren. *PDT* photodynamische Lasertherapie; *HDR* Hochdosisradiotherapie

nigsten invasiven Eingriff vorzunehmen, der die meisten Alternativen für eine weitere Behandlung offen lässt. Oft kann die endobronchiale Therapie durch Kombination unterschiedlicher Verfahren effektiv in einer Sitzung erfolgen. So besteht die Möglichkeit, eine akute mechanische oder Laser-Desobliteration der Atemwege durch sofort anschließende Stent-Implantation zur längerfristigen Freihaltung der Atemwege zu komplettieren, wenn die Inoperabilität, z. B. durch endosonographischen Nachweis des gleichzeitigen Tumorbefalls der Speiseröhre, nachgewiesen wird. Wiederholte Lasereingriffe sind im Laufe der Jahre um die Hälfte zurückgegangen, während Stent-Implantationen auf bis zu 100 Einlagen im Jahr an unserer Klinik zugenommen haben. Diese neue Technologie hat auch die Indikationen zur palliativen Brachytherapie weitgehend verdrängt, da sich mit wesentlich geringerem Aufwand ein gleicher Effekt erzielen lässt. Wenn eine Langzeitpalliation oder gar die Heilung das Ziel der Behandlung ist, dann werden die endobronchialen Akutmaßnahmen mit einem operativen Eingriff oder mit langfristig wirksamen Techniken, wie der Brachy- oder der photodynamischen Therapie, kombiniert. Zu bedenken ist immer, dass sich die Nebenwirkungen und Komplikationen einzelner Verfahren in unerwünschter Weise addieren können. So kommt es in einem hohen Prozentsatz zu Fisteln, wenn eine extensive Laserabtragung mit einer konservativen Radiotherapie oder gar einer Brachytherapie kombiniert wird.

- **Invasivität und Risiko.** Das Risiko korreliert mit der Invasivität der therapeutischen Maßnahme. Endoluminale Verfahren zur mechanischen Abtragung bergen zwar das Risiko einer Blutung, sind jedoch relativ sicher im Hinblick auf eine Perforation. Forsches Vorgehen bei der Ballondilatation und forcierte Manöver mit dem starren Bronchoskop können hingegen bei starren Stenosen leicht zu Einrissen der Wand führen. Bei Stents besteht die Gefahr einer Wandverletzung oder gar Perforation. Unkontrollierte Penetrationen der Hitzefront bei der Nd:YAG-Laserabtragung können zu verzögerter Perforation oder Arrosionsblutung führen. Auch die Zerstörung kleiner Frühkarzinome mit der PDT kann durch die folgende hämorrhagische aktinische Bronchitis nach Verschluss der kleinen Gefäße ausgedehnte Narben zur Folge haben. Unter endoluminaler Hochdosisradiotherapie kann es durch unkontrolliert raschen Tumorzerfall zu letalen transmuralen Nekrosen mit Arrosionsblutung kommen. Um im Individualfall die potenziellen Nebenwirkungen therapeutischer Verfahren abzuschätzen, bedarf es größerer Erfahrung, und die Patienten müssen nach dem Eingriff regelmäßig kontrolliert werden, da drohende Komplikationen i. d. R. nicht an klinischen Symptomen zu erkennen sind. Es ist deshalb zu fordern, dass die interventionelle Bronchoskopie nur von Untersuchern vorgenommen wird, die in allen Techniken die nötige Erfahrung besitzen.
- **Kosten-Nutzen-Verhältnis.** Schließlich kann der Gesichtspunkt der Kosten-Nutzen-Relation, besonders bei der Behandlung von Patienten in terminalem Tumorstadium, nicht außer Acht gelassen werden. Statistische Analysen der gesamten Gesundheitskosten zeigten, dass die höchsten Ausgaben für die Behandlung eines Patienten im Verlauf seines letzten Lebensjahrs entstehen. Die Ausrüstung für den Nd:YAG-Laser, die PDT oder die Brachytherapie kostet bis zu 250.000 US-$, wogegen sich die Ausgaben für einen Stent zwischen 200 und 700 US-$ und das Implantationsset mit etwa 10.000 US-$ relativ bescheiden ausnehmen (Sutedja u. Postmus 1994). Richtlinien zur Vermeidung von überflüssigen Kosten durch „vergebliche" Behandlungen sind zwar vorgeschlagen worden, haben sich jedoch als nicht praktikabel erwiesen, da hierfür die Prognose des Patienten mit Sicherheit voraussagbar sein muss (Emanuel u. Emanuel 1994). Leider ist jedoch häufig nicht einmal die kurzfristige Prognose als sicher infaust vorhersehbar, und die Kosten auch eines teuren endoskopischen Verfahrens, das aber ambulant erfolgen kann, müssen gegen wiederholte oder kontinuierliche stationäre Behandlungskosten abgewogen werden.

13.5 Optionen und Resultate der endobronchialen Brachytherapie

13.5.1 Einleitung

Unter Berücksichtigung des Abstands zwischen Strahlenquelle und Patient kann in der Radiotherapie prinzipiell zwischen **Tele- und Brachytherapie** unterschieden werden.

Definition

In der Brachytherapie (βραχυσ, griechisch: nah) werden umschlossene radioaktive Strahler direkt in oder sehr nahe an das Zielgewebe herangebracht. Aufgrund des steilen Dosisabfalls mit steigendem Abstand zur Quelle können hohe Dosen lokal appliziert und umliegende Normalgewebe geschont werden. Abhängig von der Dosisleistung werden Low- (LDR: 0,3–2 Gy/h), Medium- (MDR: >2–12 Gy/h) und High-dose-rate-Bestrahlungen (HDR: >12 Gy/h) unterschieden.

Applikationen mit **hoher Dosisleistung** sind in der endoluminalen Brachytherapie derzeit am weitesten verbreitet, da sie neben technischen Vorteilen (Dosisoptimierung) ambulante Behandlungen erlauben. Aufgrund der hohen spezifischen Aktivität und der damit möglichen Miniaturisierung der Quellen (Länge ~3–5 mm; Durchmesser ~1 mm) wird das künstlich hergestellte **Isotop** $\mathbf{192_{Ir}}$ mit einer Halbwertszeit von 74 Tagen vornehmlich als radioaktive Strahlenquelle für HDR(high dose rate)-Bestrahlungen verwendet. Der geringe Quellendurchmesser ermöglicht endobronchiale Bestrahlungen bis zur Ebene der Segmentbronchien. 192_{Ir} emittiert **β- und γ-Strahlung**, wobei der Elektronenanteil bereits in der Umkapselung des Strahlers absorbiert wird.

! Die mittlere Photonenenergie von 397 kV stellt hohe Anforderungen an den Strahlenschutz und erfordert speziell abgeschirmte Bestrahlungsräume.

Durch die Einführung des **Remote-afterloading-Verfahrens** konnte die Strahlenexposition des Personals erheblich gesenkt werden. Diese Methode hat den großen Vorteil, dass vor Bestrahlungsbeginn inaktive Plastikhohlschläuche oder Nadeln exakt im Zielvolumen positioniert und fixiert werden. Erst nach dem Einlegen der inaktiven Katheter und einer Bestrahlungsplanung auf der Basis von isozentrischen Röntgenaufnahmen oder Computertomogrammen wird die radioaktive Quelle ferngesteuert in die einzelnen Katheter eingefahren.

13.5.2 Technik

Grundvoraussetzung für eine effektive und komplikationsarme endobronchiale Brachytherapie ist eine **gute Kooperation** zwischen Endoskopeur und Strahlentherapeut. Zur Minderung der Schleimproduktion und des Hustenreizes können vor Beginn der Brachytherapie Atropin und Hydrocodon subkutan appliziert werden. Nach subtiler Lokalanästhesie, ausreichender Sedierung mit Midazolam und ggf. Intubation des Patienten erfolgt eine flexible Bronchoskopie zur Platzierung eines **6-French-Bronchusapplikators** (Abb. 13.38).

Bestrahlt wird die endoskopisch sichtbare Tumorausdehnung inklusive eines 2 cm großen Sicherheitssaums. Werden die **großlumigen zentralen Atemwege** therapiert, kann eine dezentrierte Lage des Bronchusapplikators mit konsekutiver inhomogener Dosisverteilung durch die Verwendung eines Spreizkorbapplikators verhindert werden (Fritz et al. 1991; Abb. 13.39). Aufgrund der Zentrierung des Applikators ist es möglich, hohe Schleimhautdosen zu senken und Nebenwirkungen somit potenziell zu verhindern. Um eine günstigere Dosisverteilung zu erzielen oder Tumoren im Aufzweigungsbereich der großen Atemwege besser zu erfassen, können auch mehrere Bronchusapplikatoren eingebracht werden.

Die **korrekte Katheterlage** sowie die Lokalisation der potenziellen Quellstandzeiten wird nach Einführen einer Dummy-Kette in den Bronchusapplikator unter Durchleuchtung dokumentiert (**Abb. 13.40**). Die **Bestrahlungslänge und -tiefe** legt man anhand

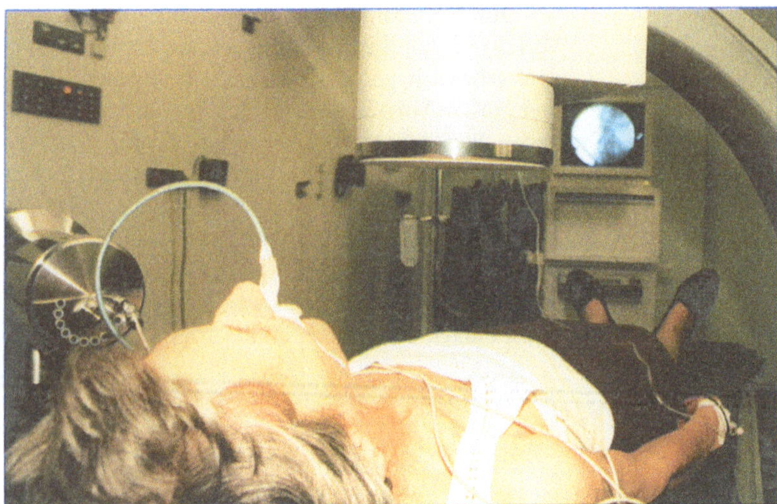

Abb. 13.38. Unter endoskopischer Sicht ist die Applikatorsonde eingeführt und bereits mit dem Behälter der Strahlungsquelle verbunden. Die Überwachung erfolgt durch Monitoring von Sauerstoffsättigung, EKG und Blutdruck sowie per Videokamera

des endoskopischen Befundes, des Lumendurchmessers sowie der Befundausdehnung im CT individuell fest.

Tipp Als Standarddosierung gilt die Applikation von 5 Gy in 10 mm Abstand zur Bestrahlungsquelle. Während der Applikation und der Bestrahlung werden die Vitalparameter sowie die Sauerstoffsättigung registriert (Abb. 13.41).

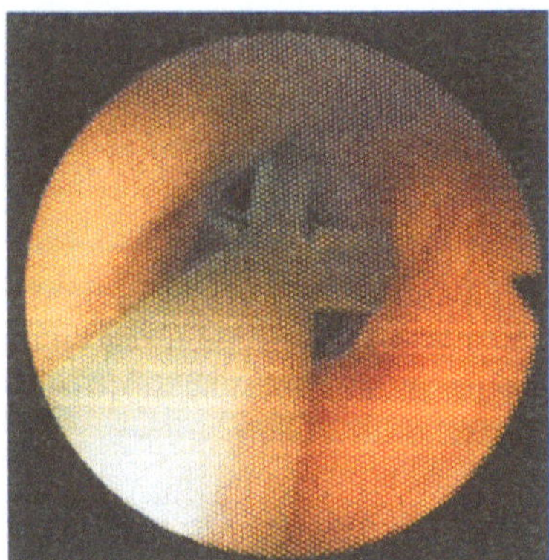

Abb. 13.39. Durch Aufspreizen des Spezialapplikators wird ein direkter Wandkontakt der Bestrahlunssonde vermieden und damit das Risiko lokaler Überdosierung deutlich vermindert

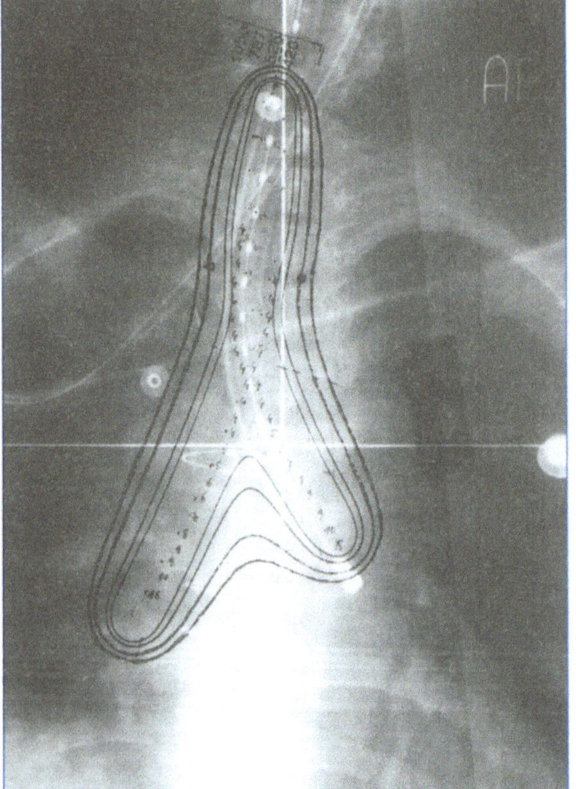

Abb. 13.40. Radiologische Kontrolle des Applikators in Trachea und linkem Hauptbronchus mit überlagerten Isodosenkurven auch für den in gleicher Sitzung in den rechten Hauptbronchus eingelegten Applikator

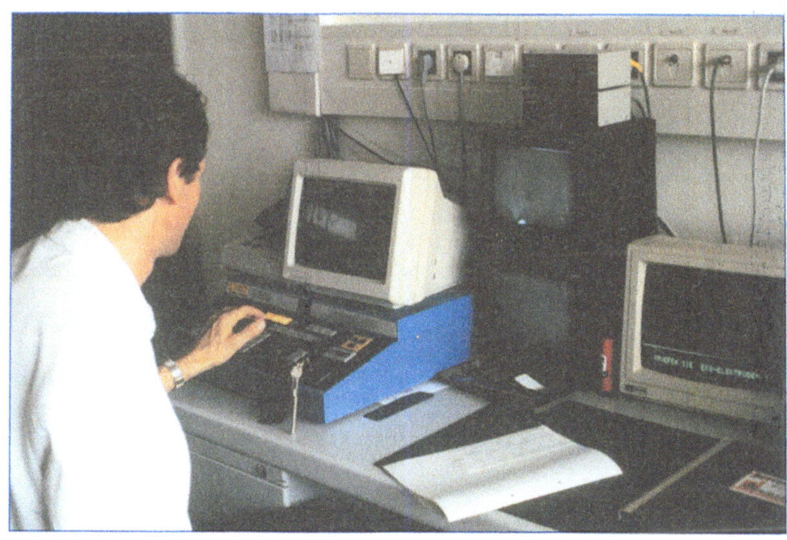

Abb. 13.41. Steuerpult sowie EKG- und Videomonitor im Kontrollraum

13.5.3 Indikationen und Ergebnisse

! Prinzipielle Voraussetzung für die endoluminale Brachytherapie ist eine zentrale oder peribronchiale Tumorausdehnung, die mit bronchoskopischen Methoden dargestellt und durch die Brachytherapie weitgehend erfasst werden kann (Abb. 13.42, 13.43). Daher sollte die Indikation interdisziplinär gestellt werden.

Eine alleinige Brachytherapie kann bei Patienten mit fortgeschrittenem NSCLC als **palliative Therapiemaßnahme** zur schnellen und effektiven Reduktion lokaler Beschwerden durchgeführt werden. Indikationen sind endo-oder peribronchiale Rezidive innerhalb vorbestrahlter Areale sowie obstruierende und somit atemmechanisch wirksame endoluminale Stenosen oder Hämoptysen aufgrund kapillärer Blutungen. In diesen Situationen kann eine Symptomverbesserung in 62–90 % der Fälle und ein **Therapieansprechen** (komplette und partielle Remission) auf eine alleinige palliative Brachytherapie bei 53 % der Patienten erzielt werden (Kelly et al. 2000; Harms et al. 2000). Das mediane **Gesamtüberleben** (5 Monate) ist durch dieses Therapiekonzept jedoch kaum beeinflussbar (Harms et al. 2001).

Eine alleinige Brachytherapie mit **kurativer Intention** kann bei medizinisch inoperablen Patienten mit kleinen endobronchialen Tumoren ohne Hinweis auf mediastinale Lymphome durchgeführt werden. Die Zweijahresgesamtüberlebensrate wird mit 50–78 % angegeben (Trédaniel et al. 1994; Marsiglia et al. 2000).

Huber et al. (1997) überprüften in einer prospektiv randomisierten Studie die Wertigkeit einer **perkutanen Bestrahlung mit** zusätzlichem **Brachytherapie-Boost** vs. einer alleinigen Teletherapie bei einem Patientenkollektiv mit inoperablen, zentral lokalisierten Lungenkarzionomen. In der kombiniert behandelten Gruppe ergab sich eine verbesserte lokale Tumorkontrolle bei gleicher Gesamtüberlebenszeit.

Harms et al. (2000) erzielten mit einem **kurativen Therapiekonzept**, bestehend aus perkutaner Radiotherapie gefolgt vom einem Brachytherapie-Boost auf das makroskopische Tumorvolumen, in einem selektionierten Patientengut mit fortgeschrittenen Lungenkarzinomen ein Therapieansprechen (komplette bzw. partielle Remission) in 77 %. Das lokalrezidivfreie Ein-, Drei- und Fünfjahresüberleben betrug 66 %, 52 % und 37 %.

Als **prognostisch günstige Faktoren** konnten

- ein Tumordurchmesser <20 mm bei Beginn der Brachytherapie,

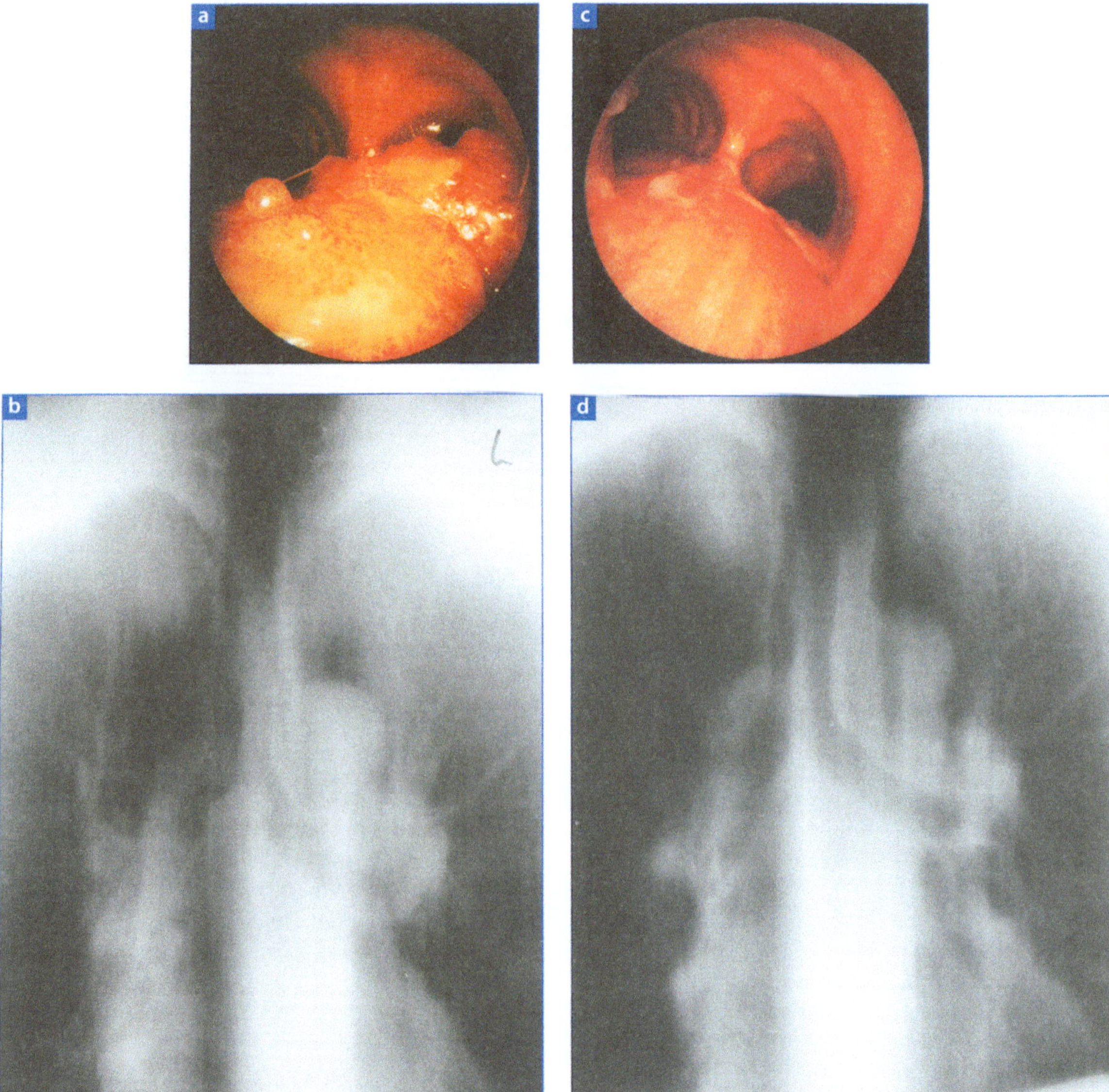

Abb. 13.42a–d. Ausgedehntes Plattenepithelkarzinom mit Befall des rechten Hauptbronchus, der Bifurkation und der unteren Trachea (a); die konventionelle Schichtaufnahme zeigt das vom rechten Oberlappen ausgehende, vorwiegend intramurale und peribronchiale Tumorwachstum an der Bifurkation (b); endoskopisch und histologisch gesicherte komplette Remission des Tumors 3 Jahre nach Abschluss der kombinierten Laser- und Brachytherapie (c); auch radiologisch sind keine Tumorresiduen erkennbar (d)

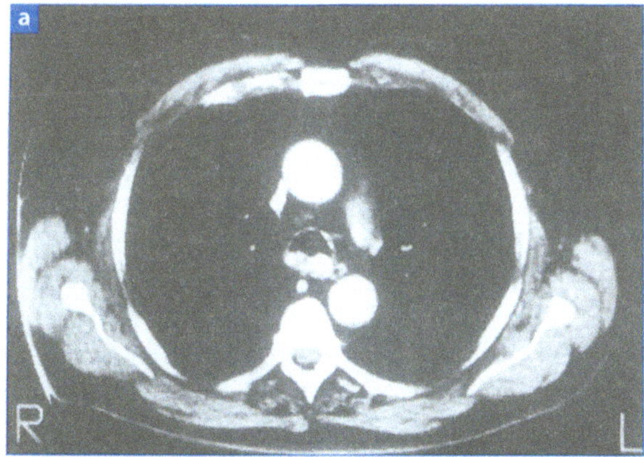

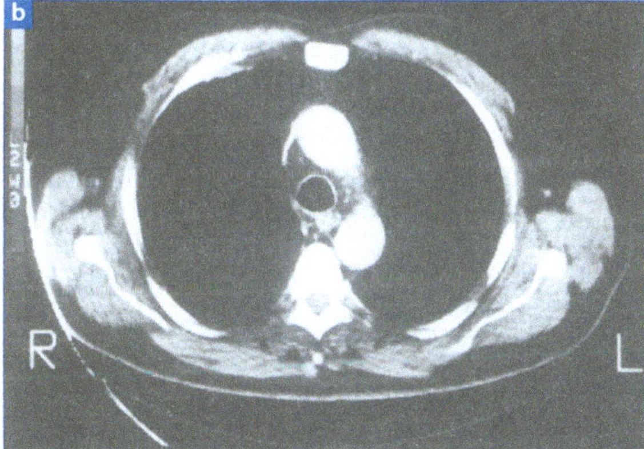

Abb. 13.43a,b. Primäres, vorwiegend endoluminal und intramural wachsendes Plattenepithelkarzinom der Trachea vor Bestrahlung (**a**); nach Ende der perkutanen Bestrahlung mit 40 Gy findet sich schon eine signifikante Tumorrückbildung (**b**)

- radiologisch eine fehlende mediastinale Beteiligung,
- eine komplette Remission nach Brachytherapie und
- ein Karnofsky Index ≥70

ermittelt werden.

Neben einer radiogenen Bronchitis in 6% der Fälle trat keine Toxizität vom Grad 3 oder 4 (nach EORTC/RTOG) bei den lokal kontrollierten Patienten auf. Schwere **Komplikationen** – wie Blutungen, tracheomediastinale Fistelungen oder Hämoptysen – werden mit unterschiedlicher Häufigkeit angegeben (0–20%), sind jedoch in den allermeisten Fällen mit einer lokalen Krankheitsprogression verbunden (Harms et al. 2000).

Saito et al. (2000) untersuchten die Effektivität einer kombinierten Tele- und Brachytherapie bei Patienten mit **radiographisch okkulten Lungenkarzinomen.** Die Autoren fanden ein krankheitsfreies Fünfjahresüberleben in 87% und keine Grad-3-Toxizität.

> **!** Zusammenfassend repräsentiert die Brachytherapie eine hochkonformale, effektive Methode, um in selektionierten Fällen mit endo- oder periluminaler Tumorausbreitung die Dosis lokal zu eskalieren und potenziell das lokal rezidivfreie Überleben zu verlängern.

13.6 Photodynamische Therapie (PDT)

H.D. Becker, W. Harms, F. Herth

13.6.1 Einleitung

Definition

Bei der photodynamischen Therapie (PDT) von Tumoren handelt es sich um eine photochemische Zerstörung der maligne veränderten Zellen. Im Vergleich zu anderen medikamentösen Therapien, bei denen verabreichte Substanzen oder deren Metabolite direkt auf den Körper einwirken, kommt es bei der photodynamischen Therapie zur komplexen Interaktion eines Sensibilisators mit Licht unter Anwesenheit von Sauerstoff. Werden bestimmte Farbstoffe (Sensitizer) nach Einbringen in den Organismus mit einem geeigneten Licht bestrahlt, dann können sie durch Absorption der von den Photonen übertragenen Energie in einen angeregten Zustand versetzt werden (Becker 1997, 2001).

Die Wellenlänge, bei der eine max. Lichtabsorption auftritt, hängt von der jeweiligen Molekülstruktur ab. Der **angeregte Zustand** tritt in 2 Formen auf:

- Im so genannten Singlet-Zustand wird durch spontanen Zerfall die Energie in Form von Licht als Fluoreszenz wieder abgegeben. Diese Fluoreszenz kann zur Früherkennung makroskopisch nicht sichtbarer Tumoren genutzt werden, da sich bereits sehr kleine Läsionen von wenigen hundert Zellen darstellen lassen (Kato et al. 1992).

- Vom stabileren, so genannten Triplet-Status aus entstehen durch Elektronentransfer bei Anwesenheit von Sauerstoff Radikale (Edell u. Cortese 1987). Diese sind hochtoxisch und führen zur Oxidation zellulärer Komponenten in lebenden Geweben (Kato u. Suzuki 1989).

! Besonders ausgeprägt sind die Schäden an den Blutkapillaren, so dass die mangelhafte Versorgung eine wesentliche Komponente des Gewebeuntergangs zu sein scheint (Müller et al. 1992).

Zur Anwendung bei der Tumorbehandlung führte die Beobachtung, dass sich einige Farbstoffe im Tumorgewebe stärker und auch länger anreichern und es damit lichtempfindlicher wird als das umgebende gesunde Gewebe. Wegen der Komplexizität der beteiligten Interaktionen sind allerdings viele **Einzelheiten des Wirkmechanismus** immer noch nicht geklärt. Das betrifft insbesondere

- die optimale Farbstoffmenge,
- das ideale Zeitintervall von der Applikation bis zur Bestrahlung sowie
- die exakte Dosimetrie der applizierten Lichtmenge.

Diese Fragen und die Verbesserung der selektiven Affinität der Farbstoffe zum Tumor sind zurzeit Gegenstand intensiver Grundlagenforschung und kontrollierter klinischer Studien. Nachdem bislang außerhalb von Protokollen keine Substanz zur allgemeinen klinischen Anwendung zur Verfügung stand (Dougherty 1989; Hager 1989; Pass 1993; Peng et al. 1997), ist seit 1998 als Sensitizer der ersten Generation **Photofrin II** vom BGA und der FDA für einige Indikationen zugelassen.

13.6.2 Porphyrine (Sensitizer der ersten Generation)

Die **Hämatoporphyrine** sind die bislang am besten untersuchten und zur Behandlung am häufigsten angewandten Lichtsensibilisatoren. Zur Anwendung kamen zunächst chemisch präparierte Gemische, sog. Hämatoporphyrinderivate (HPD/ Photofrin I; Abb. 13.44). Dougherty (1989) gelang später eine chromatographische Abtrennung gereinigter Fraktionen der für die Sensibilisierung aktiven Komponenten in Form des **Dihämatoporphyrinäthers** (DHE/Photofrin II).

Definition

Es handelt sich beim Photofrin-II-Polyporphyrin um ein Gemisch aus Oligomeren von bis zu 8 Porphyrinringen, die über Äther- und Esterbrücken verbunden sind (American Cynamid Company 1989).

Das aus Rinderblut gewonnene Präparat liegt als dunkles, braunrotes Pulver vor. Vor der Anwendung wird die Substanz in 5%iger Dextrose gelöst und bildet dann eine tief dunkelbraune, klare Flüssigkeit. Wie bereits oben ausgeführt, bewirken die Aufnahme der Hämatoporphyrine in das Gewebe und die Bindung an Mitochondrien eine **Sensibilisierung gegen Licht**. Diese ist in Tumorgewebe wesentlich ausgeprägter als in normalem Körpergewebe.

Wirkungsmechanismus. Bei Lichtbestrahlung mit entsprechenden Wellenlängen kommt es durch Freisetzung von Caspasen und Endonukleasen zum kontrollierten Absterben der Tumorzellen (Apoptose). Die Hämatoporphyrine werden nach intravenöser Injektion über die Blutbahn nach vorwiegender Bindung an Low-density-Lipoproteine (LDL) in alle Organe transportiert und erreichen dort Spitzenkonzentrationen nach 5–10 h. Die höchsten Konzentrationen werden in Leber, Nebennieren und Blasenwand erreicht, die geringsten im Gehirn. Das Photofrin II wird besonders von Monozyten, Phagozyten in Tumoren und von Endothelzellen akkumuliert.

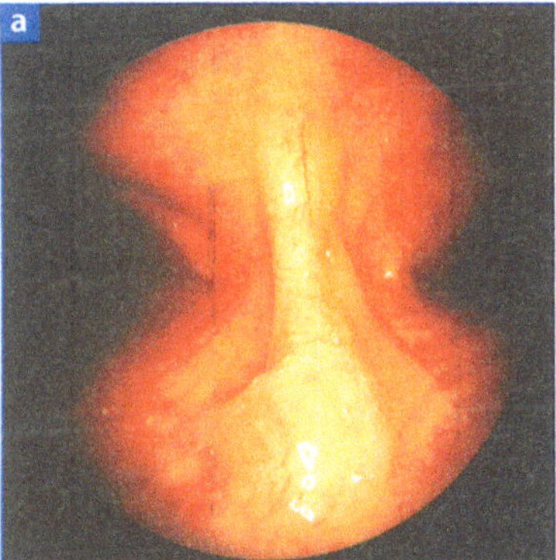

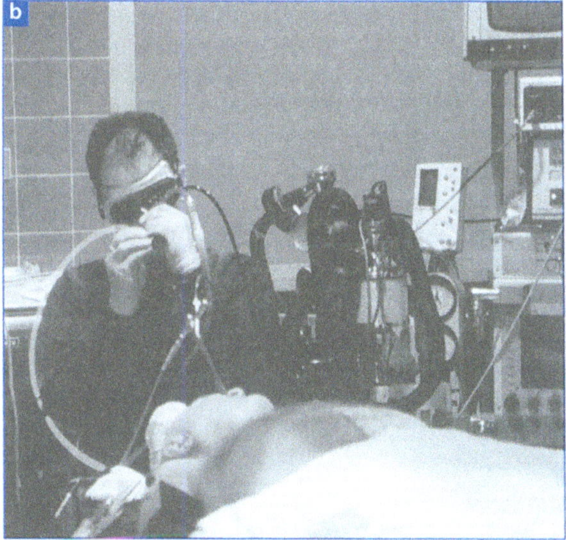

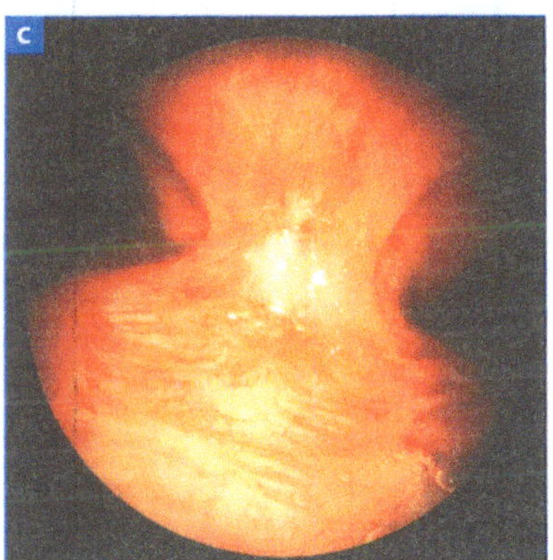

Abb. 13.44a–c. Kleines Plattenepithelkarzinom auf der hinteren Kommissur der Hauptkarina (a); nach Sensibilisierung mit Hämatoporphyrinderivaten wird der Tumor mit Laserlicht bestrahlt (b); 3 Jahre nach photodynamischer Therapie findet sich eine auch histologisch tumorfreie Narbe. Zu beachten ist, dass die Narbe wesentlich ausgedehnter ist als der ursprüngliche Tumor, der sich also unter der Schleimhaut in die Umgebung ausbreitete (c)

Die **Serumhalbwertszeit** ist mit 20–30 h zwar vergleichsweise kurz, photosensibilisierende Komponenten bleiben jedoch im Gewebe, so auch in der Haut, über 4–6 Wochen, in der Netzhaut des Auges nach neuesten Beobachtungen u. U. sogar noch wesentlich länger deponiert. Ein großer Teil der **Elimination** läuft über den Gallestoffwechsel in der Leber ab. Die in der Haut fixierte Substanz muss durch vorsichtige, stufenweise Lichtexposition zerstört („ausgebleicht") werden (American Cynamid Company 1989; Brown et al. 1992).

Klinische Tumorwirksamkeit

Photofrin ist inzwischen in mehreren Ländern für **verschiedene Indikationen** (Ösophagus-, Lungenkarzinom) zugelassen. Nach einer internationalen Umfrage wurden an 30 Zentren bisher 1500 Patienten behandelt, davon die Mehrzahl in Gastrointestinaltrakt und Tracheobronchialbaum. Während in 58% der Fälle eine palliative Lumeneröffnung das Ziel der Behandlung ist, tritt zunehmend die **lokale kurative Behandlung** kleiner Frühkarzinome in den Vordergrund.

Durchführung. Zur Sensibilisierung werden üblicherweise 2 mg Photofrin II/kg verabreicht und der Tumor dann endobronchial mit einer Gesamtdosis von 200 J/cm Tumorlänge bestrahlt. Das Laserlicht aus einem argongepumpten Rhodaminfarbstofflaser mit 630 nm Wellenlänge wird bei zirkumferenziell wachsenden Tumoren über eine Glasfaser mit einem zylindrischen Diffusor am Ende eingestrahlt. Die Eindringtiefe des Lichtes und damit die Nekrosewirkung beträgt bei dieser Wellenlänge etwa 5–10 mm, so dass größere Volumina nicht erreicht werden können. Endoluminal okkludierende Tumoren werden nach Einstechen des Diffusors in das Tumorgewebe interstitiell bestrahlt.

Die photodynamische Therapie wurde zunächst zur **Palliation** fortgeschrittener, austherapierter Tumoren mit den Symptomen der zentralen Obstruktion eingesetzt. Das nekrotische Gewebe muss nach 2 Tagen bronchoskopisch abgetragen werden. Im Fall evtl. verbliebene Tumorreste besteht bei dieser Gelegenheit nochmals die Möglichkeit zur **Bestrahlung.** Die Behandlung kann frühestens 30 Tage später, nach erneuter Injektion von Photofrin II wiederholt werden.

CAVE

Bei ausgedehnter Nekrose besteht in etwa 6% der Behandlungen das Risiko einer massiven pulmonalarteriellen Arrosionsblutung, die allerdings auch beim spontanen Verlauf unbehandelter Patienten häufig die Todesursache ist.

Von besonderem klinischen Interesse ist die **potenziell kurative Bestrahlung** kleiner, aufgrund der zentralen Lage oder allgemeiner Risiken nicht operabler Läsionen, die weitestgehend auf die Bronchuswand beschränkt sind. Hier wurden in einigen Studien echte Fünfjahresheilungen bei 60 bis >90% der behandelten Patienten erreicht. Es besteht die Hoffnung, dass nach Einführung der Fluoreszenzdiagnostik bei Risikopatienten Frühkarzinome häufiger lokal behandelt werden können (Becker et al. 1993; Edell u. Cortese 1987; Lam et al. 1998).

Toxizität, Nebenwirkungen, Kontraindikationen und Interaktionen

Die hauptsächliche Nebenwirkung ist eine **Sensibilisierung gegen Licht**, die bis über 6 Wochen anhalten kann.

Tipp

Die Exposition gegen direktes Sonnenlicht und helle künstliche Lichtquellen ist deswegen zu vermeiden. Aus diesem Grund muss auch der Transport zum Behandlungsraum unter Lichtabschluss erfolgen.

Im Tierexperiment wurden nach hohen Bestrahlungsdosen **Schocksymptome und Hypoxie** durch Destruktion der Erythrozyten beobachtet. Bei der klinischen Anwendung an der Körperoberfläche standen **Schmerzen und Ödeme** im bestrahlten Gebiet im Vordergrund. Kurzfristiges **Fieber und Exsudate** wurden häufiger bei der Behandlung von Hohlorganen beobachtet. In einzelnen Studien traten vorübergehend geringfügige **hämatologische, hepatische oder nephrologische Störungen** auf. Abgesehen von der Lichtsensibilisierung stehen jedoch die wesentlichen klinischen Symptome in Zusammenhang mit der Lokalisation des behandelten Tumors.

Kontraindikation gegen eine Behandlung mit Hämatoporphyrinen sind

- eine Porphyrie,
- eine bekannte Allergie gegen Porphyrine,
- eine manifeste Leber- oder Nierenfunktionsstörung sowie
- das Vorliegen einer Schwangerschaft.

Interaktionen mit anderen Substanzen sind nicht bekannt. Die parallele Behandlung mit ionisierenden Strahlen führt nicht zu einer Photodermatitis. Auch mit anderen antineoplastischen Therapien ergeben sich keine Interferenzen, so dass die photodynamische Laserbehandlung nach Ausschöpfung aller anderen Verfahren noch angewandt werden kann.

13.6.3 Photosensitizer der zweiten Generation

Die Nachteile der Hämatoporphyrine (komplexe Gemische ohne klare, molekülbezogene Dosis-Wirkungs-Kurve, nur mäßige Aktivität und Selektivität bei hoher Nebenwirkungsrate und fehlende Absorption im roten Wellenbereich höherer Endringtiefe) führen zur **Suche nach neuen Substanzen.** Verschiedene sind derzeit in der präklinischen Erprobung (Bonnett 1994; Kessel 1998; Becker 2001), wie u. a.

- δ-Aminolävulinsäure (δ-ALA, ALA PpIX, Levulan),
- Chlorine und Phthalozyanine,
- Lu-Tex (Lutetium texaphyrin, Lutrin),
- HPPH (Hexyloxyäthylpyropheophorbidäther, Photochlor),

- Zinkpthalozyanin und
- SnET2 (Zinnetiopurpurindichlorid, Puryltin).

13.6.4 Ausblick

Die klinischen Studien mit einigen der genannten Substanzen der zweiten Generation sind inzwischen so weit fortgeschritten, dass sie in Bälde zur Zulassung anstehen sollten. Bei **Photosensibilisatoren** der dritten Generation wird eine Verbesserung der spezifischen Bindung an die Zielorgane durch einen immunochemischen Ansatz versucht. Parallel hierzu wird an der **Verbesserung der Lichtquellen** gearbeitet. Kleinere, billigere und mobile Laser (KTP-Laser, Diodenlaser) sowie konventionelle Lichtquellen (LED: „light emitting diodes“) und Halogenlampen sollen in Zukunft die teureren Laserlichtquellen ersetzen (Wilson 1998).

Literatur

Abbot OA et al. (1950) Experiences with the surgical resection of the human carina, tracheal wall and contralateral bronchial wall in cases of the right total pneumonectomy. J Thorac Surg 19: 906

ACC/AHA (1996) Guidelines for preoperative cardiovascular evaluation for noncardiac surgery. Circulation 93: 1278–1317

Adkins PC (1983) Tumors of the chest wall. In: Shields TW (Hrsg) General thoracic surgery. Lea & Feabinger, Philadelphia

Akeriey W, Herndon J, Turrisi A et al. (2000) Induction chemotherapy with paclitaxel (P) and carboplatin (C) followed by concurrent thoracic radiation and weekly PC for patients with unresectable stage III non-small-cell lung cancer (NSCLC): preliminary analysis of a phase II tial by the Cancer and Leukemia Group B. Proc Am Soc Clin Oncol 9: 1915a

Akrawi W, Benumof JL (1997) A pathophysiological basis for informed preoperative smoking cessation counseling. J Cardiothorac Vasc Anesth 11: 629–640

Albain K, Rush V, Crowley I, Griffin B, Beasley K, Liviingston R (1991) Concurrent cisplatin (DDP), VP-6, and chest irradiation (RT) followed by surgery for stages IIIa and IIIb non-small cell lung cancer (NSCLC). A Southwest Oncology Groups (SWOG) study (N° 8805). Proc Am Soc Clin Oncol 10 (244): A836

American Cynamid Company (1989) Investigators Brochure Becker HD (1997) Photodynamische Therapie von Lungentumoren. Atemw Lungenkrh 23: 206–210

American Society of Clinical Oncology (1997) Clinical practice guidelines for the treatment of unresectable non-small-cell lung cancer. J Clin Oncol 15: 2996–3018

Antonadou D, Synodinou M, Boufi M et al. (2000) Amifostin reduces acute toxicity during radiochemotherapy in patients with localized advanced stage non-small-cell lung cancer. Proc Am Soc Clin Oncol 19: 501a

Arcasoy SM, Jett JR (1997) Superior pulmonary sulcus tumors and Pancoast's syndrome. N Engl J Med 1370: 337–343

Ballantyne JC, Carr DB, deFerranti S, Suarez T, Lau J, Chalmers TC, Angelillo JF, Mosteller F (1998) The comparative effects of postoperative analgesic therapies on pulmonary outcome: cumulative meta-analyses of randomized, controlled trials. Anesth Analg 86: 598–612

Bechard D, Wetstein L (1987) Assessment of exercise oxygen consumption as preoperative criterion for lung resection. Ann Thorax Surg 44: 344–349

Becker HD (1994) Derzeitige Möglichkeiten und Grenzen der bronchoskopischen tracheobronchialen Schienung. Pneumologie 48: 182–190

Becker HD (1995a) Photodynamische Therapie. In: Huhn D, Herrmann R (Hrsg) Medikamentöse Therapie maligner Erkrankungen. Gustav Fischer, Stuttgart New York

Becker HD (1995b) Treatment of postoperative bronchial fistulas by endoscopic fibrin application. In: Schlag G, Wolner E, Eckersberger F (eds) Fibrin sealing in surgical and nonsurgical fields. Cardiovascular Surgery – Thoracic Surgery 6. Springer, Berlin Heidelberg New York Tokyo, pp 186–193

Becker HD (2001) Photodynamische Therapie. In: Huhn D, Hermann R (Hrsg) Medikamentöse Therapie maligner Erkrankungen. Urban & Fischer, München Jena, pp 101–107

Becker HD, Blersch E, Vogt-Moykopf I (1987) Urgent treatment of tracheal obstruction. In: Grillo H, Eschapasse H (eds) International trends in general thoracic surgery. Major Challenges. WB Saunders, Philadelphia London Toronto, 13–18

Becker HD, Kayser K, Schulz V, Tuengerthal S, Vollhaber H-H (1991) Atlas of bronchoscopy. teechnique, diagnosis, differential diagnosis, therapy. B.C. Decker, Philadelphia Hamilton

Becker HD, Vogt-Moykopf I (1991) Möglichkeiten und Grenzen der endoskopischen Therapie beim Lungenkarzinom. In: Drings P, Vogt-Moykopf I (Hrsg) Thoraxtumoren, Springer, Berlin Heidelberg New York Tokyo, pp 187–198

Becker HD, Wagner B, Lierman D, Urhoj S, Mechmann S (1995) Stenting of the central airways. In: Liermann D (ed) Stents. State of the art and future developments. Polyscience Publications, Morin Heights, Cnd, pp 249–255

Becker HD, Waniek M, van Bodegom PC, Drings P (1993) Endoscopic laser therapy in the tracheobronchial system. Support Care Cancer 1: 47–51

Beckett WS (1993) Epidemiology and etiology of lung cancer. In: Matthay RA (ed) Lung cancer. Clin Chest Med 14(1): 1–15

Begg C, Cramer L, Hoskins W, Brennan M (1998) Impact of hospital volume on operative mortality for major cancer surgery. JAMA 280: 1747–1751

Belani CP, Aisner J, Day R et al. (1997) Weekly paclitaxel and carboplatin with simultaneous thoracic radiotherapy (TRT) for locally advanced non-small-cell lung cancer (NSCLC): 3 year follow-up. Proc Am Soc Clin Oncol 16: 448a

Betticher DC, Hasu Schmitz SF et al. (1999) Neoadjuvant chemotherapy with Docetaxel and Cisplatin in patients with non-small cell lung cancer stage IIIa, N2 is highly active with few toxicities. Proc ASCO 18: 473

Billingham LJ, Cullen MH (2001) The benefits of chemotherapy in patient subgroups with unresectable non-small-cell lung cancer. Ann Oncol 12: 1671–1675

Bloom ND (1995) Chestwall, pleura and sternum. In: Beattie EJ, Blom ND, Harvey JC (Hrsg) Thoracic surgical oncology. Churchill Livingstone, New York, pp 251–273

Bolliger CT, Jordan P, Sober M et al. (1995) Exercise capacity as a predictor of postoperative complications in lung resection candidates. Am J Respir Crit Care Med 151: 1472–1480

Bolliger CT, Perruchoud AP (1998) Functional evaluation of the lung resection candidate. Eur Resp J 11: 198–212

Bolliger CT, Wyser C, Roser H, Soler M, Perruchoud AP (1995) Lung scanning and exercise testing for the prediction of postoperative performance in lung resection candidates at increased risk for complications. Chest 108: 341–348

Bonnett R (1994) New photosensitisers for the photodynamic therapy of tumours. Proc Soc Photo-opt Instrum Eng 2078: 74–90

Breathnach OS, Freidlin B, Conley B et al. (2001) Twenty-two years of phase III trials for patients with advanced non-small-cell lung cancer: sobering results. J Clin Oncol 19: 1734–1742

Brown SB, Vernon DI, Holryod JA, Marcus S, Trust R, Hawkins W, Shah A, Tonelli A (1992) Pharmakokinetics of Photofrin in Man. In: Spinelli P, Dal Fante M, Marchesini R (ed) Photodynamic therapy and biomedical lasers. Excerpta Medica, Amsterdam London New York Tokyo, pp 475–479

Bryson GL, Laupacis A, Wells GA (1998) Does acute normovolemic hemodilution reduce perioperative allogeneic transfusion? A meta analysis. Anesth Analg 86: 9–15

Bülzebruck H, Bopp R, Drings P, Bauer E, Krysa S, Probst G, van Kaick G, Müller K-M, Vogt-Moykopf I (1992) New aspects in the staging of lung cancer. Cancer 70(5): 1102–1110

Cartei G, Cartei F, Cantone A, Causarano D, Genco G, Tobaldin A, Interlandi G, Giraldi T (1993) Cisplatin-cyclophosphamide-mitomycin combination chemotherapy with supportive care versus supportive care alone for treatment of metastatic non-small cell lung cancer. J Nat Cancer Inst 85: 794–800

Cassina PC, Julke M, Weder W (1995) Thoracoscopic mediastinal lymph node dissection: an experimental study in pigs. Eur J Cardiothorac Surg 9: 544–547

Cavaliere S, Foccoli P, Toninelli C, Feijo S (1994) Nd:YAG laser therapy in lung cancer: an 11-year experience with 2,253 applications in 1,585 patients. J Bronchol 1: 105–111

Cellerino R, Tummarello D, Guido F, Isidori P, Raspugli M, Biscottini B (1991) A randomized trial of alterning chemotherapy versus best supportive care in advanced non-small cell lung cancer. J Clin Oncol 9: 1454–1461

Chapelier A, Fadel E, Macchiarini P et al. (2001) Factors affecting long-term results after en-bloc resection of lung cancer invading the chest wall. Eur J Card- Thorac Surg 18: 513–518

Choy H, Akerley W, Safran H et al. (1998) Multi-institutional phase II trial of paclitaxel, carboplatin. and concurrent radiation therapy for locally advanced non-small-cell lung cancer. J Clin Oncol 16: 3316–3322

Choy H, DeVore RD, Akerley W et al. (2000) Sequential phase II studies of paclitaxel + carboplatin and radiation therapy (± hyperfractionation HFXRT) for locally advanced non-small-cell lung cancer (NSCLC): multi-institutional trials. Proc Am Soc Clin Oncol 19: 499a

Cigolari S, Curcio C, Massimo M, Sessa R, Palmieri EA, Vasta M, Maiorino A (1998) Vinorelbine (VNR)-cisplatin (c) combination neoadjuvant chemotherapy in stage IIIb non-small cell lung cancer (NSCLC): results after 2 years. Lung Cancer 21 (Suppl 1): S53

Cormier YD, Bergeron J, la Forge, Lavandrier M, Foernier M, Chenard J, Desmeules M (1982) Benefits of polychemotherapy in advanced non small cell bronchogenic carcinoma. Cancer 50: 845–

Cotes JE, Chinn DJ, Quanjer PH, Roca J, Yernault JC (1993) Standardization of the measurement of transfer-factor (diffusing capacity). Europ Resp J 6 (Suppl 16): 43

Cullen MH, Billingham LJ, Woodroffe CM et al. (1999) Mitomycin, ifosfamide and cisplatin in unresectable non-small cell lung cancer: effects on survival and quality of life. J Clin Oncol 17: 3188–3194

Curran WJ, Scott C, Langer C et al. (2000) Phase III comparison of sequential vs concurrent chemoradiation for PTS with unresected stage III nonsmall cell lung cancer (NSCLC): initial report of Radiation Therapy Oncology Group (RTOG) 9410. Proc Am Soc Clin Oncol 19: 1891a

Dartevelle PG, Chapelier AR, Macchiarini P et al. (1993) Anterior transcervical-thoracic approach for radical resection of lung tumors invading the thoracic inlet. J Thorac Cardiovasc Surg 105 (6): 1025–1034

Dartevelle P, Macchiarini P (1996) Carinal resection for bronchogenic carcinoma. Sem Thorac Cardiovasc Surg 8: 414

Depierre A, Milleron B, Moro-Sibilot D et al. (2002) Preoperative chemotherapy followed by surgery compared with primary surgery in resectable stage I (except T1 N0), II, and IIIa non-small-cell lung cancer. J Clin Oncol 20: 247–253

Desai SJ, Mehta AC, Van der Brug-Medendorp S, Gollish JA, Ahmad M (1988) Survival experience following Nd:YAG laser photoresection for primary bronchogenic carcinoma. Chest 94: 939–944

Deslauriers J, Beaulieu M, McClish A (1989) Tracheal-sleeve pneumonectomy. In: Shields TW (ed) General Thoracic Surgery, 3rd ed. Philadelphia: Lea & Febinger: p 382

Deutsche Gesellschaft für Pneumologie (1994) Empfehlungen zur präoperativen Lungenfunktionsdiagnostik. Pneumologie 48: 296–299

Deutsche Gesellschaft für Pneumologie (2000) Empfehlungen zur Diagnostik des Lungenkarzinoms. Pneumologie 54: 361–371

Dienemann H (1996) Lungen- und Lungensystem. In: Reichart B, Denecke H, Mulu G (Hrsg) Spezielle Chirurgische Therapie. Huber, Bern, pp 222–295

Dienemann H (1998) Operationen an Brustwand und Thorax. Zentralbl Chir 128: 1204–1215

Dienemann H (2001) Principles of surgical treatment in localized non-small cell lung cancer. Lung Cancer 33 (Suppl): S3–S8

Dienemann H, Link B, Muley T, Hoffmann H (2002) Morbidität und Letalität bronchoplastischer und angioplastischer Operationen bei NSCLC. Chir Praxis, im Druck

Digl W (2000) Welchen Stellwert hat die neoadjuvante Therapie in der Behandlung beim Lungenkarzinom? Zentralbl Chir 125: 315–318

Donat SM, Levy DA (1998) Bleomycin-associated pulmonary toxicity: is perioperative oxygen restriction necessary? J Urol 160: 1347–1352

Dougerty TJ (1989) Photodynamic therapy – new approaches. Sem Surg Oncol 5: 6–16

Downey RJ, Martini N, Rusch VW, Bains MS, Korst RJ, Ginsberg RJ (1999) Extent of chest wall invasion and survival in patients with lung cancer. Ann Thorac Surg 68 (1): 188–193

Drings P, Manegold C (1995) Multidisciplinary approach in treatment of lung cancer. In: Carpagnano F, De Lena M (eds) Recent advances in lung cancer. Masson, Milano

Dumon JF (1990) A dedicated tracheobronchial stent. Chest 97: 328–332

Dumon JF, Shapshay S, Bourceraou J, Cavaliere S, Meric B, Garbi N, Beamis J (1984) Principles for safety in application of Neodymium-YAG laser in bronchology. Chest 86: 163–168

Durrant KR, Berry RJ, Ellis F, Ridehalgh FR, Black JM, Hamilton WS (1971) Comparison of treatment policies in inoperable bronchial carcinoma. Lancet 1: 715–719

Eagan RT, Ruud C, Lee R, Pairolero PC, Gail MA for the Lung Cancer Study Group (1987) A pilot study of induction therapy with cyclophosphamide, doxorubicin, cis-platinum (CAP) and chest irradiation prior to thoracotomy in initially inoperable stage II MO non-small cell lung cancer. Cancer Treat Rep 71: 895–900

Eberhardt W, Wilke H, Stamatis G et al. (1998) Preoperative chemotherapy followed by concurrent chemoradiation therapy based on hyperfractionated accelerated radiotherapy and definitive surgery in locally advanced non-small-cell lung cancer: Mature Results of a phase II trial, J Clin Oncol 16: 622-634

Edell ES, Cortese DA (1987) Bronchoscopic phototherapy for malignancies of the tracheobronchial tree. Laser Med Surg 3: 137–141

Elias AD, Herdon J, Kumar P, Shugarbaker D, Green MR for the Cancer and Leukemia Group B (1997) A phase III comparison of „best local-regional therapy" with or without chemotherapy for stage IIIA T2–3 N2 non-small cell lung cancer: Preliminary results. Proc Amer Soc Clin Oncol 16: 448

Elias AD, Skarin AT, Leong T, Sugarbaker DJ (1996) Neoadjuvant therapy for surgically staged IIIA N2 non-small cell lung cancer. Lung Cancer 17: 149–161

Elias AD, Skarin A, Socinski MA, Kalish L, Frei III E (1989) Neoadjuvant therapy for stage IIIa non-small cell lung cancer (NSCLC). Proc Am Soc Clin Oncol 8 (241): A941

Emanuel EJ, Emanuel LL (1994) The economics of dying – the illusions of cost savings at the end of life. N Engl J Med 330: 540–544

Faber LP, Jensik RJ, Kittle CF (1995) Results of sleeve lobectomy for bronchogenic carcinoma in 101 patients. Ann Thorac Surg 37: 279

Facciolo F, Cardillo G, Lopergolo M et al. (2001) Chest wall invasion in non-small cell lung carcinoma: a rationale for en bloc resection. J Thorac Cardiovasc Surg 121: 649–656

Farin G, Grund KE (1994) Technology of argon plasma coagulation with particular regard to endoscopic applications. End Surg 2: 71–77

Ferguson MK, Little L, Rizzo L, Popovich KJ, Clonek GF, Ley A, Manjoney D, Little AG (1988) Diffusion capacity predicts morbidity and mortality after pulmonary resection. J Thorax Cardiovasc Surg 96: 894–900

Freitag L, Tekolf E, Linz B, Greschuchna D (1993) A new dynamic airway stent. Chest 104 (2): 44

Fritz P, Schraube P, Becker HD, Wannenmacher M, Pastyr O (1991) A new applicator positionable to the center of the tracheobronchial lumen for HDR – IR – 192 – Afterloading of tracheobronchial tumors. Int J Rad Oncology Biol Phys 20: 1061–1066

Furukawa K, Yamamoto H, Crean DH, Kato H, Mang TS (1996) Localization and treatment of transformed tissues using the photodynamic sensitizer 2-(1-hexyloxaethyl)-2-devnyl pyropheophorbide a. Lasers Surg Med 18: 157–166

Furuse K, Fukuoka M, Kato H (1993) A prospective phase II study on photodynamic therapy with photofrin II for centrallly located early-stage lung cancer. J Clin Oncol 11: 1852–1857

Furuse K, Fukuoka M, Kawahara M et al. (1999) Phase III study of concurrent versus sequential thoracic radiotherapy in combination with mitomycin, vindesine, and cisplatin in unresectable stage III non-small-cell lung cancer. J Clin Oncol 17: 2692–2699

Furuse K, Hosoe S, Masuda N et al. (2000) Impact of tumor control on survival in unresectable stage III non-small-cell lung cancer (NSCLQ treated with concurrent thoracic radiotherapy (TRT) and chemotherapy (CT). J Clin Oncol 19: 1893

Gandara DR, Lovato LC, Albain KS et al. (2000) Prolonged survival in pathologic stage IIIB non-small-cell lung cancer (NSCLC) with concurrent chemoradiotherapy followed by consolidation docetaxel: a phase II study (S9504) of the Southwest Oncology Group (SWOG). Proc Am Soc Clin Oncol 19: 1916

Ganz PA, Figlin RA, Hasekell CM, la Soto N, Siau J (1989) Supportive care versus supportive care and combination chemotherapy in metastatic non-small cell lung cancer. Cancer 63: 1271–1278

Ginsberg RJ, Rubinstein LV (1995) Randomized trial of lobectomy versus limited resection for T1No non-small cell lung cancer. Lung Cancer Study Group. Ann Thorac Surg 60: 615–622

Goodnough LT, Brecher ME, Kanter MH, AuBouchon JP (1999a) Transfusion medicine. First of two parts. Blood transfusion. N Engl J Med 340: 438–447

Goodnough LT, Brecher ME, Kanter MH, AuBouchon JP (1999b) Transfusion medicine. Second of two parts. Blood conservation. N Engl J Med 340: 525–533

Gridelli C for the Elderly Lung Cancer Vinorelbine Italian Study Group (1999) Effect of vinorelbine on quality of life and survival in elderly patients with advanced non-small cell lung cancer. J Nat Canc Inst 91: 66–72

Grillo HC (1982) Carinal reconstruction. Ann Thorac Surg 34: 356

Grillo H (1987) Urgent treatment of tracheal obstruction. Discussion. In: Grillo H, Eschapasse H (eds) International trends in general thoracic surgery. Major challenges. WB Saunders, Philadelphia London Toronto, pp 19–20

Grund KE, Storek D, Farin G (1994) Endoscopic Argon Plasma Coagulation (APC). First clinical experiences in flexible endoscopy. End Surg 2: 42–46

Hager ED (1989) Photodynamische Therapie – lichtaktivierte Moleküle in der Krebsdiagnostik und Krebstherapie. Dtsch Z Onkol 12: 34–41

Hall EJ (1994) Radiobiology for the radiologist. JB Lippincott, Philadelphia

Hansen E, Knuechel R, Altmeppen J, Taeger K (1999) Blood irradiation for intraoperative autotransfusion in cancer surgery: demonstration of efficient elimination of contaminating tumor cells. Transfusion 39: 608–615

Harms W, Becker HD, Krempien R, Wannenmacher M (2001) Contemporary role of modern brachytherapy techniques in the management of malignant thoracic tumors. Sem Surg Oncol 20: 57–65

Harms W, Schraube P, Becker HD, Latz D, Herth F, Fritz P, Wannenmacher M (2000) Effect and toxicity of endoluinal high dose rate (HDR) brachytherapy in centrally located tumors of the upper respiratory tract. Strahlenther Onkol 176: 60–66

Hata E, Hayakawa K, Miyamoto H, Hayashida R (1990) Rationale for extended lymphadenectomy in lung cancer. Theor Surg 5: 19–25

Hazelrigg SR, Landreneau RJ, Boley TM et al. (1991) The effect of muscle-sparing versus standard posterolateral thoracotomy on pulmonary function, muscle strength, and postoperative pain. J Thorac Cardiovasc Surg 101 (3): 394–400; discussion 400–401

Heitmann C, Pelzer M, Menke H, Germann G (2000) The free musculocutaneous tensor fascia lata flap as a backup procedure in tumor surgery. Ann Plast Surg 45: 399–404

Hermanek P (1995) Diagnostische Standards Lungen-, Magen-, Pankreas- und kolorektales Karzinom. W. Zuckschwerdt, München

Hermanek P, Hutter RV, Sobin LH, Wittekind C (1999) International Union Against Cancer. Classification of isolated tumor cells and micrometastasis. Cancer 86: 2668–2673

Homasson JP, Renault P, Angebault M, Bonniot JP, Bell NJ (1986) Bronchoscopic cryotherapy for airway strictures caused by tumors. Chest 90: 159–164

Hooper RG, Jackson FN (1985) Endobronchial electrocautery. Chest 87: 712–714

Hu JS, Lui PW, Wang H, Chan KH, Luk HN, Tsou MY, Lee TY (2000) Thoracic epidural analgesia with morphine does not prevent postthoracotomy pain syndrome: a survey of 159 patients. Acta Anaesthesiol Sin 38 (4): 195–200

Hua Z, Gibson SL, Foster TH, Hilf R (1995) Effectiveness of delta-aminolevulinic acid-inducedprotoporphyrin as a photosensitizer for photodynamic therapy in vivo. Cancer Res 55: 1723–1731

Huber RM, Fischer R, Hautmann H, Pollinger B, Haussinger K, Wendt T (1997) Does additional brachytherapy improve the effect of external irradiatiion? Aprospective, randomized study in central lung tumors. Int J Radiat Oncol Biol Phys 37: 533–540

Hurford WE, Kolker AC, Strauss HW (1987) The use of ventilation/perfusion lung scans to predict oxygenation during one-lung-anesthesia. Anesthesiology 67: 841–844

Izbicki JR, Passlick B, Karg O, Bloechle C, Knoefel WT, Thetter O (1995) Impact of radical systematic lymphadenectomy on tumor staging in lung cancer. Ann Thorac Surg 59: 209–14

Izbicki JR, Passlick B, Pantel K, Pichlmeier U, Hosch SB, Karg O, Thetter O (1998) Effectiveness of radical systematic mediastinal lymphadenectomy in patients with resectable non-small cell lung cancer – Results of a prospective randomized study. Ann Surg 227: 138–144

Jensik RJ et al. (1982) Survival in patients undergoing tracheal sleeve pneumonectomy for bronchogenic carcinoma. J Thorac Cardiovasc Surg 84: 489

Jones NL, Campbell EJM (1982) Clinical Exercise Testing, 2nd ed. Saunders, Philadelphia

Jordan S, Mitchell JA, Quinlan GJ, Goldstraw P, Ewans TW (2000) The pathogenesis of lung injury following pulmonary resection. Eur Respir J 15: 790–799

Junker K, Bonorden S, Becker HD, Müller K-M (1993) Morphologische Befunde nach endobronchialer photodynamischer Therapie. Verh Dtsch Ges Path 77: 367

Kaseda S, Hangai N, Yamamoto S, Kitano M (1997) Lobectomy with extended lymph node dissection by video-assisted thoracic surgery for lung cancer. Surg Endosc 11: 703–706

Kashtan H, Haddad R, Yossipov Y, Bar-On S (1996) Photodynamic therapy of colorectal cancer using a new light source: from in vitro studies to a patient treatment. Dis Colon Rectum 39: 379–383

Kato H, Sakai H, Konaka C, Okunaka T, Furukawa K, Aizawa K, Saito Y, Hayata Y (1992) Fluorescence photodiagnosis of early stage lung cancer. In: Spinelli P, Dal Fante M, Marchesini R (ed) Photodynamic therapy and biomedical lasers. Excerpta Medica, Amsterdam London New York Tokyo, pp 876–882

Kato D, Suzuki H (1989) Selective destruction of cancer cell membranes by the Argon-Laser Photochemotherapy (PTC) with hematoporphyrin and its application to a clinical gastric cancer. Laser Med Surg 5: 202–209

Kayser K, Anyanwu E, Vogt-Moykopf I (1993) Tumor presence at resection boundaries and lymph node metastasis in bronchial carcinoma patients. Thorac Cardiovasc Surgeon 41: 308–311

Keller SM, Adak S, Wagner H, Johnson DH (2000) Mediastinal lymph node dissection improves survival in patients with stages II and IIIa non-small cell lung cancer. Ann Thorac Surg 70: 358–365

Kelly JF, Delclos ME, Morice RC et al. (2000) High dose rate endobronchial brachytherapy effectively palliates symptoms due to air way tumors: the 10 year M. D. Anderson Cancer Center experience. Int J Radiat Oncol Biol Phys 48: 697–702

Kessel D (1998) PDT: Expanding the database. An update on new drugs and mechanisms of phototoxcity. Photodynamics 1: 2–4

Kiyono K, Sone S, Sakai F, Imai Y, Watanabe T, Izuno I, Oguchi M, Kawai T, Shigematsu H, Watanabe M (1988) The number and size of normal mediastinal lymph nodes: a post mortem study. Am J Roentgenol 150: 771–776

Komaki R, Seriferheld W, Curran W et al. (2000) Sequential vs concurrent chemotherapy and radiation therapy for inoperable nonsmall cell lung cancer (NSCLC): analysis of failures in a phase III study (RTOG 9410). Int J Radial Oncol Biol Phys 48: 5

Kongshaug M, Cheng LS, Moan J, Morgan AR (1995) Binding of etiopurpurin and tin-coordinated etiopurpurin to human plasma proteins. Delivery in cremophore EL and dimethyl sulfoxide. Int J Biochem Cell Biol 27: 71–87

Korst RJ, Ginsberg RJ (2001) Appropriate surgical treatment of resectable non-small-cell lung cancer. World J Surg 25: 184–188

Kostenich G, Orenstein A, Rotman L, Malik Z, Ehrenberg B (1997) In vivo photodynamic therapy with the new near-IR absorbing water soluble photosensitizer lutetium texaphyrin and a high intensity pulsed light delivery system. J Photochem Photobiol 39: 36–42

Laing AH, Berry RJ, Newman CR, Peto J (1975) Treatment of inoperable carcinoma of the bronchus. Lancet 2: 1161–1164

Lam S, Kennedy T, Unger M et al. (1998) Localization of bronchial intraepithelial neoplastic lesions by fluorescence bronchoscopy. Chest 113: 696–702

Landreneau RJ, Sugarbaker DJ, Mack MJ et al. (1997) Wedge resection versus lobectomy for stage I (T1N0M0) non-small-cell lung cancer. J Thorac Cardiovasc Surg 113: 691–700

Levy JG (1994) Photosensitizers in photodynamic therapy. Semin Oncol 21 (Suppl 15): 4–10

Lewis RJ (1993) The role of video-assisted thoracic surgery for carcinoma of the lung: wedge resection to lobectomy by simultaneous individual stapling. Ann Thorac Surg 56: 762–768

Lewis RJ, Caccavale RJ (1998) Video-assisted thoracic surgical non-rib spreading simultaneously stapled lobectomy (VATS (n)SSL). Semin Thorac Cardiovasc Surg 10: 332–339

Lewis RJ, Caccavale RJ, Sisler GE (1991) Special report: video-endoscopic thoracic surgery. N Eng J Med 88: 473–475

Liewald F, Hatz R, Dienemann H, Sunder-Plassmann L (1992) Importance of microscopic residual disease at the bronchial margin after resection for non-small cell carcinoma of the lung. J Thorac Cardiovasc Surg 104: 408–412

Loh CS, MacRobert AJ, Bedwell J, Regula J, Krasner N, Bown SG (1993) Oral versus intravenous administration of 5-aminolevulinic acid for photodynamic therapy. Br J Cancer 68: 41–51

Macchiarini P, Dartevelle P (1998) Extended resections for lung cancer. In: Roth JA, Hong WK, Cox JD (eds) Lung Cancer, 2nd ed. Cambridge, MA, Blackwell Scientific Publications: pp 135–162

Macha HN, Koch K, Stadler M, Schumacher W, Krumhaar D (1987) New technique for treating occlusive and stenosing tumours of the trachea and main bronchi: endobronchial irradiation by high dose iridium-192 combined with laser canalisation. Thorax 42: 511–515

Magdeleinat P, Alifano M, Benbrehem C et al. (2001) Surgical treatment of lung cancer invading chest wall: results and prognostic factors. Ann Thorac Surg 71: 1094–1099

Manegold C (2001) Chemotherapy in stage I/II NSCLC and projects of the EORTC – lung cancer group for early stage lung cancer. Lung Cancer 34: 53–58

Manegold C (2002) Die medikamentöse Therapie des nicht-kleinzelligen Lungenkarzinoms. In: Manegold C (Htsg) Therapieoptionen beim nicht-kleinzelligen Lungenkarzinom. Uni-med-Verlag, Bremen, pp 102–116

Manegold C, Bergman B, Chemaissani A et al. (1997) Single agent gemcitabine versus cisplatin etoposide. Early results of a randomised phase II study in locally advanced or metastatic non-small cell lung cancer. Ann Onol 8: 525–529

Markos J, Mullan BP, Hillmann DR, Musk AW, Antico VF, Lovegrave FT, Carter MJ, Finucane KE (1989) Preoperative assessment as a predictor of mortality and morbidity after lung resection. Am Rev Respir Dis 139: 902–910

Markus SL (1996) 5-Aminolevulinic Acid. International Photodynamics 1: 2–4

Marsiglia H, Baldeyrou P, Lartigau E et al. (2000) High-dose rate brachytherapy as a sole modality for early-stage endobronchial carcinoma. Int J Radiat Oncol Biol Phys 47: 665–672

Martini N, Flehinger BJ, Zaman MB, Beattie EJ (1983) Results of resection of non-oat cell carcinoma of the lung with mediastinal lymph node metastases. Ann Surg 198: 386–397

Martini N, Rusch VW, Bains MS (1999) Factors influencing ten-year-survival in resected stages I-IIIA non-small cell lung cancer. J Thorac Cardiovasc Surg 117: 32–38

Massard G, Doddoli C, Gasser B, Ducrocq X, Kessler R, Schumacher C, Jung GM, Wihlm JM (2000) Prognostic implications of a positive bronchial resection margin. Eur J Cardiothorac Surg 17: 557–565

Mathes DD (1995) Bleomycin and hyperoxia exposure in the operating room. Anesth Analg 81: 624–629

Mathisen DJ, Grillo HC (1989) Endoscopic relief of malignant airway obstruction. Ann Thorac Surg 48: 469–475

Mathisen DJ, Grillo HC (1991) Carinal resection for bronchogenic carcinoma. J Cardivasc Surg 102: 16

McKenna RJ Jr, Wolf RK, Brenner M, Fischel RJ, Wurnig P (1998) Is lobectomy by video-assisted thoracic surgery an adequate cancer operation? Ann Thorac Surg 66: 1903–1908

Møller AM, Villebro N, Pedersen T, Tønnesen H (2002) Effect of preoperative smoking intervention on postoperative complications: a randomised clinical study. Lancet 359: 114–117

Moores LK (2000) Smoking and postoperative pulmonary complications. An evidence-based review of the recent literature. Clin Chest Medicine 21(1): 139–146

Mountain CF (1997) Revisions in the international system for staging lung cancer. Chest 111: 1710–1717

Müller K-M, Becker HD, Junker K (1992) Histomorphologische Veränderungen an der Lungenwand nach Einwirkung des Nd-YAG-Lasers und nach photodynamischer Lasertherapie. Lasermedizin 8: 120–121

Naruke T (2000) Mediastinal Lymph Node Dissektion. In: Shields TW, LoCicero J, Ponn RB (Hrsg) General Thoracic Surgery. Lippincott, Philadelphia, pp 1343–1356

Non-Small Cell Lung Cancer Collaborative Group (1995) Chemotherapy in non-small cell lung cancer: A meta-analysis using updated data on individual patients from 52 randomised clinical trials. BMJ 331: 899–909

O'Brien M, Smith IE, Postmus PE et al. for the EORTC-LCCG (1999) Taxol and Carboplatin induction chemotherapy in stage IIIa non-small cell lung cancer: An EORTC 08958 phase II trial. Proc ASCO 18: 942

Ohta Y, Oda M, Wu J, Tsunezuka Y, Hiroshi M, Nonomura A, Watanabe G (2001) Can tumor size be a guide for limited surgical intervention in patients with peripheral non-small cell lung cancer? Assessment from the point of view of nodal micrometastasis. J Thorac Cardiovasc Surg 122: 900–906

Oosterhuis JA, Theunissen PH, Bollen EM (2001) Improved pre-operative mediastinal staging in non-small-cell lung cancer by serial sectioning and immunohistochemical staining of lymph-node biopsies. Eur J Cardio Thorac Surg 20: 335–338

Orenstein A, Kostench G, Roitman L, Shechtman Y, Kopolovic Y, Ehrenberg B, Malik Z (1996) A comparative study of tissue distribution and photodynamic therapy selectivity of chlorin e6, Photofrin and ALA-induced protoporphyrin X in a colon carcinoma model. Br J Cancer 73: 937–944

Pairolero PC (1999) Extended resections for lung cancer. How far is too far ? Eur J Cardiothorac Surg 16(1) 48–50

Pancoast HK (1924) Importance of careful roentgen-ray investigations of apical chest tumors. JAMA 83: 1407–1411

Paulson DL, Shaw NN (1955) Bronchoplastic procedures for bronchogenic carcinoma. J Thorac Cardiovasc Surg 59: 38–48

Pass HI (1993) Photodynamic therapy in oncology: mechanisms and clinical use. J Nat Cancer Inst 85(6): 443–456

Pass HI, Pogrebniak HW, Steinberg SM, Mulshine J, Minna JD (1992) Randomized trial of neoadjuvant therapy for lung cancer: interim analysis. Ann Thorac Surg 53: 992–998

Passlick B, Izbicki JR, Kubuschok B, Thetter O, Pantel K (1996) Detection of disseminated lung cancer cells in lymph nodes: Impact on staging and prognosis. Ann Thorac Surg 61: 177–183

Passlick B, Kubuschok B, Izbicki JR, Thetter O, Pantel K (1999) Isolated tumor cells in bone marrow predict reduced survival in node-negative non-small cell lung cancer. Ann Thorac Surg 68: 2053–2058

Passlick B, Sitar I, Sienel W, Thetter O, Morresi HA (2001) Significance of lymphangiosis carcinomatosa at the bronchial resection margin in patients with non-small cell lung cancer. Ann Thorac Surg 72: 1160–1164

Peng Q, Warloe T, Berg k, Kongshaug M, Giercksky KE, Nesland JM (1997) 5-Aminolevulinic acid-based photodynamic therapy. Clinical research and future challenges. Cancer 79: 2282–2308

Pincus M, Reddy S, Lee MS, Bonomi P, Taylor S, Rowland K, Faber LP, Warren W, Kittle CF, Hendricksen FR (1989) Preoperative combined modality therapy for stage III MO non-small cell lung carcinoma. Int J Radiat Oncol Bio Phys 15: 189–195

Port Meta-analysis Trialists Group (1998) Postoperative radiotherapy in non-small-cell lung cancer: systematic review and meta-analysis of individual patient data from nine randomised controlled trials. Lancet 352: 257–263

Potter V, Woll PJ (2001) Chemotherapy in non small cell lung cancer. In: Spiro SG (ed) Lung Cancer. European Respiratory Monograph 6: Monograph 17. European Respiratory Society Journals, Sheffield, UK, pp 218–233

Prakash UBS, Freitag L (1994) Hemoptysis and bronchoscopy-induced hemorrhage. In: Prakash UBS (ed) Bronchoscopy. Raven Press, New York, pp 227–251

Quanjer PH, Tammeling GJ, Cotes JE, Pedersen OF, Peslin R, Yernault JC (1993) Lung volumes and forced ventilatory flows. Europ Resp J 6 (Suppl 16): 5

Rapp E, Pater JL, Willan A et al. (1988) Chemotherapy can prolong survival in patients with advanced non-small cell lung cancer – report of a Canadian multicenter randomized trial. J Clin Oncol 6: 633–641

Rodgers A, Walker N, Schug S (2000) Reduction of postoperative mortality and morbidity with epidural or spinal anaesthesia: results from overview of randomised trials. Br Med J 321: 1–12

Rosell R, Gomez-Godina J, Camps C et al. (1994) A randomized trial comparing preoperative chemotherapy plus surgery with surgery alone in patients with non-small cell lung cancer. N Engl J Med 330: 153–158

Rosell R, Gómez-Codina J, Camps C et al. (1999) Preresectional chemotherapy in stage IIIA non-small-cell lung cancer: a 7-year assessment of a randomized controlled trial. Lung Cancer 26: 7–14

Roth JA, Atkinson EN, Fossella F et al. (1998) Long-term follow-up of patients enrolled in a randomized trial comparing perioperative chemotherapy and surgery with surgery alone in resectable stage IIIA non-small-cell lung cancer. Lung Cancer 21: 1–6

Roth JA, Fosella F, Ritsuko R et al. (1994) A randomized trial comparing perioperative chemotherapy and surgery with surgery alone in resectable non-small cell lung cancer. Natl Cancer Inst 86: 673–680

Roviaro G, Rebuffat C, Varoli F, Vergani C, Mariani C, Maciocco M (1992) Videoendoscopic pulmonary lobectomy for cancer. Surg Laparosc Endosc 2: 244–247

Roviaro G, Varoli F, Vergani C, Maciocco M (1998) Video-assisted thoracoscopic surgery (VATS) major pulmonary resections: the Italian experience. Semin Thorac Cardiovasc Surg 10: 313–320

Rusch VW et al. (2001) Induction chemoradiation and surgical resection for non-smal cell lung carcinomas of the superior sulcus: Initial results of Southwest Oncology Group Trial 9416 (Intergroup Trial 0160). J Thorac Cardiovasc Surg 121(3): 472–483

Saito M, Yokoyama A, Kurita Y, Uematsu T, Tsukada H, Yamanoi T (2000) Treatment of roentgnographically occult endobronchial carcinoma with external beam radiotherapy and intralumenal low dose rate brachytherapy: second part. Int J Radiat Oncol Biol Phys 47: 673–80

Schiller JH, Harrington D, Belani CP, Langer C, Sandler A, Krook J, Zhu J, Johnson DH (2002) Comparison of four chemotherapy regimens for advanced non small cell lung cancer. N Engl J Med 346: 92–98

Schinkel C, Dienemann H, Reinmiedl J, Hoffmann H, Muller C, Schildberg FW (1999) Verteilungsmuster und Befall regionarer Lymphknoten bei nicht-kleinzelligem Lungencarcinom. Chirurg 70: 179–183

Schraube P, Fritz P, Becker HD, Wannenmacher M (1993) Ergebnisse der endoluminalen High-dose-rate-Bestrahlung von zentralen nichtkleinzelligen Lungenkarzinomen. Strahlenherapie und Onkologie 4: 228–234

Schumaker RD, Choy H, Akerley W et al. (2000) Tumor volume decrease is a predictor of survival following combined modality therapy for stage III non-small-cell lung cancer: retrospective analysis of multi-institutional trial. Am Soc Clin Oncol 19: 1977

Shaw RR, Paulson DL, Kee JLJ (1961) Treatment of the superior sulcus tumor by irradiation followed by resection. Ann Surg 154: 29–36

Shea JM, Allen RP, Tharratt RS, Chan AL. Siefkin AD (1993) Survival of patients undergoing Nd:YAG laser therapy compared with Nd:YAG laser therapy and brachytherapy for malignant airway disease. Chest 103: 1028–1031

Shepherd FA, Carney DN (2000) Treatment of NSCLC: chemotherapy. In: Hansen HH (ed) Lung Cancer IASLC. Martin Dunitz, London

Siewert JR, Vogelsang HE (2001) Prinzipien der Chirurgie maligner Tumoren. In: Siewert JR, Harder F, Rothmund M (Hrsg) Praxis der Viszeralchirurgie. Springer, Berlin Heidelberg New York Tokyo, S 187–196

Smith TP, Kinasewitz GT, Tucker WY, Spikers WP, George RB (1984) Exercise capacity as a predictor of postthoracotomy morbidity. Am Rev Respir Dis 129: 730

Snijder RJ, Brutel de la Rivière A, Elbers HJ, van den Bosch JM (1998) Survival in resected stage I lung cancer with residual disease at the bronchial resection margin. Ann Thorac Surg 65: 212–216

Socinski MA, Halle J, Schell MJ et al. (2000) Induction (I) and concurrent (C) carboplatin/paclitaxel (C/P) with dose-escalated thoracic conformal radiotherapy (TCRT) in stage IIIA/B non-small-cell lung cancer (NSCLC): a phase I/II trial. Am Soc Clin Oncol 19: 1940

Solaini L, Prusciano F, Bagioni P, Di Francesco F, Basilio Poddie D (2001) Video-assisted thoracic surgery major pulmonary resections. Present experience. Eur J Cardiothorac Surg 20: 437–442

Souquet PJ, Chauvin F, Boissel JP et al. (1993) Polychemotherapy in advanced non small cell lung cancer: A metanalysis. Lancet 342: 19–21

Stutschke M, Eberhardt C: Prophylactic cranial irradiation in locally advanced non-small-cell lung cancer after multimodality treatment: long term follow-up and investigations of late neuropsychologic effects. J Clin Oncol 1999 Sep, 17(9): 2700–2709

Stewart IA, Pignon JP for Non-small Cell Cancer Cooperative Group (1995) Chemotherapy in non-small cell lung cancer: a meta-analysis using updated data on individual patients from 52 randomised clinical trials. Brit Med J 311: 899–909

Strauss GM, Langer MP, Elias AD, Skarin AT, Sugarbaker DI (1992) Multimodality treatment of stage III. A non-small cell lung carcinoma: A critical review of literature and strategies for further research. J Clin Oncol 10: 829–838

Sugi K, Kaneda Y, Esato K (2000) Video-assisted thoracoscopic lobectomy achieves a satisfactory long-term prognosis in patients with clinical stage IA lung cancer. World J Surg 24: 27–30

Sutedja G, Postmus PE (1994) Bronchoscopic treatment of lung tumors. Lung Cancer 11: 1–17

Tedder M et al. (1992) Current morbidity, mortality, and survival after bronchoplastic procedures for malignancy. Ann Thorac Surg 54: 387–391

Thomas M, Rübe C, Semik M et al. (1999) Impact of preoperative bimodality induction including twice-daily radiation on tumor regression and survival in stage III non-small cell lung cancer. J Clin Oncol 17: 1185–1193

Tobias JW (1932) Sindrome apico-costo-vertebral-doloroso por tumor apexiano: su valor diagnostico en el cancer primitivo del pulmon. Rev Med Lat Am 19: 1552–1556

Tønnesen H, Rosenberg J, Nielsen HJ, Rasmussen V, Hauge C, Pedersen IK, Kehlet H (1999) Effect of preoperative abstinence on poor postoperative outcome in alcohol misusers: randomised controlled trial. Br Med J 318: 1311–1316

Trédaniel J, Hennequin C, Zalcam G et al. (1994) Prolonged survival after high-dose-rate endobronchial irradiation for malignant airway obstruction. Chest 105: 767–772

Trybulla M, Taylor SG, Bonomi P (1985) Preoperative simultaneous cisplatin/5-fluorouracil and radiotherapy in clinical stage III, non-small cell bronchogenic carcinoma. Proc Am Soc Clin Oncol 4 (182): A710

Tsuchiya R (1998) Bronchoplastic bronchovascular techniques. In: Pearson (ed) Thoracic Surgery

Tsuchiya R et al. (1990) Resection of tracheal carina for lung cancer. J Thorac Cardiovasc Surg 99: 779

Unsöld E, Baumgartner R, Jocham D, Stepp H (1987) Application of photosensitizers in diagnosis and therapy. Laser Med Surg 3: 210–214

Vamvakia EC (1996) Transfusion-associated cancer recurrence and postoperative infection: meta-analysis of randomized controlled clinical trials. Transfusion 32: 175–186

van Zandwijk N, Smit EF, Kramer GWP et al. (2000) Gemcitabine and Cisplatin as inducition regimen for patients with biopsy-proven stage IIIa N2 non-small cell lung cancer: a phase II study of the European Organization for Research and Treatment of Cancer. Lung Cancer Cooperative Group (EORTC 08955). J Clin Oncol 18: 2658–2664

Vogt-Moykopf I, Fritz TH, Meyer G (1986) Bronchoplastic and angioplastic operation in bronchial carcinoma: Long term results of a retrospective analysis from 1973 to 1983. In Surg 71: 211

Walker WS (1998) Video-assisted thoracic surgery (VATS) lobectomy: the Edinburgh experience. Semin Thorac Cardiovasc Surg 10: 291–299

Walker WS, Craig SR (1996) Video-assisted thoracoscopic pulmonary surgery – current status and potential evolution. Eur J Cardiothorac Surg 10: 161–167

Walsh DA, Maiwand MO, Nath AR, Lockwood P, Lloyd MH, Saab M (1990) Bronchoscopic cryotherapy for advanced bronchial carcinoma. Thorax 45: 509–513

Walsh GL, Moore RC, Putnam JB (1994) Resection of lung cancer is justified in high-risk patients selected by exercise oxygen consumption. Ann Thorac Surg 58: 704–710

Watanabe Y (2000) Tracheal sleeve pneumonectomy. In: Shields TW, LoCicero J, Ponn RB (eds) General Thoracic Surgery. Philadelphia: Lippicott, Williams & Wilkins: pp 423–432

Warren WH, Faber LP (1994) Segmentectomy versus lobectomy in patients with stage I pulmonary carcinoma. Five-year survival and patterns of intrathoracic recurrence. J Thorac Cardiovasc Surg 107: 1087–1094

Weber A, Stammberger U, Inci I, Schmid RA, Dutly A, Weder W (2001) Thoracoscopic lobectomy for benign disease. A single centre study on 64 cases. Eur J Cardiothorac Surg 20: 443–448

Weisel R et al. (1979) Sleeve lobectomy for carcinoma of the lung. J Thorac Cardiovasc Surg 78: 839–849

Weisman JM (2001) Combined use of exercise testing, lung function tests and radionuclide imagines to select lung cancer patients for surgical resections. 97th International conference ATS, San Francisco, 18–23.05.2001, A72, p 185

Wilson BC (1998) Light sources for photodynamic therapy. Photodynamics 1: 6–8

Woods RL, Williams CJ, Levi J, Page J, Bell D, Byrne M, Kerestes ZL (1990) A randomized trial of cisplatin and vindesine versus supportive care only in advanced non-small cell lung cancer. Br J Cancer 61: 608–611

Yamamoto N, Fukuoka M, Negoro S et al. (2000) A phase II study of induction chemotherapy (M CT) with C PT-11 and cisplatin followed by thoracic radiation (TRT) combined with weekly CPT-11 in patients with unresectable stage III non-small-cell lung cancer (NSCLC). Proc Am Soc Clin Oncol 19: 1953a

Yim A, Landreneau RJ, Izzat MB, Fung ALK, Wan S (1998) Is video-assisted thoracoscopic lobectomy a unified approach? Ann Thorac Surg 66: 1155–1158

Kleinzellige Lungenkarzinome

Inhaltsverzeichnis

14.1 Allgemeine Grundsätze der Chemotherapie

P. Drings, C. Manegold

14.1.1 Einleitung

Das **kleinzellige Lungenkarzinom** ist durch

- eine sehr rasche Tumorverdoppelungszeit,
- eine sehr hohe Zellproliferationsrate und
- eine frühzeitige Metastasierungstendenz

gekennzeichnet.

Diese biologischen Eigenschaften begründen einerseits die **schlechte Prognose** dieses Tumors, liefern andererseits aber auch die Grundlage für eine hohe **Sensibilität** gegenüber Chemo- und Radiotherapie. Mit Einführung der Chemotherapie erreichte man eine 5-fache Verlängerung der medianen Überlebensdauer sowie einen Anteil von 5–10 % an rezidivfrei Überlebenden nach 3 Jahren. Betrachtet man die Gruppe der Patienten mit „limited disease" und anderen günstigen prognostischen Faktoren, erhöht sich dieser Anteil sogar auf 15–20 % (Tabelle 14.1; Calderoni u. Czerny 1996; Ihde 1992).

Während im Verlauf des letzten Jahrzehnts bezüglich der Therapie keine wesentlichen Fortschritte oder – anders ausgedrückt – eine Konsolidierung auf höherem Niveau erreicht wurden, war es möglich, neue Erkenntnisse zur **Bedeutung** der verschiedenen prognostischen Faktoren zu gewinnen. Auf ihrer Grundlage differenziert man jetzt zwischen einer rein palliativen Therapie bei z. B. älteren Patienten mit fortgeschrittener Tumorerkrankung und einer Behandlung mit mehr kurativem Ansatz bei noch begrenzter Tumorausdehnung.

Als wesentliche prognostische Faktoren bestätigten sich die Krankheitsausdehnung und der Leistungsindex der Patienten.

Entscheidend ist der Nachweis bzw. Ausschluss einer **hämatogenen Fernmetastasierung.** Die Anzahl der von Metastasen befallenen Organe stellt eine weitere Prognosedifferenzierung dar, während der Ort der Metastasierung jedoch von untergeordneter Bedeutung ist. Die Chemotherapie ist das Rückgrat der Behandlung des kleinzelligen Lungenkarzinoms.

Tabelle 14.1. Einfluss der Therapie auf die Überlebenszeit der Patienten – historische Entwicklung. (Nach Ihde 1992; Calderoni u. Cerny 1996)

Therapie	Überlebensdauer	
	„limited disease"	„extensive disease"
Vor der Ära der Chemotherapie		
Symptomatische Behandlung	3 Monate	1,5 Monate
Chirurgie	<1 %	–
Radiotherapie	1–3 %	–
Chemotherapie		
Monochemotherapie (median)	6 Monate	4 Monate
Polychemotherapie (median)	10–14 Monate	7–11 Monate
Fünfjahresüberlebensrate	2–8 %	0–1 %
Kombination von Chemotherapie und Thoraxradiotherapie (median)	12–16 Monate	7–11 Monate
Fünfjahresüberlebensrate	6–12 %	7–11 Monate

14.1.2 Monochemotherapie

In den 60er-Jahren begann die Chemotherapie dieses Tumors mit dem Einsatz alkylierender Substanzen. Es wurde damit eine signifikante Verlängerung der medianen Überlebensdauer der Patienten von 1,5 auf 4 Monate im Stadium „extensive disease" erreicht. In den folgenden Jahren gelang die Identifizierung weiterer wirksamer Zytostatika. Die durchschnittlichen **Remissionsraten** liegen unter Berücksichtigung erheblicher Variationen zwischen 20 und 50% (Tabelle 14.2).

Tabelle 14.2. Monochemotherapie des kleinzelligen Lungenkarzinoms. (Mod. nach Rowinsky u. Ettinger 1996)

Medikament	Durchschnittliche Remissionsrate [%]
Bisherige Standardzytostatika	
Ifosfamid	50
Cyclophosphamid	40
Etoposid	40
Carboplatin	40
Vincristin	35
Methotrexat	35
Doxorubicin	30
Epirubicin	30
Vindesin	30
Vinblastin	30
BCNU	20
Cisplatin	15
Neue Medikamente (z.T. noch in klinischer Erprobung, Patientenzahlen noch begrenzt)	
Teniposid	58
Paclitaxel	34–43
Gemcitabin	27
Topotecan	30–40
Navelbin	16
CPT-11	47

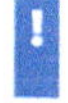

Komplette Remissionen sind unter der Monochemotherapie ausgesprochen selten. Deshalb wird man diese Therapieform gegenwärtig nur bei Patienten, denen eine aggressivere Behandlung nicht zugemutet werden kann, oder im Rahmen klinischer Studien zur Erprobung neuer Substanzen einsetzen.

In den letzten Jahren wurden mehrere **neue Zytostatika** – wie die Taxane, Topoisomerase-I-Inhibitoren, Navelbin und Gemcitabin – erfolgreich in der Monochemotherapie erprobt. Ihre Stellung in der Polychemotherapie wird gegenwärtig in klinischen Studien analysiert (Rowinsky u. Ettinger 1996).

14.1.3 Polychemotherapie

Im Verlauf der 70er-Jahre entwickelte sich die Polychemotherapie zur **Standardbehandlung** des kleinzelligen Lungenkarzinoms. Sie ist wegen höherer Raten kompletter Remissionen sowie längerer Remissionsdauer und Überlebenszeit der Monochemotherapie eindeutig überlegen. In der Regel werden **2–4 Zytostatika simultan** eingesetzt (Tabelle 14.3; Niederle et al. 1999; De Vore u. Johnson 1996).

CAVE

Es ist dabei von entscheidender Bedeutung, dass die im Kombinationschema verwendeten Einzelsubstanzen in ihrer max. tolerablen Dosis appliziert werden. Eine Verminderung der Therapieaggressivität führt zur wesentlichen Reduktion der Remissionsraten und damit auch zur Verschlechterung des Spätschicksals der Patienten.

Im Verlauf des letzten Jahrzehnts wurden in der Polychemotherapie des kleinzelligen Lungenkarzinoms keine grundsätzlichen Verbesserungen erzielt. Die Ergebnisse haben sich jedoch auf höherem Niveau im Vergleich zum vorangegangenen Jahrzehnt konsolidiert. Es ist allerdings nicht gelungen, die Überlebensdauer wesentlich zu verbessern. Erhebliche **Fortschritte** gab es in der Durchführung der Behandlung. Mit einer Verkürzung der Behandlungsdauer und einer besseren Auswahl der Patienten un-

Tabelle 14.3. Polychemotherapie des kleinzelligen Lungenkarzinoms – Auswahl verschiedener Standardtherapien

Kombination	Dosierung	Art der Verabreichung	Verabreichung an Tag
Doxorubicin, Cyclophosphamid, Vincristin	60 mg/m², 750 mg/m², 1,5 mg/m²	I.v.	1; 1, 2; 1, 8, 15
Cyclophosphamid, Doxorubicin, Etoposid	1000 mg/m², 45 mg/m², 50 (100) mg/m²	I.v.	1; 1; 1–5
Cyclophosphamid, Epirubicin, Vincristin (EPICO)	1000 mg/m², 70 mg/m², 2 mg	I.v.	Alle an Tag 1
Ifosfamid, Etoposid	1500 mg/m², 120 mg/m²	I.v. Infusion über 1 h; i.v.	1–5; 1–3
Cisplatin, Etoposid	75 mg/m², 100 mg/m²	I.v.	1; 1–3
Carboplatin, Etoposid, Vincristin	300 mg/m², 140 mg/m², 1,5 mg	I.v.	1; 1–3; 1, 8, 15, 22
Ifosfamid, Carboplatin, Etoposid	5 g/m², 300 mg/m², 120 mg/m² bzw. 240 mg/m² (oral)	I.v. bzw. oral	1; 1; 1 und 2 bzw. 3 (oral)
Vincristin	0,5 mg/m²	I.v.	14

ter Berücksichtigung neu definierter prognostischer Faktoren sowie mittels Substitution sehr toxischer Zytostatika durch neue Substanzen gelang es, die akute und chronische Toxizität der Therapie wesentlich zu reduzieren.

! Bei der Beurteilung der Therapieresultate sollte berücksichtigt werden, dass unbehandelte Patienten im Stadium „limited disease" nur eine mediane Überlebensdauer von 15–17 Wochen und im Stadium „extensive disease" von 6 Wochen erwarten können.

Beim nicht vorbehandelten Patienten sind die Ergebnisse in den gegenwärtig üblichen Zweier- und Dreierkombinationen weitgehend identisch (Tabelle 14.4; De Vore u. Johnson 1996; Niederle et al. 1999).

Tipp: Weit verbreitet ist die seit 15 Jahren eingesetzte Kombination eines Anthrazyklinantibiotikums (z. B. Doxorubicin oder Epirubicin) mit einem Oxazaphosphorinderivat (z. B. Cyclophosphamid oder Ifosfamid) und einem Vincaalkaloid (z. B. Vincristin), bekannt als ACO- oder VAC-Schema.

Von dieser Kombination existieren mittlerweile mehrere Variationen bzgl. Dosierung und Applikationshäufigkeit der einzelnen Zytostatika. Bei **Therapieresistenz** gegenüber diesem Schema oder bei Kontraindikation gegenüber einzelnen Zytostatika stehen mehrere Alternativen zur Verfügung, von denen sich besonders die Kombination Cisplatin/Etoposid zu einem zweiten Standardverfahren entwickelte.

Die in einigen Studien erkennbare mögliche Überlegenheit dieser Zweierkombination gegenüber anderen Verfahren beim Einsatz im Stadium „limited disease" ließ sich im weit fortgeschrittenen Tumorstadium „extensive disease" jedoch nicht bestätigen. Hinsichtlich der **Toxizität** ist sie jedoch einem Konzept, welches Anthrazyklinantibiotika enthält, überlegen, wenn – wie im Stadium „limited disease" – eine Thoraxbestrahlung zusätzlich erforderlich ist.

! Die Applikation von Etoposid und Cisplatin ist bei gleichzeitiger Thoraxbestrahlung mit einer geringeren Lungen-, Haut- und Ösophagustoxizität verbunden als andere Chemotherapieverfahren. Aus diesem Grund wird diese Zweierkombination von vielen Gruppen in der Behandlung des kleinzelligen Lungenkarzinoms im Stadium „limited disease" bevorzugt.

Tabelle 14.4. Polychemotherapie des kleinzelligen Lungenkarzinoms – Auswahl verschiedener Studienergebnisse (Rate kompletter plus partieller Remissionen). (Mod. nach Wolf u. Havemann 1998)

Kombination	Patientenanzahl	Komplette + partielle Remission [%]
Doxorubicin/Cyclophosphamid/Vincristin (ACO oder VAC)	461	62–88
Cyclophosphamid/Doxorubicin/Etoposid (CDE)	174	90
Cyclophosphamid/Epirubicin/Vincristin (EPICO)	51	64
Ifosfamid/Etoposid (IE)	162	77
Cisplatin/Etoposid (PE)	670	65–94

Im Stadium „limited disease" werden bei nicht vorbehandelten Patienten objektiv messbare **Remissionen** in einer Häufigkeit von 70 bis >95% erzielt. Sie schließen im Durchschnitt 30–50% komplette Remissionen ein (Tabelle 14.5). Die **Überlebenszeit** aller behandelten Patienten wird mit gewissen Variationen unter den einzelnen Studien mit 12 Monaten angegeben. Bei kompletten Remissionen erhöht sie sich auf durchschnittlich 15–20 Monate.

Während 40–70% der Patienten die Chance haben, ein Jahr zu überleben, sind nach 2 Jahren nur noch 5–10% rezidivfrei. Dieser kleine Anteil darf als potenziell geheilt angesehen werden. Das **Spätschicksal** dieser Patienten wird jedoch durch das Auftreten von Zweittumoren in anderen Bereichen der Lunge belastet.

Im Stadium **„extensive disease"** sind wegen der wesentlich größeren Tumormasse die Remissions-

Tabelle 14.5. Beispiele für Polychemotherapie beim kleinzelligen Lungenkarzinom, unterschieden nach den Stadien „limited" und „extensive disease". (Nach Bunn 1986)

Therapie	Zytostatika	„Limited disease"				„Extensive disease"			
		Patientenanzahl	Remissionsrate [%]	Komplette Remission [%]	Mittlere Überlebenszeit [Monate]	Patientenanzahl	Remissionsrate [%]	Komplette Remission [%]	Mittlere Überlebenszeit [Monate]
CAE	1000 mg/m² Tag 1; 45 mg/m² Tag 1; 50 mg/m² Tag 1–5	13	91	65	14	67	88	46	9,9
CAV	1000 mg/m² Tag 1; 45 mg/m² Tag 1; 1,4 mg/m² Tag 1	43	79	56	13,6	53	40	13	7
E/P	60 mg/m² Tag 1–3; 80 mg/m² Tag 1	50	84	48	–	96	64	21	–
I/E	1500 mg/m² Tag 1–5; 120 mg/m² Tag 1–3	25	80	24	11	46	61	18	7,5

C Cyclophosphamid; *A* Adriamycin; *E* Etoposid; *V* Vincristin; *P* Cisplatin; *I* Ifosfamid

raten deutlich niedriger. Der Anteil kompletter Remissionen liegt im Durchschnitt nicht über 20 %, die mediane Überlebensdauer beträgt 6–9 Monate. Einjahresüberlebensraten von 20–50 % werden in der Literatur angegeben. Nach 2 Jahren überleben aber nur noch vereinzelte Patienten rezidivfrei (Tabelle 14.1, 14.5).

Bereits nach dem ersten Behandlungszyklus kann die **Ansprechbarkeit des Tumors** auf die Chemotherapie beurteilt werden. Wenn nach dem klinischen Befund und dem Ergebnis bildgebender Untersuchungsverfahren keine deutliche Besserung erkennbar ist, muss das Therapieverfahren als ineffektiv angesehen und sofort durch eine alternatives Schema ersetzt werden.

! Im Hinblick auf die potenziell kurativen Behandlungsmöglichkeiten im Stadium „limited disease" wird man hier selbst ein stationäres Verhalten des Tumors als Therapieversagen interpretieren und die Behandlung sofort umstellen müssen.

Im Stadium „extensive disease" ist vor dem Hintergrund fehlender kurativer Behandlungsmöglichkeiten und der insgesamt schlechteren Prognose unter Abwägung der individuellen Besonderheiten eine Fortsetzung der gleichen Behandlung bei stationärem Tumorbefund durchaus denkbar.

14.1.4 Versuche zur Intensivierung der Chemotherapie

Es wurden in den vergangenen Jahren mehrere Versuche zur Intensivierung der Chemotherapie unternommen. **Ansätze** hierfür bestehen
- in der Applikation mehrerer Substanzen,
- in der Durchführung einer Konsolidierungs- oder Erhaltungstherapie,
- in der alternierenden Applikation verschiedener Medikamentenkombinationen sowie
- in der Hochdosis- oder der kontinuierlichen Dauerbehandlung.

CAVE
Nach den bisherigen Erfahrungen gibt es keine Hinweise dafür, dass die simultane Anwendung von 3 oder 4 Medikamenten prinzipiell einer Zweierkombination überlegen ist.

Nach Applikation konkurrierender Zytostatika kumuliert die Toxizität erkennbar, besonders in Form einer erheblichen **Myelosuppression.** Dies bedingt zwangsläufig eine Dosisreduktion.

Die in den letzten Jahren erkennbare Tendenz zur **Verkürzung** der **Behandlungsdauer** auf nur noch 4 bis 6 Zyklen hat sich weitgehend durchgesetzt. Man erreicht mit ihr die gleichen Resultate wie früher unter einer längeren Behandlungsdauer von 12 und mehr Monaten. Die Rate der 2 Jahre und länger rezidivfrei überlebenden Patienten wurde durch die Verkürzung der Therapiedauer nicht ungünstig beeinflusst.

Aus randomisierten Therapiestudien geht hervor, dass eine kurzfristige, aber intensivere Chemotherapie die gleichen **Spätresultate** erbringt wie eine länger andauernde Behandlung (Niederle et al. 1999). Bei vielen Patienten ist eine **komplette Remission** bereits nach einer Behandlungsdauer von nur 6 Wochen, entsprechend 2 Zyklen, erkennbar. Von den übrigen Patienten weiß man, dass auch sie eine komplette Remission, wenn überhaupt, innerhalb der ersten 4 Zyklen erreichen.

Tipp
Es erscheint damit sinnvoll, nach Erreichen der kompletten Remission zur Konsolidierung noch 2 weitere Zyklen zu applizieren. Dies ist beim kleinzelligen Lungenkarzinom i. d. R. nach längstens 6 Zyklen erreicht.

14.1.5 Erhaltungschemotherapie

Eine Erhaltungschemotherapie im Anschluss an eine komplette Remission verlängert die **Gesamtüberlebensdauer** der Patienten nicht (Tabelle 14.6). Man erreicht das gleiche Langzeitergebnis, wenn man nach kompletter Remission zunächst abwartet und im Fall des Rezidivs eine Reinduktionsbehandlung vornimmt.

Tabelle 14.6. Erhaltungschemotherapie beim kleinzelligen Lungenkarzinom. (Nach de Vore u. Johnson 1996)

Autoren	Erhaltungstherapie	Patientenanzahl	Medianes Überleben
Bleehan et al. 1989	Nein	134	29 Wochen
	Ja	131	35 Wochen
Spiro et al. 1989	Nein	305	32 Wochen
	Ja	305	39 Wochen
Clarke et al. 1989	Nein		52 Wochen
	Ja	202	54 Wochen
Giaccone et al. 1993	Nein	217	9,3 Monate
	Ja	221	9,3 Monate

! Der Verzicht auf die Erhaltungstherapie wirkt sich jedoch sehr günstig auf die Lebensqualität aus. Man empfiehlt deshalb, auf jede Erhaltungstherapie nach kompletter Remission zu verzichten. Voraussetzung ist aber selbstverständlich, dass die Patienten kurzfristig alle 4–6 Wochen untersucht werden.

Im Fall eines **Rezidivs** oder einer **Progression** nach einem Intervall von mehr als 3 Monaten wird man wiederum das ursprüngliche Therapieschema einsetzten. Bei kürzerem rezidivfreien Intervall sollte sofort eine alternative Zytostatikakombination verwendet werden.

14.1.6 Alternierende Chemotherapie

Es entspricht allgemeiner klinischer Erfahrung, dass ein **Behandlungsverfahren** der **zweiten Wahl** nach Versagen eines früheren Behandlungsversuchs durchaus noch eine tumorreduzierende Wirkung entfalten kann. Man erklärt dies mit der Heterogenität des Tumors. Mit zunehmender Tumormasse können vermehrt Zellen unterschiedlicher Sensibilität und Resistenz erwartet werden.

Nach theoretischen Erwägungen könnte man einer solchen primären oder sekundären **Resistenz** begegnen, wenn von vornherein 2 oder mehrere, nicht kreuzresistente Zytostatikakombinationen zum Einsatz kämen. Ein derartiges Vorgehen basiert auf der **Hypothese von Goldie und Coldmann.** Sie besagt, dass die Zytostatikaresistenz vom Ausmaß primär resistenter Zellklone bzw. den genetischen oder epigenetischen zellulären Veränderungen im Verlauf der Chemotherapie abhängt. Die wirkungsvollste Behandlung wäre dann die simultane Applikation von möglichst vielen Zytostatika mit unterschiedlichem Wirkungsmechanismus in der jeweils optimalen Dosierung. Die überlappende Toxizität verbietet dies jedoch. Eine Dosisverminderung einzelner Substanzen würde ihre Wirksamkeit wesentlich reduzieren. Somit ist es besser, die verschiedenen Medikamente in der optimalen Dosis alternierend zum Einsatz zu bringen.

Im Verlauf des letzten Jahrzehnts wurden 6 große, prospektiv randomisierte **Studien** mit diesem Therapiekonzept beim kleinzelligen Lungenkarzinom durchgeführt. Sie ergaben z. T. geringe Vorteile zugunsten der alternierenden Chemotherapie – entweder für das Stadium „limited disease", das Stadium „extensive disease" oder beide. Die Unterschiede waren jedoch nicht beeindruckend. Für den alternierenden Einsatz wurden besonders die etablierten Kombinationen CAV (Cyclophosphamid/Adriamycin/Vincristin)und PE (Cisplatin/Etoposid) ausgewählt. Von beiden ist eine hohe Aktivität, belegt durch eine hohe Rate kompletter Remissionen, bekannt.

Insgesamt kann man gegenwärtig feststellen, dass die erheblichen Anstrengungen zur **Überprüfung** des Konzepts der alternierenden Chemotherapie beim kleinzelligen Lungenkarzinom sich nicht als großer Fortschritt erwiesen haben. Es bestätigte sich die klinische Erfahrung, dass beim nicht vorbehandelten Patienten zwischen den etablierten Kombinationen keine großen Unterschiede in der Wirksamkeit bestehen. Weiterhin ist man berechtigt, eine Therapie fortzusetzen, wenn bei jedem Zyklus der Wirksamkeitsnachweis erbracht werden kann.

14.1.7 Dosiseskalation

Präklinische Studien ergaben eine bessere Wirksamkeit und ein Überwinden der Resistenz durch eine Dosiseskalation. Dieses Konzept wurde in den vergangenen Jahren intensiv beim kleinzelligen Lungenkarzinom erprobt. Bisher liegen **keine eindeutigen Resultate** vor, die dieses Therapiekonzept als Routine empfehlen können. Ein Anstieg des Dosisintensität von nur 20–50% ist lediglich mit einer höheren Myelotoxizität verbunden, hat jedoch keinen positiven Einfluss auf die Überlebensdauer der Patienten (Ihde 1992). In einer Metaanalyse auf der Grundlage von 60 Therapiestudien war für die Kombination Cisplatin/Etoposid keine signifikante Korrelation zwischen der Dosisintensivierung und der Überlebensdauer oder der Remissionsrate erkennbar. Hingegen war dies für Cyclophosphamid enthaltende Kombinationen gesichert. Die Aussage galt jedoch nur für Patienten des Stadiums „extensive disease".

Das Konzept einer **späteren Intensivierung** – „late intensification" – der Chemotherapie in Form einer Konsolidierungsbehandlung nach Erreichen einer kompletten Remission wurde beim kleinzelligen Lungenkarzinom ausführlich geprüft, erbrachte aber bisher keine Vorteile. Man muss jedoch betonen, dass diese Studien ohne den Einsatz der seit einigen Jahren zur Verfügung stehenden hämatopoetischen Wachstumsfaktoren durchgeführt wurden.

Die **hämatopoetischen Wachstumsfaktoren** G-CSF und GM-CSF bieten neue Möglichkeiten. Sie sind nach den bisher vorliegenden Erfahrungen in der Lage, Intensität und Dauer der Myelosuppression zu vermindern. Dadurch ist es möglich, eine volldosierte Chemotherapie in kürzeren (z. B. 14-tägigen) Intervallen durchzuführen. Nach Applikation der hämatopoetischen Wachstumsfaktoren kann signifikant häufiger als früher auf eine notwendige Dosisreduktion der verschiedenen Zytostatika verzichtet werden. Häufig wird der Therapeut durch den gleichzeitige Einsatz dieser Medikamente überhaupt erst in die Lage versetzt, die vorgesehene Dosis auch tatsächlich applizieren zu können. Die **granulozytopenischen Fieberphasen** sind bei gleichzeitigem Einsatz von hämatopoetischen Wachstumsfaktoren deutlich vermindert. Dies bedeutet eine Einsparung von Antibiotika und eine Verkürzung von Krankenhausaufenthalten.

! Bisher konnten durch diese ergänzende Behandlung aber keine höheren Remissionsraten und längeren Überlebensdauern erzielt werden. Deshalb wird man den regelmäßigen Einsatz dieser neuen Medikamente beim kleinzelligen Lungenkarzinom gegenwärtig noch nicht grundsätzlich empfehlen.

Frühere Versuche einer **autologen Knochenmarktransplantation** zur Verbesserung der hämatopoetischen Reserven führten zu keinen besseren Therapieresultaten. Dieses Konzept wird, nachdem Stammzellgewinnung und -retransfusion zur klinischen Routine wurden, erneut aufgegriffen und unter Verwendung der genannten hämatopoetischen Wachstumsfaktoren in klinischen Studien erprobt. Erste vorläufige Resultate belegen die technische Machbarkeit dieses Konzepts. Ob sich die ersten sehr positiven Ergebnisse auch weiterhin bestätigen lassen, werden zukünftige Studien zeigen.

14.1.8 Kleinzelliges Lungenkarzinom des älteren Menschen

Etwa 25–30% der Patienten sind zum Zeitpunkt der Diagnose älter als 65 Jahre. Wenn sie sich in einem **gutem Allgemeinzustand** befinden, wird man sie wie jüngere Patienten behandeln und vergleichbare Ergebnisse erzielen.

CAVE

Das Alter für sich hat keinen Einfluss auf das mediane Überleben der Patienten.

Berücksichtigen muss man jedoch die **erhöhte Toxizität** der Chemotherapie bei älteren Personen. Bewährt hat sich die Kombination EPICO (Cyclophosphamid/Epirubicin/Vincristin) mit wöchentlicher Applikation von Epirubicin. Auch die Zweierkombinationen Etoposid plus Vincristin und Etoposid plus Vindesin werden gern bei älteren Patienten eingesetzt. Ihre antineoplastische Wirkung ist mit jeder anderen Zytostatikakombination durchaus vergleichbar. Mögliche Alternativen werden in Zukunft die neuen Substanzen Topotecan und Navelbin darstellen.

14.1.9 Zusammenfassung

Das kleinzellige Lungenkarzinom muss bei den meisten Patienten von vornherein als **systemische Erkrankung** angesehen werden. Dementsprechend dominiert die Chemotherapie. Die Polychemotherapie mit der Kombination von 2 und mehr Zytostatika ist der Monochemotherapie überlegen.

Unabhängig vom klinischen Stadium muss das **Therapieverfahren** sofort gewechselt werden, wenn nicht eine eindeutige Tumorregression erkennbar ist. Nur Patienten mit kompletter Remission haben die Chance eines langfristigen rezidivfreien Überlebens. Bisher ist die deutliche Überlegenheit einer bestimmten Zytostatikakombination bei unbehandelten Patienten nicht erkennbar.

Die **Therapiedauer** umfasst üblicherweise 4 bis höchstens 6 Behandlungszyklen. Im Fall eines Rezidivs nach kompletter Remission wird man bei einem rezidivfreien Intervall von mehr als 3 Monaten zunächst wieder das primäre Behandlungskonzept einsetzen. Bei kürzerem rezidivfreien Intervall sollte sofort ein Alternativschema gewählt werden.

Prognostische Faktoren sind von großer Bedeutung für die Therapieentscheidung und das Spätschicksal der Patienten. Es sollte deshalb eine an diese Faktoren adaptierte Therapie durchgeführt werden. Dies bedeutet bei günstiger Prognose eine aggressivere und potenziell kurative Behandlung, bei jedoch sehr schlechter Prognose (reduzierter Allgemeinzustand und Befall mehrerer Organe) eine weniger belastende, rein palliative Behandlung.

14.2 Allgemeine Grundsätze der Radiotherapie

D. Zierhut

14.2.1 Einleitung

Die Strahlentherapie hat sich in den letzten Jahrzehnten außerordentlich rapide entwickelt. Der generelle technische Fortschritt in der Medizin wurde in diesem Bereich direkt umgesetzt. Die Einführung der **Linearbeschleuniger** mit dem Vorteil kurzer Bestrahlungszeiten und der Möglichkeit, große homogene Felder zu applizieren, brachte einen deutlichen Gewinn für Qualität und Präzision, insbesondere auch beim Lungenkarzinom. Darüber hinaus machte die breite Anwendung der **Simulation von Bestrahlungsfeldern** an einem eigens konstruierten Durchleuchtungsgerät (Simulator) die Durchführung komplexer Strahlentherapie überhaupt erst möglich.

In die gleiche Zeit fällt die Verwirklichung der **Computertomographie**, die wiederum Grundlage für eine computergestützte, dreidimensionale Bestrahlungsplanung darstellt.

! Ohne adäquate Bestrahlungsplanung erscheint eine erfolgreiche Strahlentherapie von Thoraxtumoren heute undenkbar – ermöglicht die Planung doch die exakte Berechnung, Darstellung und Beurteilung der Dosisverteilung in allen 3 Ebenen und in sämtlichen Schichten des menschlichen Körpers (Abb. 14.1–14.3).

Die Auswirkung einer Änderung der Bestrahlungsfelder bezüglich Lage, Größe, Einstrahlwinkel und ihrer irregulären Formgestaltung können berechnet und beurteilt werden. Als Bewertungsgrundlage dienen **Dosis-Volumen-Histogramme**, die die prozentuale Dosis anzeigen, mit der ein prozentualer

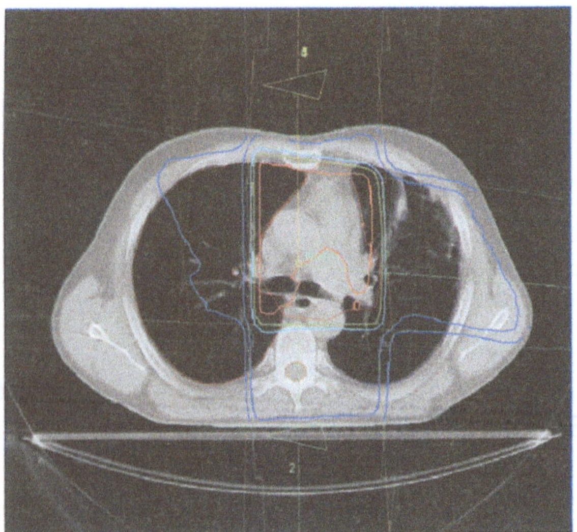

Abb. 14.1. Dreidimensionaler Bestrahlungsplan mit Darstellung der räumlichen Verteilung der Isodosen in axialer Schnittführung auf Höhe des mittleren Mediastinums

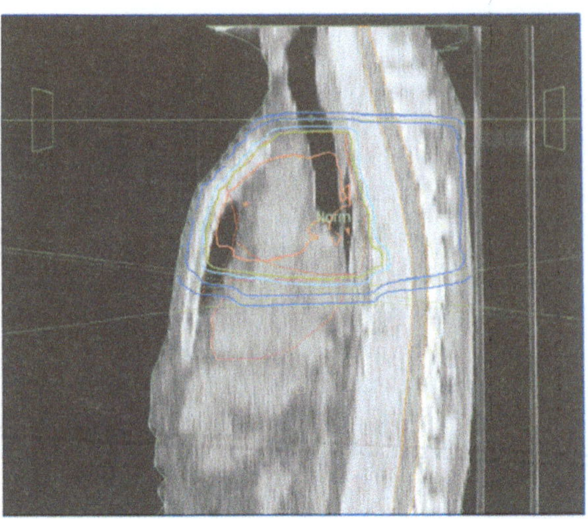

Abb. 14.3. Derselbe Bestrahlungsplan wie in Abb. 14.1 u. 14.2 mit Darstellung der räumlichen Verteilung der Isodosen in sagittaler Schnittführung

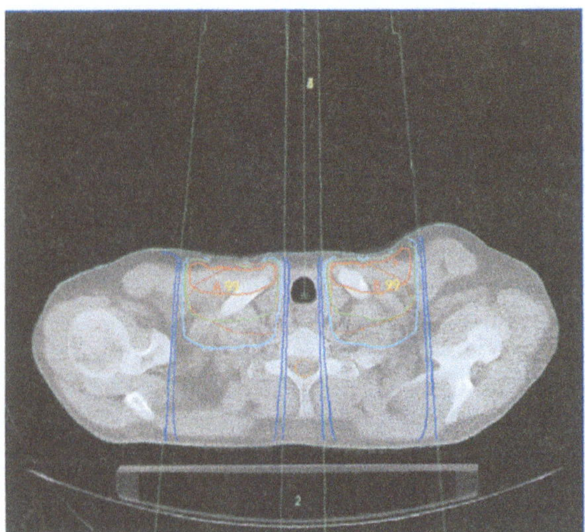

Abb. 14.2. Derselbe Bestrahlungsplan wie in Abb. 14.1 in axialer Schnittführung auf Höhe der Supraklavikularregion

Volumenanteil bestrahlt wird (Abb. 14.4). Auf diese Weise kann die homogene Erfassung der Tumorregion oder möglicherweise tumortragender Areale mit idealer Dosis optimiert und die Schonung der Risikoorgane bestmöglich gewährleistet werden.

Aktuell erfolgt die Integration auch der **Kernspintomographie** in die Bestrahlungsplanung, womit ein weiterer Fortschritt erzielt werden kann (Flentje et al. 1993; Krempien et al. 1999). Durch experimentell bestimmte Algorithmen lässt sich die Bildverzeichnung des Kernspintomographen so korrigieren, dass die Fehlerabweichungen im Mikrometerbereich liegen. Das bedeutet, dass die korrigierten Datensätze die Anatomie nahezu korrekt wiedergeben. Sie können daher mit den anatomisch korrekten Datensätzen aus der Computertomographie überlagert werden (Schubert et al. 1999). Die gewonnenen Informationen durch die zusätzliche Kernspintomographie verbessern die Zielvolumendefinition, indem sie eine bessere Abgrenzbarkeit tumortragender Areale vom nicht befallenen Normalgewebe ermöglichen (Krempien et al. 2002).

Fortschritte wurden ebenso erzielt auf dem Gebiet der **Brachytherapie**, wobei insbesondere die Einführung der Afterloading-Technik nicht zuletzt im Sinne des Strahlenschutzes große Bedeutung für Patient und Arzt erlangte. Da bei der Afterloading-Technik zunächst lediglich die Führungsschläuche oder Katheter ohne die eigentliche Strahlenquelle platziert werden, kann dies in aller Ruhe erfolgen

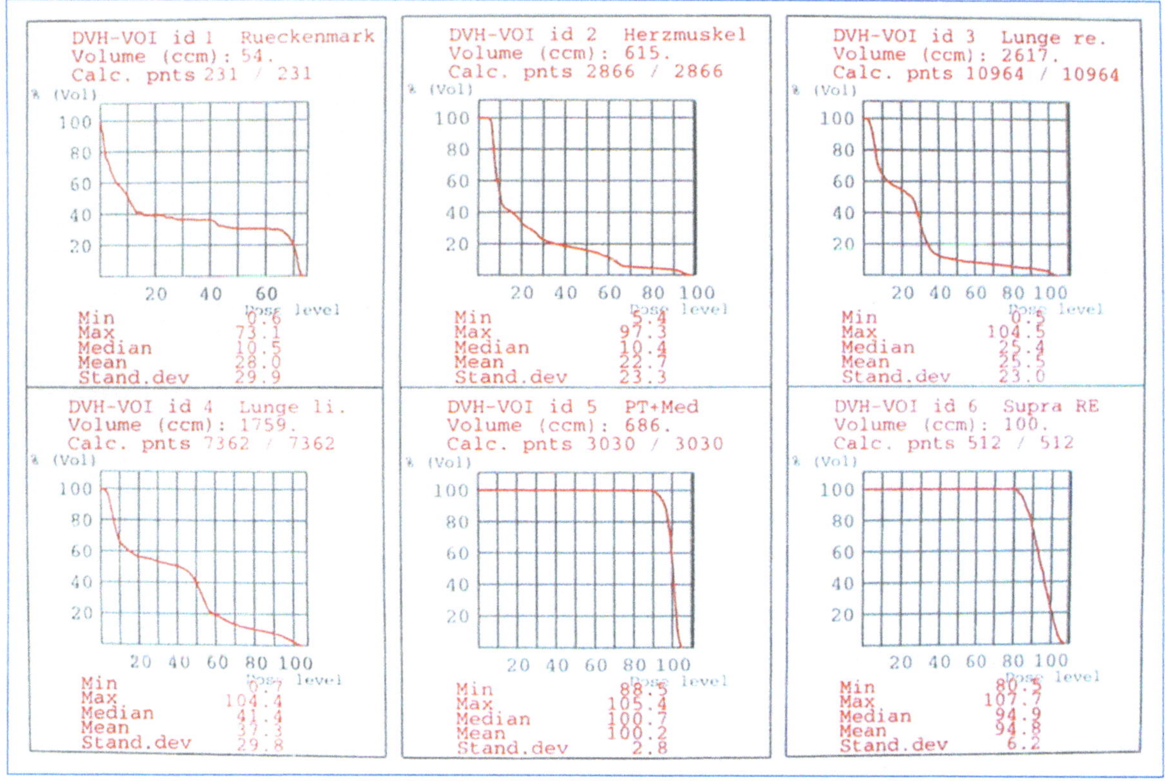

Abb. 14.4. Dosis-Volumen-Histogramm zu dem in Abb. 14.1–14.3 erläuterten Bestrahlungsplan – gute Erfassung des Zielvolumens bei adäquater Schonung der Risikoorgane

und deren Lage sorgfältig kontrolliert werden. Nach Festlegung der Platzierung der Führungshülsen wird ein Bestrahlungsplan errechnet und die Position der Strahlenquellen rechnerisch exakt festgelegt. Erst dann muss das Personal zur eigentlichen Bestrahlung den Raum verlassen. Auf diese Weise ist eine exakte und gezielte **Lokalisation der Dosis** möglich, da weder für das Personal noch für die Patienten bei der Vorbereitung der eigentlichen Bestrahlung eine Strahlenbelastung auftritt.

> **!** Die endobronchiale Brachytherapie erlaubt daher eine kleinvolumige, effiziente Dosisaufsättigung von zentralen Tumormanifestationen. Bedingt durch die gute Lungenschonung kann die Brachytherapie bei geeigneten Patienten die perkutane Strahlentherapie in idealer Weise ergänzen.

Auf dem Gebiet der **Strahlenbiologie** konnte mittels molekularbiologischer und immunologischer Methoden die Wirkung der Strahlentherapie am Zellmaterial besser verstanden werden. Neue Fraktionierungskonzepte sowie die Möglichkeiten der Radio-Chemo-Therapie konnten untersucht werden und hatten Auswirkungen auf den Einsatz der Strahlentherapie.

Eine neue Entwicklung stellt die **intensitätsmodulierte Strahlentherapie,** kombiniert mit der inversen Bestrahlungsplanung, dar. Bei der intensitätsmodulierten Strahlentherapie ist die Dosis im Bestrahlungsfeld nicht an jedem Ort gleich, sondern weist eine unterschiedliche Photonenfluenz auf. So ist es möglich, nicht nur irreguläre Felder bezüglich der Feldbegrenzung, sondern auch bezüglich der Dosis im Feld zu bestrahlen. So lassen sich Dosisverteilungen erreichen, die selbst mit optimaler dreidimensionaler Bestrahlungsplanung nicht verwirklicht werden können.

Tipp

Die intensitätsmodulierte Strahlentherapie kann beim Lungenkarzinom zur normalgewebeschonenden Dosisaufsättigung eingesetzt werden. Eine weitere Anwendungsmöglichkeit ergibt sich bei Patienten mit schlechter Lungenfunktion, bei denen sich eine großvolumige Technik wegen möglicher begleitender Lungentoxizität verbietet.

In den folgenden Abschnitten wird der gegenwärtige Stand und Einsatz der **kurativen Strahlentherapie** beim kleinzelligen Lungenkarzinom erläutert. Am Ende des Kapitels wird kurz über die unterschiedlichen Einsatzmöglichkeiten der Strahlentherapie im **palliativen Ansatz** referiert.

14.2.2 Kurative Therapie

Im Vordergrund bei der Behandlung des kleinzelligen Lungenkarzinoms steht die **Chemotherapie.** Dies ist u. a. darin begründet, dass in einem hohen Prozentsatz zum Zeitpunkt der Diagnosestellung bereits okkulte oder schon manifeste **Fernmetastasen** vorliegen, die durch eine lokale Strahlentherapie nicht beeinflusst werden. Zum anderen gehört das kleinzellige Lungenkarzinom zu den Tumorentitäten, die i. d. R. sehr gut auf eine Chemotherapie ansprechen. Nur wenige Ausnahmen, wie z. B. eine foudroyant verlaufende obere Einflussstauung, rechtfertigen daher die primäre Strahlentherapie des kleinzelligen Lungenkarzinoms.

Tipp

Die Kombination von Chemo- und Strahlentherapie kann wie beim nichtkleinzelligen Lungenkarzinom simultan, sequenziell oder alternierend erfolgen. Aufgrund der niedrigeren Toxizität wird die sequenzielle Chemo- und Strahlentherapie als Standard angeboten.

Ein optimales Zusammenspiel der beiden Therapiemodalitäten bestünde jedoch darin, dass nicht nur beide Therapieformen für sich alleine wirkten, sondern sich sogar gegenseitig in ihrer Wirkung verstärkten. Diese Wirkungsverstärkung lässt sich strahlenbiologisch nachweisen und erklären, sie wird im klinischen Sprachgebrauch mit dem Begriff **„Strahlensensibilisierung"** angesprochen. Diese Wirkungsverstärkung beruht auf unterschiedlichen **Mechanismen**, die hier nur kurz dargestellt werden sollen:

- Durch die Chemotherapie kann die Dosis-Effekt-Kurve der Strahlentherapie steiler werden, wie dies u. a. für Cisplatin gezeigt werden konnte (Fu et al. 1985). Bei fraktionierter Strahlentherapie findet im Tumor- und im Normalgewebe eine Repopulierung statt. Diese Repopulierung kann durch Chemotherapeutika reduziert werden und so theoretisch zu einer Wirkungsverstärkung führen.
- Hypoxische und damit strahlenresistente Zellen können durch Chemotherapeutika abgetötet werden. Dies konnte sowohl für Cisplatin als auch für Mitomycin C gezeigt werden (Korbelik u. Skov 1989).
- Die Reparatur des subletalen und potenziell letalen Strahlenschadens kann durch verschiedene Chemotherapeutika inhibiert werden. Dies hat zur Folge, dass prinzipiell reparable Schäden der Tumorzell-DNA dennoch zum Absterben der Tumorzelle führen (Kelland u. Steel 1988).
- Chemotherapeutisch wird eine Akkumulation von Zellen in strahlenempfindlichen Zellzyklusphasen durch Störung der Zellkinetik bewirkt.

Die lokale Strahlentherapie ist in der Lage, die **Inzidenz thorakaler Rezidive** nach einer erfolgreichen Chemotherapie um bis zu 60 % zu reduzieren. Es konnte darüber hinaus gezeigt werden, dass die deutlich erhöhte lokale Tumorkontrolle bei der Kombination von Chemo- und Strahlentherapie einen positiven signifikanten Einfluss auf das Gesamtüberleben hat. Dies wurde in einer Metaanalyse von 13 randomisierten Studien mit insgesamt 2140 Patienten bestätigt, die nach 3 Jahren einen Überlebensvorteil von 5,4 % zugunsten der zusätzlich zur Chemotherapie thorakal bestrahlten Patienten nachwies (Pignon et al. 1992).

Das gute Ansprechen des kleinzelligen Lungenkarzinoms auf die Strahlentherapie hat in der jüngsten Vergangenheit wieder die Diskussion um die **optimale Strahlendosis** entfacht. Patienten mit einem guten Ansprechen nach der Chemotherapie sind in Übereinstimmung mit der aktuellen Literatur durch eine Dosis von 50 Gy bei konventioneller Fraktionierung von 2 Gy an 5 Tagen der Woche ausreichend therapiert. Ein Vorteil durch Dosiseskalation über 50 Gy ist derzeit nicht ausreichend belegt.

Bei großem Residualtumor nach Chemotherapie ist jedoch eine **Erhöhung** der **Strahlendosis** auf bis zu 60 Gy im Individualfall erforderlich. Anstatt der konventionellen Fraktionierung können auch andere Schemata angewendet werden. Wegen der höheren biologischen Wirksamkeit auf den Tumor, aber auch auf das Normalgewebe, wird hierbei die Gesamtdosis erniedrigt, um die Toxizität im vertretbaren Rahmen zu belassen.

Untersucht wurden **hypofraktionierte Schemata,** die eine geringere Gesamtdosis mit höheren Einzeldosen vorsehen. Auf diese Weise wird eine Verkürzung der Gesamtbehandlungsdauer erreicht, was aus zeitrationellen Gründen sowohl für den Patienten als auch für die Klinik interessant sein kann.

Tipp

Ein solches Schema ist z. B. eine Gesamtdosis von 25–37,5 Gy, aufgeteilt auf Einzeldosen von 2,5 Gy, appliziert an 5 Tagen der Woche. Da diese Schemata jedoch einer konventionellen Fraktionierung unterlegen sind und die Gefahr der Toxizitätssteigerung nicht definitiv geklärt ist, stellen sie im kurativen Ansatz definitiv nicht den empfohlenen Standard dar.

Auch die andere Alternative, die **hyperfraktionierte Variante**, ist bislang nicht zum allgemein akzeptierten Standard avanciert. Hierbei handelt es sich um Schemata, die eine 2- oder 3 mal tägliche Bestrahlung vorsehen, wobei auch hier i. d. R. an 5 Tagen der Woche bestrahlt wird. Wenn die Tagesdosis nicht nur auf mehrere Bestrahlungen pro Tag verteilt wird, sondern die Tagesdosis deutlich über der konventionellen Dosis von 2 Gy liegt, spricht man zusätzlich von einer **Akzelerierung**.

CAVE

Beim kleinzelligen Lungenkarzinom im kurativen Ansatz haben die hyperfraktionierten und hyperfraktioniert akzelerierten Fraktionierungsschemata (Turrisi et al. 1999) keinen Überlebensvorteil gezeigt, wenn die erreichten Ergebnisse bezüglich Toxizität und Tumorprogression korrigiert wurden (Sloan et al. 2002).

Neben der Abfolge unterschiedlicher Therapiemodalitäten, physikalischer und strahlenbiologischer Höhe sowie der zeitlichen Aufteilung der Strahlendosis ist bei den Thoraxtumoren auch die **Wahl des Zielvolumens** von wesentlicher Bedeutung.

CAVE

Wird das Zielvolumen zu groß gewählt, besteht die Gefahr gefährlicher Nebenwirkungen, insbesondere der Pneumonitis mit konsekutiver Lungenfibrose. Diese Nebenwirkung ist besonders bei der Kombination von Chemotherapie und Strahlentherapie vermehrt beobachtet worden und daher beim kleinzelligen Lungenkarzinom von besonderer Relevanz. Wird das Zielvolumen jedoch andererseits zu klein festgelegt, so steigt das Risiko für Lokalrezidive deutlich an.

In der Strahlentherapie werden **verschiedene Zielvolumina** unterschieden:

- Das kleinste Zielvolumen (GTV) umfasst den eigentlichen, makroskopischen oder bildgebend verifizierbaren Tumorbefall.
- Das nächst größere Zielvolumen, das so genannte klinische Zielvolumen (CTV), schließt die vermutete mikroskopische Tumorausdehnung mit ein.
- Das eigentliche Planungszielvolumen (PTV) berücksichtigt zusätzlich Variabilitäten der eigentlichen Bestrahlung, u. a. bezüglich der Organbeweglichkeit und Lagerungsungenauigkeit, und stellt daher das größte Zielvolumen dar.

Bei der kurativen Strahlentherapie des kleinzelligen Lungenkarzinoms werden aufgrund der raschen lymphogenen Metastasierung des Tumors nicht nur die eigentliche Tumorregion, sondern auch die hilären und mediastinalen **Lymphknotenstationen** im klinischen Zielvolumen mit erfasst. Die meisten Autoren empfehlen darüber hinaus auch den großzügigen Einschluss der kontralateral gelegenen hilären sowie der supraklavikulären Lymphknoten, auch wenn diese nicht suspekt erscheinen (Abb. 14.5).

! Wenngleich die Befürworter der kleinvolumigeren Strahlentherapie ins Feld führen, dass der subklinische Befall der Lymphknotenregionen ausreichend durch eine effektive Chemotherapie behandelt ist, hat doch eine gut durchgeführte randomisierte Studie einen geringen, die Signifikanz allerdings verfehlenden Überlebensvorteil für die großvolumigere Strahlentherapie ergeben (Kies et al. 1987).

In den folgenden Kapiteln wird die Indikation zur Strahlentherapie im Verbund mit der Chemotherapie näher erläutert. Nur kurz sei hier ein Überblick über die verschiedenen **Indikationen** zur strahlentherapeutischen Behandlung beim kleinzelligen Lungenkarzinom gegeben:

- Im **Stadium limited disease** ist die Strahlentherapie nahezu immer indiziert. Konnte eine komplette Remission erzielt werden, wird die Strahlentherapie als konsolidierende Maßnahme durchgeführt. Wurde mit der Chemotherapie lediglich eine partielle Remission erreicht oder ist der Tumor chemotherapieresistent bzw. progredient, wird in diesen Fällen eine Strahlentherapie als kurative Option eingesetzt. Wegen der hohen Fernmetastasierungsrate, insbesondere in das Gehirn, gehört zur kurativen Radio-Chemo-Therapie des Patienten mit kleinzelligem Lungenkarzinom im Stadium limited disease und bei gutem Ansprechen des Primärtumors auf die durchgeführte Chemotherapie die prophylaktische Ganzhirnbestrahlung. Dieses Konzept wird in einem separaten Kapitel erläutert.
- Im **Stadium extensive disease I** wird die Strahlentherapie thorakal zur Konsolidierung eingesetzt, wenn der Patient auf die Chemotherapie gut angesprochen hat oder gar eine komplette Remission erzielt werden konnte. Auch bei diskordantem Ansprechen auf die Chemotherapie, d. h. Tumorremission extrathorakal und nur geringem bis keinem Ansprechen thorakal, kann die Indikation zur thorakalen Strahlentherapie gestellt werden. Der Allgemeinzustand des Patienten darf hierbei natürlich nicht außer Acht gelassen werden.

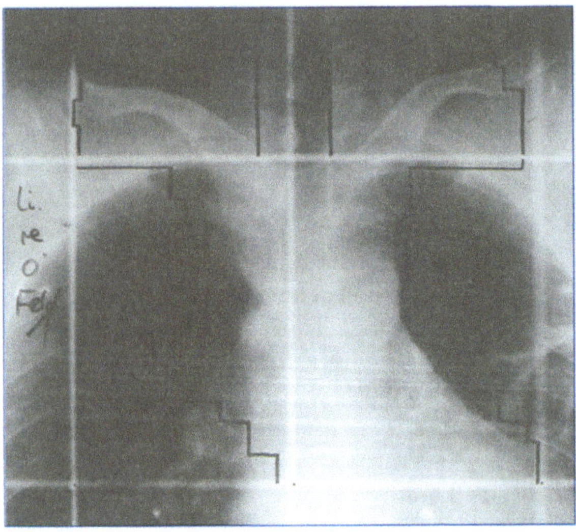

Abb. 14.5. Simulationsaufnahme eines Bestrahlungsfelds zu dem in Abb. 14.1–14.3 erläuterten Bestrahlungsplan im anterior-posterioren Strahlengang mit eingezeichneten irregulären Feldgrenzen

! Ein wichtiger prognostischer Faktor bei der primären Strahlentherapie ist der Karnofsky-Index, der durch Tumorausdehnung/Metastasierung sowie Vorerkrankungen beeinflusst wird. Ein niedriger Karnofsky-Index kann daher sowohl eine hohe Tumorlast und damit verminderte Heilungschancen als auch ausgeprägte Vorerkrankungen und damit möglicherweise schlechte Therapieverträglichkeit mit konsekutiv reduziertem Bestrahlungsvolumen und verringerter Gesamtdosis bedeuten. In vielen Studien, die primäre Strahlentherapie als Standardarm enthalten, wird daher ein Karnofsky-Index von mindestens 80 % gefordert.

- Liegt ein **Stadium extensive disease II** oder ein chemotherapierefraktäres Stadium extensive disease I vor, wird die Strahlentherapie hingegen lediglich palliativ eingesetzt.

14.2.3 Palliative Strahlentherapie

Zur Palliativtherapie können dieselben **Methoden wie bei der kurativen Strahlentherapie** zum Einsatz kommen. In der Regel wird jedoch die Einzeldosis höher und die Gesamtdosis niedriger gewählt. Dieses Vorgehen bewirkt zum einen einen raschen Wirkungseintritt, zum anderen ist die Gesamtbehandlungszeit verkürzt, was in der Palliativsituation einen nicht unerheblichen Gewinn für die Qualität des verbleibenden Lebens darstellt.

Primärtumorassoziierte Indikationen

Die palliative Strahlentherapie hat bei den Thoraxtumoren, insbesondere beim Lungenkarzinom, einen hohen Stellenwert. Der thorakale/mediastinale Tumor, der nicht kontrolliert werden kann, führt zu Problemen wie oberer Einflusstauung, Atemnot oder Hämoptoe. In diesen Situationen, die als **Notfallindikation** gelten, wird die Strahlentherapie unverzüglich eingeleitet.

Tipp

Auch hierbei sichern erhöhte Einzeldosen den schnellen Wirkungseintritt: Bereits nach 3–4 Bestrahlungen ist in 75% der Fälle eine Linderung zu erreichen (Richter u. Lawrence 1985).

Zur **Vermeidung** dieser Notfallsituationen, die von Patienten und Angehörigen als ausgesprochen dramatisch erlebt werden, kann die palliative Strahlentherapie bereits dann eingesetzt werden, wenn zwar eine Heilung (z. B. aufgrund einer Metastasierung) nicht erreicht werden kann, die Wahrscheinlichkeit für das Erleben der Komplikationen durch unkontrolliertes mediastinales Tumorwachstum jedoch gegeben ist. In diesem Sinne würde man die Strahlentherapie als prophylaktische palliative Maßnahme verstehen.

Weitere Indikationen zur palliativen thorakalen Strahlentherapie stellen pharmakologisch schlecht beherrschbare Tumorschmerzen, beispielsweise bei Tumoreinbruch in das Myelon oder den Armplexus, sowie tumorinduzierter quälender Hustenreiz dar. Auch in diesen Situationen kann die lokale Strahlentherapie Linderung verschaffen.

Indikationen zur palliativen Strahlentherapie bei Fernmetastasen

Zwei häufige Metastasierungsorte stehen unter diesem Aspekt im Vordergrund: das **Knochenskelett** und das **Zentralnervensystem.**

Als Indikation zur palliativen Strahlentherapie von **ossären Filiae** gelten

- durch Opiate nicht ausreichend zu lindernde Schmerzen,
- eine Gefährdung der Stabilität des tumortragenden Knochens durch Osteolysen oder
- eine drohende Nervenschädigung durch begleitenden Weichteiltumor, insbesondere im Bereich des Rückenmarks.

Ist es bereits zu ausgeprägten Lähmungen oder Paraplegien gekommen, kann selbst durch optimal eingesetzte strahlentherapeutische Maßnahmen bei max. 10 % der Patienten die **Mobilität** wieder erlangt werden. Wesentlich besser hingegen kann die **Schmerzsymptomatik** bei ossären Filiae beeinflusst werden – 80–90 % der Patienten erleben eine deutliche Besserung. Auch die **osteolytische Destruktion** des Knochens kann durch die Strahlentherapie aufgehalten werden: 1–6 Monate nach Bestrahlung findet sich bei 55–70 % der Patienten sogar eine deutliche Rekalzifizierung des zerstörten Knochengewebes (Rieden et al. 1989).

Hirnmetastasen stellen eine weitere Indikation zur palliativen Strahlentherapie dar. Liegen multiple Filiae vor, ist die Ganzhirnbestrahlung Methode der Wahl, um sämtliche Abschnitte des Gehirns homogen zu erreichen. Besonders große Hirnfiliae können im Anschluss ggf. zusätzlich mit einer höheren Dosis in Spezialtechnik behandelt werden.

Die Indikation zur Strahlentherapie ist unabhängig von einer bestehenden neurologischen Symptomatik gegeben. Selbstverständlich sollte der übrige Gesundheitszustand des Patienten bei der Indikationsstellung berücksichtigt werden.

Neurologische Symptome – wie Kopfschmerzen, Übelkeit, Sehstörungen, Krampfanfälle sowie sensible oder motorische Ausfälle – werden durch die Strahlentherapie in bis zu 80% gebessert (Glanzmann 1990). Die **Anzahl** und **Größe** der **Hirnfiliae** reduziert sich durch die Strahlentherapie bis hin zur kompletten Remission. Auch kann das **mediane Überleben** durch die Strahlentherapie von 1–2 Monate auf ein halbes Jahr angehoben werden (Zimm et al. 1981), wobei bis zu 15% der Patienten nach Strahlentherapie länger als ein Jahr leben.

Erleidet der Patient ein **Rezidiv** der **Hirnfiliae** nach erfolgter prophylaktischer oder therapeutischer Ganzhirnbestrahlung, so ist auch eine stereotaktische Einzeitbestrahlung zu erwägen. Von Anzahl, Lokalisation und Größe der Metastasen ist die Indikation zu diesem Spezialverfahren abhängig.

Seltenere Indikationen zur palliativen Strahlentherapie stellen symptomatische extrathorakale Lymphknotenmetastasen, eine Meningeosis carcinomatosa, Leberfiliae oder Hautmetastasen dar.

! Ziel der palliativen Therapie ist die individuelle Verbesserung der Lebensqualität des Patienten. Im Einzelfall muss über die beste palliative Therapie interdisziplinär entschieden werden.

14.3 Therapiekonzepte beim kleinzelligen Lungenkarzinom im Stadium Limited disease (LSCLC)

C. Manegold, D. Zierhut

14.3.1 Einleitung

Das Stadium „limited disease“ des kleinzelligen Lungenkarzinoms (LSCLC) definiert sich über einen **Tumorbefall** des **Hemithorax** sowie der regionalen Lymphknoten. Fernmetastasen liegen nicht vor. Es handelt sich um ein heterogenes Tumorleiden mit unterschiedlicher Prognose. Bei Patienten mit „very limited disease“ ohne Befall mediastinaler Lymphknoten ergibt sich eine Fünfjahresüberlebensrate von 18% (Shepherd et al. 1993). Sind die mediastinalen Lymphknoten befallen, liegt sie bei 6% und bei Befall der supraklavikulären Lymphknoten bei nur 2%. Nach allgemeiner Auffassung ist das LSCLC eine **potentiell heilbare** Tumorerkrankung, die sich quantitativ und qualitativ vom inkurablen kleinzelligen Lungenkarzinom im Stadium „extensive disease“ (ESCLC) unterscheidet.

Typisch für das LSCLC ist die außerordentlich erfolgreiche **Initialtherapie**, die tumorbedingte Symptome schnell verbessern und bei der Mehrzahl der Patienten zu einer deutlichen Rückbildung des Tumors im Röntgenbild führen kann. Die Operation als initiale therapeutische Maßnahme spielt gegenwärtig jedoch beim LSCLC eine weitaus geringere Rolle als beim nichtkleinzelligen Lungenkarzinom (NSCLC). **Chemotherapie** und **Radiotherapie** führen. Dies hat verschiedene Gründe. Mit der Radiotherapie steht ganz offensichtlich eine sehr effektive lokale Therapieoption zur Verfügung. Dies ergab vor Jahren eine randomisierte Studie, die Operation und thorakale Strahlentherapie verglichen hat und als Ergebnis wegen ihrer besseren Praktikabilität und Durchführbarkeit, ihrer geringeren Toxizität und einer höheren Überlebensrate die thorakale Radiatio als lokale Therapie favorisiert (Fox et al. 1973).

Die zentrale Bedeutung der **zytostatischen Therapie** für die Behandlung des LSCLC ergibt sich aus zahlreichen Studien der 60er- und 70er-Jahre. Zunächst wurde die Chemotherapie adjuvant zur Radiotherapie eingesetzt, da mit diesem kombinierten Vorgehen ein signifikant besseres Gesamtüberleben und progressionsfreies Überleben möglich wurde. Inzwischen kommt die Radiotherapie als konsolidierende Maßnahme nach Chemotherapie zum Einsatz, da hierbei auf effektive Zytostatika zurückgegriffen werden kann, die – ähnlich wie bei Leukämien und malignen Lymphomen – mit einer hohen Ansprechrate (20% komplette Remissionen) einhergehen. Metaanalysen der frühen 90er-Jahre konnten zeigen, dass trotz der bemerkenswerten Wirkung der Chemotherapie auf die Radiotherapie als lokale therapeutische Maßnahme nicht verzichtet werden kann.

Dieser initial zweifellos sehr positiven Entwicklung konträr gegenüber steht die **schnelle lokale Progression** des Tumorleidens sowie die frühzeitige Entwicklung **klinisch apparenter Fernmetastasen**. Bei der Gestaltung eines erfolgreichen Behandlungskonzeptes geht es daher noch immer in erster Linie um einen optimal zeitlich abgestimmten Einsatz von systemischer Chemotherapie und lokaler Radiotherapie mit dem Ziel der **Verbesserung** des **Langzeitüberlebens**. Dabei gilt: das LSCLC ist eine potentiell kurative Erkrankung, die die Komplexität und Toxizität des integrierten Einsatzes von thorakaler Bestrahlung und kombinierter Chemotherapie rechtfertigt.

14.3.2 Anmerkungen zur Chemotherapie des LSCLC

Die Kombinationschemotherapie gilt wegen ihrer hohen Effektivität als **Behandlungsstandard**. Beim LSCLC erreicht sie Ansprechraten von 60–80% bei bis zu 50% kompletten Remissionen (Details finden sich im Chemotherapiekapitel). Die **Monotherapie** ist gemessen am Langzeitüberleben für Patienten, die mit kurativer Intension therapiert werden, **unzureichend.**

Empfohlen wird gegenwärtig eine platinhaltige **Zweier- oder Dreierkombination**, die als wesentliche Partner auch Vinkaalkaloide, das Etoposid und/oder Alkylanzien enthalten und in 3-wöchigen Abständen über insgesamt 4 bis 6 Behandlungszyklen verabreicht wird. Etoposid/Cisplatin wird weithin bevorzugt, auch wenn für diese Kombination bislang in randomisierten Phase-III-Studien eine Überlegenheit gegenüber anderen Therapieschemen nicht belegt worden ist. Anthrazyklinhaltige Kombinationen haben wegen ihrer störenden Toxizität in Verbindung mit der Radiotherapie sichtlich an Bedeutung verloren. Neuere zytostatische Substanzen wie z.B. die Taxane Paclitaxel und Docetaxel oder die Topoisomerase-I-Inhibitoren Topotecan und Irinotekan gelten als vielversprechend und werden zur Zeit in verschiedenen klinischen Studien auch in Verbindung mit der Strahlentherapie untersucht. Beim LSCLC hofft man dabei konkret, die Effektivität dieses bimodalen Ansatzes unter Ausnutzung gewisser radiosensibilisierender Eigenschaften zu steigern und gleichzeitig ihre Toxizität zu reduzieren. In randomisierten Phase-III-Studien ist zu belegen, ob die neueren Kombinationen den älteren ohne Wirksamkeitsverlust bei einfacherer Anwendung und geringerer Toxizität überlegen sind.

Die **Dauer** der Chemotherapie war lange Zeit Gegenstand klinischer Untersuchungen. Die Patienten wurden mit minimal 4 bis maximal 12 Kursen einer kombinierten Chemotherapie behandelt. Diesen Untersuchungen zufolge gilt für Patienten mit LSCLC heute, dass es momentan keine klinisch relevanten Gründe gibt – insbesondere eine signifikante Verlängerung der Überlebenszeit durch eine Verlängerung der Chemotherapie nicht beobachtet werden konnte – die Induktionschemotherapie in klassischer Weise über mehr als 6 Behandlungszyklen hinaus fortzuführen. **Gescheitert** ist bislang darüber hinaus der Versuch, beim LSCLC eine **zytostatische Erhaltungstherapie** zu etablieren. Ermutigende Ergebnisse gibt es demgegenüber aus Phase-II- und -III-Studien, in denen die Patienten eine auf zunächst 4 Zyklen reduzierte Chemotherapie erhielten und nachfolgend bestrahlt worden sind.

Ein anderer Weg, von dem man prinzipiell eine Verbesserung der Behandlung erwarten kann und der auch beim SCLC beschritten worden ist, besteht in der **Erhöhung** der **Anzahl** der **Medikamente** der Initialtherapie. Beispiele hierfür sind die sequentiell oder alternierende Chemotherapie. Bislang vorliegende Ergebnisse vermitteln den Eindruck, dass dieser Behandlungsansatz für das LSCLC eine größere Bedeutung besitzen könnte als bei Patienten mit ESCLC. Ein anderer, bislang wenig erfolgreicher, vorwiegend bei Patienten mit ESCLC beschrittener Weg zur Verbesserung von Ansprechraten und Langzeitüberleben eröffnet sich durch die Variation der Chemotherapiedosis und der Therapiedosisintensität. Die Erfahrungen beim LSCLC sind hierfür spärlich. Nur zwei randomisierte Studien existieren, die mehr als 50 Patienten pro Arm aufgenommen haben. Beide Studien fanden allerdings einen statistisch signifikanten Überlebenszeitvorteil für jene Patienten, die im intensivierten Chemotherapiearm behandelt worden sind. In der ECOG-Studie konnte allein durch die Verdopplung der Cyclophosphamiddosis eine statistisch signifikante Verbesserung der medianen Überlebenszeit von 42 auf 56 Wochen erreicht werden (Mehta u. Vogl 1982). In der anderen, französischen Studie führte eine verhältnismäßig geringfügige **Dosissteigerung** von Cisplatin (80 mg/m² vs. 100 mg/m²) und Cyclophosphamid (1.000 mg/m² vs. 1.200 mg/m²) – unter Beibehaltung der Doxorubicin- und Etoposiddosierung – zu einer statistisch signifikanten Verbesserung der Überlebenszeit (18-Monate-Überlebensrate 32 % vs. 52 %; Le Chevalier et al. 1993). Aktuell wird die Hochdosischemotherapie unter Nutzung der autologen Knochenmarktransplantation und der Retransfusion peripherer Blutstammzellen bzw. des Einsatzes hämatopoetischer Wachstumsfaktoren auch bei LSCLC geprüft.

14.3.3 Allgemeine Anmerkungen zur Strahlentherapie des LSCLC

Die Strahlentherapie ist inzwischen fester Bestandteil des therapeutischen Vorgehens beim LSCLC. Dies hat verschiedene Gründe. Die Strahlentherapie kann **additiv** und wahrscheinlich **synergistisch** zur zytostatischen Therapie eingesetzt werden, da hier ein grundsätzlich anderer Wirkmechanismus bei der Zerstörung der Tumorzellen zum Tragen kommt. Es gibt klinisch relevante **Toxizitätsunterschiede** zur Chemotherapie. Bei der Strahlentherapie handelt es sich im Gegensatz zur Chemotherapie um eine Form der Behandlung, die wegen ihres physikalischen Charakters fokussiert und mit hoher Wirksamkeit zur lokalen Kontrolle des Tumorwachstums herangezogen werden kann. Sie bietet auch die Möglichkeit, jene Zellklone im Wachstum zu hemmen und ihre Virulenz zu reduzieren, die sich primär oder sekundär gegenüber der Chemotherapie als resistent erwiesen haben.

Trotz des wohlbegründeten standardmäßigen Einsatzes von Chemo- und Radiotherapie beim LSCLC gibt es zahlreiche **offen Fragen.** Dies liegt sicherlich an der begrenzten **Aussagekraft** vieler randomisierter Studien der frühen Jahre, für die die cisplatinhaltige Kombinationstherapie noch nicht zur Verfügung stand. Häufig fehlt es an einer **präzisen Definition** des Begriffes „limited stage disease“. Die Aufnahmekriterien waren uneinheitlich. Es mangelte an der **Vergleichbarkeit** sowohl der zytostatischen Therapie als auch des strahlentherapeutischen Vorgehens. So variierten die verwendeten Einzeldosen und die Gesamtdosis der Radiatio sowie das behandelte Tumorvolumen. In der Mehrzahl der Studien wurde das Mediastinum, in einigen Studien jedoch auch die Supraklavikularregion in die Bestrahlung einbezogen. Uneinheitlich war auch bezogen auf die Chemotherapie der Zeitpunkt der thorakalen Bestrahlung (nach 3 oder 6 Chemotherapiezyklen; simultan oder sequentiell) und der Einsatz der prophylaktischen Schädelhirnbestrahlung.

Um Details zu beschreiben, ist auf 2 Metaanalysen hinzuweisen, die insgesamt mehr als 2000 Patienten repräsentieren (Warde u. Payne 1992; Pignon et al. 1992). Trotz methodischer Unterschiede und differierender Auswahlkriterien (Zweijahresüberlebensrate, lokale Tumorkontrolle, Toxizität, Dreijahresüberlebensrate, Prognosefaktoren) ergaben sich weitgehend identische Ergebnisse. Die **thorakale Radiotherapie** führte zu einer **Verbesserung** des **Überlebens.** Diese Verbesserung wurde 15 Monate nach Beginn der Behandlung erkennbar und bestand 5 Jahre posttherapeutisch kontinuierlich fort. Nach drei Jahren lebten 9 % der allein chemotherapierten und 14 % der kombiniert chemo-radio-therapierten Patienten. Zur Analyse der lokalen Tumorkontrolle wurden etwa 1500 Patienten herangezogen. 23 % der bestrahlten Patienten und 48 % der nichtbestrahlten Patienten zeigten innerhalb von 2 Jahren eine lokale Tumorprogression. Dieser signifikante Unterschied findet sich nur bei den jüngeren Patienten (≤55 Jahre). Für ältere Patienten konnte eine Überlebenszeitverlängerung durch eine zusätzliche Radiotherapie nicht gezeigt werden. **Zeitpunkt** und **Applikationsmodus** der Radiotherapie (sequentiell, simultan, alternierend) waren jedoch für die Überlebenszeitverlängerung prognostisch **nicht relevant.** Vermutet wird, dass hierfür die statistische Methodologie und die verwendete Chemotherapie, für die damals Cisplatin, Carboplatin und Etoposid nicht zur Verfügung standen, verantwortlich sind. Hiervon unberührt bleibt, dass mit einer Verschlechterung der lokalen Kontrolle gerechnet werden muss, wenn allgemeine Richtlinien zur Gestaltung des Bestrahlungsvolumens vernachlässigt werden. Das **Bestrahlungsvolumen** sollte den Primärtumor sowie die regionalen

Lymphknoten und das Mediastinum einbeziehen. Die Grenzen des Bestrahlungsfelds sollten sich etwa 1,5–2 cm im Gesunden befinden. Zu große **Bestrahlungsfelder** sollten vermieden werden, da mit der Vergrößerung des Bestrahlungsfelds immer auch die Gefahr besteht, die **Toxizität** im gesunden Gewebe zu erhöhen und die auf den Tumor selbst gerichtete Dosis zu kompromittieren. Problematisch ist immer noch die Vereinheitlichung des Bestrahlungsfeldes, da bislang nicht zweifelsfrei gezeigt werden konnte, dass Überleben und Kontrolle von seiner Größe abhängig sind. Auf der sicheren Seite ist man jedoch, wenn in die postchemotherapeutische Strahlentherapie ein Feld einbezogen wird, das sich über die gesamte prächemotherapeutisch existierende Tumormasse definiert, da nicht einzusehen ist, dass mutmaßlich chemotherapieresistente Tumorzellen allein im chemotherapeutisch reduzierten Tumorvolumen fortbestehen können.

Demgegenüber sind die Strahlentherapiedosis und ihre Fraktionierung für die lokale Tumorkontrolle zweifelsfrei entscheidend. Die **konventionelle Fraktionierung** der Strahlentherapie besteht in der **täglichen Applikation** einer Dosis von 1,8–2 Gy/Fraktion. Therapiert wird an 5 Tagen der Woche (unter Ausschluss des Wochenendes). Gewöhnlich werden insgesamt 50 Gy eingesetzt. Wesentliche Unterschiede beim Tumoransprechen (ca. 60 %) und der Art der lokalen Progressionen (ca. 70 %) fanden sich dabei nicht. Bei der **Hyperfraktionierung** handelt es sich um die **mehrmalige Applikation** einer Strahlentherapiedosis **pro Tag**. Dieses Vorgehen ermöglicht u.a. eine Steigerung des Zellkills ohne Erhöhung der Toxizität am Normalgewebe und eine Verkürzung der Behandlungsdauer auf 3 bis 4 Wochen. Aus logistischen Gründen geht es allerdings um 2, maximal 3 Strahlendosen pro Tag. Im direkten Vergleich von konventioneller Fraktionierung (1,5 Gy 2mal/Tag, an 5 Tagen/Woche für 3 Wochen; Gesamtdosis 45 Gy) zeigten Patienten, die hyperfraktioniert therapiert worden sind, eine **signifikant bessere Überlebenszeit** (mediane Überlebenszeit 23 Monate vs. 19 Monate, fünfjahresüberlebensrate 26 % vs. 16 %). Auch bezüglich der intrathorakalen Progression ergaben sich bessere Ergebnisse für die hyperfraktionierte Behandlung (36 % vs. 52 %; Turrisi et al. 1999). Im Gegensatz dazu verlief eine zweite Studie negativ, die „Once-daily-" mit „Twice-daily-Radiatio" verglich und diese mit dem vierten Chemotherapiezyklus (Cisplatin/Etoposid) einsetzte (Bonner et al. 1998).

14.3.4 Anmerkungen zur simultanen Radio-Chemo-Therapie

Der simultane Einsatz von Radio- und Chemotherapie erfüllt am ehesten die Vorgaben, über die vermutlich eine Verbesserung der Therapie möglich ist. Es besteht durch die sehr **enge zeitliche Kopplung** und die damit gegebenen Interaktionen zwischen Radio- und Chemotherapie die Hoffnung, das **Metastasierungspotential** zu **reduzieren**, die Chemotherapie- und Radiotherapieresistenzentwicklung zurückzudrängen sowie die unter Radiotherapie bekannte beschleunigte Tumorrepopulation zu vermindern. Spektakuläre Ansprechraten mit bis zu 80 % kompletten Remissionen und einer Vierjahresüberlebensrate von 25 % sind beschrieben, aber auch kritisiert worden (Katane et al. 1981). Dennoch wurde weithin die Schlussfolgerung gezogen, dass der simultane dem sequentiellen Ansatz der lokalen Tumorkontrolle überlegen ist. Allerdings wird diese Überlegenheit durch die damit verbundene Toxizität erheblich kompromittiert. Dies führte zu verschiedenen Modifikationen des klassischen simultanen Vorgehens. Die sog. **Sandwich-Technik**, die die Chemotherapie unterbricht und damit der Strahlentherapie in der Mitte der Chemotherapie einen Platz einräumt, ist zwar weniger toxisch, aber auch **weniger effektiv** (Livingstone et al. 1978). Erfolglos war auch der Versuch, die Strahlentherapie simultan mit einer wenig aggressiven Chemotherapie zu kombinieren, da eine Verbesserung der Überlebenszeit gegenüber der alleinigen Chemotherapie nicht gezeigt werden konnte (Sierocki et al. 1979). Auch das Konzept der **„Tripartite-split-course-Thoraxbestrahlung"**, in dessen Intervallen die Chemotherapie appliziert wurde, führte nicht weiter (Perez et al. 1984). Hier zeigte sich zwar ein Überlebensvorteil für das multimodale Konzept gegenüber der alleinigen Chemotherapie, allerdings auf Kosten einer beträchtlichen gastrointestinalen und hämatologischen **Toxizität**.

Auch der Versuch, die Interaktionen von Anthrazyklinen und Radiotherapie als Ursache der Toxizität durch beispielsweise doxorubicinfreie Chemotherapiekombinationen zu vermeiden, scheiterte zunächst (Bunn et al. 1987).

Mit der **gleichzeitigen Applikation** von **thorakaler Bestrahlung** und **Cisplatin/Etoposid** konnte später die Toxizität der frühen zytostatischen Therapie erheblich verringert werden („radiation recall phenomenon", Ösophagitis, Stomatitis, höhergradige Myelotoxizität; Murray et al. 1986). Wichtig ist, dass das **„timing"** bei diesem Therapieansatz einen erheblichen Einfluss auf die Effektivität hat. „Early concurrent cisplatin/etoposid/radiation" ergab gegenüber einer „delayed thoracic irradiation" eine signifikant bessere Fünfjahresüberlebensrate (20% vs. 13%). Somit kann zusammenfassend festgestellt werden, dass unter optimalen prognostischen Bedingungen mit der simultanen Radio-Chemo-Therapie Langzeitüberlebensraten von 20–30% erreicht werden. Nicht zuletzt deshalb hält die klinische Forschung an. Neue Ansätze ergeben sich insbesondere durch neue zytostatische Substanzen, aber auch durch die Anwendung neuer radiotherapeutischer Möglichkeiten. Beispielsweise ergaben sich statistisch signifikante Überlebenszeitvorteile durch eine Intensivierung der thorakalen Strahlentherapie („twice daily"), wenn diese frühzeitig und simultan zu Cisplatin/Etoposid appliziert wird (Turrisi et al. 1999).

14.3.5 Anmerkungen zur sequentiellen Radio-Chemo-Therapie beim LSCLC

Das Konzept der **konsolidierenden Radiotherapie** beruht auf der Vorstellung, die Radiotherapie effektiver nach der Chemotherapie einsetzen zu können, da dann radiotherapeutisch eine deutlich geringere Tumormasse zu berücksichtigen ist. Außerdem besitzt die sequentielle Chemotherapie gegenüber der simultanen verschiedene **logistische Vorteile**. Die sequentielle Applikation von Radio- und Chemotherapie ist **einfacher zu realisieren** und gilt weithin als praktikabler. Die Chemotherapie ist ohne größere Kompromisse bei Dosis und Zeit zu verabreichen. Nach Abklingen ihrer Toxizität setzt die konsolidierende thorakale Bestrahlung ein und kann ohne Schwierigkeiten ebenfalls dosis- und zeitgerecht eingesetzt werden. Ihre tumorbiologische und therapiekinetische Rechtfertigung ist jedoch im Vergleich zur simultanen Radiotherapie weniger überzeugend. Im Wesentlichen sind es zwei Aspekte, die für das sequentielle Konzept sprechen. Bei Patienten, die für eine lokale Therapie wegen des Umfanges der regionalen Tumormanifestationen für eine lokale Therapie zunächst nicht in Betracht kommen können, ist die **Chemotherapie potentiell** in der Lage, durch ihre **tumorreduktive Wirkung** die Radiotherapie nach der Chemotherapie zu ermöglichen. Außerdem wird hypothetisiert, dass durch die sequentielle Applikation die zu irgendeinem Zeitpunkt des Therapieverlaufs bestehenden Resistenzen zu einem späteren Zeitpunkt überwunden werden können und damit die Möglichkeit eröffnet wird, die initial potentiell ineffektive Behandlungsmodalität effektiv einsetzen zu können (epigenetische Resistenz, genetische Resistenz).

Die bislang vorliegenden **randomisierten Studien**, die den **optimalen Zeitpunkt** im Chemo-Radio-Therapiekonzept untersucht haben, sind sicherlich in einigen Punkten zu kritisieren. Sie haben jedoch gezeigt, dass durch die Addition der thorakalen Bestrahlung zur Chemotherapie beim LSCLC die Responsraten signifikant angehoben werden können, die Zeit bis zur Tumorprogression zu verlängern ist und die Gesamtüberlebenszeit signifikant angehoben werden kann (Perry et al. 1998). Des Weiteren konnte gezeigt werden, dass der Zeitpunkt der Radiotherapie (40–45 Gy) keinen statistisch signifikanten Einfluss auf das mediane Überleben oder das Langzeitüberleben ausübt (Work et al. 1997). In einer Studie des NCIC hingegen ergab sich eine statistisch signifikante Überlebenszeitverlängerung für jene Patienten, die in Verbindung mit einer Cisplatin/Etoposid-Chemo-Therapie frühzeitig eine Strahlentherapie erhielten (3. Woche) gegenüber jenen Patienten, die strahlentherapeutisch verzögert (15. Woche) behandelt worden sind (Murray et al. 1993). Die mediane Überlebenszeit belief sich auf 21 Monate und 16 Monate, die Fünfjahresüberlebensrate auf 23% bzw. 13%. Für die frühzeitige Integration von Chemo- und Radiotherapie sprechen auch die Ergebnisse einer anderen Studie (Jeremic et al. 1997), die zeigen konnte, dass mit Chemotherapie und intensiver hyperfraktionierter thorakaler Bestrahlung eine mediane Überlebenszeit von annähernd 3 Jahren und einer Langzeitüberlebensrate von 30 % möglich ist. Auch die Ergebnisse einer japanischen Studie (Takada et al. 1996) unterstützen den frühen Einsatz einer simultanen Radio-Chemo-Therapie. Hier ergab sich für das mediane Überleben (31 vs. 21 Monate) und bei der Fünfjahresüberlebensrate (30 % vs. 15 %) eine statistisch signifikante Überlegenheit gegenüber der sequentiellen Radio-Chemo-Therapie.

Auch der **alternierende Einsatz** von Chemo- und Radiotherapie wurde untersucht und mit dem sequentiellen und simultanen Ansatz verglichen. Eine Verbesserung der lokalen Kontrolle sowie von medianer Überlebenszeit oder Langzeitüberlebensrate konnte nicht erreicht werden (Gregor et al. 1997).

14.3.6 Anmerkung zur Therapie des LSCLC bei älteren Patienten

Ein besonderes Augenmerk gilt dem älteren Patienten insbesondere immer dann, wenn potentiell kurative, komplexe Therapiekonzepte gegeben sind. Die bislang vorliegenden Untersuchungen beim LSCLC an ausgewählten, über 70-jährigen Patienten lassen erkennen, dass ältere Patienten von multimodalen Behandlungskonzepten wie der Chemo-Radio-Therapie **in gleicher Weise profitieren** können wie jüngere Patienten und diese auch tolerieren. Gleichwohl gibt es Unterschiede zu jüngeren Patienten. Ein Beispiel ist die **geringere Bereitschaft**, Toxizität für eine Verlängerung der Überlebenszeit in Kauf zu nehmen. Ein Ausweg könnte hier in einer Chemo-Radio-Therapie bestehen, die durch eine **Verkürzung** der **Chemotherapiedauer** mit geringerer Toxizität und ohne Wirksamkeitsverlust (tumorbedingte Symptomkontrolle, Verlängerung der medianen Überlebenszeit, Langzeitüberlebenschancen) eingesetzt werden kann (Murray et al. 1998).

14.3.7 Anmerkungen zur prophylaktischen Schädelhirnbestrahlung (PCI) beim LSCLC

Hirnmetastasen entwickeln sich im Verlauf der Erkrankung bei etwa einem Drittel der Patienten mit SCLC und finden sich zum Zeitpunkt der Tumorprogression bei etwa 15 % als erste und alleiniger Manifestation von Fernmetastasen. Im Sektionsgut finden sich Hirnmetastasen mit über 40 % noch häufiger.

Die Therapie der Wahl für Hirnmetastasen ist die **Ganzhirnbestrahlung** (s. auch Abschn. 14.4). Bei ca. 70 % der Patienten ist damit eine symptomatische Besserung zu erzielen. Eine objektive Tumorrückbildung ist bei ca. 60 % der Fälle festzustellen, bei 30 40 % ein komplettes Ansprechen zu erreichen. Bei Patienten, die Hirnmetastasen im Verlauf ihrer Erkrankung entwickeln, liegt die Rate kompletter Remissionen, vergleicht man sie mit Hirnmetastasen, die zum Zeitpunkt der Diagnose erkennbar sind, niedriger bei nur weniger als 30 %. Das mediane Überleben nach Diagnosestellung von Hirnmetastasen liegt bei etwa drei Monaten und ist etwas besser für Patienten mit frühen Hirnmetastasen (etwa 6 Monate) und bei Hirnmetastasen als alleiniger Fernmetastasenmanifestation.

Diese Ergebnisse der Behandlung manifester Hirnmetastasen bedürfen zweifelsfrei der Verbesserung. Eine Möglichkeit besteht in der **prophylaktischen Anwendung** der Ganzhirnbestrahlung (PCI), von der jene Patienten mit SCLC profitieren dürften, die zum Zeitpunkt der Diagnose keine klinisch evidenten zentralen Metastasen aufweisen und deren extrazerebralen Tumormanifestationen auf die Initialtherapie ansprechen. Dies sind in erster Linie Patienten mit LSCLC mit zytostatisch und/oder radiotherapeutisch induzierter kompletter Remission. Diese sind unter Patienten mit LSCLC zu finden, die nach der zytostatischen und/oder radiotherapeutischen Initialtherapie eine komplette Remission aufweisen und zum Zeitpunkt der Progression Hirnmetastasen als einzige Fernmetastasenmanifestierung entwickeln. Es wird geschätzt, dass ca. 15 % aller Patienten mit SCLC von der PCI im Sinne einer klinisch relevanten Lebenszeitverlängerung profitieren könnten.

Die Vorteile der PCI wurden bislang am besten in einer **Metaanalyse** beschrieben, die an Daten von annähernd 1000 Patienten vorgenommen wurde (Auperin et al. 1999). Demnach ermöglicht die PCI eine Verminderung der Häufigkeit zerebraler Metastasen, was gleichzeitig auch eine Verbesserung der Überlebenszeit zur Folge hat. Die Verbesserung der Überlebenszeit ist dabei unabhängig vom Lebensalter, dem Performancestatus, der initialen Tumorausdehnung sowie der Art der Induktionsbehandlung. Die PCI scheint jedoch bei Frauen weniger effektiv zu sein. Sie führt zu einer 16%igen Verminderung der Mortalität und scheint effektiver eingesetzt werden zu können, wenn sie „früher" eingesetzt und „höher" dosiert wird. An Akuttoxizitat ergeben sich mit der PCI Übelkeit und Erbrechen, Kopfschmerzen, die sich mit einer gleichzeitigen Gabe von Kortikosteroiden kontrollieren lassen und ein temporärer Haarverlust. Die gefürchtete neurologische Spättoxizität, die durch verschiedene Einzelfallmitteilungen beschrieben worden ist, ließ sich durch die bislang vorliegenden zwei randomisierten Studien nicht bestätigen. Es muss zukünftigen Studien vorbehalten bleiben, diese insbesondere für das Langzeitüberleben entscheidende Toxizität weiter und mit adäquaten analytischen Mitteln (TWiST-Analyse) zu untersuchen (Glasziou et al. 1990).

Angesichts der vorliegenden Daten aus wenigen randomisierten, aber mehrheitlich nichtrandomisierten Studien können bis heute **wichtige Fragen** zur PCI noch nicht abschließend beantwortet werden. Dies betrifft die **Interaktionen** zwischen Chemo- und Radiotherapie, die **Gesamtdosis** und **ihre Fraktionierung** sowie das zu bestrahlende **Volumen**. Das heute auch in Heidelberg favorisierte Vorgehen versteht sich als Individualempfehlung und pragmatischen Therapieansatz. Für die PCI in Betracht kommen in erster Linie Patienten im Stadium „limited disease", die nach Abschluss einer Induktionschemotherapie von 4 Zyklen (12 Wochen) radiologisch und bronchoskopisch eine komplette (oder annähernd komplette) Remission zeigen und unmittelbar nach Abklingen der Toxizität des 4. Chemotherapiezyklus der konsolidierenden thorakalen Bestrahlung zugeführt werden. Die PCI setzt in diesen Fällen gleichzeitig zur konsolidierenden thorakalen Bestrahlung ein. Ihre Fraktionierung ist konventionell mit täglichen Einzeldosen von 2 Gy. Bestrahlt wird an Wochentagen unter Aussparung des Wochenendes bis zu einer Gesamtdosis von 36 Gy.

14.3.8 Resümee

Die moderne Therapie des LSCLC ist **multimodal** angelegt und erfordert daher eine enge **interdisziplinäre Abstimmung** von Chirurgen, Radiotherapeuten und internistischen Onkologen. Nach Feststellung der Diagnose sollte eine konsequente und standardisierte **Umgebungsdiagnostik** erfolgen, die durchaus auch invasive Methoden einbezieht und das Tumorstadium verlässlich absichert. Angesichts der noch zahlreichen offenen Fragen sollten Patienten stets ermutigt werden, an klinischen Studien teilzunehmen. Die Therapie des LSCLC außerhalb klinischer Studien sollte sich vorzugsweise an nationalen und internationalen Richtlinien orientieren und Ergebnisse aktueller randomisierter Studien einbeziehen. **Behandlungsstandard** ist beim LSCLC die **bimodale Therapie**, wobei eine frühe und simultane Integration von Radio- und Chemotherapie zu bevorzugen ist, die eine dosis- und zeitgerechte Applikation beider Modalitäten ermöglicht. Bei der Chemotherapie ist einer Kombination aus Cisplatin und Etoposid der Vorzug zu geben, die in 3-wöchigen Abständen wiederholt wird und sich über 4 bis maximal 6 Zyklen erstreckt. Bei älteren Patienten kann die Chemotherapie ggf. auf 2 Zyklen verkürzt werden. Die thorakale Bestrahlung sollte möglichst frühzeitig und simultan zur Chemotherapie erfolgen, d.h. in den ersten oder zweiten Chemotherapiezyklus integriert werden. Das Bestrahlungsfeld sollte durch die Computertomographie festgelegt werden und den Primärtumor und das Mediastinum einbeziehen. Empfohlen wird eine Strahlentherapiegesamtdosis von 50 Gy in 25 Fraktionen. Die Hyperfraktionierung der Strahlentherapie („twice daily") ist ebenfalls sehr effektiv und kann alternativ anstelle der normalfraktionierten Vorgehensweise verwendet werden. Bestrahlt werden sollte an Wochentagen, nicht aber am

Wochenende. Weitere unnötige Therapieunterbrechungen sollen jedoch vermieden werden. Dies gilt auch für die therapiebedingte Neutropenie, unabhängig von ihrem Schweregrad, wenn diese klinisch nicht evident ist.

14.4 Therapie des Stadiums „extensive disease"

P. Drings

14.4.1 Einleitung

! Im fortgeschrittenen Stadium „extensive disease" hat die Therapie, wie in den vergleichbaren Stadien der nichtkleinzelligen Lungenkarzinome, lediglich eine rein palliative Wirkung.

Es dominiert die Chemotherapie mit **Remissionsraten** von 40 bis >80 %, inklusive kompletter Remissionen von durchschnittlich 20 %. Die **Überlebensdauer** der Patienten wird durch diese Therapie von 1,5 Monaten (wenn keine Behandlung erfolgt) auf 7–11 Monate erhöht. Zum Einsatz kommen die gleichen **Zytostatikakombinationen** wie im Stadium „limited disease", wenn der Leistungsindex der Patienten dies ermöglicht.

14.4.2 Chemotherapie

! Man wird, wie im Stadium „limited disease", die max. verträgliche Therapie einsetzen, sollte jedoch, wie bei jedem rein palliativen Ansatz, eine sorgfältige Nutzen-Lasten-Analyse vornehmen.

Dementsprechend werden die im Stadium „limited disease" beschriebenen Versuche zur **Dosisintensivierung** in diesem fortgeschrittenen Stadium nicht vorgenommen. Im Gegensatz zum limitierten Stadium hat eine Dosisintensivierung mit oder ohne autologe Stammzelltransplantation keinen Nutzen erbracht (Schütte 2001).

Umgekehrt haben von vornherein erfolgte Dosisreduzierungen oder eine Einschränkung der Behandlung auf eine Monochemotherapie für die Patienten keine Vorteile erbracht. In vergleichenden Studien zwischen einer milden und einer Standardchemotherapie erwies sich Letztere als überlegen. Es wurde hierbei deutlich, dass allein die Tatsache einer **Remissionsinduktion** einen entscheidenden Vorteil für die Lebensqualität der Patienten erbrachte.

Üblicherweise werden die **Zytostatikakombinationen**

- Cisplatin/Etoposid,
- Carboplatin/Etoposid,
- Adriamycin/Cyclophosphamid/Vincristin oder Etoposid und
- Ifosfamid/Carboplatin/Etoposid

eingesetzt.

In der **Rezidivbehandlung** erwies sich das neue Zytostatikum Topotecan als gleichwertig gegenüber der Standardkombination CAV (Cyclophosphamid/Adriamycin/Vincristin). Die Bedeutung der **neuen Zytostatika** – wie Irinotecan oder Paclitaxel bzw. Docetaxel – muss noch in klinischen Studien evaluiert werden.

CAVE

Wie im Stadium „limited disease" stellt das Alter für sich keine Kontraindikation zur Chemotherapie mit den Standardkombinationen dar.

Patienten mit **Begleiterkrankungen**, welche die Möglichkeit der Chemotherapie einschränken, wird man nach individuellen Konzepten behandeln (Eberhard u. Wolf 2001).

14.4.3 Radiotherapie und symptomatische Behandlung

Obwohl die Chemotherapie in diesem fortgeschrittenen Stadium des kleinzelligen Lungenkarzinoms dominiert, sollte man auch immer die Möglichkeiten einer **Radiotherapie** beachten. Sie wird erfolgreich am „Ort der Not", z. B. zur Behandlung von Hirn- oder schmerzhaften Skelettmetastasen eingesetzt.

Wenn eine Chemotherapie wegen des reduzierten Allgemeinzustands der Patienten nicht mehr indiziert ist oder sehr problematisch wird, sollte man sich – auch im Hinblick auf die nur noch kurze Überlebenszeit – auf eine rein **symptomatische Behandlung** zur Linderung der Symptome, besonders Atemnot und Schmerzen, beschränken.

14.4.4 Zusammenfassung

Im Stadium „extensive disease" eines kleinzelligen Lungenkarzinoms besteht **kein kurativer Therapieansatz.** Es dominiert die Chemotherapie. Zum Einsatz kommen die gleichen Zytostatikakombinationen wie im Stadium „limited disease", wenn die Leistungsreserven des Patienten dies ermöglichen. Trotz Ansprechraten von bis zu 80% werden im Durchschnitt komplette Remission nur bei 20% der Patienten erwartet. Die **mediane Überlebenszeit** in diesem Stadium liegen bei 7–11 Monaten. Nur vereinzelte Patienten überleben einen Zeitraum von 2–3 Jahren. Die Radiotherapie wird ergänzend bei Metastasierung, besonders in Skelett oder Gehirn, eingesetzt.

14.5 Prophylaktische Ganzhirnbestrahlung

D. Zierhut

Wegen der hohen Fernmetastasierungsrate, insbesondere in das Gehirn, gehört zur **kurativen Radio-Chemo-Therapie** des Patienten mit kleinzelligem Lungenkarzinom im Stadium „limited disease" und bei gutem Ansprechen des Primärtumors auf die durchgeführte Chemotherapie die prophylaktische Ganzhirnbestrahlung. Im Folgenden soll daher die Rationale der elektiven prophylaktischen Ganzhirnbestrahlung sowie deren Durchführung besprochen werden.

Häufigkeit. Die Inzidenz von Hirnmetastasen beim kleinzelligen Lungenkarzinom ist beträchtlich: Bereits bei Diagnosestellung werden im Rahmen der Staging-Untersuchungen bei 10% der Patienten Hirnmetastasen entdeckt. Im weiteren Verlauf der Erkrankung finden sie sich bei durchschnittlich 50% der Erkrankten. Da mit verbesserter Primärtherapie des kleinzelligen Lungenkarzinoms auch das Überleben verlängert werden konnte, wurde ein noch höherer Prozentsatz für Hirnfiliae gefunden: Bei Patienten mit einem Gesamtüberleben von 5 Jahren liegt die Inzidenz bei 80% (Pedersen et al. 1988; Nugent et al. 1979).

! Hirnmetastasen stellen daher ein erhebliches Problem für Patienten mit kleinzelligem Lungenkarzinom dar. Bei 15% sind sie die erste oder einzige Manifestation eines Rezidivs nach erfolgreicher Therapie im Stadium „limited disease" (Carney 1999).

Da die intakte Blut-Hirn-Schranke die meisten Chemotherapeutika nur unzureichend passieren lässt, bietet sich die **Ganzhirnbestrahlung zur Prophylaxe** von Hirnmetastasen an. Dadurch kann die Inzidenz auf 5–6% reduziert werden (Cox et al. 1981). In entsprechenden Vergleichskollektiven, bei denen keine elektive prophylaktische Ganzhirnbestrahlung durchgeführt wurde, konnte demgegenüber eine Inzidenz von etwa 30% beobachtet werden. In den einzelnen Studien, die meist relativ geringe Patientenzahlen im zweistelligen Bereich je Arm aufwiesen, konnte zwar ein Vorteil im Sinne einer Reduktion der Inzidenz von Hirnmetastasen für die prophylaktische Ganzhirnbestrahlung belegt werden (Gregor et al. 1997; Arriagada et al. 1995), es gelang jedoch in keiner dieser Studien, einen **Überlebensvorteil** für die prophylaktisch mit einer Schädel-Hirn-Bestrahlung behandelten Patienten nachzuweisen. Hierzu bedurfte es einer Metaanalyse, die die oben genannten Studien zusammenfasste und konklusiv auswertete.

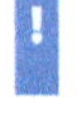

Die Arbeitsgruppe „Prophylactic Cranial Irradiation Overview Collaborative Group" um Jean-Pierre Pignon konnte zeigen, dass die prophylaktische Ganzhirnbestrahlung bei Patienten mit kleinzelligem Lungenkarzinom, die eine komplette Remission erreicht haben, zu einer signifikanten Verlängerung sowohl des krankheitsfreien als auch des Gesamtüberlebens führt.

Insgesamt wurden in der **Metaanalyse** 987 Patienten aus 7 randomisierten Studien ausgewertet. Alle in die Analyse eingeschlossenen Patienten hatten eine abgeschlossene Therapie wegen eines kleinzelligen Lungenkarzinoms erhalten und mit einer kompletten Remission angesprochen. Bei über drei Viertel bestand die Primärtherapie aus einer Chemotherapie, die mit konsolidierender thorakaler Radiatio kombiniert wurde. Es wurden dabei nicht nur Patienten mit einem Stadium „limited disease", sondern auch solche im Stadium „extensive disease" eingeschlossen, wenngleich letztere mit 20 % in der Minderheit waren. Die Randomisierung erfolgte jeweils in 2 Gruppen. Die Kontrollgruppe erhielt keine weitere Therapie, während bei der anderen Gruppe eine prophylaktische Ganzhirnbestrahlung durchgeführt wurde. Diese wurde mit Gesamtdosen von 24–40 Gy in 8–20 Fraktionen appliziert. Die mediane Nachbeobachtungszeit lag bei fast 6 Jahren. Der Überlebensvorteil für die ganzhirnbestrahlten Patienten zeigte sich in einem **Anstieg der Überlebensrate** nach 3 Jahren um 5,4 % auf 20,7 % im Vergleich zu 15,3 % in der nicht prophylaktisch behandelten Kontrollgruppe. Der Überlebensvorteil der behandelten Patienten persistierte auch nach 3 Jahren. Die Inzidenz von Hirnmetastasen war in der behandelten Gruppe mit 33,3 % nach 3 Jahren im Vergleich zur nicht prophylaktisch ganzhirnbestrahlten Gruppe mit 58,6 % hochsignifikant niedriger.

Die mögliche **Toxizität** der Ganzhirnbestrahlung ist noch nicht hinreichend geklärt. Manche Studien berichten über neurologische Defizite und Leukenzephalopathien in nicht unbeträchtlichem Maße. Prinzipiell ist jedoch anzumerken, dass nur in sehr wenigen aktuellen Studien neuropsychologische Testungen durchgeführt wurden. Bei bis zu 60 % der untersuchten Patienten fanden sich bereits vor einer Ganzhirnbestrahlung **neuropsychologische Auffälligkeiten** und Defizite. Nach der Radiatio und im weiteren Verlauf von 2 Jahren wurden keine Änderungen der neuropsychologischen Funktionen im Vergleich zur Untersuchung vor der Strahlentherapie gefunden (Gregor et al. 1997; Arriagada et al. 1995). Auch zeigten sich keinerlei Veränderungen der **Lebensqualität** (Cull et al. 1994), die in den aktuellsten Studien auch mit geeigneten Instrumenten, wie zum Bespiel dem EORTC-Fragebogen zur Evaluation der Lebensqualität QLQ-C30 (Osoba et al. 1996), getestet wurde.

Vor diesem Hintergrund sind daher die meist älteren Studien sehr kritisch zu werten und dürfen nicht ausschlaggebend zur aktuellen Therapieentscheidung herangezogen werden. Zwei wesentliche Gesichtspunkte sollten jedoch den älteren Studien aus heutiger Sicht unbedingt entnommen werden, und zwar **Einzeldosis und Begleittherapien**.

Tipp

Je höher die Einzeldosis der Ganzhirnbestrahlung ist, umso wahrscheinlicher ist das Auftreten einer Spättoxizität. Bei der prophylaktischen Ganzhirnbestrahlung sollten daher im optimalen Fall Ein zeldosen von 3 Gy, besser 2 Gy nicht überschritten werden. Darüber hinaus ist die Wahrscheinlichkeit für mögliche neuropsychologische Defizite bei den Patienten wahrscheinlicher, die begleitend zur Ganzhirnbestrahlung eine Chemotherapie erhalten. Daher sollte die prophylaktische Radiatio erst nach komplettem Abschluss der Chemotherapie begonnen und während der 3-wöchigen Ganzhirnbestrahlung demzufolge auch keine Chemotherapie verabfolgt werden.

Die **technische Durchführung** der Ganzhirnbestrahlung ist gut realisierbar. Zur besseren Lagerung des Kopfes kann eine **Maskenfixierung** verwendet werden (Abb. 14.6). Diese wird vom Patienten problemlos toleriert und erleichtert es ihm, den Kopf ruhig zu halten. So kann gewährleistet werden, dass Risikostrukturen, wie etwa die Augenlinse, nicht durch ungewollte Bewegungen in das Bestrahlungsfeld gelangen. Zwei **Zielvolumina** können gewählt werden:

- das Helmfeld, welches das Spinalmark bis zur Höhe des 2. Halswirbelkörpers einschließt (Abb. 14.7, 14.8), oder
- das klassische Ganzhirnfeld (Abb. 14.9), welches lediglich bis zur Schädelbasis nach kaudal reicht.

Die **Augenlinse** wird als Risikoorgan in beiden Fällen mittels Satellitenblenden geschont.

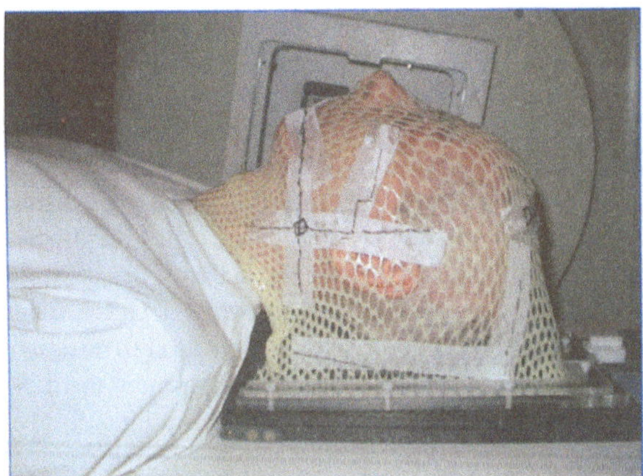

Abb. 14.6. Patient auf dem Bestrahlungstisch in Maskenfixation

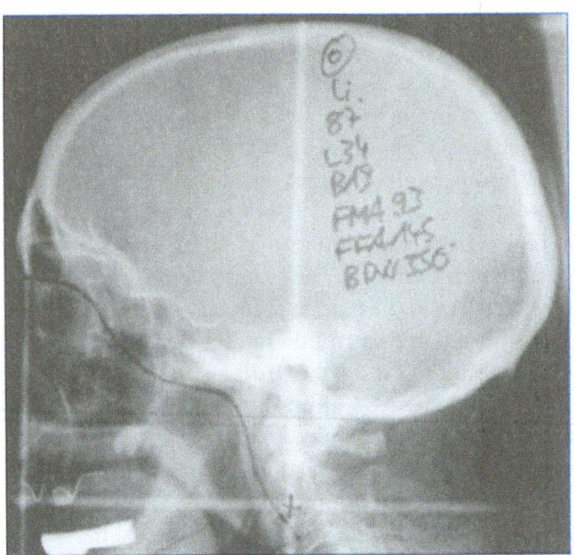

Abb. 14.7. Simulationsaufnahme eines Helmfeldes

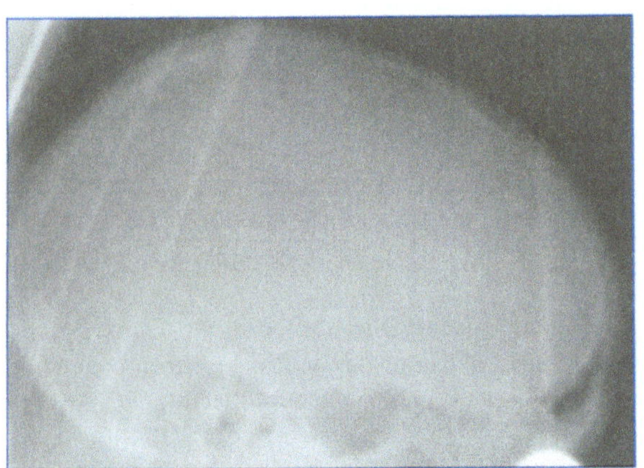

Abb. 14.8. Verifikationsaufnahme des Helmfeldes aus Abb. 14.7 mit kombiniertem Augenlinsen- und Gesichtsblock

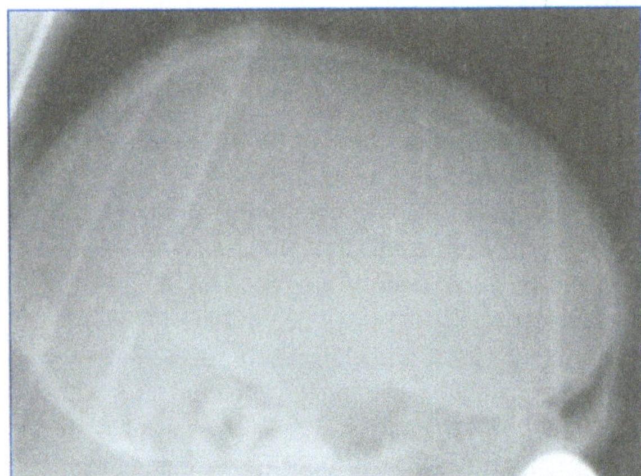

Abb. 14.9. Verifikationsaufnahme einer Ganzhirnbestrahlung ohne Halsmark – asymmetrische Technik mit zentralem Augenlinsenblock

Bezüglich der **Dosierung** der prophylaktischen Ganzhirnbestrahlung und der Fraktionierung werden aktuell unterschiedliche Schemata diskutiert und durchgeführt. Die Dosierung reicht von 8 Gy in einer Fraktion, über 24–25 Gy in 8–12 Fraktionen und 30 Gy in 10–15 Fraktionen zu ganz konventionellen Dosierungen von 36–40 Gy in Einzeldosen von 2 Gy, d. h. 18–20 Fraktionen.

Tipp

Bei der Dosisfindung kann man sich an der therapeutischen Hirnbestrahlung orientieren. Teilhirndosen von 60 Gy und Ganzhirndosen von 40 Gy sind bei konventioneller Fraktionierung von 2 Gy als Einzeldosis mit einer geringen Nebenwirkungsrate von max. 5 % applizierbar. Bei der prophylaktischen Ganzhirnbestrahlung sind daher 36 Gy als Gesamtdosis mit einer Einzeldosis von 2 Gy, appliziert an 5 Tagen der Woche, effektiv und nebenwirkungsarm. Vorraussetzung ist jedoch immer, dass, wie bereits angeführt, in der 4-wöchigen Phase der Ganzhirnbestrahlung parallel keine Chemotherapie durchgeführt wird.

14.6 Indikationen zur chirurgischen Therapie

E. Hecker

14.6.1 Einleitung

Historische Entwicklung. Das kleinzellige Lungenkarzinom repräsentiert 20–25% der primären Lungentumoren, stellt aber nur 5% der Fälle thoraxchirurgischer Eingriffe dar. Bis zum Ende der 60er-Jahre des letzten Jahrhunderts war die Chirurgie das Verfahren der ersten Wahl bei allen operabel erscheinenden Lungenkarzinomen. In den Jahren 1969 und 1973 wurde durch das British Medical Research Council in einer randomisierten Studie (Radiotherapie vs. Chirurgie) nachgewiesen, dass operative Verfahren die unterlegene Behandlung für das kleinzellige Lungenkarzinom darstellten (mediane Überlebenszeit nach alleiniger Radiotherapie 300 Tage vs. 199 Tage nach chirurgischer Resektion). Für die Therapie des kleinzelligen Lungenkarzinoms bedeutete die Entwicklung der modernen Chemotherapie ab 1970 die Entstehung einer Phase des chirurgischen Nihilismus, die erst ab 1990 eine Änderung erfuhr.

Das kleinzellige Lungenkarzinom ist ein sehr **chemotherapieempfindlicher Tumor**. Nach Standardchemotherapie mit 4–6 Zyklen werden Ansprechraten bis zu 80% erzielt. Bei Patienten im frühen Stadium („limited disease"/T1 N0/T2 N0) folgen daraus vollständige Remissionen nach radiologischen Kriterien in fast der Hälfte der Fälle.

> **!** Die meisten der Patienten erleiden frühe Tumorrezidive. Auch in den frühen Tumorstadien des kleinzelligen Lungenkarzinoms wird bei alleiniger Chemotherapie trotz vollständiger Remission das frühe intrathorakale Rezidiv nicht verhindert.

Rezidivierung. Etwa 50% der Patienten erleiden ihr Rezidiv auf der Seite des Primärtumors und davon die Hälfte, also 25% des Gesamtkollektivs, ohne weiteren Fernmetastasennachweis. Das häufigste Tumorrezidiv insgesamt findet sich mit 30% in der Lokalisation des Primärtumors. Daher beträgt die Zweijahresüberlebensrate lediglich etwa 20%.

Eine **sichere lokale Beurteilung** gelingt letztlich nur mit der radikalen chirurgischen Entfernung des Primärtumors. Die alleinige Resektion des Herdes führt zu Fünfjahresüberlebensraten bis zu 20%. Wird bei fehlendem hilären und mediastinalen Lymphknotenbefall (T1 N0/T2 N0) eine **adjuvante Chemotherapie** ergänzt, finden sich Fünfjahresüberlebensraten bis zu 60%. Es wird vermutet, dass durch Eradikation der in über 65% der Fälle bestehenden Mikrometastasierung eine deutliche Verringerung mediastinaler Tumorrezidive und damit der systemischen Ausbreitung des Primärtumors erzielt werden kann.

14.6.2 Prä- oder intraoperativ als SCLC gesicherter peripherer Rundherd

Etwa 5% der kleinzelligen Lungenkarzinome werden als peripherer Rundherd diagnostiziert. Dabei handelt es sich in der Mehrzahl um einen **radiologischen Zufallsbefund**. Peripher gelegene Rundherde werden zu 60–70% durch transbronchiale Biopsie im Rahmen einer Bronchoskopie oder mittels einer computertomographiegesteuerten Nadelaspiration diagnostiziert. Eine weitere Möglichkeit der **histologischen Sicherung** besteht in der atypischen Resektion des Herdes mittels videoassistierter Thorakoskopie oder über eine offene Freilegung mit anschließender Schnellschnittuntersuchung.

Nach intraoperativer Sicherung eines kleinzelligen Lungenkarzinoms in einem peripheren Rundherd wird der tumortragende **Lungenlappen anatomisch reseziert** (i. d. R. als Lobektomie), gefolgt von der mediastinalen Lymphknotendissektion. Dieses Vorgehen ist für das „Initialstadium" (entspricht

T1 N0 oder T2 N0 bzw. „limited disease") des kleinzelligen Lungenkarzinoms allgemein anerkannt.

Im Fall einer radiologisch vermuteten lymphatisch-metastatischen Absiedlung nach hilär oder mediastinal – bei negativer Mediastinoskopie – wird die Tumorentität erst durch die **diagnostische Operation** nachgewiesen. Anschließend folgt die chirurgische Resektion mit systematischer Lymphknotendissektion. Die exakte Stadienzuordnung und damit die Festlegung der stadienadaptierten Therapie kann nur über diesen Weg erfolgen.

! Die Pneumonektomie ist zu vermeiden, weil Morbidität und Letalität der notwendigen adjuvanten Chemotherapie um ein Vielfaches erhöht werden. In diesem Fall sollte ein diagnostischer Eingriff als Probethorakotomie beendet werden.

Bei fehlendem Nachweis lymphatischer Absiedlung (**N0-Situation**) wird bei normalem oder gutem Performance-Status des Patienten eine Chemotherapie adjuvant appliziert. Bei schlechtem Allgemeinzustand oder Kontraindikationen gegen eine Chemotherapie erfolgt die engmaschige Verlaufsbeobachtung. Sind interlobäre oder hiläre Lymphknotenstationen befallen (**N1-Situation**) wird eine Chemotherapie angeschlossen.

! Bei Befall der mediastinalen Lymphknotenstation (N2-Situation) muss adjuvant chemotherapiert werden.

Inwieweit die **Radiotherapie** bei N2-Befall oder inkompletter Resektion (R1-/R2-Situation) die Prognose verbessert, ist Gegenstand aktueller Untersuchungen. Die prophylaktische Hirn- und die ergänzende Thoraxbestrahlung werden als Individualentscheidung festgelegt.

Wird bei einem peripheren kleinzelligen Lungenkarzinom der **Lymphknotenbefall des Mediastinums** histologisch nachgewiesen (via Mediastinoskopie oder durch transtracheale Biopsie unter endobronchialer Ultraschallkontrolle), ist die Chemotherapie das Verfahren der ersten Wahl.

14.6.3 Multimodales Therapieverfahren nach Induktionschemotherapie bei zentralem SCLC

! Die zentrale Lage eines kleinzelligen Lungenkarzinoms impliziert, insbesondere bei zusätzlichem mediastinalen Lymphknotenbefall, bereits die systemische Tumoraussaat. In bisherigen Untersuchungen konnte mit alleiniger Radiotherapie oder alleiniger chirurgische Resektion kein messbarer Langzeiterfolg hinsichtlich der Überlebenszeit oder des krankheitsfreien Intervalls erzielt werden.

Studien, in denen die **Rolle der Chirurgie nach Induktionschemotherapie** (3 Zyklen) beim zentralen SCLC untersucht wurde, waren randomisiert in die Optionen „Chirurgie plus Radiotherapie" oder „Radiotherapie allein nach erfolgreicher Chemotherapie". Trotz einer hohen Rate vollständiger Resektionen (>80 %) betrug die mediane Überlebenszeit für den Therapiearm " Chirurgie" lediglich 15,4 Monate, gegenüber 18,6 Monate „ohne Chirurgie".

Nach neueren Studien scheint die **Anwendung moderner Therapeutika**, gefolgt von der Operation, jedoch einen günstigen Effekt zu haben. Dabei wurde nach 2 Zyklen Hochdosischemotherapie in beiden Armen der Randomisierung bis zum Stadium IIIa eine Resektion durchgeführt. Anschließend erfolgte in einem Studienarm die hochdosierte konventionelle Therapie, im anderen Arm die Hochdosischemotherapie mit Stammzelltransplantation. Daran angeschlossen wurden eine Mediastinal- sowie eine Schädelbestrahlung. Nach bisher vorliegenden Ergebnissen konnten Dreijahresüberlebensraten von 56 % erreicht werden.

! Insgesamt scheinen die neueren Therapieansätze mit der Ergänzung der chirurgischen Resektion die Lokalrezidivrate beim kleinzelligen Lungenkarzinom zu vermindern und so das Gesamtüberleben zu verbessern.

14.6.4 Salvage-Operation bei Nichtansprechen der Chemotherapie des zentralen SCLC

Für Patienten, die
- auf die vollständig applizierte Chemotherapiedosis kein oder nur ein geringes Ansprechen zeigen,
- deren Primärtumordurchmesser weniger als 3 cm beträgt oder
- die einen frühzeitigen Tumorprogress nach initialer Remission zeigen,

ist die **chirurgische Entfernung** eine Therapieoption.

Die Tumoren sind zumeist dem Stadium II oder III zuzuordnen. Zwischen 8 und 20 % der Fälle weisen einen **Mischtumor** aus nichtkleinzelligem und kleinzelligem Lungenkarzinom auf. Daraus folgt, dass ein Nichtansprechen auf die Chemotherapie durch die nichtkleinzellige Komponente erklärt ist.

14.6.5 Palliativtherapie bei intrathorakalen Tumorkomplikationen des zentralen Lungenkarzinoms

Ein **chirurgisches Vorgehen** bei Komplikation des Tumors – z. B.
- Entstehung einer zentralen Einschmelzung mit und ohne Anschluss an das Lungensystem,
- Arrosionsblutung der A. pulmonalis oder
- intrapulmonale Abszessbildung mit und ohne Lungen- oder Pleuraanschluss sowie konsekutivem Pleuraempyem –

ist grundsätzlich zu erwägen. Ausschlaggebend ist allein die chirurgisch technische und funktionelle Operabilität.

Literatur

Arriagada R, Le Chevalier T, Borie F et al. (1995) Prophylactic cranial irradiation for patients with small-cell lung cancer in complete remission. J Natl Cancer Inst 87: 161–162

Auperin A, Arriagada R, Pignon J-P et al. (1999) Prophylactic cranial irradiation for patients with small cell lung cancer in complete remission. N Engl Med 341:476

Bonner JA, Shanahan TG, Brooks BJ et al. (1998) Phase III comparison of once-daily thoracic radiation versus twice-daily thoracic irradiation in patients with limited stage small cell lung cancer. Proc Am Soc Clin Oncol 17:456

Bunn A (1986) Recent advances in the biology and treatment of small cell lung cancer. Adv Oncollgy 2: 9–15

Bunn PA, Lichter AS, Makuch RW et al. (1987) Chemotherapy alone or chemotherapy with chest radiation therapy in limited stage small cell lung cancer: a prospective randomized trial. Ann Intern Med 106:655

Calderoni A, Cerny T (1996) Small cell lung cancer 1996: News? Schweiz Krebsbull 16: 5–12

Carney DN (1999) Prophylactic cranial irradiation and small-cell lung cancer. N Engl J Med 341: 524–526

Cox JD, Stanley K, Petrovich Z, Paig C, Yesner R (1981) Cranial irradiation in cancer of the lung of all cell types. JAMA 245: 469–472

Cull A, Gregor A, Hopwood P et al. (1994) Neurological and cognitive impairment in long-term survivor of small cell lung cancer. Eur J Cancer 30A: 1067–1074

De Vore III RF, Johnson DH (1996) Chemotherapy of small cell lung cancer. In: Pass HJ, Mitchel JB, Johnson DH, Turrisi AT (eds) Lung cancer: principles and practice. Lippincott Raven, Philiadelphia, pp 825–835

Eberhardt W, Wolf M (2001) Chemotherapy in stage IV lung cancer (take home massages). Lung Cancer 33 (Suppl 1): 121–123

Feld R, Ginsberg RJ (1999) Small lung cell cancer. In: Shields TW, LoCicero J (eds) General thoracic surgery, 5th edn. Lippincott, Williams & Wilkins, New York, p 1443

Flentje M, Zierhut D, Schraube P, Wannenmacher M (1993) Integration of coronal magnetic resonance imaging (MRI) into radiation treatment planning of mediastinal tumors. Strahlenther Onkol 169: 351–357

Fox W, Scadding JG (1973) Medical Research Council comparative trial of surgery and radiotherapy for primary treatment of small celled or oat celled carcinoma of the bronchus. Ten year follow-up. Lancet 2:63

Fu KK, Lam KN, Rayner PA (1985) The influence of time sequence of cisplatin administration and continuous low dose rate irradiation (CLDRI) on their combined effects on a murine squamous cell carcinoma. Int J Radiat Oncol Biol Phys 11: 2119–2124

Giaccone G (2001) State of the art in systemic treatment of lung cancer. Europ J Cancer (Suppl 7) : 99–114

Glanzmann C (1990) Palliative Radiotherapie von Hirnmetastasen solider Tumoren: Erfahrungen mit hohen Dosen. Strahlenther Onkol 166: 119–124

Glasziou PP, Simes RJ, Gelber RD (1990) Quality adjusted survival analysis. Stat Med 9:1259

Gregor A, Cull A, Stephens RJ et al. (1997) Prophylactic cranial irradiation is indicated following complete response to induction therapy in small cell lung cancer: results of a multicentre randomised trial. United Kingdom Coordinating Committee for Cancer Research (UKCCCR) and the European Organisation for Research and Treatment of Cancer (EORTC). Eur J Cancer 33: 1717–1719

Gregor A, Drings P, Burghouts J et al. (1997) Randomized trial of alternating versus sequential radiotherapy/chemotherapy in limited-disease patients with small-cell lung cancer: a European organization for research and treatment of cancer. lung cancer cooperative group study. J Clin Oncol 15:2840

Ihde CD (1992) Chemotherapy of lung cancer. N Engl J Med 327: 1434–1441

Jeremic B, Shibamato Y, Acimovic L et al. (1997) Initial versus delayed accelerated hyperfractionated radiation therapy and concurrent chemotherapy in limited small-cell lung cancer: a randomized study. J Clin Oncol 15:893

Kelland LR, Steel GG (1988) Inhibition of recovery from damage induced by ionizing radiation in mammalian cells. Radiother Oncol 13: 285–299

Kies MS, Mira JG, Crowley JJ, Chen TT, Pazdur R, Grozea PN, Rivkin SE, Coltman CA Jr, Ward JH, Livingston RB (1987) Multimodal therapy for limited small-cell lung cancer: a randomized study of induction combination chemotherapy with or without thoracic radiation in complete responders; and with wide-field versus reduced-field radiation in partial responders: a Southwest Oncology Group Study. J Clin Oncol 5: 592–600

Kohman LJ (1997) Is there a place for surgery in central small lung cell cancer? In: Chest Surgery Clinics of North America (eds) Small cell lung carcinoma. WB Saunders, Philadelphia, p 105

Korbelik M, Skov KA (1989) Inactivation of hypoxic cells by cisplatin and radiation at clinically relevant doses. Radiat Res 119: 145–156

Krempien R, Schubert K, Latz D, Wenz F, Wannenmacher M (1999) MRT-Simulation von Lungencarcinomen mittels eines offenen Niederfeld-MRT. Strahlenther Onkol 175: 279–283

Krempien R, Schubert K, Zierhut D, Steckner MC, Treiber M, Harms W, Mende U, Latz D, Wannenmacher M, Wenz F (in press) Open low field magnetic resonance imaging (MRI) in radiation therapy treatment planning. Int J Radiat Oncol Biol Phys

LeChevalier T, Arriagada R, Pignon JP et al. (1993) Initial chemotherapy dosis have a significant impact on survival in limited small cell lung cancer – Results of a multicentric retrospective randomized study in 105 patients. N Engl J Med 329: 1848

Livingston RB, Moore TN, Heilbrun I et al. (1978) Small-cell carcinoma of the lung: combined chemotherapy and radiation. A Southwest Oncology Group study. Ann Intern Med 88:194

Mehta C, Vogl SE (1982) High-dose cyclophosphamide in the induction therapy of small cell lung cancer: minor improvements in rate of remission and survival. Proc Am Assoc Cancer Res 23:155

Murray N, Shah A, Brown E et al. (1986) Alternating chemotherapy and thoracic radiotherapy with concurrent cisplatin-etoposide for limited-stage small-cell carcinoma of the lung. Semin Oncol [Suppl 3] 13:24

Murray N, Coy P, Pater J et al. (1993) Importance of timing for thoracic irradiation in the combined modality treatment of limited-stage small-cell lung cancer. J Clin Oncol 11:336

Murray N, Grafton C, Shah A et al. (1998) Abbreviated treatment for elderly, infirm, or non-compliant patients with limited-stage small-cell lung cancer. J Clin Oncol 16:3323

Niederle N, Weidman B, Budach V, Schirren J (1999) Kleinzelliges Lungenkarzinom. In: Schmoll HJ, Höffken K, Possinger H (Hrsg) Kompendium internistische Onkologie, Teil 2: Therapie von Leukämien, Lymphomen, soliden Tumoren – Spezielle Therapiemodalitäten – Regionale Chemotherapie – Notfälle. Springer, Berlin Heidelberg New York Tokyo, pp 711–751

Nugent JL, Bunn PA jr, Matthews MJ, Ihde DC, Cohen MH, Gazdar A, Minna JD (1979) CNS metastasis in small cell bronchogenic carcinoma: increasing frequency and changing pattern with lengthening survival. Cancer 44: 1885–1893

Osoba D, Aaronson N, Zee B, Sprangers M, te Velde A (1996) Modification of the EORTC QLQ-C30 (version 2.0) based on content validity and reliability testing in large samples of patients with cancer. The Study Group on Quality of Life of the EORTC and the Symptom Control and Quality of Life Committees of the NCI of Canada Clinical Trials Group. Qual Life Res 6: 103–108

Osterlind K (2001) Chemotherapy in small cell lung cancer. In: Spiro SG (ed) Lung Cancer. European Respiratory Monograph 17, Vol 6

Pedersen AG, Kristjansen PEG, Hansen HH (1988) Prophylactic cranial irradiation and small cell lung cancer. Cancer Treat Rev 15: 85–103

Perez CA, Einhorn L, Oldham RK et al. (1984) Randomized trial or radiotherapy to the thorax in limited small-cell carcinoma of the lung treated with multiagent chemotherapy and elective brain irradiation: a preliminary report. J Clin Oncol 2:1200

Perry MC, Herndon JE, Eaton WL et al. (1998) Thoracic radiation therapy added to chemotherapy modality treatment of limited-stage small-cell lung cancer: an update of cancer and leukemia group B study 8083. J Clin Oncol 16:2466

Pignon JP, Arriagada R, Ihde DC et al. (1992) A meta-analysis of thoracic radiotherapy for small-cell lung cancer. N Engl J Med 327: 11618–1624

Richter MP, Lawrence RC (1985) Palliative radiation therapy. Semin Oncol 12: 375–383

Rieden K, Adolph J, Lellig U, Winkel K zum (1989) Strahlentherapeutischer Effekt bei Knochenmetastasen in Abhängigkeit von der Metastasierungshäufigkeit, Metastasenlokalisation und Histologie des Primärtumors. Strahlenther Onkol 165: 380–385

Rowinsky EK, Ettinger DS (1996) Drug development and new drugs for lung cancer: In: Pass HJ, Mitchel JB, Johnson DH, Ruttisi AG (eds) Lung cancer: principles and practice. Lippincott Raven, Philadelphia, pp 793–810

Schubert K, Wenz F, Krempien R, Schramm O, Sroka-Perez G, Schraube P, Wannenmacher M (1999) Einsatzmöglichkeiten eines offenen Magnetresonanztomographen in der Therapiesimulation und dreidimensionalen Bestrahlungsplanung. Strahlenther Onkol 175: 225–231

Schütte W (2001) Chemotherapy as treatment of primary and recurrent small cell lung cancer. Lung Cancer 33 (Suppl 1): 99–107

Shepherd F, Ginsberg RJ, Haddad R et al. (1993) Importance of clinical staging in limited small-cell lung cancer: a valuable system to separate prognostic subgroups. J Clin Oncol 11:1592

Shepherd FA (1998) Surgical management of small lung cell cancer. In: Pass HI, Mitchell JB, Johnson DH, Turrisi AT (eds) Lung cancer: principles and practice. Lippincott-Raven, Philadelphia, p 967

Sierocki JS, Hilaris BS, Hopfan S et al. (1979) Cis-dichlorodiammineplatinum (II) and VP-16–213: an active induction regimen for small cell carcinoma of the lung. Cancer Treat Rep 63:1593

Sloan JA, Bonner JA, Hillman SL et al. (2002) A quality-adjusted reanalysis of a phase III trial comparing once-daily thoracic radiation vs. twice-daily thoracic radiation in patients with limited-stage small-cell lung cancer. Int J Radiation Oncoloy Biol Phys 52: 371–381

Takada M, Fukuoka M, Furuse K et al. (1996) Phase III study of concurrent versus sequential thoracic radiotherapy in combination with cisplatin and etoposide for limited-stage small cell lung cancer: preliminary results of the apan Clinical Oncology Group (JCOG). Proc Am Soc Clin Oncol 15:372

Turrisi AT, Kim K, Blum R et al. (1999) Twice daily thoracic radiotherapy versus once daily radiotherapy in limited small-cell lung cancer treated concurrently with cisplatin-etoposide chemotherapy. N Engl J Med 340:265

Turrisi AT III, Kyungmann K, Blum R, Sause WT, Livingston RB, Komaki R, Wagner H, Aisner S, Johnson DH (1999) Twice-daily compared with once-daily thoracic radiotherapy in limited small-cell lung cancer treated concurrently with cisplatin and etoposide. N Engl J Med 340: 265–271

Urschel JD (1997) Surgical treatment of peripheral small lung cell cancer. In: Chest Surgery Clinics of North America (eds) Small cell lung carcinoma. WB Saunders, Philadelphia, p 95

Warde P, Payne D (1992) Does thoracic irradiation improve survival and local control in limited-stage small-cell carcinoma of the lung? A meta-analysis. J Clin Oncol 10:890

Wolf M (2001) Dose intensive chemotherapy in small cell lung cancer. Lung cancer 33 (Suppl 1): 125–135

Wolf M, Havemann M (1998) Kleinzellige Lungenkarzinome. In Seebers, Schütte J (Hrsg) Therapiekonzepte Onkologie, 3. Aufl. Springer, Berlin Heidelberg New York Tokyo, S 496–525

Work E, Nielsen O, Bentzen S et al. (1997) Randomized study of initial versus late chest irradiation combined with chemotherapy in limited-stage small cell lung cancer. J Clin Oncol 15:3030

Zimm S, Wampler GL, Stablein D, Hazra T, Young HF (1981) Intracerebral metastases in solid-tumor patients: natural history and results of treatment. Strahlenther Onkol 48: 384–394

Kapitel 15

Bronchuskarzinoid

D. Zeidler

Inhaltsverzeichnis

15.1 Einleitung

Das Bronchuskarzinoid ist unter den bronchopulmonalen Tumoren ein **exotischer Außenseiter**, der einige interessante Facetten sowohl in seiner Entdeckungsgeschichte als auch in seinem aktuellen klinischen Bild bietet.

Historisches. Laennec, der Leibarzt Kaiser Napoleons I von Frankreich, berichtete wahrscheinlich 1831 als Erster über einen Tumor, der exakt zum Bild des Karzinoids passt. Im Jahre 1882 gelang Müller erstmals die autoptische Dokumentation, Kramer berichtete 1930 über das entsprechende klinische Bild. Bereits 1907 beobachtete der Münchner Pathologe Oberndorfer eine Tumorsonderform im Dünndarm. Er nannte sie erstmals Karzinoid. Erst im Jahre 1937 gelang es jedoch Hamperl, die Gemeinsamkeiten der intestinalen und der bronchialen Karzinoide darzustellen.

Systematische Einordnung. Begrifflich irreführend war später die gemeinsame Zusammenfassung der Karzinoide und Zylindrome unter dem Terminus „Bronchusadenom". Die sachlich richtigere Zuordnung der Karzinoide zu dem großen System der neuroendokrinen Tumoren wurde 1938 durch die Arbeiten von Feyrter („helle Zellen") über das Prinzip der APUD(„Amino-precursor-uptake-decarboxylase")-Zellen ermöglicht. Kulschitzky hatte mit Beschreibung der enterochromaphilen Zellen in der Lungenschleimhaut ebenso morphologische Grundlagenarbeit geleistet. Die korrekte Zuordnung der Karzinoide als Zellgruppe mit der Fähigkeit zur Synthese von Neuropeptiden und Neuroaminen (Bombesin, Kalzitonin, ACTH, Leukenzephalin, Gastrin, Somatostatin, Neurotensin, Vasopressin, Serotonin u. a.) geschah durch die Festlegung als eine Untergruppe der neuroendokrinen Tumoren der Lunge. Diese stellen nur einen winzigen Anteil der ansonsten nahezu ubiquitär vorkommenden neuroendokrinen Tumoren dar.

15.2 Häufigkeit

Karzinoide sind im Bereich der Lunge **seltene Tumoren**, sie machen etwa 2 von 100 Lungenkarzinomen aus. Das Vorkommen innerhalb der Lunge stellt einen Anteil von etwa 12 % aller Karzinoide dar. Diese können als Primärtumoren mit unterschiedlicher Häufigkeit im gesamten Gastrointestinaltrakt auftreten. Raucher finden sich nur bei 20–40 % der Karzinoidpatienten.

Geschlecht und Alter. Beim Karzinoid sind Männer und Frauen in gleicher Häufigkeit vertreten. Das 4. Lebensjahrzehnt ist das häufigste Alter, in dem diese Tumoren auffällig werden. Allerdings sind auch Fälle im Kindesalter bekannt geworden.

15.3 Lokalisation

Karzinoide können rein peripher im Lungengewebe ohne sichtbaren Kontakt zum Lungensystem wachsen (etwa 15 % aller Fälle). Meist (in 80–85 %) werden sie jedoch in den **zentralen Abschnitten des Lungensystems** gefunden, wobei wiederum ein Drittel rein endobronchial wächst. Die meisten zentralen Karzinoide (etwa 65 %) sind durch ein **überwiegend endobronchiales Wachstum** charakterisiert, nur etwa 10 % vergrößern sich extrabronchial mit kleinem intrabronchialen Anteil. Für diese letzte Form gilt typischerweise die Bezeichnung „Eisbergtumor“ bzw. „Tumor vom Eisbergtyp“. Rein endobronchial wachsende Formen können auch einen isolierten Stiel als Basis besitzen. Das Vorkommen in der Trachea ist ebenfalls beschrieben. Meist sind diese Tumoren dann einzeln nachweisbar, multiples Auftreten ist möglich.

Makroskopisch zeigen die Karzinoide eine glatte, oftmals kugelige, graue oder rosa Oberfläche mit erhaltener Schleimhaut endobronchial. Die einer Himbeere ähnliche Oberfläche ist ebenso typisch. Die Schnittfläche ist meist homogen gelblich oder milchkaffeefarben, gelegentlich sind kleinere Blutungsherde eingelagert.

15.4 Histologie

Karzinoide können **unterschiedliche histologische Bilder** ergeben. Bekannt sind
- trabekuläre,
- insuläre,
- papilläre,
- interstitielle,
- solide und
- spindelzellige

Formen.

Die **onkozytäre Variante** unterscheidet sich vom Onkozytom durch die neuroendokrinen Zellstrukturen. Melanozytenhaltige Formen sind ebenfalls dokumentiert.

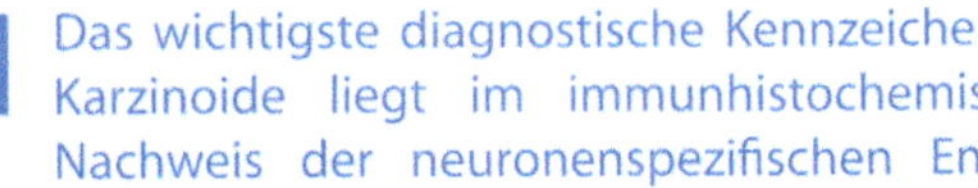
! Das wichtigste diagnostische Kennzeichen der Karzinoide liegt im immunhistochemischen Nachweis der neuronenspezifischen Enolase (NSE) und des Chromogranins.

Die Intensität des Chromograninnachweises steigt mit der Menge der neuroendokrinen Granula, die sich elektronenmikroskopisch dokumentieren lassen. **Immunhistochemisch** sind auch Zytokeratin, karzinoembryonales Antigen (CEA) oder S 100 darstellbar.

Erstmals beschrieben Arrigoni et al. (1972) eine morphologische Variante des Karzinoids, die sie als **atypische Karzinoide** differenzierten und von der reifen typischen Karzinoidform abgrenzten. In den folgenden Jahren führte eine Anzahl unterschiedlicher Termini zu einer begrifflichen Verwirrung in der Klassifikation neuroendokriner Tumoren der Lunge. Beispielhaft dafür sind Begriffe wie „malignes Karzi-

Tabelle 15.1. Neuroendokrine Tumoren der Lunge: Entstehung und Synonyme

Typisches Karzinoid	Atypisches Karzinoid	Großzellig neuroendokrines Karzinom LCNEC	Kleinzellige Karzinome SCLC
„Kulschitzky cell carcinoma": KCC I	KCC II		KCC III
Gut differenzierte endokrine Karzinome, reifes Karzinoid	Gut differenzierte neuroendokrine Karzinome, mäßig differenzierte endokrine Karzinome, malignes Karzinoid, atypische endokrine Tumoren der Lunge, neuroendokrine Karzinome vom intermediären Typ	Mäßig differenzierte neuroendokrine Tumoren	Schlecht differenzierte neuroendokrine Karzinome, wenig differenzierte neuroendokrine Karzinome, „oat cell carcinoma", kleinzellige neuroendokrine Karzinome

noid",„Kulschitzky-cell-carcinoma" u. a. (Tabelle 15.1). Karzinoide sind prinzipiell als maligne Tumoren zu betrachten. Die Bezeichnung als malignes Karzinoid ist deswegen irreführend.

Atypische Karzinoide kommen häufiger in den peripheren Lungenabschnitten vor. **Histologisch** sind sie gekennzeichnet durch eine organoide Struktur mit bindegewebigen, unregelmäßigen Septen. Verglichen mit den reifen, typischen Karzinoiden werden häufiger ein Pleomorphismus sowie Mitosen gefunden (Abb. 15.1, 15.2). Infiltratives Wachstum in die Umgebung und Einbruch in umgebende Lymphbahnen sind Zeichen der Malignität. Fernmetastasen sind ebenfalls beschrieben (Abb. 15.3).

Immunhistochemisch sind die atypischen Karzinoide in ihrem Färbungsverhalten nicht different zu den typischen Formen. Elektronenmikroskopisch variieren Zellgröße und -form. Neuroendokrine Granula werden dabei weniger häufig gefunden als bei den typischen Tumoren. Karzinoide können in seltenen Fällen Verkalkungen und sogar Ossifikationen aufweisen.

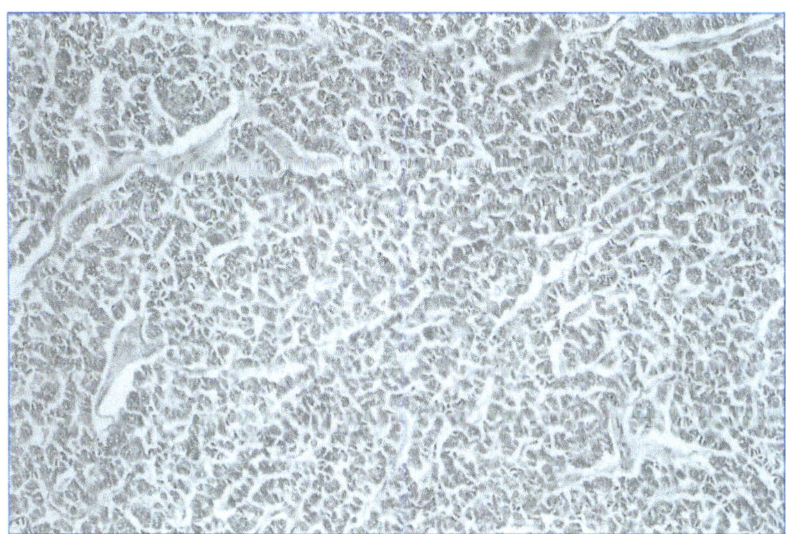

Abb. 15.1. Histologisches Bild eines typischen Karzinoids

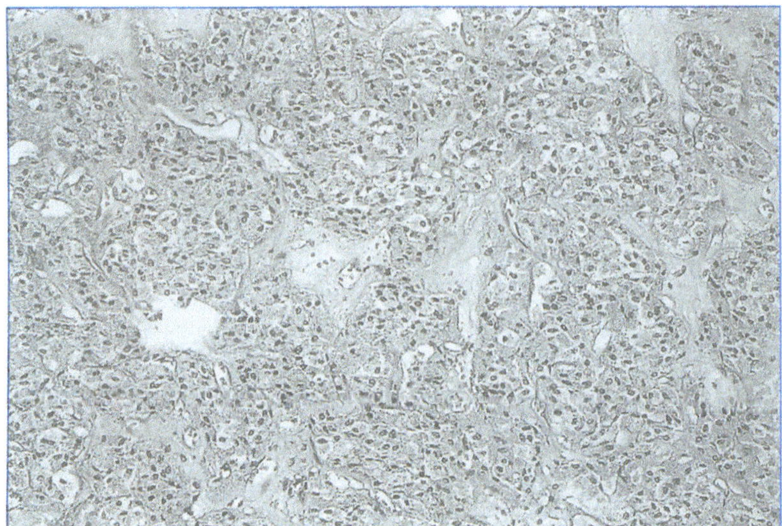

Abb. 15.2. Histologisches Bild eines atypischen Karzinoids

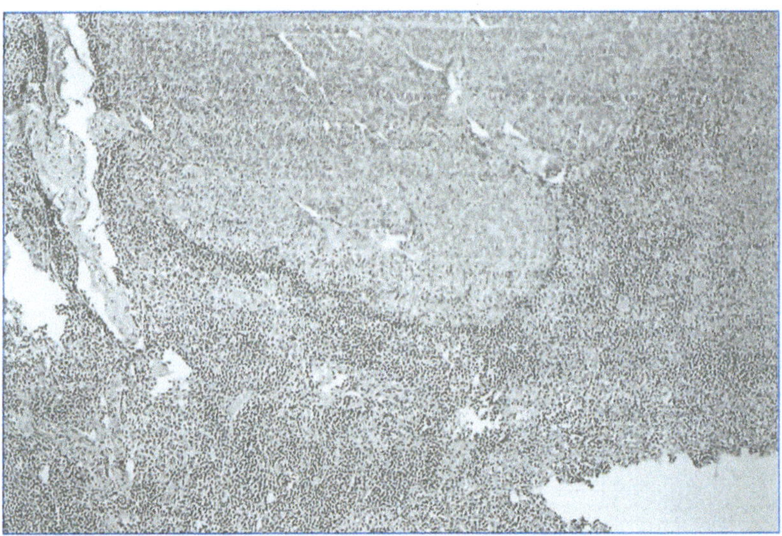

Abb. 15.3. Histologisches Bild eines atypischen Karzinoids mit Lymphknotenmetastase

Definition

Die WHO (1999) unterscheidet das typische Karzinoid mit weniger als 2 Mitosen, fehlenden Nekrosen und einer Tumorgröße ≥0,5 cm vom atypischen Karzinoid mit 2–10 Mitosen, nachweisbaren Nekrosen und nicht festgelegter Tumorgröße.

Die **Klassifikation der neuroendokrinen Tumoren** unterscheidet mit ansteigender Entdifferenzierung vom typischen über das atypische Karzinoid die Zwischenstufe eines großzelligen neuroendokrinen Karzinoms (LCNEC) vom kleinzelligen Karzinom (SCLC; Tabelle 15.1). Diese **großzellige Variante** ist festgelegt durch

- neuroendokrine Morphologie,
- hohe Mitoserate, d.h. mehr als 10/mm^2,
- großzellige Strukturen,
- große Nekrosen,

- häufige Nukleoli und
- positive Immunhistochemie, zusätzlich zum positiven NSE-Nachweis.

15.5 Differenzialdiagnose

Abzugrenzen ist das Karzinoid vom **adenozystischen Karzinom** mit ausgedehnter Infiltration der Lymphbahnen, weiter gegen das **Mukoepidermoidkarzinom**, das durch die Muzinfärbung zu differenzieren ist. Am schwierigsten ist die Abgrenzung gegen das kleinzellige Karzinom als **Haferzellkarzinom**. Durch den gemeinsamen Ursprung kann es Übergangsformen geben, die vorwiegend durch Ausschluss oder Nachweis von Lymphknoten- oder Fernmetastasen zu dikriminieren wären. Kulschitzky-II-Tumoren weisen häufiger Nekrosen auf. Selten kommt differenzialdiagnostisch ein Sarkom, ein papilläres Karzinom oder ein medulläres Schilddrüsenkarzinom infrage. Die sarkomähnliche Variante als Minitumor stellt ein Tumorlet dar.

15.6 Klinisches Bild

CAVE

Etwa die Hälfte aller Patienten ist asymptomatisch.

Das **isolierte Tumorwachstum im peripheren Lungengewebe** ist nur als asymptomatischer Zufallsbefund nachzuweisen. Die oft sehr langsame, jahrelang andauernde **Größenzunahme zentraler endobronchialer Karzinoide** ist typisch.

Rezidivierende **Hämoptysen** als häufigstes Symptom (18 %) sind gefolgt von Husten (17 %), Fieber oder Retentionspneumonien (15 %). Als kasuistische Kuriosität mutet ein mehrere Jahre dauerndes, einseitiges, fehlgedeutetes „Asthma“ an, das als Erklärung ein stenosierend wachsendes Karzinoid ergab. Ein Ventilmechanismus bei intrabronchialen, evtl. gestielten Tumoren erklärt zeitlich variable klinische und radiologische Phänomene.

Sowohl beim typischen als auch beim atypischen Karzinoid werden **multiple endokrine Neoplasien (MEN) Typ I** beobachtet. Isolierte Metastasen in endokrinen Organen mit selektiver endokrinologischer Symptomatik sind ebenso bekannt. Multipel auftretende asymptomatische Karzinoide als Rundherde sind Raritäten.

15.7 Bildgebende Diagnostik

Der endobronchiale Verschlussmechanismus des stenosierend wachsenden Bronchuskarzinoids erklärt die dem Radiologen sichtbare **Atelektase** unterschiedlichen Ausmaßes, abhängig vom Sitz des Tumors. Die Computertomographie besitzt die Möglichkeit des Nachweises stenosierend wirkender Tumorkonturen. Der peripher, überwiegend rundherdartig wachsende Tumor ist ansonsten radiologisch nicht weiter zu spezifizieren.

Die Möglichkeit der **szintigraphischen Karzinoiddiagnostik** mit dem Somatostatinrezeptoranalogon Octreotide (OctreoScan) ermöglicht eine Aussage in 80 % der Fälle sowohl bei Primärtumoren als auch bei Metastasen. Zur Markierung findet dabei vorrangig das Isotop „Indium“ Verwendung.

Die Diagnose wird gestellt durch den **endoskopischen Befund** des rundlichen, meist glatten und bei Berührung oft blutenden Tumors (Abb. 15.4). Manchmal ist dieser an seinem Stiel oder seiner schmalen Basis sogar beweglich. Einzelfälle dieser Art erklären unterschiedliche radiologische Befunde in kurzen Zeitabständen mit variabler Belüftung.

Die **histologische Bestätigung** des Befunds ergibt sich aus der Biopsie, wobei sich manchmal aus der geringen Menge des Materials, insbesondere bei Stanzzylindern, für den Pathologen die Schwierigkeit der definitiven Festlegung ergeben kann.

Probenentnahmen sollten wegen der Blutungsgefahr nur dort vorgenommen werden, wo die entsprechende chirurgische Interventionsmöglichkeit gegeben ist.

15.8 Therapie

Die Therapie der Wahl ist die **chirurgische Resektion** entsprechend der Lage des Befunds

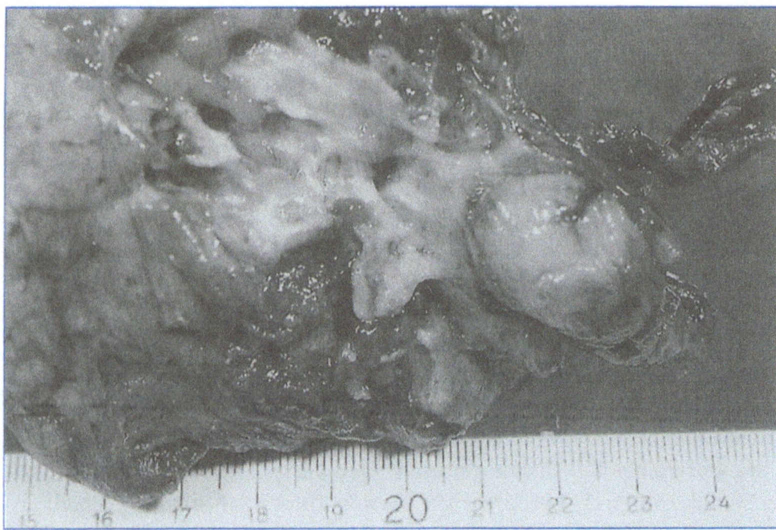

Abb. 15.4. Resektionspräparat eines intrabronchialen Karzinoids mit lokaler Einblutung nach Probeexzision

und gemäß den Regeln der onkologischen Gesetzmäßigkeiten. Dies bedeutet im Einzelfall entweder eine Lobektomie oder selten eine Pneumonektomie. Der lokalisierte endobronchiale Befund erlaubt dabei oft die Variante der **parenchymsparenden Manschettenresektion** an unterschiedlichen Lokalisationen.

CAVE

Die isolierte Enukleation, Bronchotomie oder atypische Klemmenresektion werden im Regelfall onkologischer Radikalität nicht gerecht.

Ausnahmen von dem standardmäßigen Vorgehen gelten nur für extrem eingeschränkte Funktionsreserven. Die **Mitnahme der regionären Lymphknotenstationen** ist ebenfalls Standard. Für den in der Trachea wachsenden Tumor gilt die Kontinuitätsresektion mit anschließender End-zu-End-Anastomose gleichermaßen.

Eine Indikation zur **endoskopischen Tumorresektion** ist nur unter palliativer Sicht gerechtfertigt. Die lokale Tumorabtragung, z. B. mit dem Nd:YAG-Laser, ist zwar unproblematisch durchführbar, sie gewährleistet jedoch nicht die vollständige Entfernung aus der Bronchuswand, extrabronchiale Anteile werden dabei ebenso wie die Lymphknoten nicht mit erfasst.

Die endobronchiale Rekanalisierung bei vorbestehender kardiorespiratorischer Inoperabilität oder als vorbereitende präoperative Maßnahme zur Vermeidung einer poststenotischen Retentionspneumonie sind Beispiele für **Indikationen zur Laserabtragung.**

Weitere Beispiele für **palliative Indikationen** sind:

- die lokale Tumorblutung, ebenfalls in der Vorbereitungsphase einer geplanten Operation, sowie
- die Begrenzung des Eingriffs als symptomatische Maßnahme bei hämatogener oder lymphogener Fernmetastasierung.

Die **präoperative Laserabtragung** kann manchmal aus operationstaktischen Gründen von Bedeutung sein, um Lage und Ausbreitung der Tumorbasis für die Planung des vorgesehenen resezierenden Eingriffs festlegen zu können.

15.8.1 Nichtoperative Maßnahmen

Die **Chemotherapiesensibilität** des Karzinoids ist sehr gering. Eine Remissiosrate von 20 % gilt dabei gleichermaßen beispielhaft für Etoposid, Doxorubicin und 5-Fluorouracil. Eine anfängliche Wirksamkeit von Cisplatin hat enttäuscht. Die Verbesserung der Effektivität durch eine Polychemotherapie ist nicht bewiesen. Ebenso ist die Kombination von Interferon und Zystostatika nicht als vermehrt wirksam bekannt. Beim Karzinoidsyndrom jedoch scheint sich Interferon q zu bewähren. Ein von Somatostatin abgeleitetes Präparat, Laureotide, erbringt beim Karzinoidsyndrom eine Ansprechrate von 50%.

In gleicher Weise besteht bei Karzinoiden eine **sehr geringe Strahlensensibilität.** Beim Vorliegen solitärer extrapulmonaler Metastasen ist die **lokale radikale Entfernung**, z. B. in Form einer Leberteilresektion, durchaus in Betracht zu ziehen. Isolierte ossäre Metastasen, z. B. in Wirbelkörpern, begründen bei fehlender therapeutischer Alternative kasuistisch das Konzept einer Radiotherapie.

15.8.2 Therapieergebnisse

Aus der Literatur sind Fünfjahresüberlebensraten von 96% bei lokalisierten Tumoren bekannt. Regionäre Lymphknotenmetastasen reduzieren diesen Wert auf 70%. Der Nachweis von Fernmetastasen verschlechtert das Ergebnis auf 12%. Summarisch resultiert bei allen Tumorstadien eine **Fünfjahresüberlebensrate von 86%.**

! Im Einzelnen hängt das Langzeitüberleben vom Lymphknotenstatus ab. Auch bei typischen Karzinoiden ist als histologische Besonderheit in 10–20% ein Lymphknotenbefall nachweisbar, bei atypischen Karzinoidformen in bis zu 40%.

Literatur

Akashiba T, Matsumoto K, Kosaka N, Saito O, Horie T, Nemoto N (1999) Multifocal peripheral bronchial carcinoid tumours. Respirology 4: 199–201

Arenas MD, Frechina A, Aranda I (1995) Cushing syndrome secondary to suprarenal metastasis of bronchial carcinoid tumor. Med Clin (Barc) 105 (3): 118–119

Arrigoni MG, Woolner LB, Bernatz PE (1972) Atypical carcinoid tumors of the lung. J Thorax Cardiovas Surg 64: 413–421

Bonato M, Cerati M, Pagani A et al. (1992) Differential diagnostic patterns of lung neuroendocrine tumours. Virchow's Arch Pathol Anat 420: 201

Capella C, Heitz PL, Häfler H et al. (1994) Revised classification of neuroendocrine tumours of the lung, pancreas and gut. Digestion 55 (Suppl 3): 11–23

Cebelin MS (1980) Melanocytic bronchial carcinoid tumor. Cancer 46: 1843–1848

Dusmet M, McKneally MF (1994) Bronchial and thymic carcinoid tumours: a review. Digestion 50 (Suppl): 70

Ferguson MK, Landreneau RJ, Hazelrigg SR, Altorki NK, Naunheim KS, Zwischenberger JB, Kent M, Gim AP (2000) Long term outcome after resection for bronchial care tumours. Eur J Cardiothorac Surg 18: 156–161

Feyrter F (1934) Carcinoid and Carcinome. Ergebn Allg Pathol Path Anat 29: 305–499

Feyrter F (1938) Über diffuse endokrine epitheliale Organe. Barth, Leipzig

Francioni F, Rendina EA, Venuta F, Pescarmona E, De Giacomo T, Ricci C (1990) Low grade neuroendocrine tumors of the lung (bronchial carcinoids) - 25 years experience. Eur J Cardiothorac Surg 4: 472–476

Hamperl H (1937) Ober gutartige Lungentumoren. Virchow's Arch Pathol Anat 300: 46–88

Harpole DH, Feldmann JM, Buchanan S, Young G, Wolfe WG (1992) Bronchial carcinoid tumors: A retrospective analysis of 126 patients. Ann Thorac Surg 54: 50–55

Hasleton PS (1984) Histopathology and prognostic factors in bronchial carcinoid tumours. Thorax 49: 56

He J, Zhou J, Lu Z (1995) Radiotherapy of ectopic ACTH syndrome due to thoracic carcinoids. Clin Med J (Engl) 108 (5): 338–341

Kramer R (1930) Adenoma of bronchus. Ann Otol Rhinol Laryngol 39: 689–695

Laennec RTH (1831) Traite de L'Auscultation. Mediate et des maladies des poumons et du coeur, 3ème edn. Paris

Liu S, Ko S, Chen W (2000) Bronchial carcinoid tumor presenting with complete lobar collapse and unilateral lung emphysema. Clin Imaging 24: 159–161

Müller H (1882) Zur Entstehungsgeschichte der Lungenerweiterungen. Inaug Diss, Halle, p 15

Oberndorfer S (1907a) Karzinoide Tumore des Dünndarms. Frankf Z Pathol 1: 426–342

Oberndorfer S (1907b) Ober die „kleinen Dünndarmcarcinome". Verh Dtsch Pathol Ges 11: 113–116

Oliaro A, Filosso PL, Donati G, Ruffini E (2000) Atypical bronchial carcinoids. Review of 46 patients. J Cardiovasc Surg (Torinn) 41: 131–135

Salajka F (1995) Successful bronchoscopic stenting for a 15 mm sized bronchial carinoid tumor. Monaldi Arch Chest Dis 50 (1): 16–17

Smolle-Jüttner FM, Popper H, Klemen H, Pinter H, Pngratz-Roeger M, Smolle J, Friehs G (1993) Clinical features and therapy of „typical" and „atypical" bronchial carcinoid tumors (grade 1 and grade 2 neuroendocrine carcinoma). Eur J Cardio-thorac Surg 7: 121–125

Stamatis G, Freitag L, Greschuchna D (1990) Limited and radical resection for tracheal and bronchopulmonary carcinoid tumour. Eur J Cardiothorac Surg 4: 527–533

Sutedja TG, Schreurs J, Vanderschueren RG, Kwa B, v.d. Werft TS, Postmus PE (1995) Bronchoscopic therapy in patients with intraluminal typical bronchial carcinoid. Chest 107: 556–558

Tasepe AI, Kurul JC, Demircan S, Liman ST, Kaya S, Cetu G (1998) Long term survival following bronchotomy for polypoid bronchial carcinoid tumours. Eur J Cardiothorac Surg 14: 575–577

Travis WD, Colba TV, Carriu B, Shimosato Y, Brambilla E (1999) Histological typing of lung and pleural tumours, 3. Aufl. Springer, Berlin Heidelberg New York Tokyo

Vadasz P, Kulka F, Csekeo A (1991) Surgical treatment of bronchial carcinoid tumours. Radical surgery-prognosis. Int Surg 76: 98–100

Vadasz P, Palffy G, Egervary M, Schaff Z (1993) Diagnosis and treatment of bronchial carcinoid tumors: clinical and pathological review of 120 operated patients. Eur J Cardiothorac Surg 7: 8–11

Kapitel 16

Seltene Lungentumoren

J. Pfannschmidt, H. Hoffmann

Inhaltsverzeichnis

16.1 Einleitung

Die **Lungenkarzinome** stellen mit ihren Unterformen den Hauptanteil aller primären malignen pulmonalen Neoplasien dar. Andere primär maligne Tumoren der Lunge sind mit einer Inzidenz von unter 5 % eher selten.

Aufgrund ihrer **heterogenen Histogenese** erscheint eine einheitliche Klassifikation nicht möglich. Jede Tumorentität muss anhand ihrer spezifischen Eigenschaften gesondert betrachtet werden, wobei sich diese Tumoren von den Lungenkarzinomen hinsichtlich der Ätiologie deutlich unterscheiden. So besteht offensichtlich kein Zusammenhang mit bekannten Karzinogenen, wie z. B. dem Tabakrauch.

Seltene maligne Lungentumoren
- Intravaskuläres bronchioloalveoläres Karzinom (IVBAK)
- Blastom
- Karzinosarkom
- Keimzelltumoren
  - Teratom
  - Chorionkarzinom
- Sarkome
  - Chondrosarkom
  - Osteosarkom
  - Weichgewebssarkome
- Melanom
- Lymphome
  - Hodgkin-Lymphom
  - Non-Hodgkin-Lymphome
- Plasmozytom

Die seltenen Lungentumoren präsentieren sich in ihrer **klinischen Symptomatik** und den **radiologischen Befunden** vergleichbar den häufigeren primären nichtkleinzelligen Lungenkarzinomen. Husten, Dyspnoe, Thoraxschmerzen und Hämoptysen sind die dominierenden klinischen Symptome, radiologisch imponiert dabei häufig eine solitäre, umschriebene, intrapulmonale Raumforderung.

Diagnostik und **Staging** werden nach den Regeln für nichtkleinzellige Lungenkarzinome durchgeführt, wobei sich eine Unterteilung in Basis- und weiterführenden Diagnostik etabliert hat.

Diagnostik seltener Lungetumoren
- Basisdiagnostik
  - Anamnese
  - Klinische Untersuchung und physikalischer Befund
  - Laboruntersuchungen
  - Röntgenaufnahme der Thoraxorgane in 2 Ebenen, Computertomographie
  - Bronchoskopie (Bronchuslavage, Biopsie)
- Weiterführende Diagnostik
  - Magnetresonanztomographie
  - Mediastinoskopie
  - Videoassistierte Thorakoskopie
  - Diagnostische Thorakotomie
  - Positronenemissionstomographie
  - Diagnostik zum Ausschluss von Fernmetastasen

In den meisten Fällen wird die Diagnose einer seltenen Tumorentität der Lunge erst intraoperativ gestellt. Primär maligne Lymphome der Lunge und primäre Keimzelltumoren werden dabei nach ihren spezifischen Therapiemodalitäten, unter besonderer Berücksichtigung chemo- und strahlentherapeutischer Konzepte, behandelt. Der **Stellenwert der Operation** liegt dabei im multimodalen Therapiekonzept v. a. in der Diagnostik. Alle weiteren Entitäten seltener Lungentumoren folgen den Behandlungsstandards für die nichtkleinzelligen Lungenkarzinome (Drings et al. 1999).

16.2 Intravaskuläres bronchioloalveoläres Karzinom

Das intravaskuläre bronchioloalveoläre Karzinom (IVBAK) wird als eigenständige Tumorentität beschrieben, hier findet man eine **maligne Entartung der Gefäßendothelien.** Histologisch handelt es sich um einen niedrig malignen mesenchymalen Tumor, bestehend aus gering differenzierten Mesenchymzellen. Immunhistochemische und ultrastrukturelle Untersuchungen sichern die Diagnose. Typisch ist ein multifokales, bilaterales, knotiges Wachstum bei den bevorzugt jüngeren weiblichen Patienten (medianes Alter: 35 Jahre).

Obwohl eine spezifische **Therapie** nicht bekannt ist, liegen kasuistische Erfahrungen mit verschiedenen Chemotherapiekonzepten im Endstadium vor. Bei sehr langsamer Progression werden im Spontanverlauf Zehnjahresüberlebensraten von 55% berichtet (Burt u. Zakowski 1995).

16.3 Blastom

Das pulmonale Blastom wurde erstmals 1945 erwähnt. Der Krankheitsbegriff wurde später aufgrund der Ähnlichkeit dieses Tumors mit dem Nephroblastom geprägt. Das pulmonale Blastom ist in der Differenzialdiagnose zum Karzinosarkom als ein Tumor mit **unterschiedlicher maligner Potenz** definiert, der die Embryonalstrukturen des Herkunftsorgans in untergeordneter Weise reproduziert. Im Gegensatz dazu wird das Karzinosarkom als ein maligner Tumor, der aus malignen epithelialen und mesenchymalen Strukturen besteht, angesehen.

Die höchste **Inzidenz** findet man im 4. Lebensjahrzehnt, wobei gehäuft eine Raucheranamnese zu erheben ist.

Pathologische und klinische **Prognosefaktoren** wurden erstmalig anhand einer Serie von 52 Fällen durch Koss et al. (1991) beschrieben. Hochdifferenzierte fetale Adenokarzinome zeigen eine Letalität von 14%, gegenüber biphasischen Blastomen mit Anteilen eines Adenokarzinoms plus sarkomatösen oder embryonalen, mesenchymzelligen Anteilen, hier geht ein Tumor >5 cm wahrscheinlicher mit einem Begleitpleuraerguss und einer insgesamt höheren Sterblichkeit von 52 % einher (Koss et al. 1991).

Die primäre **Therapie** ist chirurgisch. Die Fünf- und Zehnjahresüberlebensraten der kurativ resezierten Patienten sind mit 55 % und 40 % angegeben. Das Tumorrezidiv findet sich meist in Fernmetastasen, häufig im Hirn.

Einzelne Mitteilungen informieren über die Behandlung mit **Chemo- und Stahlentherapie**, wobei sich kein adäquates Ansprechen zeigte. Fallberichte über ein individuelles adjuvantes Chemotherapiekonzept erscheinen vielversprechend.

16.4 Karzinosarkom

Das Karzinosarkom ist ein maligner Tumor mit Karzinomanteilen und solchen eines Sarkoms mit differenzierten mesenchymalen Strukturen, wie z. B. maligne Knorpel-, Knochen- oder Skelettmuskelanteile. Besonders in peripherer Lokalisation scheint er einen hohen Nekroseanteil aufzuweisen. Die epitheliale Komponente ist ein Plattenepithelkarzinom, weniger häufig ein Adeno- oder großzellig-anaplastisches Karzinom.

Männer sind deutlich häufiger betroffen als Frauen. In ihrem lokoregionären Wachstum und Metastasierungsmuster ähneln diese Tumoren den nichtkleinzelligen Lungenkarzinomen. Die **Fünfjahresüberlebensraten** liegen nach kurativer Resektion bei 19 % (Burt u. Zakowski 1995). Als Prognosefaktor konnte bisher die Tumorgröße identifiziert werden, wobei ein Durchmesser >6 cm mit einem deutlich kürzeren Überleben verbunden ist.

16.5 Keimzelltumoren

Die primären malignen Keimzelltumoren der Lunge sind **ausgesprochen selten**, man findet neben den malignen Teratomen das maligne Chorionkarzinom.

Insgesamt wurde bisher über 4 Fälle eines primär pulmonalen malignen **Teratoms** berichtet (Burt u. Zakowski 1995). Histologisch finden sich Gewebeanteile endodermalen, ektodermalen und mesodermalen Ursprungs. Neben dem primären, vom Lungenparenchym oder Lungensystem ausgehenden Teratom finden sich häufiger pulmonale Infiltrationen eines primär mediastinalen Teratoms.

Die **Therapie** orientiert sich an der Strategie eines nichtkleinzelligen Lungenkarzinoms.

Chorionkarzinom. Das Chorionkarzinom mit primär pulmonaler Manifestation findet sich sehr selten, es entsteht aus ektopem Gewebe in der Lunge. Bisher sind nur 9 Fälle bekannt (Burt u. Zakowski 1995). Meist liegen bei Diagnosestellung bereits **große, solide, gefäßreiche Raumforderungen** vor. Hämoptysen sind ein Leitsymptom und können, besonders nach endobronchialer Biopsie, als Komplikation auftreten. Differenzialdiagnostisch ist die Abgrenzung zum Adenokarzinom mitunter erst durch den immunhistologischen Nachweis von humanem Choriongonadotropin (HCG) oder α-Fetoprotein möglich. Nach der primären onkologisch-chirurgischen Therapie wird, wie bei Chorionkarzinomen anderer Organe, eine Chemotherapie empfohlen. Trotz dieser aggressiven Therapie sind die **Überlebenszeiten** auf wenige Monate beschränkt (Robinson u. Shields 2000).

16.6 Sarkome

Maligne mesenchymale Tumoren sind mit nur 0,1 % aller Malignome der Lunge selten. Überwiegend liegen dabei **Weichgewebssarkome** vor, aber auch Chondro- und Osteosarkome sind beschrieben.

Wenn die Diagnose eines Sarkoms der Lunge gestellt wird, so muss zunächst ein extrapulmonaler Primärtumor, der wesentlich wahrscheinlicher ist, ausgeschlossen werden.

Die **Therapieprinzipien** orientieren sich an dem Vorgehen bei extrapulmonalen Sarkomen. Eine besondere Bedeutung hat dabei die chirurgische Resektion mit systematischer hilärer und mediastinaler Lymphknotendissektion.

Unter den Weichgewebssarkomen ist das **maligne fibröse Histiozytom** relativ am häufigsten, hier sind 53 Fälle bis 1996 bekannt. Es wurde zwischen 1930 und 1995 über insgesamt 221 Patienten mit einem primär pulmonalen Weichgewebssarkom berichtet. Einige Tumoren zeigen dabei Besonderheiten. So können **Leiomyosarkome** verstärkt mit asthmatischen Beschwerden einhergehen, während **Gefäßtumoren** häufiger Hämoptysen auslösen. Alle beschriebenen Weichgewebssarkome manifestierten sich als eine solitäre, umschriebene, intrapulmonale Raumforderung.

Der entscheidende prognostische Parameter für das Langzeitüberleben ist die komplette Resektion des Primärtumors. Für die kurativ operierten Patienten ergab sich dabei eine Fünfjahresüberlebensrate von 36%.

Primäre Chondro- und Osteosarkome der Lunge sind selten beschrieben (Burt u. Zakowski 1995), sie imponieren ähnlich als große, solitäre, scharf begrenzte intrapulmonale Raumforderungen. Während die Chondrosarkome selten Fernmetastasen entwickeln, findet man bei insgesamt 7 Fallberichten über Osteosarkome bei 3 Patienten Fernmetastasen.

Einzelfälle primärer **pulmonaler Kaposi-Sarkome** bei Patienten mit AIDS sind berichtet. Daran sollte in der Diagnostik unklarer pulmonaler Rundherde bei Patienten mit AIDS gedacht werden.

16.7 Maligne Melanome

Man findet primäre maligne Melanome in Trachea oder Lungenbaum ausgesprochen selten, ihre **Diagnose** erfolgt als Ausschluss nach Abklärung möglicher extrapulmonaler Manifestationen. Sowohl in klinischem Bild als auch im Wachstumsverhalten entsprechen die bronchialen Melanome den Karzinomen der Lunge.

Radio-, Chemo- und Immuntherapie stellen zurzeit keine etablierten Behandlungsverfahren dar, so dass primär eine Domäne der **chirurgisch-onkologischen Therapie** vorliegt.

16.8 Lymphome

Im lymphatischen Gewebe der Lunge können sich ausschließlich pulmonale Lymphome als seltene Erkrankung manifestieren. Ihre **Inzidenz** liegt bei 0,5% aller malignen Tumoren der Lunge und bei etwa 1% der malignen Lymphome (L'Hoste Jr et al. 1984). Eine sekundäre Beteiligung der Lunge findet sich bei Lymphomen wesentlich häufiger.

16.8.1 Hodgkin-Lymphom

Ein primär pulmonales Hodgkin-Lymphom definiert sich durch die **histologische Diagnose** in Gegenwart eines ausschließlich pulmonalen Befalls, ggf. unter Mitbeteiligung intrapulmonaler Lymphknoten.

Bei multiplen intrapulmonalen Rundherden ist die Diagnostik durch eine videoassistierte Thorakoskopie anzustreben, die alleinige Bronchoskopie oder transthorakale Nadelbiopsie erscheint dabei nicht ausreichend.

Nach histologischer Diagnosesicherung wird ein umfangreiches, standardisiertes Staging durchgeführt. Die **Behandlung** richtet sich nach den geltenden Prinzipien multimodaler Therapiestudien.

Findet sich bei der chirurgischen Abklärung eines pulmonalen Rundherds ein primäres pulmonales Lymphom, so ist der operative Eingriff mit einer anatomischen **Lungenresektion** und systematischen mediastinalen und hilären **Lymphknotendissektion** zu beenden. Dies erscheint im Besonderen aufgrund der Unsicherheiten der intraoperativen Schnellschnittdiagnostik bei diesem Krankheitsbild notwendig.

16.8.2 Non-Hodgkin-Lymphom

L'Hoste jr et al. (1984) fanden bei über 5030 Patienten mit Non-Hodgkin-Lymphom eine Inzidenz der primär pulmonalen Manifestation in

0,34%. Die Mehrzahl der Non-Hodgkin-Lymphome ist vom B-Zelltyp. Zur **histologischen Zuordnung** pulmonaler Lymphome dient die REAL(Revised European-American Classification of Lymphoid Neoplasm)-Klassifikation.

Die **Behandlungsplanung** pulmonaler Non-Hodgkin-Lymphome orientiert sich jedoch davon abweichend an der Einteilung in lymphozytäre („small cell") und histiozytäre (großzellige) Tumoren (Robinson u. Shields 2000). Dabei wird eine Chemotherapie nach primär erfolgter Resektion für die Gruppe der histiozytären Non-Hodgkin-Lymphome sowie für die fortgeschrittenen Stadien (z. B. mediastinaler Lymphknotenbefall) bei einem lymphozytären Typus empfohlen (L'Hoste jr et al. 1984).

! Wiederholt finden sich Berichte über das Auftreten primär pulmonaler Lymphome bei Patienten mit AIDS, was möglicherweise auf eine häufigere Problematik hindeutet.

Auch hier erscheint die **Diagnosestellung** erst mit der chirurgischen Resektion möglich. Die weiteren therapeutischen Maßnahmen richten sich nach den differenzierten Prinzipien der Behandlung extrapulmonaler Lymphome.

16.9 Plasmozytom

Das primär pulmonale Plasmozytom ist extrem selten. In einer Literaturübersicht wird von 1944–1992 über 12 Patienten berichtet (Burt u. Zakowski 1995). Bei Ausschluss extrapulmonaler Manifestationen, normaler Serumelektrophorese und fehlender Bence-Jones-Proteinurie kann nach **kompletter Resektion** zur lokalen Tumorkontrolle auf eine systematische Therapie verzichtet werden.

CAVE

Da in größeren Serien über das extramedulläre Plasmozytom 40–60% der Patienten ein multiples Myelom entwickelten, sind engmaschige Kontrollen empfohlen.

Literatur

Burt M, Zakowski M (1995) Rare primary malignant neoplasms. In: Pearson FG, Deslauriers J, Ginsberg RJ, Hiebert CA, McKneally MF, Urschel HC (eds) Thoracic surgery. Churchill Livingstone, New York, pp 807–826

Drings P, Hoffmann H, Dienemann H (1999) Seltene Tumoren der Lunge. Onkologe 5: 916–947

Koss MN, Hocholzer L, O`Leary T (1991) Pulmonary blastomas. Cancer 67: 2368–2381

L'Hoste Jr RJ, Flippa DA, Lieberman PH, Bretsky S (1984) Primary pulmonary lymphomas: a clinicopathologic analysis of 36 cases. Cancer 54: 1397–1406

Robinson PG, Shields TW (2000) Uncommon primary malignant tumors of the lung. In: Shields TW, LoCicero III J, Ponn RB (eds) General thoracic surgery. Lippincott, Williams & Wilkins, Philadelphia, pp 1533–1553

Therapie isolierter Metastasen

Inhaltsverzeichnis

17.1 Hirnmetastasen

H.H. Steiner, S. Kunze, R. Engenhart-Cabillic

17.1.1 Einleitung

Die **Häufigkeit** von Hirnmetastasen bei Malignomerkrankungen wird weitgehend unterschätzt. So stellen zerebrale Filiae die häufigste klinische Manifestation von Hirntumoren dar, die mit einer Inzidenz von mehr als 12 Neuerkrankungen (pro 100.000 Einwohner/Jahr) deutlich über derjenigen primärer Hirntumoren liegt (Kehrli 1999). Auch der **Anteil operativer Prozeduren** aufgrund einer Hirnmetastasierung ist in den letzten Jahren von knapp 5 % bis auf mittlerweile über 10 % im neurochirurgischen Krankengut angestiegen, in der **Strahlentherapie** erfolgen bis zu 15 % der Behandlungen wegen einer Hirnmetastasierung.

! Häufigster Primärtumor ist mit großem Abstand das Lungenkarzinom (45–60 %), gefolgt vom Mammakarzinom mit 15–20 %. Andere Malignome metastasieren sehr viel seltener in das Gehirn (weniger als 10 %). Allerdings kann der Primarius trotz intensiver Diagnostik in 10 % nicht aufgefunden werden.

Die Affinität des Ausgangsmalignoms, in das Gehirn zu metastasieren, ist für das nichtkleinzellige Lungenkarzinom mit 22 % und insbesondere für das kleinzellige Lungenkarzinom mit bis zu 60 % sehr hoch. Lediglich das Melanom weist mit bis 40 % eine ähnlich hohe Neigung zur **zerebralen Filialisierung** auf.

17.1.2 Ätiologie und Pathogenese

Nicht zuletzt aufgrund einer verbesserten neuroradiologischen Diagnostik, effektiveren multimodalen Therapieregimen in der Behandlung der Primärtumoren sowie einer Verschiebung in der Alterspyramide ist während der letzten Jahrzehnte eine deutliche **Zunahme** der Anzahl **zerebraler Metastasen** zu beobachten. Bereits heute befinden sich mehr als 30 % der Patienten mit Hirnmetastasen eines Lungenkarzinoms in der 7. Lebensdekade, zwischen dem 70. und 80. Lebensjahr liegt dieser Anteil noch bei über 20 % (Thomas et al. 2000).

Die im Rahmen der multimodalen Behandlungskonzepte gewonnenen verlängerten Überlebenszeiten führen zu einem Zeitgewinn für die Krebszellen, die Barriere der Blut-Hirn-Schranke zu überwinden und zu proliferieren. Diskutiert wird auch, ob nicht gerade die Chemotherapie, welche überwiegend die Blut-Hirn-Schranke nicht überwinden kann, diese jedoch schwächt und eine zerebrale Metastasierung weiter potenziert.

Die **intrakranielle Aussaat** der Tumorzellen erfolgt beim Lungenkrebs ausschließlich hämatogen, die Lokalisation ist zu 75 % parenchymatös, bevorzugt hemisphärisch posterior der sylvischen Fissur und trigonal, entsprechend dem Mediastromgebiet. Häufig findet man Metastasen an der Rinden-Mark-Grenze, da die hier vorliegenden Kalibersprünge der arteriellen Gefäße ein Hängenbleiben der Tumorzellen hervorrufen. Weitere klinische Daten zeigt Tabelle 17.1.

Histologisch unterscheidet man hauptsächlich zwischen kleinzelligen (etwa 40 %), die von allen Lungenkarzinomen die schlechteste Prognose besitzen, und den nichtkleinzelligen Karzinomen (Plattenepithelkarzinome: 35–40 %, Adenokarzinome: 7 %, großzellige Karzinome: 12 %, Alveolarzellkarzinom: 0,5 %), von denen das Plattenepithelkarzinom den günstigsten Verlauf mit später Metastasierung aufweist.

17.1.3 Klinisches Bild und Diagnosestellung

Perakute klinische Verläufe sind bei Hirnmetastasen selten, meist treten zunächst **leichtere Störungen** – wie Paresen, Sprachstörungen, Ataxien oder hirnorganische Veränderungen – auf, mit jedoch rasch progredientem Verlauf. Krampfanfälle

Tabelle 17.1. Klinische Charakteristika von 250 intrazerebralen Lungenkarzinommetastasen

	Anzahl (n)	Häufigkeit [%]
Lokalisation		
Großhirn	131	52
Dura mater	45	19
Stammganglien	33	13
Kleinhirn	35	14
Hirnstamm	6	2
Solitär ohne extraneurale Metastasen	71	28
Singulär ohne weitere zerebrale Beteiligung	155	62
Klinische Symptomatologie		
Intrakranielle Druckerhöhung	87	53
Sensomotorische Ausfälle	99	40
Neuropsychologische Störungen	25	10
Ataxie	48	17
Krampfanfälle	35	14
Hirnorganische Defizite	72	29

als primäre Manifestation sind in 20% zu beobachten. Ein Tumor-Stroke durch einen tumorbedingten Gefäßverschluss oder eine Einblutung sind selten (3–5%).

Zur Diagnose- und Therapiefindung dient als sensitivste und zuverlässigste Methode die **Magnetresonanztomographie** (MRT). Auch das **Computertomogramm** ohne und mit Kontrastmittel kann bei multiplen Läsionen ausreichend sein. Beide Untersuchungstechniken zeigen einen kontrastmittelaffinen, meist gut abgrenzbaren, oft im Übergangsbereich zwischen grauer und weißer Substanz gelegenen Rundherd mit charakteristischem perifokalen Ödem.

! Die zerebrale MRT bietet eine deutlich höhere Sensitivität, insbesondere im Bereich von Kleinhirn und Hirnstamm sowie zum Ausschluss multipler Filiae (Abb. 17.1).

Eine **artdiagnostische Festlegung** des Primarius ist mit der herkömmlichen Bildgebung auch mittels MRT nicht möglich. Die MR-Spektroskopie, die zudem für den Routineeinsatz zu aufwendig ist, ermöglicht allenfalls eine Abgrenzung gegenüber infiltrativen Prozessen, wie Gliomen.

! Findet sich bei einem Patienten mit Karzinomanamnese ein Rundherd in der zerebralen MRT, kann mit einer Wahrscheinlichkeit von über 93% davon ausgegangen werden, dass eine Hirnmetastase vorliegt.

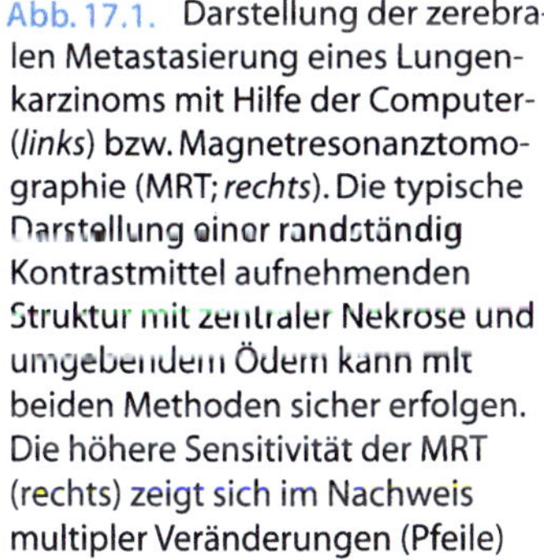

Abb. 17.1. Darstellung der zerebralen Metastasierung eines Lungenkarzinoms mit Hilfe der Computer- (*links*) bzw. Magnetresonanztomographie (MRT; *rechts*). Die typische Darstellung einer randständig Kontrastmittel aufnehmenden Struktur mit zentraler Nekrose und umgebendem Ödem kann mit beiden Methoden sicher erfolgen. Die höhere Sensitivität der MRT (rechts) zeigt sich im Nachweis multipler Veränderungen (Pfeile)

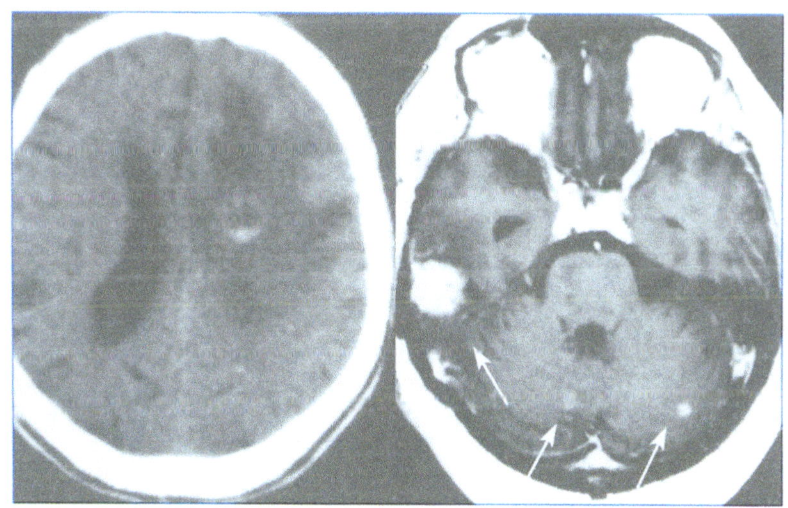

Die konventionelle **Angiographie** ist für die Diagnostik einer zerebralen Metastase nicht erforderlich, Indikationen für eine angiographische Untersuchung, wie etwa eine endovaskuläre Therapie, bestehen nur selten, z. B. für die Embolisation einer duraständigen Metastase.

! Eine Abbildung des Metastasierungsgrads ist für die prognostische Bewertung des Leidens und die notwendigen therapeutischen Konsequenzen unerlässlich.

17.1.4 Therapie

Unbehandelt führen Hirnmetastasen innerhalb eines sehr kurzen Zeitraums von wenigen Wochen zum Tod. Eine **symptomatische, antiödematöse** Therapie mit hochwirksamen Kortikoiden verbessert zwar den klinischen Verlauf und die Ausprägung der Symptome, nicht jedoch den Gesamtverlauf der Erkrankung.

Auch unter Verwendung **multimodaler** Therapieansätze – wie einer lokalen operativen oder strahlenchirurgischen Behandlung, einer Ganzhirnbestrahlung und/oder einer Chemotherapie – lassen sich die mittleren Überlebenszeiten insgesamt meist nicht über 6–8 Monaten hinaus verlängern. Dabei wird der Krankheitsverlauf überwiegend (zu etwa 70%) durch die vorliegende Grunderkrankung, deren Ausbreitung und Therapierbarkeit limitiert, weniger durch eine lebensbedrohliche Drucksteigerung aufgrund der Hirnmetastasierung (Ausnahme: Kleinhirnfiliae).

Tipp: Die Therapieentscheidung richtet sich nach dem histopathologischen Subtyp (kleinzellig vs. nichtkleinzellig), der kontrollierbaren Grunderkrankung, dem Metastasierungsgrad und der Anzahl der Hirnmetastasen. Tabelle 17.2 zeigt die für eine Therapieentscheidung prognostisch relevanten Faktoren.

Operative Behandlung

Singuläre Hirnmetastasen

Die **Indikation** zum operativen Eingriff mit lokaler Resektion der Metastase orientiert sich an einer Vielzahl von Einzelkriterien, die isoliert und auch in ihrer Gesamtheit berücksichtigt werden müssen.

Entscheidend ist zunächst die **histologische Einordnung** der Hirnmetastase, kleinzellige Lungenkarzinome kommen für eine chirurgische Entfernung überwiegend nicht in Betracht, da sie zum Zeitpunkt der zerebralen Manifestation bereits ausgedehnt sowohl systemisch als auch intrakraniell metastasiert haben und zudem insgesamt die ungünstigste Prognose aller Lungenkarzinome aufweisen (Tabelle 17.3). Das kleinzellige Karzinom ist darüber hinaus strahlensensibel und spricht auf eine Radiotherapie sehr gut an.

Tabelle 17.2. Prognostische Faktoren bei Patienten mit zerebralen Metastasen eines Lungenkarzinoms

Prognosefaktor	Günstig	Ungünstig
Primärtumor	Kontrolliert	Nicht kontrolliert
Extrakranielle Filiae	Fehlend	Vorhanden
Alter	<65 Jahre	>65 Jahre
Karnofsky-Index	>70	<70
Metastasenzahl	1–3	>3
Prognoseklasse (RPA)	I–II	III
Histopathologischer Typ	Nichtkleinzellig	Kleinzellig

RPA „recursive partitioning analysis"

Tabelle 17.3. Überlebenszeiten nach Diagnosestellung einer Hirnmetastase in Abhängigkeit vom histologischen Befund unterschiedlicher Primärtumoren

Ausgangstumor	Einjahresüberleben [%]	Mittlere Überlebenszeit [Monate]
Hypernephrom	39	20,2–24,0
Mammakarzinom	29	14,5–19,0
Kolonkarzinom	25	8,6–10,5
Melanom	12	6,1– 9,5
Nichtkleinzelliges Lungenkarzinom	10	5,6– 7,8
Kleinzelliges Lungenkarzinom	6	2,8–11,5

Wichtig sind ferner die **Lokalisation des Prozesses** und insbesondere die operative Erreichbarkeit. Bei tiefliegenden oder in funktionellen Arealen lokalisierten Metastasen ist die mikrochirurgische Resektion problematisch, aber angesichts der verbesserten operativen Technik theoretisch möglich, wenn z. B. eine Strahlentherapie nicht in Betracht kommt. Andererseits muss bei einem symptomatischen Tumor oder einer aufgrund des Tumorvolumens lebensbedrohlichen Situation die Entscheidung zugunsten einer mikrochirurgischen Resektion revidiert werden. Bei einem nicht bekannten Primärtumor wird man sich zur Entfernung der Hirnmetastase(n) entschließen, wenn nicht z. B. die Lokalisation eine direkte Resektion zu risikoreich erscheinen und nur eine histologische Sicherung über eine stereotaktische Biopsie ratsam erscheinen lässt.

Die **medianen Überlebenszeiten** nach operativer Resektion einer singulären Filia – einschließlich anschließender Ganzhirnbestrahlung (GHB) – werden in der Literatur mit einer weiten Spannbreite angegeben, sie reichen von 7,4 (Andrews et al. 1996) bis 23,0 Monate (Granone et al. 2001). Bei 56 von den Autoren behandelten Patienten (Abb. 17.2) betrug die mediane Überlebenszeit 9,1 Monate bei einem allerdings deutlich höheren Anteil an Betroffenen mit weiteren, extrakraniellen Tumorlokalisationen (45,1% vs. 18,9% bei Granone et al. 2001).

Multiple Hirnmetastasen

Keine Behandlungsrichtlinie lässt sich für die operative Behandlung multipler Hirnmetastasen entwickeln. Generell wird die **Strahlentherapie** bevorzugt, wenn nicht einer der multiplen Herde das Kriterium der vitalen Bedrohung, etwa seitens des Volumens, erfüllt. Dann kann die chirurgische Resektion die Durchführung einer Strahlen- oder Chemotherapie u. U. erst ermöglichen. Die mediane Überlebenszeit ist bei den in Abb. 17.2 aufgeführten 31 Patienten (Operation und GHB) auf 4,9 Monate verkürzt, die Einjahresüberlebenszeit liegt bei 26%. Allerdings

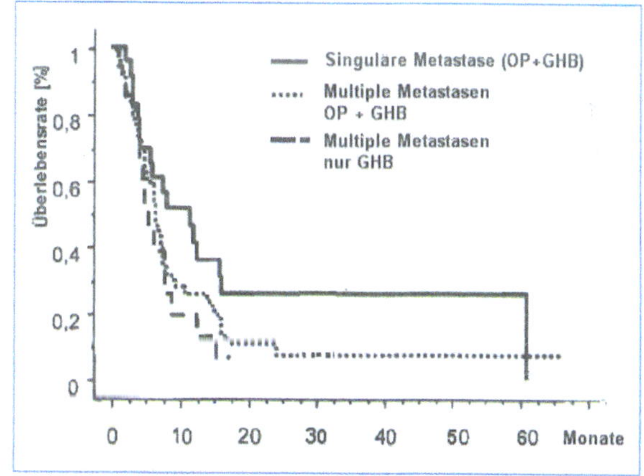

Abb. 17.2. Überlebensrate für Patienten mit singulären/multiplen Hirnmetastasen (nichtkleinzelliges Lungenkarzinom) bei unterschiedlichen Behandlungsbedingungen. Singuläre Hirnmetastasen (*n*=56) weisen nach Exstirpation (*OP*) und Ganzhirnbestrahlung (*GHB*) die günstigste Prognose auf. Bei einer multiplen Metastasierung sind die Differenzen zwischen alleiniger GHB (*n*=44) und Exstirpation des symptomatischen Herdes sowie zusätzlicher Radiatio (*n*=31) nicht signifikant unterschiedlich.

sind die Auswirkungen eines kombinierten Vorgehens – lokale Therapie und GHB – auf die Überlebenszeit im Vergleich zur Monostrahlentherapie nicht eindeutig günstig.

Tipp Wenn eine mikrochirurgische Tumorexstirpation erfolgt, dann sollte diese unter Einsatz der computerassistierten Chirurgie (Neuronavigation) vorgenommen werden, um die perioperative Morbidität zu minimieren und eine möglichst komplette Resektion zu erreichen.

In jüngster Zeit werden zunehmend auch **intraoperative Kontrollen** zum Radikalitätsnachweis mittels MRT oder Ultraschall durchgeführt, deren Auswirkungen auf die Prognose oder die Überlebenszeit noch nicht klar sind (Abb. 17.3). **Stereotaktische Eingriffe** beschränken sich auf eine ggf. notwendige histologische Sicherung (s. oben), therapeutische Alternativen – wie die Laser- oder Thermoablation – zur lokalen Applikation sind vorerst experimentell.

Strahlentherapie

Wie bei der mikrochirurgischen Resektion, wird auch die **radioonkologische Vorgehensweise** von
- der unterschiedlichen Histologie (kleinzelliges vs. nichtkleinzelliges Malignom),
- der klinischen Gesamtsituation,
- der therapeutischen Angehbarkeit der Grunderkrankung sowie
- dem Ausmaß der Metastasierung

bestimmt.

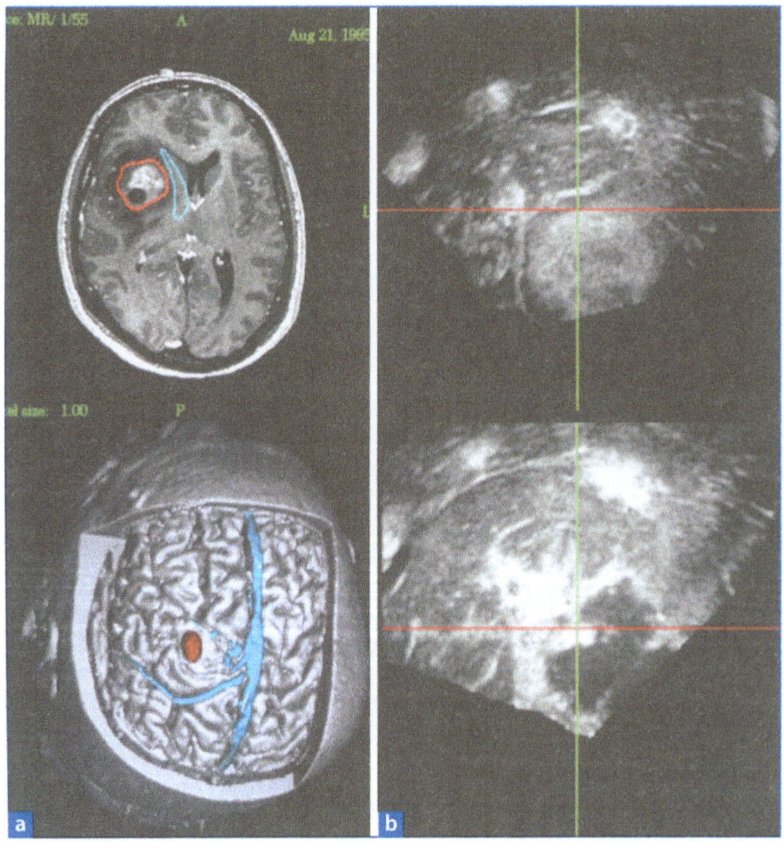

Abb. 17.3a,b. Dreidimensionale MRT-Rekonstruktion einer rechts präzentralen Hirnmetastase (*rot*) für die Operationsplanung unter Navigationsbedingungen mit Überlagerung wichtiger Strukturen, wie den Stammganglien und drainierenden Venen (*blau*; **a**); intraoperative Ultraschalldiagnostik vor (*oben*) und nach kompletter Tumorresektion (*unten*; **b**)

Multiple intrakranielle Metastasen

Bei multiplen intrakraniellen Metastasen stellt die Ganzhirnbestrahlung sowohl bei kleinzelligen als auch nichtkleinzelligen Lungenkarzinomen die **Methode** der ersten Wahl dar.

Die Bestrahlung erfolgt mit ultraharten Röntgen- oder γ-Strahlen über 2 laterale Gegenfelder, welche das gesamte Neurokranium einschließen. In unselektionierten Patientenkollektiven wird durch diese palliative Bestrahlung eine **mediane Überlebenszeit** von etwa 4–6 Monaten erreicht bei einer Einjahresüberlebensrate von 10–15%. Für Patienten mit ausnahmslos günstigen prognostischen Faktoren erhöht sich diese auf 50%. Eine deutliche Besserung der initialen neurologischen Symptome wird in 60–90% beobachtet, wobei die höchsten Remissionsraten bei Patienten mit Kopfschmerzen, Hirndrucksymptomatik und Krampfanfällen gesehen werden. Im Falle von Paresen tritt eine komplette Rückbildung nur in etwa 30% auf.

! Das Vorhandensein einer nicht kontrollierten, extrazerebralen Krankheitsmanifestation ist das entscheidende Kriterium für die Wahl eines möglichst kurzen und wenig belastenden therapeutischen Konzepts.

In zahlreichen klinischen Studien zur Ganzhirnbestrahlung sind unterschiedliche **Fraktionierungsschemata** zur Dosisfindung untersucht worden. Als Konsequenz dieser Daten können bei Patienten mit schlechten prognostischen Faktoren 30 Gy in 2 Wochen (10 × 3 Gy) appliziert werden. Für prognostisch günstige Patientengruppen mit längerer Lebenserwartung sollten 40 Gy in 4 Wochen (20 × 2 Gy) bevorzugt werden – insbesondere, da die Akutreaktionen, wie die Strahlenspätschäden, die im Mittel ein Jahr nach Bestrahlung auftreten, eindeutig von der Höhe der Einzeldosis abhängig sind.

Lokale Therapieintensivierung bei singulären Hirnmetastasen

Im Rahmen prospektiver Studien wurde der **Einfluss der lokalen Therapieintensivierung** (Metastasenresektion und Radiochirurgie) bei Patienten mit günstigen Prognosefaktoren untersucht. Zwei randomisierte Studien zur Kombination von Operation und Bestrahlung haben die Vorteile einer besseren lokalen Tumorkontrolle auf die mediane Überlebenszeit sowie Lebensqualität, neurologische Symptomatik und Zahl der an Hirnmetastasen verstorbenen Patienten analysiert. In beiden Studiengruppen war der Anteil der Lungenkarzinompatienten relativ hoch. So wiesen 37 der 48 von Patchell et al. (1990) bzw. 33 der 63 von Noordjik et al. (1994) behandelten Patienten singuläre Metastasen eines Lungenkarzinoms auf.

Studienergebnisse. Die Studie von Patchell ergab eine statistisch hochsignifikante Verlängerung der Überlebenszeit nach Operation und Strahlentherapie von 10 vs. 4 Monaten nach Strahlentherapie allein. In der zweiten Studie war ebenfalls ein deutlicher Trend zu einer verlängerten Überlebenszeit nach Strahlentherapie und Operation von 10 vs. 6 Monaten aufgetreten. Dies war durch eine verbesserte lokale Kontrollrate mit nur 52% nach Ganzhirnbestrahlung und 80% nach Ganzhirnbestrahlung plus Metastasenresektion bedingt. Während die Studie von Patchell eine eindeutige Senkung der Zahl der an ZNS-Metastasierung verstorbenen Patienten (50% vs. 35%) aufzeigte, wurde in der Studie von Noordjik kein Vorteil beobachtet (33% vs. 35%). Andere Autoren gelangen zu gegensätzlichen Ergebnissen, hier profitieren die kombiniert behandelten Patienten in Hinblick auf das Überleben nicht (Mintz et al. 1996). Die unterschiedlichen Einschlusskriterien der kleinen Studien dürften insgesamt einen wesentlichen Einfluss auf die Ergebnisse nehmen. So variierte der Anteil der Patienten mit Lungentumoren mit Werten zwischen 77% und 52% erheblich. Auch war der Anteil extrazerebraler Metastasen in dieser Studie mit 45% am höchsten, was insgesamt eine Erklärung für die schlechteren Überlebensdaten ist.

Die **adjuvante Ganzhirnbestrahlung** nach einer mikrochirurgischen Metastasenresektion wird noch kontrovers diskutiert. So zeigten Armstrong et al. (1994) an 185 Patienten mit nichtkleinzelligen Lungenkarzinomen keinen sicheren Überlebensvorteil. Auch Patchell et al. (1998) fanden in einer prospektiv randomisierten Multicenterstudie zwar keinen Überlebensvorteil der Operation vs. Operation und Strahlentherapie mit 10 und 11 Monaten medianem Überleben, allerdings verstarben signifikant weniger Patienten an neurologischen Folgen. Darüber hinaus konnten durch die adjuvante Ganzhirnbestrahlung die lokale zerebrale Rezidivrate von 46% auf 10% und die distante zerebrale Progression von 70% auf 18% gesenkt werden.

Eine wesentliche Option der nichtinvasiven lokalen Therapieintensivierung stellt die **Radiochirurgie** dar. Hierbei wird hochkonformal die gesamte Bestrahlungsdosis in einer Sitzung appliziert. In großen Patientenserien wurden mediane Überlebenszeiten von 5–22 Monaten und lokale Kontrollraten von bis zu 98% berichtet. Diese Daten wurden in einer großen Metaanalyse mit über 1700 Patienten und 2700 radiochirurgisch behandelten Metastasen bestätigt. Die lokale Kontrolle betrug durchschnittlich 83%, das mediane Überleben 9,6 Monate (Boyd u. Mehta 1999). Eingeschlossen waren sowohl die Daten von Linearbeschleuniger- als auch von γ-Knife-Gruppen. In den vergleichbaren prognostischen Subgruppen war bezüglich der gewählten Technik kein Unterschied nachweisbar. Der Anteil der Patienten mit Lungenkarzinomen war hoch. Die wenigen publizierten Serien, in welchen nur Patienten mit nichtkleinzelligen Brochialkarzinomen eingeschlossen waren, zeigen mediane Überlebenszeiten zwischen 3,3 von 14 Monaten.

Zabel et al. (2002) berichteten über 86 Patienten mit 110 Hirnmetastasen eines nichtkleinzelligen Lungenkarzinoms, welche radiochirurgisch behandelt wurden. Die mediane Überlebenszeit betrug 4,5 Monate. Als relevante **Prognosefaktoren** wurden, neben der Kontrolle des Primärtumors, die extrazerebrale Metastasierung sowie das meta- bzw. synchrone Auftreten von Hirnmetastasen ausgemacht. So war die mediane Überlebenszeit signifikant länger bei metachronem Nachweis von zerebralen Metastasen im Vergleich zu synchronem Nachweis (8,3 vs. 3,3 Monate; p=0,004).

! Ein prospektiv randomisierter Vergleich zwischen Radio- und Mikrochirurgie steht noch aus. Dennoch zeigen die großen retrospektiven Analysen, dass vergleichbar hohe Tumorkontrollraten und Überlebenszeiten, mit dem Vorteil der nur minimalen Invasivität der Radiochirurgie, erzielt werden. Limitierend für diese Therapieform ist jedoch das Metastasenvolumen, welches 15 ml nicht übersteigen darf.

Prophylaktische Ganzhirnbestrahlung

Das kleinzellige Lungenkarzinom birgt ein hohes **Risiko der zerebralen Metastasierung.** Bei Patienten in limitierten Stadien und kompletter Remission nach Induktionschemotherapie beträgt die kumulative Inzidenz etwa 60%, weshalb die Frage der prophylaktischen Ganzhirnbestrahlung zu stellen ist.

Gesichert ist, dass durch eine prophylaktische Ganzhirnbestrahlung mit moderaten Bestrahlungsdosen von 30 Gy das Risiko der Hirnmetastasierung signifikant sinkt. Diese Analysen haben bereits dazu geführt, dass die Bestrahlung fester **Bestandteil in der multimodalen Therapie** des kleinzelligen Lungenkarzinoms im Stadium „limited disease" darstellt und auch in den Leitlinien der Deutschen Krebsgesellschaft verankert ist.

Dass die Senkung des intrakraniellen Rezidivrisikos auch einen signifikanten **Überlebensvorteil** bewirkt, konnte durch mehrere Metaanalysen belegt werden. In den 2001 publizierten Daten waren 1547 Patienten eingeschlossen. Auch hier wurde gezeigt, dass die Bestrahlung – neben der Verminderung der Hirnmetastasierungshäufigkeit und der Verlängerung des rezidivfreien Intervalls – auch einen statistisch signifikanten Überlebensvorteil bewirkt.

Chemotherapie und adjuvante Verfahren

Aufgrund der häufig weit fortgeschrittenen Tumorerkrankung mit Entdifferenzierung bzw. Selektion resistenter Zellen sprechen auch bei chemosensiblem Primarius zerebrale Filiae meist schlecht auf eine Chemotherapie an. Einige Studien für das kleinzellige Karzinom weisen gute Remissionen auf. Im Rahmen einer EORTC-Studie wurde die **Kombination aus Chemotherapie und Ganzhirnbestrahlung** evaluiert. Hier zeigte sich durch die zusätzliche Radiatio ein signifikant besseres Ansprechen der Hirnmetastasen, die Ansprechraten außerhalb des Gehirns wie auch das Gesamtüberleben waren jedoch vergleichbar.

Eine **ausschließliche Chemotherapie** bei NSCL-Karzinommetastasen des Gehirns sollte nur im Rahmen von Studien durchgeführt werden, die Kombination in Form der **Radio-Chemo-Therapie** wird derzeit geprüft. Die meisten Hirnmetastasen sprechen nicht günstig auf diese Behandlungsform an (Ansprechrate bei 25%), zudem sind die Nebenwirkungen, auch die lebensbedrohlichen, beträchtlich (35% schwere Behandlungskomplikationen in oben genannter Phase-II-Studie).

Andere Therapieverfahren spielen keine wesentliche Rolle, **experimentelle Ansätze** finden sich in Form von antikörpervermittelten lokalen Therapieschemata (z. B. α-Tenascin, gekoppelt an ^{131}I) oder Antiangiogenesekonzepten (z. B. Suramin). Eine endgültige Bewertung steht für längere Zeit noch aus.

17.1.5 Multimodale Therapie und Prognose

Die Behandlung der Hirnmetastasen beim Lungenkarzinom ist ohne einen **interdisziplinären Therapieansatz** nicht vorstellbar. Nur die Kombination unterschiedlicher Behandlungskonzepte kann die Gesamtprognose verbessern. So zeigt die alleinige Ganzhirnbestrahlung bei singulären Metastasen eine deutlich schlechtere Tumorkontrolle als eine Kombinationsbehandlung mit einer Exstirpation des Herdes. Auch die ausschließliche Resektion ist gegenüber einer Kombinationsbehandlung im Nachteil (Marcou et al. 2001).

Einhelligkeit besteht hinsichtlich der Bewertung der kritischen **Einzelfaktoren** für die Gesamtprognose: Entscheidend sind

- die Zahl der zerebralen Metastasen (singulär/multipel),
- das Ausmaß der systemischen Erkrankung (solitäre/nicht solitäre intrakranielle Manifestation),
- der klinische und insbesondere neurologische Status,
- das Alter und
- der zugrunde liegende histologische Befund.

Die unterschiedliche **Effizienz lokaler Behandlungsstrategien**, wie Mikro- und Radiochirurgie, sind bislang in randomisiert-kontrollierten Studien nicht belegt, vorhandene Daten sprechen für annähernd gleiche Wirksamkeit in der Tumorkontrolle unter bestimmten Voraussetzungen. So wird man der lokalen Radiochirurgie bei der Subgruppe der kleineren und tief- oder in funktionell bedeutsamen Arealen liegenden Prozessen den Vorzug geben, große Hirnmetastasen mit einem Durchmesser >3,5 cm, entsprechend einem Volumen von mehr als 15 ml, oder einem zystischen Anteil sind operativ besser zu therapieren. Auch besondere lokale Auswirkungen des Tumors, wie ein Okklusivhydrozephalus oder ein trotz Kortikoidmedikation instabiler neurologischer Befund, weisen eher in Richtung auf eine chirurgische Exstirpation.

In beiden Behandlungsmodalitäten scheint eine anschließende **Ganzhirnradiatio** die Prognose (Rezidivrate und Überlebenszeit) zu verbessern, obwohl auch hier randomisierte Untersuchungen fehlen. Eine **adjuvante Chemotherapie** hat bislang bei deutlicher therapiebezogener Morbidität und Letalität nur mäßige additive Effekte aufzeigen können, möglicherweise könnten neue pharmakologische Konzepte mit Beeinflussung der Blut-Hirn-Schranke oder Substanzen für die lokale Applikation die Situation verändern. Ansatzpunkte gibt es hier beim Einsatz von Zytostatika zur Erhöhung der Strahlensensibilität der Hirnmetastasen.

Die nach wie vor **unbefriedigende Prognose** zerebraler Metastasen beim Lungenkarzinom wird man nur durch gemeinsame Anstrengungen aller in die Behandlung involvierter Fachdisziplinen erreichen. **Zukunftsperspektiven** könnten in der Beeinflussung primärer Metastasierungswege durch die Neutralisierung und Tumorzelllyse hämatogen zirkulierender Zellen mittels tumorspezifischer Antikörper oder der Inhibition der Neoangiogenese von im Hirngewebe angeschwemmten Metastasen liegen.

17.2 Skelettmetastasen

L. Bernd, M. Treiber, V. Ewerbeck

17.2.1 Einleitung, allgemeine Grundlagen

! Das knöcherne Skelettsystem ist ein häufiger Manifestationsort von Metastasen maligner Tumoren. Bei Lungenkarzinom entwickeln etwa 20–40 % der Erkrankten Skelettmetastasen.

Studien haben zeigen können, dass Tumorzellen, die im Knochen ansässig sind, verschiedene an der Regulation von Knochenan- und -abbau beteiligte Faktoren im Übermaß freisetzen. So kommt es zu einem **Ungleichgewicht in der Funktion von Osteoblasten und Osteoklasten** sowie, abhängig vom Überwiegen der einen oder anderen Knochenzellart, zur Osteosklerose (osteoblastische Metastasen) oder Osteopenie (osteolytische Metastasen).

Die häufigeren **osteolytischen Metastasen** werden durch eine vermehrte Osteoklastentätigkeit verursacht. Nur Osteoklasten sind zur Knochenresorption befähigt. Durch die Bildung proteolytischer Enzyme und die Herstellung eines stark sauren Milieus werden Hydroxylapatitkristalle aus der kollagenen Knochenmatrix herausgelöst. Anschließend erfolgt der Abbau von Kollagenfasern durch Kollagenasen und Kathepsin.

Aus der wesentlichen Rolle der Osteoklasten bei der Skelettmetastasierung ergeben sich auch **therapeutische Ansätze.**

17.2.2 Diagnostik

Röntgennativuntersuchung

Der weitaus überwiegende Teil der Metastasen des Lungenkarzinoms ist osteolytisch bzw. gemischt osteolytisch-osteoblastisch. Nicht zuletzt aus diesem Grund sind die meisten Metastasen, v. a. diejenigen an den Extremitäten, gut erkennbar. Allerdings müssen, damit der **Defekt gut sichtbar** wird, 50–75 % der Knochenmatrix im spongiösen Knochen abgebaut sein. Kortikal gelegene, osteolytisch-osteoblastische oder rein osteoblastische Metastasen sind schon bei weniger ausgeprägtem Knochenverlust bzw. -anbau erkennbar.

Szintigraphie

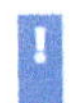

Die Ganzkörperskelettszintigraphie, üblicherweise mit Technetium-99M-markierten Phosphorverbindungen, ist die wesentliche Untersuchungsmethode zur Prüfung des Skelettsystems auf Metastasen.

Mehrspeicherungen beruhen auf einer vermehrten Osteoblastentätigkeit – entweder als Ausdruck osteoblastischer bzw. gemischt osteoblastisch-osteolytischer Metastasen oder als Gegenregulation des Knochens im Randbereich einer osteolytischen Metastase. Die Sensitivität für Metastasen ist hoch, die Spezifizität gering. Dies hat zur Folge, dass der beteiligte Skelettabschnitt i. d. R. einer weiteren radiologischen Diagnostik (zunächst einer Röntgenaufnahme) unterzogen werden muss, um **differenzialdiagnostische Überlegungen** anzustellen oder um die Abgrenzung zu anderen Ursachen einer Mehrbelegung abgrenzen zu können.

CAVE

Beachtet werden muss, dass die Szintigraphie trotz vorhandener Metastasierung in Einzelfällen negativ ausfallen kann, beispielsweise bei kleinen osteolytischen Metastasen ohne vermehrte reaktive Osteoblastentätigkeit. Hier kann die Positronenemissionstomographie (PET) als szintigraphische Methode ergänzend eingesetzt werden.

Computertomographie

Die Computertomographie ist aufgrund ihrer hohen Auflösung deutlich früher als konventionelle Röntgenverfahren in der Lage, kleine osteolytische Metastasen nachzuweisen. Die überlagerungsfreie Darstellung bewährt sich v. a. zur korrekten Abbildung der knöchernen Veränderungen im Bereich von Wirbelsäule und Becken. Hier zeichnen sich die Stärken der konventionellen Computertomographie ab, sie ist zur

Beurteilung der exakten ossären Ausdehnung von Knochenveränderungen häufig unverzichtbar.

Magnetresonanztomographie (MRT)

Die Erstellung von Schnittbildern in jeder beliebigen Ebene ist mit der Magnetresonanztomographie möglich. Durch die Verwendung unterschiedlicher Wichtung kann die Darstellung der metastatischen Veränderung optimiert werden, insbesondere ist es möglich, pathologische Veränderungen in **Abgrenzung zu benachbarten Weichteilstrukturen** darzustellen. Die Möglichkeit, weichteilige Auffälligkeiten bzw. Veränderungen exakt zuzuordnen, macht die Stärke dieses Verfahrens aus. Somit ist die Beurteilung des metastastischen Prozesses magnetresonanztomographisch sowohl im knöchernen als auch im Weichteilbereich möglich.

17.2.3 Therapie

Strahlentherapie

Indikationen für eine perkutane Strahlentherapie von Knochenmetastasen sind

- lokalisierte Knochenschmerzen,
- pathologische Frakturen nach operativer Stabilisierung sowie
- ossär destruierend wachsende Metastasen mit hohem Risiko einer pathologischen Fraktur.

! Eine absolute Notfallindikation ist die Strahlentherapie bei drohender bzw. bereits eingetretener Myelonkompression, sofern eine operative Entlastung nicht möglich ist. Die Einleitung der Strahlentherapie in Kombination mit einer antiödematösen Behandlung sollte in diesem Fall unverzüglich erfolgen (wenn möglich innerhalb von 12 h), da sich nur auf diese Weise bereits eingetretene Funktionsstörungen zurückbilden können und ein komplettes Rückenmarkquerschnittssyndrom verhindert werden kann.

Der Effekt von Röntgenstrahlen auf Knochenmetastasen wurde schon früh erkannt, und die Anwendung ionisierender Strahlen reicht bis in die Anfänge der Röntgentherapie zurück. Ionisierende, energiereiche Strahlen (6 bzw. 23 MV Photonen) führen in erster Linie durch **DNA-Strangbrüche** zu Zelluntergängen. Nach Zerstörung der Tumorzellen durch die Bestrahlung kann im metastatisch befallenen Areal Knochengewebe wieder aufgebaut werden, wodurch eine **Restabilisierung der Osteolyse** erzielt wird. Die Remineralisation nach Bestrahlung ist als radiologisches Phänomen gut bekannt (Abb. 17.4).

Neben der Linderung von Schmerzen ist die Stabilisierung frakturgefährdeter oder bereits frakturierter Knochenareale bei osteolytischen Metastasen ein wesentliches Therapieziel. Nach der Bestrahlung von Knochenmetastasen werden Tumorzellen durch proliferierendes Bindegewebe ersetzt. Es kommt zur Aggregation von Kollagenfasern, die mineralisieren und zu vollwertigem Knochengewebe heranreifen. Dies führt zur **Stabilisierung des Knochens** und zur Wiederherstellung der knöchernen Integrität bzw. Beseitigung der Frakturgefahr.

Die **Schmerzlinderung** durch Bestrahlung ossärer Tumorinfiltrationen wird durch mehrere Mechanismen erreicht:

- Tumorverkleinerung: Durch das Abtöten von Zellen wird der Tumor verkleinert. Dies führt zu einer mechanischen Druckentlastung am Periost. Auf diese Weise ist auch der Mechanismus bei einer Nervenwurzeldekompression erklärbar.
- Reduktion der Mediatorausschüttung: Durch den zytotoxischen Effekt auf Zellen, die Schmerzmediatoren produzieren, werden die Ausschüttung der Mediatoren reduziert und der Schmerzreiz verringert.
- Elektrolytverschiebungen: Das Milieu um die Nozizeptoren verändert sich durch eine Bestrahlung. Es kommt zu Elektrolytverschiebungen, die schmerzauslösende Gewebeazidose bildet sich zurück.

Nach Strahlentherapie von symptomatischen Skelettmetastasen kommt es in 50 % zu einer kompletten und in weiteren 30–40 % zu einer weitgehenden Schmerzremission. Die **analgetische Wirkung** zeigt sich bereits während oder 1–2 Wochen nach Be-

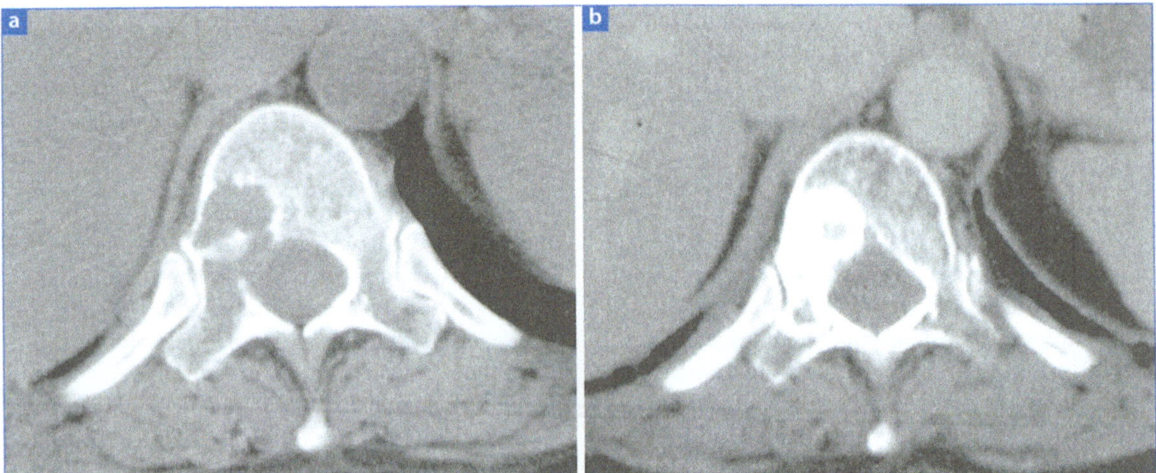

Abb. 17.4. Rekalzifikation einer stabilitätsgefährdeten Wirbelsäulenmetastase bei Lungenkarzinom, a vor und b 3 Monate nach Strahlentherapie

strahlungsende. Bei 40–50% der Patienten tritt eine röntgenologisch objektivierbare, lang anhaltende Remineralisation ein, wodurch eine frakturbedingte Immobilisierung verhindert oder beseitigt werden kann. Die **Rekalzifizierung** wird röntgenologisch frühestens nach 4–6 Wochen nachweisbar.

Durchführung. Bei der Strahlentherapie von Wirbelsäulenmetastasen werden 1–2 nicht befallene Wirbelkörper kranial und kaudal der Läsion in das Bestrahlungsfeld mit einbezogen. Im Extremitätenbereich sollte die Osteolyse mit ausreichendem Sicherheitssaum eingefasst werden. Bei eingeschränkter Knochenmarkreserve, z. B. nach Chemotherapie, kann eine kleinvolumigere Bestrahlung indiziert sein. Im Bereich der distalen Extremitäten verwendet man Stehfelder, bei größeren Herdtiefen oder im Bereich des Beckens wird eine Gegenfeldtechnik verwendet. Oberflächlich gelegene Knochen – wie Rippen, Skapula und Schädelkalotte – können mit Photonen über Tangentialfelder oder mit Elektronenstehfeldern bestrahlt werden. Die Bestrahlungsdauer beträgt pro Bestrahlungsfeld i. d. R. 1–2 Minuten.

Strahlendosen. Die Bestrahlung wird in konventioneller Fraktionierung mit einer Einzeldosis von 2 Gy pro Tag bis zur Gesamtdosis von 40 Gy in 4 Wochen durchgeführt. In der Notfallsituation bei Myelonkompression sollte zunächst mit höheren Einzeldosen (3 Gy) begonnen werden, ab 6 bzw. 9 Gy kann die Dosisreduktion auf eine Einzeldosis von 2 Gy erfolgen.

CAVE

Bei Bestrahlung im Bereich der Wirbelsäule darf keinesfalls die Toleranz des Spinalmarks von 40 Gy überschritten, bei wiederholten Bestrahlungen müssen Feldüberschneidungen unbedingt vermieden werden, da sonst schwere Nebenwirkungen drohen. Es ist daher notwendig, die einzelnen Felder durch Simulator- und Verifikationsaufnahmen an den Bestrahlungsgeräten ausreichend zu dokumentieren.

Eine Alternative zur üblichen Fraktionierung mit einer Einzeldosis von 2 Gy stellt die **akzelerierte Fraktionierung** mit 15–25 Gy in einer Woche oder 30 Gy in 2 Wochen dar. Auch die **Hyperfraktionierung** mit 2 oder 3 Bestrahlungen pro Tag verkürzt die Behandlungsdauer, ist aber mit einer erhöhten Nebenwirkungsrate behaftet.

Die **palliativen Ergebnisse** der verschiedenen Fraktionierungsschemata sind im Wesentlichen äquivalent. Bei Patienten mit guter Prognose sollte insbesondere im Bereich der Wirbelsäule ein Schema mit Einzeldosen von 2 Gy gewählt werden, um das Risiko einer radiogen induzierten Rückenmarkschädigung möglichst gering zu halten.

! Als akute Nebenwirkung steht die Knochenmarkdepression im Vordergrund. Während der Therapie ist deshalb eine engmaschige Blutbildkontrolle erforderlich. Bei Allgemein- oder Hautreaktionen wird symptomatisch therapiert.

Die in den USA und den ehemaligen Ostblockländern zur reinen Schmerzbekämpfung bei multiplen Knochenmetastasen häufig propagierte **Halbkörperbestrahlung** hat sich aufgrund der hohen Nebenwirkungsrate nicht durchsetzen können.

Medikamentöse Therapie

Hier spielen v. a. die **Bisphosphonate** eine wesentliche Rolle. Sie hemmen die osteoklastische Knochenresorption und reduzieren das Auftreten skelettaler Komplikationen – wie pathologische Frakturen, Knochenschmerzen bei Metastasen und tumorbedingte Hyperkalzämie. Auch prophylaktisch ist der Einsatz von Bisphosphonaten zur Vermeidung von Knochenmetastasen erfolgversprechend.

Operative Therapie

Die Metastasierung des knöchernen Skelettsystems bei Lungenkarzinomen muss als Ausdruck der **Generalisierung des Tumorleidens** betrachtet werden. Das bedeutet, dass die zu treffenden operativen Maßnahmen i. d. R. nur palliativen Charakter haben und die verbleibende Lebenszeit nicht verändert wird. Trotzdem kann eine solche palliative Operation, z. B. bei einer pathologischen Fraktur, dringlich sein, in Einzelfällen dringlicher als die Primärtherapie des Grundleidens. Dies beinhaltet naturgemäß eine enge **interdisziplinäre Absprache** mit den behandelnden onkologischen Internisten, Thoraxchirurgen und Radiotherapeuten. Zudem ist auch ein Abgleich mit den Schmerztherapeuten und Strahlentherapeuten anzustreben, um Synergieeffekte zu erzielen.

! Die zu behandelnden Fragen stehen ganz wesentlich vor dem Hintergrund der noch bestehenden Lebenserwartung des Patienten. Der oft reduzierte psychische und physische Zustand und die begrenzte Lebenserwartung lassen bei Metastasierung im Prinzip nur einen einzigen operativen Eingriff zu. Es muss nach Operation am knöchernen Skelettsystem eine frühe Belastungsfähigkeit gewährleistet sein. Die Anforderungen an den Eingriff lassen sich mit den Begriffen „sicher", „schnell" und „simpel" zusammenfassen.

Neben der Prognose quod ad vitam muss die Indikation zur Operation auch die oft nicht unerheblichen **Belastungen** durch die Narkose und den operativen Eingriff selbst berücksichtigen. Daneben spielt die Lokalisation der Metastase eine Rolle. Wesentlich ist hierbei die Unterscheidung zwischen den Extremitäten und der Wirbelsäule.

Extremitäten

Absolute Indikationen zur Operation im Bereich der Extremitäten stellen pathologische Frakturen dar. Konservative Versuche, solche Frakturen zu heilen, führen i. d. R. nicht zur Ausheilung. Die Wirksamkeit der Strahlentherapie abzuwarten ist meist aufgrund der sehr langen Zeiträume nicht angezeigt. Durch die Operation können schnell eine erhebliche Schmerzreduzierung, ein Funktionsgewinn und so insgesamt eine deutliche Verbesserung der Lebensqualität erreicht werden.

Relative Indikationen zur operativen Versorgung an metastasenenbefallenen Extremitäten stellen die drohenden pathologischen Frakturen dar. Hierbei spielen verschiedene Faktoren (z. B. die Lokalisation) eine Rolle. Zur Abschätzung des Risikos einer drohenden Fraktur hat sich im klinischen Alltag der Zwölfpunkte-Score nach Mirels (1989; Tabelle 17.4) bewährt: Ab einem Wert von 9 Punkten (dies entspricht einem Frakturrisiko von >33%) ist eine prophylaktische Operation dringlich anzuraten. Dieser Tatbestand ist v. a. in der gewichtsbelasteten unteren Extremität von wesentlicher Bedeutung.

Tabelle 17.4. Zwölfpunkte-Score zur Abschätzung des Frakturrisikos langer Röhrenknochen. (Nach Mirels 1989)

Punktwert	1	2	3
Lokalisation	Obere Extremität	Untere Extremität	Peritrochantäre Region
Schmerzstärke	Gering	Mäßig	Stark
Struktur der Metastase	Osteoblastisch	Gemischt osteoblastisch/osteolytisch	Osteolytisch
Größe	<1/3 des gesamten Knochens	1/3–2/3 des gesamten Knochens	>2/3 des gesamten Knochens

Operatives Vorgehen. Bei der Operation an den Extremitäten muss zunächst die Tumorresektion erfolgen, anschließend wird der entstandene knöcherne Defekt rekonstruiert. Sofern möglich, ist die vollständige Resektion der Metastase anzustreben. Hierbei muss jedoch beachtet werden, dass das onkologische Outcome der Patienten nicht durch eine extraläsionale Metastasenresektion beeinflusst wird. Aus diesem Grund sind marginale oder gar intraläsionale Tumorresektionen erlaubt und nicht zuletzt sinnvoll, da auf diese Weise umliegende Weichteilstrukturen, die für die Funktion der Extremität von Bedeutung sind, in nur geringem Maße mit reseziert werden müssen.

Im Übrigen kann bei R1- bzw. R2-Resektion die **postoperative Strahlentherapie** – zur Vermeidung eines Frührezidivs – wertvolle Hilfe leisten. Hier müssen natürlich auch Gesamtsituation und Prognose des Patienten berücksichtigt werden – d. h. je schlechter die Prognose einzuschätzen ist, umso geringer dürfen die Ansprüche an die onkologische Resektion der Metastase sein.

> **!** Bei der Metastasenresektion sollten wichtige Leitungsbahnen (Gefäße und Nerven) geschont werden. Rekonstruktionen sind hier aufwendig und bieten i. d. R. keine funktionelle Verbesserung.

Für die **Defektrekonstruktion** stehen mehrere Möglichkeiten zur Verfügung:

- Die **Verbundosteosynthese**, d. h. die Stabilisierung und Rekonstruktion des knöchernen Defekts mit einer Kombination aus Metall und Zement, ist ein Verfahren, welches insbesondere im dia- und metaphysären Bereich der Röhrenknochen zur Anwendung kommt. Hiermit ist, unter Berücksichtigung der Stabilitätsforderung, eine sofortige Belastung der Extremität erreichbar (Abb. 17.5). Insbesondere die **Doppelplattenverbundosteosynthese** mit fester Verankerung in den angrenzenden stabilen Knochenanteilen ist ein bewährtes Verfahren. Zur genauen Abschätzung der Resektion bzw. des knöchernen Befalls ist in der präoperativen Planung eine MRT in den meisten Fällen unverzichtbar. Beim operativen Vorgehen selbst ist der Zeitfaktor zum Einbringen der häufig zu konternden Muttern im weichen Zement zu beachten.
- In Gelenknähe bzw. wenn ein Gelenk ersetzt werden muss, stellen **Endoprothesen** das häufigste operative Verfahren dar. Insbesondere modulare Prothesensysteme, mit denen beliebige Knochenlängen ersetzt werden können, haben hier ihren besonderen Stellenwert. In seltenen Einzelfällen werden auch aufwendige Endoprothesen mit Beckenteilersatz verwendet, wobei aufgrund der bekannt hohen Komplikationsraten und des hohen technischen Aufwands in der Metastasenchirurgie eine besondere Zurückhaltung für diese Art der Versorgung angezeigt ist.
- Insbesondere an Ober- und Unterschenkel spielen **intramedulläre Kraftträger** wegen ihrer i. d. R. unkomplizierten operativen Technik, insbesondere bei langstreckigem Befall, eine Rolle. Kombiniert werden können diese intra-

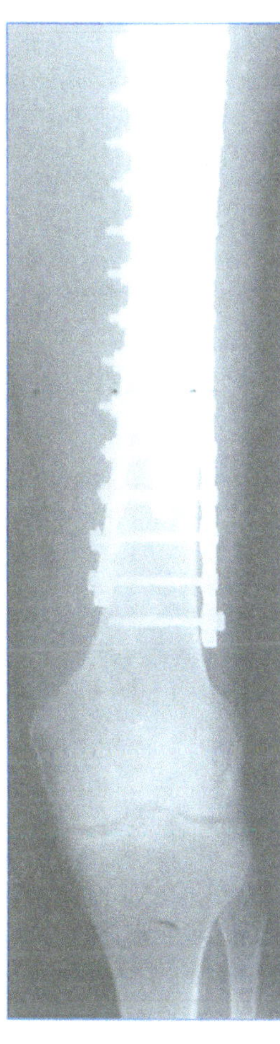

Abb. 17.5. Verbundosteosynthese des linken Femurs nach Metastasenausräumung

medullären Kraftträger mit Knochenzement im Bereich einer Osteolyse im Sinne einer Verbundosteosynthese. Nachteilig bei diesem Verfahren ist die zwangsläufige Verschleppung von Tumorzellen in bisher nicht betroffene Knochenabschnitte und die z. T. mehr oder weniger invasive Einschleppung von Tumorzellen in das Kreislaufsystem.

Andere operative Verfahren, wie beispielsweise Arthrodesen, spielen in der Metastasenchirurgie nur eine untergeordnete Rolle. Es muss jedoch angemerkt werden, dass insbesondere bei exulzerierenden Tumoren oder bei einem ausgedehnten Gefäß-Nerven-Befall gelegentlich ablative Maßnahmen nicht vermeidbar sind.

Auf die Notwendigkeit und den Effekt der postoperativen Strahlentherapie wurde bereits hingewiesen. Im Grundsatz spielt die **Nachbehandlung** bei an Metastasen operierten Patienten eine vergleichbare Rolle wie bei anderen Osteosynthese- bzw. Endoprothesenoperationen. In der Regel besteht eine voll belastbare Extremität, die möglichst schnell wieder in den Alltag einzugliedern ist.

Erfahrungen mit 577 Patienten haben gezeigt, dass Metastasenoperationen v. a. im Bereich des Femurs (etwa 55%) und am Humerus (etwa 25%) notwendig wurden. Mehr als die Hälfte aller Patienten hatten eine pathologische Fraktur erlitten. Die z. T. aufwendigen Operationen mit einer durchschnittlichen Operationszeit von 2,3 h wiesen eine Gesamtkomplikationsrate von 16% auf. Dies unterstreicht die Notwendigkeit von schnellen, sicheren und einfachen Operationsverfahren. Es konnte jedoch auch eindeutig gezeigt werden, dass bei der überwiegenden Anzahl der Patienten für die noch limitierte Überlebenszeit eine schmerzfreie und belastungsstabile Extremität hergestellt werden kann.

Wirbelsäule

> **!** Am häufigsten finden sich Wirbelsäulenmetastasen an der Lendenwirbelsäule und im unteren Brustwirbelbereich. In der überwiegenden Anzahl der Fälle ist v. a. der Wirbelkörper mit Lamina und Pedikel betroffen. Die dorsalen Anteile sind deutlich seltener Ort der primären Metastasierung.

Neben der **Instabilität des Wirbelkörpers** mit pathologischer Fraktur spielt die **Komprimierung des Myelons** mit einhergehender neurologischer Symptomatik bis hin zur kompletten Plegie eine besondere Rolle. Die Indikation zum operativen Vorgehen stützt sich an der Wirbelsäule neben der Instabilität auch auf die neurologische Situation bzw. die neurologische Gefährdung des Patienten.

Wesentlich für die **Wahl des Operationsverfahrens** ist die zu erwartende postoperative Stabilität in Kombination mit der Prognose des Patienten. Hierbei spielt selbstverständlich auch die Lokalisation des pathologischen Prozesses (ventral oder dorsal) eine wesentliche Rolle.

Die zur Verfügung stehenden **operativen Maßnahmen** reichen von der alleinigen dorsalen Laminektomie zur Erweiterung des knöchernen Spinalkanals bis hin zur radikalen totalen Vertebrektomie, z. B. bei solitären Metastasen. Immer ist die Behandlung von Wirbelsäulentumoren ein multidisziplinäres Vorgehen, und die Wahl des Verfahrens muss mit den beteiligten Fachdisziplinen abgesprochen bzw. koordiniert werden.

Operativer Zugangsweg. Wirbelsäulenmetastasen können von ventral oder dorsal bzw. von ventral und dorsal operiert werden. Grundsätzlich ist anzumerken, dass das ventrale Vorgehen i. d. R. einen deutlich höheren Aufwand bedeutet. Bei den nicht seltenen Lokalrezidiven von pulmonalen Tumoren ist ein ventrales Vorgehen technisch oft schwierig, und v. a. bei Lungenkarzinomen ist die Zusammenarbeit mit Thoraxchirurgen anzustreben. Die Wahl des operativen Vorgehens wird wesentlich durch den Allgemeinzustand des Patienten und die Lokalisation der Metastase beeinflusst . Ist die Querschnittssymptomatik bzw. die Instabilität durch einen ventralen Prozess verursacht, sollte normalerweise der operative Zugang ebenfalls von ventral erfolgen. Ausgenommen von dieser Regel sind Patienten, denen ein aufwendiges ventrales Vorgehen nicht mehr zumutbar ist bzw. wenn eine lokale Inoperabilität von ventral (z. B. bei Lokalrezidiv eines Lungenkarzinoms mit Einwachsen in den Wirbelkörper per continuitatem) vorliegt. In diesen Fällen wird ein dorsales Vorgehen mit Laminektomie und ggf. Stabilisierung bevorzugt.

> **!** Für den dorsalen Zugang mit Stabilisierung ist es notwendig, dass die benachbarten Wirbelkörper eine ausreichende Stabilität für die Verankerung der Pedikelschrauben gewährleisten. Dies gilt auch für ventrale Wirbelkörperersatzmaterialien, die in den angrenzenden Wirbelkörpern befestigt werden müssen.

Erfahrungen zeigen, dass der überwiegende Anteil der Patienten bei eingetretener neurologischer Symptomatik von einem operativen Vorgehen an der Wirbelsäule profitiert. Beachtenswert ist jedoch, dass in 10–20 % eine **Verschlechterung** der **neurologischen Situation** auftreten kann. Die Instabilität der Wirbelsäule lässt sich in fast allen Fällen erfolgreich operativ behandeln. Bei der Indikationsstellung spielen selbstverständlich auch der Wunsch des Patienten und ein Einvernehmen mit ihm eine wesentliche Rolle.

17.3 Lebermetastasen

M. Golling, K. Herfarth, T. Lehnert

17.3.1 Einleitung

Knapp 50 % der Lungenkarzinome befinden sich zum Zeitpunkt der Diagnosestellung im Stadium III-IV und damit außerhalb eines kurativen chirurgischen Ansatzes. Das Stadium IV schließt dabei sowohl weitere Lungentumoren außerhalb des befallenen Lobus und in kontralateralen Lungenanteilen, aber auch entfernte Metastasen ein. Ein **Befall der Leber** findet sich in 21–33 % schon bei der Erstdiagnose, abhängig von der Art des Tumors und dem diagnostischen Verfahren.

Die **Fünfjahresüberlebensrate** für das Lungenkarzinom liegt – über alle Stadien, Therapiemodalitäten und histologischen Kriterien hinweg – bei 6–14 %. Die Prognose für das **nichtkleinzellige Lungenkarzinom** (NSCLC) liegt in Sammelstatistiken im besten Fall nach chirurgischer Resektion (Stadium I) bei einer Fünfjahresüberlebensrate von 40–50 %, fällt aber im Stadium IV trotz chemotherapeutischer Behandlung auf eine mediane Überlebenszeit von 29–32 Wochen. Für das **kleinzellige Lungenkarzinom** (SCLC) sind die Angaben mit einem Fünfjahresüberleben von etwa 1% im Stadium IV noch schlechter.

> **!** In einer Metaanalyse konnte gezeigt werden, dass zwischen den Stadien IIIb und IV keine prognostischen Unterschiede bestehen und ein neoadjuvanter radiochemotherapeutischer Ansatz vermutlich nur im Stadium IIIa Erfolg verspricht.

17.3.2 Diagnostische Verfahren

Epigastrische Schmerzen, Fieber, Ikterus, Hepatomegalie und Aszites sowie pathologische Leberenzymparameter können Zeichen einer **systemischen Erkrankung** mit Beteiligung der Leber sein. Die Sensitivität und Spezifität der klinischen Parameter ist aber gering. Diverse Serum-Marker – wie ACTH, CEA, Kalzitonin und NSE – mögen ihre Wertigkeit für die Verlaufsbeobachtung haben, für die Sicherung einer Leberbeteiligung sind sie wenig geeignet.

Als bildgebendes Verfahren mit hoher Spezifität und Sensitivität bietet sich die **Ultraschalluntersuchung** der Leber an. Die **CT- und MRT-Untersuchung** als weiterführende bildgebende Verfahren weisen eine Sensitivität von 94–99 % nur bei Läsionen >1 cm auf. Bei Lebermetastasen <1 cm, die meist kleinknotig (97 %) und multifokal auftreten (86 %), ist die Sensitivität von MRT und CT mit 52 % bzw. 47 % unbefriedigend. Auch invasive diagnostische Verfahren, wie die **Peritoneoskopie**, bringen allenfalls einen marginalen Vorteil und sollten Ausnahmeindikationen vorbehalten bleiben. Ob die **Positronenemissionstomographie (PET)** die Diagnostik verbessert und therapeutische Konsequenzen erlaubt, müssen weitere Beobachtungen zeigen.

17.3.3 Allgemeine Indikationen

Chirurgische Verfahren

Historische Entwicklung. Die Ursprünge der resezierenden Leberchirurgie reichen bis in das vorletzte Jahrhundert zurück, als von Langenbuch 1888 erstmals die erfolgreiche Entfernung eines „Schnürlappens" der Leber beschrieb. Bis in die 60er-Jahre hinein blieben resezierende Eingriffe an der Leber jedoch die Ausnahme. Zum einen verlangte das hohe unmittelbare operative Risiko eine enge Indikationsstellung, zum anderen ließ das damalige Verständnis der Tumorbiologie lokale Maßnahmen bei systemisch metastasierter Erkrankung als nicht sinnvoll erscheinen.

Vier Entwicklungen haben seither die **Indikationsstellung** zur Leberresektion bei Metastasen solider Tumoren beeinflusst:

- Das operative Management wurde wesentlich verbessert. Der gefürchtete Blutverlust konnte durch die Narkoseführung mit niedrigem zentralvenösen Druck sowie durch verlängertes bzw. intermittierendes Ausklemmen der Leber (Pringle-Manöver, totale hepatische Exklusion) deutlich reduziert werden. Die postoperative Mortalität sank von 30 % auf mittlerweile deutlich unter 3 % (Hamy et al. 2000; Lehnert u. Golling 2001).
- Die Diagnostik mit intraoperativem Ultraschall (IOUS), Angiocomputertomographie (Angio-CT), Magnetresonanztomographie (MRT) und Positronenemissionstomographie (PET) hat sich sowohl in der Technik als auch im Auflösungsvermögen deutlich verbessert und erlaubt jetzt z. T. bereits den Nachweis von Herden <1 cm.
- Nachsorgeprogramme haben die systematische Diagnose von Lebermetastasen in einem asymptomatischen und damit häufiger resezierbaren Anfangsstadium ermöglicht.
- Darüber hinaus hat erst die Erfahrung der letzten 2 Jahrzehnte gezeigt, dass – auch bei hämatogener Metastasierung des Primärtumors – eine potenziell kurative operative Behandlung möglich sein kann (Hamy et al. 2000; Savage u. Malt 1992).

! Allgemein gesprochen liegt in spezialisierten Zentren die Resektabilität von Lebermetastasen bei etwa 20–30 % mit insgesamt geringer Morbidität und einer Mortalität von <3 % sowie einer Fünfjahresüberlebensrate von etwa 30 % bei kolorektalen Karzinomen und bei bis zu 37 % in Fällen nichtkolorektaler, nichtneuroendokriner Karzinome in Abhängigkeit vom Primärtumor (Lehnert u. Golling 2001).

Die Indikation zur Lebermetastasenresektion stellt sich heute im Allgemeinen immer dann, wenn eine vollständige Entfernung des Tumors unter Erhalt von ausreichend funktionellem Lebergewebe möglich ist und der Allgemeinzustand des Patienten einem größeren abdominal-chirurgischen Eingriff nicht entgegensteht (Lindell et al. 1998).

Nichtchirurgische Verfahren

Für inoperable Lebermetastasen wurden eine Reihe so genannter minimalinvasiver oder nichtinvasiver **lokaler Therapieverfahren** entwickelt, die ebenso einen kurativen Ansatz verfolgen. Die meisten Verfahren versuchen, mit lokaler Hitze- oder Kälteapplikation das Tumorgewebe zu zerstören. Hierzu zählen u. a.

- die Radiofrequenzablation (RFA),
- die laserinduzierte Thermotherapie (LITT) sowie
- die Kryochirurgie.

Auch die lokale **Installation von Ethanol** wird zur Lebermetastasenbehandlung eingesetzt.

CAVE

Bei allen Verfahren muss ein minimalinvasiver Zugang mittels Leberpunktion zum Tumorherd vorgenommen werden. Dieser birgt die Gefahr von Gefäßverletzungen oder auch der Tumorzellverschleppung.

Alternativ können diese Verfahren auch **intraoperativ** angewendet werden.

CAVE

Bei zentraler Tumorlokalisation an großen Gefäßstrukturen kann bei thermischen Verfahren der Blutfluss zu einem „Temperaturtransport" zu entfernteren Strukturen bei gleichzeitiger „Unterdosierung" an der Gefäßwandung führen.

Im deutschsprachigen Raum wird von diesen minimalinvasiven Methoden wahrscheinlich die **LITT** am häufigsten eingesetzt. Es konnte gezeigt werden, dass sich mit diesem Verfahren eine mediane Überlebenszeit von 39 Monaten erzielen lässt. Die lokale Tumorkontrolle liegt nach 6 Monaten bei 97%. Zahlen über die längerfristige lokale Kontrolle sind nicht bekannt.

Eine nichtinvasive Methode der Lebertumorbehandlung stellt die **stereotaktische Bestrahlung** dar. Durch eine präzise Fokussierung des Hochdosisareals auf den Tumorherd ist es möglich, eine tumorizide Strahlendosis unter Schonung des umliegenden Gewebes zu applizieren. Die Methode wurde für Bestrahlungen im Körperstamm erstmals 1995 beschrieben. An der Heidelberger Radiologischen Klinik wurde diese Methode in Kooperation mit dem Deutschen Krebsforschungszentrum weiterentwickelt und die fokussierte, einmalige, hochdosierte Strahlenapplikation seit 1997 in einer klinischen Phase-I/II-Studie evaluiert.

Studienergebnisse. Es zeigte sich, dass nach der initialen Phase I eine aktuarische lokale Tumorkontrollrate von etwa 80% erzielt werden konnte (Herfarth et al. 2001). Das Gesamtüberleben lag im Median bei 24 Monaten. Die Unterteilung der Patienten in 2 Gruppen (ohne oder mit extrahepatischer Tumormanifestation zum Therapiezeitpunkt) ergab jedoch ein statistisch hochsignifikant besseres Gesamtüberleben für die erste Gruppe (84% vs. 24% nach 18 Monaten; $p<0{,}001$).

Als **Nebenwirkungen** traten lediglich bei einem Drittel der Patienten eine passagere Übelkeit sowie vereinzelt Schluckauf oder eine kurze Fieberepisode auf. Das Verfahren hat theoretisch, insbesondere bei zentralen Tumoren, deutliche Vorteile gegenüber der thermischen lokalen Therapie. Randomisierte Untersuchungen existieren zurzeit jedoch nicht.

17.3.4 Spezielle Indikation beim Lungenkarzinom

Zur Behandlung von Lebermetastasen beim Lungenkarzinom können diese allgemeinen Indikationsrichtlinien allerdings nur eingeschränkt angewendet werden. So liegt beim SCLC bzw. NSCLC die **mittlere Überlebensrate** im Stadium IV ohne Therapie bei lediglich knapp 3 Monaten. Die systemische Chemotherapie verlängert das Überleben im Stadium IV im Median lediglich um 1,5 bis 3 Monate.

CAVE

Auch ist zu bedenken, dass Lebermetastasen – im Gegensatz zu Gehirnmetastasen – , so lange sie technisch resektabel sind, in den seltensten Fällen Symptome hervorrufen. Ihre Entfernung dient also in aller Regel – mit Ausnahme der seltenen hormonaktiven Tumoren – nicht dem Ziel der Beschwerdebesserung.

Vor dem Hintergrund der sehr begrenzten Prognose im Stadium IV und den bei Lungenkarzinomen nur selten solitär auftretenden Lebermetastasen überrascht es daher kaum, dass die Indikation zur Lebermetastasenresektion bisher kaum gestellt wurde und nur sehr geringe Erfahrungen verfügbar sind (Tabelle 17.5). Die wenigen mitgeteilten Beobachtungen lassen erkennen, dass nur sehr selten ein Langzeitüberleben erreicht wird.

! Die Leberresektion beim metastasierten Lungenkarzinom stellt also auch heute noch eine Ausnahmeindikation dar, da trotz des standardisierten chirurgischen Vorgehens mit geringer Morbidität und Mortalität der zu erwartende Nutzen der Operation für den Patienten minimal erscheint.

Inwiefern hier **alternative Verfahren** zur Destruktion von Lebermetastasen (Radiofrequenzablation, laserinduzierte Thermotherapie, stereotaktische Bestrahlung) eine entscheidende Verbesserung der Prognose herbeiführen, wird derzeit geprüft. Die bisherigen Kenntnisse über den Verlauf der metastasierten Erkrankung erlauben allerdings auch für diese Modalitäten keinen allzu großen Optimismus, so lange keine systemische Therapie zur effektiven Behandlung minimaler Tumorreste verfügbar ist.

Tabelle 17.5. Lebermetastasenresektionen beim Lungenkarzinom

Autoren/Referenz	Fallzahl	Überleben [Monate]
Hamy et al. (2000)	1	13
Lindell et al. (1998)	1	185 (lebt)
Savage u. Malt (1992)	1	2,7
Heidelberg	2	9 und 12

Nichtinvasive Verfahren bei Lebermetastasen eines nichtkleinzelligen Lungenkarzinoms

Einzelne Studien über den Erfolg lokaler Therapiemaßnahmen von Lebermetastasen bei metastasiertem Lungenkarzinom existieren nicht. Die meisten Studien beinhalten v. a. Patienten mit Metastasen von kolorektalen und Mammakarzinomen. Patienten mit metastasierendem Lungenkarzinom wurden mitunter nur anekdotisch angeführt, deren Follow-up auch nicht weiter aufgeschlüsselt, so dass hier nur auf begrenzte Erfahrungen zurückgegriffen werden kann (Herfarth et al. 2001).

Von 65 stereotaktisch bestrahlten Patienten wurde lediglich ein einziger Patient mit metastastiertem Adenokarzinom der Lunge mittels Einzeitbestrahlung an 2 Lebermetastasen sowie einer Lungenmetastase therapiert. Bei rasch progredientem Tumorleiden mit weiteren systemischen Metastasen konnte kein Überlebensgewinn erzielt werden, der Patient verstarb 2 Monate nach der Therapie. In 3 weiteren Fällen mit hepatisch metastasiertem Lungenkarzinom fiel bei der Therapieplanung eine diffuse Lebermetastasierung auf, so dass von der Behandlung Abstand genommen wurde.

Eine Indikation für **minimal-invasive Methoden** wird nur bei zentralen Lebertumoren gesehen, deren weiteres Wachstum als lebenslimitierender Faktor zu betrachten ist. Die Therapie sollte dann jedoch zusammen mit einer voran- oder nachgestellten systemischen Chemotherapie erfolgen.

17.3.5 Palliative Ganzleberbestrahlung bei Kapselspannungsschmerz

Eine weitere Indikation zur Strahlentherapie der Leber besteht in der palliativen Ganzleberbestrahlung bei Kapselspannungsschmerz oder Cholestase. Es konnte gezeigt werden, dass mit dieser Methode in 70% eine deutliche **Schmerzreduktion** sowie in 50% eine vorübergehende **Besserung der Cholestase** erreicht werden kann. In dem untersuchten Kollektiv wiesen die Patienten mit disseminierter Lebermetastasierung ein medianes Überleben von 35 Tagen auf.

Die applizierte **Dosis** liegt bei der Ganzleberbestrahlung im Bereich zwischen 7 × 3 Gy und 16 × 1,6 Gy, wobei zwischen den einzelnen Dosierungen in einer prospektiv randomisierten Studie keine wesentlichen Wirkungsunterschiede festgestellt wurden. Die Applikation einer höheren und damit potenziell tumoriziden Strahlendosis entfällt, da die Inzidenz einer strahleninduzierten Hepatopathie ab einer Dosis von 30 Gy auf die gesamte Leber deutlich ansteigt.

17.3.6 Schlussfolgerungen

Für die operative Behandlung von Lebermetastasen konnte bisher keine überzeugende Verbesserung der Prognose festgestellt werden. Die Indikation zur Lebermetastasenresektion sollte jedoch bei symptomatischen Patienten und bei einem langen krankheitsfreien Intervall bis zum Auftreten der Lebermetastase geprüft werden. Ingesamt erscheinen chirurgische und nichtchirurgische lokale Therapiemaßnahmen bei Lebermetastasen im Stadium IV ohne gleichzeitige systemische Therapie unter kurativer Zielsetzung wenig erfolgversprechend. In der Palliation kann mit der Ganzleberbestrahlung eine effektive Besserung bei Kapselschmerz erreicht werden.

17.4 Pleuritis carcinomatosa und maligner Pleuraerguss

H.G. Bischoff, G. Friedel

17.4.1 Einleitung

Maligne Pleuraergüsse sind eine **häufige Komplikation** bei bösartigen Erkrankungen. Sie treten meist bei fortgeschrittenem Tumorleiden auf und stellen eine palliative Situation dar. Die Lebenserwartung der Patienten mit Pleurakarzinose oder malignem Erguss ist oftmals limitiert, daher ist ein vorrangiges Behandlungsziel die Verbesserung der Lebensqualität. Diagnostik und Therapie von malignen Pleuraergüssen oder Pleurakarzinosen gestalten sich oftmals problematisch.

Ein hoher Prozentsatz aller nachweisbaren Pleuraergüsse ist malignombedingt, diesbezügliche Literaturangaben variieren zwischen 25 und 40% (Marel et al. 1993). Bei **Männern** werden maligne Pleuraergüsse am häufigsten durch ein Lungenkarzinom oder maligne Lymphome verursacht, bei **Frauen** finden sich als häufigste Ursachen ein Mammakarzinom oder andere gynäkologische Tumoren – das Lungenkarzinom steht jedoch bereits an 3. Stelle.

Etwa 15% aller Patienten mit Lungenkarzinom weisen bereits bei Diagnosestellung einen Pleuraerguss auf. Bei anderen Primärtumoren manifestiert sich dieser oder aber eine Pleurakarzinose erst im weiteren Verlauf der Tumorerkrankung.

Entstehung. Die reichhaltige Versorgung der Pleura mit Lymph- und Blutgefäßen erklärt die frühzeitige Mitbeteiligung bei primären bösartigen Lungentumoren. Durch die direkte Tumor- oder eine metastatische Infiltration kommt es zu einer gestörten Kapillarpermeabilität im Bereich der Pleura visceralis und parietalis sowie zu einer Blockade des Lymphabflusses der Pleura parietalis in das Mediastinum.

Makroskopische Darstellung. Bei der Pleurakarzinose findet sich in früheren Entwicklungsstadien eine tumorzellbedingte Aufweitung der Lymphgefäße. Makroskopisch stellt sich dies als grau-weiße Netzstruktur an der Lungenoberfläche dar. In fortgeschrittenen Stadien zeigen sich breite Tumorschwarten, die eine Abgrenzung von einem primären Pleuratumor im Sinne eines malignen diffusen Mesothelioms nicht zulassen.

Mikroskopische Darstellung. Histologisch finden sich Tumorzellen in den intrapleuralen Lymp- und Blutgefäßen, welche eine reaktive Fibrose der Pleura mit konsekutiv und spezifisch entzündlicher Reaktion erzeugen. Durch diese unspezifische Begleitpleuritis ergeben sich oft zytologisch negative Befunde bei der Untersuchung von Pleuraergüssen, so lange das Tumorwachstum sich vorwiegend intravasal und intrapleural abspielt. Aufgrund der oft erheblichen Zell- und Kernpolymorphien in Kombination mit epithelialen Tumorzellnestern ist die histologische Unterscheidung der Pleurakarzinose von einem biphasischen Pleuramesotheliom oftmals schwierig. Hier leisten immunhistochemische Zusatzuntersuchungen eine gute Hilfe in der Differenzialdiagnostik. Diese leisten insbesondere bei gutachterlichen Fragestellungen im Zusammenhang mit der Abgrenzung zwischen primärem Pleuramesotheliom und sekundärem Pleuratumor hervorragende Dienste.

17.4.2 Klinisches Bild und Diagnostik

Die Symptomatik von Patienten mit malignem Pleuraerguss oder einer Pleurakarzinose wird durch

- die Geschwindigkeit der Ergussentstehung,
- das Ergussausmaß,
- die lokale Entzündungsreaktion und
- die Tumorinvasion in die Thoraxwandstrukturen

bestimmt.

Symptomatik. Bei Diagnosestellung klagen die Patienten meist über Dyspnoe, Husten oder thorakale Schmerzen. Weniger als 25% der Patienten mit Pleuraerguss oder Pleurakarzinose sind asymptomatisch.

Bei der **klinischen Untersuchung** manifestiert sich eine größere Ergussbildung durch ein abgeschwächtes Atemgeräusch sowie eine Dämpfung des Klopfschalls.

Die Standarddiagnostik besteht zunächst in einer Röntgenübersichtsaufnahme des Thorax in 2 Ebenen (Abb. 17.6). Hierbei können jedoch lediglich Ergussmengen ab 200 ml nachgewiesen werden. Bei Verdacht auf eine Ergussbildung leistet die Thoraxsonographie eine gute Hilfe, auf diese Weise können auch kleinste Ergussmengen erfasst werden. Analog zur Standardübersichtsaufnahme stellen sich Ergussbildungen selbstverständlich auch in der Computer- (Abb. 17.7) und Kernspintomographie in typischer Weise dar.

Bei einer **Pleurakarzinose** findet sich radiologisch eine polyzyklische Pleuraverdickung in unterschiedlicher Breite. Eine Unterscheidung zwischen frei auslaufender und gekammerter Ergussbildung kann durch Zielaufnahmen in Seitenlage erreicht werden.

! Zur Differenzialdiagnose des Pleuraergusses ist eine rasche Abklärung mittels diagnostischer oder therapeutischer Pleurapunktion notwen-

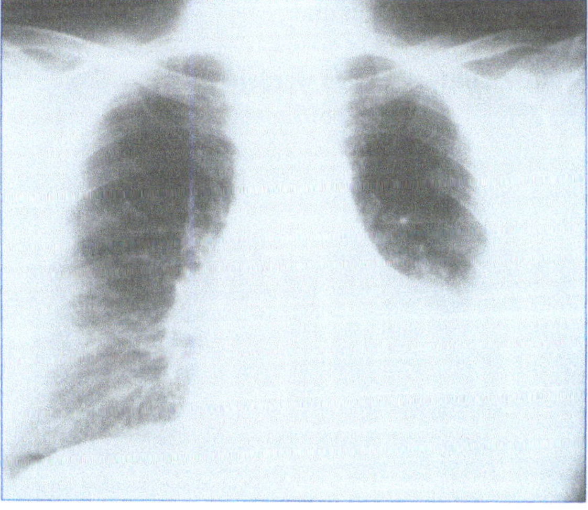

Abb. 17.6. Thoraxröntgenbild eines Patienten mit ausgedehnter linksseitiger Ergussbildung

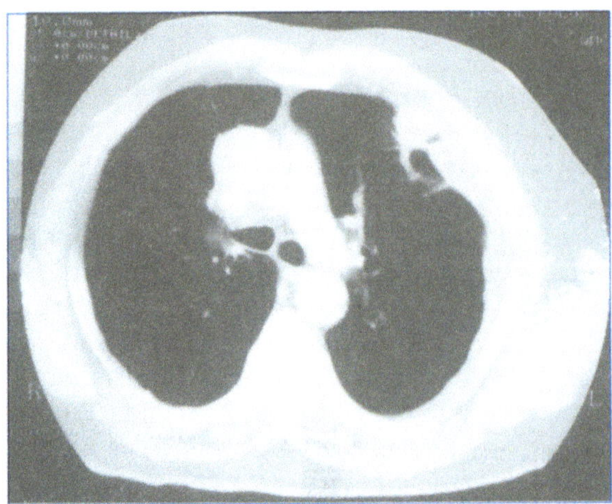

Abb. 17.7. Computertomographie des Thorax bei linksseitiger Pleurakarzinose

dig. Die Thorakozenthese sollte in jedem Fall unter Ultraschallkontrolle in Lokalanästhesie vorgenommen werden.

Bereits das **Äußere des** gewonnenen **Punktats** kann differenzialdiagnostisch weiterführen (Abb. 17.8). So kann schon makroskopisch zwischen

- eitrigen,
- serösen,
- serofibrinösen,
- hämorrhagischen und
- chylösen

Ergüssen unterschieden werden.

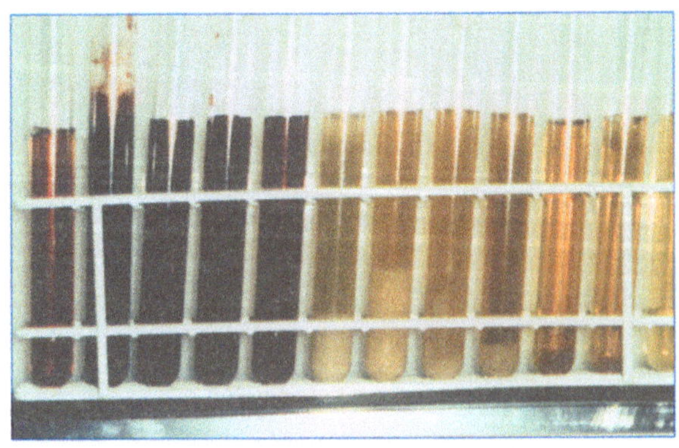

Abb. 17.8. Makroskopischer Aspekt verschiedener Ergüsse

Tipp: Die Punktion des Ergusses sollte an möglichst tiefer Stelle erfolgen. Die zytologische Untersuchung wird, insbesondere bei hämorrhagischen Ergüssen, durch den Zusatz von Heparin erleichtert, da auf diese Weise Gerinnselbildungen vermieden werden.

Das Pleurapunktat muss biochemisch, zytologisch und mikrobiologisch sowie histopathologisch untersucht werden. **Laborchemisch** sollte die Bestimmung von Gesamteiweiß, spezifischem Gewicht, LDH, Leukozyten- und Erythrozytenzahl sowie Cholesterin und Bilirubin vorgenommen werden. Bei Verdacht auf Cylothoraxbildung empfiehlt sich zusätzlich die Bestimmung von Cholesterin und Triglyzeriden im Erguss. Aus dem Gesamteiweiß bzw. dem spezifischen Gewicht ergibt sich die **Differenzialdiagnose** zwischen **Transsudat** und **Exsudat** (Tabelle 17.6).

Ein Transsudat findet sich vorwiegend bei Links- oder Rechtsherzinsuffizienz, Hypoproteinämie und nephrotischem Syndrom.

Es finden sich jedoch bei etwa 10 % aller Patienten mit Pleuraerguss Überschneidungen im **Proteingehalt**, da pleurale Tumoren oder auch eine Pleuritis

Tabelle 17.6. Differenzialdiagnose Transsudat/Exsudat

	Transsudat	Exsudat
Farbe	Hellgelb	Bernsteinfarben
Spezifisches Gewicht	<1016	>1016
Gesamteiweißgehalt [g/l]	<30	>30
LDH [U/l]	<200	>200
LDH im Plasma/LDH im Serum	<0,6	>0,6
Leukozytenzahl/ml	<1000	>1000
Erythrozytenzahl/ml	<10.000	>10.000
Cholesteringehalt [mg/dl]	<60	>60
Bilirubin im Plasma/Bilirubin im Serum	<0,6	>0,6

tuberculosa im Einzelfall eine niedrigere, chronische Ergüsse bei Herzinsuffizienz aber auch eine höhere Eiweißkonzentration aufweisen können.

Zeigt sich bei den Untersuchungen ein Exsudat und ergibt die zytologische Untersuchung des Pleuraergusses mittels Differenzialzellbild und ggf. Durchflusszytometrie keinen eindeutigen Nachweis maligner Zellen, so müssen weitere **invasive diagnostische Verfahren** herangezogen werden.

Die **Sensitivität zytologischer Untersuchungen** beim Pleuraerguss beträgt bei einmaliger Punktion 50 %, nach Wiederholung 70 %. In Kombination mit einer ultraschallgesteuerten Pleurastanze kann die Sensitivität auf bis zu 84 % gesteigert werden. Durch Thorakoskopie in konventioneller Form oder auch videoassistiert ist eine gezielte Inspektion der Pleura sowie eine Gewebeentnahme unter Sicht möglich. Dies steigert die diagnostische Sicherheit auf bis zu 100 %.

17.4.3 Therapie

> ! Im Vordergrund der therapeutischen Bemühungen steht die Palliation der Beschwerden im Sinne einer Besserung der respiratorischen Situation und ggf. der Schmerzsymptomatik (Hentrich u. Hartenstein 1997). Da palliative Gesichtspunkte führend sind, muss die Invasivität der Verfahren gegenüber Effektivität, Nebenwirkungen und Kosten abgewogen werden.

Zu Behandlungsbeginn sollte die Indikation zu einer **systemischen Chemotherapie** überprüft werden, da bei chemosensiblen Tumoren eine gute Ergusspalliation möglich ist. Bei Fehlen eines kurativen Behandlungsansatzes ist bei asymptomatischen Ergüssen ein **abwartendes Verhalten** zunächst möglich.

> **CAVE**
> Die einfache Pleurapunktion führt zwar zu einer raschen Beschwerdebesserung, bei wiederholten Punktionen sind jedoch Nachteile im Sinne einer hohen Komplikationsrate zu erwarten. Insbesondere kann durch wiederholte Punktionen auch eine Kammerung der Ergüsse entstehen, welche dann therapeutisch lediglich durch thoraxchirurgische Maßnahmen zu beseitigen ist.

Ein weiteres Problem bei persistierender Ergussbildung kann die Ausbildung einer so genannten **„gefesselten Lunge“** sein, d. h. dass auch nach Ablassen des Ergusses aufgrund der tumorbedingten Schwarte keine Ausdehnung der Lunge möglich ist. Auch in dieser Situation ergeben sich lediglich thoraxchirurgische Behandlungsmöglichkeiten.

Als kompletter Therapieerfolg eines Verfahren gilt die **Verhinderung eines Ergussrezidivs** innerhalb von 30 Tagen. Ein partieller Therapieerfolg liegt vor, wenn innerhalb dieser Zeit weniger als 50 % des Ausgangsvolumens nachgelaufen sind, aber keine Ergusspunktion notwendig wurde. Man spricht von einem Therapieversagen, wenn mehr als 50 % des Ausgangsvolumens innerhalb von 30 Tagen nachgelaufen ist oder wenn eine erneute symptomatische Entlastungspunktion notwendig wurde.

Thoraxchirurgische Pleurodeseverfahren

Indikation

Die Indikation zur Pleurodesebehandlung wird in den meisten Fällen aufgrund **rezidivierender Pleuraergüsse**, die mehrfach punktiert werden mussten, gestellt. Zunehmend wird jedoch auch bei primären Ergüssen im Rahmen der videothorakoskopischen Diagnostik bei makroskopisch eindeutiger Pleurakarzinose bereits eine Pleurodesebehandlung durchgeführt.

> ! Wenn es im Rahmen einer Tumorerkrankung zur Pleurakarzinose kommt, so bedeutet dies i. d. R., dass die Erkrankung nicht mehr kurabel ist und früher oder später zum Tode führt.

Die **mittlere Überlebensdauer** reicht jedoch von wenigen Tagen oder Wochen bis zu Jahren, so etwa bei malignen Ergüssen des Mammakarzinoms. Dies sollte bei der Ausdehnung des Eingriffs berücksichtigt werden. Wie immer in der palliativen Situation, muss durch den Eingriff entweder eine Verbesserung der Lebensqualität erreicht oder zumindest eine zu erwartende Verschlechterung deutlich verzögert werden. Somit können u. U. auch Patienten im Endstadium ihrer Erkrankung von palliativen Eingriffen profitieren.

Tipp

Voraussetzungen für eine sinnvolle Pleurodese sind die Expansionsfähigkeit der Lunge sowie ihre Fähigkeit, weiterhin am Gasaustausch teilzunehmen. Aus diesem Grund sollten vor der Pleurodese immer eine Bronchoskopie und in speziellen Fällen zentraler Tumoren oder Metastasen auch eine Computertomographie durchgeführt werden.

Indikationsstellung. Zeigt sich ein Verschluss zentraler Bronchusstrukturen, die nicht rekanalisiert werden können, oder ein Verschluss der zentralen Pulmonalarterie, wird eine Pleurodese nicht erfolgreich sein. Eine Ausnahme bilden die Verlagerung des Mediastinums oder eine Kompression des Herzens durch den Erguss. In diesen Fällen kann eine Entlastung auch bei funktionsloser Lunge erfolgversprechend sein.

Ist die Lunge durch eine Tumorschwarte der Pleura visceralis gefesselt, so ist zusätzlich eine **Dekortikation** erforderlich, um die Lunge zur Ausdehnung zu bringen. Dies bedeutet jedoch eine Ausdehnung des Eingriffs und muss daher bezüglich der Erwartungen an die postoperative Lebensqualität und Palliation besonders streng indiziert werden.

Verschiedene Verfahren

Die **Vielzahl an Verfahren**, die zur Behandlung des rezidivierenden malignen Pleuraergusses angewandt wurden und heute noch angewandt werden, zeigt, dass diese Situation nach wie vor ein Problem sowohl für den behandelnden Arzt als auch für den Patienten darstellt.

Nach wie vor am häufigsten wird versucht, mittels Tetrazyklin eine **Verklebung des Pleuraspalts** zu erreichen. Weitere Substanzen, die appliziert werden, sind

- Zytostatika – wie Bleomycin, Mitoxantron, Doxorubicin und Thiotepa – sowie
- Immunotherapeutika – wie Corneybacterium parvum, Interferon, Interleukin und Mistelpräparate.

Die **Erfolgsraten**, die in der Literatur angeben werden, liegen für alle Präparate zwischen 30 und 90 %. Keines der Verfahren konnte jedoch bisher in größeren Langzeitstudien seine Wirksamkeit beweisen. Die Nachbeobachtungszeiten, auf die sich die Erfolgsraten beziehen, betragen in fast allen Studien nicht mehr als 4 Wochen. Es konnte nachgewiesen werden, dass die Rezidivrate nach Tetrazyklinpleurodese über Monate kontinuierlich ansteigt.

Lokale **zytostatische Effekte**, wie sie z. T. angegeben und als zusätzliche Therapieoption hervorgehoben werden, sind bisher ebenfalls nicht zweifelsfrei nachgewiesen.

Alle löslichen Substanzen werden über die Pleura resorbiert und sind dann auch systemisch wirksam, dies kann bei Instillation von zytotoxischen Substanzen Auswirkungen auf das Blutbild mit den bekannten Nebenwirkungen haben.

Mistelpräparate werden ebenfalls resorbiert und können zu erheblichen Temperaturanstiegen führen. Fibrin- und andere in neuerer Zeit entwickelte **Kleber** haben sich sowohl in Tierversuchen als auch in Studien als ungeeignet erwiesen.

Eine weiteres, eher selten angewandtes Prinzip ist der **pleuroperitoneale Shunt**. Problematisch dabei ist, dass die Ergussproduktion nicht beeinflusst und die Flüssigkeit nur in ein anderes Körperkompartiment verschoben wird. Zudem kann eine Tumorzellverschleppung in das Abdomen stattfinden. Als Ultima Ratio ist die Methode jedoch anwendbar, zumal die mediane Überlebenszeit dieser Patienten unter 6 Monaten liegt.

Verfahren, die ihre Effektivität auch bei größeren Ergussmengen nachweisen konnten, sind die **parietale Pleurektomie** und die **Talkumpoudrage**.

Vorgehen

Sowohl die Talkumpoudrage als auch die Pleurektomie werden videothorakoskopisch vorgenommen. Der Vorteil der **Videothorakoskopie** liegt darin, dass die gesamte Thoraxhöhle überblickt werden kann. Septen oder Taschen sowie Verwachsungen zwischen Ergusshöhlen können gelöst werden.

CAVE

Die Instillation von Talkum ist in vielen Fällen sehr schmerzhaft und sollte daher nur in Ausnahmfällen in Lokalanästhesie vorgenommen werden.

Lagerung und Zugänge
Der Patient wird **seitlich gelagert.** In dieser Stellung wird dann eine transthorakale Sonographie vorgenommen, um evtl. getrennte Ergusshöhlen zu markieren und den ersten Zugang festzulegen. Für die Pleurektomie nutzt man 3 Zugänge, die dreieckförmig angeordnet sind. Für die Talkumpleurodese genügen i. d. R. 2 Zugänge.

Anästhesie
Die Eingriffe werden in **Allgemeinnarkose** vorgenommen. Der Patient wird doppellumig intubiert und seitengetrennt beatmet. Ist eine alleinige seitengetrennte Beatmung aus funktionellen Gründen nicht möglich, so kann die betroffene Seite mit der CPAP-Technik zusätzlich ventiliert werden.

Durchführung der Pleurektomie
Die **Videooptik** wird in der mittleren Axillarlinie im 6.–8. Interkostalraum (ICR) eingebracht. Weitere Ports werden unter Sicht, um eine Verletzung der Lunge zu vermeiden, im 2.–3. ICR in der vorderen und im 5. ICR in der hinteren Axillarlinie eingebracht. In den meisten Fällen finden sich multiple Verwachsungen mit Taschenbildungen, die zunächst gelöst werden müssen.

Die Lunge wird auf diese Weise vollständig freigelegt und anschließend die Pleura parietalis paravertebral und parasternal inzidiert. Auf diese Weise lassen sich die Resektionsränder festlegen. Danach wird die **Pleura parietalis** mit Kochsalzlösung unterspritzt und damit von der Fascia endothoracica abgelöst. Durch diese Methode lässt sich die Pleura, auch wenn sie bereits deutlich verdickt ist, leicht und unter geringem Blutverlust ablösen und entfernen. So kann die Pleura der Brustwand komplett von der Thoraxkuppel bis in den Sinus phrenicocostalis reseziert werden. Die **Pleura mediastinalis** wird belassen, die **Pleura diaphragmatica** mit einem Argon-Beamer oder Laser thermisch behandelt.

Abschließend werden über die vorhandenen Inzisionen 1–2 **Thoraxdrainagen** (28–32 Ch) eingelegt. Diese werden entfernt, wenn die Sekretmenge weniger als 150 ml/d beträgt und keine Fistelung besteht.

Durchführung der Talkumpleurodese
Das operative Vorgehen ist demjenigen bei der Pleurektomie ähnlich. Sofern nicht ausgedehntere Verwachsungen zu lösen sind, reichen 2 Zugänge aus. Die Lunge wird freigelegt und Adhäsionen gelöst, die Thoraxhöhle vollkommen entleert. Anschließend werden beide Pleurablätter mit Talkum bestäubt. Dies kann entweder manuell durch einen **Zerstäuber oder mit Druckluft** erfolgen, wobei bei der Verwendung von Druckluft darauf zu achten ist, dass diese wieder entweichen kann und sich kein positiver intrathorakaler Druck aufbaut. Je nach Thoraxvolumen und Ausdehnung der Karzinose werden 3–5 g Talkum verwendet. Zum Abschluss wird eine **Drainage** eingelegt.

Wertung der thoraxchirurgischen Pleurodeseverfahren

Für die Patienten bedeuten ständig rezidivierende Pleuraergüsse mit der Notwendigkeit einer oftmaligen Punktion oder Drainagebehandlung mit häufigen Krankenhausaufenthalten eine erhebliche **Einschränkung der Lebensqualität.** Diese wird durch thorakale Schmerzen und Herzrhythmusstörungen noch weiter eingeschränkt.

Eine **Vielzahl verschiedener Pleurodeseverfahren** wurde bisher angewandt, keines ist für sich allein jedoch in allen Fällen erfolgreich und ohne Nebenwirkungen anwendbar. Vor allem die chemischen Pleurodeseformen weisen hohe Rezidivraten auf, mit z. T. erheblichen Schmerzen sowie systemischen Nebenwirkungen bei Gebrauch zytotoxischer Substanzen.

Entfernung der Pleura parietalis. In einer Studie mit 21 Patienten ließ sich die Pleura parietalis der Brustwand komplett von der 1. Rippe bis in den Sinus phrenicocostalis entfernen. Aufgrund des geringen intraoperativen Blutverlusts waren weder intra- noch postoperativ Bluttransfusionen notwendig, auch traten keine Komplikationen auf. Während einer Nachbobachtungszeit von 18 Monaten wurde bisher lediglich in einem Fall einen Rezidiverguss registriert. Bei diesem Patienten kam es nach 3 Monaten zu einem kleinen basalen Erguss, der auch im weiteren Verlauf nicht behandlungspflichtig war. In keinem Fall wurde ein erneuter Krankenhausaufenthalt wegen eines Pleuraergusses notwendig. Es konnte somit eine effektive Rezidivrate von 4,5 % verzeichnet werden. Wenn man jedoch, wie üblich, nur die behandlungspflichtigen Rezidive bewertet, beträgt diese Rate 0 %.

Eine Renaissance erlebt derzeit die **Talkumpleurodese.** Es werden hierbei Rezidivraten zwischen 3 und 17 % angegeben.

> ! Die Durchführung einer Talkumpleurodese in Lokalanästhesie ist vom Prinzip her möglich, es können jedoch zum einen erhebliche Schmerzen auftreten, zum anderen ist eine suffiziente Adhäsiolyse mit Eröffnung von Taschen und Verwachsungen nicht möglich, so dass dieses Verfahren ausschließlich in Narkose vorgenommen werden sollte.

Vor- und Nachteile der Talkumpleurodese. Prinzipiell ist die Talkumpleurodese das einfachere und komplikationsärmere Verfahren, jedoch sind die postoperativen Sekretverluste und Drainagezeiten im Vergleich zur Pleurektomie deutlich länger. Die Indikation zur Talkumpleurodese wird derzeit hauptsächlich bei älteren Patienten und bei solchen mit fortgeschrittener Metastasierung gestellt. Lange postoperative Drainagezeiten sind v. a. bei Patienten mit exzessiven Sekretmengen von mehr als 500 ml pro Tag zu erwarten. In diesen Fällen ist die Pleurektomie zu bevorzugen.

> ! Mit der videoassistierten thorakoskopischen Pleurektomie und der Talkumpleurodese stehen nunmehr Methoden mit niedriger Rezidivrate und einer wesentlich geringeren Morbidität als bisher zur Verfügung. Es sollten daher, v. a. im Hinblick auf die Lebensqualität der Patienten, weniger effektive Verfahren vermieden werden.

Strahlentherapie

Eine Pleurakarzinose verursacht häufig **heftige Schmerzen** durch direkte Invasion der Thoraxwand bzw. der knöchernen Strukturen.

Eine Strahlentherapie mit **kurativem Therapieansatz** ist vor dem Hintergrund des metastasierten Tumorleidens bei einer Pleurakarzinose nicht möglich. Zusätzlich ergeben sich oftmals **große Zielvolumina** bei zirkulär um die Lunge und bis in das Diaphragma einwachsenden Tumoren.

Unter **palliativen Gesichtspunkten** ist jedoch häufig eine kleinvolumige Radiotherapie am „Ort der Not" indiziert. Hier werden bei akzeleriertem Schema 10–12 3 Gy oder 5 4 Gy kleinvolumig appliziert. In Einzelfällen kann der palliative Erfolg auch von längerer Dauer sein.

> Tipp: Um die benachbarten Organe, insbesondere die Lunge, optimal zu schonen, ist eine subtile Bestrahlungsplanung auf computertomographischer Basis notwendig. Ein begleitender Pleuraerguss sollte zur besseren Abgrenzbarkeit des Zielvolumens vor Einleitung der Bestrahlungsplanung entlastet werden.

Medikamentöse Therapie

Die medikamentöse Behandlung wird durch den zytologischen und histologischen Befund bestimmt. Eine **systemische zytostatische Therapie** kommt insbesondere bei chemosensiblen Tumoren infrage. Hier sind kleinzellige Lungenkarzinome, Mammakarzinome sowie maligne Lymphome zu nennen. Die Erfolgsrate liegt bei etwa 30 %. Ist eine konkrete histologische Zuordnung der Pleurakarzinose bzw. des Ergusses nicht möglich (CUP-Syndrom), so wird man sich bei der Wahl der Chemotherapie nach dem wahrscheinlichsten Tumorleiden richten, da auch hier die Möglichkeit einer wirksamen Palliation bis hin zur Überlebenszeitverlängerung besteht (Hainsworth u. Greco 1995).

Die besten Chancen bestehen bei einem **undifferenzierten Karzinom** bzw. bei undifferenziertem Adenokarzinom durch Anwendung einer cisplatinhaltigen Chemotherapie.

Bei **ausgedehnten Ergüssen** könnten systemische und lokale therapeutische Maßnahmen kombiniert werden.

17.4.4 Zusammenfassung

Der maligne **Pleuraerguss** sowie **thorakale Schmerzen** sind die häufigsten klinischen Probleme der Pleurakarzinose. Im Vordergrund stehen palliative Gesichtspunkte. Die genaue Differenzialdiagnose ist oftmals schwierig. Unter Berücksichtigung moderner invasiver diagnostischer Verfahren ist jedoch eine zuverlässige histologische **Diagnosestellung** praktisch in allen Fällen möglich.

Für die **Ergusspalliation** stehen verschiedene Pleurodeseverfahren zur Verfügung. Die Wirksamkeit der Pleurodese beruht auf der Induktion lokaler Entzündungsmechanismen, welche eine Verklebung des Pleuraspalts zur Folge haben. Dies gilt auch für lokal instillierte Zytostatika.

Die Wirksamkeit einer **Chemotherapie** bei malignen Ergüssen oder Pleurakarzinosen wird von der Chemosensitivität des Ausgangstumors bestimmt. Bei nicht sicher zuzuordnendem Primärtumor sollte in jedem Fall eine cisplatinhaltige Chemotherapie Verwendung finden. Die **Strahlentherapie** kann insbesondere bei lokalen Problemen und Schmerzen gute palliative Erfolge zeigen.

Für Patienten, die von konservativen Pleurodeseverfahren nicht profitieren, oder – wie im Fall der „gefesselten Lunge" – nicht profitieren können, kommt eine **Operation** infrage (Tumordekortikation).

17.5 Lokalrezidive und Zweittumoren

H. Dienemann

17.5.1 Einleitung

Die **vollständige Resektion** ist die Behandlung der Wahl für das nichtkleinzellige lokalisierte Karzinom der Lunge. Wenn der Tumor die Lungengrenzen nicht überschreitet und die regionären Lymphknoten metastasenfrei sind, verbleiben 70 % aller Patienten innerhalb der ersten 5 Jahre nach Resektion tumorfrei.

17.5.2 Rezidivierung

CAVE

Obwohl nach limitierter Resektion (Segment- statt Lobektomie) Langzeitüberleben erreicht werden kann, ist das Risiko eines Lokalrezidivs mit 10–30 % innerhalb von 5 Jahren beträchtlich höher als nach Lobektomie bzw. ausgedehnteren Resektionen.

Ungeachtet des chirurgischen Verfahrens muss mit einem Rezidiv gerechnet werden, wenn eine komplette Tumorexstirpation nicht erreicht wurde. Dies gilt für **3 verschiedene Situationen**:

- Die Tumorausdehnung verlangt eine extensivere Resektion als es der Patient funktionell tolerieren kann.
- Die Nähe des Tumors zu Hilusstrukturen limitiert die Möglichkeit, die zentralen Resektionsränder in tumorfreiem Gebiet zu setzen.
- Es liegt ein ausgedehnter regionärer Lymphknotenbefall vor.

Eine Resektion gilt als komplett (R0) und **potenziell kurativ**, wenn der Primärtumor und alle erreichbaren mediastinalen, hilären und interlobären Lymphknoten entfernt sind und weder makroskopisch noch mikroskopisch Tumor an den Resektionsgrenzen nachweisbar ist. Unter diesen Umständen beträgt die Rate an lokalen und regionären Rezidiven nicht über 10 %.

Definition

Martini et al. (1999) definieren das Lokalrezidiv als den Nachweis von Tumor innerhalb derselben Lunge oder am Bronchusstumpf, das regionäre Rezidiv als mediastinale Tumormanifestation nach vollständiger mediastinaler Lymphknotendissektion. Als Fernmetastasen werden neue Manifestationen in der kontralateralen Lunge oder außerhalb des Thorax bezeichnet. Voraussetzung für die

Rezidive am Bronchusstumpf, an der Thoraxwand oder in verbliebenen Anteilen eines Lungenlappens nach limitierter Resektion sind im Allgemeinen das **Ergebnis** einer **inadäquaten initialen Operation**, weshalb anstelle des Begriffs „Rezidiv" eigentlich der Begriff „Residuum" korrekter wäre.

17.5.3 Zweittumor

Vom Rezidiv bzw. Residuum ist der Zweittumor (bzw. Dritt-, Vierttumor usw.) zu unterscheiden (Martini et al. 1985). Im Fall des **metachronen Zweittumors** unterscheidet sich der histologische Befund von demjenigen des Primärtumors. Ist er identisch, muss ein freies Intervall von mindestens 2 Jahren bestehen, der Tumor aus einem Carcinoma in situ hervorgehen oder der Zweittumor in einem anderen Lappen oder in der kontralateralen Lunge gelegen und gleichzeitig die gemeinsamen Lymphknotenstationen für Erst- und Zweittumor tumorfrei sein. Dabei dürfen keine extrapulmonalen Metastasen zum Zeitpunkt der Diagnose vorliegen.

Der **synchrone Zweittumor** ist entweder eindeutig topographisch getrennt von anderen Manifestationen unterschiedlicher Histologie oder geht im Fall identischer Histologie aus einem Carcinoma in situ bei freien Lymphknoten der gemeinsamen Lymphknotenstationen und in Abwesenheit extrapulmonaler Metastasen zum Zeitpunkt der Diagnose hervor.

! Lokale oder regionäre Rezidive wie auch Fernmetastasen werden meistens innerhalb der ersten 2 Jahre nach operativer Behandlung manifest. Patienten mit Überlebenszeiten von mehreren Jahren haben hingegen ein zunehmendes Risiko für ein Zweitkarzinom. In einer Serie von 118 Patienten des Memorial Sloan Kettering Cancer Center, die den Primärtumor 10 Jahre überlebt hatten, war kein Rezidiv des Primärtumors, jedoch bei 19 Patienten ein Zweitkarzinom nach 6–22 Jahren nach Erstbehandlung beobachtet worden (Martini et al. 1995). Patienten mit radiologisch okkultem Primärkarzinom entwickeln nach kompletter Resektion 3-mal häufiger ein Zweitkarzinom als Patienten mit radiologisch sichtbarem Primärtumor (T1 N0, T2 N0).

17.5.4 Therapie

Ob im Fall eines Residuums, eines Rezidivs oder eines Zweittumors ein **chirurgisches Verfahren** gewählt wird, hängt von der Lokalisation des Tumors, der Tumormasse und den funktionellen Reserven des Patienten ab. Nach vorangegangener Pneumonektomie ist gegenseitig nicht mehr als eine Keilresektion zumutbar. Patienten mit Bronchusstumpfrezidiv werden unter technischen Gesichtspunkten am einfachsten durch Restpneumonektomie behandelt. Wurde der Primärtumor durch Lobektomie entfernt, ist im Fall kontralateraler Manifestationen die erneute Lobektomie das Verfahren der Wahl. In Ausnahmefällen ist eine Pneumonektomie technisch nicht zu umgehen, jedoch nur zu verantworten, wenn die Behandlung des Ersttumors länger zurückliegt und entsprechend gut kompensiert wurde, d. h. die Kriterien der funktionellen Operabilität annähernd erfüllt sind.

Lediglich 2–3% aller Patienten, die sich einer Operation wegen Lungenkarzinom unterzogen haben, sind noch einer **kurativen Resektion** wegen eines Lokalrezidivs oder Zweittumors zuzuführen. Dieser geringe Prozentsatz erklärt sich aus der Tatsache, dass die meisten Rezidive aus funktionellen oder anatomischen Gründen oder wegen zusätzlicher Fernmetastasen nicht mehr operativ angegangen werden können. Für einen Teil der Patienten gilt schließlich, dass von der betreuenden Einrichtung oder Person die Möglichkeit einer nochmaligen Operation nicht in Betracht gezogen wurde.

Die **Überlebenszeit** nach einem Zweiteingriff beträgt im Median 2–2½ Jahre. Die günstigsten Resultate werden nach ipsilateraler Restpneumonektomie bzw. kontralateraler Lobektomie berichtet.

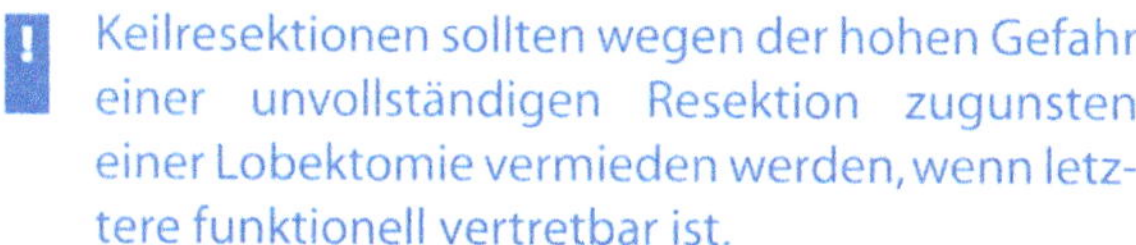

Keilresektionen sollten wegen der hohen Gefahr einer unvollständigen Resektion zugunsten einer Lobektomie vermieden werden, wenn letztere funktionell vertretbar ist.

Da mehr als 50 % der Rezidivtumoren innerhalb der ersten 2 Jahre nach erster Resektion manifest werden und mehr als 90 % innerhalb der ersten 5 Jahre und Zweittumoren zu jedem Zeitpunkt nach Primärtumorentfernung mit gleicher Wahrscheinlichkeit auftreten, sollten Patienten nach vollständiger Operation des Primärtumors einer **lebenslangen Nachbeobachtung** unterzogen werden. Zur Intensität der Nachsorge lassen sich mangels randomisierter Studien lediglich Empfehlungen abgeben, aber noch keine zuverlässigen Angaben machen.

17.6 Nebennierenmetastasen

H. Dienemann

17.6.1 Einleitung

Nebennierenmetastasen finden sich in etwa **einem Drittel aller Autopsiefälle** mit Lungenkarzinom und bei etwa 10 % jener Patienten, bei denen prätherapeutisch ein vollständiges Staging durchgeführt wurde.

17.6.2 Diagnostik

Allein durch **bildgebende Verfahren** (Computertomographie, Sonographie, Kernspintomographie, Positronenemissionstomographie) lässt sich keine sichere Differenzierung zwischen so genannten (benignen) Inzidentalomen und metastatischen Läsionen vornehmen.

Eine perkutane Punktion ist daher anzustreben, wenn die Indikation zur Nebennierenexstirpation vom Tumorgewebenachweis abhängig gemacht wird.

Größe. Eine prospektive Studie über unilaterale Nebennierentumoren bei Patienten mit operablem, nichtkleinzelligem Lungenkarzinom erbrachte einen medianen Durchmesser von 2,0 cm für benigne und von 3,1 cm für maligne Raumforderungen der Nebenniere (Burt et al. 1995).

17.6.3 Therapie

Problematisch ist die **Indikationsstellung zur Operation**. Für Patienten mit simultanem Eingriff an Primärtumor und Nebennierenmetastase wie auch für Patienten nach sekundärer Adrenalektomie werden in einem Drittel der Fälle Überlebenszeiten von mehr als 5 Jahren berichtet. Wegen der insgesamt wenigen Publikationen angesichts einer hohen Inzidenz von Nebennierenmetastasen müssen eine strikte Patientenselektion sowie eine Tendenz zur vorrangigen Veröffentlichung positiver Ergebnisse unterstellt werden.

Die Aussicht, ein Fünfjahresüberleben zu erreichen, sollte daher v. a. bei metachroner Metastasierung die Chirurgie als Behandlungsoption immer mit einbeziehen.

Nebennierenmetastasen mit Infiltration in benachbarte Nervenplexus (periaortale, parasympathische und sympathische Geflechte, Spinalnerven) können schwer beeinflussbare **Schmerzen** verursachen. In derartigen Fällen kann auch unter Inkaufnahme unvollständiger Resektionen eine deutliche Schmerzlinderung erreicht werden.

Literatur

Amling M, Delling G (1998) Osteoklastenbiologie. Bedeutung im Rahmen von Knochenmetastasen. Orthopäde 27: 214–223

Andrews RJ, Gluck DS, Konchingeri RH (1996) Surgical resection of brain metastasis from lung cancer. Acta Neurochir 138: 382–389

Armstrong JG, Wronski M, Galichich J et al. (1994) Postoperative radiation for lung cancer metastatic to the brain. J Clin Oncol 11: 2340–23

Boyd TS, Mehta MP (1999) Stereotactic radiosurgery for brain metastases. Oncology 13: 1397–1409

Burt ME, Heelan RT, Coit D et al. (1995) Prospective evaluation of unilateral adrenal masses in patients with operable non-small cell lung cancer. J Thorac Cardiovasc Surg 109(4): 814–815

Dominkus M, Krepler P, Schwameis E, Kotz R (1998) Operative Therapie von Wirbelsäulenmetastasen 27: 282–286

Friedel G, Linder A, Toomes H (1994) Video-assisted thoracoscopic pleurectomy as therapy for recurring malignant pleural effusion. Minim Invasive Ther 3: 169–172

Friedel G, Linder A, Toomes H (1998) Oncological aspects and palliative treatments in malignant diseases. In: Manncke K, Rosin RD (eds) Minimal access thoracic surgery. Chapman & Hall, London, pp 217–229

Granone P, Margaritora S, D'Andrilli A et al. (2001) Non small cell lung cancer with single brain metastasis: The role of surgical treatment. Eur J Cardiothorac Surg 20: 361–366

Grauer A, Ziegler R (1998) Bisphosphonattherapie in der Therapie von Skelettmetastasen. Orthopäde 27: 231–239

Hainsworth JD, Greco FA (1995) Treatment of patients with cancer of unknown primary site. N Eng J Med 329: 257

Hamy AP, Paineau JR, Mirallie EC, Bizouarn P, Visset JP (2000) Hepatic resection for non-colorectal metastases: forty resections in 35 patients. Hepatogastroenterology 47: 1090–1094

Hansmann HJ, Wunsch C, Schneider B, Brado M, Fleich M, Richter GM, Kauffmann GW (1998) Radiologische Diagnostik von Knochenmetastasen. Orthopäde 27: 224–230

Hentrich M, Hartenstein R (1997) Behandlung maligner Körperhöhlenergüsse. Internist 38: 794–804

Herfarth KK, Debus J, Lohr F et al. (2001) Stereotactic single dose radiation therapy of liver tumors: results of a phase I/II trial. J Clin Oncol 19: 164–170

Hoskin PJ, Yamold JR, Roos DR, Bentzen S (2001) Radiotherapy for bone metastases. Clin Oncol (R Coll Radiol) 13: 88–90

Kehrli P (1999) Epidemiology of brain metastasis. Neurochirurgie 45: 357–363

Krempien B (1994) Morphological findings in bone metastases, tumorosteopathy and antosteolytic therapy. In: Dieh I, Kaufmann M, Bastert G (eds) Metastatic bone disease. Springer, Heidelberg Berlin New York Tokyo, pp 59–85

Lehnert T, Golling M (2001) Indikationen und Ergebnisse der Lebermetastasenresektion. Radiologe 41: 40–48

Lindell G, Ohlsson B, Saarela A, Andersson R, Tranberg KG (1998) Liver resection of noncolorectal secondaries. J Surg Oncol 69: 66–70

Marcou Y, Lindquist C, Adams C, Retsas S, Plowman PN (2001) What is the optimal therapy of brain metastases? Clin Oncol (R Coll Radiol) 13: 105–111

Marel M, Arustova M, Stasny B, Light RW (1993) Incidence of pleural Effusion in a well-defined region: epidemiologic study in central Bohemia. Chest 104: 1486–1489

Martini N, Bains MS, Burt ME et al. (1995) Incidence of local recurrence and second primary tumors in resected stage I lung cancer. J Thorac Cardiovasc Surg 109: 120–129

Martini N, Ghosh P, Melamed MR (1985) Local recurrence and new primary carcinoma after resection. In: Delarue NC, Eschapasse H (eds) International trends in general thoracic surgery, Vol I, Philadelphia, WB Saunders, pp 164–169

Martini N, Rusch VW, Bains MS et al. (1999) Factors influencing ten-year survival in resected stages I to IIIa non-small cell lung cancer. J Thorac Cardiovasc Surg 117: 32–38

Mintz AH, Kestle J, Rathbone MP, Gaspar L, Hugenholtz H, Fischer B (1996) A randomized trial to assess the efficacy of surgery in addition to radiotherapy in patients with a single cerebral metastases. Cancer 78: 1470–1476

Mirels H (1989) Metastatic disease in long bones. Clin Orthop 249: 256–264

Noordijk EM, Vecht CJ, Haaxma-Reiche H et al. (1994) The choice of treatment of single brain metastasis schould be based on extracranial tumor activity and age. Int J Radiat Oncol Biol Phys 29: 711–717

Patchell RA, Tibbs PA, Regine WF, Dempsey RJ, Mohuddin M, Young B (1998) Postoperative radiotherapy in the treatment of single metastasis to the brain: randomized trial. JAMA 280: 1485–1489

Patchell RA, Tibbs PA, Walsh JH, Dempsey RJ, Maruyama Y, Kryscio RJ et al. (1990) A randomized trial of surgery in the treatment of single metastases to the brain. N Engl J Med 322: 494–500

Petrou M, Kaplan D, Goldstraw P (1993) Management of recurrent malignant pleural effusions: talc pleurodesis and pleuroperitoneal shunting. Gen Thorac Surg 1: 54–58

Robinet G, Thomas P, Breton JL et al. (2001) Results of a phase III study of early versus delayed whole brain radiotherapy with concurrent cisplatin and vinorelbin combination in inoperable brain metastases of non-small-cell lung cancer. Ann Oncol 12: 59–67

Savage AP, Malt RA (1992) Survival after hepatic resection for malignant tumours. Br J Surg 79(10): 1095–1101

Thomas AJ, Rock JP, Johnson CC, Weiss L, Jacobsen G, Rosenblum ML (2000) Survival of patients with synchronous brain metastases: an epidemiological study in southeastern Michigan. J Neurosurg 93: 927–931

Zabel A, Milker-Zabel S, Thilmann C et al. (2002) Treatment of brain metastases in patients with non-small cell lung cancer (NSCLC) by stereotactic linac-based radiosurgery: Prognostic factors. Lung Cancer, accepted for publication

Kapitel 18

Tumorbedingte Komplikationen

P. Drings

Inhaltsverzeichnis

18.1 Einleitung

Die Lokalisation des Primärtumors, seine lokoregionäre Ausdehnung sowie das metastatische Wachstum können bei Patienten mit Lungenkrebs schwerwiegende, gelegentlich lebensbedrohliche **Komplikationen** hervorrufen. Hinzu kommen hormonelle und metabolische Fernwirkungen bestimmter **paraneoplastischer Syndrome.**

! Der behandelnde Arzt muss die typischen Komplikationen kennen, um sie rasch diagnostizieren und adäquat behandeln zu können (Tonato u. Minotti 2000):
- Infektionen,
- massive Hämoptyse (Hämoptoe),
- starker Thoraxschmerz,
- obere Einflussstauung (V.-cava-superior-Syndrom),
- massiver Pleuraerguss,
- Herztamponade,
- spinales Kompressionssyndrom und
- paraneoplastische Syndrome.

18.2 Infektionen

CAVE

Infektionen des Lungengewebes stellen eine häufige Komplikation bei Patienten mit malignen Lungentumoren dar. Oft sind sie die direkte Todesursache.

Lokale und systemische **Auswirkungen des Tumors** wie auch eine therapieinduzierte **Immunsuppression** prädisponieren die Patienten zur Entwicklung von Infektionen des Lungengewebes. Klinische Analysen ergaben, dass die direkten lokalen und systemischen Tumorwirkungen von größerer Bedeutung sind als die Auswirkungen der Therapie (Verordnung von Glukokortikoiden, zytostatische Behandlung). Als **häufigste Erreger** werden

- Streptokokken,
- Staphylococcus aureus,
- Klebsiella pneumoniae,
- Enterobacter aerogenes und
- Pseudomonas aeroginosa

identifiziert.

Entstehung der Infektion. Entstehung und Ausmaß pulmonaler Infektionen werden durch das lokale Wachstum des Tumors bestimmt. In den zentralen Atemwegen lokalisierte Neoplasien rufen eine Bronchusobstruktion mit nachfolgender obstruktiver Pneumonie hervor. In großen Tumoren können durch zentrale Nekrose und nachfolgende Infektion maligne Abszesse entstehen. Diese Patienten entwickeln die typischen Symptome einer Pneumonie mit Fieber, Schüttelfrost, produktivem Husten und gelegentlichen Hämoptysen. Besonders nichtkleinzellige Karzinome können im Röntgenbild als Lungenabszesse imponieren.

Seltene und schwere Komplikationen sind tracheo- oder broncho-ösophageale **Fisteln**, die sich in anfallsartigen Hustenattacken nach Nahrungsaufnahme und in wiederholten Aspirationspneumonien manifestieren.

Diagnostik, Therapie. Für die Diagnose einer Infektion ist die Bronchoskopie mit gezielter Entnahme von Lungenschleim zur bakteriologischen Untersuchung von großem Nutzen. Wenn möglich, sollten die endobronchiale Obstruktion beseitigt und der tumorbedingte Abszess bronchoskopisch drainiert werden. Gelegentlich ist die palliative chirurgische Resektion eines durch Infektionen und Tumoren destruierten Lungenlappens erforderlich. Die medikamentöse Therapie dieser schweren Infektionen erfolgt nach den bekannten Regeln der antibakteriellen Behandlung von Infektionen der oberen Luftwege und der Lungen.

18.3 Massive Hämoptyse (Hämoptoe)

Mehr als die Hälfte aller Patienten mit Lungenkrebs entwickeln im Verlauf der Krankheit Hämoptysen – massive, lebensbedrohliche Formen sind jedoch relativ selten. Eine **massive Hämoptyse** ist definiert als Expektoration von mindestens 600 ml Blut innerhalb von 24 h. Die Patienten versterben nicht an den Folgen des Blutverlusts, sondern an der Asphyxie, da das Lungensystem bei massiver Blutung sehr rasch vollläuft. Am häufigsten ist diese Komplikation bei zentralen Tumoren, die zur Infiltration und Nekrose der Wände großer Gefäße führen können.

Primärtherapie. Das primäre Ziel der Behandlung besteht in einer ausreichenden Oxigenierung und Stabilisierung der Hämodynamik. Klinisch stabile Patienten lagert man auf die blutende Seite, um eine Aspiration in die kontralaterale Lunge zu vermeiden. Absolute körperliche Ruhe, die Therapie mit Sedativa und hustendämpfenden Medikamenten sowie Sauerstoffzufuhr sind angezeigt.

Bronchoskopische Therapie. Mit dem starren Bronchoskop, das in dieser Situation dem flexiblen Gerät überlegen ist, werden die Atemwege freigesaugt und versucht, die Blutung zu stillen. Gelingt dies nicht, wird eine Lungenhälfte mit einem Ballonkatheter blockiert. Mit Hilfe eines Doppellumenkatheters gelingt es, in einem Lungenflügel das Blut abzusaugen und im anderen eine ausreichende Sauerstoffzufuhr zu garantieren. Wenn die technischen Voraussetzungen bestehen, wird man versuchen, Blutungen aus Lungenarterien mittels therapeutischer Embolisierung zu stillen. Sollten diese konservativen Maßnahmen eine schwere Blutung nicht stillen können, andererseits aber eine funktionelle Operabilität bestehen, kann der Lungenlappen mit der Blutungsquelle reseziert werden.

CAVE

Die Mortalität der massiven Tumorblutung ist sehr hoch. Sie wird in der Literatur mit 30–100 % angegeben. Der plötzliche und massive Blutsturz führt innerhalb weniger Sekunden zum Tod.

18.4 Starker Thoraxschmerz

Etwa ein Viertel bis die Hälfte aller Patienten mit Lungenkrebs klagen über Thoraxschmerzen, hervorgerufen durch **direkte oder metastatische Infiltration** in schmerzsensible Strukturen – wie das Mediastinum, die Pleura oder die Thoraxwand. Periphere Tumoren mit Infiltration der parietalen Pleura und der Thoraxwand verursachen heftige, intermittierende Pleuraschmerzen. Andere Patienten klagen über schwer lokalisierbare dumpfe Schmerzen, oft assoziiert mit zentralen Tumoren und möglicher Infiltration perivaskulärer und peribronchialer Nerven.

Ein charakteristisches Schmerzsyndrom ist das **Pancoast-Syndrom**, hervorgerufen durch Tumoren im Sulcus superior. Typisch für dieses Syndrom sind Schulterschmerzen, ausgelöst durch neoplastische Infiltration in den Plexus brachialis, die parietale Pleura, die Fascia endothoracica, Wirbelkörper sowie die ersten bis dritten Rippen. Dieses Pancoast-Syndrom wird häufiger durch nichtkleinzellige als durch kleinzellige Lungenkarzinome ausgelöst. Die **Behandlung** besteht in der Kombination von Radiotherapie und Operation. Diese Maßnahmen führen zu einer Verkleinerung der Tumormasse, Verringerung der Infiltration in die Umgebung sowie Hemmung möglicher entzündlicher Begleitreaktionen.

Therapie. Die Behandlung des Tumorschmerzes ist, wie jede Tumortherapie, multimodal. Man weiß heute, dass bei 90 % der Patienten mit tumorbedingten Schmerzen eine orale medikamentöse Therapie ausreicht, wenn diese Möglichkeit auch tatsächlich genutzt wird. Die Auswahl des jeweiligen Medikaments wird vom Schmerzsyndrom bestimmt. Bewährt hat sich in den vergangenen Jahren ein Stufenplan der **medikamentösen Schmerztherapie** nach den Richtlinien der Weltgesundheitsorganisation. Er orientiert sich an der Ätiologie und dem Schweregrad der Schmerzen. Es werden **3 Stufen** unterschieden:

- Stufe 1: Verordnung überwiegend nichtopioider Analgetika nach einem festen Zeitplan, z. B. Prostaglandinsynthesehemmer, Azetylsalizylsäure, Metamizol, Paracetamol, Indometazin, Diclofenac;
- Stufe 2: bei ungenügender Wirkung der Substanzen der Stufe 1 Verordnung schwacher bis mittelstarker Opioide – wie Kodein, Dihydrokodein, Tramadol, Tilidin mit Naloxon;
- Stufe 3: Einsatz starker Opioide (z. B. Morphin) bei Versagen der Verfahren der Stufen 1 und 2.

Zusätzlich gibt man zu diesen verschiedenen Analgetika als Adjuvanzien so genannte **Koanalgetika**, wie Psychopharmaka (Antidepressiva, Neuroleptika, Antiepileptika, Myotonolytika) und Glukokortikoide (WHO 1996).

18.5 Massiver Pleuraerguss

Etwa 25 % der Patienten mit einem Lungenkarzinom entwickeln im Verlauf der Erkrankung einen Pleuraerguss. Die Möglichkeiten der Entstehung, die Symptome sowie die diagnostischen und therapeutischen Verfahren sind ausführlich im Kap. 5 dargestellt. Während etwa ein Viertel der Patienten keine **Symptome** des Pleuraergusses bemerken, kann er bei anderen, besonders wenn der Erguss rasch entsteht, eine schwere Dyspnoe sowie Husten und Thoraxwandschmerzen verursachen.

Eine entlastende **Pleurapunktion** führt rasch zur Besserung des Befindens der Patienten. Abhängig von der Gesamtsituation, dem Allgemeinzustand und der tumorbedingten Prognose wird man entweder diese Punktionen kurzfristig wiederholen oder von vornherein eine Drainagebehandlung – evtl. ergänzt durch eine Pleurodese – einleiten.

Eine systemische Chemotherapie ist besonders dann indiziert, wenn der Erguss durch ein kleinzelliges Lungenkarzinom verursacht ist. Patienten mit diesem Tumor und einem ipsilateralen Pleuraerguss als einzige Manifestation über den Primärtumor und den Befall regionaler Lymphknotenstationen hinaus haben eine Remissionsrate und eine mediane Überlebensdauer wie sonstige Patienten des Stadiums „limited disease". Dies bedeutet, dass der Pleuraerguss per se die Prognose nicht ungünstig beeinflusst.

18.6 Herztamponade

CAVE

Eine Herztamponade stellt einen onkologischen Notfall dar. Sie kann akut entstehen und lebensbedrohlich für Patienten sein, die sonst noch eine recht gute Prognose hätten. Lungenkarzinome sind die häufigste Ursache für einen malignen Perikarderguss.

Entstehung. Eine Infiltration des Perikards entsteht durch direktes Tumorwachstum oder retrograde Infiltration über mediastinale oder epikardiale Lymphbahnen. Auch eine strahlenbedingte Perikarditis mit Fibrose kann eine Herztamponade verursachen. Die auslösende Flüssigkeitsmenge kann klein (weniger als 200 ml) sein, wenn die Exsudation rasch entsteht und das Perikard wegen einer Fibrose nicht ausdehnungsfähig ist, andererseits aber auch über 1 l betragen, wenn die Flüssigkeitsansammlung über einen langen Zeitraum entstanden und die Perikardhöhle somit aufnahmefähiger geworden ist. Hieraus geht hervor, dass die **Schwere der klinischen Symptome** abhängig von der Ausdehnungsfähigkeit des Perikards, dem Flüssigkeitsvolumen und dem Tempo der Entwicklung der Herzkompression ist.

Die **Symptome einer Herztamponade** sind unspezifisch. Am häufigsten sind Thoraxschmerz (präkordiales Beklemmungsgefühl und starker retrosternaler Schmerz) und Dyspnoe – gelegentlich mit Orthopnoe –, außerdem Husten, Heiserkeit, Schluckauf, Übelkeit und Oberbauchschmerzen. Als Folge des verminderten Herzminutenvolumens entstehen Hypotonie, periphere Zyanose und Tachykardie. Der verminderte venöse Rückfluss führt zur oberen Einflussstauung (Schrump u. Nguyen 2001).

Diagnostik. Bei der körperlichen Untersuchung imponieren eine Verbreiterung der Herzkontur, ein dritter Herzton („Perikardton") und evtl. ein Perikardreiben. Die obligate Thoraxröntgenübersichtsaufnahme zeigt eine erweiterte Herzsilhouette (Tabaksbeutelform). Bei rascher Entstehung des Herzergusses und damit ungenügender Dehnungsfähigkeit des Perikards kann die Herzsilhouette jedoch im Röntgenbild normal erscheinen. Das Elektrokardiogramm zeigt eine Niedervoltage, eine Sinustachykardie, evtl. einen elektrischen Alternans und eine Arrhythmie. Rasch und einfach wird eine Herztamponade mittels Echokardiographie diagnostiziert. Diese Methode bietet gleichzeitig die Möglichkeit der Punktion eines Ergusses unter sonographischer Kontrolle. Angiokardiographie, Myokardszintigraphie und Herzkatheter spielen in der Diagnostik von Perikardergüssen eine zusätzliche, allerdings untergeordnete Rolle.

Therapie. Die Therapie der Wahl besteht in der Perikardiozentese mit Drainage des Perikardergusses, später evtl. gefolgt durch die intrakavitäre Therapie mit Tetrazyklinen oder anderen sklerosierenden Substanzen, die sich auch in der Behandlung maligner Pleuraergüsse bewährt haben.

CAVE

Ein sehr rasches Handeln ist angezeigt, wenn der Patient bereits eine Zyanose, eine Dyspnoe, einen kardialen Schock oder einen Pulsus paradoxus entwickelt hat. Die sofortige Perikardiozentese, z. B. ausgeführt durch Punktion des subxiphoidalen Perikardfensters, ist lebensrettend. Bei direkter Tumorkompression ist zu prüfen, ob eine Thorakotomie technisch möglich und sinnvoll ist.

Die **Spätprognose** dieser Komplikation eines Lungenkarzinoms ist i. d. R. schlecht. Die meisten Patienten versterben innerhalb weniger Wochen, unabhängig von der Möglichkeit der akuten Druckentlastung. Ausnahmen stellen einige Patienten mit kleinzelligen Lungenkarzinomen dar, weil es für sie gute Möglichkeiten einer Chemo- und/oder Radiotherapie gibt.

18.7 V.-cava-superior-Syndrom (obere Einflussstauung)

Das V.-cava-superior-Syndrom (SVCS) entsteht relativ plötzlich und entwickelt die typischen Symptome innerhalb weniger Tage. Etwa 70 % aller Fälle eines SVCS werden durch ein Lungenkarzinom hervorgerufen. Der Tumor bzw. seine mediastinalen Lymphknotenmetastasen verschließen die Venen durch direkte **Infiltration** oder externe **Kompression**, häufig auch durch intraluminale **Thrombose**.

Führende **Symptome** sind

- Dyspnoe,
- Kopfschmerzen,
- Schwellungen des Gesichts, der Halsregion und der oberen Extremitäten,
- Husten,
- Thoraxschmerzen und
- Dysphagie.

Es imponieren eine tiefe Zyanose des Gesichts, eine Plethora, ein Gesichtsödem sowie sichtbar und tastbar erweiterte Halsvenen. Durch Tieflagerung des Oberkörpers werden die Symptome dramatisch verstärkt. Das Ausmaß venöser Kollateralen wird durch die Zeit, in der sich die Obstruktion der großen venösen Gefäße entwickelte, und von der anatomischen Lokalisation der Blockade bestimmt. Obstruktionen oberhalb der Einmündung der V. azygos werden besser toleriert (Yahalom 2001).

! Die meisten Lungenkarzinome, die ein SVCS entwickeln, haben ihren Ursprung auf der rechten Seite, hauptsächlich im rechten Oberlappen oder Hauptbronchus. Unter den histologischen Typen dominieren die kleinzelligen Karzinome, gefolgt von den Plattenepithelkarzinomen.

Diagnostik. Die obere Einflussstauung ist eine klinische Diagnose. Sie fällt leicht, wenn die typischen Symptome vorhanden sind. Im Vordergrund der apparativen Diagnostik stehen die Thoraxröntgenübersichtsaufnahme in 2 Ebenen und ein thorakales Computertomogramm, in Ergänzung evtl. die Kavographie zur Lokalisation des Verschlusses bzw. der Kompression und zur Beurteilung möglicher Kollateralkreisläufe.

CAVE

Bei Anzeichen einer Obstruktion der oberen Atemwege (Stridor) oder eines wesentlich erhöhten intrakraniellen Drucks (Stupor oder Konvulsion) ist eine Notfalltherapie erforderlich. Meistens bleibt jedoch Zeit, vor Einleitung einer Therapie eine definitive histologische Diagnose zu stellen.

Zu den invasiven Methoden zur Gewinnung von **histologischem Material** gehören die Bronchoskopie mit Biopsie, bei tastbaren supraklavikulären Lymphknoten eine Lymphknotenbiopsie (wenn sie technisch möglich ist), andernfalls eine Feinnadelpunktion. Eine Mediastinoskopie mit Biopsie ist i. d. R. wegen erhöhter Blutungsgefahr unmöglich. Wenn die oben genannten Untersuchungen ohne Befund bleiben, ist die diagnostische Thorakotomie indiziert.

Vor Einleitung einer kausalen Therapie wird man **allgemeine Maßnahmen** wie Bettruhe, Hochlagerung des Oberkörpers, Sauerstoffzufuhr und eine Behandlung mit Glukokortikoiden und Diuretika (Cave: erhöhtes Risiko einer Thrombosierung) einleiten.

Wenn das SVCS durch ein **kleinzelliges Lungenkarzinom** verursacht ist, wird sofort eine der bei dieser Tumorentität etablierten Zytostatikakombinationen eingesetzt. Eine Besserung der Symptome tritt i. d. R. bereits nach wenigen Tagen ein. Die Chemotherapie hat den Vorteil, dass sie sofort und an jedem Ort eingeleitet werden kann. Eine Alternative hierzu ist die primäre Radiotherapie, deren Ergebnisse bei diesem radiosensiblen Tumor vergleichbar sind.

Wenn ein **nichtkleinzelliges Lungenkarzinom** das SVCS auslöst, wird die kausale Therapie mit einer Radiotherapie eingeleitet und dabei zunächst Fraktionen mit erhöhter Einzeldosis verabreicht, um danach die übliche Gesamtherddosis zu applizieren.

Tipp

Wenn die histologische Diagnose des Tumors nicht bekannt ist, aber andererseits kein Zweifel am Vorhandensein eines malignen Lungentumors besteht und die akute Symptomatik zu raschem Handeln zwingt, ist man berechtigt, sofort eine Chemotherapie mit einer Zytostatikakombination, die bei den verschiedenen Typen des Lungenkarzinoms wirkt (z. B. Cisplatin plus Etoposid), einzuleiten.

Als ergänzende Therapie ist eine **Antikoagulation mit Heparin**, besonders bei Nachweis einer intraluminalen Thrombose, von Vorteil. Kontraindikationen sind allerdings zu beachten. Eine **operative Therapie** ist nur sehr selten indiziert. In den letzten Jahren wurden zunehmende Erfahrungen mit **Ballondilatationen** der Venen und **Stent-Implantationen** gemacht. Durch diese Maßnahmen erreicht man nicht nur eine rasche Symptomlinderung, sondern bei einigen Patienten in Kombination mit einer kausalen Therapie lang anhaltende Remissionen. Die Komplikationsrate dieser endovaskulären Therapie schwankt zwischen 0% und 50%. Typische Komplikationen sind Blutungen, Stent-Dislokationen, Stent-Okklusionen und Lungenarterienembolien.

18.8 Spinales Kompressionssyndrom

! Das durch einen malignen Tumor verursachte spinale Kompressionssyndrom stellt einen onkologischen Notfall dar.

Entstehung. Verursacht wird es durch eine Kompression des Rückenmarks infolge metastatischer Destruktionen und anschließender Kompression von Wirbelkörpern, infolge direkter Tumorinfiltration in den Extraduralraum durch die Foramina intervertebralia oder durch eine intraspinale Metastasierung. Etwa 5% aller Patienten mit einem Lungenkarzinom entwickeln ein spinales Kompressionssyndrom.

! Entscheidend für die Prognose ist die rasche Diagnose und prompte Einleitung der Therapie. Zu oft wird die Diagnose zu spät gestellt.

Wenn die **typischen Symptome** – wie Paraparese, Sensibilitäts- und Blasen- bzw. Darmentleerungsstörungen – aufgetreten sind, bestehen keine Zweifel an der Diagnose. Oft ist es dann jedoch für eine wirkungsvolle Therapie zu spät. Von entscheidender Bedeutung ist es, rechtzeitig initiale Symptome zu erfassen und richtig zu deuten. Ein häufiges **Frühsymptom** sind bei bis zu 95% der Patienten isolierte Rückenschmerzen lokal oder radikulär. Eine Muskelschwäche, besonders in den proximalen Bereichen der unteren Extremitäten, stellt bei etwa 80% der Patienten ein Frühsymptom dar. Mittels sorgfältiger neurologischer Untersuchung lässt sich die Läsion im Rückenmark lokalisieren.

CAVE

Obwohl etwa 80% der Patienten mit einem spinalen Kompressionssyndrom pathologische Veränderungen in den Röntgenaufnahmen der Wirbelsäule erkennen lassen, schließen normale Befunde eine epidurale Metastasierung nicht aus. Als diagnostisches Verfahren der Wahl gilt die Magnetresonanztomographie.

Die **Behandlung** muss sofort eingeleitet werden. Wenn bereits die Gehfähigkeit und die Sphinkterfunktion verloren sind, ist die Prognose quoad restitutionem sehr schlecht. Im Gegensatz dazu behalten über 80% der Patienten die Funktion zum Gehen, wenn diese primär nur geringgradig eingeschränkt war. Während Paraparesen in 20–60% eine Besserung der motorischen Funktion erfahren, ist dies nur bei etwa 16% der Patienten mit Paraplegien möglich.

Die Therapie beginnt sofort mit der **Applikation von Glukokortikoiden** (z. B. Dexamethason) in hoher Dosis. Entscheidend ist eine rasche Druckentlastung – vergleichbar akutem Hirndruck bei Hirnmetastasen. Im interdisziplinären Konsilium wird man entscheiden, ob eine Radiotherapie eingeleitet oder eine operative Behandlung bevorzugt wird. Patienten mit Instabilität der Wirbelkörper und Kompression des Rückenmarks sind in erster Linie Kandidaten für die **Operation** (z. B. Laminektomie), während Patienten mit nur kurzfristiger Lebenserwartung, bereits seit über 12–24 h bestehender Paraplegie, hoher Komorbidität und Befall mehrerer Segmente eher einer **Radiotherapie** zugeführt werden. Bei kleinzelligem Lungenkarzinom mit hoher Sensibilität gegenüber der **Chemotherapie** wird man diese, evtl. in Kombination mit einer Radiotherapie, einsetzen (Fuller et al. 2001).

18.9 Paraneoplastische Syndrome

Das klinische Bild und der Verlauf eines Tumorleidens werden weitgehend durch das lokal infiltrierende und destruierende Wachstum sowie die Metastasierungstendenz des malignen Tumors bestimmt. Dies gilt für die Lungenkarzinome wie für alle anderen Tumoren. Zusätzlich üben Malignome **Fernwirkungen auf den Organismus** aus. Es entspricht einer Alltagserfahrung, dass beim Tumorkranken

- Inappetenz,
- Gewichtsverlust,
- Leistungsminderung,
- Veränderungen des Bluteiweißbilds,
- eine erhöhte Blutkörperchensenkungsgeschwindigkeit sowie
- Störungen in der humoralen und zellulären Immunität

auftreten.

Neben diesen unspezifischen Symptomen können Tumoren **spezifische Veränderungen** auslösen, die ebenfalls als Fernwirkungen aufzufassen sind. Diese Zustände werden ganz allgemein als paraneoplastische Symptome bezeichnet. Dabei besteht keine Übereinkunft, wie weit dieser Begriff verwendet werden kann. Während einzelne Autoren nur die Endokrinopathien unter diesem Begriff subsummieren, betrachten andere alle nicht auf das lokale oder metastatische Wachstum des Tumors zurückzuführenden Veränderungen als paraneoplastisch.

Diese Syndrome sind aus mehreren Gründen von **klinischer Bedeutung**:

- Sie können das erste Tumorsyndrom darstellen und so u. U. eine Frühdiagnose ermöglichen.
- Sie bestimmen bisweilen im Verlauf der Tumorerkrankung das Krankheitsbild und verursachen in manchen Fällen den frühzeitigen Tod des Patienten.
- Sie verschwinden bei Tumorentfernung und werden bei Rezidiven des Malignoms wieder nachweisbar.

Mit wenigen Ausnahmen kann jeder beliebige Tumor jedes dieser paraneoplastischen Syndrome verursachen. Verwirrend und faszinierend sind die **Inkonstanz und wechselnden Kombinationen** dieser Veränderungen. Die verschiedenen Lungenkarzinome sind durch eine besondere Häufung dieser paraneoplastischen Syndrome gekennzeichnet:

- hämatologische und vaskuläre Veränderungen,
- Veränderungen am Gefäßsystem,
- Veränderungen am Skelettsystem,
- Manifestationen an der Haut,
- neurologische Paraneoplasien,
- endokrine Paraneoplasien:
  - Schwartz-Bartter-Syndrom,
  - ektopes ACTH-Syndrom,
  - ektope Parathormonbildung mit Hyperkalzämie sowie
  - sonstige endokrine Paraneoplasien.

18.9.1 Hämatologische und vaskuläre Veränderungen

Das Blut weist typische, als paraneoplastisch zu deutende Veränderungen auf. Die **Tumoranämie** ist sowohl Folge einer Verkürzung der Erythrozytenlebensdauer als auch einer Störung der Erythrozytenbildung. Für die gesteigerte Hämolyse wurden immunologische und mechanische Faktoren identifiziert. Ein völliges Versiegen der Erythrozytenbildung ist für die aplastische Anämie kennzeichnend, die nicht nur bei malignen Tumoren des Thymus, sondern auch bei Lungenkarzinomen beobachtet wird.

Eine **paraneoplastische Polyglobulie** – verursacht durch eine vermehrte Produktion von Erythropoietin – tritt in erster Linie bei Hypernephromen, Kleinhirntumoren und Hepatomen auf, wird jedoch auch bei Lungenkarzinomen beobachtet. Hiermit ist bei diesen Tumoren nicht die reaktive Polyglobulie infolge eingeschränkter Lungenfunktion und peripherer Sauerstoffarmut gemeint.

Von klinischer Bedeutung ist die Tatsache, dass bei einer Polyglobulie mit erhöhter Blutkörperchensenkungsgeschwindigkeit immer ein maligner Tumor in Erwägung gezogen werden muss.

Unter den **Veränderungen** des **weißen Blutbilds** bei Tumorpatienten ist eine neutrophile Leukozytose ohne adäquate Vermehrung der Stabkernigen charakteristisch. Man nimmt eine direkte Wirkung des Tumors auf die Granulozytopoese an. Selten sind reifzellige Hyperleukozytosen mit peripheren Leukozytenzahlen bis 100.000/mm³ bei großen, nekrotisierenden Tumoren. Bis zu 10 % aller Karzinompatienten zeigen eine Eosinophilie, deren Ursache unbekannt ist. Möglicherweise wird sie durch Tumorzerfallsprodukte oder Antikörper induziert.

Patienten mit Lungenkarzinomen können eine generelle **Aktivierung des Gerinnungssystems** aufweisen, deren klinische Konsequenz häufig in einer besonderen Thromboseneigung besteht. Als Veränderungen des Gerinnungssystems werden

- eine Verkürzung der Blutungszeit und der partiellen Thromboplastinzeit,
- ein Anstieg der Toleranz gegenüber Heparin,
- eine Erhöhung der Plasmaspiegel der Faktoren I, II, V, VIII, IX und XI sowie
- eine vermehrte Thromboplastinbildung und eine Erhöhung der Thrombozytenzahl, also eine Hyperkoagulopathie,

beobachtet.

Diese Veränderungen erklären die bei Lungenkarzinomen nicht ungewöhnlichen **thrombotischen Syndrome**. Insgesamt werden 3 % aller Phlebitiden durch maligne Tumoren verursacht. Hier muss man in erster Linie die Lungenkarzinome nennen. Die Tumoren unterhalten eine Thrombophlebitis, die ihrem Charakter nach als Phlebitis migrans oder saltans bezeichnet wird.

! Die Thrombose tritt bei einem Drittel der Patienten vor Entdeckung des Tumors auf und stellt damit ein wertvolles Frühsymptom dar, das der Tumordiagnose bis zu 2 Jahre vorangehen kann. Charakteristisch ist die Symptomatik:

- plötzliche Thrombosierung größerer Venenstrecken,
- häufiger Befall der Armvenen,
- asymmetrische Verteilung der Thrombosen,
- besondere Schmerzhaftigkeit der Thrombosen,
- Rezidivneigung – Migrans,
- Freibleiben der Arterien sowie
- Therapieresistenz gegenüber Dikumarolderivaten.

Die **disseminierte intravaskuläre Gerinnung** ist eine andere Form der Hämostasestörung, charakterisiert durch eine gleichzeitig gesteigerte Fibrinproduktion und Fibrinolyse. Diese Störung wird bei vielen malignen Tumoren beobachtet, tritt aber besonders häufig bei Lungenkarzinomen, Prostatakarzinomen, Mammakarzinomen, malignen Tumoren des Gastrointestinaltrakts, malignen Melanomen und Leukämien auf. Dieses Krankheitsbild ist gekennzeichnet durch

- eine Verlängerung der Thrombinzeit, der Prothrombinzeit und der partiellen Thromboplastinzeit,
- einen Abfall in der Konzentration des Plasmafibrinogens und anderer Gerinnungsfaktoren,
- eine Thrombozytopenie und
- den Nachweis von Antigenen im Serum, die mit Antiserum gegen Fibrinogen und seine Derivate reagieren.

Jedoch ist das **Vollbild** der disseminierten intravaskulären Koagulation mit Verbrauch von Thrombozyten und Gerinnungsfaktoren und folgender Blutung bei Lungenkarzinomen relativ selten.

Die bakterielle thrombotische **Endokarditis**, auch als marantische Endokarditis bezeichnet, ist besonders bei Adenokarzinomen und hier bei bronchioloalveolären Karzinomen bekannt. In Autopsien wird die Inzidenz mit etwa 7 % angegeben. Besonders häufig ist die Mitralklappe befallen. Es können arterielle Embolien in das zentrale Nervensystem, die Nieren und die Koronararterien resultieren.

Andere vaskuläre paraneoplastische Tumorkomplikationen bei Lungenkarzinomen sind **Tumorembolien** in die Lungen und das Gehirn. Klinisch werden sie relativ selten entdeckt. Autopsien bestätigen sie jedoch relativ häufig. Die Behandlung von thrombembolischen Komplikationen bei Patienten mit Lungenkarzinomen ist schwierig. Typischerweise sind sie resistent gegenüber einer Antikoagulation. Empfohlen wird die Langzeitbehandlung mit subkutanem Heparin oder Thrombozytenaggregationshemmern. Jedoch existieren gegenwärtig keine kontrollierten Studien zu dieser Frage.

18.9.2 Veränderungen am Skelettsystem

Marie und Bamberger beschrieben 1890 etwa gleichzeitig **Skelettveränderungen** (Osteoarthropathie hypertrophieante pneumique) bei chronisch-entzündlichen pulmonalen Erkrankungen. Später wurden diese Veränderungen besonders häufig bei Lungenkarzinomen – hier hauptsächlich bei nicht-kleinzelligen Karzinomen –, aber auch bei anderen Typen maligner Läsionen der Lunge – darunter Fibrosarkome, Lymphome, Pleuramesotheliome und Metastasen extrapulmonaler Tumoren – sowie auch bei benignen Tumoren und chronisch-entzündlichen Affektionen der Lunge beobachtet.

! Besonders häufig werden diese paraneoplastischen Veränderungen bei peripheren Lungentumoren und solchen mit zentraler Einschmelzung festgestellt.

Das **Krankheitsbild** ist durch die typischen Trommelschlegelfinger und Keulenzehen charakterisiert. Die Trommelschlegelfinger entstehen durch eine Verdickung des subungualen Bindegewebes, häufig auch vergesellschaftet mit Veränderungen der Fingernägel.

Die **hypertrophe pulmonale Osteoarthropathie** imitiert das Krankheitsbild einer rheumatischen Arthritis mit Gelenkschmerzen, -steifigkeit und -schwellungen sowie Weichteilverdickung. Der Beginn ist häufig akut.

! Dieses paraneoplastische Syndrom kann der Tumordiagnose viele Monate vorausgehen.

Die **Pathogenese** dieses Syndroms der pulmonalen Osteoarthropathie ist auch heute noch weitgehend ungeklärt. Es wird angenommen, dass gefäßaktive Substanzen, die normalerweise in den Lungen eliminiert werden, diese Veränderungen hervorrufen. Die Lungentumoren führen zur Ausbildung von arteriovenösen Shunts und gestatten damit den Übertritt dieser Substanzen in den großen Kreislauf.

Aufgrund dieser rheumatologischen Symptomatik suchen die Patienten häufig zunächst den Orthopäden oder Rheumatologen auf. Im **Skelettszintigramm** erkennt man eine typische Aktivitätsanreicherung an den distalen Enden der befallenen Skelettabschnitte. Sie ist Folge einer proliferativen Periostitis. Im **Röntgenbild** sieht man typische Spiculae im Periost.

Eine **spezifische Therapie** existiert nicht. Die Symptomatik verschwindet unter einer erfolgreichen Tumortherapie. Die Schmerzen lassen sich mit nicht-steroidalen Antirheumatika palliativ beeinflussen.

18.9.3 Manifestationen an der Haut

Die Haut reagiert als Organ auf viele pathologische Vorgänge im Organismus. Paraneoplastische Veränderungen der Haut sind außerordentlich **variabel**.

! Die sehr seltenen kutanen Syndrome „Akanthosis nigricans" und „Erythema gyratum repens" sind zwar insgesamt sehr selten, aber immer mit einem malignen Tumor verbunden.

Andere kutane Veränderungen – wie bullöse Läsionen, eine exfoliative Dermatitis oder ein Erythema multiforme – treten nicht nur bei malignen Tumoren, sondern auch bei verschiedenen gutartigen Erkrankungen auf. Einzelne kutane Syndrome sind immer mit einem bestimmten malignen Tumor verbunden, andere wiederum treten bei verschiedenen Neoplasien auf. In der Regel ist die **Ätiologie** dieser Läsionen unbekannt. Ein Beispiel hierfür ist die Dermatomyositis, bei der in der Hälfte der Fälle ein maligner Tumor zugrunde liegt. Gelegentlich wird dieses sehr unangenehme Krankheitsbild auch im Verlauf eines Lungenkarzinoms beobachtet. Es kann der Tumordiagnose einige Tage bis Jahre vorangehen. Die Dermatomyositis wird mit Glukokortikoiden, bei nicht ausreichender Wirkung zusätzlich mit Zytostatika behandelt.

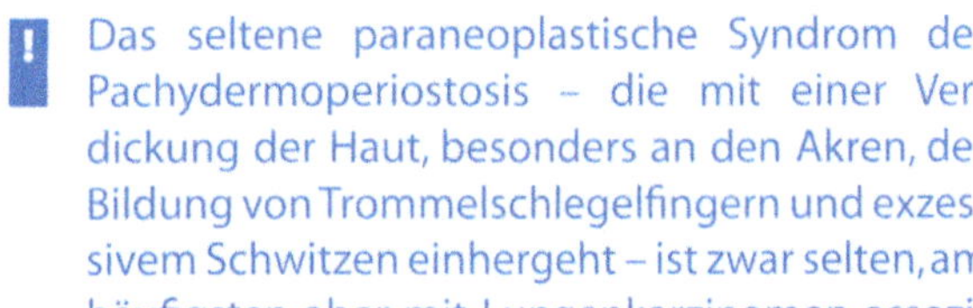

! Das seltene paraneoplastische Syndrom der Pachydermoperiostosis – die mit einer Verdickung der Haut, besonders an den Akren, der Bildung von Trommelschlegelfingern und exzessivem Schwitzen einhergeht – ist zwar selten, am häufigsten aber mit Lungenkarzinomen assoziiert.

Viele Tumorpatienten leiden unter einem erheblichen **Pruritus**. Die hierfür verantwortlichen Mechanismen werden z. Z. noch kontrovers diskutiert. Neben der kausalen Therapie der zugrunde liegenden Tumorerkrankung behandelt man die Patienten mit sedierenden Medikamenten und Serotoninantagonisten.

18.9.4 Neurologische Paraneoplasien

Neurologische Symptome sind im Verlauf maligner Erkrankungen, besonders auch der Lungenkarzinome, sehr häufig, reine paraneoplastische Syndrome jedoch relativ selten. Ihre Diagnose ist nur per exclusionem möglich. Die **Differenzialdiagnose** von neurologischen Symptomen ist bei Tumorpatienten sehr vielfältig:

- durch direktes Tumorwachstum bedingt,
- durch endokrine oder metabolische Tumorprodukte (z. B. ADH, ACTH, Kalzium, Elektrolyte) hervorgerufen,
- Folge zerebraler oder spinaler Gefäßprozesse,
- durch die Toxizität der Therapie verursacht,
- durch ZNS-Infektionen bedingt oder
- aufgrund unbekannter Mechanismen.

Am häufigsten werden neurologische Komplikationen durch das direkte **Tumorwachstum** bzw. die **Metastasierung** verursacht. So findet man z. B. bei 40–65 % der Patienten mit einem Lungenkarzinom bei der Obduktion Hirnmetastasen.

Die zweithäufigste Ursache neurologischer Symptome bei Tumorpatienten sind endokrine **Störungen** des **Wasser- und Elektrolythaushalts**. Nicht selten verursachen zerebrale und spinale **vaskuläre Prozesse** neurologische Symptome.

Die neurologischen paraneoplastischen Syndrome schließen sensorische, sensomotorische und autonome Neuropathien und Enzephalomyelitiden ein. Beispiele für **Paraneoplasien am ZNS** sind

- die subakute zerebellare Degeneration – ein Krankheitsbild mit progressivem, bilateralem Kleinhirnversagen mit folgender Ataxie, Dysarthrie und Hypotonie –,
- die Demenz, verursacht durch eine vermehrte Freisetzung angiogener Peptide sowie ferner eine Proliferation von Endothelzellen,
- die limbische Enzephalitis,
- die Hirnstammenzephalitis und
- die Myelitis.

Sensorische **Neuropathien** und **Enzephalomyelitiden** treten häufig gemeinsam auf. Sie sind besonders mit kleinzelligen Lungenkarzinomen assoziiert. Symptome dieser neurologischen Paraneoplasien können der Tumordiagnose um wenige Jahre vorausgehen. Das Ausmaß der neurologischen Symptome muss nicht mit der Tumormasse korrelieren.

! Zu den häufigsten paraneoplastischen neurologischen Erkrankungen zählen Polyneuropathien. Sie treten bei vielen Tumoren auf, werden aber besonders häufig bei kleinzelligen Lungenkarzinomen beobachtet.

Typisch sind sensomotorische, sensorische, gelegentlich auch überwiegend motorische Formen. Die **klinische Symptomatik** ist uncharakteristisch und entspricht jener von Polyneuropathien anderer Genese. Distal betonte Hypästhesien und Schmerzen, Muskelatrophien, gelegentlich auch lancierende Schmerzen, Ataxien und vegetative Störungen können auftreten.

Für das kleinzellige Lungenkarzinom ist als neurologische Paraneoplasie das **Lambert-Eaton-Syndrom**, eine Pseudomyasthenie, typisch. Es tritt bei bis zu 6 % aller Fälle auf. Das Syndrom ist charakterisiert durch eine Muskelschwäche, Hyporeflexie und autonome Dysfunktion, verursacht durch eine verzögerte Freisetzung von Azethylcholin an den cholinergen Nervenendigungen. Die Symptome sind am Beckengürtel besonders betont und erschweren damit das Aufsitzen und Gehen. Hinzu kommen Beteiligungen des autonomen Nervensystems, die sich in Mundtrockenheit, verminderter Schweißsekretion und Obstipation äußern. Weitere Symptome sind Dysarthrie, Dysphagie und Ptosis. Von der Myasthenia gravis unterscheidet sich dieses Syndrom nicht nur in seinem klinischen Bild, sondern auch durch die typischen elektromyographischen Befunde (Possinger et al. 1999).

18.9.5 Endokrine Paraneoplasien

Unter den vielen bis heute bekannten paraneoplastischen Krankheitsbildern finden die Endokrinopathien eine besonders starke Beachtung. Mit Staunen musste man vor einigen Jahren zur Kenntnis nehmen, dass zahlreiche maligne Tumoren Hormone oder hormonartige Substanzen in großer Menge zu produzieren vermögen, so dass typische **endokrine Überfunktionssyndrome** entstehen.

Definition

Nach einer Definition von Kracht sind diese ektopen paraneoplastischen Endrokrinopathien Überfunktionszustände auf dem Boden einer ektopen Hormonbildung durch Malignome, die weder örtliche, strukturelle noch ontogenetische Beziehungen zum physiologischen Bildungsort des Hormons besitzen.

Charakteristika einer ektopen paraneoplastischen Hormonbildung

- Ein bekanntes endokrines Krankheitsbild liegt vor
- Der Plasmaspiegel des Hormons ist erhöht
- Das Hormon ist im Tumor nachweisbar
- Der Hormonspiegel ist in der Arterie niedriger als in der Vene
- Die entsprechende endokrine Drüse ist atrophiert
- Die Eigenschaften des ektopen Hormons gleichen denen des natürlichen Hormons

Charakteristika der paraneoplastischen Hormone. In der Mehrzahl der Fälle sind nicht sämtliche Charakteristika nachzuweisen. Diese ektopisch gebildeten Hormone müssen nicht unbedingt chemisch identisch mit den Hormonen, deren Überfunktionssyndrom sie nachahmen, sein. Viele dieser Hormone haben Polypeptidcharakter (z. B. ACTH, Gonadotropine, Parathormon, ADH). Zusätzlich kennt man heute jedoch bereits mehrere in Tumoren gebildete hormonartige Substanzen, die keinen Polypeptidcharakter aufweisen. Hierher gehören z. B. die Aminosäure 5-Hydroxytryptophan beim Karzinoidsyndrom und die Prostaglandine, die als ungesättigte zyklische Fettsäuren beim medullären Schilddrüsenkarzinom, aber auch in verschiedenen anderen Tumoren in großen Mengen nachgewiesen worden sind.

! Lungentumoren sind die häufigste Ursache einer paraneoplastischen Endokrinopathie.

Es ist erstaunlich, dass Tumoren verschiedenster Lokalisation in der Lage sind, das gleiche Hormon zu sezernieren. Andererseits können verschiedene Hormone vom gleichen Tumor gebildet werden. Es entstehen dadurch so genannte **Mischendokrinopathien.**

Schwartz-Bartter-Syndrom – Syndrom der inadäquaten ADH-Sekretion (SIADH)

Im Jahre 1957 beschrieben Schwartz und Mitarbeiter ein Krankheitsbild, das durch Wasserretention, Hyponatriämie und renalen Kochsalzverlust gekennzeichnet ist und als Folge der Sekretion des antidiuretischen Hormons (ADH) von einem Lungenkarzinom ausgelöst wurde.

! Die häufigste Ursache des Schwartz-Bartter-Syndroms ist das kleinzellige Lungenkarzinom. Es ist für 75 % aller Fälle eines SIADH verantwortlich. Sowohl in verschiedenen Lungentumoren als auch in Neoplasmen extrapulmonaler Lokalisation konnte ADH nachgewiesen werden.

Die durch eine Wasserintoxikation hervorgerufene **klinische Symptomatik** ist zunächst mit Appetitverlust, Erbrechen, Kopfschmerzen, Schwindel, Reizbarkeit und Persönlichkeitsveränderungen recht uncharakteristisch. Bei einem Abfall des Serumnatriumwerts unter 110 mval/l tritt die neurologisch-psychiatrische Symptomatik mit Reflexabschwächung, Muskelschwäche, Bulbär- oder Pseudobulbärparalyse, Pyramidenbahnzeichen, Stupor und Krämpfen in den Vordergrund (Folgen des Hirnödems). Blutdruck und Hautturgor sind normal, Ödeme treten nicht auf.

Die **diagnostischen Kriterien** sind charakterisiert durch eine hypoosmotische Hyponatriämie, eine Urinosmolarität von über 100 mosmol/kg, eine Euvolämie sowie eine normale Funktion der Nieren, der Nebennieren und der Schilddrüse.

Laborbefunde beim Schwartz-Bartter-Syndrom

- Hyponatriämie und Hypochlorämie mit Hypoosmolalität von Serum und extrazellulärer Flüssigkeit
- Vermehrtes Extrazellularvolumen
- Inadäquat hohe Urinosmolarität (>100 mosmol/kg)
- Normale Nieren- und Nebennierenfunktion
- Häufig Harnstoffwerte <10 mg%

Die **differenzialdiagnostische Abgrenzung** gegenüber einer Hyponatriämie bei Herzinsuffizienz, Leberzirrhose, Nierenversagen, Saluretikagabe und psychogener Polydipsie ist relativ leicht möglich, gegenüber der Nebenniereninsuffizienz jedoch schon schwieriger.

Differenzialdiagnose des Schwartz-Bartter-Syndroms

- Tumor (meistens kleinzelliges Lungenkarzinom)
- Pulmonale Erkrankungen (Infektionen)
- Erkrankungen des ZNS (Trauma, Infektionen, Vaskulitis), Schmerz, Emotion
- Medikamente (Morphin, Cyclophosphamid, Vincristin), Nikotin, Ethanol
- Glukokortikoidmangel, Hypothyreose
- Idiopathisch

Glukokortikoide normalisieren die Störungen bei der Nebennierenrindeninsuffizienz, sie beeinflussen jedoch das paraneoplastische Schwartz-Bartter-Syndrom praktisch nicht.

Beim Vorhandensein eines Lungenkarzinoms, besonders vom kleinzelligen Typ, wird man das SIADH auf diesen Tumor beziehen können. Jedoch müssen auch **andere Ursachen einer Hyponatriämie** in der Differenzialdiagnostik ausgeschlossen werden. Hierbei bildet die Messung des Volumens der Körperflüssigkeit den ersten Schritt.

Da das SIADH zu den so genannten euvolämischen hyponatriämischen Zuständen zählt, müssen zunächst alle Krankheitsbilder, die mit einer **Flüssigkeitszunahme** einhergehen, ausgeschlossen werden. Dies sind die Herzinsuffizienz, das nephrotische Syndrom und die Leberzirrhose. In einem zweiten Schritt wird man eine **hypovolämische Hyponatriämie**, die als Konsequenz einer elektrolytfreien Wasserretention auftritt, bedenken. Wenn der Patient euvolämisch ist, müssen andere Ursachen einer mit normalem extrazellulären Flüssigkeitsvolumen einhergehenden Hyponatriämie ausgeschlossen werden. Hierzu zählen ein Defizit an Glukokortikoiden, eine Hypothyreose sowie Nierenerkrankungen.

Als **gutartige Krankheiten** können mit einem SIADH Lungeninfektionen, Erkrankungen des zentralen Nervensystems (z. B. Schädeltrauma, raumfordernde Läsionen und zerebrovaskuläre Ereignisse) sowie **Medikamente** (daruner Chlorpropamid, Carbamazepin, trizyklische Antidepressiva, Thiazide, Morphin, Cyclophosphamid und Vincristin) verbunden sein.

Die **kausale Therapie** dieser paraneoplastischen Endokrinopathie erfolgt durch die Behandlung des Tumors. Bei 80 % der Patienten normalisiert sich das Serumnatrium innerhalb von 3 Wochen nach Beginn der Chemotherapie. Die Normalisierung dieser Elektrolytstörung kann erstes Anzeichen einer positiven Wirkung der Therapie sein.

Ergänzend zur Tumortherapie wird eine **Flüssigkeitsrestriktion** empfohlen. Unverzichtbar ist sie bei einem Serumnatriumspiegel unter 130 mmol/l. Diese Patienten sollten täglich nicht mehr als 500 ml freies Wasser erhalten. Wenn diese Maßnahme nicht ausreicht, wird eine Therapie mit dem Tetrazyklinantibiotikum **Demeclocyclin** (150–300 mg 6- bis 8-stündlich) empfohlen. Dieses Medikament induziert einen nephrogenen Diabetes insipidus. Patienten mit lebensbedrohlichen Symptomen als Folgen der Hyponatriämie (Serumnatrium unter 115 mmol/l) erhalten intravenös 0,9%ige, selten sogar hypertone Kochsalzlösung und zusätzlich eine intravenöse diuretische Therapie mit Schleifendiuretika, wie Furosemid.

Tipp

Es wird empfohlen, den Natriumspiegel um 1–2 mmol/l/h oder ein Maximum von 20 mmol/l/Tag bis zu einem Level von 120–130 mmol/l zu erhöhen. Eine zu rasche Korrektur kann eine zentrale pontine Myelinolyse hervorrufen.

Ektopes ACTH-Syndrom

Als Modellfall einer paraneoplastischen Endokrinopathie ist das ektope ACTH-Syndrom, das für 15–20 % aller Fälle eines **Cushing-Syndroms** verantwortlich ist, anzusehen. Es gelang 1961 erstmals, im Plasma und in Extrakten des Primärtumors und der Metastasen ACTH zu bestimmen und so den kausalen Zusammenhang zwischen Tumor und Cushing-Syndrom zu beweisen.

Beim ektopen paraneoplastischen Cushing-Syndrom ist die **Nebennierenrinde hyperplastisch** wie beim primär hypophysär-dienzephalen Cushing-Syndrom, das **Hypothalamus-Hypophysen-System supprimiert.** Eine ektope paraneoplastische ACTH-Produktion wird hauptsächlich beim kleinzelligen Karzinom von Lunge und Trachea sowie bei Bronchuskarzinoid, Bronchusadenom sowie Thymom beobachtet. Das Cushing-Syndrom tritt bei etwa 5 % aller Fälle eines kleinzelligen Lungenkarzinoms auf. Eine erhöhte Konzentration an immunreaktivem Kortikotropin kann man allerdings bei mehr als 50 % der Patienten nachweisen.

Die **Symptomatik** des ektopen paraneoplastischen Cushing-Syndroms entwickelt sich rascher als die des Cushing-Syndroms anderer Ätiologie. Recht oft fehlen typische Zeichen. Gewöhnlich tritt trotz des hohen Kortisolspiegels wegen des zugrunde liegenden Tumorleidens keine Gewichtszunahme auf. Die zentripetale Fettsucht und die Striae sind dann nicht nachweisbar. Das ektope paraneoplastische Cushing-Syndrom wird im Gegensatz zum Cushing-Syndrom anderer Ätiologie vorwiegend bei Männern beobachtet. Hypokaliämie, metabolische Alkalose, Muskelschwäche, Ödeme und Hyperpigmentierung sind häufiger – Hypertonie und Kohlenhydratstoffwechselstörungen etwa gleich oft und die Osteoporose seltener als beim Cushing-Syndrom anderer Ätiologie nachweisbar.

Aufschlussreicher sind bei der Untersuchung der Ätiologie des Cushing-Syndroms **Steroidbestimmungen** in Plasma und Urin unter Suppressions- und Stimulationsbedingungen. Bei allen Formen sind die Plasmakortisolwerte und die 17-OH-Kortikosteroidausscheidung vermehrt. Eine Suppression mit Dexamethason ist i. d. R. nur beim hypophysär-dienzephal bedingten Cushing-Syndrom möglich.

Tipp

Durch ACTH-Stimulation können Plasmakortisolwerte und Urinausscheidung der Metaboliten beim hypophysär-dienzephalen und ektopen paraneoplastischen Cushing-Syndrom im Gegensatz zum Nebennierenrindentumor erhöht werden. Bei einer Nebennierenrindenhyperplasie infolge eines hypophysär-dienzephalen Cushing-Syndroms findet sich nach Metopiron-Gabe ein deutlicher Anstieg der 17-OH-Kortikosteroide, beim Nebennierenrindentumor sind meist keine Veränderungen festzustellen. Beim ektopen paraneoplastischen Cushing-Syndrom tritt häufig ein Anstieg, bei exzessivem Hyerkortisolismus jedoch keine Vermehrung der 17-Hydroxykortikosteroide auf (Tabelle 18.1).

Lungenkarzinompatienten mit einer paraneoplastischen ektopen ACTH-Produktion haben eine kürzere Überlebensdauer als Patienten, bei denen dieses Syndrom nicht nachgewiesen werden kann. Erklärt wird dies z. T. mit den typischen Komplikationen einer erhöhten Glukokortikoidproduktion, wie Infektionen und gastrointestinale Ulzera.

Die effektivste **Behandlung** dieses Syndroms besteht in der Reduktion der Tumormassen. Ergänzend können Medikamente, die die Kortisolproduktion hemmen, wie z. B. Aminogluthetimid oder Ketoconazol, verabreicht werden.

Tabelle 18.1. Differenzialdiagnose des Cushing-Syndroms

	Hypophysär-dienzephal	Ektop	Nebennierenrindentumor
Plasmakortisol	+	+	+
Urin-17-OH-Kortikosteroide	+	+	+
ACTH-Plasmaspiegel	n–+	+	–
Tagesrhythmik	–	–	–
Dexamethasonsuppression	n	–	–
ACTH-Test	n	n	–
Metopiron-Test	n	n	–

+ erhöht, *n* normal

Ektope Parathormonbildung

Häufig wird bei malignen Tumoren eine **Hyperkalzämie** nachgewiesen. Mehrere, pathogenetisch vollkommen verschiedene Mechanismen können allein oder im Zusammenwirken diese Hyperkalzämie verursachen.

Osteolytische Metastasen, die für Lungenkarzinome charakteristisch sind, rufen eine Hyperkalzämie und Hyperkalzurie hervor. In dieser Situation sind auch die Plasmakonzentrationen des anorganischen Phosphats und der alkalischen Phosphatase erhöht.

Die Beobachtung eines Falles mit Hyperkalzämie und verminderter Serumphosphatkonzentration bei einem Patienten mit Hypernephrom führte Albright und Reifenstein zu der Vermutung, dass in diesem Fall von dem Tumor **Parathormon sezerniert** wurde. Diese Erklärung wird gegenwärtig als Ursache von Hyperkalzämien bei malignen Tumoren außerhalb der Nebenschilddrüsen sowie beim Ausschluss von Knochenmetastasen akzeptiert. Bei dieser Konstellation stellt die Hyperkalzämie definitionsgemäß eine ektope paraneoplastische Endokrinopathie dar, die auch als **Pseudohyperparathyreoidismus** bezeichnet wird.

! Die häufigsten in der Literatur mitgeteilten Malignome mit einer paraneoplastischen Hyperkalzämie sind das Plattenepithelkarzinom der Lunge, weniger häufig das Adenokarzinom und das kleinzellige Karzinom sowie andere Tumoren – wie Hypernephrom, Mammakarzinom, Ovarialkarzinom, Uteruskarzinom und Karzinome des Magen-Darm-Trakts.

In diesen Fällen wird die paraneoplastische ektope Parathormonproduktion aus der typischen **Elektrolytkonstellation** vermutet und zum größten Teil auch radioimmunologisch bewiesen. Eine Hyperkalzämie entsteht bei diesen Tumoren nicht nur durch die ektope Parathormonproduktion, sondern auch durch die Sekretion von anderen knochengeweberesorbierenden Substanzen, wie verschiedenen Zytokinen.

Schwierig kann die **Differenzialdiagnose** zwischen einem primären und dem Pseudohyperparathyreoidismus sein. Der Nachweis einer Ostitis fibrosa cystica spricht eher für einen primären Hyperparathyreoidismus. Jedoch wurden auch beim Pseudohyperparathyreoidismus diese klassischen Knochenveränderungen beobachtet. Die unterschiedliche Symptomatik wird durch den meist kurz andauernden, weitaus foudroyanteren Verlauf des Pseudohyperparathyreoidismus und die Krankheitserscheinungen des diesem Phänomen zugrunde liegenden Tumors verursacht. Beim Pseudohyperparathyreoidismus beträgt die Krankheitsdauer durchschnittlich 3–6 Monate, Nierensteine sind wesentlich seltener als beim primären Hyperparathyreoidismus.

Gewichtsverlust, Anämie und Erhöhung der alkalischen Phosphatase sind hingegen häufiger. Die Patienten sind i. d. R. älter. Wegen der zugrunde liegenden Tumorerkrankung handelt es sich mehrheitlich um Männer.

Tipp

Der Serumkalziumspiegel bestimmt den Schweregrad einer Hyperkalzämie. Der größte Teil des Serumkalziums ist i. d. R. proteingebunden. Da Tumorpatienten häufig eine Hypalbuminämie aufweisen, ist es möglich, dass bei ihnen durch die alleinige Messung des Serumkalziums die tatsächliche Schwere einer Hyperkalzämie unterschätzt wird. Dieses Problem kann man durch die Bestimmung des ionisierten Kalziums umgehen.

Polyurie, Polydipsie und Müdigkeit sind die ersten **klinischen Zeichen einer Hyperkalzämie.** Das Hyperkalzämiesyndrom kann zu Störungen

- des zentralen Nervensystems (Müdigkeit, Hyporeflexie, Depression, Verwirrtheit und Bewusstseinsstörungen bis zum Koma),
- der Nierenfunktion,
- des Gastrointestinaltrakts (Übelkeit und Erbrechen, Obstipation, peptische Ulzera, Pankreatitis) und
- des Herzens (Arrhythmien, verkürzte QT-Dauer im EKG, Digitalis-Überempfindlichkeit)

führen.

Durch die **kausale Therapie** des zugrunde liegenden Tumors wird die Hyperkalzämie vollständig beseitigt. Wenn diese nicht möglich ist, muss die Prognose der Patienten als sehr schlecht angesehen werden.

Therapie. Die Prinzipien der Behandlung bestehen in einer Steigerung der Urinkalziumausscheidung, Hemmung der Knochenresorption bzw. Kalziummobilisierung und Reduktion der enteralen Kalziumresorption (Possinger u. Große 1999). Dies erreicht man mittels Rehydratation durch orale Flüssigkeitszufuhr oder in schweren Fällen durch die intravenöse Infusion von isotoner Kochsalzlösung. Ergänzt wird diese Maßnahme durch die Verordnung von Schleifendiuretika (z. B. Furosemid). Eine wesentliche Verbesserung der Hyperkalzämiebehandlung erbrachten die Bisphosphonate, welche in der Lage sind, die bei diesem Krankheitsbild erhöhte Knochenresorption zu hemmen. Wegen ihrer mäßigen gastrointestinalen Absorption werden sie am besten intravenös appliziert. Vertreter dieser Stoffgruppe sind das Ibandronat und das Pamidronat. Mit diesen 3 Komponenten (Infusion physiologischer Kochsalzlösung sowie Gabe von Schleifendiuretika und Bisphosphonaten) erreicht man, dass die erhöhten Serumkalziumspiegel nach etwa 3–7 Tagen wieder normalisiert sind.

Die früher häufiger gegebenen Medikamente **Kalzitonin** und **Mithramycin** spielen seit Einführung der Bisphosphonate kaum noch eine Rolle. **Glukokortikoide** werden bei der durch Lungenkarzinome hervorgerufenen paraneoplastischen Hyperkalzämie ebenfalls nicht mehr verwendet. Sie haben noch eine Bedeutung bei dieser Komplikation im Rahmen maligner Lymphome und Plasmozytome. Wenn es im Verlauf einer schweren Hyperkalzämie zum Nierenversagen gekommen ist, wird man – abhängig von der Prognose der Grunderkrankung – eine **Dialyse** erwägen müssen.

Sonstige endokrine Paraneoplasien

Weitere **ektope paraneoplastische Endrokrinopathien** sind

- die sehr seltene ektope Sekretion von Renin und Aldosteron bei malignen Tumoren der Lungen und Ovarien sowie
- die ektope Bildung von thyreoideastimulierendem Hormon, ebenfalls beim Lungenkarzinom und anderen Tumoren.

Auch **Sexualhormone** können ektopisch gebildet werden. Eine ektopische Gonadotropinbildung mit Pseudopubertas praecox bei Knaben und Feminisierung bei Erwachsenen wurde nicht nur bei Lungenkarzinomen, sondern auch bei Hepatoblastomen, Mammakarzinomen, malignen Melanomen und Nebennierenrindenkarzinomen beschrieben. Gelegentlich werden bei Männern mit Lungenkarzinom Gynäkomastien beobachtet.

Literatur

Fuller BG, Heiss JD, Oldfield EH (2001) Spinal cord compression. In: DeVita VT jr, Hellman S, Rosenberg SA (eds) Cancer – principles and practice of oncology. 6th edn. Lippincott Williams & Wilkins, Philadelphia, pp 2617–2633

Possinger K, Große Y (1999) Hyperkalzämie. In: Schmoll HJ, Höffken K, Possinger K (Hrsg) Kompendium internistische Onkologie. Standards in Diagnostik und Therapie. Bd 2, 3. Aufl. Springer, Berlin Heidelberg New York, S 2577–2580

Possinger K, Rüther U, Mergenthaler HG, Nunnensiek C (1999) Paraneoplastische Syndrome. In: Schmoll HJ, Höffken K, Possinger K (Hrsg) Kompendium internistische Onkologie. Standards in Diagnostik und Therapie. Bd 2, 3. Aufl. Springer, Berlin Heidelberg New York Tokio, S 2600–2637

Schrump DS, Nguyen DM (2001) Malignant pleural and pericardial effusions. In: DeVita VT jr, Hellman S, Rosenberg SA (eds) Cancer – Principles and practice of oncology. 6th edn. Lippincott Williams & Wilkins, Philadelphia, pp 2729–2744

Tonato M, Minotti V (2000) Complications of lung cancer. In: Hansen HH (ed) International Association for the Study of Lung Cancer. Textbook of Lung Cancer. Martin Dunitz Ltd. London, pp 311–336

WHO (1996) Cancer pain relief. 2nd edn. With a guide to opioid availability. World Health Organization, Geneva

Yahalom J (2001) Superior vena cava syndrome. In: DeVita VT jun, Hellman S, Rosenberg SA (eds) Cancer – Principles and practice of oncology. 6th edn. Lippincott Williams & Wilkins, pp 2609–2616

Therapiebedingte Komplikationen und Spätfolgen nach Operation, Radio- und Chemotherapie

P. Drings, H. Dienemann, M. Wannenmacher

Inhaltsverzeichnis

19.1 Einleitung

Sowohl die Folgen der Tumorerkrankung als auch Komplikationen sowie Früh- und Spätfolgen der primären, potenziell kurativen Therapie können das **Leben des Patienten beeinträchtigen** und gefährden. Jede der verwendeten Therapiemodalitäten (Operation, Strahlentherapie, Chemotherapie) kann Komplikationen und Spätfolgen verursachen.

! Bei sehr vielen Patienten werden im modernen interdisziplinären Behandlungskonzept 2 oder 3 der genannten Modalitäten angewendet. Dies kann zur Kumulation der Toxizitäten mit entsprechenden Komplikationen und Spätfolgen führen.

19.2 Operation

Jede chirurgische Intervention beinhaltet, trotz aller Bemühungen um bestmögliche intra- und postoperative Betreuung, das **Risiko von Morbidität und Letalität** (Tabellen 19.1–19.4). Die **Prävention** chirurgischer Komplikationen schließt

- eine präzise präoperative Abklärung,
- eine sorgfältige Operationstechnik,
- das Wissen um die Vielfalt postoperativer Störungen sowie
- das rechtzeitige Erkennen, verbunden mit dem entschlossenen und adäquaten Reagieren auf diese Störungen

ein (Miller 1996; Rau et al. 1991; Shennib 1998).

Tabelle 19.1. Postoperative Komplikationen (ohne Letalität) nach Lungeneingriffen wegen Lungenkarzinom (1993–1999, *n*=1302)

	Komplikation	Anteil aller operierten Patienten [%]
Kardial	Arrhythmie	13,9
	Herzinsuffizienz	1,4
	Infarkt	0,2
	Embolie	0,9
Pulmonal	Sekretretention	8,1
	Atelektase mit Notwendigkeit der Bronchoskopie	7,1
	Pneumonie	3,5
	Notwendigkeit von Reintubation bzw. Beatmung	2,4
Chirurgisch	Blutung	1,7
	Fistel, Empyem, Stumpfinsuffizienz	5,9
	Wundinfekt	1,0
	Sonstige	6,1

Tabelle 19.2. Hospitalletalität nach Lungeneingriffen wegen Lungenkarzinom (1993–1999, *n*=1302), bezogen auf die Eingriffsart

	Keil-/Segmentresektion	Lob-/Bilobektomie	Pneumonektomie
Anzahl der Operationen	166	1047	489
Anzahl der Todesfälle	3	19	39
Letalität [%]	1,8	1,8	8,0

Tabelle 19.3. Hospitalletalität nach Lungeneingriffen wegen Lungenkarzinom (1993–1999, *n*=1302), bezogen auf Eingriffe mit und ohne Bronchoplastik bzw. Tracheobronchoplastik

	Lob-/Bilobektomie, einfach	Lob-/Bilobektomie mit Bronchoplastik	Pneumonektomie	Pneumonektomie mit Bifurkationsresektion
Anzahl der Operationen	845	202	442	47
Anzahl der Todesfälle	14	5	33	6
Letalität [%]	1,7	2,5	7,5	12,8

Insofern beschreiben Morbidität und Letalität die Summe der Qualität dieser Prozesse unter Einschluss der Indikationsstellung. Im Fall der **postoperativen (Hospital)letalität** ist das finale Stadium – ausgelöst durch eine respiratorische Insuffizienz – oft durch septische Verläufe unter den Zeichen des Mehrorganversagens gekennzeichnet und damit Ausdruck einer uniformen „Endstrecke".

Tabelle 19.4. Hospitalletalität nach Lungeneingriffen wegen Lungenkarzinom (1993–1999, n=1302), bezogen auf das Patientenalter

	Alter <70 Jahre	Alter ≥70 Jahre
Anzahl der Operationen	1419	283
Anzahl der Todesfälle	48	13
Letalität [%]	3,4	4,6

19.2.1 Herzrhythmusstörungen

Atriale und ventrikuläre Arrhythmien werden in bis zu 30% nach Lungenresektion bzw. Pneumonektomie beobachtet. Als **auslösende Faktoren** werden u. a.

- eine Volumenüberladung,
- Eingriffe am Perikard,
- Elektrolytverschiebungen,
- eine vorbestehende koronare Herzerkrankung und
- eine Hypoxie

betrachtet.

! Entsprechend beobachtet man Arrhythmien bevorzugt nach ausgedehnten Eingriffen mit intraperikardialer Gefäßversorgung, nach größerem Volumenverlust und bei älteren Patienten. Am häufigsten sind die Rhythmusstörungen am zweiten und dritten postoperativen Tag zu dokumentieren. In Verbindung mit Arrhythmien wird eine signifikant höhere postopertive Letalität beobachtet, wobei Ursache und Wirkung im Einzelfall nicht immer scharf zu trennen sind.

Eine zuverlässige **Prophylaxe** steht nicht zur Verfügung, **therapeutisch** sind eine rasche Digitalisierung, die Gabe von Kalziumkanalblockern und in hartnäckigen Fällen die Kardioversion notwendig. Bei Risikopatienten ist die postoperative Monitorüberwachung über 24–48 h zu empfehlen.

19.2.2 Herzluxation, Vorhofeinklemmung

Es handelt sich um eine seltene, jedoch **potenziell letale Komplikation** im Zusammenhang mit Perikardresektionen nach ausbleibendem oder fehlerhaft eingenähtem Perikardersatz.

CAVE

Ausgelöst durch Positionswechsel des Patienten, Hustenstoß oder zu starken Unterdruck in der Pleurahöhle können das Herz oder Herzanteile in einer Weise luxieren, dass sowohl der venöse Rückstrom als auch der arterielle Ausstrom behindert sind. Es resultieren Symptome wie bei zentraler Lungenembolie mit der Folge einer akuten Kreislaufdepression.

Da eine Herzluxation durch Röntgenbild, EKG oder Echokardiographie nicht immer zuverlässig dargestellt werden kann und durch die Diagnostik u. U. wertvolle Zeit verloren geht, rechtfertigt bei instabilem Kreislauf allein der Verdacht auf ein mechanisches Problem die **sofortige operative Revision**, notfalls über eine Rethorakotomie im Bett. Durch entsprechende Seitenlagerung des Patienten kann unter günstigen Umständen vorübergehend ein Kreislauf auf niedrigem Niveau erhalten werden.

! Zuverlässig lassen sich Hernierung und Torsion nur durch konsequenten Verschluss jeglicher Perikarddefekte vermeiden.

19.2.3 Lobäre Torsion

Eine Lappentorsion mit Einengung oder Abknickung bronchovaskulärer Strukturen begünstigt einen **Parenchyminfarkt** mit nachfolgender Gangrän.

! Diese Komplikation ist mit einer Letalität von etwa 20% belastet und betrifft meistens den rechten Mittellappen nach Entfernung des rechten Oberlappens. Die Torsion wird begünstigt durch komplette Fissuren bzw. durch operative

Durchtrennung von Parenchymbrücken zwischen benachbarten Lappen.

Diagnostik. Röntgenologisch fällt eine zunehmende Verschattung des Parenchyms auf, bronchoskopisch lässt sich eine Abknickung verifizieren, die nur unter Widerstand überwindbar ist. Klinisch imponieren, neben allgemeiner Zustandsverschlechterung, ein foetor ex ore und ein trübes Pleurasekret als Hinweis auf einen Gewebeuntergang. Die Diagnose wird gestützt durch eine Perfusionsszintigraphie oder eine Pulmonalisangiographie.

Nur bei frühzeitiger Indikationsstellung zur **Rethorakotomie** ist der betreffende Lappen mittels Derotation und Pexie an benachbarten Strukturen zu retten, andernfalls muss das Parenchym geopfert werden.

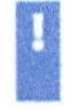

Durch zuverlässige Fixation eines rotationsgefährdeten Lappens lässt sich diese Komplikation vermeiden.

19.2.4 Lungen Fisteln

Die **Inzidenz** bronchopleuraler Fisteln beträgt nach Pneumonektomie zwischen 2 und 10 %, nach Lobektomie <2 %. Ursächlich sind systemische und lokale Faktoren (Tabelle 19.5).

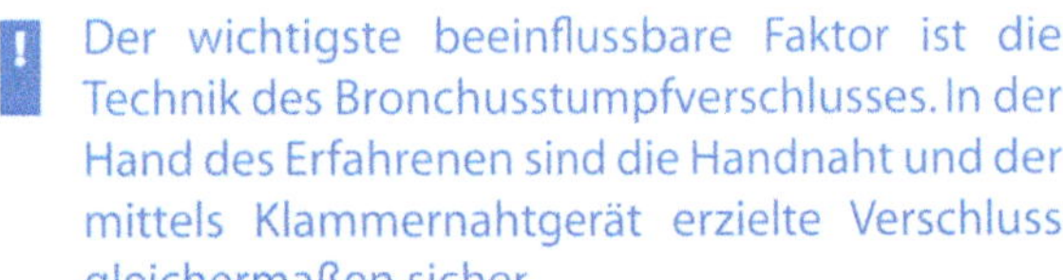

Der wichtigste beeinflussbare Faktor ist die Technik des Bronchusstumpfverschlusses. In der Hand des Erfahrenen sind die Handnaht und der mittels Klammernahtgerät erzielte Verschluss gleichermaßen sicher.

Da die Bronchusstumpfinsuffizienz nach Pneumonektomie mit einer **Letalität von bis zu 50 %** belastet ist, kommt der Prävention der Fistel große Bedeutung zu.

Die **offene Bronchusabsetzung** und der anschließende Stumpfverschluss durch Handnaht sind immer dann zu wählen, wenn der Tumor sehr nahe an die Trachea heranreicht oder der Bronchus selbst zu dick oder stark verkalkt ist (was den Einsatz eines Klammernahtgeräts grundsätzlich verbietet). Eine

Tabelle 19.5. Ursachen bronchialer Fisteln

Allgemeine Faktoren	Tumorerkrankung
	Mangelernährung
	Sepsis
	Neoadjuvante Behandlung (Chemotherapie, Chemo-Radio-Therapie)
Lokale Faktoren	Exzessive Lymphknotendissektion
	Residualtumor
	Fehlerhafte Nahttechnik
	Ungeeignetes Nahtmaterial
	Lokale Infektion
	Überlanger Stumpf

zusätzliche **Deckung des Bronchusstumpfs**, insbesondere auf der 2- bis 3-mal stärker gefährdeten rechten Seite, kann die Rate an Fisteln vermutlich herabsetzen. Eine **Deckung mit vitalem Gewebe** empfiehlt sich bei Patienten

- nach neoadjuvanter Therapie,
- bei Anzeichen für einen lokalen Infekt,
- bei Zeichen der Mangelernährung und
- grundsätzlich bei rechtsseitigem Eingriff.

Besonders geeignet sind **gestielte Lappen** des M. serratus anterior, der Interkostalmuskulatur und des M. pectoralis major.

Therapie. Stellt sich im postoperativen Verlauf eine Lungenfistel heraus, muss unverzüglich die Pleurahöhle drainiert werden, um einer Aspiration vorzubeugen. Die definitive Versorgung richtet sich dann nach der Größe der Fistel und dem Zustand des Patienten. Lediglich bei sehr kleinen Fisteln ist der Versuch einer Klebung, ggf. mit Spongiosaeinbringung, gerechtfertigt, sofern ein entsprechend Erfahrener diesen Eingriff vornimmt. Sicherer ist die operative Revision, die – wenn möglich – eine Nachresektion des Stumpfes, eine Sekundärnaht und eine Deckung mit gestieltem Muskel oder Omentum majus beinhalten sollte. Instabile Patienten tolerieren möglicherweise nur ein Rippenfenster mit direkter Tamponade der Pleurahöhle, ggf. mit nachfolgender Thorakoplastik nach entsprechender Stabilisierung. In ähnlicher Weise verfährt man bei Patienten, wenn die Fistel mehrere Wochen bis Monate nach Pneumonektomie auftritt.

Im Fall von **Stumpfinsuffizienzen nach Lobektomie** bieten sich, je nach Zustand des Patienten und Lokalisation der Fistel, verschiedene Optionen an:

- alleinige Drainage,
- Sekundärnaht,
- Manschettenresektion und
- die Einbringung von gestielten Muskellappen bzw. von Omentum majus.

Eine **Restpneumonektomie** ist wegen des bereits bestehenden Infekts der Höhle nur als Ultima Ratio zu indizieren. Sicherer, wenngleich für den Patienten belastender, ist die gleichzeitige Aufhebung der Höhle mittels Thorakoplastik oder Muskelplombe.

19.2.5 Blutung, Wundheilungsstörungen, Atelektase, Parenchymfisteln

Es handelt sich hierbei um **allgemeine Komplikation** nach intrathorakalen Eingriffen, die unabhängig vom Umfang der Operation und auch trotz höchster Sorgfalt auftreten können.

! Spätfolgen lassen sich durch entsprechende klinische und radiologische Überwachung in der frühen postoperativen Phase und zielgerichtetes Handeln bei entsprechenden Komplikationen vermeiden. So können eine nachlässige postoperative Überwachung und unentschlossenes Eingreifen fatale Folgen für den Patienten haben: Ein permanenter Blutverlust über die Pleuradrainage (Hämoglobinwert >6–7 g/dl) deutet auf eine chirurgische Nachblutung hin und bedarf der operativen Revision, wenn dieses Phänomen mit einem systemischen Abfall des Hämoglobinwerts einhergeht. Fortgesetzte Bluttransfusionen zur Aufrechterhaltung des Hämoglobinwerts provozieren besonders bei älteren Patienten die Entwicklung einer Schocklunge.

Jegliche Hautrötung bzw. Überwärmung in Umgebung der Thorakotomie legt den Verdacht auf einen **Wundinfekt** nahe. Ist die Thoraxwand selbst Ausgangspunkt einer Infektion, kann nur die konsequente Eröffnung der Wunde in entsprechender Länge und Tiefe ein Pleuraempyem verhindern.

Lappenatelektasen können durch frühe postoperative Mobilisation, suffiziente Schmerztherapie und krankengymnastische Anleitung und schließlich durch den liberalen Einsatz der Bronchoskopie verhindert bzw. aufgehoben werden.

CAVE

Ein zu spätes Eingreifen, besonders nach Manschettenresektionen, begünstigt eine Lobärpneumonie und zwingt oftmals zur operativen Revision.

Parenchymfisteln verbleiben mitunter im Verlauf von Klammernahtreihen oder periarteriell nach interlobärer Lymphknotendissektion. Sie verschließen sich i. d. R. spontan, sofern das Parenchym nicht emphysematös umgebaut ist. In diesem Fall empfiehlt sich die primäre Verwendung eines vliesgebundenen Gewebeklebers. Die wichtigsten **Prinzipien** der postoperativen Behandlung von Parenchymfisteln sind

- die frühestmögliche Entwöhnung vom Respirator sowie
- das Erreichen einer kompletten Lungenexpansion.

Tipp Bei unverändert starker Parenchymfistel über mehrere Tage (und nach Ausschluss einer Bronchusstumpf- bzw. Anastomoseninsuffizienz) ist zwischen den Risiken einer fortgesetzten Drainagenbehandlung (Empyem), ggf. in Kombination mit chemischer Pleurodese oder endoskopischem Fistelverschluss, und denen einer operativen Revision abzuwägen.

19.2.6 Empyem

Entstehung. Das Pleuraempyem ist nach unkomplizierter Lobektomie ein sehr seltenes Ereignis. Es beruht zumeist auf einem zu langen Belassen von

Pleuradrainagen in Anwesenheit von Parenchym- oder Bronchusfisteln. Andere Ursachen sind

- zu spät erkannte Weichteilinfekte mit Durchbruch in die Pleurahöhle,
- eine bakterielle Pneumonie des verbliebenen Parenchyms mit Begleitpleuritis und
- eine intraoperative oder sekundäre Kontamination des Operationsfelds über die eingelegten Drainagen.

Diagnostik. Der auffälligste Hinweis auf ein Empyem ist eine Trübung der abgeleiteten Pleuraflüssigkeit. Sind die Drainagen bereits entfernt, so muss bei Vorliegen allgemeiner Infektzeichen und radiologischen Hinweisen auf eine zunehmende Flüssigkeitsansammlung – evtl. mit Spiegelbildung – ein Empyem vermutet werden. Der Nachweis erfolgt über Punktion oder Einlage einer Drainage. Entweicht über die Drainage bei Hustenstoß keine Luft, so kann eine größere Bronchusfistel sicher ausgeschlossen werden.

Therapie. Durch Ableitung über eine einzelne eingelegte oder postoperativ noch verbliebene Drainage lässt sich das Empyem i. d. R. nicht suffizient behandeln. Es empfiehlt sich, die Platzierung zweier Drainagen in der Weise vorzunehmen, dass eine Ringspülung möglich ist. Vorteilhaft wird der Eingriff mittels videoassistierter Thorakoskopie vorgenommen, da diese auch ein Débridement der Pleurablätter erlaubt. Ein gleichzeitiger Wundinfekt erfordert jedoch eine Rethorakotomie in ganzer Länge mit ausgiebigem Débridement aller Weichteilschichten und ggf. Anfrischung der Rippenstümpfe. Fördern die Drainagen weiterhin trübes Sekret, so ist dies meist als Hinweis auf eine zu zurückhaltende Spültechnik oder unvollständig vorgenommene Reinigung der Pleurahöhle zu werten.

Das Pleuraempyem nach Pneumonektomie ist in den ersten postoperativen Tagen fast beweisend für eine **Bronchusfistel.** Weitere Hinweise sind ein abfallender Flüssigkeitsspiegel in der Pneumonektomiehöhle und allgemeine Infektzeichen, die sich aus einer Aspirationspneumonie erklären. Die umgehende Bronchoskopie sowie die Einlage einer Drainage sind obligat. Die Prinzipien der definitiven Behandlung sind oben beschrieben.

19.2.7 Chylusfistel, Chylothorax

Chylusfisteln bzw. ein Chylothorax entstehen als **Folge unsachgemäßer Lymphknotendissektion**, besonders paraösophageal mit Verletzung von Geflechten des Ductus thoracicus. Der Flüssigkeitsverlust kann mehrere Liter pro Tag betragen und damit einen rapiden Eiweißmangel verursachen. Der **Nachweis einer Chylusfistel** wird über die Bestimmung von Chylomikronen oder Triglyzeriden im Serum erbracht.

Therapie. Lässt sich durch parenterale Ernährung bei gleichzeitig vollständiger Restriktion der oralen Flüssigkeitsaufnahme innerhalb einer Woche kein überzeugender Rückgang der Fistelmenge erreichen, so sind operative Maßnahmen indiziert. Die intraoperative Lokalisation der Fistel wird erleichtert durch Applikation von 250 ml Sahne über den Magenschlauch. Der präoperative Nachweis der Leckage mittels Lymphographie erleichtert das intraoperative Auffinden nicht, dagegen ist die Gefahr einer respiratorischen Insuffizienz gegeben, da sich das lipidhaltige Kontrastmittel z. T. in der pulmonalen Zirkulation anreichert.

19.2.8 Postoperative Spätfolgen

In unterschiedlich starkem Ausmaß, häufiger nach **Pneumonektomie** als nach Lobektomie, resultieren

- Thoraxdeformitäten,
- Verziehungen der Mediastinalorgane,
- Verlagerungen extrathorakaler Organe und
- hämodynamische Anpassungen in Gestalt des Cor pulmonale.

Derartige Vorgänge sind nicht nennenswert zu beeinflussen und bedürfen allenfalls einer **symptomatischen Therapie**, wie auch die selten über mehr als ein Jahr anhaltende Interkostalneuralgie nach Thorakotomie.

19.3 Radiotherapie

Die Radiotherapie führt bei den meisten Patienten zu rasch reversiblen **Beeinträchtigungen des Wohlbefindens** mit leichter Übelkeit und Appetitlosigkeit. Ösophagitis und Pharyngitis können die Nahrungsaufnahme beeinträchtigen. Spätfolgen sind jedoch seltener. Die **Kombination** von Radio- und **Chemotherapie** kann besonders diese Begleitwirkungen erheblich verstärken.

Spätfolgen nach Radiotherapie eines Thoraxtumors
- Lungenfibrose
- Kardiomyopathie
- Perikarderguss
- Myelopathie
- Ösophagitis, Pharyngitis (Ösophagusstrikturen)

! Die Lunge ist einerseits häufiges Ziel der Radiotherapie, andererseits aber besonders strahlensensibel. Sie ist Ort des häufigsten Krebses des Menschen wie auch der Manifestation von Metastasen sonstiger Tumoren und wird sowohl durch die Radio- als auch die Chemotherapie beeinträchtigt.

Im Rahmen der modernen **Kombinationsbehandlung** kann die Lunge zum dosislimitierenden, lebenswichtigen Organ werden. Sie reagiert auf die Radio- und die Chemotherapie wie auf jede andere exogene Noxe nach einem weitgehend **einheitlichen Muster** (Van Houtte et al. 1994). Dies entspricht einer interstitiellen Alveolitis und endet in einer Lungenfibrose.

Tipp: Bei einem Patienten unter bzw. nach Chemo- oder Radiotherapie muss die Differenzialdiagnose eines interstitiellen entzündlichen Prozesses neben der erneuten Tumorinfiltration, einer Infektion oder sonstigen Lungenschädigung auch die interstitielle Alveolitis nach Chemo- bzw. Radiotherapie einschließen.

Der **Schweregrad der Lungenreaktion** wird bestimmt durch
- den Zeitverlauf der Radiotherapie,
- die Ausdehnung des bestrahlten Lungenvolumens,
- die Art der Chemotherapie und
- evtl. begleitende Lungenerkrankungen.

Oft lässt sich nicht klären, ob Lungenschäden bei späterer Chemotherapie nach vorangegangener Radiatio **Früheffekte** dieser Chemotherapie oder noch **Späteffekte** der früheren Radiotherapie sind.

Die Begriffe **„Früh- und Spättoxizität"** sind bisher nicht scharf genug definiert. Man weiß aus Untersuchungen am Tiermodell, dass die Radiotherapiewirkung auf die Lunge in mehreren **Phasen** abläuft:
- Die erste Phase dauert 2 Monate und ist nur durch ultrastrukturelle und biochemische Veränderungen erkennbar.
- Die zweite Phase, mit einer Dauer zwischen 2 und 6 Monaten, ist durch eine radiologische Pneumonitis gekennzeichnet.
- Die dritte Phase beginnt nach 6 Monaten und endet mit einer Fibrose.

! Die Zerstörung von weniger als einem Viertel des Lungenvolumens ist ohne größere funktionelle Bedeutung. Erst wenn 25–50% ausfallen, werden die entsprechenden Symptome beobachtet. Die Zerstörung von mehr als 50% bedeutet eine erhebliche funktionelle Beeinträchtigung und kann sogar tödlich sein (Movsas et al. 1997).

Die **akute Strahlenpneumonitis** und die **chronische Strahlenfibrose** sind die häufigsten pulmonalen Komplikationen nach einer Mantelfeldbestrahlung. Beide korrelieren mit der Gesamtdosis, der Dosisfraktionierung und dem Ausmaß des bestrahlten Lungenvolumens. Dementsprechend ist das Risiko bei Patienten mit massivem mediastinalen Tumorbefall am höchsten. Die **Therapie** der Wahl besteht in der Applikation von Glukokortikoiden in hoher, später abfallender Dosierung, evtl. kombiniert mit Antibiotika.

Die **Diagnose** einer chronischen Strahlenpneumonitis wird gewöhnlich bis zu 12 Monate nach Beendigung der Therapie gestellt. Sie ist häufiger bei den Patienten, die bereits eine akute Strahlenpneumonitis entwickelt haben. Man erkennt auf **Röntgenaufnahmen des Thorax**

- eine paramediastinale Fibrose,
- ein eingeschränktes Lungenvolumen,
- eine Verziehung des Mediastinums sowie
- eine Fibrosierung in den Lungenspitzen.

In der **Spirometrie** wird eine restriktive Ventilationsstörung deutlich. Zusätzlich kann die Diffusionskapazität eingeschränkt sein.

Verlauf. Die Veränderungen stabilisieren sich i. d. R. innerhalb von 1–2 Jahren. Sehr häufig bleiben sie asymptomatisch. Eine spezielle Therapie existiert nicht. Bei bereits eingetretener Fibrose ist auch eine Behandlung mit Glukokortikoiden sinnlos.

Neben der pulmonalen gewann in den letzten Jahren die **Kardiotoxizität** bzw. **Kardiomyopathie** nach Radio- und Chemotherapie als dosislimitierender Faktor und möglicherweise erhebliche Bedrohung des Patienten zunehmend an Bedeutung.

> ! Die häufigsten symptomatischen kardiovaskulären Komplikationen einer mediastinalen Bestrahlung sind die akute und chronische Perikarditis.

Ihre **Häufigkeit** korreliert direkt mit der Gesamtdosis, der Höhe der Einzeldosis und dem Ausmaß des bestrahlten Volumens. Mit der Verbesserung der Dosimetrie und der Bestrahlungsplanung, auch unter Verwendung der Computertomographie, und einer optimalen Fraktionierung gelang es im Verlauf der letzten Jahre, Häufigkeit und Schwere dieser Spätfolgen zu vermindern.

> ! Das Problem stellt sich besonders bei Patienten mit malignen Lymphomen, da diese nicht nur bevorzugt einen mediastinalen Befall ihrer Krankheit aufweisen, sondern wegen der relativ günstigen Prognose auch tatsächlich die Spätkomplikationen erleben können.

Perikardergüsse können bei 25–30 % der Patienten innerhalb von 2 Jahren nach Radiotherapie entstehen. In anderen Fällen werden sie aber auch noch nach vielen Jahren manifest, selbst wenn zunächst keine Anzeichen bestanden. Die meisten Spätergüsse sind asymptomatisch und bedürfen keiner Therapie.

Seltener als eine Perikardschädigung ist die **strahleninduzierte Myokardfibrose** mit oder ohne Herzinsuffizienz. Die Strahlensensibilität des Myokards ist höher als früher angenommen wurde. Zusätzlich zur restriktiven Kardiomyopathie kann eine **Endokardfibrose** als Spätfolge der Radiotherapie entstehen. Als deren Folge wiederum kann sich eine Aorten- bzw. Mitralinsuffizienz durch Papillarmuskeldysfunktion entwickeln. Es gibt vereinzelt Berichte über eine **Schädigung der Koronararterien** mit Arteriosklerose und folgendem Myokardinfarkt nach mestiastinaler Bestrahlung bei Lymphogranulomatose.

19.4 Chemotherapie

Zytostatisch wirksame Substanzen beeinflussen nicht nur Tumorzellen, sondern alle teilungsfähigen Zellen des Organismus. Die so genannten **Nebenwirkungen der Zytostatika** sind Ausdruck ihrer unspezifischen Wirkung auf Tumorzellen und gesunde Wirtszellen (Tabelle 19.6). **Rasch proliferierende Gewebe** des Organismus – wie

- das hämatopoetische Zellsystem,
- das Schleimhautepithel des Magen-Darm-Traktes,
- die Keimepithelien,
- die Zellen des retikulohistiozytären Systems und
- die Zellen der Haarfollikel –

unterliegen einer besonderen Schädigung.

> **CAVE**
> Diese Begleitwirkungen können lebensbedrohliche Komplikationen und Spätfolgen hervorrufen. Vor jeder Verabreichung einer Chemotherapie müssen deshalb das Nebenwirkungsrisiko und der potentielle Nutzen sorgfältig gegeneinander abgewogen werden.

Tabelle 19.6. Auswahl bevorzugter Organtoxizitäten verschiedener Zytostatikagruppen

Medikament	Organ
Vincaalkaloide, Cisplatin, Taxane	Neurotoxizität (Störungen der Sensibilität, der Motorik sowie des autonomen Nervensystems)
Methotrexat, Cisplatin	Nephrotoxizität
Anthracyclinantibiotika	Akute und chronische Kardiomyopathien
Busulfan, Bleomycin, Nitrosoharnstoffe, Mitomycin C	Interstitielle Pneumonitis, Lungenfibrose
Oxazaphosphorinderivate (Cyclophosphamid, Ifosfamid)	Hämorrhagische Urozystitis (Antidot: Mesna)

19.4.1 Hämatopoetisches System

Dosislimitierend ist i. d. R. die **Knochenmarktoxizität** der Zytostatika. Das rasch proliferierende Zellsystem des Knochenmarks wird von den meisten Zytostatika vorübergehend geschädigt (myelodepressiver Effekt). **Folgen** sind

- Granulozytopenien mit erhöhter Infektanfälligkeit und Schleimhautexulzerationen,
- Schädigungen des lymphatischen Systems mit Defekten in der zellulären und humoralen Immunantwort,
- eine Erythrozytopenie mit folgender Anämie und allgemeiner Leistungsschwäche sowie
- eine Thrombozytopenie mit erhöhter Blutungsneigung.

Tipp

Während einer zytostatischen Behandlung soll eine Zahl von 2000 Leukozyten/mm³ bzw. 1000 Granulozyten/mm³ nicht oder nur kurzfristig unterschritten werden.

Bei **bakteriellen Infekten** infolge medikamentös induzierter Granulozytopenie ist eine antibiotische Therapie, z. T. auch in Verbindung mit der Applikation von Fungostatika, erforderlich. Durch den Einsatz der **granulozytenstimulierenden Faktoren** GCSF und GMCSF gelingt es, Ausmaß und Dauer der Granulozytopenie günstig zu beeinflussen, die Infektneigung zu lindern und bestehende Infekte rascher zu kurieren.

Thrombozytopenien unter 50.000/mm³ zwingen zur Unterbrechung einer zytostatischen Behandlung. Bei Werten unter 10.000/mm³ sind auch ohne manifeste Blutungen Thrombozytentransfusionen indiziert. Eine Regeneration der Blutbildung wird binnen 8–14 d nach Absetzen der Chemotherapie bei ausreichender Knochenmarkreserve erwartet.

19.4.2 Schleimhäute

Viele Zytostatika verursachen **Schleimhautulzerationen**

- der Mundhöhle (Stomatitis, Glossitis, Gingivitis),
- des Magen-Darm-Traktes (mit Bevorzugung des Dünndarms) und
- des Genitale.

Unmittelbare **Folgen** sind Diarrhoe, Koliken, ulzerierende Entzündungen mit blutigen Stühlen und Begünstigung einer Infektentwicklung.

19.4.3 Haarausfall

Eine störende und unerwünschte Wirkung der Zytostatikatherapie ist die **passagere Alopezie**. Abhängig vom verordneten Zytostatikum tritt sie in unterschiedlicher Intensität auf. Der Haarausfall beginnt manchmal binnen weniger Tage. Ein erneuter Haarwuchs ist erst nach Absetzen der Therapie zu erwarten.

19.4.4 Übelkeit und Erbrechen

! Von vielen Patienten werden Übelkeit und Erbrechen als die subjektiv unangenehmsten Nebenwirkungen einer Therapie empfunden. Sie können nicht nur die Lebensqualität, sondern auch die Compliance im Rahmen einer Behandlung erheblich beeinflussen.

Die **emitogene Potenz der Zytostatika** ist unterschiedlich. Durch die Einführung der 5-HT_3-Rezeptorantagonisten mit ihrer breiten Wirksamkeit bei unterschiedlichen Zytostatika ist die antiemetische Therapie einfacher und effizienter geworden. Weitere wirksame Medikamente sind Metoclopramid, Glukokortikoide und in Ergänzung verschiedene Psychopharmaka.

! Der Therapeut muss bedenken, dass diese Emesis nicht nur für den Patienten subjektiv belastend ist, sondern infolge von Elektrolyt- und Wasserverlust, besonders im höheren Alter, zur lebensbedrohlichen Komplikation werden kann. Erhöht wird die Gefahr noch, wenn die Zytostatika gleichzeitig verstärkt Diarrhoen auslösen.

19.4.5 Keimepitheltoxizität

Eine zytostatische Behandlung kann zur sekundären **Amenorrhoe** oder **Oligo- bzw. Azoospermie** führen. Eine Erholung der Gonadenfunktion ist möglich, bei verschiedenen Patienten sind diese Funktionsausfälle jedoch permanent. Es ist ebenfalls damit zu rechnen, dass viele Zytostatika im Sinne eines **mutagenen Effekts** Defekte in den Eizellen und Spermien verursachen.

CAVE
Eine entsprechende Aufklärung der Patienten ist unerlässlich. Auf Antikonzeption ist hinzuweisen. Während der Schwangerschaft sind Zytostatika kontraindiziert.

19.4.6 Kanzerogene Wirkung

Aufgrund ihres Wirkungsmechanismus ist verständlich, dass viele Zytostatika eine **potenziell kanzerogene Wirkung** haben können. Dies gilt nach tierexperimentellen Untersuchungen besonders für Substanzen aus der Gruppe der Alkylanzien. Auch beim Menschen muss damit gerechnet werden, dass unter einer zytostatischen Langzeitbehandlung mehr als nur zufällig gehäuft chemisch Tumoren induziert werden. Wegen der i. d. R. schlechten Prognose der Patienten mit malignen Lungentumoren ist dieses Problem eher theoretischer Natur. Jedoch muss prinzipiell hierauf hingewiesen werden. Dies gilt besonders bei der mit kurativem Ziel eingesetzten präoperativen oder adjuvanten Chemotherapie. Bei palliativer Intention ist die potenzielle kanzerogene Wirkung der Zytostatika zu vernachlässigen.

19.4.7 Spezifische Organtoxizitäten

Zytostatika verursachen spezifische Nebenwirkungen an verschiedenen Organen (Tabelle 19.6). Sie sind häufig von der **kumulativ verabreichten Dosis** abhängig. In diesem Zusammenhang wird hier besonders auf die **Toxizität an Lunge und Herz** hingewiesen, da diese durch die in der Behandlung der Lungentumoren zunehmend häufigere Kombination von Radio- und Chemotherapie eine besondere Bedeutung gewinnt. Bezüglich der sonstigen Nebenwirkungen sei auf die umfangreiche aktuelle Literatur (Nowrousian 2000; Schmoll et al. 1999) hingewiesen.

Pulmonale Komplikationen und Schäden treten besonders häufig auf, wenn

- 2 oder mehr Zytostatika appliziert wurden,
- ein Zytostatikum mit einer sonstigen evtl. pulmotoxischen medikamentösen Behandlung kombiniert wurde oder
- Radio- und Chemotherapie gleichzeitig zum Einsatz kamen.

Die **klinische Symptomatik** dieses Syndroms ist, wie bei anderen interstitiellen Lungenerkrankungen, charakterisiert durch

- trockenen Husten,
- Dys- und Tachypnoe,
- Zyanose,
- Fieber,
- bilaterales basales Entfaltungsknistern sowie
- gelegentlich Pleurareiben.

Auf der **Röntgenübersichtsaufnahme** des Thorax erkennt man die fleinfleckige oder retikuläre Zeichnung besonders in den Unterfeldern. Die **Lungenfunktion** ist entsprechend eingeschränkt. Abhängig vom Medikament kann die Schädigung sofort nach Beginn der zytostatischen Behandlung oder noch mehrere Wochen nach Beendigung der Therapie auftreten.

Der **Verlauf des Krankheitsbildes** ist außerordentlich variabel. Die Patienten können z. T. vollständig genesen, bei anderen entwickelt sich eine Lungenfibrose mit ihren bekannten Erscheinungen, tödliche Verläufe wurden beschrieben.

Kardiotoxische Nebenwirkungen werden hauptsächlich durch Antrazyklinantibiotika induziert. Andere Zytostatika treten deutlich in den Hintergund. Als **prädestinierende Faktoren** für eine therapieinduzierte Kardiotoxizität gelten

- ein Lebensalter über 70 Jahren,
- eine bereits bestehende koronare oder myokardiale Schädigung,
- Klappenvitien,
- eine langjährige, schlecht eingestellte Hypertonie und
- eine vorangegangene mediastinale Bestrahlung.

Die Anamnese, der körperliche Untersuchungsbefund, das Elektrokardiogramm und der Röntgenthoraxbefund sind leider für die **rechtzeitige Diagnose einer Kardiomyopathie** unzureichend. Als nichtinvasive Verfahren bewährten sich in den letzten Jahren die Bestimmung der systolischen Zeitintervalle, die Echokardiographie und die Radionuklidangiographie. Eine Rechtsherzkatheterisierung mit Pulmonalisdruckmessung und Myokardbiopsie sollte Ausnahmen vorbehalten bleiben.

Literatur

Choi NC, Kanark DJ (1994) Toxicity of thoracic radiotherapy on pulmonary function in lung cancer. Lung Cancer 10 [Suppl 1]: 219–230

Miller JI (1996) Empyema, spaces, and fistulas. Chest Surg Clin North Am 6 (3): 403–626

Movsas B, Raffin TA, Epstein AK, Link CJ jr (1997) Pulmonary radiation injury. Chest 111: 1061–1976

Nowrousian MR (Hrsg) (2000) Supportive Therapie in der Onkologie. Zuckschwerdt, München Bern Wien New York

Rau HG, Wiedemann K, Vogt-Moykopf I (1991) Postoperative Komplikationen. In: Heberer G, Schildberg FW, Sunder-Plassmann L, Vogt-Moykopf I (Hrsg) Lunge und Mediastinum. Springer, Berlin Heidelberg New York Tokio, S 588–624

Schmoll HJ, Höffken K, Possinger K (Hrsg) (1999) Kompendium Internistische Onkologie. Standards in Diagnostik und Therapie. Grundlagen, Richtlinien, antineoplastische Substanzen, Toxizitäten, prophylaktische und supportive Therapie, Adressen. 3. Aufl. Springer, Berlin Heidelberg New York Tokio

Shennib H (1998) Medical complications of thoracic surgery. Chest Surg Clin North Am 8(3): 479–747

Shepherd FA (1995) Intrathoracic complications of malignancy and its treatment. Curr Opin Oncol 7: 150–157

Van Houtte P, Danhier S, Mornex F (1994) Toxicity of combined radiation and chemotherapy in non-small cell lung cancer. Lung Cancer 10 (Suppl 1): 271–280

Nachsorge und Prognose

PART

Nachsorge und Rehabilitation

P. Drings, H. Dienemann, M. Wannenmacher

Inhaltsverzeichnis

20.1 Einleitung

Mit der in den vorstehenden Kapiteln beschriebenen Therapie wird bei vielen Patienten eine **definitive Heilung** erreicht. Dies gilt ganz besonders für die chirurgische Therapie des nichtkleinzelligen Lungenkarzinoms der frühen Stadien. In anderen Fällen führt die Behandlung zu **kompletten Remissionen**, die z. T. mehrere Monate anhalten und bei einigen Patienten, z. B. mit kleinzelligem Lungenkarzinom, auch bereits Ausdruck einer definitiven Heilung sind.

> ! Die Betreuung des Patienten endet jedoch nicht mit dem Abschluss der primären Behandlung, sondern muss in Form einer Nachsorge und evtl. Rehabilitation fortgesetzt werden (Delbrück 1999a).

20.2 Nachsorge

20.2.1 Prinzipien und bisherige Ergebnisse

> ! „Nachsorge soll wirksame Lebenshilfe und nicht perfekte Organisation eines Krankenstandes sein" (Gallmeier 1983). Diese Nachsorge erfolgt in enger Zusammenarbeit zwischen Hausarzt und Klinik

Als wichtigstes Argument für eine intensive Nachsorge nach poteztiell kurativer Operation und primärer, potenziell kurativer Radiotherapie wird eine möglichst frühzeitige **Erkennung und Behandlung von Rezidiven** wie auch von Zweittumoren ins Feld geführt. Weitere **Aspekte der Nachsorge** sind

- die Möglichkeit der Evaluation der Behandlungsergebnisse,
- das Patientenbedürfnis nach kontinuierlicher Betreuung und Begleitung,
- die Sicherung der Lebensqualität und
- die Gelegenheit, Vorwürfen einer Vernachlässigung unter juristischem Aspekt begegnen zu können.

Studienergebnisse. Randomisierte Studien, die den Wert einer intensiven Nachsorge gegenüber einer weniger intensiven überprüfen, sind bisher nicht durchgeführt worden. Zahlreiche Publikationen unterstützen den Gedanken der Nachsorge oder schlagen bestimmte Nachsorgeschemata vor, ohne jedoch den Nutzen einer bestimmten Strategie zu belegen. Andere Studien wiederum beschreiben die Inzidenz von Rezidiven nach Operation eines Lungenkarzinoms und leiten daraus spezifische Nachsorgeprogramme ab, ohne jedoch nachzuweisen, ob die Überlebensraten nach Entdeckung eines Rezidivs bzw. Zweittumors dadurch beeinflusst werden könnten.

Eine Umfrage unter Mitgliedern der Society of Thoracic Surgeons in den USA zur jeweiligen Nachsorgestrategie nach Operation eines Lungenkarzinoms erbrachte ein **weites Spektrum an Nachsorgemodalitäten,** angefangen von gelegentlichen Röntgenaufnahmen des Thorax bis hin zu einer intensiven, systematischen klinischen und apparativen Diagnostik über viele Jahre.

CAVE

Weniger als die Hälfte aller befragten Chirurgen war jedoch der Meinung, dass irgendein Nachsorgeschema die Überlebensraten signifikant beeinflussen kann. Falls sich belegen lässt, dass eine intensive Nachsorge ineffizient ist, sollten dem Patienten die mit den technischen Untersuchungen verbundenen Risiken und Belästigungen erspart bleiben und die Ressourcen des Gesundheitssystems nicht unnötig strapaziert werden.

Die bisher sorgfältigsten Untersuchungen zur **Effizienz der Nachsorge** stammen aus der Arbeitsgruppe um Virgo et al. (1995) von der Washington University, St. Louis. In einer retrospektiven Studie an 182 Patienten mit Lungenkarzinom der Stadien I–IIIa nach kurativer Resektion wurde der Einfluss der Nachsorge unterschiedlicher Intensität auf die Erkennung von Rezidiven bzw. Zweittumoren und das Überleben analysiert. Die mediane Untersuchungsdauer nach Operation betrug 3,3 Jahre, wobei die Diagnose eines Zweitkarzinoms oder von Metastasen die Nachsorge bei 82 Patienten beendete, der Tod bei 51 Erkrankten eintrat und 49 das Ende der Studienperiode erreichten.

Jeweils 13,3% entwickelten ein **Zweitkarzinom** oder ein **lokoregionäres Rezidiv**, während 35,4% **Fernmetastasen** aufwiesen. Die häufigste Lokalisation eines lokoregionären Rezidivs war die zuvor operierte Lunge bzw. Mediastinalregion, der bevorzugte Ort einer Fernmetastasierung das Gehirn. Ein Zweitkarzinom trat zumeist im Bereich des oberen Respirationstrakts auf. Die **Überlebensrate** nach Diagnose eines lokoregionären Rezidivs betrug

- median 259 Tage,
- nach Auftreten von Metastasen 236 Tage und
- nach Entwicklung eines Zweitkarzinoms 573 Tage.

! Kein einzelner Test stellte sich bezüglich der Entdeckung einer neuen Tumormanifestation als überlegen heraus . Für die Aufdeckung lokaler oder regionärer Rezidive waren mehrheitlich Sputumzytologie und Bronchoskopie verantwortlich, für den Nachweis von Metastasen Computertomographie und Röntgenthoraxbild, für die Entdeckung von Zweitkarzinomen die Endoskopie des oberen Respirationstrakts und des Ösophagus.

Kein signifikanter Unterschied fand sich zwischen beiden Gruppen bezüglich des **medianen Überlebens**, lediglich in den ersten 5 Jahren nach Diagnosestellung des Primärtumors hatten die Patienten unter intensiver Nachsorge einen geringfügigen Überlebensvorteil. Dabei bleibt unbeantwortet, ob dies einen Erfolg der Nachsorge selbst darstellt oder lediglich auf eine kontinuierliche medizinische

Betreuung allgemeiner Art zurückzuführen ist. In beiden Kohorten konnte im Übrigen kein Patient einer kurativen Operation wegen eines Lokalrezidivs unterzogen werden.

Walsh et al. (1996) untersuchten retrospektiv die **Resultate der Nachsorge** bei 358 Patienten nach kurativer Lungenresektion. Lediglich 9% (32 von 358 Patienten) entwickelten ein Rezidiv bei gleichzeitiger Symptomfreiheit, von denen nur 10 Patienten (2,8%) nochmals einer Operation in kurativer Absicht unterzogen wurden. Tatsächlich konnten nur 7 Patienten von ihrem Rezidiv vollständig befreit werden.

! Die Autoren schlussfolgern, dass ein weniger intensives Nachsorgeschema vermutlich den gleichen Nutzen bei geringerem Kostenaufwand für Patienten und Gesellschaft hat. Konkret halten sie die Wiedervorstellung in jährlichen Abständen unter Anfertigung eines Röntgenbildes und klinischer Untersuchung für ausreichend, sofern spezifische Symptome keine besonderen Maßnahmen erfordern.

Die vorgestellten Studien lassen die **Schlussfolgerung** zu, dass – unabhängig vom Aufwand der Nachsorge – unter Anwendung herkömmlicher klinischer und apparativer sowie laborchemischer Untersuchungen der Nutzen in Bezug auf die Früherkennung und gezielte Behandlung von neuen Tumormanifestationen enttäuscht. In weniger als 3% können Patienten mit Rezidivgeschehen noch einer kurativen Operation unterzogen werden, wobei ein Fünfjahresüberleben von lediglich 10% nach Rezidivoperation erreicht wird.

Ein weiteres Ziel der postoperativen Nachsorge ist die **frühe Erkennung** eines **Zweitkarzinoms.** Etwa 5–10% aller Patienten, die die kurative Operation eines Lungenkarzinoms 5 Jahre überleben, entwickeln ein Zweitkarzinom der Lunge. Insofern stellt die Nachsorge nach Entfernung des Primärtumors das Screening einer Hochrisikogruppe dar.

20.2.2 Untersuchungsverfahren

Die **klinische Untersuchung** ist unverzichtbarer Bestandteil der Nachsorge anlässlich jeder Wiedervorstellung. Sie wird vom Patienten in ihrer Bedeutung hoch angesetzt und daher erwartet. Im Hinblick auf die Früherkennung von Rezidiven und die Chance einer erneuten kurativen Therapie hat sie jedoch nur geringe Bedeutung. Meist befindet sich die Erkrankung, sobald sie symptomatisch ist oder durch klinisch fassbare Veränderungen in Erscheinung tritt, in einem fortgeschrittenen, inkurablen Stadium. Insofern erscheint es sehr unwahrscheinlich, dass mittels höherer Untersuchungsfrequenz neue Tumormanifestationen in einem kurablen Stadium entdeckt werden können.

Screening-Studien haben gezeigt, dass durch jährliche Anfertigung von **Röntgenaufnahmen des Thorax** (innerhalb von Risikogruppen) die Krebssterblichkeit zwar nicht gesenkt, Karzinome aber häufiger in frühen Stadien entdeckt werden und die Fünfjahresüberlebensraten günstiger sind im Vergleich zu einer Kontrollgruppe, bei der lediglich auf der Grundlage von Symptomen eine weitere Abklärung und Behandlung erfolgt (Flehinger et al. 1984). Dies spricht für die Veranlassung eines Röntgenbildes im Sinne eines Screenings zur Frühentdeckung von Zweitkarzinomen.

Vergleichbares gilt für die **Spiral-Computertomographie** (Spiral-CT). Kaneko et al. (1996) führten ein Screening an 9452 Rauchern im Alter von über 50 Jahren durch. Sie entdeckten 35 primäre Lungenkarzinome, von denen sich 27 im Stadium Ia befanden und die meisten im Röntgenbild des Thorax übersehen worden waren. Nach Operation betrug das Dreijahresüberleben 83%. In einer ähnlichen Studie (Sone et al. 1998) erwies sich die Spiral-CT als um den Faktor 10 sensitiver als das Röntgenbild im Hinblick auf die Entdeckung von Lungenkarzinomen.

Tipp

Bisher existieren keinerlei Empfehlungen zur Anwendung **nuklearmedizinischer Verfahren** in der Routinenachsorge. Die Positronenemissionstomographie (PET) und die Skelettszintigraphie haben derzeit nur bei konkretem Verdacht (Differenzierung undefinierter neuer Rundherde bzw. Skelettbeschwerden) Berechtigung.

Etwa 25% aller Lungenkarzinome können mit Hilfe der **Sputumzytologie** erkannt werden. Screening-Studien an einer Hochrisikopopulation erbrachten allerdings keinen Vorteil der Sputumzytologie in Verbindung mit einem Röntgenbild des Thorax im Vergleich zur alleinigen Bildgebung bezüglich der Entdeckung eines Lungenkarzinoms.

! Neuere Untersuchungen zeigen, dass den morphologischen Schritten zur Malignität molekulare Veränderungen im Lungenepithel vorausgehen. Daher besteht die berechtigte Hoffnung, dass zukünftig über eine Identifizierung genetischer und biochemischer Auffälligkeiten sowohl Screening- als auch Nachsorgeprogramme eine substanzielle Ergänzung erfahren.

Laboruntersuchungen. Bestimmungen des Serumkalziums, der alkalischen Phosphatase und der Laktatdehydrogenase (LDH) werden zwar oft durchgeführt, ihr Wert für die Früherkennung von Rezidiven oder Zweittumoren ist jedoch bisher nicht bestätigt. In den meisten Fällen deutet eine Erhöhung dieser Parameter auf einen inkurablen Befund hin. Das karzinoembryonale Antigen (CEA) im Serum ist in der Nachsorge nur dann hilfreich, wenn der Wert präoperativ erhöht und nach Operation in den Normbereich abgefallen war. An kleineren Kollektiven konnte die Bedeutung verschiedener neuerer **Tumor-Marker** in diagnostischer und prognostischer Hinsicht gezeigt werden. Hierzu gehören das „tissue-polypeptide-antigen" (TPA), die neuronenspezifische Enolase (NSE) und das Cytokeratinfragment 19 (CYFRA 21-1).

Unter der Vorstellung, dass dem Karzinom **morphologische Veränderungen** – beginnend mit der Epithelmetaplasie über die Dysplasie und das Carcinoma in situ – vorausgehen, wird von vielen Untersuchern die Ansicht vertreten, dass über die Identifikation derartiger Veränderungen eine Frühdiagnose des Lungenkarzinoms bzw. von Rezidiv- und Zweittumoren möglich sei. Bisher konnte dafür weder durch Weißlichtbronchoskopie noch durch LIFE („lung imaging fluorescent endoscopy") der Beweis und damit der Nutzen einer Integration dieser Untersuchungen in ein Nachsorgeprogramm erbracht werden. Im Übrigen bleibt bisher auch offen, welche Maßnahme (Beobachtung, Bestrahlung, photodynamische Therapie) sich an die Entdeckung einer Metaplasie oder Dysplasie anschließen sollte.

! Unverzichtbar ist die Bronchoskopie für die Kontrolle von Bronchusanastomosen nach bronchoplastischen Eingriffen zum Ausschluss narbiger Stenosen und von Lokalrezidiven.

Jährliche **bronchoskopische Untersuchungen** erscheinen bei symptomfreien Patienten angemessen. Individuell sind Kontrollen festzulegen bei verzögerter Bronchusheilung, R1-Situation oder multifokaler Karzinomentwicklung. Es bleibt abzuwarten, ob zukünftig mittels 3D-Rekonstruktion von CT-Daten eine so präzise Darstellung interessierender Lungenstrukturen gelingt („virtuelle Bronchoskopie"), dass die herkömmliche Untersuchung nur noch zum Zweck der Materialgewinnung oder Intervention eingesetzt werden muss.

20.2.3 Zusammenfassung

Die Tumornachsorge befindet sich in einem Spannungsfeld zwischen medizinischen Bedürfnissen und politischen, d. h. ökonomischen Zwängen und ist daher verständlicherweise nicht verbindlich festzulegen. Die in den zitierten Studien vorgestellten Daten reichen nicht aus, ein **rationales Nachsorgeschema** für Patienten nach kurativer Resektion eines Lungenkarzinoms zu formulieren. Unter dem gegenwärtigen Kostendruck sind daher die maßgeblichen Institutionen aufgefordert, die anstehenden Fragen durch prospektive Studien zu beantworten.

20.2.4 Empfehlungen für die Nachsorge

An der Klinik der Autoren wird das nachfolgend beschriebene **Schema** praktiziert, das Untersuchungsprogramm ist in den Tabellen 20.1 und 20.2 dargestellt.

Anamnese- und Befunderhebung sind jeweils auf direkte Tumorzeichen ausgerichtet, ergänzt durch ein **Röntgenbild des Thorax** beim asymptomatischen Patienten. Die Anforderung zusätzlicher bildgebender Verfahren wird von Symptomen, klinischen Befunden und Auffälligkeiten im Röntgenbild abhängig gemacht.

Tabelle 20.1. Klinisch-technisches Untersuchungsprogramm in der Nachsorge

Klinische Untersuchungen	
Lokal	Narbenverhältnisse, Interkostalneuralgie, örtliches Rezidiv
Lunge	Perkussion: Dämpfung, Seitendifferenz Auskultation: fehlendes Atemgeräusch, einseitiges Giemen
Allgemein	Lymphknoten: Hals, Axilla Abdomen: Lebervergrößerung, retroperitoneale Tumoren
Röntgenuntersuchungen	Obligatorische Lungenübersichtsaufnahme (Hartstrahlaufnahme), weitere Untersuchungen nach Bedarf
Labor	Obligatorische Blutuntersuchungen: Blutkörperchensenkungsgeschwindigkeit, Hämoglobinwert, Leukozytenzahl, -GT (ersatzweise alkalische Phosphatase), LDH; weitere Untersuchungen nach Bedarf
Sonstige Untersuchungen	Individuelle Entscheidung

Tabelle 20.2. Nachsorgeprogramm beim Lungenkarzinom

	Monat nach radikaler Resektion oder kurativer Radiotherapie*					Alle 3 Monate	Nach 3 Jahren alle 6 Monate	Danach weiterhin einmal jährlich
	1,5	3	6	9	12			
Basisprogramm Zwischenanamnese	+	+	+	+	+	+	+	+
Körperliche Untersuchung	+	+	+	+	+	+	+	+
Labor: Blutkörperchensenkungsgeschwindigkeit, Hämoglobinwert, Leukozytenzahl, alkalische Phosphatase, -GT , LDH	+	+	+	+	+	+	+	+
Zusatzprogramm: Röntgenübersichtsaufnahme des Thorax in 2 Ebenen	+	+	+	+	+	+	+	+
Spezialprogramm nach Bedarf								

*Untersuchungen beim kleinzelliges Lungenkarzinom im ersten Jahr alle 6–8 Wochen

Nach bronchoplastischen Operationen wird die Bronchusanastomose erstmalig 3 Monate postoperativ und bei Symptomfreiheit jährlich durch die **Bronchoskopie** kontrolliert. Identisch geht man bei Patienten nach inkompletter Resektion am Bronchus, schwerer Dysplasie oder Carcinoma in situ im Bronchusabsetzungsrand vor.

Nach kurativer Operation und primär potenziell kurativer Radiotherapie ist eine **ambulante Wiedervorstellung** innerhalb der ersten 3 Jahre 3-monatlich, bis zum fünften Jahr halbjährlich und anschließend jährlich vorgesehen. Die Erstuntersuchung erfolgt allerdings bereits 6 Wochen nach der klinischen Abschlussuntersuchung. Man achtet hier hauptsächlich auf frühzeitige direkte Folgen der primären Behandlung (z. B. Veränderungen an der Operationsnarbe, Hinweise auf Strahlenpneumonitis).

! Eine Ausnahme bildet bei diesem Zeitprogramm das kleinzellige Lungenkarzinom. Wegen seiner sehr schlechten Prognose und hohen Tendenz zur Rezidivierung sind im ersten Jahr nach Beendigung der Therapie Kontrolluntersuchungen in Abständen von 6–8 Wochen empfehlenswert.

Nur durch eine reibungslose **Zusammenarbeit** zwischen Hausarzt, niedergelassenem Facharzt und Kliniker ist eine effektive Nachsorge möglich. Es spielt keine Rolle, wer die notwendigen Untersuchungen durchführt – entscheidend ist lediglich, dass sie zeitgerecht und kompetent vorgenommen werden. Eine gute Informationsübermittlung unter den genannten Partnern ist wesentlich.

Nachdem Anfang der 80er-Jahre in der Nachsorge sehr aufwändige Konzepte entwickelt wurden, hat in letzter Zeit eine Besinnung in Richtung der Beschränkung eingesetzt. Wie auch in der Akutversorgung, müssen sich in der Nachsorge Inhalte, Strukturen und Konzepte an den **medizinisch erreichbaren Zielen** und den **Bedürfnissen der Patienten** orientieren. Nur so ist ihr Nutzen garantiert (Gallmeier u. Keding 1994).

20.3 Rehabilitation

Die Rehabilitation eines jeden Tumorpatienten schließt **medizinische, soziale** und **berufliche Maßnahmen** ein. Sie verfolgt das **Ziel**,

- Beschwerdesymptomatik und Komplikationen der Erkrankung zu vermindern,
- Krankheitsprognose und Lebensqualität zu verbessern,
- irreparable Folgezustände durch noch vorhandene Funktionsmöglichkeiten des Organismus zu kompensieren und
- die berufliche und soziale Integration des Patienten zu verbessern (Delbrück 1999b; Gerber et al. 1997).

! Von entscheidendem Einfluss auf die Möglichkeiten der Rehabilitation sind die Prognose der primären Tumorerkrankung, das Lebensalter und das Ausmaß der vorübergehenden oder permanenten Funktionseinschränkung der Lungen.

20.3.1 Medizinische Rehabilitation

Ventilation und **Lungendrainage** können durch rehabilitative Maßnahmen wirkungsvoll verbessert werden. Diese Therapie sollte deshalb bereits vor der geplanten tumorspezifischen Behandlung beginnen. Es muss von den Patienten gefordert werden, das Rauchen einzustellen. Die den Lungentumor häufig begleitende chronische **Bronchitis** kann bereits prätherapeutisch durch eine Inhalationsbehandlung und die Gabe von Bronchodilatatoren günstig beeinflusst werden. Eine eitrige Bronchitis wird antibiotisch behandelt.

Von besonderer Bedeutung ist ein **Atemübungsprogramm**, das die Zwerchfellexkursionen verbessert, die Atemarbeit vermindert und den Gasaustausch erleichtert. Man unterscheidet die medizinischen Maßnahmen in der Rehabilitation von Tumorpatienten nicht von jenen mit chronischen Lungenerkrankungen mit obstruktiver oder restriktiver Ventilationsstörung.

Eine **pulmonale Rehabilitation** bedeutet für den Patienten die Wiederherstellung einer guten respiratorischen Funktion. Sie verfolgt 2 wesentliche **Prinzipien:**

- Kontrolle und Verbesserung der Symptome und pathophysiologischen Komplikationen;
- Unterweisung des Patienten, sich im täglichen Leben mit seiner begrenzten ventilatorischen Kapazität einzurichten.

Besondere Beachtung bedarf im Rahmen der Rehabilitation die **Ernährung** des Patienten. Als Folge seiner Krankheit und der Therapie (besonders der Chemotherapie) leidet er häufig unter Anorexie und Übelkeit. Der zwangsläufige Gewichtsverlust kann durch eine gut ausgewogene und kalorienreiche Diät verhindert werden. Diese Maßnahmen verbessern den Allgemeinzustand und erhöhen die Toleranz gegenüber therapeutischen Maßnahmen.

Als **spezielle Maßnahmen** zur Verbesserung der Lungenfunktion werden bei Tumorpatienten sowie bei sonstigen Patienten mit chronisch-obstruktiven Lungenerkrankungen

- eine Aerosoltherapie,
- eine intermittierende Überdruckbeatmung und
- eine O_2-Beatmung

angeboten.

Zusätzliche **Atemübungen** ermöglichen es dem Patienten, die Dyspnoe durch eine Verlangsamung der Atmung zu reduzieren, die alveoläre Ventilation und den Gasaustausch zu verbessern und die Atemmuskulatur zu schonen.

Wegen der bekannten ungünstigen prognostischen Faktoren liegen bisher für das Lungenkarzinom keine Ergebnisse vor, die einen signifikanten Einfluss rehabilitativer Maßnahmen auf die **Überlebensdauer** erkennen lassen. Dies schränkt jedoch ihre Notwendigkeit nicht ein, wenn die Aussicht auf Linderung der Beschwerden und eine Verbesserung der Lebensqualität besteht.

20.3.2 Berufliche Rehabilitation

Die Möglichkeiten einer beruflichen Rehabilitation sind wegen des i. d. R. fortgeschrittenen Lebensalters beim Lungenkarzinompatienten bisher begrenzt. Im Allgemeinen wird man versuchen, ihn wieder an seinem Arbeitsplatz – entsprechend seiner **aktuellen Leistungsfähigkeit** – einzusetzen.

20.3.3 Psychosoziale Rehabilitation

Jede Rehabilitation ist, wie die sonstige übrige Tumorbehandlung, nicht ohne das Angebot einer **psychischen Betreuung des Patienten und seiner Familie** vorstellbar. Sie sollte bereits während der Therapie und in der ersten Phase der Nachsorge eingeleitet werden. Es wird auf die entsprechende umfangreiche Literatur verwiesen, da eine im Prinzip notwendige ausführliche Schilderung an dieser Stelle aus technischen Gründen nicht möglich ist.

Literatur

Delbrück H (1999a) Nachsorge und Rehabilitation nach Tumortherapie. In: Schmoll HJ, Höffken K, Possinger K (Hrsg) Kompendium Internistische Onkologie. Standards in Diagnostik und Therapie, Grundlagen, Richtlinien, antineoplastische Substanzen, Toxizitäten, prophylaktische und supportive Therapie, Adressen. 3. Aufl. Springer, Berlin Heidelberg New York Tokyo, pp 1896–1912

Delbrück H (1999b) Rehabilitationsmaßnahmen nach Lungenresektion. In: Schmoll HJ, Höffken K, Possinger K (Hrsg) Kompendium Internistische Onkologie. Standards in Diagnostik und Therapie, Grundlagen, Richtlinien, antineoplastische Substanzen, Toxizitäten, prophylaktische und supportive Therapie, Adressen. 3. Aufl. Springer, Berlin Heidelberg New York Tokyo, pp 1912–1920

Flehinger BJ, Melamed MR, Zaman MB et al. (1984) Early lung cancer detection: results of the initial (prevalence) radiologic and cytologic screening in the Memorial Sloan-Kettering study. Am Rev Respir Dis 130: 555–560

Gallmeier WM (1983) Nachsorge: Das Notwendige. In: Gallmeier WM, Bruntsch U, Rottinger EM, Betzler M (Hrsg) Praktische Onkologie 3. MMW Medizin, München, pp 171–172

Gallmeier WM, Keding G (1994) Nachsorge bei Krebs-Patienten. Bisherige Konzepte, neue Trends, Forderungen für die Zukunft. Münch Med Wschr 136: 609–616

Gerber L, Hicks J, Klaiman M et al. (1997) Rehabilitation of the cancer patient. In: De Vita VD, Hellman S, Rosenberg SA (eds) Cancer; principles and practice of oncology, 5th edn. Lippincott-Raven, Philadelphia, pp 2925–2956

Kaneko M, Eguchi K, Ohmatsu H (1996) Peripheral lung cancer: Screening and detection with low dose spiral CT versus radiography. Radiology 201: 798–803

Sone S, Takashima S, Li F et al. (1998) Mass screening for lung cancer with mobile spiral computed tomography scanner. Lancet 351: 1242–1245

Virgo KS, McKirgan LW, Caputo MCA et al. (1995) Post-treatment management options for patients with lung cancer. Annals Surg 222(6): 700–710

Walsh GL, O'Connor M, Willis KM et al. (1996) Is follow-up of lung cancer patients following resection medically indicated and effective? Ann Thorac Surg 60: 1563–1572

Psychoonkologie und Lebensqualität

H. Faller

Inhaltsverzeichnis

21.1 Einleitung

Die **Psychoonkologie** befasst sich mit den psychosozialen Auswirkungen von Krebserkrankungen und ihrer Bewältigung. Im folgenden Beitrag werden zunächst Art und Ausmaß psychischer Belastungen (Depression, Angst) bei Krebskranken sowie die Effektivität psychologischer Behandlungsmaßnahmen erläutert. Anschließend wird dargestellt, wie das Konstrukt „Lebensqualität" definiert ist und auf welche Weise diese gemessen werden kann.

21.2 Psychosoziale Folgen einer Krebserkrankung

Die Diagnose einer Krebserkrankung stellt für die meisten Menschen ein sehr schwerwiegendes Lebensereignis dar. Mit folgenden **Belastungen** sind Krebskranke konfrontiert (Faller 1998):

- **Tod und Sterben.** Während sich Gesunde normalerweise nicht mit dem Thema Tod befassen, ist Sterbenmüssen für Krebskranke unmittelbare psychische Realität, und zwar zunächst unabhängig davon, ob ein Tumor gut behandelbar ist oder nicht. Die unbefangene Selbstverständlichkeit des Daseins ist infrage gestellt.
- **Verlust der körperlichen Integrität.** Auch das Gefühl, sich auf seinen Körper verlassen zu können, ist beim Krebskranken bedroht oder verloren gegangen. Er ist von körperlichen Beschwerden sowie den Auswirkungen eingreifender Therapiemaßnahmen betroffen.

- **Einschränkungen der Autonomie.** Die Krebskrankheit zwingt viele Betroffene zumindest vorübergehend, sich in Abhängigkeit von anderen zu begeben, z. B. wenn Entscheidungen über Art und Ausmaß der Behandlung getroffen werden müssen. Während die meisten Patienten sich dem Urteil ihres Arztes anvertrauen, ist es für einige, insbesondere ältere Männer, oft schwierig, ihre Autonomie aufzugeben. Sie empfinden eigene Hilfsbedürftigkeit als schwer erträglich, weisen Hilfsangebote zurück und betonen ihre Unabhängigkeit.
- **Aufgabe von Alltagsaktivitäten.** Infolge der körperlichen Beeinträchtigungen durch die Krankheit und der u. U. langwierigen Therapiemaßnahmen müssen nicht selten Alltagsaktivitäten aufgegeben werden, z. T. vorübergehend, z. T. auch auf Dauer. Oft ist der ganze bisherige Lebensentwurf infrage gestellt. Lebensziele müssen überdacht oder neu gefunden werden. Hieraus können Prozesse von Trauer über den Verlust, aber auch Auflehnung, Hader und Wut über das als ungerecht erlebte Schicksal resultieren.
- **Infragestellung von Rollen in Beruf und Familie.** Viele Krebskranke fragen sich, ob sie noch in der Lage sein werden, ihre Familie zu versorgen oder ihre Arbeit auszuüben. Die soziale Identität, die sich aus diesen Lebensbereichen speist, ist in Gefahr.
- **Soziale Isolierung.** Krebskranke berichten häufig darüber, dass die Kommunikation mit Gesunden durch Tabus belastet ist. Oft trauen sich Angehörige nicht mehr, offen über die Krankheit zu sprechen, oder Patient und Angehörige vermeiden gemeinsam dieses belastende Thema. Manchmal kommt es auch zu offenem Rückzug oder gar sozialen Stigmatisierungen durch die Umgebung.

21.3 Krankheitsbewältigung

Auf die Belastungen richten sich **Bewältigungsversuche**. Man unterscheidet prinzipiell

- eine aktive Auseinandersetzung mit der Erkrankung (verbunden mit Kampfgeist, Informationssuche und Mitarbeit bei der Behandlung – aktives Coping),
- Verleugnung und Nicht-Wahrhaben-Wollen, was als Schutzfunktion gegen unerträgliche Gefühle nach der Diagnosemitteilung vorübergehend sinnvoll sein kann, sich langfristig aber ungünstig auswirkt, wenn dadurch die Mitarbeit bei Behandlung und Nachsorge gefährdet wird, sowie
- eine depressive Verarbeitung, verbunden mit gedrückter Stimmungslage, Energielosigkeit, Verlust der Lebensfreude, Selbstanklagen, Grübeln und sozialem Rückzug.

Es gibt erst relativ wenige Studien zu der Frage, welches die bevorzugten **Krankheitsbewältigungsstrategien** bei Lungenkarzinompatienten sind. In einer Untersuchung wurden von den Patienten während eines **Interviews** folgende Bewältigungsformen häufig genannt:

- Optimismus,
- Ablenken,
- Haltung bewahren und
- Akzeptieren.

In einem **Fragebogen** wurden am häufigsten angegeben:

- genau den ärztlichen Rat befolgen,
- Vertrauen in die Ärzte setzen,
- sich selbst Mut machen und
- sich abzulenken versuchen.

In einer anderen Studie bestanden wider Erwarten zwischen verschiedenen Tumorerkrankungen (operables nichtkleinzelliges Lungenkarzinom, kolorektale Karzinome, hämatopoetische Systemerkrankungen) keine Unterschiede in den erfassten Indikatoren der Krankheitsverarbeitung und der Lebensqualität.

21.4 Prävalenz psychischer Störungen

Nicht allen Kranken gelingt die kurzfristige Bewältigung der oben genannten Belastungen. Eine substanzielle Minderheit weist eine zumindest vorübergehende **psychische Beeinträchtigung** auf.

! Wie eine Metaanalyse zeigte, ist im Vergleich zur Normalbevölkerung die Prävalenz eines depressiven Syndroms (nicht aber von Angst) bei Krebskranken erhöht (van't Spijker et al. 1997). Man nimmt an, dass im Mittel etwa 25% der Kranken so stark beeinträchtigt sind, dass die Kriterien für eine psychische Störung erfüllt werden.

Je nach Studienpopulation und verwendeten Messinstrumenten variieren die **Häufigkeitsangaben** jedoch stark. In einer deutschen Untersuchung an einer heterogenen Stichprobe von Patienten der stationären Akutversorgung wurde für das Vorliegen einer psychischen Störung eine Prävalenzrate von 24% (darunter 11% depressive und 17% Angststörungen) gefunden.

21.5 Depression bei Lungenkrebs

! Trotz der ungünstigen Prognose liegt die Depressionsrate bei Lungenkarzinompatienten vergleichsweise niedrig.

Häufigkeit. In einer deutschen Untersuchung wiesen 13% der nach Diagnosestellung befragten Patienten auffällige Werte gemäß einer Depressionsskala auf, ebenso viele wie in einer US-amerikanischen Studie. In einer schottischen Studie fanden sich in 12 % vor der Diagnose und 22% beim 3-Monats-follow-up auffällige Depressionswerte. In einer großen englischen Stichprobe mit inoperablen Patienten hatten 17% vor der Behandlung auffällige Fragebogenwerte, die bei 50% persistierten. In einer kanadischen Stichprobe, die mit einem psychiatrischen Interview untersucht wurde, hatten 4% eine affektive und 12% eine Anpassungsstörung. In einer japanischen Studie betrug die Depressionsprävalenz 3 Monate nach erfolgreicher Operation 15%.

! Symptombelastung und funktionale Beeinträchtigung sind die wichtigsten Risikofaktoren für eine Depression bei Lungenkrebs.

21.6 Krankheitsbewältigung und Krankheitsverlauf

Obwohl sich eine beträchtliche Anzahl von Studien mit der Frage beschäftigt hat, ob die Art der psychischen Krankheitsbewältigung den Verlauf bei Krebskranken beeinflusst, wird diese noch immer sehr kontrovers diskutiert. Gründe für diese Situation liegen zum einen in den hohen methodischen Anforderungen, denen man in diesem Forschungsfeld begegnet (prospektive Anlage der Studie, Hypothesenprüfung statt multipler retrospektiver Testungen, ausreichende Größe und Homogenität der Stichprobe, Kontrolle biologischer prognostischer Faktoren, angemessene statistische Auswertung), zum anderen aber auch darin, dass die bisherige Forschung inkonsistente Befunde erbracht hat.

! Zusammengefasst hat sich aktives Coping in einigen Studien als vorhersagekräftig für eine längere Überlebenszeit erwiesen. Für Verleugnung hingegen fielen die Ergebnisse widersprüchlich aus. Häufig zeigt sich auch, dass emotionale Belastung und Depressivität mit einer kürzeren Überlebenszeit einhergingen, wenngleich auch hier gegenteilige Befunde konstatiert werden müssen. Ein aktueller Überblick über annähernd 100 Studien findet sich bei Faller (2001).

In einer prospektiven, hypothesengeleiteten Studie mit 103 Lungenkarzinompatienten, die nach Diagnosestellung und vor Beginn der Primärbehandlung untersucht wurden, fand sich ein Zusammenhang zwischen **depressiver Verarbeitung** und kürzerer Überlebenszeit sowie **aktivem Coping** und längerer Überlebenszeit – bei Kontrolle der traditionellen prognostischen Faktoren, wie Stadium, histologischer Befund, Karnofsky-Leistungszustand, Art der Behandlung und Arzteinschätzung der Prognose (Faller et al. 1999). Dass Depressivität und emotionale Belastung eine kürzere Überlebenszeit vorhersagen, stimmt mit anderen Studien bei Lungenkrebs überein (Buccheri 1998).

Folgende **Mediatoren** eines Zusammenhangs zwischen psychischen und somatischen Faktoren sind denkbar:

- Der somatische Krankheitsverlauf kann die Art der Krankheitsverarbeitung beeinflussen, entweder direkt über psychoaktive paraneoplastische Hormone bzw. andere vom Tumor produzierte Faktoren, oder aber in indirekter Weise durch die emotionale Reaktion des Patienten auf seinen körperlichen Zustand bzw. die ihm vom Arzt vermittelte Information. Für dieses Argument spricht, dass in einer Reihe von Studien die subjektiv wahrgenommene Lebensqualität einen unabhängigen Prädiktor der Überlebenszeit darstellte, auch bei Kontrolle der biomedizinischen Risikofaktoren (Faller 2001).
- Betrachtet man die umgekehrte Kausalrichtung, so könnte Coping den Krankheitsverlauf auf direktem Weg über psychoneuroimmunologische Mechanismen beeinflussen – wie z. B. über die bei Depression nachgewiesene Hyperaktivität der Hypothalamus-Hypophysen-Nebennierenrinden-Achse mit vermehrter Kortisolsekretion, Dysregulation des zirkadianen Sekretionsrhythmus und Beeinträchtigung der Immun-Response, wie verminderter Aktivität der natürlichen Killerzellen und reduzierter Interleukin 2-Sekretion. Zwar gibt es inzwischen ausreichende Evidenz für Verbindungen zwischen Gehirn, Immunsystem und Tumorprogression, aber es fehlt noch an Studien, die alle 3 Glieder dieser Kette miteinander verknüpfen. Darüber hinaus ist auch die umgekehrte Kausalrichtung denkbar, insofern Tumorfaktoren über eine Veränderung des Tryptophan- und Serotoninstoffwechsels das emotionale Befinden beeinflussen können.
- Auf indirekte Weise kann die Krankheitsverarbeitung den Tumorverlauf über das Gesundheitsverhalten und insbesondere die Mitarbeit bei der Behandlung (Compliance) beeinflussen, wenn Patienten, die ihre Krankheit aktiv bewältigen, alle Therapieoptionen ausschöpfen, wohingegen diejenigen, die sich depressiv zurückziehen, ihre Behandlung eher vorzeitig abbrechen.

21.7 Effektivität psychologischer Interventionen

CAVE

Es ist eine inzwischen allgemein geteilte Auffassung in der Forschungsliteratur, dass Depression bzw. pathologische Angst nicht einfach als unvermeidliche Folge einer Krebserkrankung missverstanden werden dürfen, sondern adäquat (d. h. pharmakologisch oder/und psychotherapeutisch) behandelt werden müssen. Hierfür stehen auch wirksame psychologische Interventionen zur Verfügung.

In einer randomisierten kontrollierten Studie konnte die Effektivität individueller kognitiv-behavioraler Therapie belegt werden. Auch wurde ein strukturiertes **psychoedukatives Programm** vorgestellt. Es wird in 6 wöchentlichen Sitzungen von 1,5 h Dauer als Gruppentherapie angeboten und enthält **4 Behandlungskomponenten:**

- Information über die Krankheit, ihre Behandlung und Nachsorge;
- Stressbewältigung, einschließlich Entspannungsverfahren und geleiteter Imagination;
- Training von Coping-Fertigkeiten auf der Grundlage von Gesprächen über tatsächlich erlebte Situationen aus dem Alltag der Teilnehmer;
- psychologische Unterstützung.

Psychoedukative Programme für Krebskranke haben sich in einer großen Zahl von kontrollierten Studien als wirksam im Hinblick auf die Lebensqualität erwiesen. In einer **Metaanalyse** mit insgesamt 116 Studien zeigten einen positiven Interventionseffekt:

- 95% von 68 Studien, die das Zielkriterium Angst erfassten (die Effektstärke, die auf der Basis der Daten von 55 Studien berechnet werden konnte, betrug 0,56),
- 92% von 48 Studien bei Depressivität (Effektstärke 0,54, auf der Basis von 40 Studien berechnet),
- 87% von 30 Studien bei der Stimmung (Effektstärke 0,45; 25 Studien),

- 93 % von 27 Studien bei Übelkeit (Effektstärke 0,69; 21 Studien),
- 93 % von 13 Studien bei Schmerz (Effektstärke 0,43; 11 Studien) und
- 95 % von 19 Studien bei Wissen (Effektstärke 0,90; 18 Studien) (Devine u. Westlake 1995).

Die **Interventionen** waren also generell erfolgreich – wenngleich einzelne Studien meist nur einen Ausschnitt möglicher Ergebniskriterien erfassten – und erzielten mittelgroße bis große Effekte. Kleinere Effektstärken wurden in 2 anderen **Metaanalysen** über kontrollierte Studien gefunden. Meyer und Mark (1995) fanden auf der Basis von 45 Studien eine Effektstärke von 0,24 für emotionales Befinden. Sheard und Maguire (1999) stellten für das Zielkriterium Angst eine Effektstärke von 0,42 (19 Studien) fest bzw. auf der Basis von 8 methodisch verlässlicheren Studien von 0,36 sowie für Depression eine Effektstärke von 0,36 (20 Studien) bzw. auf der Basis von 8 methodisch verlässlicheren Studien von 0,21. Allerdings waren die Studienteilnehmer nicht im Hinblick auf ihre psychische Belastung ausgewählt worden, so dass die kleineren Effekte insbesondere bei der Depression darauf zurückzuführen sein können, dass in vielen Fällen schon vor der Intervention Normalwerte vorlagen, die sich durch die Behandlung nicht weiter bessern konnten. Die Mehrzahl der Programme richtet sich allerdings an Patientinnen mit Mammakarzinom.

Insbesondere strukturierte Interventionen scheinen effektiv zu sein.

In einer randomisierten Studie mit Brustkrebspatientinnen bewirkte eine **strukturierte Schulungsgruppe** zur Wissensvermittlung positive Effekte auf die Lebensqualität, während sich bei einer reinen Gesprächsgruppe zum Austausch von Gefühlen einige Hinweise auf negative Effekte zeigten. Die Wirksamkeit derartiger Programme resultiert möglicherweise aus einer Zunahme der Selbstwirksamkeit, d. h. der Überzeugung, dass man in der Lage ist, etwas zu tun, um den Verlauf der Krankheit günstig zu beeinflussen, sowie aus größerem Selbstwertgefühl und realistischeren prognostischen Einschätzungen. Die Teilnehmer nehmen zusätzlich in höherem Maße emotionale Unterstützung sowohl von ihren Partnern, Angehörigen und Freunden als auch vom medizinischen Team in Anspruch.

In der **deutschen Versorgungspraxis** sind psychosoziale Interventionen in der akutmedizinischen Routineversorgung bisher nur in Ansätzen verwirklicht. Am ehesten können Tumorpatienten, die an einer Rehabilitationsmaßnahme teilnehmen, mit psychologischen Behandlungsangeboten rechnen. Die Evaluation dieser Maßnahmen hat bisher erste Hinweise für ihre Wirksamkeit erbracht, wenngleich noch offen ist, wie lange die Erfolge andauern. Ob psychosoziale Intervention auch zur Verlängerung der Lebenszeit beitragen können, ist derzeit noch offen (Faller 2001).

21.8 Konzept und Erfassung der Lebensqualität

In den letzten Jahren werden **Indikatoren der Lebensqualität** zunehmend häufig in klinische Studien zur Evaluation des Behandlungseffekts bei Krebs einbezogen – insbesondere wenn Behandlungsmaßnahmen nicht das Ziel der Heilung verfolgen, sondern eine Verlängerung der verbleibenden Lebenszeit (Montazeri et al. 1998; Spilker 1996).

Definition

Lebensqualität ist multidimensional und umfasst mindestens die folgenden 4 Dimensionen:

- körperliche Symptomatik,
- emotionales Befinden,
- Funktionsfähigkeit im Alltag und
- soziale Rollen (Beruf, Familie).

Die **subjektive Lebensqualität** wird u. a. deshalb als zusätzliches Kriterium einbezogen, weil dieselbe objektive Situation sehr unterschiedlich wahrgenommen werden kann. Hinzu kommt, dass auch eine objektive Verschlechterung des Krankheitszustands durchaus mit hohen Lebensqualitätswerten einhergehen kann, was dadurch erklärt wird, dass Krebspatienten eine Neukalibrierung ihres Bewertungssystems vornehmen und „mit weniger zufrieden sind". Dass die Beurteilung der Lebensqualität aus Sicht des Patienten durchaus in der Lage ist, zusätzliche Merkmale des Krankheitszustands zu erfassen, kann daraus ersehen werden, dass Lebensqualitätsmaße sich in einer großen Zahl von Studien als unabhängige prognostische Indikatoren der Mortalität sowohl in der Allgemeinbevölkerung als auch bei Patienten mit Lungenkarzinom und anderen Tumoren (Faller 2001) erwiesen haben.

! Da es bei der Erfassung von Lebensqualität explizit um die Sicht des Patienten geht, gilt die Erhebung durch Selbsteinschätzungsverfahren als Standard.

Zusätzlich können Fremdbeurteilungen durch Ärzte, Pflegekräfte oder Angehörige eingeholt werden. **Selbst- und Fremdbeurteilungen** korrelieren jedoch nur mäßig miteinander, Korrelationskoeffizienten liegen meist zwischen 0,40 und 0,60. Dies bedeutet, dass die einzelnen Beurteilungen nicht einfach durch einander ersetzt werden können – vielmehr scheinen die Beurteilerperspektiven unterschiedliche Aspekte des Konstrukts „Lebensqualität" zu erfassen und einander komplementär zu ergänzen. So sind Übereinstimmungen bei beobachtbaren Indikatoren, wie Aktivitäten des Alltags, höher, bei inneren Zuständen, wie Gefühlen, oder den im klinischen Umfeld nicht beobachtbaren sozialen Aktivitäten geringer.

Fremdbeurteiler neigen dazu, die Lebensqualität des Patienten als stärker beeinträchtigt zu beurteilen als dieser selbst. In einer Studie mit Lungenkrebspatienten, die nach Diagnosestellung und vor Beginn der Primärbehandlung untersucht wurden, zeigten sich systematische Unterschiede hinsichtlich der Beurteilung der emotionalen Belastung des Patienten durch diesen selbst, den behandelnden Arzt, die betreuende Pflegekraft, den nächsten Angehörigen sowie einen Interviewer. Die 4 Fremdbeurteiler schätzten die emotionale Belastung signifikant höher ein als die Patienten selbst (Faller et al. 1995). Eine Ausnahme dieser Tendenz stellt der Schmerz da, der von den Patienten höher bewertet wird als von ihren Ärzten.

Arztbeurteilungen des körperlichen Zustands erwiesen sich als am empfindlichsten im Hinblick auf Änderungen im Krankheitsverlauf. Für Ärzte und Patienten scheinen zudem unterschiedliche Einflussfaktoren für die Lebensqualität bedeutsam zu sein. Auch existieren unterschiedliche Erwartungen, welche Aspekte der Lebensqualität im ärztlichen Gespräch thematisiert werden müssten und wer hierbei die Initiative ergreifen sollte: Bei familiären und sozialen Aspekten erwartet jeder der beiden Gesprächspartner vom anderen, dass dieser das Thema zuerst anspricht. Dies kann dazu führen, dass wichtige Probleme unausgesprochen bleiben und deshalb auch nicht gelöst werden können.

21.8.1 Gütekriterien für Messinstrumente

Die Auswahl eines geeigneten Instruments zur Erfassung der Lebensqualität muss sich in erster Linie nach den **Testgütekriterien** richten. Die wichtigsten sind

- die Reliabilität, d. h. die Genauigkeit und Reproduzierbarkeit des Messergebnisses, und
- die Validität, d. h. die inhaltliche Gültigkeit der Messung.

Die **Retest-Reliabilität** gibt Auskunft darüber, ob ein Messergebnis kurzfristig reproduzierbar ist. Sie wird durch Testwiederholung bestimmt. Der zeitliche Abstand sollte hierbei so kurz sein, dass in der Zwischenzeit keine starken Veränderungen des gemessenen Merkmals stattgefunden haben (z. B. eine Woche). Die Retest-Reliabilität sollte größer als 0,80 sein.

Ein weiteres Maß der Rehabilität stellt die **interne Konsistenz** dar, die Auskunft über die inhaltliche Homogenität der einzelnen Fragen (Items) eines Tests oder seiner Subskalen gibt. Sie wird mit dem Kennwert „Cronbachs alpha" bestimmt und sollte mindestens 0,70 betragen.

Beim Vergleich mehrerer Fremdbeurteilungen muss die **Interrater-Reliabilität** geprüft werden, z. B. mit „Cohens kappa" oder dem Intraklassenkorrelationskoeffizienten.

Bei der Validität unterscheidet man zunächst die **kriteriumsbezogene Validität.** Sie kann dann bestimmt werden, wenn es einen Goldstandard gibt, an dem das neue Instrument gemessen werden kann. Dies könnte im Bereich der Lebensqualität am ehesten der körperliche Leistungszustand sein, wobei man jedoch, wie erwähnt, nicht mit hohen Korrelationen rechnen darf, weil der körperliche Leistungszustand unterschiedlich wahrgenommen werden kann.

Unter **Konstruktvalidität** versteht man die Übereinstimmung des Messergebnisses mit inhaltlich verwandten Konstrukten (z. B. emotionale Dimension der Lebensqualität mit schon existierenden Depressionsfragebögen). Die erwarteten Korrelationen sollten über 0,50 liegen, je nach inhaltlicher Überlappung der Konstrukte können sie jedoch unterschiedlich hoch ausfallen.

Eine hohe Korrelation zwischen inhaltlich verwandten Merkmalen wird als **konvergente Validität** bezeichnet, eine geringe Korrelation zwischen inhaltlich nicht verwandten Merkmalen als **diskriminante** oder **divergente Validität.** Zur Validierung dient auch der Vergleich zwischen klinisch unterschiedlichen Gruppen, z. B. Gesunde vs. Kranke oder Krankengruppen mit unterschiedlichen Schweregraden (**diskriminative Validität,** „known groups validity").

Ob ein Instrument in der Lage ist, Veränderungen im Krankheitsverlauf oder unter der Behandlung abzubilden, wird als **Änderungssensitivität** bezeichnet.

! Der Prozess der Entwicklung und biometrischen Prüfung eines Instruments ist aufwendig und langwierig. Ohne diese Prüfung sind die erhobenen Daten jedoch nicht aussagekräftig. Es ist deshalb immer zu empfehlen, auf ein schon geprüftes Instrument zurückzugreifen.

Auch für die Übersetzung und **kulturelle Adaptation** von Fragebögen wurden internationale Standards vorgegeben, die ein mehrstufiges Vor- und Rückübersetzungsverfahren sowie die erneute psychometrische Überprüfung vorsehen (Spilker 1996).

CAVE

Ein Fragebogen kann also nicht einfach übersetzt und verwendet werden, unter der Annahme, dass die in der Originalsprache ermittelten Gütekriterien auch für die übersetzte Version gelten. Darüber hinaus muss betont werden, dass ein Instrument niemals ein für alle Mal validiert ist, sondern jeweils für ein neues Setting oder eine neue Untersuchungspopulation geprüft werden muss. Der Validierungsprozess ist also im Prinzip nie abgeschlossen.

Bei der **Auswahl eines Messinstruments** können, je nach dem geplanten Einsatz, Schwerpunktsetzungen vorgenommen werden: So muss ein Screening-Instrument v. a. in der Lage sein, Patientengruppen (mit bzw. ohne Auffälligkeit in der Lebensqualität) zu unterscheiden, wohingegen ein Instrument, das zur Evaluation einer Behandlungsmaßnahme eingesetzt werden soll, änderungssensitiv sein muss.

21.8.2 Auswahl von Messinstrumenten

Kombination von Messinstrumenten. Im Allgemeinen wird empfohlen, ein **krankheitsübergreifendes (generisches)** Instrument mit einem **krankheitsspezifischen** Instrument zu kombinieren. Das generische Instrument ermöglicht den Vergleich mit anderen klinischen Gruppen, so dass krankheitsspezifische Beeinträchtigungen der Lebensqualität deutlich werden. Das spezifische Instrument wiederum kann die Situation der untersuchten Patientengruppe detaillierter beschreiben. Spezifische Instrumente sind im Allgemeinen auch änderungssensitiver als generische. Gegebenenfalls können dann zusätzlich noch einige wenige Fragen selbst formuliert werden, um die Besonderheiten der untersuchten Stichprobe zu beschreiben, wobei für diese ergänzenden Fragen der formale psychometrische Prüfprozess üblicherweise nur abgekürzt absolviert wird.

Tipp

Als generische Fragebögen werden der SF-36 Fragebogen zum Gesundheitszustand sowie das Nottingham Health Profile empfohlen. Beide Fragebögen sind internationaler Standard und liegen in einer psychometrisch geprüften deutschen Version vor.

Der **SF-36** enthält 36 Items, die zu **8 Subskalen** zusammengefasst werden:
- körperliche Funktionsfähigkeit (z. B. Gehen, Treppensteigen),
- körperliche Rollenfunktion (Leistungsfähigkeit in Alltag und Beruf),
- körperliche Schmerzen (Stärke der Schmerzen und Behinderung im Alltag),
- allgemeine Gesundheitswahrnehmung (globale Beurteilung),
- Vitalität (Energie vs. Erschöpfung),
- soziale Funktionsfähigkeit (soziale Kontakte),
- emotionale Rollenfunktion (Beeinträchtigung der Leistungsfähigkeit durch seelische Probleme) und
- psychisches Wohlbefinden (positive Stimmung vs. Angst und Depression).

Das **Nottingham Health Profile** besteht aus 38 Items und 6 Skalen:
- Energieverlust,
- Schmerz,
- emotionale Reaktion,
- Schlaf,
- soziale Isolation und
- Mobilität.

Für die **Onkologie** entwickelte Lebensqualitätsfragebögen haben meist einen modulartigen Aufbau und setzen sich aus einem Kerninstrument, das für unterschiedlich Tumorarten verwendet werden kann, und einem diagnosespezifischen Zusatzfragebogen zusammen.

Der **EORTC QLQ-C30** besteht als Kerninstrument aus 30 Items, die 2 Domänen (Funktionsstörung und Symptomatik) zugeordnet werden können. Die Items werden zu 5 Subskalen im Bereich der Funktionsstörung:
- funktionaler Status,
- Arbeitsfähigkeit/Rollenfunktion,
- emotionale Belastung,
- kognitive Beeinträchtigung und
- soziale Beeinträchtigung

sowie Skalen/Items zur Symptomatik und zur finanziellen Belastung zusammengefasst. Cronbachs alpha der englischsprachigen Originalversion lag für 8 von 9 Skalen über 0,70. Die psychometrische Überprüfung ist jedoch noch nicht abgeschlossen.

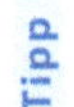

Tipp

Der EORTC QLQ-C30 wird in einer Übersichtsarbeit zum Einsatz beim Lungenkarzinom empfohlen (Montazeri et al. 1998). Ein aus 13 Items bestehendes Lungenkrebsmodul befindet sich in Entwicklung.

Das Instrument **„Functional Assessment of Cancer Therapy (FACT)"** besteht ebenfalls aus einer allgemeinen Version (FACT-G) mit 29 Items und 5 Subskalen
- körperliches Wohlbefinden,
- emotionales Wohlbefinden,
- Arzt-Patient-Beziehung,
- soziales/familiäres Wohlbefinden und
- funktionales Wohlbefinden

sowie optionalen diagnosespezifischen Modulen, u. a. auch für Lungenkrebs. Der FACT-G hat gute psychometrische Kennwerte (Cronbachs alpha des Gesamtwerts beträgt 0,82 und die Retest-Reliabilität 0,92). Eine deutsche Version ist in Entwicklung.

Insgesamt kann festgehalten werden, dass sich die subjektiv wahrgenommene Lebensqualität objektiv, reliabel (reproduzierbar) und valide erfassen lässt.

21.8.3 Therapienebenwirkungen und Lebensqualität

Für das subjektive Erleben ist es wichtig, worauf der Patient seine Beschwerden zurückführt.

Das **psychosoziale Wohlbefinden** hing in einer Längsschnittuntersuchung bei Patienten mit nichtkleinzelligen Tumoren stark von den krankheitsbedingten Beschwerden, dem körperlichen Funktionszustand und der Alltagsaktivität ab, nicht aber von den therapiebedingten Nebenwirkungen. Die Autoren interpretieren diesen Befund dahingehend, dass krankheitsbedingte Körperbeschwerden von den Patienten als Indiz für das Fortschreiten der Tumorerkrankung gewertet werden und sich deshalb ungünstig auf den seelischen Zustand auswirken, wohingegen die Nebenwirkungen der Behandlung als notwendiges Übel zur Überwindung der Erkrankung betrachtet werden. Ähnliche Ergebnisse waren für Patienten mit kleinzelligem Lungenkarzinom gefunden worden.

! Für das Erleben des Patienten ist es sehr wichtig, dass „noch etwas getan werden kann", dass er seiner Erkrankung nicht machtlos ausgeliefert ist, von seinen Betreuern nicht „aufgegeben" wird.

In der **Wahrnehmung des Kranken** scheint zu gelten, dass angesichts der Bösartigkeit der Krankheit die Behandlung auch „aggressiv" sein muss. So lässt sich erklären, dass eine aggressivere, aktive und dementsprechend toxischere, mit stärkeren Nebenwirkungen einhergehende Therapie u. U. von einer besseren subjektiven Lebensqualität begleitet ist als ein zurückhaltenderes, weniger toxisches, aber deshalb wohl als weniger effektiv wahrgenommenes Behandlungsregime.

21.9 Ärztliche Gesprächsführung

Abschließend werden einige **kurzgefasste Hinweise** zur ärztlichen Gesprächsführung gegeben.

Um ein **Aufklärungsgespräch** zu beginnen, ist das Vorwissen des Patienten der geeignete Anknüpfungspunkt. Es kann den Einstieg erleichtern, wenn man den Patienten fragt, was ihm bisher über seine Krankheit gesagt wurde oder was er selbst glaubt – mit dem Ziel, mit den eigenen Erläuterungen an der richtigen Stelle ansetzen zu können.

Tipp: Orientieren Sie sich am Informationsbedürfnis des Patienten. Geben Sie nur so viel Information, wie er verarbeiten kann. Ermöglichen Sie durch ein schrittweises Vorgehen der Informationsvermittlung, dass der Patient das Gespräch jederzeit vorübergehend beenden kann, wenn er mit der mitgeteilten Information emotional überfordert ist. Wenn man den Patienten gegen seinen Willen mit unangenehmen Nachrichten konfrontiert, riskiert man, dass er die Aufklärung schlichtweg verleugnet. Information muss emotional verkraftet werden können. Dies erfordert einen Prozess der seelischen Verarbeitung, der Zeit braucht. Aufklärung ist kein einmaliger Akt, sondern muss in eine kontinuierliche, tragfähige Beziehung eingebettet sein. Signalisieren Sie, dass Sie auch für spätere Fragen zur Verfügung stehen.

Der Arzt sollte nicht hart und sachlich informieren, sondern auf die **emotionale Situation** des Patienten achten. Eine konkrete Zeitangabe auf die Frage des Kranken, wie lange er noch zu leben habe, kann nicht empfohlen werden. Eine solche ist meist bei verantwortlicher Bewertung des ärztlichen Wissens auch gar nicht möglich, es sei denn im Endstadium einer Erkrankung, wenn der Kranke dies auch selbst spürt. Der Arzt geriete allzu sehr in die Rolle des Richters, wenn er dem Fragenden einen Termin nennen würde, der die verbleibende Lebensspanne bemisst.

Tipp: Versuchen Sie herauszufinden, welches Bedürfnis hinter der Frage nach der verbleibenden Lebenszeit steht (z. B. einen Anhalt zu gewinnen, wie viel Zeit dem Patienten bleibt, seine Angelegenheiten zu regeln oder Unternehmungen, die ihm noch wichtig sind, durchzuführen). Wohl ist es angebracht, dem Kranken, wenn dieser es wünscht, einen ungefähren Anhaltspunkt für die Perspektive, die ihm noch bleibt, zu vermitteln. Hier kann jedoch an die Vorstellungen des Kranken, seine Zukunftspläne usw. angeknüpft werden, um mit ihm gemeinsam zu besprechen, welche Unternehmungen sinnvoll erscheinen und welche eher illusorisch sind.

Stehen Sie dem Kranken dann zur Verfügung, wenn er es wünscht! Akzeptieren Sie es auch, wenn ein Patient nicht über seine **Prognose** sprechen will. Im Denken des Betroffenen herrscht manchmal ein Nebeneinander von Wissen und Nichtwissenwollen.

Der Arzt sollte nicht die **Abwehr des Patienten** durchbrechen! Akzeptieren Sie partielle Verleugnung, eine Zweigleisigkeit im Denken oder auch zeitweise unrealistische Hoffnungen. Vermitteln Sie, dass etwas getan werden kann, auch wenn die Therapie nicht kausal ist (z. B. lediglich auf Symptommilderung zielt), damit der Patient sich nicht aufgegeben fühlt.

Die **Arzt-Patient-Beziehung** spielt eine zentrale Rolle bei der Krankheitsbewältigung. Wenn der Arzt das Krankheitsverständnis des Patienten und seine Sorgen und Erwartungen erfragt, dem Patienten Gelegenheit gibt, seine eigenen Meinungen und Gefühle zu äußern, Unterstützung signalisiert, ihn ermutigt, Fragen zu stellen, und die gewünschte Information gibt, können die Entscheidung über therapeutische Optionen gemeinsam getroffen und die Mitarbeit bei der Behandlung (Compliance) sichergestellt werden.

! Das ärztliche Gespräch ist letztlich die primäre Maßnahme zur Besserung des psychischen Zustands des Patienten und zur Unterstützung seiner Krankheitsbewältigung.

Literatur

Buccheri G (1998) Depressive reactions to lung cancer are common and often followed by a poor outcome. Eur Resp J 11: 173–178

Devine EC, Westlake SK (1995) The effects of psychoeducational care provided to adults with cancer: meta-analysis of 116 studies. Oncol Nurs Forum 22: 1369–1381

Faller H (1998) Krankheitsverarbeitung bei Krebskranken, Hogrefe, Göttingen

Faller H (2001) Krankheitsbewältigung und Überlebenszeit bei Krebskranken. Psychotherapeut 46: 20–35

Faller H, Bülzebruck H, Drings P, Lang H (1999) Coping, distress and survival among patients with lung cancer. Arch Gen Psychiatry 56: 756–762

Faller H, Lang H, Schilling S (1995) Emotional distress and hope in lung cancer patients, as perceived by patients, relatives, physicians, nurses and interviewers. Psycho-Oncology 4: 21–31

Meyer TJ, Mark MM (1995) Effects of psychosocial interventions with adult cancer patients: A meta-analysis of randomized experiments. Health Psychol 14: 101–108

Montazeri A, Gillis CR, McEwen J (1998) Quality of life in patients with lung cancer. Chest 113: 467–481

Spilker B (ed) (1996) Quality of life and pharmacoeconomics in clinical trials. 2nd edn. Lippincott-Raven, Philadelphia

Sheard T, Maguire P (1999) The effect of psychological interventions on anxiety and depression in cancer patients: results of two meta-analyses. Br J Cancer 80: 1770–1780

Van't Spijker A, Trijsburg RW, Duivenvoorden HJ (1997) Psychological sequelae of cancer diagnosis: A meta-analytical review of 58 studies after 1980. Psychosom Med 59: 280–293

Kapitel 22

Chemoprävention

N. van Zandwijk

Inhaltsverzeichnis

22.1 Einleitung

Das Verständnis der molekularen und biologischen Hintergründe des Lungenkarzinoms, eines Tumors mit der höchsten Mortalität und eines der wichtigsten onkologischen Probleme des 21. Jahrhunderts, hat sich während der letzten 10–20 Jahre erheblich vertieft. Es wurden mehrere **genetische Veränderungen** identifiziert, die für die Ausbildung des finalen malignen Phänotyps als essenziell anzusehen sind.

Für einige dieser Veränderungen wurde ein enger Zusammenhang mit der **Tabakrauchexposition** festgestellt. Obwohl der Zigarettenrauch bei 90% der männlichen und 70–85% der weiblichen Lungenkrebstoten eine entscheidende Rolle spielt, entwickeln letztlich nur 15% der starken Raucher tatsächlich ein Lungenkarzinom (Shopland 1995; van Zandwijk 1995). Diese Tatsache legt Unterschiede in der **individuellen Empfindlichkeit** gegenüber der Krankheitsentstehung nahe. Epidemiologische Studien wiesen in die ähnliche Richtung, indem sie zeigten, dass eine reichlich Obst und Gemüse beinhaltende Ernährung mit einem niedrigeren Lungenkrebsrisiko verbunden ist.

Die grundlegende Strategie zur Vorbeugung von Lungenkrebs, d. h. die Vermeidung des Kontakts mit Karzinogenen aus dem Tabakrauch, könnte durch die Aufnahme protektiver Faktoren, z. B. über die Ernährung, und durch Modulation der Abwehrmechanismen des Organismus unterstützt werden.

Definition

Der Begriff der Chemoprävention wird definiert als die Nutzung natürlich vorkommender oder synthetischer Substanzen, die den Prozess der Karzinogenese verhindern, hemmen oder rückgängig machen (Sporn et al. 1976).

Umfangreiche Daten konnten belegen, dass dieser Ansatz durchführbar ist. Aber der **Nachweis eines positiven Effekts** dieser Maßnahmen ist trotz vielversprechender Ergebnisse aus experimentellen und epidemiologischen Studien noch immer umstritten.

22.2 Tabak

Die **Lungenkrebsmortalität** ist bei Männern, trotz der vielversprechenden Abnahme des Anteils an Rauchern, in einigen Gebieten der westlichen Welt noch immer sehr hoch. Bei den Frauen lässt sich mittlerweile in einigen Ländern eine vergleichbare Entwicklung beobachten, so dass der Lungenkrebs inzwischen den Brustkrebs als häufigste Krebstodesursache abgelöst hat (Greenwald u. Stern 1992).

! In diesem Zusammenhang muss darauf hingewiesen werden, dass Exraucher noch über viele Jahre hinweg ein erhöhtes Lungenkrebsrisiko haben.

Ein großer Anteil der Patienten in den USA, die gegenwärtig an Lungenkrebs erkranken, sind ehemalige Raucher (Strauss et al. 1995). Aus molekularen Studien geht hervor, dass auch nach Beendigung des Tabakkonsums die genetischen Veränderungen („Narben") weiterhin bestehen (Wistuba et al. 1997).

! Die ständig vorhandene Anzahl an aktuellen und ehemaligen Rauchern garantiert leider, dass der Lungenkrebs weltweit während der nächsten 25–50 Jahre die Hauptkrebstodesursache bleiben wird.

Die **Karzinogene im Tabakrauch** stellen die Verbindung zwischen der Nikotinabhängigkeit und der Entstehung des Lungenkrebses her. Der Raucher raucht allein wegen seiner Nikotinabhängigkeit (van Zandwijk 1995). Während das Nikotin selbst nicht als karzinogen angesehen wird, enthält der Zigarettenrauch eine Mischung an Karzinogenen – wie geringe Mengen polyzyklischer aromatischer Kohlenwasserstoffe (PAH) und 4-(methylnitrosamino)-1-(3-pyridyl)-1-butranone (NKK) – sowie andere Lungenkarzinogene, Tumorpromotoren und Kokarzinogene.

Karzinogene wie die PAH und NKK benötigen eine metabolische Aktivierung, bevor sie ihre karzinogenen Effekte entwickeln können. Diese Aktivierungswege konkurrieren mit den Entgiftungswegen. Man nimmt an, dass die **Balance** zwischen **Aktivierung** und **Entgiftung** das Krebsrisiko beeinflusst. Die Gene für die Cytochrom-P450-abhängigen karzinogenmetabolisierenden Enzyme (Aktivierung) erwiesen sich als polymorph. Auch die Glutathiontransferasen (Entgiftung) sind polymorph. Ungefähr 40–50 % der menschlichen Bevölkerung enthalten den so genannten Null-Genotyp, der in geringem Maße mit Lungenkrebs assoziiert wird (Spivak et al. 1997).

Die erfolgreiche **metabolische Aktivierung** führt zur Bildung von DNA-Addukten, d. h. kovalent an die DNA gebundenen Karzinogenmetaboliten. Wenn diese DNA-Addukte den zellulären Repair-Mechanismen (Apoptose) entkommen und damit persistieren, können sie eine **Fehlkodierung** auslösen, die zu einer permanenten Mutation führt (Westra et al. 1993; Denissenko 1996). Erfolgt eine permanente Mutation in der kritischen Region eines Onko- oder Tumorsuppressorgens, kann sie zur Aktivierung des Onkogens oder zur Inaktivierung des Tumorsuppressorgens führen.

22.3 „Field cancerization" und „multi-step carcinogenesis"

Die Chemoprävention beruht auf **2 Prinzipien** der **Tumorbiologie**, die den meisten epithelialen Karzinomen gemeinsam sind:

- „field cancerization" und
- „multi-step carcinogenesis".

„Field cancerization" wurde zuerst von Slaughter et al. im Jahre 1953 beschrieben, die

- eine epitheliale Hyperplasie,
- eine Hyperkeratinisierung und
- eine Atypie

in normal erscheinendem Epithel im Grenzbereich der Mundhöhlenkarzinome beschrieben. Auch In-situ-Karzinome wurden in verschiedenen Abschnitten des umliegenden Gewebes beobachtet.

Diese histologischen Veränderungen in der gesamten Mundschleimhaut wurden als Hinweis darauf gedeutet, dass auch in anderen Bereichen des Aerodigestivtrakts **Veränderungen in Richtung Malignität** aufgetreten waren.

> ! Dieses Konzept legt nahe, dass die schrittweisen Entwicklungen maligner Veränderungen im Aerodigestivtrakt weniger ein Zufallsereignis, sondern eher das Ergebnis diffuser Wandlungen im gesamten Epithel darstellen.

Die **Existenz diffuser prämaligner Veränderungen** im Aerodigestivtrakt bestätigt die klinischen Beobachtungen, dass Patienten, welche ein primäres Karzinom in diesem Gebiet überleben, später zur Entwicklung eines zweiten Primärtumors neigen (Shields et al. 1978).

Es wird außerdem zunehmend deutlich, dass in diesen Prozess **spezifische genetische Veränderungen** involviert sind. Beispielsweise konnte man zeigen, dass bei der Hyperplasie hochspezifische Deletionen auf dem kurzen Arm von Chromosoms 3p auftreten, die den ersten Schritt in der Entwicklung eines Lungenkarzinoms darstellen (Hung et al. 1995). Einen ähnlichen Nachweis gibt es für Deletionen auf dem kurzen Arm der Chromosomen 9 und 17 (Kishimoto et al. 1995). Eines der entsprechenden Gene auf Chromosom 3 ist das fragile „histidine-triade"-Gen, dem p53-Gen auf Chromosom 17 werden Tumorsuppressorfunktionen zugeschrieben (Sozzi et al. 1992; Sozzi et al. 1997).

Obwohl die Abfolge der Ereignisse, die letztendlich zur Ausbildung eines Lungenkarzinoms führen, noch nicht vollständig geklärt ist, wird diese Erkrankung im Allgemeinen als ein **Ergebnis** multipler genetischer Veränderungen angesehen.

Viele ältere Studien zeigten, dass **Plattenepithelkarzinome** der Lunge zusammen mit In-situ-Karzinomen entstehen und dass progressive Veränderungen – von der Metaplasie bis zum In-situ-Karzinom – das Kennzeichen einer schrittweisen Entwicklung zum Plattenepithelkarzinom darstellen (Allerbach et al. 1961). Quantitative zytochemische Studien in Menschen- und Tiermodellen haben diese Ergebnisse durch den Nachweis zunehmender DNA-Veränderungen während der Karzinogenese unterstützt (Lee et al. 1994). Sowohl die Aktivierung dominanter Onkogene als auch die Inaktivierung/Deletion von Tumorsuppressorgenen scheinen eine Rolle zu spielen.

> ! Es gibt zunehmend Daten, die darauf hinweisen, dass genetische Veränderungen in den Atemwegen noch eine lange Zeit nach Beendigung des Rauchens persistieren können (Mao et al. 1994; Wistuba et al. 1997).

Der Sinn einer **Chemoprävention** bei ehemaligen Rauchern und Patienten mit vorausgegangenen Krebserkrankungen im Aerodigestivtrakt wird durch den Nachweis persistierender genetischer Veränderungen in den Atemwegen sowie die Rolle des Tabakrauchs als Auslöser eindeutig belegt.

22.4 Ernährung

> ! Es gibt zuverlässige Hinweise darauf, dass eine Ernährung, die viel Obst und Gemüse enthält, mit einem geringeren Krebsrisiko assoziiert ist (Block et al. 1992).

Mit hohem Aufwand konnte man spezifische **Komponenten dieser Nahrungsmittel** identifizieren, die für das verringerte Lungenkrebsrisiko verantwortlich sind. In den meisten Studien richtete sich die Aufmerksamkeit auf Provitamin-A-Karotinoide – insbesondere das **β-Karotin** – wegen ihrer Eigenschaften als Antioxidanzien und der seit langem bekannten Bedeutung des Vitamin A für die Zelldifferenzierung. Der beobachtete Zusammenhang zwischen Lungenkrebs und Karotinoiden aus der Nahrung wurde durch biochemische Daten bestätigt, welche geringere Serumkonzentrationen an β-Karotin bei Personen nachwiesen, die später Lungenkrebs entwickelten (Menkes et al. 1986).

In den letzten Jahren wurden auch andere Mikronährstoffe identifiziert, die das Lungenkrebsrisiko potenziell senken, wie **Vitamin E** und das Spurenelement **Selen.** Während Vitamin E (ein Begriff, der 8 natürliche Substanzen, u. a. Tocopherole, einschließt) in einer großen randomisierten Studie (ATBC, s. unten) zu keiner Verringerung des Lungenkrebsrisikos führte, zeigte Selen in einer Vorsorgestudie bei Hautkrebs einen unerwarteten positiven Effekt (Clark et al. 1996). Selbstverständlich bedarf das letztgenannte Ergebnis noch einer Bestätigung.

Insgesamt unterstützen die epidemiologischen Daten die Hypothese, dass Unterschiede in der Aufnahme üblicher Nährstoffe das Lungenkrebsrisiko beeinflussen können. Die Bestätigung dieser Hypothese kann jedoch nur über prospektive Studien erfolgen, die den **Effekt von Ernährungsmaßnahmen** in einer hinsichtlich ihrer Rauchgewohnheiten ausreichend definierten Population untersucht (Feskanich et al. 2000).

22.5 Retinoide

Wie bereits erwähnt, wurden Vitamin A und ganz allgemein die Retinoide als erste Substanzen intensiv auf eine **chemopräventive Aktivität** hin untersucht (Bollag u. Hartmann 1983). In mehreren Tiermodellen erwiesen sich die Retinoide an verschiedenen Organsystemen und gegenüber einer Anzahl von induzierenden Karzinogenen als präventiv wirksam (Lippman et al. 1994).

! Eine randomisierte Phase-II-Studie mit Isotretinoin (1,0 mg/kg) bei starken Rauchern ergab jedoch Anzeichen dafür, dass das Aufgeben des Rauchens wichtiger war als die Prävention mit Retinoiden (Lee et al. 1994).

Studienteilnehmer wurden aus einer Gruppe von Rauchern ausgewählt, bei denen durch eine Bronchoskopie in mehr als 15% der Biopsieabschnitte offensichtliche Dys- oder Metaplasien nachgewiesen wurden. Die Patienten erhielten dann 6 Monate lang entweder **Isotretinoin oder** ein **Placebo** und wurden mittels bronchoskopischer Biopsien ausführlich nachuntersucht. Eine große Anzahl der Teilnehmer hörte mit dem Rauchen auf, Hinweise auf neoplastische Veränderungen nahmen im Studienzeitraum bei 54% der Personen in der Behandlungsgruppe und bei 59% der Personen in der Kontrollgruppe ab.

In den 90er-Jahren des 20. Jahrhunderts wurden verschiedene randomisierte klinische **Chemopräventionsstudien** durchgeführt. Zu diesen gehörten die α-Tocopherol-/β-Karotin(ATBC)- und die β-Karotin-/Retinol(CARET)-Wirksamkeitsstudien (ATBC Cancer Prevention Study Group 1994; Omenn et al. 1996).

Die **ATBC-Studie** rekrutierte Männer – allesamt starke Raucher – und untersuchte die Effekte einer Nährstoffsupplementierung mit β-Karotin und α-Tocopherol. Entgegen aller Erwartungen zeigte sich weder für β-Karotin noch für α-Tocopherol ein protektiver Effekt.

CAVE

Im Gegenteil: β-Karotin stand in Zusammenhang mit einer statistisch signifikanten Zunahme (18%) der Lungenkrebsinzidenz und -mortalität (8%). Dieser Effekt fand Bestätigung durch die CARET-Studie, die ebenfalls an Rauchern durchgeführt wurde.

Die **CARET-Studie** ergab eine um 28% höhere Lungenkrebsrate und eine um 17% höhere Todesfallrate bei den Studienteilnehmern, welche β-Karotin erhielten.

Die Ergebnisse der ATBC- und der CARET-Studie waren für die Anhänger der Prävention sicher ein Schock, aber sie haben die Bedeutung groß angelegter kontrollierter (randomisierter) Studien gezeigt. Da der **schädliche Effekt von β-Karotin** in erster Linie bei Rauchern beobachtet worden war, stellte man die Hypothese auf, dass der stark oxidierende Zigarettenrauch in der Lunge zu Wechselwirkungen mit β-Karotin führt und auf diese Weise instabile Nebenprodukte mit prooxidativer Wirkung erzeugt.

Es wurde damit einmal mehr demonstriert, wie wichtig es ist, mit dem Rauchen aufzuhören. Raucher sollten sich nicht mit β-Karotin supplementieren, sie sollten das Rauchen einstellen.

22.6 Sekundäre Primärtumoren

In einer der ersten für das Lungenkarzinom relevanten Studien wurden 103 Patienten mit vorausgegangenem Kopf-Hals-Karzinom hinsichtlich des **Effekts von 13-cis-Retinolsäure** auf die Entstehung von Rezidiven und sekundären Primärtumoren hin untersucht (Hong et al. 1990). Die Inzidenz sekundärer Primärtumoren war in der Behandlungsgruppe signifikant niedriger (4% gegenüber 24%).

In einer folgenden Studie wurden 307 Patienten nach kompletter Resektion eines Lungenkarzinoms im frühen Stadium entweder in eine Behandlungsgruppe mit **Retinylpalmitat** oder eine Beobachtungsgruppe ohne Therapie randomisiert (Pastorino et al. 1993). Auch diese Studie zeigte eine signifikante Reduktion in der Häufigkeit sekundärer Primärtumoren (12% gegenüber 21%).

Die große **EORTC(Euroscan)-Studie** (van Zandwijk et al. 2000) mit fast 2600 Patienten, die an frühen Stadien von Kopf-Hals-Tumoren und Lungenkrebs nach potenziell kurativer Operation litten, bestätigte die positiven Ergebnisse der vorangegangenen Studien mit 13-cis-Retinolsäure und Retinylpalmitat nicht. Entgegen den Erwartungen zeigten sich keine Vorteile einer 2-jährigen Supplementierung mit Retinylpalmitat und/oder N-Acetylcystein in Populationen mit Risikofaktoren für sekundäre Primärtumoren oder Tumorrezidive im oberen oder unteren Atmungstrakt. Euroscan bestätigte somit die Bedeutung großer Konfirmationsstudien. Substanzen, die über lange Jahre hinweg als hilfreich angesehen wurden, können als unwirksam demaskiert werden, wenn eine Überprüfung nach strengen Kriterien stattfindet.

! Euroscan unterstrich außerdem erneut die Bedeutung der Nikotinabstinenz: Teilnehmer, die auf Dauer mit dem Rauchen aufgehört hatten, zeigten eine bessere Überlebensrate als diejenigen, die weiterhin rauchten.

22.7 Biologische Marker der Karzinogenese

Wenn, wie in den zuvor erwähnten Studien, die Entstehung eines invasiven Karzinoms als Endpunkt gewählt wird, sind umfangreiche Investitionen an Zeit und Geld erforderlich. Es besteht die Möglichkeit, auf die Entstehung eines invasiven Karzinoms als primärem Endpunkt zur Bewertung potenzieller chemopräventiver Substanzen zu verzichten, wenn man so genannte **intermediäre biologische Endprodukte** verwendet. Dies wird häufig als Umkehr der Prämalignität bezeichnet.

Zu den **potenziellen intermediären Markern** gehören mikroskopische Veränderungen des Lungenepithels, wie die Metaplasie, oder spezifischere Marker, wie zellgenetische oder molekulare Veränderungen. In dem Bemühen, ein zuverlässigeres Ergebnis als die pathologisch-anatomische Beurteilung einer einzigen Biopsie – den Metaplasieindex – zu erhalten, wurde eine **semiquantitative Methode** zur Charakterisierung des Grades an Plattenepithelmetaplasie in mehreren Lungenbiopsien entwickelt (Mathe et al. 1982).

Die regelmäßig bei der Entartung von Lungenschleimhaut zu Karzinomen beobachteten **genetischen Veränderungen** schließen

- LOH („loss of heterocygosity") auf den Chromosomen 3p und 9p,
- eine 17p-3p-Deletion,
- eine veränderte Expression des p53-Tumorsuppressorgens (sowie anderer Tumorsuppressorgene, wie des Retinoblastomgens) und
- den „epidermal growth factor"(EGF) Rezeptor

ein (Lee et al. 1992; Salgia u. Skarin 1998).

Gemeinsam mit dem Metaplasieindex sowie den Differenzierungs- und Proliferations-Markern könnten diese genetischen Veränderungen als intermediäre **Bio-Marker** verwendet werden, um die Wirksamkeit präventiver Maßnahmen vor dem tatsächlichen Auftreten eines Karzinoms zu untersuchen. Eines der Probleme bei der Verwendung intermediärer Marker besteht in der Ungewissheit, ob bestimmte Veränderungen tatsächlich zuverlässige Vorzeichen einer invasiven Krebserkrankung darstellen. Daher wird eine sorgfältige und prospektive Auswertung der Biologie und der Molekulargenetik der Lungenkarzinogenese benötigt.

In der letzten Zeit wurde über verschiedene **neue biologische Substanzen** mit chemopräventiven Aspekten berichtet – wie EGF-Rezeptor-, Farnesyltransferase-, Metalloproteinase-, Cox-2- und Zyklininhibitoren. Das erste Screening dieser Substanzen kann nun mit Hilfe intermediärer Marker durchgeführt werden. Man nimmt an, dass dieser Ansatz letztendlich zum Fortschritt des komplexen Forschungsgebiets der Chemoprävention beitragen wird.

Literatur

Alpha-Tocopherol, Beta Carotene Cancer Prevention Study Group (1994) The effect of vitamin E and beta-carotene on the incidence of lung cancer and other cancers in male smokers. N Engl J Med 330: 1029–1035

Allerbach O, Stout AP, Harnmond EC, Garfinkel L (1961) Changes in bronchial epithelium in relation to cigarette smoking and in relation to lung cancer. N Engl J Med 265: 253–267

Block G, Patterson B, Subar A (1992) Fruit, vegetables and cancer prevention: a review of the epidemiological evidence. Nutr Cancer 18: 1–41

Bollag W, Hartmann HR (1983) Prevention and therapy of cancer with retinoids in animals and man. Cancer Surv 2: 293–314

Clark LC, Combs GF, Turnbull BW, Slate EH, Chalker DK, Chow J, Davis LS, Graham GF, Groß EG, Krongrad A et al. (1996) Effects of selenium supplementation für cancer prevention in patients with carcinoma of the skin. A randomized controlled trial. Nutritional Prevention of Cancer Study Group. JAMA 276: 1957–1963

Denissenko MF (1996) Preferential formation of benzo(a) pyrene adducts in lung cancer hotspots in p53. Science 374: 430–432

Feskanich D, Ziegler RG, Michaud DS, Giovannucci EL, Speizer FE, Willett WC, Colditz GA (2000) Prospective study of fruit and vegetable consumption and risk of lung cancer among men and women. J Natl Cancer Inst 92: 1812–1823

Greenwald P, Stern HR (1992) Rote of biology and prevention in aerodigestive tract cancers. J Natl Cancer Inst Monogr 13: 3–14

Hong WK, Lippman JM, Itri L, Karp PD, Byers RM, Schantz SP, Kramer AM, Lotan R, Peters LJ (1990) Prevention of second primary tumors with isotretinoin in squamous cell carcinoma of the head and neck. N Engl J Med 323: 795–801

Hung J, Kishimoto Y, Sugio K, Virmani A, Mclntire DD, Minna JD, Gazdar AF (1995) Allele-specific loss in chromosome 3p deletions occur at an early stage in the pathogenesis of lung cancer. JAMA 273: 558–63

Kishimoto Y, Sugio K, Hung JY, Virrnani A, Mc Intire DD, Minna JD, Gazdar AF (1995) Allele-specific loss in chromosome 9p loci in preneoplastic lesions accompanying non-small cell lung cancer. J Natl Cancer Inst 87: 1224–1229

Lee JS, Lippman SM, Hong WK, Ro SY, Kim SY, Lotan R, Hittelman WN (1992) Determination of biomarkers for intermediate endpoints in chemoprevention trials. Cancer Res 52 (Suppl 9): 2707s–2710s

Lee IS, Lippman SM, Benner SE et al. (1994) Randomized placebo controlled trial of isotretinoin in chemoprevention of bronchial squamous metaplasia. J Clin Oncol 12: 937–945

Lippman SM, Benner SE, Hong WK (1994) Cancer chemoprevention. J Clin Oncol 12: 851–873

Mao L, Hruban RH, Boyle JO, Tockman M, Sidransky D (1994) Detection of oncogene mutations in sputum precedes the diagnosis of lung cancer. Cancer Res 54: 1634–1637

Mathe G, Gouveia J, Hercend TM et al. (1982) Correlation between precancerous bronchial metaplasia and cigarette consumption, and preliminary results of retinoid treatment. Cancer Detect Prev 5: 461–466

Menkes MS, Comstock GW, Vuillemier JP, Helsing KJ, Rider AA, Brookmeyer R (1986) Serum beta-carotene, vitamins A, and E, selenium, and the risk of lung cancer. N Engl J Med 315: 1250–1254

Omenn GS, Goodman GE, Thornquist M et al. (1996) Effects of combination of beta-carotene and vitamin A on lung cancer and cardiovascular disease. N Engl J Med 334: 1150–1155

Pastorino U, Infante I, Maioli M et al. (1993) Adjuvant treatment of stage I lung cancer with high dose vitamin A. J Clin Oncol 11: 1216–1222

Salgia R, Skarin AT (1998) Molecular abnormalities in lung cancer. J Clin Oncol 16: 1207–1217

Shields TW, Humphrey EW, Riggins GA, Keehn RJ (1978) Long term survivors after resection of lung carcinoma. J Thorac Cardiovasc Surg 76: 439–442

Shopland DR (1995) Tobacco use and its contribution to early cancer mortality with special emphasis on cigarette smoking. Environ Health Perspect 103 (Suppl 8): 131–142

Slaughter DP, Southwick HW, Smejkal W (1953) „Field cancerization“ in oral stratified squamous epithelium: Clinical implications of multicentric origin. Cancer 6: 963–968

Sozzi G, Miozzo M, Dhongi R et al. (1992) Deletions of 17p and p53 mutations in preneoplastic lesions of the lung. Cancer Res 52: 6079–6082

Sozzi G, Sard L, de Gregorio L et al. (1997) Association between cigarette smoking and FHIT gene alterations in lung cancer. Cancer Res 57: 5207–5212

Spivak SD, Fasco MJ, Walker YB, Kaminsky LS (1997) The molecular epidemiology of lung cancer. Crit Rev Toxicol 27: 319–365

Sporn MB, Dunlop NM, Newton DL, Smith JM (1976) Prevention of chemical carcinogenesis by vitamin A and its synthetic analogs (retinoids). Fed Proc 35: 1332–1338

Strauss G, DeCamp M, Dibiccaro E, Richards W, Rarpole D, Realy E, Sugarbaker D (1995) Lung cancer diagnosis is being made with increasing frequency in former cigarette smokers! Proc Am Soc Clin Oncol 14: 362

Van Zandwijk N (1995) Aetiology and prevention of lung cancer. Eur Resp Mon 1: 18–49

Van Zandwijk N, Dalesio O, Pastorino U, De Vries N, Van Tinteren H (2000) EUROSCAN, a randomized trial of chemoprevention with vitamin A and N-acetylcysteine in patients with head and neck cancer or lung cancer. J Natl Cancer Inst 92: 977–986

Westra WH, Slebos RJ, Offerhaus et al. (1993) K-ras oncogene activation in lung adenocarcinomas from former smokers. Evidence that K-ras mutations are an early and irreversible event in the development of adenocarcinoma of the lung. Cancer 72: 432–438

Wistuba II, Lam S, Bebrens C et al. (1997) Molecular damage in the bronchial epithelium of current and former smokers. J Natl Cancer Inst 89: 1366–1373

PART

Zukunftsperspektiven

Videoassistierte Thoraxchirurgie (VATS) – Weiterentwicklung, robotergesteuerte Therapie

A. Linder

Inhaltsverzeichnis

23.1 Einleitung: VATS bei onkologischen Indikationen

Die videoassistierte Thoraxchirurgie (VATS) wird seit Anfang der 90er-Jahre des 20. Jahrhunderts in zunehmendem Umfang für Lungen- und Brustkorboperationen (Linder u. Toomes 1994) sowie seit Mitte der 90er-Jahre auch in der Herzchirurgie eingesetzt. Ihr Vorzug liegt in der **Reduktion des Operationstraumas**, d. h. zunächst der Invasivität des Zugangs (Thorakotomie, Sternotomie).

Als gravierender **Nachteil** der Methode gilt bis heute der systemimmanente Verlust der direkten manuellen Palpation. Diese ist jedoch, gerade in der onkologischen Thoraxchirurgie, ein wesentliches Element zur Erkennung und Lokalisierung kleinerer Tumoren und Metastasen im Lungenparenchym. In der konventionellen onkologischen Thoraxchirurgie erreicht die Palpation des Lungengewebes mit einer Auflösung von bis zu 2 mm die höchste Sensitivität bezüglich der Erkennung okkulter Raumforderungen im Vergleich zur bildgebenden Diagnostik.

Trotz dieses Defizits der thorakoskopischen Chirurgie wurde weltweit deren Tauglichkeit für die Resektion von Lungenmetastasen und primären Lungenkarzinomen validiert. Endoskopische Techniken für die Parenchymresektion, den Bronchusverschluss und selbst für die sichere Versorgung der herznahen Gefäße stehen zur Verfügung, somit sind **anatomische Lungenresektionen** videoassistiert (minimal-invasiv) möglich und in großer Zahl bereits publiziert. Die Ergebnisse dieser meist nicht randomisierten Studien deuten einen **Prognosevor-**

teil für das mimimal-invasive Vorgehen an, als dessen einzige Erklärung ein geringeres immunologisches Risiko diskutiert wird (Craig et al. 2001).

Die Kritiker der Methode führen zu Recht an, dass die **systematische mediastinale Lymphadenektomie** per VATS nicht im gleichen Umfang durchführbar ist wie konventionell. Dies würde in der Ergebnisstatistik bezüglich des Überlebens allerdings einen Nachteil für die VATS-Gruppe bedeuten. Dieser zeichnet sich in der Literatur jedoch nicht ab. So lange die systematische mediastinale Lymphadenektomie aber noch Bestandteil der Leitlinien der chirurgischen Therapie des Lungenkarzinoms ist, muss diese auch für die thorakoskopische anatomische Resektion gefordert werden.

23.2 Neue Systeme und Techniken der minimal-invasiven Chirurgie

Die Entwicklung neuer Operationssysteme und -techniken geschieht selten bedarfsorientiert, vielmehr bestimmen heute vorrangig **ökonomische Gesichtspunkte** diese Entwicklung. Insbesondere in der Chirurgie des Lungenkarzinoms sind aufgrund des relativ geringen Operationsaufkommens die wirtschaftlichen Anforderungen der Hersteller an eine spezielle Systementwicklung nicht zu decken. Die Thoraxchirurgie wird somit an den **Entwicklungen aller chirurgischen Disziplinen** partizipieren, sie jedoch nur selten bestimmen:

- Optiksysteme,
- Multifunktionsinstrumente,
- Sensorik,
- Resektionstechnik,
- Viszerosynthesetechnik und
- Manipulatortechnik (häufig als Robotertechnik fehlinterpretiert).

23.2.1 Optiksysteme

Seit mehr als 100 Jahren gilt die **Stablinsenoptik nach Hopkins** als die Endoskopoptik schlechthin. Für endoskopische Operationen wurde dieses System lediglich am Okular mit einer Chip-Kamera versehen, die Stablinsenoptik aber unverändert aus dem letzten Jahrhundert übernommen. Die wesentlich bessere Lösung, das Bild bereits im Körperinnern in ein **elektrisches Signal** zu verwandeln und via Draht nach außen zu leiten, ist bis heute nur im Ansatz für die endoskopische Chirurgie realisiert, während flexible Geräte mit dieser Technik schon seit einigen Jahren ausgestattet sind.

Momentane Entwicklungen. Diese elegante und nutzbringende Technik würde den extrakorporalen Arbeitsraum für Instrumente erheblich vergrößern und zusätzlich mehr Freiheitsgrade für die intrakorporale Sicht schaffen. Anstatt diese Technik voranzubringen, werden jedoch zurzeit Optikhalterungen entwickelt, die allein dem Zweck dienen, die 100 Jahre alten Stablinsenoptiken mit 3 Translations- und einem Rotationsfreiheitsgrad sprachgesteuert sicher zu bewegen. Allein der Materialaufwand steht dabei in keiner Relation zum Gewinn. Der ohnehin eingeschränkte extrakorporale Arbeitsraum wird durch solche großen Geräte weiter reduziert, und die Sicherheitsaspekte bezüglich unkontrollierter Optikbewegungen mit möglicher Schädigung der Organe im Operationsfeld (Herz, Lunge, große intrathorakale Gefäße) können anhand der Erfahrungen mit technischen Robotern noch nicht als gelöst betrachtet werden.

23.2.2 Multifunktionsinstrumente

Multifunktionsinstrumente **beschleunigen den Ablauf** endoskopischer Operationen, da ein häufiger Instrumentenwechsel durch die Trokare entfällt. Sie bieten gleichzeitig mehr **Sicherheit**, fordern allerdings mitunter Zugeständnisse an die ideale Gewebeadaptation beim Greifen.

Neue **Kombinationen** von Metallen, Keramik und Kunststoffen ermöglichen heute Instrumente mit mono- oder bipolaren Schneide- und Koagulationselektroden, wahlweise kombinierbar mit Argon-Plasma-Technik. Sie können gleichzeitig als Träger von Lasersonden dienen, enthalten Saug- und Spülkanäle und können mechanische Greif- und Schneidgeräte sein.

Obwohl die **Vorteile** solcher Instrumente überwiegen, haben sie sich noch nicht in breitem Umfang durchgesetzt. Die Gründe dafür sind vielfältig, ein wesentliches Argument gegen komplexe Systeme ist aber die Tatsache, dass sie durch mangelnde Kompatibilität mit bestehenden Versorgungseinheiten schwer zu steuern sind, was wiederum das Sicherheitsargument aufwiegt.

Eine neue Entwicklung sind **Mikroinstrumente**, die sich durch Reduktion des Schaftdurchmessers auf weniger als die Hälfte des üblichen Maßes gerade für die VATS eignen würden, da das nicht unerhebliche Trauma im Interkostalraum mit diesen Instrumenten weiter reduziert werden könnte.

23.2.3 Sensorik

Die Thoraxchirurgie besteht zu 80% aus onkologischer Chirurgie. Die Palpation ist dabei ein entscheidendes Element.

Der **VATS-immanente Palpationsverlust** ist bis heute nicht kompensiert. Tastsysteme für das Lungengewebe, z. B. mit vibrotaktilen oder elastizitätsmodulierten Sensoren, sind derzeit nicht entwickelt, obwohl die technischen Grundlagen dafür existieren (Craig et al. 2001). Der Versuch, den verlorenen Tastsinn durch Operationen unter bildgebenden Großgeräten (Computertomograph, Magnetresonanztomograph) zurückzugewinnen, hat sich bereits im Experimentierstadium als Irrweg erwiesen. Es existieren zurzeit keine intraoperativ praktikablen Ortungssysteme für die thorakoskopische Chirurgie. Die Endosonographie – an der Leber bewährt – ist wegen der nicht schallleitenden Gewebeeigenschaften der luftgefüllten Lunge für die VATS zur Ortung intrapulmonaler Tumoren nicht geeignet.

Allein die präoperative Markierung von Target-Arealen im Computertomogramm wird von einigen Kliniken empfohlen. Die **indirekte endoskopische Palpation** mit verschiedenen einfachen mechanischen Tasthilfen wird also noch über Jahre der Standard bleiben.

23.2.4 Manipulatoren, Operationsroboter

Einsatzgebiete. Heute haben (fälschlicherweise) als Roboter bezeichnete Manipulatoren in der Viszeral- und Herzchirurgie Einzug gehalten (Buess et al. 2000). Systeme wie „Da Vinci" und „Zeus" werden eingesetzt, um laparoskopische Cholezystektomien, Fundoplikationen und Koronaranastomosen vorzunehmen.

Funktion. Bei diesen Systemen handelt es sich um 2 mechanisch bewegte Manipulatorarme an deren Ende verschiedene Instrumente – wie Pinzetten, Nadelhalter oder Scheren – angebracht werden können, die im Körperinnern die einzelnen Operationsschritte am Gewebe vollbringen. Die Steuerung dieser Manipulatorarme geschieht über eine elektronische Koppelung von einem meist im Operationssaal neben dem Patienten stehenden Simulator aus, an dem der Chirurg über ergonomisch gestaltete Griffe die einzelnen Operationsschritte vollbringt. Die elektromechanische Koppelung der beiden Komponenten gestattet eine gewisse taktile Rückmeldung, so dass der Chirurg grundsätzlich ein virtuelles Gewebegefühl entwickeln kann.

Diese Systeme sind mit einem bereits beschriebenen **Optiksystem mit Sprachsteuerung** ausgestattet. Wahlweise kann eine 2- oder 3-dimensionale Sicht angefordert werden.

CAVE

Allein das Äußere solcher Manipulatoren macht klar, dass sie vorwiegend zentripetal bewegt werden können und somit für einen kleinen intrakorporalen Arbeitsraum ausgelegt sind. Bei den großen Dimensionen der extrakorporalen Manipulatorarme erscheint deren Kollision bei einem großen intrathorakalen Operationsfeld, wie z. B. für eine Lobektomie mit Lymphadenektomie, vorprogrammiert.

Die Bewegungen der kleinen Pinzetten oder Nadelhalter am Ende der Manipulatoren geschieht beim „Da-Vinci-System" über Bowden-Züge und Rollen. Damit sind diese „Instrumente" nicht sterilisierbar.

Sie müssen für jede Operation neu beschafft werden. Die **Kosten** für jede neue Instrumentierung liegen nach Angaben der Firma bei etwa 7000 Euro. Damit würden die Materialkosten für eine Lobektomie, an den heutigen Sonderentgelten gemessen, auf das 7-Fache ansteigen. Dies kann das Gesundheitssystem derzeit nicht leisten, wenn nicht ein deutlicher Prognose- oder Personalkostenvorteil beim Einsatz dieser Technik für die Lobektomie beim Lungenkarzinom belegt werden kann.

Der **Vorteil** des Manipulatoreinsatzes **in der Koronarchirurgie** liegt nach ersten Erfahrungen im besseren Blutfluss distal der Anastomose. Die relativ kleinen Gefäße werden durch die Bildvergrößerung und die subtilere – weil manipulatorgestützte – Präparation wesentlich schonender behandelt als in der konventionellen oder videoassistierten „minimalinvasiven" manuellen Koronarchirurgie.

! Bei Resektionen von Lungenkarzinomen kommen diese kleinen Dimensionen nicht vor, so dass der Gewinn des teuren Manipulatoreinsatzes unter diesem Aspekt nicht zum Tragen kommt.

Man könnte sich als zukünftige Indikation für den Manipulatoreinsatz **plastische Operationen** an Bronchien und Pulmonalgefäßen vorstellen. Allerdings sind diese Indikationen wiederum so selten, dass sich die Anschaffung eines Operationsmanipulators allein zu diesem Zweck nicht rechtfertigen lässt.

Die Analyse des Operationsablaufs einer konventionellen Lob- und Lymphadenektomie zeigt am ehesten **Verbesserungsbedarf bei der Lymphadenektomie.** Hier wäre häufig eine bessere Übersicht im retrokardialen Raum, im aortopulmonalen Fenster, tracheobronchial oder paratracheal zu wünschen. Es müsste also geprüft werden, ob Manipulatoren oder gar Roboter hier eine bessere Standardisierung der Lymphadenektomie ermöglichen könnten. Allerdings ist noch immer nicht sicher erwiesen, dass dies zu besseren onkologischen Ergebnissen führt.

Die **übrigen Operationsschritte** – wie Parenchymdurchtrennung, Präparation der großen Gefäße und des Bronchus sowie Gefäß- und Bronchusverschluss – können mit der manuellen VATS-Technik genauso sicher und schnell bewerkstelligt werden wie dies mit Operationsmanipulatoren vorstellbar wäre. Gerade bei der Parenchymdurchtrennung könnten sich in Zukunft, neben der mechanischen Staplerresektion, der Einsatz von Lasern, die bipolare HF-Technik, der Ultraschalldissektor oder die Hydrojettechnik bewähren. Allerdings sind diese Methoden nicht an den Einsatz eines Manipulators oder Roboters gebunden.

Auf dem Gebiet der **Viszerosynthese** des Lungenparenchyms oder der Bronchien könnten neue Entwicklungen resorbierbarer Klebstoffe mit wesentlich besserer Adhäsion und Reißfestigkeit einen spürbaren Vorteil gegenüber dem Althergebrachten erbringen.

CAVE

Allerdings darf das Prinzip, die Technik dem Bedarf anzupassen, auch bei noch so bestechendem technischen Fortschritt, gerade in der onkologischen Thoraxchirurgie, nicht auf den Kopf gestellt werden.

23.2.5 Videomediastinoskopie

Das Problem der Zulässigkeit der VATS-Lobektomie liegt derzeit in der Frage, ob die **systematische mediastinale Lymphadenektomie** thorakoskopisch genauso umfangreich möglich ist wie in der konventionellen Chirurgie. Mit der Entwicklung des Videomediastinoskops kann dieses Problem auf eine andere Ebene transferiert werden, und es stellt sich die Frage, ob die Lymphadenektomie mit dem Videomediastinoskop genauso umfangreich und systematisch vorgenommen werden kann wie in der konventionellen Thoraxchirurgie. Erste Erfahrungen zeigen, dass die Menge der mit dieser Technik resezierten Lymphknoten den Ergebnissen bei einer Thorakotomie entspricht.

Vorteile. Bei der Videomediastinoskopie hat der Chirurg gegenüber der konventionellen Methode die Möglichkeit beidhändiger Präparation und kann außerdem, durch die Videotechnik bedingt, wesentlich übersichtlicher und subtiler als bisher die mediastinalen Strukturen – wie große Gefäße, Trachea, Bronchien, Ösophagus und N. recurrens – darstellen.

Tipp

Werden also bei Patienten mit einem Lungenkarzinom im Stadium I die mediastinalen Lymphknoten mit dieser Technik unter Staging-Gesichtspunkten kompartimentgerecht reseziert, dann kann die nachfolgende Lobektomie bei fehlendem Nachweis von N2-Lymphknoten ohne Verlust an Information über das N-Staging auch videoassistiert thorakoskopisch erfolgen, eine Einbuße an „Radikalität" ist dabei nicht zu befürchten.

23.3 Fazit

Will man die heutigen Ergebnisse der Chirurgie des Lungenkarzinoms verbessern, dann wird man nicht primär nach neuen Operationstechniken Ausschau halten, sondern vielmehr bestrebt sein, auch im frühen Stadium die Operation innerhalb eines **multimodalen Therapieprinzips** an richtiger Stelle einzuordnen. Dabei werden molekularbiologische Prognosefaktoren eine entscheidende Rolle spielen (Junker 2001).

Im Zuge solcher Studien wird man möglicherweise die **„Radikalität"** chirurgischer Eingriffe neu definieren. Es wird sich zeigen, ob die Lobektomie der Standardeingriff auch im Stadium I bleibt oder ob bei gewissen (z. B. genetischen) Zusatzinformationen über den individuellen Tumor auch eine bis heute als eingeschränkt radikal geltende Segment- oder Keilresektion die Methode der Wahl sein kann.

Das Ziel solcher Überlegungen ist dabei die Reduktion des Operationstraumas. Vor diesem Hintergrund erscheint der Einsatz von subtiler arbeitenden Operationsmanipulatoren in einem anderen Licht. Innerhalb solcher Konzepte werden minimalinvasive Techniken einen Innovationsschub erhalten.

Doch vorher gilt es, durch **Studien** zu belegen, dass die VATS-Lobektomie den Patienten einen Vorteil entweder bezüglich der perioperativen Morbidität oder der Langzeitprognose bietet. Konzepte für eine solche prospektiv angelegte Studie werden zurzeit weltweit und auch in Deutschland erarbeitet. Die Analogie zur laparoskopischen Kolonkarzinomstudie lässt allerdings erwarten, dass die Ergebnisse erst in einigen Jahren vorliegen werden.

Literatur

Buess GF, Schurr MO, Fischer SC (2000) Robotics and allied technologies in endoscopic surgery. Arch Surg 135: 229–235

Craig SR, Leaver HA, Yap PL, Pugh GC, Walker WS (2001) Acute phase responses following minimal access and conventional thoracic surgery. Eur J Cardiothorac Surg 20 (3): 455–463

Junker K (2001) Prognostic factors in stage I/II non-small-cell lung cancer. Lung Cancer [Suppl 1]: 17–24

Linder A, Toomes H (1994) Techniken der thorakoskopischen Chirurgie. Chirurg 65: 657–663

Plinkert PK, Baumann I, Flemming E, Loewenheim H, Buess GF (1998) The use of a vibrotactile sensor as an artificial sense of touch for tissues of the head and neck. Min Inv Ther Allied Technol 7: 111–115

Verbesserung der Strahlentherapie bei der Behandlung des Lungenkarzinoms

M. Wannenmacher

Durch die Einführung der **Linearbeschleuniger** in den 70er-Jahren hat sich die Qualität der Strahlentherapie als alleinige Maßnahme oder in Kombination mit Operation und/oder Chemotherapie entscheidend verbessert. Die **Bestrahlungsplanung** führte zu einer weiteren Optimierung der Methodik, nachdem moderne Planungssysteme zur Verfügung standen. Somit stellt sich heute die Situation dar, dass standardisierte Studien auch eine optimale Strahlentherapie beinhalten.

Die weitere Entwicklung ist gekennzeichnet durch Bemühungen, gesunde Gewebestrukturen noch besser zu schonen durch **konformierende Bestrahlungstechniken.** Insbesondere die dreidimensionale Planung hat hier eine Verbesserung aufzuweisen. Ein weiterer Schritt besteht in der **intensitätsmodulierten Strahlentherapie**, die gegenwärtig noch außerordentlich aufwändig, jedoch wahrscheinlich das Ziel in den kommenden Jahren darstellt. Die Behandlung mit Protonen oder Schwerionen dürfte in Einzelfällen bei kleineren Volumina ebenfalls gerechtfertigt sein.

Der zusätzliche Einsatz der **endoluminalen Brachytherapie** hat Fortschritte gebracht und kann als kleinvolumige Boost-Bestrahlung durchgeführt werden, insbesondere in der postoperativen Phase, wenn die Schnittränder noch Tumorzellen aufweisen. Aber auch in der palliativen Situation wird die Brachytherapie in Verbindung mit einer vorherigen laserchirurgischen Abtragung von Tumormassen zu einer Verbesserung der Resultate führen.

Die Bemühungen sind gekennzeichnet durch eine weitere Minderung der Nebenwirkungen unter gleichzeitiger Verbesserung der Therapieresultate. Die optimale Kooperation von thoraxchirurgischen Maßnahmen sowie der systemischen Therapie weist derzeit in Studien die besten Resultate auf, die beim Lungenkarzinom zu erzielen sind und sollte deshalb Grundlage aller Bemühungen sein.

Neue therapeutische Ansätze in der internistischen Therapie nichtkleinzelliger Lungenkarzinome (NSCLC)

C. Manegold, P. Drings

Inhaltsverzeichnis

25.1 Einleitung

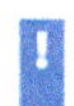

Für die meisten Lungenkarzinompatienten steht eine kurative Behandlung bislang nicht zur Verfügung.

Die Überlebenszeitstatistik zeigt, dass selbst diejenigen Patienten, deren Lungenkarzinom im Frühstadium diagnostiziert worden ist und potenziell mit kurativem Ziel operiert werden konnte, nicht selten im Verlauf ein **Tumorrezidiv** oder **Fernmetastasen** entwickeln und innerhalb von 5 Jahren versterben.

Seit Jahren ist es daher das Anliegen einer breit gefächerten klinisch-wissenschaftlichen Forschung, für die verschiedenen Tumorstadien des NSCLC effektivere Behandlungsstrategien zu erarbeiten und wirksamere medikamentöse **Therapieansätze** auszumachen. An dieser Stelle kann verständlicherweise nur auf eine Auswahl dieser neuen Entwicklungen eingegangen werden.

25.2 Multimodale Therapie im Frühstadium

Nach allgemeiner Auffassung erscheint es angesichts des hohen Standards von Operation und Radiotherapie und der im Wesentlichen systemischen Problematik der längerfristigen Tumorkontrolle eher unwahrscheinlich, die dringend erforderliche Verbesserung allein über eine weitere Optimierung dieser lokalen Therapieoptionen erreichen zu können. Notwendig erscheint vielmehr eine Kombination von lokalen und systemischen Therapieansätzen, d. h. die klinische Entwicklung **multimodaler Therapiekonzepte** mit einem zeitlich abgestimmten Einsatz von Chemotherapie, Operation und/oder Radiotherapie.

Definition

Beim NSCLC spricht man in diesem Zusammenhang und bei gegebener Operabilität von adjuvanter – postoperativer – Chemotherapie und/oder Radiotherapie, induktiver – präoperativer, neoadjuvanter Chemotherapie bzw. Radio-Chemo-Therapie oder auch, bei Inoperabilität des lokal begrenzten Tumorleidens, von simultaner und sequenzieller Radio-Chemo-Therapie (Tabelle 25.1; Pass et al. 2000).

Details dieser Konzepte sind anderen Kapiteln zu entnehmen.

CAVE

An dieser Stelle bleibt darauf hinzuweisen, dass die multimodale Therapie des nichtmetastasierten NSCLC in wesentlichen Details nach wie vor als experimentell anzusehen ist.

Offen sind beispielsweise verlässliche Kriterien für die **Auswahl der Patienten**, die von diesem komplexen Behandlungsansatz profitieren können, und die Leistungsfähigkeit moderner invasiver und nichtinvasiver Untersuchungsmethoden, wie z. B. der Positronenemissionstomographie zur Absicherung der Indikation von Operation und Radiotherapie.

Unklarheiten bestehen weiterhin über den Stellenwert der ständig an Zahl zunehmenden **molekularbiologischen Befunde** für die Prognose der Tumorerkrankung und die Bewertung der **Effizienz therapeutischer Verfahren** bis hin zur Auswahl einer sicheren und potenziell wirksamen Chemotherapie („customized therapy"). Unbeantwortet ist bis heute auch die Frage nach dem Sinn einer adjuvanten postoperativen Chemotherapie, da trotz außerordentlicher Attraktivität überzeugende Ergebnisse fehlen, die einen routinemäßigen Einsatz dieses Vorgehens rechtfertigen würden.

Besonders deutlich wird der **experimentelle Charakter** multimodaler Behandlungskonzepte am Beispiel der kombinierten Radio-Chemo-Therapie. Offene Fragen berühren hier:

- die Leistungsfähigkeit der Radiotherapie (sequenziell, simultan oder sequenziell/simultan),
- die Qualität ihrer Anwendung (Dosierung, Fraktionierung),
- die zeitliche Gestaltung von Radio- und Chemotherapie,
- den Umfang, die Dosis und die Auswahl der zytostatischen Medikamente sowie
- die Bedeutung neuer molekularer Behandlungsansätze im Zusammenhang mit der Radiotherapie.

Gleichwohl gibt es aber schon heute klinische Situationen, in denen das **multimodale Behandlungs-**

Tabelle 25.1. Behandlugsstrategien bei NSCLC

Stadium IIIB–IV	Stadium I–III, operabel	Stadium I–III, inoperabel
First- und Second-line-Therapie	Chemotherapie adjuvant, postoperativ	Radio-Chemo-Therapie sequenziell, simultan
Platinhaltige/platinfreie Kombinationen	Chemotherapie induktiv/präoperativ	
Dreierkombinationen, Zweierkombinationen, Monotherapie		
Performance-Status 0–1/>1, ältere Patienten (≥70 Jahre)		

konzept weithin als neuer Standard der alleinigen, auf die lokale Tumorkontrolle ausgerichteten Therapie vorgezogen wird. Als Beispiele zu nennen sind:

- die trimodale Therapie des sog. Pancoast-Tumors, bestehend aus präoperativer Radio-Chemo-Therapie, Operation sowie postoperativer Chemotherapie (Tabelle 25.2; Kraut et al. 2000),
- die adjuvante postoperative Strahlentherapie von radikal entfernten (R0-Resektion) pT4- oder pN2-Tumoren bzw. bei mikroskopisch (R1) oder makroskopisch (R2) in situ verbliebenen Tumoranteilen,
- die Induktionschemotherapie von operativ gesicherten (mediastinoskopisch) T3-N2-Tumoren und
- bei bestehender Inoperabilität die simultane Radio-Chemo-Therapie bei ausgewählten Patienten (Performance-Status 0–1) im Stadium III.

25.3 Klassische zytotoxische Chemotherapie

Durch neue zytotoxische Substanzen mit z. T. einzigartigem Wirkmechanismus, vorteilhafteren Toxizitätsspektren und einer verbesserten Praktikabilität ihrer Anwendung konnte in der vergangenen Dekade die Therapie des NSCLC entscheidend weiterentwickelt und in ihrer Akzeptanz beträchtlich gesteigert werden (Manegold 2002). Es kam zu einer Erweiterung der therapeutischen Möglichkeiten bei der **platinhaltigen Kombinationstherapie** und zur Entwicklung effektiver **platinfreier Kombinationen** für Patienten, die Kontraindikationen für platinhaltige Medikamente aufweisen.

! Die Taxane Paclitaxel und Docetaxel, Vinorelbin, die Topoisomerase-I-Inhibitoren Topotecan und Irinotecan sowie Gemcitabin als moderner Antimetabolit ermöglichen inzwischen eine Individualisierung des therapeutischen Vorgehens, auch durch ihren monotherapeutischen Einsatz bis hin zu neuen therapeutischen Standards.

Als Beispiele zu nennen sind die Second-line-Therapie mit Docetaxel und die Monotherapie mit Vinorelbin oder Gemcitabin bei älteren Patienten (Lebensalter ≥70 Jahre). Im Frühstadium des NSCLC lassen sich mit der platinhaltigen Kombinationschemotherapie bei potenziell operablen Patienten (T3, N2 – mediastinoskopisch gesichert) in Phase-II-Studien inzwischen **Tumorrückbildungsraten** von bis zu 70% erzielen. Dies entspricht einer Verdopplung der im Stadium der Metastasierung erzielten Ansprechraten und bietet zweifelsfrei eine der wichtigsten Voraussetzungen für eine Verbesserung der Behandlungsergebnisse (Operation und/oder Radiotherapie) durch multimodale Behandlungskonzepte im Frühstadium des NSCLC.

CAVE

Gleichwohl ist nicht zu übersehen, dass mit der herkömmlichen Chemotherapie ein therapeutisches Plateau erreicht worden ist, welches in Zukunft durch Neuentwicklungen, wenn überhaupt, nur unwesentlich angehoben werden dürfte.

Der Entwicklung weiterer klassischer Zytostatika bleibt deshalb vorrangig nur das begrenzte Ziel, die Praktikabilität der Chemotherapie zu verbessern und besser verträgliche Substanzen zur Verfügung zu stellen, die die **Individualisierung der Chemotherapie** weiter voranbringen. Aktuell ist in diesem Zusammenhang auf Pemetrexed (Alimta) hinzuweisen (Bunn u. Calvert 2002), einem neuen Antimetaboliten, der in absehbarer Zeit in Kombination mit Cisplatin auf der Grundlage der Ergebnisse einer rando-

Tabelle 25.2. Präoperative Radio-Chemo-Therapie beim Pancoast-Tumor: Cisplatin/Etoposid/Radiotherapie mit 45 Gy, Operation, Cisplatin/Etoposid. (Nach Kraut et al. 2000)

Anzahl Patienten gesamt	116
Anzahl auswertbarer Patienten	101
Verhältnis Männer/Frauen	71/30
Medianes Alter [Jahre]	56
Ansprechen auf Chemotherapie (pathologisch komplette Remission) [%]	58
Resektabilität [%]	80
Einjahresüberlebensrate (T3/T4) [%]	77/80
Dreijahresüberlebensrate (T3/T4) [%]	50/50

misierten Phase-III-Studie beim malignem Pleuramesotheliom zugelassen werden dürfte.

Alimta steht in struktureller Nähe zu Methotrexat und Raltitrexed (Tomudex), besitzt aber ebenso wesentliche Unterschiede hinsichtlich des Wirkmechanismus. Die Substanz beeinflusst mindestens 3 Enzymsysteme des Folsäurestoffwechsels (Abb. 25.1):

- Thymidylatsynthase,
- Dihydrofolatreduktase,
- Glyzinamidribonukleotidformyltransferase.

Tipp

Bemerkenswert ist, dass die hämatologische und nichthämatologische Toxizität des Medikaments vom prätherapeutischen Homozysteinserumspiegel abhängt, dessen Höhe direkt mit dem Vitamin-B12- und Folsäurestatus korreliert. Durch eine konsequente Supplementation von Folsäure und Vitamin B12 wird Alimta signifikant verträglicher, so dass für seine zukünftige Anwendung die gleichzeitige Vitamingabe routinemäßig empfohlen wird.

Alimta wurde bislang vorrangig beim malignen Pleuramesotheliom und beim NSCLC klinisch entwickelt. Beim NSCLC existieren Ergebnisse aus **Phase-I- und -II-Studien**, die Alimta allein oder in Kombination bei chemotherapienaiven („first line") sowie bei chemotherapeutisch vorbehandelten Patienten („second line") in einer Dosierung von 500 oder 600 mg/m², vornehmlich ohne Vitaminsupplementation, getestet haben.

Die Studien belegen, dass Alimta in der Monotherapie beim NSCLC wirksam ist.

Die 600 mg/m²-Dosierung ist nebenwirkungsreicher als die Gabe von 500 mg/m². Bei der höhergradigen Toxizität (Grad 3/4) ist bei einer Dosis von 500 mg/m² die Leukopenie (40 %) als hämatologische Komplikation maßgeblich. Bei der nichthämatologischen Toxizität sind dies die kutanen Nebenwirkungen sowie Lethargie, Anorexie und Nausea.

In der **Second-line-Therapie** ist Alimta bei Patienten mit platinfreier Vorbehandlung wirksamer als bei platinhaltiger. Wird Alimta mit Cisplatin kombiniert, so liegt das objektive Ansprechen zwischen 16 % und 23 %. Dies ergibt sich aus 2 Phase-II-Studien, die zeitgleich in Europa und Kanada abgeschlossen wurden. In beiden Studien wurde Alimta als 10-minütige Infusion in einer Dosierung von 500 mg/m² mit Cisplatin (75 mg/m²) kombiniert und 30 min vor Cisplatin appliziert. Eine Vitaminsupplementation erfolgte in diesen frühen Studien noch nicht. Allerdings erhielten die Patienten routinemäßig als Teil der antiemetischen Therapie Dexamethason. Insge-

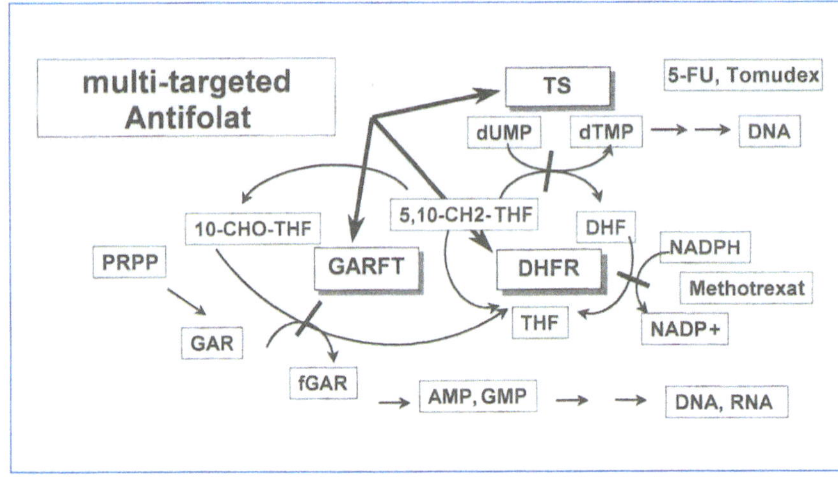

Abb. 25.1. Wirkung von Alimta auf den Folsäurestoffwechsel. *5-FU* 5-Fluorouracil; *Ts* Thymidylatsynthase; *dUMP* Deoxyuridinmonophosphat; *dTMP* Deoxythymidinmonophosphat; *5,10-CH2-THF* 5,10-Methylentetrahydrofolat; *10-CHO-THF* 10-Formyltetrahydrofolat; *PRPP* Phosphoribosylpyrophosphat; *GAR* Glyzinamidribonukleotid; *GARFT* Glyzinamidribonukleotidformyltransferase; *fGAR* N-Formylglyzinamidribonukleotid; *DHF* Dihydrofolat; *DHFR* Dihydrofolatreduktase; *THF* Tetrahydrofolat

samt 31 % bzw. 45 % der Patienten zeigten eine objektive Tumorrückbildung. Die mediane **Überlebenszeit** lag bei 10,9 Monaten (europäische Studie) bzw. 8,9 Monaten (kanadische Studie) und die **Einjahresüberlebensrate** bei 50 % bzw. 49 %. Die Kombination Cisplatin/Alimta wurde allgemein gut vertragen.

Bei der hämatologischen Toxizität führte die Neutropenie. Übelkeit und Erbrechen fanden sich bei der Mehrzahl der Patienten, allerdings nur selten als höhergradige Grad-3-Toxizität. Diarrhö, Fatigue und neurologische Nebenwirkungen traten selten auf und waren klinisch von untergeordneter Bedeutung. Die therapiebedingten Hautausschläge führten niemals zum Abbruch der Behandlung.

Diese ersten vielversprechenden Ergebnisse haben dazu geführt, dass **Alimta** inzwischen auch beim NSCLC verstärkt weiterentwickelt wird. Abgeschlossen wurde kürzlich ein randomisierter Vergleich (Phase III) von Alimta und Docetaxel bei chemotherapeutisch vorbehandelten Patienten (second line).

Noch nicht abgeschlossen ist hingegen eine randomisierte **Phase-II-Studie**, die platinhaltige Medikamente in Kombination mit Alimta einsetzt (Alimta/Carboplatin bzw. Alimta/Oxaliplatin). Außerdem laufen aktuell eine Vielzahl von Studien, die beispielsweise Alimta mit Alkylanzien, Taxanen und Vincaalkaloiden oder den „new biologicals" kombinieren sowie Alimta zusammen mit einer Radiotherapie untersuchen.

25.4 Molekulare systemische Therapie

Aus der pharmakologischen Forschung kommen aktuell interessante antineoplastisch wirksame Substanzen, die sich durch ihre Struktur und ihren Wirkmechanismus von der klassischen Chemotherapie unterscheiden und sowohl „zytotoxisch" als auch „zytostatisch" wirksam sein können. Sie werden summarisch auch als **„new biologicals"** bezeichnet und entstammen ganz unterschiedlichen pharmakologischen Gruppierungen. Als Grundlage ihrer Entwicklung fungieren neue molekularbiologische Befunde, die sich als therapeutische **„targets"** eignen, wie z. B. (Dy u. Adjei 2001 und 2002):

- Proteinkinasen,
- Farnesyltransferasen,
- Zyklooxigenasen,
- VEGF,
- VEGFR,
- p53.

Im Zentrum des klinischen Interesses steht aktuell der **„epidermal growth factor receptor" (EGFR)**. Hier handelt es sich um eine Familie von Zellmembranrezeptoren [ErbB1 (Her1), ErbB2 (Her2/neu), ErbB3 (Her3) und ErbB4 (Her4)], die sich nicht selten auf Tumorzellen nachweisen lassen.

! Die Existenz (Expression oder Überexpression) dieser Rezeptoren wird mit einer schlechten Prognose in Verbindung gebracht (fortgeschrittene Tumorerkrankung, schlechte Überlebenszeit, hohes Metastasierungspotenzial, geringer Tumordifferenzierungsgrad).

Um das **„receptor signaling"** zu unterbrechen, bietet der EGFR verschiedene Angriffspunkte (extrazelluläre und intrazelluläre Domäne; Abb. 25.2).

Als **EGFR-targeted-Therapie** sind monoklonale Antikörper und sog. „small molecular weight inhibitors" entwickelt worden. Zu nennen sind beispielsweise das an der extrazellulären Domäne angreifende Trastuzumab (Herceptin), welches inzwischen beim Mammakarzinom (weniger beim NSCLC) therapeutisch bedeutsam ist, und das STI-571 (Gleevec) als neue therapeutische Option bei der chronisch-myeloischen Leukämie (intrazelluläre Domäne, Tyrosinkinaseinhibition).

Bei ZD1839 (**Iressa**) und OSI-774 (**Terceva**) handelt es sich um 2 an ErbB1 angreifende Tyrosinkinaseinhibitoren (Quinazoline), die wegen ihrer vielversprechenden präklinischen Wirksamkeit und ihrer günstigen Pharmakokinetik für die klinische Weiterentwicklung ausgewählt und inzwischen in Phase-I-, -II- -und -III-Studien getestet werden (Abb. 25.3).

Klinisch relevante Daten in größerem Umfang liegen allerdings zur Zeit nur für ZD1839 (Iressa) vor

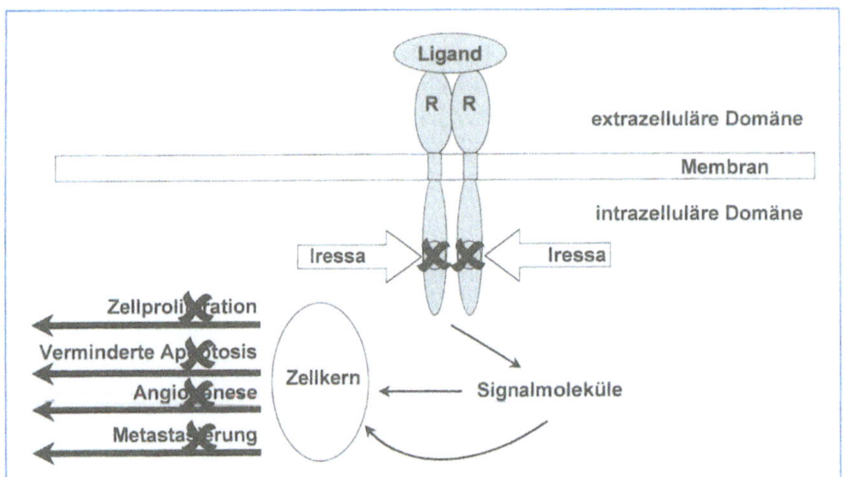

Abb. 25.2. Wirkmechanismus von Iressa am EGF-Rezeptor. *R* Rezeptor

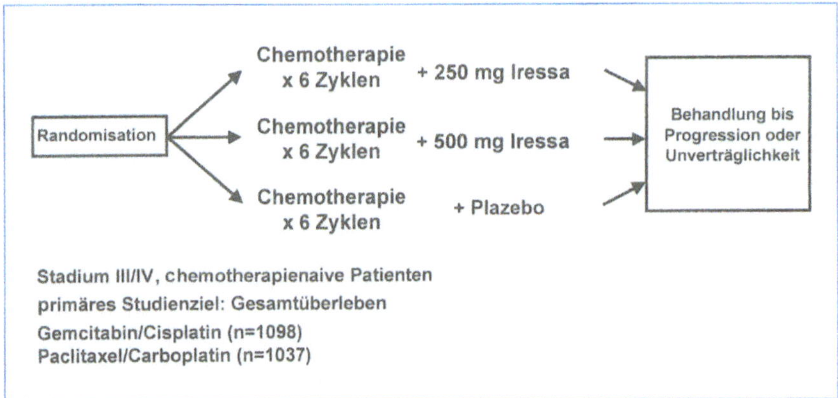

Abb. 25.3. Phase-III-Studien zur Kombinationstherapie mit Iressa bei NSCLC

und beziehen sich auf den Einsatz bei Patienten mit NSCLC, die in den so genannten **IDEAL-Studien** (Iressa Dose Evaluation in Advanced Lung Cancer) intensiv zytostatisch vorbehandelt waren (Second-/Third-line-Therapie), sowie auf die Ergebnisse der **INTACT-Studien** (Iressa NSCLC Trial Assessing Combination Treatment: First-line-Therapie in Kombination mit cisplatinhaltiger Chemotherapie), die anlässlich des diesjährigen ESMO-Kongresses vorgestellt worden sind, bislang aber nur in Abstraktform vorliegen:

- Bei **IDEAL 1 und 2** handelt es sich um randomisierte Phase-II-Studien bei Patienten mit zytostatischer Vorbehandlung (platinhaltige bzw. taxanhaltige Chemotherapie). Ihre Ergebnisse haben zur Zulassung von Iressa in Japan u. a. zur Second-line-Therapie beim NSCLC geführt und an etwa 400 Patienten verlässlich zeigen können, dass Iressa als Monotherapeutikum eine beachtliche „zytotoxische" Wirksamkeit besitzt, die sich mit jener klassischer zytotoxischer Substanzen (Docetaxel, Gemcitabin) durchaus vergleichen lässt. Zwei Dosierungen (250 und 500 mg/Tag) wurden getestet.
  - **IDEAL 1** wurde in 20 Zentren in Japan, Europa, Australien und Südafrika an 200 Patienten durchgeführt (Fukuoka et al. 2002).
  - **IDEAL 2** steht für eine amerikanische Studie, die an 30 Zentren ebenfalls 200 Patienten einschloss (Kris et al. 2002).

Primäre Studienendpunkte waren
- die Ansprechrate,
- die Verbesserung tumorbedingter Symptome (IDEAL 2) und
- die Medikamentensicherheit (IDEAL 1).

Sekundäre Endpunkte waren u.a.
- die so geannte „disease control rate" (komplette Remission plus partielle Remission plus Krankheitsstabilisierung),
- das progressionsfreie Überleben,
- das Gesamtüberleben und
- die Lebensqualität.

Eingeschlossen wurden Patienten mit NSCLC der Tumorstadien III und IV. Das **objektive Ansprechen** lag bei etwa 15%, die **„disease control rate"** bei etwa 50%. Es zeigten sich keine dosisabhängigen Unterschiede. Auch die Verbesserung tumorbedingter Symptome war bemerkenswert – sowohl was die Anzahl der profitierenden Patienten betrifft (annähernd 40%) als auch bezüglich der Schnelligkeit der Symptomverbesserung (8 Tage bzw. 9 Tage).

Die Bewertung der Symptomverbesserung wurde nach **FACT-L** (Lung Cancer Subscale Functional Assessment of Cancer Therapy Scale; Cella et al. 1993) vorgenommen, die insgesamt 7 Symptome berücksichtigt:
- Dyspnoe,
- Gewichtsverlust,
- intellektuelle Aufmerksamkeit,
- Husten,
- Appetit,
- thorakaler Druck,
- mechanische Atembeschwerden.

Auch hier fanden sich keine dosisabhängigen Unterschiede.

! Allerdings war die Linderung tumorbedingter Symptome signifikant günstiger bei Patienten, die auch objektiv auf Iressa ansprachen. Ähnliches zeigte sich für die Bewertung der Lebensqualität.

Hinsichtlich der **Überlebenszeit** ergaben sich für das mediane Überleben etwa 7 Monate und wiederum keine dosisabhängigen Unterschiede. Bessere Ergenisse fanden sich jedoch bei Patienten, die gleichzeitig eine Besserung der Symptome aufwiesen.

! IDEAL 1 und 2 zeigten darüber hinaus übereinstimmend, dass die Behandlung mit Iressa in einer Dosierung von 250 mg/Tag von der großen Mehrzahl der Patienten gut vertragen wird und mit einer höhergradigen Toxizität (WHO-Grad 3/4) praktisch nicht gerechnet werden muss.

Ausnahmsweise kam es zu Hautveränderungen oder Diarrhö. Diese **Nebenwirkungen** waren häufiger bei der Gabe von 500 mg/Tag. Erfolgt die Behandlung mit 250 mg/Tag, sind Dosisreduktionen praktisch nicht erforderlich. Eine vorübergehende Behandlungsunterbrechung war nur in etwa 15% der Fälle notwendig. Bei einer Dosierung von 500 mg/Tag ergab sich eine Dosisreduktion von 10% und eine Behandlungsunterbrechung bei etwa 25% der Patienten.

Bei den **INTACT-Studien** handelte es sich dagegen um 2 randomisierte Phase-III-Studien zur First-line-Therapie des NSCLC in den Stadien III und IV, die den kombinierten Einsatz einer cisplatinhaltigen Kombinationstherapie und Iressa zu prüfen hatten (Giaccone et al. 2002; Johnson et al. 2002). Über 2000 Patienten wurden in diese Studien aufgenommen.

Primärer Studienendpunkt war das Gesamtüberleben. Das Ergebnis dieser Studien war enttäuschend – gemessen an der großen Hoffnung, die mit der „targeted therapy" verbunden wird. Die weithin erwartete Anhebung des Chemotherapieplateaus ist offensichtlich mit dem in diesen Studien getesteten Therapieansatz der zeitgleichen Anwendung von Gemcitabin/Cisplatin bzw. Carboplatin/Taxel und Iressa nicht zu erreichen.

CAVE

Die Überlebenszeit bewegte sich in der für die Standardchemotherapie bekannten Größenordnung und zeigte in beiden INTACT-Studien für alle Behandlungsarme keinen statistisch signifikanten Unterschied (Tabelle 25.3).

Tabelle 25.3. Überlebenszeiten in Monaten bei INTACT 1 und INTACT 2. (Nach Giaccone et al. 2002; Johnson et al. 2002)

	INTACT 1 Medianes Überleben [Monate] (Konfidenz-intervall)	INTACT 2 Medianes Überleben [Monate] (Konfidenz-intervall)
Plazebo	11,1 (10,1–11,9)	9,9 (8,9–11,1
250 mg Iressa	9,9 (8,7–10,8)	9,8 (8,4–10,6)
500 mg Iressa	9,9 (8,8–11,4)	8,7 (8,0–10,3)

Somit bleibt momentan nur zu hoffen, dass der große Enthusiasmus der beim klinisch-wissenschaftlichen Umgang mit der molekularen Therapie seit geraumer Zeit zu erkennen ist, weiterhin fortbesteht oder sogar gesteigert werden kann. Eine Alternative zur molekularen Therapie als Grundlage für einen absehbaren pharmakologischen Fortschritt und damit der dringend erforderlichen **Behandlungsverbesserung** zeichnet sich jedenfalls bislang nicht ab. Es ist deshalb gut, dass geplante Iressa-Projekte unverändert fortgeführt werden können und zwar

- zur Optimierung der Second-line-Therapie des NSCLC,
- zur induktiven oder adjuvanten Therapie,
- in Verbindung mit der Chemotherapie zur sequenziellen Anwendung,
- zum kombinierten Einsatz mit der Radiotherapie und
- zur Kombination mit anderen Substanzen der molekularen Therapie.

Der **EGF-Rezeptor** bleibt daher sicherlich für die klinische Forschung interessant. Eine genaue Bestimmung seiner prognostischen, prädiktiven und therapeutischen Bedeutung parallel zu den erwähnten klinischen Studien ist somit eine vorrangige Aufgabe des aktuellen kooperativen „translational research".

25.5 Zusammenfassung

Die Verfeinerung der bildgebenden Diagnostik hat zweifelsfrei die Verlässlichkeit der **prätherapeutischen Bewertung** einer Tumorerkrankung erhöht und ihre Klassifizierung erleichtert. Sie bildet darüber hinaus die Grundlage für eine Individualisierung der Therapie, die durch eine Reihe neuer zytostatischer Substanzen in der vergangenen Dekade eingeleitet worden ist und die aktuell durch eine Vielzahl neuer Befunde aus der Molekularbiologie weiterentwickelt werden dürfte.

Letztere ermöglichen **innovative Therapiekonzepte**, die potenziell imstande sind, die inzwischen multimodal angelegten Behandlungskonzepte im Frühstadium des Lungenkarzinoms voranzubringen und die primär palliativ ausgerichtete Chemotherapie des Spätstadiums zu vereinfachen und effektiver zu gestalten. Für **Iressa** als EGFR-Tyrosinkinaseinhibitor beispielsweise konnte dies bislang eindrucksvoll in Phase-I- und -II-Studien beim NSCLC gezeigt werden.

Es bleibt nun abzuwarten, wann und in welcher Form für die neuen Möglichkeiten der **„targeted therapy"** jene überzeugenden Befunde geliefert werden können, die schließlich zum Paradigmenwechsel bei der systemischen Therapie des NSCLC führen werden, der vielfach erhofft und teilweise für die nächsten 5 Jahre vorausgesagt wird.

CAVE

Für das Frühstadium des NSCLC bleiben allerdings noch zahlreiche Details zu klären, bevor durch klinische Studien hinreichend abgesicherte neue verbindliche Empfehlungen zur multimodalen Therapie formuliert werden können.

Literatur

Bunn P, Calvert H (2002) Pemetrexed, a novel multitargeted antifolate: current development and future directions. Sem Oncol 29 (2) (Suppl 5): 1–71

Cella DF, Tulsky DS, Gray G et al. (1993) The Functional Assesment of Therapy Scale; development and validation of the general measure. J Clin Oncol 11 (3): 570–579

Dy GK, Adjei AA (2001) Novel targets for lung cancer therapy: part 1. J Clin Oncol 20: 2881–2894

Dy GK, Adjei AA (2002) Novel targets for lung cancer therapy: part 2. J Clin Oncol 20: 3016–3028

Fukuoka M, Yano S, Giaccone G et al. (2002) Final results from a phase II trial of ZD1839 (Iressa) for patients with advanced non-small cell lung cancer (IDEAL 1). Proc ASCO 21 (298a): [Abstr] 1188

Giaccone G, Johnson DH, Manegold C et al. (2002) A phase III clinical trial of ZD1839 (Iressa) in combination with Gemcitabin and Cisplatin in chemotherapy-naive patients with advanced non-small cell lung cancer (INTACT 1). Ann Oncol 13 (Suppl 5), 2 (abstr. 40)

Johnson DH, Herbst R, Giaccone G et al. (2002) ZD1839 (Iressa) in combination with Paclitaxel and Carboplatin in chemotherapy-naive patients with advanced non-small cell lung cancer: Results of a phase III clinical trial (INTACT 2). Ann Oncol 13 (Suppl 5), 127 (abstr. 4670)

Kris MG, Natale RB, Herbst RS et al. (2002) A phase II trial of ZD1839 (Iressa) in advanced non-small cell lung cancer patients who had failed platinum- and docetaxel-based regimens (IDEAL 2). Proc ASCO 21 (292a): [Abstr] 1166

Kraut JM, Rusch VW, Crowley JJ et al. (2000) Induction chemoradiation plus surgical resection is a feasible and highly effective treatment for pancoast tumors: initial results of SWOG 9416 (Intergroup 0160) trial. Proc ASCO 19 (487a): [Abstr] 1904

Manegold C (2002) Die medikamentöse Therapie des nichtkleinzelligen Lungenkarzinoms. In: Manegold C (Hrsg) Therapieoptionen beim nicht-kleinzelligen Lungenkarzinom. UNI-MED-Science, Bremen, S 102–116

Pass HI, Mitchel JB, Johnson DH, Turrisi AT, Minna JD (eds) Lung Cancer – principals and practice, 2nd edn. Lipincott Williams & Wilcins, Philadelphia, pp 649–867

Molekulare Prognosefaktoren

J.R. Fischer, C. Manegold

Inhaltsverzeichnis

26.1 Einleitung

Bei der Entstehung und Entwicklung des Lungenkarzinoms spielen, wie bei anderen soliden Tumoren auch, nach heutiger Vorstellung eine ganze Reihe von **biologischen Pathomechanismen** eine Rolle. Während der letzten Jahre haben die Ergebnisse der Forschung zu einem deutlich verbesserten Verständnis dieser verschiedenen Mechanismen geführt. Hierzu gehören

- unterschiedliche genetische Veränderungen,
- Mechanismen einer autokrinen Wachstumsstimulation,
- eine zu beobachtende Suppression der Immunabwehr, die möglicherweise vom Tumor selbst induziert wird, sowie
- Störungen der Angiogenese.

Die wissenschaftlichen Entwicklungen der vergangenen Jahre haben gezeigt, dass man sich bei der notwendigen und wichtigen Suche nach prognostischen und prädiktiven Faktoren für eine mögliche Vorhersage des Krankheitsverlaufs und der Effizienz einer spezifischen Therapie sinnvollerweise an diesen unterschiedlichen **Pathogenesewegen** orientiert.

Wenn sich die Pathomechanismen diagnostisch abbilden lassen, sollte auch eine gewisse Aussage über den Krankheitsverlauf, v. a. aber über die beste spezifische **therapeutische Einflussnahme** getroffen werden können. Hierbei bezieht sich die „prognostische" Bewertung allgemein auf den Krankheitsverlauf, wohingegen die „prädiktive" Bewertung wünschenswerterweise die individuelle Therapieentscheidung beeinflusst.

Die Erforschung solcher prognostischer und prädiktiver Faktoren in der Onkologie allgemein und beim Lungenkarzinom im Besonderen hat gerade erst begonnen, aber die Fortschritte sind bereits klar erkennbar. So besteht gegenwärtig die Situation, dass eine ganze Reihe von biologischen Faktoren, so genannte **Surrogat-Marker**, bereits als möglicherweise hilfreiche Messparameter identifiziert worden sind und jetzt in systematischen Untersuchungen auf ihre klinische Bedeutung hin weiter untersucht und validiert werden müssen. Es besteht berechtigte Hoffnung, dass zumindest einige dieser Marker zukünftig in die Routinediagnostik eingehen und die bisherige Tumorklassifikation ganz erheblich um biologische Aspekte bereichern werden, die dann aufgrund der Tatsache, dass sie pathogenetische Entwicklungen abbilden, auch spezifisch in der Behandlung genutzt werden können.

26.2 Prognostische und prädiktive Bedeutung von Veränderungen in Protoonkogenen und Tumorsuppressorgenen

26.2.1 k-ras

Häufigkeit. Mutationen im ras-Onkogen finden sich in etwa 20–30 % nichtkleinzelliger Lungenkarzinome und hier vorwiegend bei Adenokarzinomen. Diese Mutationen betreffen regelhaft in erster Linie das Kodon 12, welches etwa 85 % dieser Veränderungen beinhaltet, aber auch Mutationen in Kodon 13 oder 61 sind anzutreffen. Man hat eine gewisse Korrelation zwischen Nikotinabusus und ras-Mutationen beobachtet.

> **!** Das Vorliegen einer ras-Mutation führt möglicherweise zu einem verkürzten Überleben bei Patienten mit nichtkleinzelligem Lungenkarzinom.

Diese **Untersuchungsergebnisse** sind allerdings nicht ohne Widerspruch geblieben, und eine neuere Untersuchung im Rahmen einer Phase-III-Studie stellt die klinische Bedeutung der Erfassung dieses Messparameters sogar infrage. Schon zuvor wiesen Resultate darauf hin, dass ras-Mutationen keinen Einfluss auf das Überleben, zumindest bei fortgeschrittenen Tumorerkrankungen, haben (Schiller et al. 2001). Andererseits ist insbesondere bei operablen Patienten mit resezierten Tumoren eine Korrelation zwischen ras-Mutation und verkürztem Überleben beobachtet worden (Graziano et al. 1999). Weitere systematische Untersuchungen dieser Zusammenhänge sind also dringend erforderlich, um die prognostische und prädiktive Aussagekraft dieses biologischen Markers genauer beurteilen zu können. Auch wird bedeutsam sein, diesen möglichen Prognosefaktor im Kontext mit einer ganzen Reihe weiterer Marker zu bewerten.

26.2.2 p53

P53 stellt einen **Transkriptionsfaktor** dar, der die Expression von Genen aktiviert, die Zellzyklus-Checkpunkte, Apoptose, DNA-Reparatur und Angiogenese kontrollieren.

Bei etwa 90% der kleinzelligen und 50% der nichtkleinzelligen Lungenkarzinome findet man eine **Mutation oder Deletion** von p53. Die Frage, ob p53-Mutationen das Überleben von Patienten mit Lungenkarzinom maßgeblich beeinflussen, ist offensichtlich nicht einfach zu beantworten. Die bisherigen vielfältigen Veröffentlichungen weisen eine erhebliche Zwiespältigkeit auf. Allerdings belegt eine kürzlich vorgelegte Metaanalyse, dass zumindest bei Adenokarzinomen der Lunge einer Mutation von p53 eine signifikante prognostische Aussagekraft zuzuschreiben ist (Mitsudomi et al. 2000).

Die **prädiktive Bedeutung** für individuelle Therapieentscheidungen muss in klinischen Untersuchungen weiter geprüft werden. Bisherige erste Untersuchungen deuten auf einen Zusammenhang zwischen p53 und der Effizienz einer cisplatinhaltigen Chemotherapie wie auch strahlentherapeutischer Interventionen hin.

> ! Ein p53-Verlust ist demnach nicht nur mit hohen Proliferationsraten und schlechter Prognose, sondern auch mit reduzierter Effizienz von Chemo- und Radiotherapie verbunden.

Antimikrotubulinagenzien, wie **Taxane** und **Vincaalkaloide**, haben sich als besonders aktive Substanzen, insbesondere in malignen Zellen mit mutiertem p53, erwiesen. Vermutlich liegt in dieser Entdeckung eine mögliche Erklärung für die deutliche klinische Effizienz dieser Substanzen bei Tumoren wie den nichtkleinzelligen Lungenkarzinomen, die vormals als weitgehend chemotherapieresistent angesehen wurden. Andererseits wurde gezeigt, dass alkylierende Substanzen und platinhaltige Chemotheapien bei Tumoren mit Wildtyp-p53 am wirksamsten sind.

26.2.3 Retinoblastomgen (Rb)

Das Retinoblastomgen ist in die **Kontrolle des Zellzyklus** eingebunden, eine Inaktivierung wurde erstmals beim Retinoblastom entdeckt. Bei nichtkleinzelligen Lungenkarzinomen wird eine Veränderung im Sinne einer **Inaktivierung** in 20–30% gefunden. Bei kleinzelligen Lungenkarzinomen sind diese Veränderungen wesentlich häufiger, und zwar zu etwa 90%, anzutreffen.

Die Erkenntnisse hinsichtlich der **prognostischen Bedeutung** eines Verlusts der Rb-Expression sind noch uneinheitlich und z. T. widersprüchlich. Hier besteht also noch erheblicher Forschungsbedarf, bevor eine Bewertung der prognostischen und prädiktiven Bedeutung von Rb für den klinischen Alltag vorgenommen werden kann. Von Bedeutung wird sicherlich auch die Beurteilung im Kontext mit anderen biologischen Markern sein, beispielsweise in Kenntnis einer möglichen Inaktivierung von Rb durch die bei Lungenkarzinomen relativ häufig zu findende Inaktivierung von p16Ink4a und Überexpression von Zyklin D1.

26.2.4 p16^{INK4a}, „cyclin-dependent kinase" (CDK)

P16 ist ein **Tumorsuppressorgen**, welches eng mit der Funktion von Rb interagiert. Es ist ein Inhibitor der zyklinabhängigen Kinase („cyclin dependent kinase", CDK), insbesondere der CDK4 und 6, die das Retinoblastom(Rb)-Gen phosphorylieren und hierdurch inaktivieren. Daraus folgt, dass p16 die Wachstumskontrollfunktion von Rb durch eine Verhinderung seiner Phosphorylierung aufrechterhält. Daraus folgt wiederum, dass eine mutationsbedingte Inaktivierung von p16 zu einer ständigen Phosphorylierung von Rb führt, welches somit in Folge seine **Wachstumskontrollfunktion** nicht mehr ausüben kann. In etwa 40–70% der nichtkleinzelligen Lungenkarzinome findet sich eine Inaktivierung von p16 durch Punktmutation, Deletion oder Methylierung des Promotors. Zusammenhänge zwischen p16-Expression und Überlebenszeit sind beschrieben worden. Systematische Untersuchungen dieses Zusammenhangs stehen aus.

Zyklin D1 und die zyklinabhängige Kinase 4 hemmen die Rb-Aktivität durch Phosphorylierung. Deshalb stellt deren **Überexpression** einen weiteren Weg dar, diesen Pathway zu unterbrechen. Zyklin D1 ist in etwa 30 % der nichtkleinzelligen Lungenkarzinome überexprimiert.

! Eine Verbindung zwischen Zyklin-D1-Überexpression und schlechter Prognose wurde hergestellt.

Diese **Korrelation** zwischen Überexpression und reduziertem Überleben ist in frühen Tumorstadien (Stadien I und II) offensichtlich besonders deutlich. Eine Korrelation zu histologischen Subtypen des nichtkleinzelligen Lungenkarzinoms fand sich bisher nicht.

! Bei Patienten mit Zyklin-A-positiven nichtkleinzelligen Lungenkarzinomen findet sich eine gegenüber Zyklin-A-negativen Tumoren verkürzte Überlebenszeit. Eine Zyklin-B1-Überexpression stellt nach vorläufigen Befunden einen ungünstigen prognostischen Faktor in frühen Stadien bei Plattenepithelkarzinomen dar.

26.2.5 p27

P27, ein **Zyklin-abhängige-Kinase(CDK)-Inhibitor**, wird in Tumorzellen des nichtkleinzelligen Lungenkarzinoms verringert exprimiert. Nach einzelnen Untersuchungen liegt die Häufigkeit eines Verlusts der p27-Expression beim nichtkleinzelligen Lungenkarzinom bei 50–80 %. Derartige Befunde scheinen mit verkürzten Überlebenszeiten zu korrelieren. Verschiedene Gruppen haben die verringerte Expression von p27 als unabhängigen negativen Prognosefaktor identifiziert. Andererseits liegen Daten vor, die auf eine prädiktive Bedeutung der erhöhten Expression von p27 für eine erhöhte Sensitivität gegenüber platinhaltiger Chemotherapie hinweisen.

26.3 Prognostische und prädiktive Bedeutung von Mutationen im β-Tubulingen

Eine **Resistenz gegenüber Taxanen** ist mit der Ausbildung von Mutationen in der Exon-1-Bindungsstelle von β-Tubulin in Verbindung gebracht worden. Man vermutet, dass durch die Mutation die Interaktion zwischen zytotoxischer Substanz und Tubulin verhindert wird.

Klinische Relevanz. In einer vor einiger Zeit vorgelegten Untersuchung fand sich nun allerdings eine signifikante Korrelation zwischen unterschiedlichen Mutationen v. a. im Exon 4 des β-Tubulingens und der Effizienz einer zytostatischen Therapie mit Taxanen. Etwa ein Drittel der untersuchten Patienten mit nichtkleinzelligem Lungenkarzinom wies eine Mutation im β-Tubulingen auf. In keinem dieser Fälle führte die Chemotherapie mit einem Taxan zur Tumorrückbildung. Hingegen konnte eine Effizienz dieser Behandlung bei knapp 40 % der Patienten ohne Mutation im β-Tubulingen verzeichnet werden (Monzó et al. 1999).

26.4 Prognostische und prädiktive Bedeutung der Überexpression von Protoonkogenen und deren Genprodukten

26.4.1 erbB1/EGF-Rezeptor

ErbB1 kodiert für den epidermalen Wachstumsfaktorrezeptor (EGF-R), der sowohl EGF als auch TGF-α binden kann. Eine **Überexpression des EGF-Rezeptors** wird bei nichtkleinzelligen Lungenkarzinomen in einer Häufigkeit von etwa 60 % gefunden. Eine signifikante prognostische Bedeutung der Expression von erbB1 für die Überlebenszeit wurde nachgewiesen.

26.4.2 erbB2/HER2/neu

ErbB2 kodiert für den Rezeptor HER2/neu, der zur Familie der Epidermal-growth-factor-Rezeptoren gehört und in etwa 20–30 % der nichtkleinzelligen Lungenkarzinome **überexprimiert** wird. Der Anteil bei Adenokarzinomen scheint dabei höher zu liegen als bei Plattenepithelkarzinomen.

! Eine Korrelation zwischen HER2-Überexpression und verkürzter Überlebenszeit bei Patienten mit nichtkleinzelligem Lungenkarzinom ist dokumentiert worden. Nach Resektion früher Tumorstadien erwies sich die HER2-Expression als unabhängiger prognostischer Faktor von herausragender Bedeutung.

26.4.3 bcl-2

Bcl-2 wird in 20–30 % der nichtkleinzelligen Lungenkarzinome überexprimiert. Es verhindert die Apoptose. Eine **Phosphorylierung von bcl-2** inhibiert seine Funktion und führt infolgedessen zur Apoptose. Neuere Untersuchungen haben gezeigt, dass **Taxane und Vincaalkaloide** die Phosphorylierung von bcl-2 induzieren. Diese Effekte sind v. a. in Zellen mit hoher Proliferationsrate festzustellen. Dies könnte bedeuten, dass der Nachweis der Überexpression von bcl-2 mit einer guten antiproliferativen Effizienz dieser therapeutischen Substanzen verbunden ist.

Im Gegensatz zu diesen Untersuchungen steht das Ergebnis einer weiteren Analyse, welche einen Bezug zwischen bcl-2-Überexpression und signifikant **verbessertem Überleben** herstellt. Dies gilt offensichtlich v. a. für Plattenepithelkarzinome nach operativer Entfernung. Hier sind also weitere Evaluierungen der prognostischen Wertigkeit, sicherlich ganz besonders auch im Kontext mit weiteren biologischen Faktoren, unabdingbar, bevor eine abschließende Beurteilung vorgenommen werden kann.

26.5 Prognostische und prädiktive Bedeutung einer Hypermethylierung

Die Hypermethylierung stellt einen physiologischen Mechanismus zur **Regulierung der Genexpression** durch Stilllegung der Transkription eines Gens dar. Im Gefolge maligner Veränderungen stellt die aberrante Promotor-Hypermethylierung einen Prozess dar, durch den die Expression z. B. von Tumorsuppressor- oder DNA-Reparaturgenen inhibiert wird.

26.5.1 MGMT

Das **DNA-Reparaturenzym** Methylguaninmethyltransferase (MGMT) inhibiert die Tumorzellelimination durch alkylierende Substanzen. Durch Hypermethylierung des MGMT-Promoters wird dieses DNA-Reparaturgen inaktiviert. Bei Gliomen wurde eine signifikante Korrelation zwischen der MGMT-Hypermethylierung und dem **Response auf eine Chemotherapie** gefunden. Auch bei Patienten mit nichtkleinzelligem Lungenkarzinom wurde eine Hypermethylierung des MGMT-Promotors sowohl im Primärtumor als auch im Serum nachgewiesen. Untersuchungen der klinischen Bedeutung und v. a. der prädiktiven Wertigkeit dieser Befunde haben begonnen. Eine abschließende Beurteilung kann gegenwärtig noch nicht gegeben werden.

26.5.2 Retinolsäurerezeptor β

Retinoide spielen eine zentrale Rolle für **Wachstum** und **Differenzierung** epithelialer Zellen. Sie interagieren mit nukleären Retinolrezeptoren, die als Transkriptionsfaktoren fungieren. Der Promoter des Retinolsäurerezeptor-β(RAR-β)-Gens ist in über 70 % der kleinzelligen und in über 40 % der nichtkleinzelligen Lungenkarzinome hypermethyliert. Die **Expression des RAR-β** geht bereits in frühen Stadien des nichtkleinzelligen Lungenkarzinoms verloren.

! Eine neuere Untersuchung der mRNA-Expression hat gezeigt, dass das Überleben von Patienten mit nichtkleinzelligem Lungenkarzinom im Stadium I mit vorhandenem Retinolsäurerezeptor β signifikant schlechter war als dasjenige von Patienten mit fehlendem Retinolsäurerezeptor β.

26.6 Prognostische und prädiktive Bedeutung der Überexpression von DNA-Reparaturgenen

ERCC1. Die Nukleotidexzisionsreparatur (NER) stellt den primären DNA-Reparaturmechanismus dar, durch welchen Cisplatin von genomischer DNA entfernt wird. ERCC1 („excision-repair-cross-complementation group 1") ist ein Schlüsselgen im NER-pathway und mit einer Platinresistenz in Verbindung gebracht worden. Experimentelle Daten legen den Schluss nahe, dass die Reduktion der Exzisionsreparaturfähigkeit bzw. eine Inhibition der ERCC1-Expression klinische Bedeutung haben könnte. Die Datenlage bezüglich des Lungenkarzinoms ist noch dürftig.

26.7 Prognostische und prädiktive Bedeutung der veränderten Expression von Wachstumsfaktoren und deren Rezeptoren durch Tumorzellen – autokrine Stimulation

26.7.1 Hepatocyte growth factor

Der „hepatocyte growth factor" (HGF) stimuliert die Proliferation von nichtkleinzelligen Lungenkarzinomen. Der HGF-Rezeptor, von c-met kodiert, wird von nichtkleinzelligen Lungenkarzinomen exprimiert. Dies legt die Präsenz einer **autokrinen Wachstumsstimulation** nahe. Erhöhte HGF-Konzentrationen finden sich bei nichtkleinzelligen Lungenkarzinomen mit einer Frequenz von bis zu 70 % und sind mit reduziertem Überleben bei Patienten mit resezierbarem Tumor verbunden worden. Die klinische Bedeutung dieses Befunds muss weiter untersucht werden.

26.7.2 Stem cell factor" und c-KIT

Der stem cell factor (SCF) wird von etwa 70 % der kleinzelligen Lungenkarzinomlinien produziert. Er bindet an den von einem Protoonkogen kodierten Rezeptor c-KIT. Auch c-KIT ist in etwa 70 % der kleinzelligen Lungenkarzinome exprimiert. Diese Befunde legen die mögliche Existenz einer **autokrinen Wachstumsstimulation** nahe. Neue Tyrosinkinaseinhibitoren für die c-KIT-Tyrosinkinase blockieren das Wachstum dieser Tumorzellen. Deshalb liegt es nahe, zukünftig die Präsenz dieses Wachstumsregulationsmechanismus nachzuweisen, bevor eine Therapie mit derartigen Tyrosinkinaseinhibitoren eingeleitet wird. Eindeutige Ergebnisse aus klinischen Untersuchungen liegen noch nicht vor.

26.7.3 Transforming growth factor β

TGF-β hemmt die Proliferation normaler epithelialer und hämatopoetischer Zellen. Eine Resistenz gegenüber der TGF-β-vermittelten **Wachstumshemmung** ist mit der Herunterregulierung des Typ-II-TGF-β-Rezeptors beim kleinzelligen Lungenkarzinom verbunden. Zugleich wurde berichtet, dass kleinzellige Lungenkarzinome konstitutiv erhöhte Mengen an TGF-β produzieren. TGF-β wirkt immunsuppressiv und inhibiert eine ganze Reihe unterschiedlicher Immuneffektorreaktionen (s. unten).

Mitglieder der Smad-Familie stellen essenzielle intrazelluläre **Signaltransduktoren** von TGF-β dar. Mutationen in Smad haben möglicherweise klinische Bedeutung.

Plasma TGF-β-Konzentrationen korrelieren mit der Effektivität einer Radiotherapie des Lungenkarzinoms.

26.8 Prognostische und prädiktive Bedeutung einer tumorassoziierten Beeinträchtigung der Immunabwehr

26.8.1 Transforming growth factor β

TGF-β wird von einer Vielzahl maligner Tumoren produziert, v. a. auch von Zelllinien kleinzelliger Lungenkarzinome. Allerdings fand sich eine solche TGF-β-Produktion nur bei etwa 50 % der Tumorzelllinien. Diese konstitutive Sekretion führt möglicherweise zu einer Hemmung von gegen den Tumor gerichteten Immunabwehrreaktionen. Es ist vermutet worden, dass eine bei Patienten beobachtete Suppression der Zytokinproduktion immunkompetenter Zellen durch diesen **tumorvermittelten immunsuppressiven Faktor** verursacht sein könnte. Die mögliche prognostische Bedeutung der TGF-β-Produktion durch Tumorzellen ist bislang nicht bekannt.

26.8.2 Interleukin 10 (IL-10)

IL-10 inhibiert ebenfalls verschiedene Immuneffektorreaktionen, darunter auch die Sekretion von IL-2. Verschiedene Tumorzellen sezernieren IL-10. Hierzu gehören auch nichtkleinzellige Lungenkarzinome. Eine erhöhte Expression von IL-10 wie auch erhöhte IL-10-Konzentrationen im peripheren Blut bei Patienten mit nichtkleinzelligem Lungenkarzinom sind dokumentiert und signifikant mit **verkürzten Überlebenszeiten** assoziiert.

26.8.3 Zyklooxygenase 2

Die Zyklooxygenase 2 (COX-2) bzw. Prostaglandin E2 (PGE2) werden ebenfalls von Tumorzellen nichtkleinzelliger Lungenkarzinome produziert. Sie repräsentieren möglicherweise bedeutsame **klinische Marker** für das Überleben von Patienten mit nichtkleinzelligem Lungenkarzinom.

Eine erhöhte COX-2-Expression ist mit verkürzter Überlebenszeit v. a. bei Patienten mit Tumoren im Stadium I korreliert.

Auch dieser Befund könnte über immunsuppressive Pathomechanismen vermittelt sein. Eine konstitutive Produktion von PGE2 durch Linien nichtkleinzelliger Lungenkarzinome ist beschrieben worden. PGE2 induziert die Produktion von IL-10 durch Lymphozyten und Makrophagen (Huang et al. 1996). Mit dieser IL-10-Induktion könnte tumorvermitteltes PGE2 eine wichtige **immunregulatorische Rolle** spielen, die klinische Relevanz besitzt.

26.9 Prognostische Bedeutung der Hemmung der Zytokinsekretion durch immunkompetente Zellen

Die **Sekretion immunstimulatorischer Zytokine**, wie IL-2, durch immunkompetente Zellen im peripheren Blut ist bei Patienten mit kleinzelligem wie auch nichtkleinzelligem Lungenkarzinom gegenüber gesunden Normalpersonen verringert.

! Eine erniedrigte IL-2-Sekretionsfähigkeit ist bei beiden Tumorentitäten mit signifikant verkürzten Überlebenszeiten korreliert.

Möglicherweise ist diese IL-2-Suppression durch den Tumor selbst ausgelöst. Experimentelle Untersuchungen zeigen, dass tumorvermitteltes TGF-β und IL-10 die Sekretion von IL-2 in vitro inhibiert. Ob die bei Patienten mit nichtkleinzelligem Lungenkarzinom gefundene erhöhte Expression von IL-10 im Tumor und die supprimierte IL-2-Sekretion durch immunkompetente Zellen die gleiche Patientengruppe erfassen, wie man aus diesen experimentellen Daten vermuten könnte, muss weiter klinisch untersucht werden. Eine tumorvermittelte Immunsuppression könnte verschiedene **therapeutische Implikationen** haben. Bei Patienten mit kleinzelligem Lungenkarzinom wird gegenwärtig die Effizienz einer Immuntherapie in Abhängigkeit von der intrinsischen Immunabwehrfunktion der Patienten in einer Phase-III-Studie geprüft.

26.10 Prognostische und prädiktive Bedeutung veränderter Mechanismen der Angiogenese

Angiogenese bezeichnet den Prozess der Endothelzellteilung und Einwanderung in Gewebe mit dem Ziel der **Formation neuer Kapillaren.** Dieser Prozess unterliegt strengen Kontrollmechanismen, die im Zuge maligner Entartung erheblich gestört werden.

26.10.1 VEGF

Der VEGF („vascular endothelial growth factor") aus der Familie der vaskulären endothelialen Wachstumsfaktoren gehört zu den potentesten Wachstumsfaktoren der Endothelzellproliferation. VEGF wird von nichtkleinzelligen Lungenkarzinomen exprimiert, und ein Zusammenhang zwischen VEGF-Konzentrationen und Tumorneoangiogenese ist dokumentiert worden.

! Eine VEGF-Expression im Tumor korreliert mit reduziertem Überleben bei kleinzelligem und nichtkleinzelligem Lungenkarzinom. Eine erhöhte VEGF-Expression im Stadium I des nichtkleinzelligen Lungenkarzinoms korreliert mit hoher intratumoraler Angiogenese sowie verringerter Überlebenszeit.

Vorläufige Daten zeigen darüber hinaus, dass VEGF nicht nur im Tumor selbst bestimmt werden kann. Auch der Nachweis **erhöhter VEGF-Konzentrationen** im Serum ist geführt und mit weiter fortgeschrittenen Stadien des nichtkleinzelligen Lungenkarzinoms korreliert worden.

26.10.2 Interleukin 8 (IL-8)

IL-8 ist ein Zytokin, welches eine ganze Reihe **proinflammatorischer Effekte** ausübt, daneben ist es in der Lage, die Angiogenese zu induzieren. Die IL-8-Expression korreliert mit der Vaskularisation in Tumoren. Aus diesem Grunde wurde untersucht, ob die Expression von IL-8-mRNA in nichtkleinzelligen Lungenkarzinomen mit dem Krankheitsverlauf korreliert. Die Ergebnisse zeigen, dass eine deutliche Verbindung zwischen IL-8-mRNA-Expression im Tumorgewebe und der Überlebenszeit besteht.

26.10.3 Matrixmetallproteinasen

Matrixmetallproteinasen (MMP) sind beim Lungenkarzinom häufig exprimiert, und die Expressionsrate steigt mit zunehmender Entdifferenzierung und Metastasierung. Sie stellen einen **biologischen Marker** dar, der unabhängige prognostische Relevanz für die Überlebenszeit beim nichtkleinzelligen wie auch beim kleinzelligen Lungenkarzinom besitzt.

! In einer prospektiven Untersuchung bei Patienten mit komplett reseziertem nichtkleinzelligen Lungenkarzinom war die Überexpression von MMP-2 signifikant mit einem reduzierten Überleben verbunden und stellte in der Multivarianzanalyse einen unabhängigen Prognosefaktor in Fällen ohne Lymphknotenbefall dar.

Aktuelle Forschungsergebnisse weisen darauf hin, dass prätherapeutisch erhöhte Serumkonzentrationen von MMP-9 bei Patienten mit nichtkleinzelligem Lungenkarzinom einen unabhängigen **prognostischen Einfluss** ausüben. Bei Patienten mit kleinzelligem Lungenkarzinom war die erhöhte Expression von MMP-3, -11 und -14 im Tumor mit einer reduzierten Überlebenszeit korreliert.

26.11 Verbesserte Prognoseeinschätzung durch kombinierten Einsatz unterschiedlicher Prognosefaktoren

Unter Einbeziehung mehrerer biologischer Marker in die Analyse der Korrelation ihrer Expression zur Überlebenszeit zeigen neuere Untersuchungen, dass ganz offensichtlich die prognosti-

Tabelle 26.1. Prognostische und prädiktive Bedeutung molekularer Marker

Molekularer Marker	Änderung	Häufigkeit bei NSCLC [%]	Häufigkeit bei SCLC [%]	Einfluss
k-ras	Mutation	30	–	Negativ
erbB2/HER-2/neu	Überexpression	20–30	–	Negativ
erbB1/EGFR	Überexpression	60	–	Negativ
bcl-2	Überexpression	20–30	75–90	Möglich
Zykline	Überexpression	?	?	Möglich
p53	Mutation, Überexpression, Deletion	50–70	75–90	Negativ (Metaanalyse)
Rb	Deletion	20–30	90	Möglich
$p16^{INK4a}$	Inaktivierung	60	?	Möglich
p27	Verringerte Expression	50–80	?	Negativ
MGMT	Hypermethylierung	?	?	Möglich
RAR-β	Hypermethylierung	40	70	Möglich

NSCLC nichtkleinzelliges Lungenkarzinom; *SCLC* kleinzelliges Lungenkarzinom

sche Aussagekraft erhöht werden kann, wenn nicht nur ein Marker sondern eine ganze **Palette von Markern** in die Bewertungen einbezogen werden kann. In einer prospektiv angelegten Untersuchung wurde die prognostische Bedeutung einer Reihe molekularer Marker unter Einschluss von p53, ras und erbB2 evaluiert. Die Ergebnisse zeigten, dass die prognostische Aussagekraft einer Kombination von molekularen Markern der Aussagekraft singulärer Marker überlegen ist. Ein weiterer wichtiger Hinweis für die wahrscheinlich immense Bedeutung der systematischen Erfassung eines **Panels von Surrogat-Markern** ergibt sich aus einem Befund, der eine Korrelation zwischen p16-Geninaktivierung durch Hypermethylierung insbesondere bei normalem p53 aufzeigt.

Eine **Übersicht** der prognostischen und prädiktiven Bedeutung der verschiedenen molekularen und biologischen Marker geben die Tabellen 26.1 und 26.2.

Tabelle 26.2. Prognostische und prädiktive Bedeutung biologischer Marker

Marker	Einfluss bei NSCLC	SCLC
Autokrine Faktoren		
SCF/c-KIT		Möglich
HGF/MET	Möglich	
TGF-β/TGF-βR		Möglich
EGFR/EGF(TGF-α)	Negativ	
Immunsuppressive Faktoren		
TGF-β		Möglich
IL-10	Negativ	
COX-2	Negativ	
Zytokinsuppression		
IL-2	Negativ	Negativ
Angiogenesefaktoren/Matrixmetallproteinasen		
VEGF	Negativ	Negativ
IL-8	Negativ	Negativ
MMP	Negativ	Negativ

NSCLC nichtkleinzelliges Lungenkarzinom; *SCLC* kleinzelliges Lungenkarzinom

26.12 Weitere klinische und paraklinische Forschung in der angewandten Tumorbiologie auf dem Weg zur individualisierten multimodalen Tumortherapie

Zukünftige Forschungsanstrengungen werden sich darauf konzentrieren, biologische Marker zu identifizieren und in ihrer klinischen Bedeutung nicht nur für das Überleben zu validieren, sondern insbesondere auch ihren prädiktiven Aussagewert für die differenzierte Entscheidung zu **unterschiedlichen Therapiestrategien** in einem multimodalen Therapiekonzept zu erarbeiten, die dann ganz wesentlich den Charakter einer individualisierten Therapie tragen werden.

Neben wissenschaftlichen, klinischen und therapeutischen Auswirkungen werden diese aufgrund diagnostischer Aspekte abwägbaren Entscheidungen auch ganz erhebliche ökonomische bzw. **gesundheitspolitische Konsequenzen** nach sich ziehen. Insbesondere wird man darüber nachzudenken haben, inwieweit noch eine Berechtigung zur Kostenerstattung einer Therapie besteht, die aufgrund der individuellen Tumorbiologie eines Patienten aller Wahrscheinlichkeit nach nicht wirksam sein wird. Andererseits können sich intensivierte Therapieanstrengungen auf aussichtsreiche biologische Voraussetzungen stützen.

Derartige Designs neuartiger tumorspezifischer Therapien werden neben der klassischen Chemotherapie, die sich an molekularbiologischen Voraussetzungen orientiert, eine ganze Reihe neuartiger **„biologischer Therapien"** beinhalten. Dies gilt u. a. für die Entwicklung **neuer Substanzen**, die

- gegen aktivierte Protoonkogene gerichtet sind,
- mit autokrinen oder parakrinen Wachstums-Loops interferieren,
- Immunsuppression aufheben,
- Angiogenese verhindern oder
- Apoptose induzieren.

Es steht zu erwarten, dass in naher Zukunft auf der Grundlage all dieser neuen tumorbiologischen Erkenntnisse in aller Regel eine Kombinationsbehandlung aus klassischer Chemotherapie und so genannter biologischer Therapie zur Verfügung stehen wird, die an die **individuellen biologischen Charakteristika** einzelner Patienten gebunden ist.

Literatur

Graziano SL, Gamble GP, Newman NB et al. (1999) Prognostic significance of k-ras codon 12 mutations in patients with resected stage I and II Non-small-cell lung cancer. J Clin Oncol 17: 668–675

Huang M, Sharma S, Mao JT, Dubinett SM (1996) Non-small cell lung cancer-derived soluble mediators and prostaglandin E2 enhance peripheral blood lymphocyte IL-10 transcription and protein production. J Immunol 157: 5512–5520

Mitsudomi T, Hamajima N, Ogawa M, Takahashi T (2000) Prognostic significance of p53 alterations in patients with Non-small cell lung cancer: a metaanalysis. Clin Can Res 6: 4055–4063

Monzó M, Rosell R, Sanchez JJ (1999) Paclitaxel resistance in Non-small-cell lung cancer associated with beta-tubulin gene mutations. J Clin Oncol 17: 1786–1793

Schiller JH, Adak S, Feins RH (2001) Lack of prognostic significance of p53 and k-ras mutations in primary resected Non-small-cell lung cancer on E4592: a laboratory ancillary study on an Eastern Cooperative Oncology Group prospective randomized trial of postoperative adjuvant therapy. J Clin Oncol 19: 448–457

Sachverzeichnis

A

B

C

F

G

J

K

L

M

N

O

P

R

S

T

U

V

W

Z

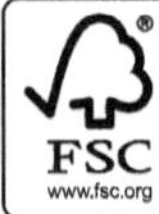

MIX
Papier aus verantwortungsvollen Quellen
Paper from responsible sources
FSC® C105338

If you have any concerns about our products,
you can contact us on
ProductSafety@springernature.com

In case Publisher is established outside the EU,
the EU authorized representative is:
Springer Nature Customer Service Center GmbH
Europaplatz 3, 69115 Heidelberg, Germany

Printed by Libri Plureos GmbH
in Hamburg, Germany